国家卫生健康委员会“十三五”规划教材
科研人员核心能力提升导引丛书

供研究生及科研人员用

医学实验动物学

Medical Laboratory Animal Science

第 3 版

主　编　秦　川　谭　毅
副主编　孔　琪　郑志红　蔡卫斌　李洪涛　王靖宇

人民卫生出版社
·北　京·

图书在版编目(CIP)数据

医学实验动物学/秦川，谭毅主编.—3版.—北京：人民卫生出版社，2020.12（2022.10重印）

ISBN 978-7-117-30960-8

Ⅰ.①医… Ⅱ.①秦…②谭… Ⅲ.①医用实验动物－实验动物学－医学院校－教材 Ⅳ.①R-332

中国版本图书馆CIP数据核字(2020)第261595号

医学实验动物学

Yixue Shiyan Dongwuxue

第3版

主 编：秦 川 谭 毅

出版发行：人民卫生出版社（中继线 010-59780011）

地 址：北京市朝阳区潘家园南里19号

邮 编：100021

E - mail：pmph @ pmph.com

购书热线：010-59787592 010-59787584 010-65264830

印 刷：北京铭成印刷有限公司

经 销：新华书店

开 本：850×1168 1/16 印张：26 插页：4

字 数：734千字

版 次：2008年11月第1版 2020年12月第3版

印 次：2022年10月第3次印刷

标准书号：ISBN 978-7-117-30960-8

定 价：108.00元

编　　者（按姓氏笔画排序）

王　勇　陆军军医大学
王纯耀　郑州大学医学院
王春芳　山西医科大学
王靖宇　大连医科大学
孔　琪　北京协和医学院
邓　巍　北京协和医学院
卢　静　首都医科大学
师长宏　空军军医大学
向志光　北京协和医学院
刘江宁　北京协和医学院
刘恩岐　西安交通大学医学部
孙秀萍　北京协和医学院
李正花　哈尔滨医科大学
李洪涛　广州医科大学
汪　洌　浙江大学医学院
张爱国　山东大学齐鲁医学院
陈民利　浙江中医药大学
陈学进　上海交通大学医学院
周正宇　苏州大学医学部
周智君　中南大学湘雅医学院
郑志红　中国医科大学
施爱民　南京医科大学
秦　川　北京协和医学院
夏　涛　华中科技大学同济医学院
顾为望　南方医科大学
高　苒　北京协和医学院
高　虹　北京协和医学院
郭守利　哈尔滨医科大学
郭军堂　潍坊医学院
常　在　清华大学
鲍琳琳　北京协和医学院
蔡卫斌　中山大学中山医学院
谭　毅　重庆医科大学
魏　强　北京协和医学院

主编简介

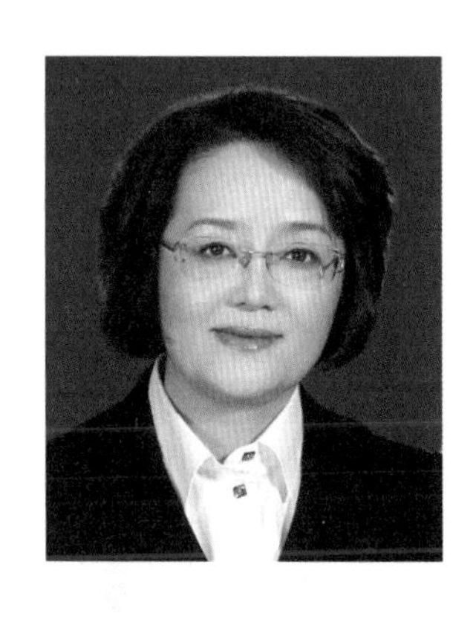

秦　川　二级教授，博士生导师。现任中国医学科学院医学实验动物研究所所长。中国实验动物学会理事长，全国实验动物标准化技术委员会主任委员。亚洲实验动物学会联合会（AFLAS）副主席、前任主席。*Animal Models and Experimental Medicine*、《中国实验动物学报》及《中国比较医学杂志》主编。

长期从事实验病理学、实验动物学和比较医学研究，在人类疾病动物模型制备、发病机制研究和药物、疫苗评价创新性研究方面做了大量工作。先后主持和参加国家科技重大专项、863计划、国家自然科学基金等项目100余项，美国国立卫生研究院（NIH）等国际合作课题20余项。获得国内外专利8项。主编专著18部，以第一作者和通讯作者身份发表研究论文240余篇、SCI收录论文70余篇。先后获得“全国三八红旗手”“卫生部有突出贡献中青年专家”“全国优秀科技工作者”“全国创新争先奖”等荣誉称号。获国家科学技术进步奖、教育部科技进步奖、北京市科学技术奖、华夏建设科学技术奖、中华医学奖、中华预防医学会科学技术奖和中国实验动物学会科学技术奖等多项奖励。

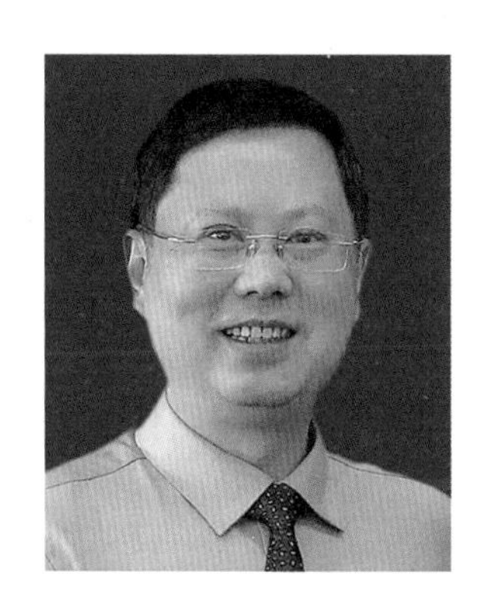

谭　毅　二级教授，博士生导师。重庆医科大学实验动物中心副主任。全国实验动物标准化技术委员会副主任委员，中国实验动物学会常务理事兼副秘书长，中国实验动物学会教育与培训工作委员会副主任委员，中国实验动物学会实验动物标准化专业委员会副主任委员，中国动物学会生殖生物学分会常务理事。重庆市动物学学术技术带头人，重庆市实验动物质量检测中心技术负责人兼微生物检测站站长。《中国实验动物学报》副主编。

从事实验动物与比较医学的教学、科研、管理工作30年，培养硕士、博士研究生25名。主要研究方向为动物生殖生物学、人类疾病动物模型、实验动物标准化。主持国家自然科学基金等各级科研项目16项，发表论文90余篇，获得重庆市科技进步奖二等奖1项，主编1部、副主编和参编12部研究生与本科生教材或著作，牵头或参与起草国家标准1项、团体标准4项。

副主编简介

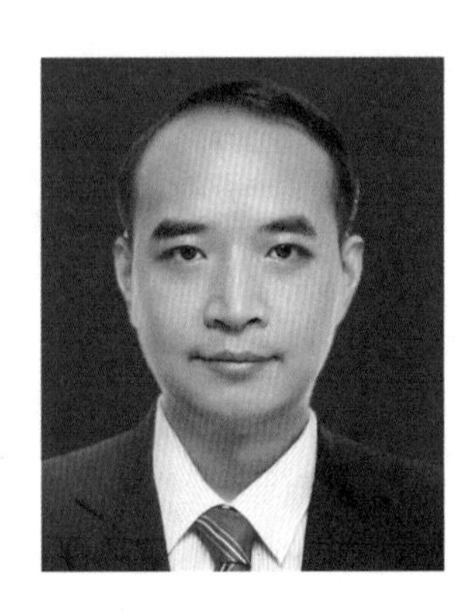

孔 琪 医学博士，硕士生导师，北京协和医学院副研究员。现任中国医学科学院医学实验动物研究所所长助理、信息中心负责人。2005—2018年任全国实验动物标准化技术委员会秘书长、现任委员。2015年至今任中国实验动物学会实验动物标准化专业委员会秘书长。

主要从事比较生物信息学、实验室生物安全和实验动物标准化相关研究和教学工作。发表论文30余篇，主编团体标准2项，参编国家标准5项、团体标准9项。参编教材专著21部，包括国家规划研究生教材《医学实验动物学》和八年制教材《实验动物学》，北京协和医学院研究生教材《实验动物学》（副主编）、《实验动物科学技术与产业发展战略研究》（中国工程院重点咨询项目）、《2014—2015实验动物学学科发展报告》等。曾获"首都防治非典型肺炎工作纪念证书"、北京市科学技术奖、教育部科技进步奖等6项。

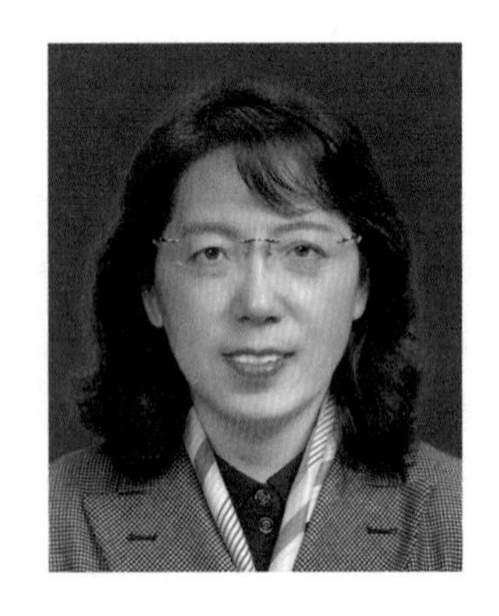

郑志红 教授，博士生导师。现任中国医科大学实验动物部主任。辽宁省实验动物转基因重点实验室主任，辽宁省实验动物质量检测中心主任。中国实验动物学会常务理事，中国实验动物学会实验动物标准化专业委员会副主任委员，中国合格评定国家认可委员会（CNAS）实验动物专业委员会委员。中华预防医学会生物安全与防护装备分会委员。

2005年开始从事本科生、研究生的实验动物学教学工作，并探索实验动物学教育培训及教学改革，科研方向为生殖医学及基因工程动物模型研究，曾获得国家自然科学基金面上项目、海外及港澳学者合作研究基金、承担"十一五""十二五"国家科技重大专项计划子项目、"973"计划合作项目等多项国家级课题。

副主编简介

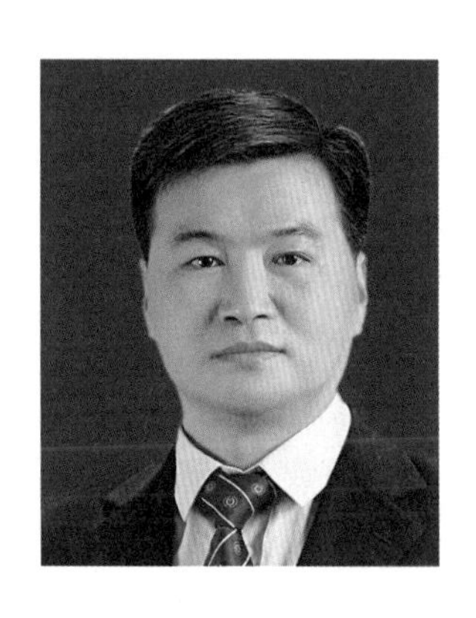

蔡卫斌 医学博士，中山大学中山医学院教授，博士生导师。现任中山大学实验动物中心执行主任，中山大学实验动物管理和使用委员会（IACUC）执行主席，中山大学深圳校区实验动物中心主任。广东省疾病模式动物工程技术研究中心主任，广东省实验动物学会副理事长。中国实验动物学会实验动物模型鉴定与评价工作委员会委员。

从事医学教育工作17年，负责“医学实验动物学”“转化医学前沿技术”课程教学建设，主讲分子生物学、实验动物学、医学前沿技术的课程，参编《分子医学技能》《医学分子生物学》等教材。主要致力于心肌细胞损伤与修复、疾病模式动物研究。在 *Nat Commun*、*Cell Reports*、*Development*、*Am J Physiol* 等期刊发表论文40余篇，获省部级科技奖励2项，拥有发明专利3项，主持国家自然科学基金项目6项。

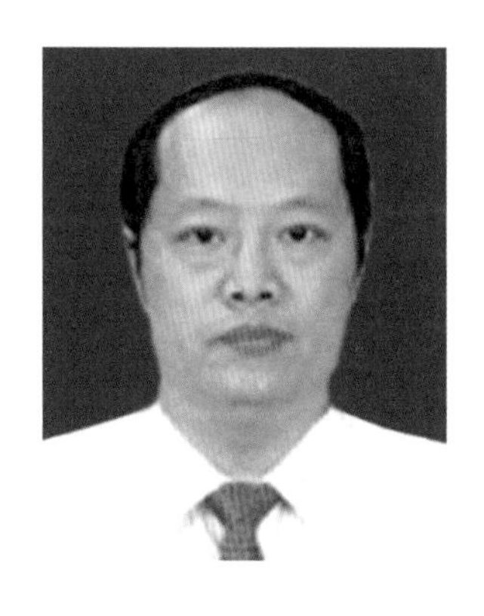

李洪涛 教授，硕士生导师。现任广州医科大学附属第一医院，呼吸疾病国家重点实验室实验动物部主任。中国实验动物学会实验小型猪专业委员会副主任委员，广东省实验动物学会常务理事。

1987年毕业于中山大学生物系动物学专业，2008年取得南方医科大学医学博士学位。长期从事“实验动物学”的教学、科研工作，获得广东省科技进步三等奖一项。近年来主要从事西藏小型猪实验动物化的研究以及呼吸系统疾病如肺动脉高压动物模型、肺纤维化动物模型、慢性阻塞性肺疾病、哮喘动物模型的研究，在呼吸系统疾病动物模型病理生理研究以及药物筛选方面取得一定的成绩。

副主编简介

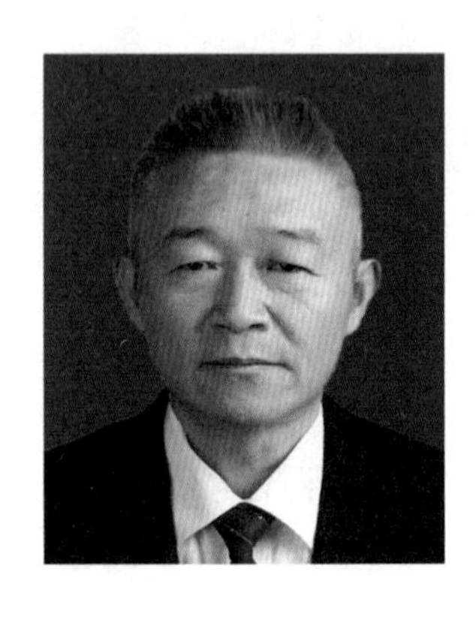

王靖宇 教授，博士生导师。现任大连医科大学实验动物中心副主任。辽宁（大连）实验动物公共服务平台负责人，辽宁省无特定病原体（SPF）动物重点实验室、辽宁省实验动物供应基地、辽宁省灵长类实验动物疾病模型研究中心负责人，中国导盲犬（大连）培训基地负责人。中国实验动物学会理事，中国实验动物学会实验动物福利伦理专业委员会第二届委员会常务委员，中国兽医协会理事。

主要从事实验动物学、动物行为学等方面的研究。其中，应用动物行为学原理开展的“导盲犬的培育与应用”研究开创了我国内陆地区导盲犬研究领域的先河，主持国家重点研发计划1项、子课题1项，国家自然科学基金面上项目1项，部、省、市级科研项目20余项。以第一作者或通讯作者发表论文70余篇。

全国高等学校医学研究生“国家级”规划教材第三轮修订说明

进入新世纪，为了推动研究生教育的改革与发展，加强研究型创新人才培养，人民卫生出版社启动了医学研究生规划教材的组织编写工作，在多次大规模调研、论证的基础上，先后于2002年和2008年分两批完成了第一轮50余种医学研究生规划教材的编写与出版工作。

2014年，全国高等学校第二轮医学研究生规划教材评审委员会及编写委员会在全面、系统分析第一轮研究生教材的基础上，对这套教材进行了系统规划，进一步确立了以“解决研究生科研和临床中实际遇到的问题”为立足点，以“回顾、现状、展望”为线索，以“培养和启发读者创新思维”为中心的教材编写原则，并成功推出了第二轮（共70种）研究生规划教材。

本套教材第三轮修订是在党的十九大精神引领下，对《国家中长期教育改革和发展规划纲要（2010—2020年）》《国务院办公厅关于深化医教协同进一步推进医学教育改革与发展的意见》，以及《教育部办公厅关于进一步规范和加强研究生培养管理的通知》等文件精神的进一步贯彻与落实，也是在总结前两轮教材经验与教训的基础上，再次大规模调研、论证后的继承与发展。修订过程仍坚持以“培养和启发读者创新思维”为中心的编写原则，通过“整合”和“新增”对教材体系做了进一步完善，对编写思路的贯彻与落实采取了进一步的强化措施。

全国高等学校第三轮医学研究生“国家级”规划教材包括五个系列。①科研公共学科：主要围绕研究生科研中所需要的基本理论知识，以及从最初的科研设计到最终的论文发表的各个环节可能遇到的问题展开；②常用统计软件与技术：介绍了SAS统计软件、SPSS统计软件、分子生物学实验技术、免疫学实验技术等常用的统计软件以及实验技术；③基础前沿与进展：主要包括了基础学科中进展相对活跃的学科；④临床基础与辅助学科：包括了专业学位研究生所需要进一步加强的相关学科内容；⑤临床学科：通过对疾病诊疗历史变迁的点评、当前诊疗中困惑、局限与不足的剖析，以及研究热点与发展趋势探讨，启发和培养临床诊疗中的创新思维。

该套教材中的科研公共学科、常用统计软件与技术学科适用于医学院校各专业的研究生及相应的科研工作者；基础前沿与进展学科主要适用于基础医学和临床医学的研究生及相应的科研工作者；临床基础与辅助学科和临床学科主要适用于专业学位研究生及相应学科的专科医师。

全国高等学校第三轮医学研究生"国家级"规划教材目录

1	医学哲学（第2版）	主　编	柯　杨　张大庆
		副主编	赵明杰　段志光　边　林　唐文佩
2	医学科研方法学（第3版）	主　审	梁万年
		主　编	刘　民　胡志斌
		副主编	刘晓清　杨土保
3	医学统计学（第5版）	主　审	孙振球　徐勇勇
		主　编	颜　艳　王　彤
		副主编	刘红波　马　骏
4	医学实验动物学（第3版）	主　编	秦　川　谭　毅
		副主编	孔　琪　郑志红　蔡卫斌　李洪涛　王靖宇
5	实验室生物安全（第3版）	主　编	叶冬青
		副主编	孔　英　温旺荣
6	医学科研课题设计、申报与实施（第3版）	主　审	龚非力　李卓娅
		主　编	李宗芳　郑　芳
		副主编	吕志跃　李煌元　张爱华
7	医学实验技术原理与选择（第3版）	主　审	魏于全
		主　编	向　荣
		副主编	袁正宏　罗云萍
8	统计方法在医学科研中的应用（第2版）	主　编	李晓松
		副主编	李　康　潘发明
9	医学科研论文撰写与发表（第3版）	主　审	张学军
		主　编	吴忠均
		副主编	马　伟　张晓明　杨家印
10	IBM SPSS 统计软件应用	主　编	陈平雁　安胜利
		副主编	欧春泉　陈莉雅　王建明

11	SAS 统计软件应用（第 4 版）	主　编　贺　佳 副主编　尹　平　石武祥
12	医学分子生物学实验技术（第 4 版）	主　审　药立波 主　编　韩　骅　高国全 副主编　李冬民　喻　红
13	医学免疫学实验技术（第 3 版）	主　编　柳忠辉　吴雄文 副主编　王全兴　吴玉章　储以微　崔雪玲
14	组织病理技术（第 2 版）	主　编　步　宏 副主编　吴焕文
15	组织和细胞培养技术（第 4 版）	主　审　章静波 主　编　刘玉琴
16	组织化学与细胞化学技术（第 3 版）	主　编　李　和　周德山 副主编　周国民　肖　岚　刘佳梅　孔　力
17	医学分子生物学（第 3 版）	主　审　周春燕　冯作化 主　编　张晓伟　史岸冰 副主编　何凤田　刘　戟
18	医学免疫学（第 2 版）	主　编　曹雪涛 副主编　于益芝　熊思东
19	遗传和基因组医学	主　编　张　学 副主编　管敏鑫
20	基础与临床药理学（第 3 版）	主　编　杨宝峰 副主编　李　俊　董　志　杨宝学　郭秀丽
21	医学微生物学（第 2 版）	主　编　徐志凯　郭晓奎 副主编　江丽芳　范雄林
22	病理学（第 2 版）	主　编　来茂德　梁智勇 副主编　李一雷　田新霞　周　桥
23	医学细胞生物学（第 4 版）	主　审　杨　恬 主　编　安　威　周天华 副主编　李　丰　吕　品　杨　霞　王杨淦
24	分子毒理学（第 2 版）	主　编　蒋义国　尹立红 副主编　骆文静　张正东　夏大静　姚　平
25	医学微生态学（第 2 版）	主　编　李兰娟
26	临床流行病学（第 5 版）	主　编　黄悦勤 副主编　刘爱忠　孙业桓
27	循证医学（第 2 版）	主　审　李幼平 主　编　孙　鑫　杨克虎

28	断层影像解剖学	主　编	刘树伟　张绍祥
		副主编	赵　斌　徐　飞
29	临床应用解剖学（第 2 版）	主　编	王海杰
		副主编	臧卫东　陈　尧
30	临床心理学（第 2 版）	主　审	张亚林
		主　编	李占江
		副主编	王建平　仇剑崟　王　伟　章军建
31	心身医学	主　审	Kurt Fritzsche　吴文源
		主　编	赵旭东
		副主编	孙新宇　林贤浩　魏　镜
32	医患沟通（第 2 版）	主　审	周　晋
		主　编	尹　梅　王锦帆
33	实验诊断学（第 2 版）	主　审	王兰兰
		主　编	尚　红
		副主编	王传新　徐英春　王　琳　郭晓临
34	核医学（第 3 版）	主　审	张永学
		主　编	李　方　兰晓莉
		副主编	李业明　石洪成　张　宏
35	放射诊断学（第 2 版）	主　审	郭启勇
		主　编	金征宇　王振常
		副主编	王晓明　刘士远　卢光明　宋　彬　李宏军　梁长虹
36	疾病学基础	主　编	陈国强　宋尔卫
		副主编	董　晨　王　韵　易　静　赵世民　周天华
37	临床营养学	主　编	于健春
		副主编	李增宁　吴国豪　王新颖　陈　伟
38	临床药物治疗学	主　编	孙国平
		副主编	吴德沛　蔡广研　赵荣生　高　建　孙秀兰
39	医学 3D 打印原理与技术	主　编	戴尅戎　卢秉恒
		副主编	王成焘　徐　弢　郝永强　范先群　沈国芳　王金武
40	互联网 + 医疗健康	主　审	张来武
		主　编	范先群
		副主编	李校堃　郑加麟　胡建中　颜　华
41	呼吸病学（第 3 版）	主　编	王　辰　陈荣昌
		副主编	代华平　陈宝元　宋元林

56	普通外科学（第 3 版）	主　编　赵玉沛 副主编　吴文铭　陈规划　刘颖斌　胡三元
57	骨科学（第 3 版）	主　审　陈安民 主　编　田　伟 副主编　翁习生　邵增务　郭　卫　贺西京
58	泌尿外科学（第 3 版）	主　审　郭应禄 主　编　金　杰　魏　强 副主编　王行环　刘继红　王　忠
59	胸心外科学（第 2 版）	主　编　胡盛寿 副主编　王　俊　庄　建　刘伦旭　董念国
60	神经外科学（第 4 版）	主　编　赵继宗 副主编　王　硕　张建宁　毛　颖
61	血管淋巴管外科学（第 3 版）	主　编　汪忠镐 副主编　王深明　陈　忠　谷涌泉　辛世杰
62	整形外科学	主　编　李青峰
63	小儿外科学（第 3 版）	主　审　王　果 主　编　冯杰雄　郑　珊 副主编　张潍平　夏慧敏
64	器官移植学（第 2 版）	主　审　陈　实 主　编　刘永锋　郑树森 副主编　陈忠华　朱继业　郭文治
65	临床肿瘤学（第 2 版）	主　编　赫　捷 副主编　毛友生　沈　铿　马　骏　于金明　吴一龙
66	麻醉学（第 2 版）	主　编　刘　进　熊利泽 副主编　黄宇光　邓小明　李文志
67	妇产科学（第 3 版）	主　审　曹泽毅 主　编　乔　杰　马　丁 副主编　朱　兰　王建六　杨慧霞　漆洪波　曹云霞
68	生殖医学	主　编　黄荷凤　陈子江 副主编　刘嘉茵　王雁玲　孙　斐　李　蓉
69	儿科学（第 2 版）	主　编　桂永浩　申昆玲 副主编　杜立中　罗小平
70	耳鼻咽喉头颈外科学（第 3 版）	主　审　韩德民 主　编　孔维佳　吴　皓 副主编　韩东一　倪　鑫　龚树生　李华伟

全国高等学校第三轮医学研究生“国家级”规划教材评审委员会名单

前　言

实验动物学是一门新兴学科，它以实验动物和动物实验为研究对象，集成了生物学、兽医学、医学、药学、生物医学工程，甚至物理、化学等学科的理论和方法，为生命科学、医学、药学、环境、食品、农业、航空航天等领域发展提供实验动物资源、动物实验技术、人才和信息，是上述领域科技创新、产业发展及国家安全的基础，也是实验医学转化到临床医学、药学的桥梁学科。实验动物学是一门特殊的实验学科，有国家法律法规和标准化管理要求，也有行政许可要求，稍有不当会引起一些社会问题、意识形态问题的学科。

科学家使用动物研究生命科学和医学的历史可以远溯到公元前四百年，例如西方医学的奠基人希波克拉底通过动物解剖创立了四体液病理学说；古希腊的亚里士多德研究动物形态学和分类学，将动物学体系分为形态描述、器官解剖和动物生殖三部分。在中国也有观察动物而进行中医治疗的记载，如唐代孙思邈在《千金要方》中记载动物肝脏能治疗眼病和夜盲症。《吴普本草》记载：汉华佗发现水獭食紫草解鱼蟹毒。宋《本草衍义》记载：蜈蚣畏蛞蝓，不敢过所行之路，触其身即死，故人取以治蜈蚣毒。血液循环、牛痘、霍乱、狂犬病、科赫法则、条件反射发现等现代医学发展的里程碑事件，均建立在动物实验的基础上。因此，巴甫洛夫指出："没有对活动物进行实验和观察，人们就无法认识有机世界的各种规律，这是无可争辩的。"在这个过程中，实验动物和实验动物学科的概念得以萌芽并发展，直到20世纪初，近交系小鼠的培育被认为是实验动物学科奠基的标志，至今已有百余年历史。

实验动物学教材不仅是本学科发展的基础，也是生命科学、医学、药学等学科和行业开展动物实验技术人才培训的基础。我国实验动物学科起步于改革开放之后，当时国内没有教材，我有幸见证和参与了教材编写、发展的历程。1986年，中国协和医科大学率先在全国开始了实验动物学的教学，卢耀增教授组织我们年轻的教师翻译国外专著，将讲义印刷成册，最早在实验动物学教学过程中使用。在此基础上，根据教学需求并结合我国10余年发展，在中国协和医科大学组织下，卢耀增教授于1995年主持编写了第一本实验动物学教材。在跟随前辈学习的过程中，我们有幸与国内学者一道，进行原有教材的传承和发展，分别主持编写了"十一五""十二五"的全国医学生实验动物学教材，并增加了福利伦理、生物安全、基因编辑技术、动物实验设计等内容，侧重实验动物学在医学领域的应用，增加了人类疾病动物模型、动物实验技术，以及我国法律法规、国家标准和生物安全内容的介绍。

近年来，我国实验动物学科得到了飞速发展，新的实验动物物种、基因编辑动物模型、人源化动物模型、悉生动物、遗传多样性动物等资源层出不穷，体细胞克隆等实验技术得到突破。在总结国内外前辈的工作基础上，针对实验动物科技在医学领域应用的问题，提出比较医学的新方法视角和理论，依靠当今技术发展，从系统生物学比较出发，针对人类疾病表现选择实验动物，研制拟人度高的人类疾病动物模型，大大提高了模拟水平，降低了科学研究的成本，使我们的认知水平有了提高，我国引领建立的比较医学学科，是实验动物学在医学、药学领域的突出成就，被誉为实验动物学科发展的里程碑。此外，随着对实验动物福利伦理在影响社会文明、保证动物实验数据真实性和科学性等方面作用的认知深化，福利伦理工作越来越受到重视，建立了相关国家标准，绝大多数机构也设立了实验动物管理和使用委员会（Institutional Animal Care and Use Committee，IACUC），以保障生产和使用过程中的动物福利伦理。这些发展成就促使我们开展《医学实验动物学》教材的第三次修订，编委由国内多所知名医学高等院校的专家组成，他们多躬耕在教学与科研的第一线并具有丰富的相关领域研究经验。

此版教材分为四篇和附录，共五部分。第一篇介绍了实验动物学的发展、基本原理、应用范围，国内外学术刊物对实验动物和动物实验相关研究的要求，实验动物伦理以及善待实验动物对研究结果的重要性，实验动物对人文环境、自然环境的影响，实验动物与动物实验的安全管理，以及系统生物学在实验动物学领域的应用等方面的内容。第二篇主要介绍了实验动物的外形特征、行为习性、解剖与生理学特征、营养学特点，以及实验动物常见疾病及对动物实验研究的干扰；并以生命科学研究对实验动物微生物背景和遗传背景的要求，实验动物对饲养环境、营养等的要求为主，深入阐述了医学研究和实验动物两者之间的正确关系。第三篇重点介绍了医学研究对实验动物的要求，动物实验的要求、设计和管理方法，实验动物疾病对动物实验的干扰，并增加了常见动物实验实例介绍，以方便使用者实习操作。第四篇以人类疾病动物模型制备的一般原则、基本方法为主，重点介绍了实验动物和疾病动物模型的概念以及常见人类疾病动物模型的制作和评价方法。此版教材还特别增加了实验动物疾病、检疫和生物安全防护、常见动物实验实例方面的内容，并希望使用者加深对比较医学（疾病模型、动物实验）的认识。

此版教材是生物学、医学、药学、动物学、遗传学和管理学等不同学科交叉融合而成的新型实验动物学教材，感谢全体编委在本书研讨、编写和修改过程中的辛勤付出。本教材适合从事生物学、基础医学、临床医学、药学和农业等相关领域研究的本科生、研究生和青年科学家使用，也恳请广大读者多提出宝贵意见。

秦 川
2020 年 5 月

目　录

第三篇　动物实验的要求、设计和管理

第四篇　实验动物为医学研究提供更准确的结果

第一篇　实验动物科学在医学研究中的延伸

第一章　在动物体内进行医学探索

第一节　实验动物科学的发展历程

一、动物实验的历史

（一）动物实验的兴起

在古代，人类对动物进行解剖观察、开展动物实验的初衷是为了了解和认识生命现象，挑战宗教神学对思维的禁锢，埃及文明、美索不达米亚文明、印度文明和中国文明的史料中均有关于生命现象、动物解剖、疾病表征等朴素医学知识的记载。因为制作木乃伊的工艺需求，公元前2500年埃及就开展了外科式手术。中国记载人类或动物疾病相关认知始于公元前时代战国时期的《黄帝内经》，其中有几篇专门介绍了人体解剖和功能，如《肠胃》篇中，详细描述了人类消化道的大小、容量等。中国的《神农本草经》《千金要方》等也有用人体和动物进行传统医药实验的描述。印度最古老的宗教文献和文学作品《吠陀》中有大量解剖活体动物的资料。

起源于公元前776年的希腊文明对生命的认识充满了宗教迷信色彩。但是，一些博物学家以非宗教的思想、不以神和魔法为基础去探索世界和生命是如何形成的，他们提出的一些问题和所作的回答是现代生物学、医学、天文学、物理学等的科学种子。西方医学之父希波克拉底认为人体是由水、火、土、空气四种元素组成，建立体液学说。亚里士多德（Aristotle，公元前384—前322）不仅像他的老师苏格拉底（Socrates）和柏拉图（Plato）一样是伟大的哲学家，而且是伟大的博物学家。他解剖各种动物，著有《动物的组成部分》《动物的生死》等。亚历山大里亚时期在生命科学方面的主要成就是解剖学和医学。埃拉西斯特拉图斯（Erasistratus，公元前310—前250）和希罗菲卢斯（Herophilus，公元前330—前260）是当时两位有名的解剖学家，他们不仅解剖了多达600具尸体，还解剖了大量的动物，确定肺和气管是呼吸的器官。埃及的传统是用香料保存尸体，这就需要将尸体解剖并取出一些器官。古代中国早在先秦时期的办案就要求“验尸”。古代没有“法医”一说，但也有类似于法医工作的人，如明清的“仵作”通过动物实验，来验证纵火案、溺水等案件中，受害者的确切死亡时间和原因。南宋宋慈（1186—1249）（图1-1-1）著《洗冤集录》，是世界上现存的第一部系统法医学专著，书中有以狗等动物试毒的记载。

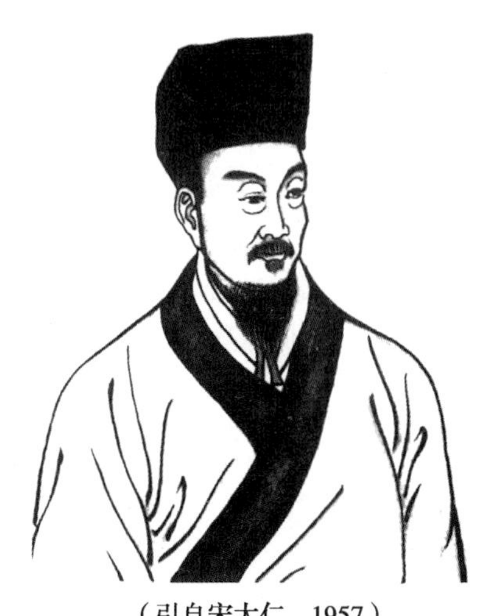

（引自宋大仁，1957）

图1-1-1　宋慈

公元前2世纪，罗马帝国大举向东扩张，希腊被并入罗马版图，希腊文明逐渐衰退，罗马文明兴起。当时著名的医学家盖伦（Galen，公元130—200）受神学的限制，不能对人体进行系统解剖，转向猪、羊、猴和猿的解剖，并推广到对人体的认识，提出“三元气学说”：生理元气、基本元气、精神元气。基于三元气学说的基础，西方医学奉行的主要疗法之一是放血疗法。盖伦的著作统治了学界几百年，尽管有很多错误，但最终还是激发了解剖学和生理学的一场革命。

1543 年被认为是近代科学的开端之年，两本书的出版向当时有关宇宙和人体本质的旧观念发起了挑战，其中一本是波兰天文学家哥白尼的《天体运行论》，另一本是现代解剖学奠基人——维萨里（Anddreas Vesalius，1514—1556）的《人体的构造》。《人体的构造》描述了大量的动物和人体解剖，从根本上改变了西方世界对人体的传统观念，动摇了盖伦的生理学体系。维萨里指出了盖伦的 200 多处错误，比如，男人与女人的肋骨都是 24 根，而不是男人要比女人少一根。文艺复兴时期的伟大画家达•芬奇（Leonardo da Vinci，1452—1519）曾解剖过昆虫、鱼、蛙、犬、猫等动物，绘制了许多比较解剖的图解。16 世纪 50 年代，意大利著名解剖学家哥伦布（Readus Columbus，1510—1559）基于临床观察和动物解剖实验确认了肺循环。

意大利帕多瓦大学法布里修斯在世界上第一个描述静脉瓣。1628 年，他的学生英国医生哈维（William Harvey，1578—1657）（图 1-1-2）采用比较解剖和活体解剖不同动物的方法，从鱼、虾、青蛙到猪、牛、羊，了解心脏跳动的实际情况，成功阐明血液是循环运行的，心脏有节律的持续搏动是促使血液在全身循环流动的动力，并出版了《动物心血运动的解剖研究》。血液循环学说解释了许多临床的疑问，如局部中毒（如被蛇咬）或感染会影响全身、内服药物能被吸收并分布到全身。基于哈维的发现，1660 年，哈维的追随者，英国的雷恩（Christopher Wren）经过多次实验后，在人体进行了第一次有意义的输血实验。1740 年，英国牧师黑尔斯（Stephen Hales，1671—1761）在马的肩部安置瘘管，测量出马的血压。

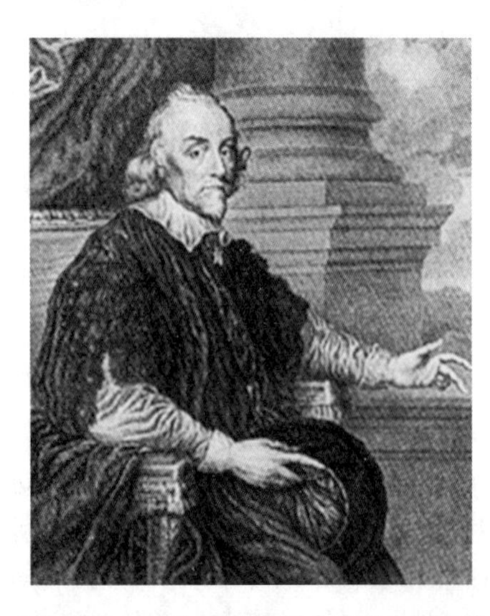

图 1-1-2 William Harvey(1578—1657)

实验医学之父伯纳德（Claude Bernard，1813—1878）（图 1-1-3）发明了很多用于动物研究的方法技术，他评论说："对每一类调查，我们应当仔细地指出所选动物的适当性，生理学或病理学问题的解决常常有赖于所选择的动物。"他创立的实验室培养了几代优秀的学生。他的学生卡雷尔（Alexis Carrel）因成功地在犬身上进行血管缝合与移植而获得了 1912 年诺贝尔生理学或医学奖。

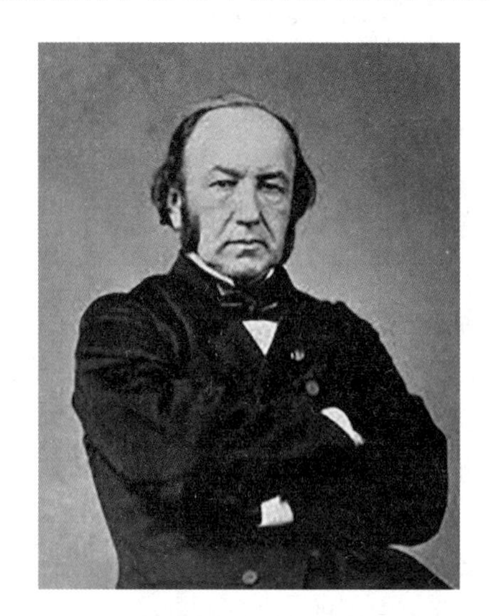

图 1-1-3 Claude Bernard(1813—1878)

俄国生理学家巴甫洛夫（Ivan Pavlov，1849—1936）以犬为研究对象，从 1891 年开始研究消化生理。他在"海登海因小胃"的基础上，制成了保留神经支配的"巴甫洛夫小胃"，并创造了一系列研究消化生理的慢性实验方法（如唾液瘘、食管瘘、胃瘘、胰腺瘘等），揭示了消化系统活动的一些基本规律，为此获得了 1904 年诺贝尔生理学或医学奖。巴甫洛夫在饲喂犬的过程中还发现了条件反射，建立了条件反射学说。

（二）与人体疾病相关的动物实验

当对哺乳动物和人体解剖结构与生理的认识越来越清楚之后，人们才开始观察、理解并着手解决疾病的预防和治疗，使动物实验的目的性更强。得益于大量动物实验所获得的成就，免疫学、微生物学、传染病学、病毒学等概念在 18—19 世纪最早形成，到 19 世纪末至 20 世纪初，现代意义上的医学体系才逐渐形成。但是，当时的欧洲或美国医学界正在发生以“实验医学”为核心的革命性变化，医学界出现了从一直以来医生所特有的临床经验开始向实验室研究的转变，在实验室从事医学实验研究的人都是新生代的生理学家，生理学引导着医学的主流，涉及医学的各个学科或领域，“生理学或医学”这一表达方式有可能暗示“生理学是一种新型医学”，以至于诺贝尔逝世后在设立生命科学的奖项时还保留了生理学这一名词，称为“诺贝尔生理学或医学奖”。

天花由天花病毒感染引起，通过空气和接触而传染。公元3—4世纪，罗马帝国出现大规模天花流行，公元6世纪，非洲暴发天花，公元8世纪，欧洲再次暴发大规模天花，17—18世纪，天花传入大洋洲，并在西半球肆虐。我国宋代宋真宗时期发明了人痘接种，将那些患上天花但病情不是很重的儿童身上的痘疱浆液（湿痘法）接种到健康人身上，或收集天花患者皮肤上的痘痂，磨成粉末，吹入健康人的鼻腔（干痘法）来预防天花。1798年，英国医生詹纳（Edward Jener，1749—1823）第一次给人接种牛痘（cowpox 或 variola vaccina，一种温和的牛天花病），证明牛痘可以使人避免感染天花，而牛痘比人痘的毒性低，却有同样的预防效果。种牛痘的方法首先在英国推广，然后在欧洲普遍实施，最后一直推广到全世界。1979年，世界卫生组织宣布天花已经灭绝。

法国化学家巴斯德（Louis Pasteur，1822—1895）通过揭示发酵本质而彻底否定“生命自发论”后，转而研究鸡霍乱和狂犬病。尽管巴斯德本人当时还不清楚引起发病的具体病原体是什么，但他发现通过体外多次传代培养之后，“病原物质”的毒性或致病能力明显减弱。1879—1885年期间，巴斯德先后发明了鸡霍乱疫苗、犬与人狂犬病疫苗。

同一时期，与巴斯德有密切学术交往的德国科学家科赫（Robert Koch，1843—1910）通过研究家畜的炭疽病，并在兔和小鼠身上做实验，于1876年发现并分离了炭疽杆菌，首次发现了炭疽杆菌的芽孢，但是，抗炭疽病的疫苗却由巴斯德发明。1882年，科赫证明结核病由结核分枝杆菌引起，并提出了可能的治疗方案。后来发现许多动物包括牛、马、猴、兔和豚鼠等都能罹患结核病，但所能感染的结核分枝杆菌菌株不相同。科赫晚年致力于结核疫苗的研究，但没有成功。尽管如此，1905年他仍然获得了诺贝尔生理学或医学奖。

1890年，德国科学家贝林（Emil Von Behring，1854—1917）与日本科学家北里柴三郎（1852—1931）以豚鼠等动物研究白喉棒状杆菌（*Corynebacterium diphtheriae*）与破伤风梭菌（*Clostridium tetani*），发现动物死亡是由细菌毒素而非细菌本身造成的，首创了血清疗法，并于1901年获得了首届诺贝尔生理学或医学奖。

1900年前后，通过动物实验获得的医学发现和发明的例子有很多。但用于实验的动物大多来自农场、市场或实验室普通环境饲养，遗传背景不同，饲养条件和饲养方法差别很大，导致实验的结果不稳定、重复性差。动物实验的这种随意状态一直持续到此后的20世纪40—50年代，直到各主要国家乃至国际实验动物科学学会成立之后才发生了根本性的改变。

二、实验动物学的诞生

（一）大鼠和小鼠的培育

迄今，应用最普遍、使用数量最大、品种或品系最多的实验动物是小鼠和大鼠。因此，小鼠和大鼠的历史大致反映了实验动物学诞生的早期背景。

1. 大鼠 现今的大鼠（Rat，*Rattus norvegicus*）起源于中亚的里海与贝加尔湖之间的温带地区，1728—1730年传到英国，1775年传入美国，最早叫挪威（Norway）大鼠，与经过挪威传入美国有关，毛色呈褐色。1850年以前Norway大鼠在欧洲驯化，并有使用大鼠进行营养实验的记载。1856年，法国菲利普欧（Philipeaux）发表白化大鼠肾上腺摘除的论文。1863年，英国医生塞沃瑞（Savory）以棕、黑、白三色或混合色大鼠为例研究蛋白质在哺乳动物营养中的价值。1877—1885年，德国的科瑞普（Crampe）开始繁育大鼠。瑞士日内瓦大学神经病理学家迈耶（Adolf Meyer）在1890年移民美国时，将培育的大鼠带到芝加哥大学。海泰（Hatai）在1890年对大鼠进行了神经解剖。1894年，美国克拉克大学的斯图尔特（Stewart）在大鼠身上观察了酒精、饮食对行为的影响。斯图尔特先期实验使用的是野生大鼠，然后转用白化大鼠。现在认为美国的白化大鼠是欧洲培育的白化大鼠的后代，或者来源于野生大鼠的突变。

美国威斯塔研究所（Wistar Institute）是美国历史上第一家独立的研究所，为纪念宾夕法尼亚大学医学院的解剖学教授卡斯帕•威斯塔（Caspar Wistar，1761—1818）而命名。威斯塔研究所培育了当今的大鼠。威斯塔研究所首届学术委员会主任唐纳德（Herry Herbert Donaldson，1857—1938）曾任芝加哥大学医学院院长6年，1906年加入威斯塔研究所时，他从芝加哥大学同事海泰那里带去4对白化大鼠。为了给神经生长发育研究提供可靠的大鼠，唐纳德从1906年开始对白化大鼠进行标准化繁育。继唐纳德的工作之后，莱托（Clarence Cook Little，1888—1971）（图1-1-4）开展小鼠标准化繁育。1915年，唐纳德出版了专著《大鼠：白化大鼠和挪威大鼠的资料和参考值》。唐纳德的助手金（Helen Dean King，1869—1955）从1909年开始近交培育白化大鼠，到1920年已经兄妹近交到第38代，以后逐渐培育出了现今的PA系和BN系近交大鼠；另一群远交大鼠即今天的Wistar大鼠是在1911年左右育成的。从1918年起，其他外来血缘的大鼠与Wistar大鼠杂交，最终培育出包括SD大鼠、Lewis大鼠、Long-Evans大鼠等在内的其他大鼠品种或品系。1935年，威斯塔研究所的助理教授格林（Eunice Chace Greene，1895—1975）出版了《大鼠解剖》，这本书至今仍然是有关大鼠生理结构的标准参考书。同一年，莱托开始培育出最古老的近交系小鼠DBA。

威斯塔研究所不但利用大鼠开展科学研究，而且对外提供销售服务，直到1960年才将所有种群及经销权转让给一家商业公司。

2. 小鼠 17世纪起小鼠就用于比较解剖学的研究。小鼠最早起源于南亚、北非，稍后出现在欧洲。现今的小鼠（Mouse，*Mus musculus*）的祖先是欧洲小家鼠（*Mus domesticus*），但融合了亚洲小鼠的一些基因。

哺乳动物遗传学之父之一，哈佛大学Bussey研究所的威廉•卡斯特（William E. Castle，1867—1962）（图1-1-5）最早使用包括鸟、猫、犬、豚鼠、兔、小鼠、大鼠等动物进行变异特征的遗传研究，他也是第一个应用白化小鼠繁殖实验证明孟德尔遗传定律的美国科学家。被尊称为哺乳动物遗传学之母的莱斯罗普（Abbie E. C. Lathrop）于1900年左右在马萨诸塞州的Granby建立了一个小型的“鼠场”，专门繁殖小鼠作为宠物销售。很快，莱斯罗普的小鼠被Bussey研究所和其他美国的实验室当作实验用动物使用。鼠场最初的种鼠来源包括在佛蒙特州和密歇根州捕获的野鼠、来自欧洲和北美的各种毛色奇特的小鼠、从日本进口的华尔兹（Waltzing）小鼠。华尔兹小鼠是近亲繁殖形成，导致内耳功能受损，易紧张、转圈，在中国和日本作为宠物。全世界有1 000多个小鼠品系，许多都来源于莱斯罗普维持的小鼠群。

近交小鼠的衍生小鼠遗传研究历史上的重要事件，也使癌症研究、组织移植和免疫学发生

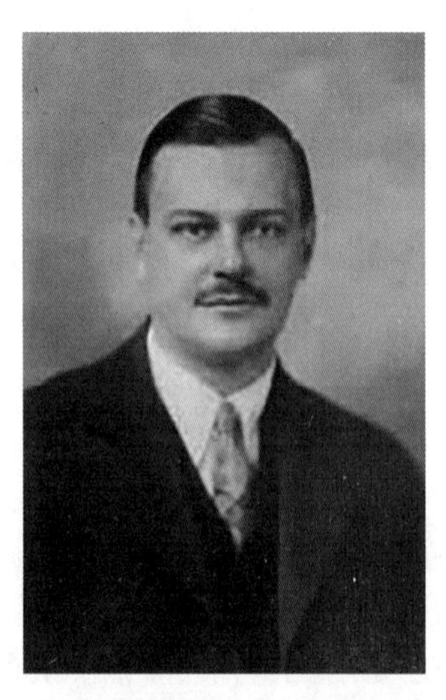

图1-1-4 Clarence Cook Little（1888—1971）

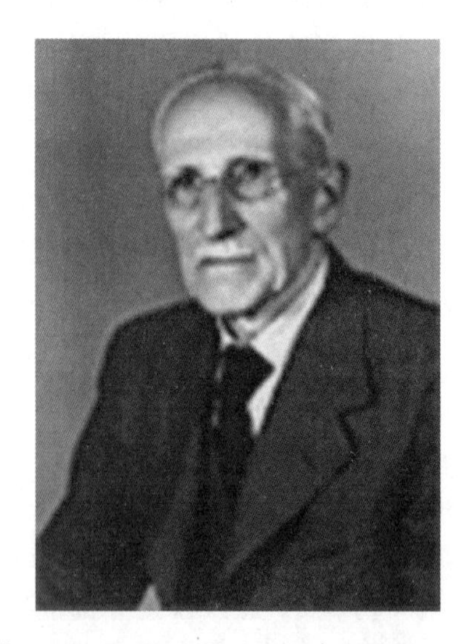

图1-1-5 William E. Castle（1867—1962）

了革命性的变化。作为卡斯特的学生，莱托曾在Bussey研究所研究小鼠毛色的遗传性。1909年，他最早成功培育近交系小鼠DBA，DBA的名称取自淡化（dilute，D）、褐色化（brown，B）、去杂色化（nonagouti，A）三种变异毛色名称的缩写。1929年，他在缅因州的Bar Harbor建立杰克逊实验室（The Roscoe B. Jackson Memorial Laboratory，即现在的The Jackson Laboratory）。1913年，巴格（Halsey Joseph Bagg）培育出一群“Bagg Albino”小鼠，后来通过近交，最终培育为现在的BALB/c小鼠。从Granby鼠场编号为57和58的雌鼠培育而来现在的C57和C58小鼠。培育近交系小鼠的先驱还有斯特朗（Lionelle Strong）、雷伯（Leo Leob）、福斯（Jacob Furth）及英国遗传学家霍尔丹（John Burdon Sanderson Haldane）。1941年，杰克逊实验室出版了第一部小鼠专著《实验小鼠生物学》。

开发建立近交系小鼠的一个主要动力是研究癌症易感性的遗传基础，除经典的近交系外，还开发了重组近交系、同源近交系等。1948年，利用A系、C57BL和DBA近交小鼠，斯内尔（George Davis Snell，1903—1996）（图1-1-6）发现了组织相容性基因2（H2），并于1980年获得诺贝尔生理学或医学奖。20世纪60年代在英国、80年代在美国先后培育的裸小鼠（nude mice）和重症联合免疫缺陷（severe combined immunedeficiency，SCID）小鼠为免疫学、肿瘤学、药理学、组织或器官移植等研究提供了难得的模型。

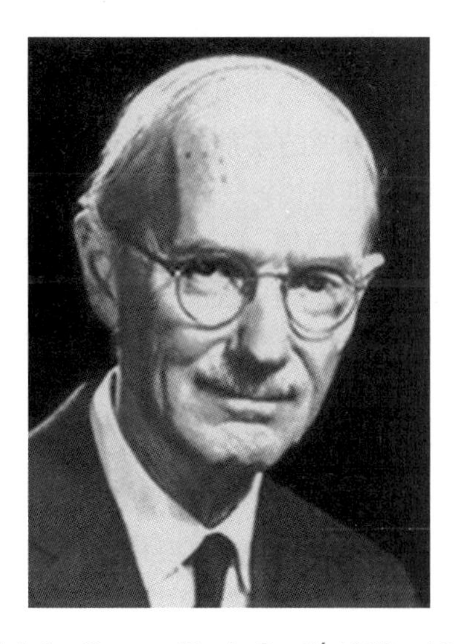

图1-1-6 George Davis Snell(1903—1996)

（二）实验动物概念的产生

早在19世纪20年代，以满足科学好奇心为主的动物实验逐渐走向正规和精确。德国和英国的生物学家开始抱怨所用动物得到的结果缺乏可重复性和可比较性，这是因为当时动物饲养在简易的棚舍里，流行病和慢性病很常见。1934年，德国科学家向德国研究会建议组建专门机构对动物的健康状况、遗传背景进行研究和管理。1942年，英国病理学会向医学研究会和农业研究会提出建议，重视培育健康的实验动物，并于1947年成立了实验动物局（后改称实验动物中心）。在美国，成立专业团体的初因是为了应对日益高涨的、反对动物实验的个人或组织所施加的压力。1944年，美国科学院首次正式讨论实验动物标准化问题。1950年，美国成立了美国实验动物学会（American Association for Laboratory Animal Science，AALAS）。1956年，国际实验动物科学理事会（International Council on Laboratory Animal Science，ICLAS）在美国成立。1957又成立了美国实验动物医学会（American College of Laboratory Animal Medicine，ACLAM）。1965年成立了国际实验动物评估和认可委员会（Association for Assessment and Accreditation of Laboratory Animal Care International，AAALAC）。1957年，德国成立了实验动物繁育中央研究所。1961年，加拿大建立动物管理委员会，并出版了《实验用动物管理与使用指南》（*Guide to the Care and Use of Experimental Animals*）。1951年，日本成立了实验动物研究会，后改名为日本实验动物学会（Japanese Association for Laboratory Animal Science，JALAS）。在此期间，发达国家相继颁布了实验动物的相关条例和法规，逐步实现了实验动物生产的标准化、商品化和社会化，并形成了实验动物生产管理与应用的科学体系。

实验动物学（laboratory animal science）是以实验动物资源研究、质量控制和利用实验动物进行科学实验的学科。主要研究实验动物的生物特性、饲养繁殖、遗传育种、质量控制、疾病防治和开发应用。现代意义上的实验动物学融合了动物学（zoology）、动物医学（veterinary medicine）、医学（medicine）和生物学（biology）等科学的理论体系和研究成果，发展为整个生命科学不可或缺的支撑学科。实验动物应用于医药学、中医药学、农业、生物学等领域，分别形成了医学实验动物学（medical laboratory animal science）、比较医学、实验动物医学等各有特色的分支学科。

（三）实验动物学在中国的发展

1918年，原北平中央防疫处齐长庆教授首先饲养小鼠用于实验研究。1919年，北京协和医学院谢恩增教授用中国仓鼠做肺炎球菌的实验。1930年，原中央防疫处由北平迁往南京，在北平设分处。1937年，在我国西北成立了西北防疫处，开始小规模地饲养繁殖小鼠、大鼠和豚鼠等。1946年，我国从印度Haggkine研究所引入Swiss小鼠，后来培育成为我国使用最多的昆明小鼠。1948年，兰春霖教授从美国旧金山Hooper基金医学研究所带回金黄地鼠，全国各地的金黄地鼠许多都是从这些鼠群中繁殖的后代。1948年，美国人沃森从北京协和医学院胡正祥教授处获取10对野生中国仓鼠归美，培育成实验动物，后被许多国家引种而称为“中国地鼠”。20世纪50年代初，北京、上海、长春、大连、武汉、兰州和成都先后建立了生物制品研究所，各研究所都设立了规模较大的实验动物饲养繁殖场，奠定了我国实验动物的发展基础。

中国实验动物学会成立于1987年，1988年被正式接受为国际实验动物科学委员会的成员国。各省市相继成立了实验动物管理和学术机构。1988年，国家科学技术委员会发布了《实验动物管理条例》（中华人民共和国国家科学技术委员会第2号令），对我国实验动物突飞猛进的发展起了积极的推动作用。有《中国实验动物学报》《中国比较医学杂志》《实验动物科学》《实验动物与比较医学》四种专业期刊定期出版。

三、比较医学的出现

比较医学（comparative medicine）是类比研究人类与动物、动物与动物之间的健康与疾病状态的一门综合性基础学科。主要任务是通过建立各种人类疾病的动物模型，观察研究不同物种对同一病因所致疾病的发生、发展和转归，探索人类和动物疾病的发病机制，进而研究其防治措施。

（一）比较医学的萌芽

从古代希腊开始，对生命的认识源自于对各种动物的解剖结构和生理功能的观察。尽管医学的基础知识如解剖学、生理学、胚胎学、免疫学等逐年积累，但是，对疾病的认识和治疗还很肤浅，病理学成为探索疾病临床表现和发生机制的首要学科。18世纪前后，人类开始关注动物，特别是与人类生活密切相关的牛、马、羊等家畜，这些动物的疾病与人类疾病有相似表现，一些疾病甚至会传染给人类，于是，动物医学逐渐兴起。1761年，世界上第一所兽医学院在法国里昂成立，设立比较病理学。1782年，又设立比较医学，鼓励医学与兽医合作，提倡在动物身上开展人体疾病的实验研究。1880年，乔治•弗莱明（George Fleming，1831—1901）在《柳叶刀》杂志上撰文倡导，所有医学院都应设置比较病理学。

比较医学概念的基本框架在20世纪初出现，病理生理学之父魏尔啸（Rudolf Virchow，1821—1902）曾指出：“动物医学和人体医学之间没有分界线，也不应该有。二者观察的对象不同，但所获得的知识构成了所有医学的基础。”实验生理学之父伯纳德在1865年表示对比较医学深信不疑：“来自生理学、病理学和治疗的动物实验不仅使得它可以应用到理论医学，而且没有动物的比较研究，实践医学就不可能获得科学的特征”。约翰斯•霍普金斯大学医学院院长韦尔契（William Welch，1849—1919）是比较研究方法的实践者，他在19世纪八九十年代发表了许多关于犬线虫、猪霍乱、棘球蚴病（包虫病）、牛结核、猪寄生虫病的比较病原生物学的文章。比较医学的诞生和发展始终伴随着医学动物和医学的发展，用比较分析的方法寻求二者之间的联系。

（二）比较医学的内容

比较医学是研究实验动物与人类的基本生命现象，对不同物种的疾病发生和发展进行比较，以求得疾病的四维“全息图像”，从而了解人类疾病的发生和发展规律，提高人类疾病的诊断和治疗水平，促进病理、生理、药理、毒理和新药创制的研究。疾病动物模型是生命科学领域开展人类疾病研究不可或缺的重要工具。

比较医学包括两方面的内容：首先是比较不同动物对同一病因所引发的反应，综合成多维的“全息图像”，寻找接近人类疾病的最大公约数的动物模型 - 人类疾病动物模型；其次是对人类疾病特定替代模型的实验数据进行诠释，阐明特定疾病模型和人类疾病在组织病理、细胞和分子机制方面相似的机制，开展动物模型的可控研究，力求阐明特定模型在人类疾病研究中的适用范围。

（三）比较医学的现状

动物实验是以实验动物为材料，研究其反应和表现等问题，着重解决如何正确选择实验动物或动物模型来发现新问题。除了具体的实验技术和方法外，动物实验的积累凝聚成了比较医学的主体。比较医学理论上包括比较解剖学、比较生理学、比较组织学等各学科。美国是比较医学发展最早的国家，1951 年，美国实验动物学会创办《比较医学》杂志（*Comparative Medicine*，CM），该杂志是关于比较医学和实验医学的国际期刊，刊登实验动物疾病、动物实验、动物模型、人与动物疾病机制等方面的论文。美国有 30 多所院校设有比较医学系或部，绝大多数设在医学院内，如哈佛大学、耶鲁大学、麻省理工学院、斯坦福大学、约翰斯·霍普金斯大学、马里兰州立大学等；少数设在动物医学院内，如密苏里大学。

在中国，比较医学的概念从 20 世纪 90 年代开始逐渐被理解和接受。由中国实验动物学会主办的《中国实验动物学杂志》于 2003 年更名为《中国比较医学杂志》。由上海实验动物学会主办的《上海实验动物科学》于 2005 年更名为《实验动物与比较医学》。2007 年 1 月，经中国医学科学院批准设立北京协和医学院比较医学中心，成为我国第一个比较医学科研教学机构。少数单位的实验动物中心同时冠有体现比较医学的另一名称，如南方医科大学和陆军军医大学的“比较医学研究所”、扬州大学的“比较医学中心”、浙江中医药大学的“比较医学研究中心”，多为以开展实验动物学和比较医学教学为目的。最早的比较医学著作是第四军医大学施新猷教授 2003 年主编出版的《比较医学》。2010 年，中国医学科学院医学实验动物研究所主编出版了比较医学丛书，包括《比较行为学基础》《小鼠基因工程与医学应用》。2015 年起，秦川教授策划并组织编写了实验动物科学丛书——比较医学系列，包括《比较组织学》《比较传染病学——病毒性疾病》等。国内学者编写了《脊椎动物比较解剖学》《动物比较生理学》《比较组织学彩色图谱》《人类疾病动物模型》以及翻译的《比较基因组学》《比较内分泌学》等。2017 年，中国医学科学院医学实验动物研究所建立了比较医学大数据平台。

（四）比较医学的前景

比较医学研究范围广，研究对象多，从基础到前沿，活跃在生命科学研究的各个领域。比较医学这门科学的重要性在于：一方面它作为生命科学研究的重要基础学科，直接影响着生命科学许多领域研究课题成果的确立和水平的高低；另一方面，它又是生命科学重要的前沿学科，它的提高和发展又会把许多领域课题的研究引入新的境界，将对整个生命科学研究发展起到极大的促进和推动作用。例如，啮齿类动物是几十年来癌症研究的常用动物模型，但是在大鼠或小鼠身上行之有效的治疗方案一旦用于人体，治疗效果就大打折扣甚至无效。比较基因组学证实小鼠并不是人类肿瘤的合适模型，而比较肿瘤学发现某些宠物狗的自发癌症与对应的人类癌症无论在形态上，还是行为上都非常相似。发展比较医学的重要性正如诺贝尔奖获得者斯内尔博士所说：“比较医学是推动人类健康研究的焦点学科，比较医学家将永远站在生物医学发展的基础线上。”

第二节　实验动物对医学研究的贡献

一、实验动物相关论文发表

实验动物涉及疾病机制研究、治疗方法研究、药效学研究、疫苗研究与评价等多个领域，对医学研究的贡献反映在不同历史时期的不同事件中，统计有实验动物参与的科研论文的发表情况是反映实验动物贡献的最佳指标之一。截止到 2019 年 7 月，PubMed 论文数据库在过去 30 年里共收录生物医学论文 195 万篇，其中使用实验动物的论文达 154 万篇，占总数的 79%。在药学方面特别是毒理、安全性评价的论文中，85% 涉及实验动物。*Nature*、*Science*、*Cell*、*Nature Medicine*、*Nature Genetics*、*Nature Cell Biology*、*Nature Biotechnology*、*Journal of Experimental Medicine* 等国际一流学术杂志在过去 30 年共收录论文约 29 万篇，其中使用实验动物的论文约 22 万篇，占总数的 77%。2013—2015 年期间，中国医药卫生、农业科学、生物科学等领域中文核心期刊共发表论文47万篇，涉及实验动物、动物模型或动物实验的文章共计32 844篇，占7.0%。其中使用实验动物比例较高的学科包括病理学、药物学、中药学、畜牧学、动物学等。

二、实验动物与诺贝尔生理学或医学奖

实验动物以及较早的实验用动物对生命科学特别是医学的发展做出了巨大贡献，这些贡献可以从1901年诺贝尔生理学或医学奖设立以来所颁发的奖项中涉及实验动物的统计数据中看出。到2018年为止，81年度的获奖（占颁奖年度的75%）直接涉及25种动物，被应用了168次。其中，常规实验动物如小鼠、大鼠、兔、犬、豚鼠、地鼠、猴等被使用的频率是103次，超过61%，其他非常规实验动物如马、鱼、蛇、果蝇、蜜蜂、线虫等是66次（表1-2-1）。

表1-2-1 迄今涉及实验动物的诺贝尔生理学或医学奖

年份	科学家	所用动物	贡献
1901	埃米尔•阿道夫•冯•贝林	豚鼠	创立白喉血清疗法
1902	罗纳德•罗斯	鸽	阐明疟原虫生活史与疟疾防治方法
1904	伊万•彼得罗维奇•巴甫洛夫	犬	创立条件反射学说
1905	罗伯特•科赫	奶牛，绵羊	研究和发现结核杆菌
1906	卡米洛•戈尔吉 圣地亚哥•拉蒙-卡扎尔	犬，马	研究中枢神经系统精细结构
1907	夏尔•路易•阿方斯•拉韦朗	鸟	原生动物在引起疾病中的作用
1908	保罗•埃尔利希 埃黎耶•埃黎赫•梅契尼可夫	鸟，鱼，豚鼠	发现吞噬细胞，建立细胞免疫学说
1910	阿尔布雷希特•科塞尔	鸟	发现细胞核的核酸及化学组成
1912	亚历克西•卡雷尔	犬	血管缝合与移植
1913	夏尔•罗贝尔•里歇	犬，兔	发现抗原过敏反应
1919	朱尔•博尔代	豚鼠，马，兔	发现百日咳鲍特菌
1920	奥古斯特•克罗	蛙	体液和神经因素对毛细血管运动机制调节
1922	阿奇博尔德•维维安•希尔	蛙	阐明肌肉氧消耗和乳酸代谢
1923	弗雷德里克•格兰特•班廷 詹姆斯•理察德•麦克劳德	犬，兔，鱼	发现胰岛素
1924	威廉•艾因特霍芬	犬	阐明心电图机制
1928	夏尔•尼科尔	猴，猪，大鼠，小鼠	斑疹伤寒的病理发生
1929	克里斯蒂安•艾克曼 弗雷德里克•高兰•霍普金斯	鸡	发现抗神经炎的维生素
1932	查尔斯•斯科特•谢灵顿 埃德加•阿德里安	犬，猫	发现神经元及功能
1934	治•霍伊特•惠普尔 威廉•帕里•墨菲 乔治•理查兹•迈诺特	犬	发现贫血的肝脏疗法
1935	汉斯•施佩曼	两栖类	发现胚胎发育中的组织者作用
1936	亨利•哈利特•戴尔 奥托•勒维	猫，蛙，鸟，爬行类	证实神经冲动的化学传递
1938	科尔内伊•海曼斯	犬	发现颈动脉窦与主动脉对呼吸的调节作用
1939	格哈德•多马克	小鼠，兔	发现磺胺类药物的抗菌作用
1943	亨利克•达姆 爱德华•阿德尔伯特•多伊西	大鼠，犬，鸡，小鼠	发现维生素K及其功能

续表

年份	科学家	所用动物	贡献
1944	约瑟夫•厄兰格 赫伯特•斯潘塞•加瑟	猫	发现单根神经纤维的分化功能
1945	亚历山大•弗莱明 恩斯特•鲍里斯•钱恩 霍华德•沃尔特•弗洛里	小鼠	发现了青霉素及青霉素对传染病的治疗效果
1947	卡尔•费迪南德•科里 格蒂•特蕾莎•科里 贝尔纳多•阿尔贝托•奥赛	蛙，蟾蜍，犬	发现了脑下垂体前叶对糖代谢的作用及糖代谢中的酶促反应
1949	瓦尔特•鲁道夫•赫斯 安东尼奥•埃加斯•莫尼兹	猫	发现下丘脑的调节功能
1950	爱德华•卡尔文•肯德尔 菲利普•肖沃尔特•亨奇 塔德乌什•赖克斯坦	奶牛	发现肾上腺皮质激素的结构和生物效应
1951	马克斯•泰累尔	猴，小鼠	开发黄热病疫苗
1952	塞尔曼•瓦克斯曼	豚鼠	发现链霉素
1953	汉斯•阿道夫•克雷布斯， 弗里茨•艾伯特•李普曼	鸽	发现了三羧酸循环及辅酶A功能
1954	约翰•富兰克林•恩德斯 托马斯•哈克尔•韦勒 弗雷德里克•查普曼•罗宾斯	猴，小鼠	建立脊髓灰质炎病毒的组织培养技术
1955	阿克塞尔•胡戈•特奥多尔•特奥雷尔	马	发现过氧化物酶的性质与作用方式
1957	丹尼尔•博韦	犬，兔	合成抗组胺药
1960	弗兰克•麦克法兰•伯内特 彼得•梅达沃	兔	证实了获得性免疫耐受性
1961	格奥尔格•冯•贝凯希	豚鼠	确立“行波学说”，发现耳蜗感音的物理机制
1963	约翰•卡鲁•埃克尔斯 艾伦•劳埃德•霍奇金 安德鲁•菲尔丁•赫胥黎	猫，蛙，乌贼，蟹	发现与神经兴奋和抑制有关的离子通道结构
1964	康拉德•埃米尔•布洛赫 费奥多尔•吕嫩	大鼠	发现胆固醇和脂肪酸的代谢与调节机制
1966	佩顿•劳斯 查尔斯•布伦顿•哈金斯	大鼠，兔，鸡	发现肿瘤诱导病毒
1967	拉格纳•格拉尼特 霍尔登•凯弗•哈特兰 乔治•沃尔德	鸡，兔，鱼，蟹，猫	研究视觉生理与化学反应过程
1968	罗伯特•霍利 哈尔•戈宾德•霍拉纳 马歇尔•沃伦•尼伦伯格	大鼠	阐明遗传密码及其在合成蛋白质中的功能
1970	伯纳德•卡茨 乌尔夫•斯万特•冯•奥伊勒 朱利叶斯•阿克塞尔罗德	猫，大鼠	发现神经递质的存储与释放机制
1971	厄尔•威尔伯•萨瑟兰	小鼠	发现激素作用机制
1972	杰拉尔德•莫里斯•埃德尔曼 罗德尼•罗伯特•波特	豚鼠，兔	发现抗体的分子结构

续表

年份	科学家	所用动物	贡献
1973	卡尔•里特尔•冯•弗里施 康拉德•柴卡里阿斯•洛伦茨 尼古拉斯•尼科•廷伯根	蜜蜂，鸟	发现动物个体及社会性行为模式
1974	阿尔贝特•克劳德 克里斯汀•德•迪夫 治•埃米尔•帕拉德	鸡，豚鼠，大鼠	发现细胞的结构与功能组织
1975	戴维•巴尔的摩 雷纳托•杜尔贝科 霍华德•马丁•特明	猴，马，鸡，小鼠	发现肿瘤病毒与遗传物质的相互作用
1976	巴鲁克•塞缪尔•布隆伯格 丹尼尔•卡尔顿•盖杜谢克	黑猩猩	发现慢病毒与传染病的传播机制
1977	罗杰•夏尔•路易斯•吉耶尔曼 安德烈•维克托•沙利 罗莎琳•萨斯曼•亚洛	绵羊，猪	发现下丘脑激素及放射免疫检测方法
1979	艾伦•麦克劳德•科马克 戈弗雷•纽博尔德•豪恩斯菲尔德	猪	创立计算机体扫描术
1980	巴鲁赫•贝纳塞拉夫 让•多塞 乔治•戴维斯•斯内尔	小鼠，豚鼠	发现组织相容性抗原的识别及其遗传机制
1981	罗杰•沃尔科特•斯佩里 大卫•休伯尔　胡贝尔 托尔斯滕•维泽尔	猫，猴	揭示视觉系统的信息加工过程
1982	苏内•卡尔•贝里斯特伦 本特•萨穆埃尔松•本格特•萨米尔松 约翰•罗伯特•范恩•瓦内	大鼠，兔，豚鼠	发现前列腺类激素
1984	塞萨尔•米尔斯坦 乔治斯•克勒 尼尔斯•卡伊•热尔纳	小鼠	发明单克隆抗体技术
1986	丽塔•莱维•蒙塔尔奇尼 斯坦利•科恩	小鼠，鸡，蛇	纯化神经生长因子与上皮细胞生长因子
1987	利根川进	小鼠	阐明抗体生成原理
1989	约翰•迈克尔•毕晓普 哈罗德•埃利奥特•瓦默斯	鸡	发现逆转录癌基因的细胞起源
1990	约瑟夫•默里 爱德华•唐纳尔•托马斯	犬	创立细胞与器官移植技术
1991	埃尔温•内尔 伯特•萨克曼	蛙	发现细胞之间的化学通信
1992	埃德蒙•费希尔 埃德温•克雷布斯	兔	发现可逆性蛋白磷酸化的调节机制
1995	爱德华•博克•刘易斯 埃里克•弗朗西斯•威绍斯 克里斯汀•纽斯林-沃尔哈德	果蝇	发现早期胚胎发育的遗传机制
1996	彼得•杜赫提　多尔蒂 罗尔夫•马丁•辛克纳吉	小鼠	发现细胞免疫的特异性
1997	斯坦利•普鲁西纳	地鼠，小鼠	发现一种全新的蛋白致病因子——朊蛋白

续表

年份	科学家	所用动物	贡献
1998	罗伯特•佛契哥特 路易斯•路伊格纳洛 费里德•穆拉德	兔	发现一氧化氮在心血管系统中作为信号分子
1999	古特•布洛伯尔	酵母，小鼠，斑马鱼等细胞	发现控制细胞运输和定位的内在信号蛋白
2000	阿尔维德•卡尔松 保罗•格林加德 埃里克•坎德尔	小鼠，豚鼠，海参	发现神经系统中的信号传递机制
2002	悉尼•布伦纳 霍华德•罗伯特•霍维茨 约翰•爱德华•萨尔斯顿	线虫	发现细胞凋亡机制
2004	理查德•阿克塞尔 琳达•布朗•巴克	小鼠，犬	揭示气味受体和嗅觉系统的组织方式
2006	安德鲁•法尔 克雷格•卡梅伦•梅洛	线虫	发现 RNA 干扰对基因的沉默效应
2007	马里奥•卡佩基 马丁•约翰•埃文斯 奥利弗•史密斯	小鼠，鸡	建立基因打靶技术
2008	哈拉尔德•楚尔•豪森 弗朗索瓦丝•巴尔•西诺西 吕克•蒙塔尼耶	地鼠，奶牛，猴，黑猩猩，小鼠	发现乳头状瘤病毒和艾滋病病毒
2009	伊丽莎白•布莱克本 卡罗尔•格雷德 杰克•绍斯塔	蛙，小鼠	发现端粒和端粒酶保护染色体的机制
2010	罗伯特•杰弗里•爱德华兹	兔，大鼠，小鼠，地鼠	体外受精技术
2011	布鲁斯•艾伦•博伊特勒 朱尔•奥夫曼 拉尔夫•马文•斯坦曼	果蝇，小鼠	发现树突状细胞及其在适应性免疫中的作用
2012	约翰•伯特兰•格登 山中伸弥	蛙，小鼠	创立细胞核重新编程技术
2013	詹姆斯•爱德华•罗思曼 兰迪•韦恩•谢克曼 托马斯•克里斯蒂安•聚德霍夫	果蝇，小鼠	发现细胞囊泡的运输调控机制
2014	约翰•奥基夫 迈 - 布里特•莫泽 爱德华•英亚尔•莫泽	大鼠	发现构成大脑定位系统的细胞
2015	威廉•塞西尔•坎贝尔 大村智 屠呦呦	小鼠，兔，绵羊	发现蛔虫和疟疾的防治方法
2016	大隅良典	酵母	揭示细胞自噬机制
2017	杰弗里•康纳•霍尔 迈克尔•莫里斯•罗斯巴什 迈克尔•沃伦•扬	果蝇，线虫	发现昼夜调控的分子机制
2018	詹姆斯•艾利森 本庶佑	小鼠，大鼠，犬	发明肿瘤免疫治疗方法

回顾生物医学发展的历史，不难发现，在动物体内进行探索获得了许多具有里程碑式的研究成果。过去半个世纪的医学与动物医学的进步大于人类历史上的任何时期，假如没有应用动物所进行的实验工作，这种进步是不可能的。巴甫洛夫指出："没有对活动物进行实验和观察，人们就无法认识有机界的各种规律，这是无可争辩的。"

第三节 医学发展对实验动物和动物实验的要求

生命科学、医学研究离不开实验动物。AEIR是进行生命科学、医学研究的四个基本条件：A代表动物(animal)，E代表仪器设备(equipment)，I代表所需的信息(information)，R代表试剂(reagent)。装备先进的仪器设备、购买高纯度的试剂对发达国家和我国的大多数实验室并不困难，查询必要的信息在当今信息时代更容易办到，而作为"活的精密仪器"的实验动物在美国、英国等发达国家被当成"战略资源"得到重点发展，不仅占领了医学创新的制高点，而且正在转化为经济和技术的垄断优势。中国的实验动物标准化工作开始于1985年，卫生部成立医学实验动物管理委员会，着手建立医学实验动物标准，并于1992年颁布实施。1994年，国家技术监督局发布了47项实验动物国家标准。由于地区发展不平衡，曾经由于实验动物的质量不合格导致的实验结果重复性差、科研论文的科学性和可信度降低、研究成果无法开发转化、生物制剂或药品的安全性得不到承认等教训和损失十分严重，这种情况近年因为我国实验动物科学的发展有了很大改善。

一、对实验动物品种资源的要求

1. 品种多元化 在漫长的进化历程中，生命为适应环境发生了丰富多彩的变化，从低等腔肠动物门的水螅、线形动物门的线虫、节肢动物门的果蝇、脊索动物门中鱼纲的斑马鱼、两栖纲的爪蟾，到高等哺乳动物中的啮齿目、灵长目等多种动物，都是研究认识生命现象与规律的模式动物。用于生命科学研究的实验动物主要是啮齿类动物，远不能满足模型多样化的需求，医学发展需要更多的不同进化阶元的实验动物，同一病因需要在多种动物身上建立疾病模型进行比较验证。近年来，水貂、旱獭、土拨鼠等特色动物正在被驯化为实验动物。

2. 质量标准化 为了保证动物实验结果的科学性、可靠性、可重复性，有必要建立各品种实验动物的遗传、微生物与寄生虫、环境、营养等标准，便于国际间的科研合作与信息分享。标准化程度较高的实验动物是小鼠、大鼠，这两种动物培育历史悠久，通过近交系、封闭群的培育，自身的遗传性状相对稳定，细菌、病毒、寄生虫等控制指标已经形成体系。绝大多数的实验动物品种资源急需标准化，特别是那些正在实验动物化的野生资源动物，一方面它们具有独特的生物学特性，为制备新型人类疾病动物模型提供可能，另一方面，它们携带的微生物可能干扰实验结果，甚至对人类带来健康风险，在推广使用之前，必须对其遗传质量和携带微生物情况进行控制。实验动物质量标准是围绕实验动物生产、销售、运输、使用和福利等各个环节，针对可能影响实验动物质量构成危害的因素所建立的国家、组织、企业、行业、社团等标准体系。

3. 资源商品化 实验动物作为一种生物资源，需要保存、培育和利用，作为一种特殊的产品或商品，也需要通过市场流通进行分享。随着实验动物质量控制的级别越来越高，规模化生产便于控制实验动物质量和降低生产成本。在西方发达国家，实验动物行业是一个比较成熟的行业，已经实现规模化、标准化的生产供应，建立了较为成熟的生产繁育技术体系和营销网络。Charles River、Jackson、Harlan、Taconic等少数企业的生产供应占据全球80%的实验动物市场份额。

二、对动物模型的要求

1. 动物模型系统化 动物模型在阐明人类疾病的发病机制、预防及治疗等一系列的研究中起着非常重要作用。尽管国际上包括自发突变品系和基因工程品系的动物超过25 000种以上，保存有大小鼠疾病动物模型约6 000种，但是只涵盖了100多种疾病。医学研究还需要实验动物科学提供更多的针对人体各种组织、器官、系统疾病的动物模型。

2. 造模技术多样化 动物模型的制作技术

多种多样。传统技术主要是诱发性动物模型，通过物理、化学、生物等致病因素的作用，人为地在实验动物身上诱发出具有类似人类疾病特征的表型。筛选保存的自发性动物模型和诱发性动物模型是过去几十年疾病动物模型的主体。近十多年以来，相继出现了基因工程技术、人源异种移植技术等新方法，为基因功能组研究、基因与疾病关系提供了重要的活体模型。60% 以上的疾病动物模型是基因工程小鼠。

3. 模型分析高端化 无论是自发性、诱发性还是基因工程动物模型，都有必要对其表型和基因型进行分析，分析方法和技术包括特定基因修饰与表达调节、蛋白分子的构象与定位、生理生化指标变化、病理变化、发育与代谢特征、行为学观察等多个层面。分析技术的高端化一方面体现为图像采集与分析、行为模式测试的数字化，另一方面是无创性的活体成像的可视化和远程操作，让分子影像技术能对活体状态下的生理过程进行定性和定量研究。

4. 数据信息化 随着实验动物品种资源的增多，各种新技术的逐年应用，特别是近些年基因组学、转录组学、蛋白组学、代谢组学对实验动物的分析，实验动物领域形成的海量数据需要以数据库或信息化平台的方式来实现信息和资源的管理和全球化共享，避免资源的重复生产和浪费，打破国与国之间的贸易壁垒。例如，美国杰克逊研究所建立了小鼠遗传信息库（Mouse Genome Informatics）、小鼠表型数据库（Mouse Phenome Database）、小鼠肿瘤生物学数据库（Mouse Tumor Biology Database）等，欧盟建立了突变小鼠资源库（the European Mouse Mutant Archive），中国医学科学院医学实验动物研究所建立了实验动物品系数据库（Laboratory Animal Strain Database）、比较医学大数据平台（Comparative Medical Big-Data Platform）。

三、对动物实验设施的要求

1. 设施标准化 以研究、教学、生物制品、药品生产等为目的而进行动物实验的建筑物和设备的总和称为动物实验设施。动物实验设施标准化是保证动物实验结果可靠性的基础。影响动物实验结果的因素很多，包括气候因子（光照、温度、湿度、通风等）、理化因子（有害气体、粉尘、消毒剂等）、饲养环境（笼具、饮水方式、垫料等）、生物因子（动物的社会地位、势力范围、咬斗等）。按照微生物控制程度将动物实验设施分为普通环境、屏障环境和隔离环境，不同等级实验动物以及不同研究目的的动物实验应选择相应的动物实验设施。特殊动物实验例如感染动物实验、放射性动物实验等必须在特殊动物实验设施内进行。

2. 服务专业化 随着医药产业的发展，已经实现动物实验条件和技术的产业化趋势，出现了合同外包服务组织（contract research organization，CRO）和动物实验技术服务公司。CRO 的运作模式是：动物实验的项目方提出要求，CRO 负责完成动物实验，出具实验结果报告。美国的 CRO 发展比较成熟，有 300 多家，营业额占全球市场的 60% 以上，欧洲有 150 家、日本有 60 多家。中国 CRO 始于 20 世纪 90 年代末，已有近百家。随着中国优良实验室规范（good laboratory practice，GLP）认证制度的不断完善、新药研发数量的增加、丰富的实验动物资源和较低的人力成本，CRO 在中国的发展空间巨大。动物实验技术服务公司能提供各种动物实验外包技术服务。

四、对从业人员的要求

实验动物学是一门综合性学科，融合了医学、动物医学、药学、生物学、病理学、遗传学、育种学、环境卫生学、建筑学等多个学科，医学研究活动中从事实验动物或动物实验的相关人员既需要相关专业背景，还需要专业技术培训。英国、美国、法国、日本等发达国家的 100 多所大学设有医学实验动物学专业或者比较医学专业，开展实验动物专业的学历教育和人才培养，对从事各类动物实验的科技人员进行培训。对于从业人员的培训认证方面，国际惯例是对人才进行分类分级管理，每一级人员都有相应的资质认定标准。例如，美国将实验动物从业人员分为研究人员、动物医师、技师系列和管理人员四个方面，日本分为实验动物技术人员、实验动物研究人员和实验动物技术专家三个等级，中国分为实验动物技术人员、研究人员、实验动物医师、实验动物管理人员、辅助人员、阶段性从业人员六大类。

第四节 实验动物科学的产出

一、丰富的实验动物品种资源

实验动物学的物质基础是实验动物，经过近百年来世界各国的努力，实验动物资源日益丰富，除常规实验动物之外，还包括基因突变动物、基因工程动物、动物模型、实验动物化的野生动物，从线虫、果蝇、斑马鱼、爪蟾、小鼠、大鼠、兔、犬、猪到猕猴、黑猩猩，国际上已经具有的实验动物有200多个物种、3万多个品系，其中常规品系2 600多种，基因工程品系占到90%以上。

啮齿类实验动物包括小鼠、大鼠、豚鼠、地鼠等，是最常用的实验动物，占总数的90%以上。美国是实验动物科学最发达的国家，有1 300个有关实验动物的生产与研究单位，实验动物工作已经形成一个专业化、规模化、商品化的科研和经济体系。仅杰克逊实验室、密苏里大学、加州大学、北卡罗来纳大学几家机构就拥有基因突变小鼠品系32 776个，其中活体小鼠品系3 856个。非人灵长类动物在进化上与人类最接近，美国有8个国家级非人灵长类实验动物中心和若干实验基地。在水生实验动物资源方面，美国俄勒冈大学的斑马鱼国际资源中心拥有斑马鱼13 161个品系，得克萨斯州大学的剑尾鱼遗传资源中心拥有剑尾鱼23种，65个品系。其他实验动物还包括酵母、果蝇、线虫、四膜虫、海蛞蝓（海兔）等。

中国常用实验动物（包括实验用动物）有30余个品种、100多个品系，主要从国外引进。其中，常用小鼠11个品系，大鼠7个品系，地鼠、豚鼠、实验犬各2个品系，家兔以大耳白、新西兰兔为主，其他还有猴、小型猪、鸡、猫等。全国实验动物生产量近3 000万只。非人灵长类实验动物的养殖规模居世界前列，47家养殖企业存栏29万只，其中食蟹猴25万只，猕猴4万只。此外，近几十年以来，中国还培育出多种特有的实验动物资源：昆明小鼠、615小鼠、TA1和TA2小鼠、巴马香猪、贵州香猪、五指山小型猪、西藏小型猪、中国地鼠、长爪沙鼠、东方田鼠、树鼩、旱獭、高原鼠兔、稀有鮈鲫、红鲫等。

二、不断创新的动物模型制作技术

除了常规的物理、化学、生物等模型制作方法之外，基因工程技术、传染病模型制备技术、人源异种移植技术、自然模型筛选技术等多种技术日渐成熟，并且实现产业化。近几十年来，制备动物模型的基因工程技术突飞猛进，从转基因技术、基因打靶技术、基因沉默技术、基因捕获技术到基因敲除技术，特别是近年十分热门的CRISPR/CAS9技术、TetraOneTM技术，使得构建基因敲除大鼠和小鼠模型的效率更高、周期更短。2014年，全球首对基因编辑猴在中国出生，猴基因编辑成功将有助于建立非人灵长类动物模型，更好地模拟人类疾病，大大降低药物研究的风险，未来有望定向改造人类基因，治疗基因疾病。传染病动物模型的制作方法取得极大进展。新发和再发传染病是人类健康和生物安全的主要威胁之一，全世界每年死于传染性疾病的患者高达2 400万，近30年来，出现了40多种新发传染病，如艾滋病、严重急性呼吸综合征（severe acute respiratory syndrome，SARS）、人感染高致病性禽流感、登革热、埃博拉出血热、肾综合征出血热、手足口病、尼帕病、莱姆病、新型冠状病毒肺炎等，传染病动物模型技术是研究传染病机制、药物、疫苗的核心环节。艾滋病、结核、肝炎以及突发SARS、禽流感、甲型H_1N_1流感、中东呼吸综合征等重大传染病对我国人民的健康威胁最大，中国医学科学院医学实验动物研究所建立了我国最大的传染病敏感动物资源库和技术平台，有力地支持了我国重大传染病的防治。

三、高科技的动物模型分析技术

除了经典的生理生化检测、病理分析、行为学观察等实验室手段之外，数字化病理分析技术、分子影像技术、组学技术、芯片条码与遥感技术、生物信息学技术等更先进快速的技术广泛用于动物模型的分析，使动物模型的分析进入活体、即时、无创阶段。特别是分子影像技术的飞速发展使得对活体状态下的生物过程进行细胞和分子水平的定性和定量研究成为可能。活体动物体内光学成像、动物PET/CT成像、动物MRI成像、动物超声成像等先进设备可以对单个的动物模型进行长时间的反复跟踪成像，既能提高数据的可比性，避免个体差异对实验结果的影响，又符合实验动物的伦理福利要求，已经在生命科学基础研究、临床前研究、药物研发等领域得到广泛应用。

四、实验动物科学的创新成果

除了对生命科学、医药学等其他领域起到支撑作用之外，实验动物科学本身也是科学创新体系的一个重要部分，由此衍生的比较医学、比较基因组学，以及基因工程技术、胚胎工程技术、克隆技术等成为创新研究的前沿。近交系小鼠的培育、免疫缺陷小鼠培育和肿瘤模型建立、无菌动物培育、转基因小鼠培育、人源化动物培育等都是生命科学史上的重要事件。Snell 等利用近交系小鼠发现组织相容性 -2 基因，获得 1980 年诺贝尔生理学或医学奖，这是实验动物学家第一次获诺贝尔奖。2007 年的诺贝尔生理学或医学奖成果“基因敲除小鼠和基因敲除技术”是实验动物科学技术本身的飞跃。2008 年诺贝尔化学奖的成果“GFP 标记技术”也是在实验动物中观测蛋白质活动技术。2012 年诺贝尔生理学或医学奖“体细胞重编程和诱导干细胞”促进了诱导干细胞克隆小鼠、体细胞克隆猴的诞生。

实验动物的人源化是利用基因工程技术将人类基因导入动物替代动物本身的基因，使动物具有一定的人类特性。一方面在实验动物中转入人类药物代谢的基因，使动物在药物代谢方面与人类更接近，用于药物安全评价。第二个方面是在动物中表达具有治疗价值的药物，比如表达人类抗体的小鼠。第三是猪器官移植相关基因的人源化，为人类器官移植提供供体。

第五节　实验动物的应用范围

实验动物的普及和应用受到特定国家或社会的经济实力和科技水平的影响，科技愈进步、发达，对实验动物科学的要求和需求就愈高。实验动物科学在不同领域中的应用价值并不一样，在人类社会各个生产和科技活动中的地位有高有底，总的来讲，在生命科学、医药卫生等领域的应用价值较大。21 世纪是生命科学的世纪，对生命本质的解读推动了医学、药学、农业等重要领域的发展，实验动物作为探索生命本质的活体系统，或作为医药研究的疾病模型，或作为物种改造的模式动物，或作为医学、农业、食品、生物产业等技术或产品评价的“人类替难者”，已经成为生命科学、医学、药学、农学、环境等领域中不可或缺的基础条件。

一、实验动物科学是生命科学创新的基础

实验动物在过去的 100 年中，对生命科学的进步起到了举足轻重的支撑作用，无数生命本质的重大发现背后都有实验动物的默默贡献。例如，巴甫洛夫利用犬对神经反射的研究，发现了消化生理的调节机制；摩尔根以果蝇为研究对象，把基因与染色体联系起来，奠定了遗传学和分子生物学的基础。近年来，以基因功能、基因相互作用、基因调控为核心的功能基因组研究成为生命科学最活跃的研究领域，这些领域的创新成果离不开基因工程动物模型、模式动物资源和动物模型分析技术的支持。例如，利用基因修饰在秀丽隐杆线虫发现了干扰 RNA 的存在，利用基因敲除小鼠发现控制脂肪代谢和导致肥胖的基因。

二、实验动物科学是医药研究和转化的必备条件

巴斯德利用动物进行疫苗有效性评价、卡雷尔利用犬建立血管缝合与移植技术、班廷利用犬发现胰岛素、弗莱明利用小鼠验证青霉素的抗菌活性等事例是现代医药研究在实验动物身上进行有效性与安全性评价的典范。心脑血管、肿瘤、肥胖、传染病等人类重大疾病的动物模型成功研制促进了疾病机制研究、药物靶点发现、新药筛选与评价。2003 年 SARS 疫情在我国蔓延，由于 SARS 病毒是一个新发传染病原，全世界都没有疫苗可用，也没有评价新研制疫苗的动物模型。中国医学科学院医学实验动物研究所等单位协作攻关，从小鼠、大鼠、豚鼠、兔、布氏田鼠、果子狸、食蟹猴、恒河猴等 80 余种动物中，成功筛选出可以感染 SARS 病毒的布氏田鼠和恒河猴，利用恒河猴感染模型对疫苗的评价取得突破性进展。2003 年 11 月，中国正式对外宣布 SARS 灭活疫苗在动物体内实验成功，对 SARS 疫情的控制起到了稳定人心的巨大作用。

三、实验动物科学是农业发展的重要支撑

实验动物在家畜家禽等动物疫病防治、兽用西药、兽用中药、生物制品、消毒剂等产品研发中发挥了重要作用。《美国联邦法规》中公布的73个兽用生物制品质量标准中，要求用实验动物进行安全性和有效性检验的产品有65个。中国兽用生物制品企业每年生产约160种产品、1 100亿头份，2010年版《中国兽药典》要求收载的80个兽药疫苗、2个抗血清全部需用实验动物进行安全性和有效性检验，每年用于检验的鸡、猪、牛、羊、犬、貂、地鼠等实验动物约有28 000只左右。在新兽药研制过程中，药理学研究、药代动力学实验、急性毒性实验、致畸试验、致瘤性试验、过敏性刺激等数据都需要通过动物实验获得，小鼠、大鼠是最常用动物，其次是兔、豚鼠、犬。

四、实验动物科学是食品安全的保障

健康食品应排除多种有害物质，包括农药残留、有毒添加剂残留、细菌、病毒、真菌、超标重金属等。食源性有害物质存在潜在的不良作用，食品毒理学安全性评价是保障食品安全和国民健康的重要手段。国家标准《食品安全性毒理学评价程序和方法》(GB 15193.1—2014)要求通过动物实验对食品急性毒性、遗传毒性和致癌性等方面进行评估，主要是用小鼠、大鼠。转基因食品的安全性在科学与伦理方面一直存在巨大争议，公众对转基因食品的担忧和恐惧致使针对转基因食品的研究项目难以开展，培育的新品系不能进入产业化。转基因食品的长期毒性或累计毒性问题有待于实验动物科学提供合适的动物模型和分析技术，直到获得令人信服的安全性评价结果。

五、实验动物是环境监测的研究工具

环境污染是全世界特别是发展中国家面临的重要问题，环境毒理学从医学和生物学角度，利用毒理学方法研究环境中有害物质对人体健康的影响。水生实验动物如斑马鱼、剑尾鱼等是环境毒理学的重要工具，斑马鱼、青鳉已被经济合作与发展组织推荐为评价化学品急性毒性检测的标准实验鱼类，我国出版的《水和废水监测分析方法》(第4版)、《化学品测试方法》已将剑尾鱼列为毒理学测试标准实验鱼类。

六、实验动物是军事与航天等领域的替难者

在军事上，各种化学、辐射、细菌、激光武器的杀伤效果和防护，野战外科创伤的研究都需要实验动物代替人类作为伤害的受难者。在航空航天探索过程中，犬、黑猩猩等多种实验动物作为人类的替身进入太空，经历失重、超重、失眠、辐射、高温等严酷条件的考验，获得了十分有价值的生理科学数据。

“莱卡”原是莫斯科街头的一只流浪狗，1957年11月3日被苏联送入太空，是首只进入地球轨道的动物。莱卡进入太空时，苏联尚未发展出脱离地球轨道的技术，因此莱卡所搭乘的太空舱无法被回收，注定会死亡。尽管莱卡在进入太空后仅数小时即因中暑死亡。但是，莱卡的献身证明活体乘客能够承受火箭发射时的加速度以及失重等环境条件，为人类进入太空提供了宝贵的第一手资料。2008年4月11日，俄罗斯官方在莫斯科为莱卡建立一座纪念碑，设计是一只站在火箭上的狗。

（秦　川　谭　毅）

参考文献

[1] 刘广发. 现代生命科学概论. 北京：科学出版社，2008.
[2] 秦川. 中华医学百科全书——医学实验动物学. 北京：中国协和医科大学出版社，2018.
[3] Fox JG，Anderson LC，Loew F M，et al. Laboratory Animal Medicine.2nd ed.（American College of Laboratory Animal Medicine Series）. San Diego：Academic Press，2002.
[4] Fox JG，Barthold S，Davisson M，et al. The Mouse in Biomedical Research（American College of Laboratory Animal Medicine Series）. San Diego：Academic Press，2004.
[5] Suckow MA，Weisbroth SH，Franklin CL. The Labo-

ratory Rat（American College of Laboratory Animal Medicine Series）. San Diego：Academic Press，2002.
[6] 中国科学技术协会. 2014—2015 实验动物学学科发展报告. 北京：中国科学技术出版社，2015.
[7] 矢织科学事务所. 诺贝尔奖中的科学. 王沥，译. 北京：科学出版社，2012.
[8] 张铭. 诺奖往事：诺贝尔生理学或医学奖史话. 北京：科学出版社，2018.
[9] 夏咸柱，秦川，钱军. 实验动物科学技术与产业发展战略研究. 北京：科学出版社，2017.

思　考　题

1. 在认识生命现象与本质的过程中，动物实验发挥了怎样的作用？

2. 医学实验动物学的定义是什么？

3. 比较医学的概念是什么？

第二章　动物实验产生的社会问题

第一节　概　　述

动物实验是医学研究的基本手段之一。纵观医学的发展历程，每一次重大飞跃几乎都与动物实验息息相关，许多医学新知识的获取、医疗新方法的应用都得益于动物实验。然而，伴随医学研究的发展，动物实验引发了一些社会问题，其中包括对人文环境及自然环境的影响，例如动物保护主义与动物实验的冲突、基因污染问题、生物多样性问题等，这些问题的核心和解决方案是提倡动物的伦理与福利以及实行法制化管理。

提倡实验动物的伦理与福利有利于促进人类医药健康事业的发展。实验动物福利影响动物的健康和质量，其中环境、营养、管理等因素能够影响动物的生理、生化、免疫、内分泌等指标，影响实验结果的准确性。保证实验动物良好的伦理与福利，使实验动物标准化，是保证医药、生命科学研究结果准确、可靠、客观、真实，使其能够更好地为人类健康事业服务的重要举措。

提倡实验动物伦理和福利有利于促进人与动物的和谐发展。人类和动物共同享有一个地球，相互依存、相互影响。人类无视实验动物福利造成动物发病死亡，从事动物实验的相关人员也将受到经济损失，甚至感染人畜共患病，更有甚者造成环境污染危害周围群众的健康。

提倡实验动物伦理和福利有利于实验动物行业的规范发展。强制性立法是管理实验动物最有效的方法之一，不仅要求实验动物满足科学研究的需要，还要满足实验动物福利的要求。通过在日常饲养管理与动物实验中规范和要求实验动物福利，推动和完善实验动物行业的规范发展。

（高　苒　郑志红）

第二节　对人文环境的影响

一、人类对待动物的观念

人与动物均是构成自然环境的物质因素，人对动物的态度与方式是人类环境观的重要部分。人类的环境观随着科学技术与生产力的发展而逐渐发展，在古代生产力低下时，人类对动物存在恐惧和畏惧心理，例如，在远古时代将动物作为宗教和氏族的图腾就是例证之一。不同宗教形成过程中对人与动物关系的观念，构成了传统状态下人对待动物的基本理念和方式。佛教提倡“众生平等”和“人 - 动物轮回”，认为人和动物平等，“扫地不伤蝼蚁命，爱惜飞蛾纱罩灯”“以身饲虎”等典故是佛教生命观的直接体现。我国传统道教的生态整体思想为“天人合一”，想象自然万物和人的生命活动相依相成，“与麋鹿共处”“同与禽兽居”“闻道偏为五禽戏，出门鸥鸟更相亲”等体现了主张人与动物和谐相处的理念。主流的基督教对动物采取了贬低的态度，基督教最主要的教义就是救赎，但救赎是以耶稣基督与人类为中心的。至于动物，它们既无理性，又无道德行为，不会懊悔，因此与救赎无关。因此，基督教是以人类为中心的宗教，动物只是上帝创造出来供人类食用、利用，并由人类负责管理的存在物，而且也没有人类拥有的灵魂和理性，因此，动物比人类低级，人类可以随意驱使、食用和处置动物。

基督教的观念极大地影响了近现代人对动物的态度。由于近代科学技术的发展，人类开始企图统治自然时，人类对动物的态度是以人类中心主义为价值观取向而形成的。一般认为人类是动物的绝对主人，可以任意对待动物。这种理念的具体体现，便是以笛卡尔为代表的伦理学观点，认为动物是机器，没有思维，不会感到痛，可以任意处置。即使康德和洛克关于善待动物的主张，也是以避免人类养成残忍性格为出发点的。在当代，随着人类对宇宙、社会与自然、生态环境的认知改变，尤其是在伴侣动物的影响下，从人类中心主义的价值观取向逐渐过渡到人与自然和谐发展的价值观取向，人类对待动物的态度也发生了巨大改变。

动物保护主义是随着人类环境观的改变而形成的。西方动物保护有两类观点，一是以边沁为代表的动物权利主义者，二是以马丁为代表的动物福利主张者。两种观点的共性是不虐待动物，而动物权利主义者认为动物应该与人类平等，甚至谋求动物与人类在法律上的平等地位，这种观点促进了动物福利观点的形成与发展。动物福利主张者以实现人类的正当利益为目标，通过关照动物的康乐，最终达到人与动物的和谐共处和共同改善。动物福利观点被社会广泛认可和接受，成为各国针对野生动物、农场动物、实验动物、伴侣动物和娱乐动物制定动物保护法律法规的指导思想。我国儒家中自古以来就有"兼爱万物"的思想，道教和佛教的"护生、不杀生"等观念对我国也有较大的影响力。但是，由于我国是传统的农业大国，难以培养出人与动物平等的权利观念，大多数保护动物的观念是处于自身的"恻隐之心"，而非"动物保护"和"动物福利"观点。

人类发展的历史是从野蛮不断走向文明的历史，科学家使用实验动物、开展动物实验的目的是促进人类对自然科学的认知，改善人类和动物的健康，促进生态环境和谐文明。在这个背景下，动物实验行为自身应该不断朝着文明的方向努力，应在法律法规和动物福利伦理制度的框架下，实现动物实验行为文明的发展，而动物实验文明问题的核心，是其行为是否与当地的环境观相一致。

二、实验动物福利相关的法律法规

任何国家关于动物福利的法律法规的发展，都会考虑到本国具体的历史背景、文化背景、社会环境、经济基础和法律背景等，尤其是考虑本国环境观的发展阶段，动物福利的法律法规应该以渐进性为原则，与本国的社会整体认知相一致，超前或滞后的法律法规均不利于动物福利状况的改善。在这种背景下，开启现代科学和工业革命的英国，于1822年颁布了世界首部动物福利的法案——《马丁法令》。在实验动物福利法规方面，随着世界各国普遍认识到动物实验不可避免地会给动物带来痛苦，动物福利立法工作不断推进，英国1986年颁布《实验动物法》，开始强化实验动物福利的保障，并于2014年通过了《实验动物法操作指南》。1986年欧洲各国批准通过了《用于实验和其他科学目的的脊椎动物保护欧洲公约》。美国1966年颁布了联邦法规《动物福利法》和《实验动物福利法》，1963年美国国家卫生研究院颁布了《实验动物饲养管理与使用指南》，1983年颁布了《检验、研究和教学中饲养管理和使用脊椎动物的法规》，1985年美国卫生部颁布了《关于人道主义照顾和使用实验动物的公共卫生服务方针》，主管部门根据上述法规制定了系列的实验动物福利指南。上述福利法规的基本原则是在满足科学实验的基础上最大限度地维持动物生命、健康和提高舒适程度。

1988年，我国国务院颁布了《实验动物管理条例》，2011年、2013年、2017年先后进行了修订，修订后对实验动物的饲料、饮水和居住环境提出了更高的要求，但尚未提及动物福利。2006年，科学技术部发布了《关于善待实验动物的指导性意见》，这是我国首次将动物福利为目的写入规范性法律文件。2018年颁布了国家标准《实验动物福利伦理审查指南》，成为开展实验动物生产和实验的福利伦理规范。我国绝大多数开展动物实验的机构设立了实验动物管理和使用委员会，负责机构内动物实验的审查和监督，确保动物福利在实验过程中得到了充分的考虑和保护。

三、动物实验与科学精神

实验动物福利相关法律法规的颁布和落实，使科学精神和社会公众认知通过法律得到贯彻。反之，实验动物福利法律法规也在政治、社会环境和科学性等方面，有力保证了动物实验的规范性开展。

实验动物受到虐待时，会导致其营养、生理、免疫状态和微生物背景发生改变，并且导致其精神和行为异常，最终影响使动物实验结果发生偏差，影响科学性。因此，动物福利是保障动物实验科学性的前提。

实验动物福利问题关系到社会公众对科学行为和科学家的认可。尤其是西方国家动物极端权利主义者的兴起，甚至会影响到科学实验的安全。欧美不少国家的实验动物机构受到动物极端权利主义者的“入侵”，这些“入侵者”甚至放走实验动物，破坏实验动物设施。例如，2015 年德国马克斯•普朗克研究所的神经科学家尼科斯•洛格蒂斯（Nikos K. Logothetis）由于长期遭到动物权利极端主义者无休止的骚扰和侮辱，决定放弃非人灵长类动物研究，改用啮齿类动物。近年来，我国也发生过数起违反实验动物福利的案例，包括 2016 年发生在北京奥林匹克森林公园的大鼠丢弃事件、2017 年发生在西安某高校的残忍虐狗事件等，这些事件经网络传播后，造成了一定的不良社会影响，值得行业内人员警惕，若不能有效制止此类事件发生，将会影响动物实验的安全进行，甚至影响生命科学和医学研究的正常开展。

（刘江宁　秦　川）

第三节　对自然环境的影响

一、基因工程实验动物对自然环境的影响

（一）实验动物基因改造

通过对实验动物基因组的改造与操纵能够制备具有各种用途的动物模型，实验动物基因改造已成为生命科学研究中十分重要的技术之一。实验动物基因组的改造与操纵已取得了显著进展。然而，基因工程动物的潜在风险使得基因工程动物的研究和应用相对滞后于基因工程植物。除在转基因药物生产和作为生物反应器方面的工作已达到实用化水平外，尚未有一例转基因动物作为食品和饲料在中国获准进行试用和商品化生产。因为动物的遗传和生理特点有其特殊性，所以转基因动物的潜在生态风险与转基因植物有所不同，主要包括以下几方面：

1. 外源表达物对人体可能产生毒性和过敏性　某些外源蛋白和其他物质在受体动物表达后，作为食品进入人体可能使原来食用这类非转基因动物食品的人群出现某些毒理作用和过敏反应。

2. 外源表达物可能影响人体的正常生理过程　为加快食用动物的生长发育，最常使用的供体基因是生长激素类基因，而同源或异源生长激素类的外源基因表达物对人体生长发育的生理影响在短期内难以察觉。

3. 外源表达物可能对非目标生物的影响　如果受体动物是生态系统的被捕食者，那么外源表达物有可能对捕食者的生理产生影响，而且这种影响可以通过食物链影响更多的物种。

4. 转基因动物种群可能对同种动物正常种群的影响　在某些情况下，转基因动物在生长发育上占有优势，与同种的非转基因动物发生竞争，结果可能导致正常自然种群的数量发生很大变化，甚至消失，从而造成种内遗传多样性降低。

5. 改变种间竞争关系导致的生态系统的影响　鉴于转基因动物可以具有正常动物不具备的优势特征，因此在一定范围和程度上可以改变处于同一群落中不同物种间的竞争关系，进而引起整个生态系统发生变化。

（二）对自然环境的影响

1. 不可控制，具有潜在生物安全风险　转基因动物是实验室中创造出来的生命，不是自然的生命体，是无法通过进化而自然产生的。转基因动物对地球的生态系统来说，属于外来品种，转基因动物像其他生物一样，有繁殖、与近亲交配的能力，可以通过繁殖将体内的特性传给近亲动物。转基因动物一旦释放出来环境之中，就会在自然界中继续繁衍，具有潜在的生物安全风险。

2. 影响生物多样性　有些转基因动物在生存上比同类生物显得更强势，例如，被植入人类生长激素的三文鱼比普通三文鱼庞大三倍以上，而且生长速度较快。研究生态的学者担心，强势的转基因动物会令自然界原有的物种灭绝，具有破坏生物多样性的风险。将所知不多的转基因生物释放到复杂的生态系统中有可能对大自然造成危害。人类的科学发展是在不断“试错”的过程中摸索前进的，需要重视转基因动物对自然生态影响相关研究，尽早采取措施，防患于未然。

3. 外源基因在宿主基因组中的行为难以控制　外源基因随机整合于实验动物基因组之后可引起宿主细胞染色体的插入突变，还可造成插入

位点的基因片段的丢失及插入位点的基因的位移，同时也可激活正常情况下处于关闭的基因，其结果导致转基因个体出现不育、胚胎死亡、流产、畸形等异常现象。转基因动物发生基因转移能够将基因转移给同物种的其他个体，也可能转移给环境中的野生亲缘种，造成基因混乱、基因不纯，影响正常的生命活动，甚至出现各种变异个体。虽然这种传统转基因技术的不足，在新的基因修饰技术中已经逐渐得以解决。但是潜在的影响，还是需要重视。

4. 危害基因安全 随着现代生物技术的发展，在基因水平开展实验动物及动物实验的研究方兴未艾，转基因和克隆动物的相继问世使“基因安全”随之成为新的生物安全问题。由于人类对基因工程技术的使用与控制尚不成熟，对基因工程产物的认识受到现有科学技术水平的限制，这些新技术、新物种的潜在危害仍需经过一定的时间才能被意识到。如果对这些新技术、新物种控制不当，极可能造成对现有生态和遗传平衡的破坏，进而给人类的生存带来无法估计的严重影响。所以，在进行实验动物及动物实验研究，尤其是运用各项新技术、新方法时，必须充分认识其中可能存在的危害，牢固树立生物安全的概念，采取切实有效的措施进行防范，从而确保研究的顺利开展并保障人类、其他物种及环境的安全。

克隆动物和转基因动物在生物医学研究方面具有广阔的应用前景，但同时也存在许多安全性问题。例如，转基因动物的器官移植可能增加人畜共患病的传播机会，具有某些优势性状的转基因动物释放到自然界，会对生态平衡及物种多样性造成压力。转基因动物在生理、行为、代谢以及对理化和生物因子的耐受力等方面的新特性，及其所应用的基因重组技术，都可能产生一些超过人类防范能力的危害因素，这些因素一旦失控，可能带来严重后果。通过基因转移，有可能会破坏原野生近缘种的生物遗传多样性。

二、肿瘤病毒致癌动物实验对自然环境的影响

肿瘤病毒是指能够引起肿瘤的病毒。已知的动物病毒约600余种，肿瘤病毒约占1/4，其中DNA病毒约有50余种，RNA病毒100余种。研究表明，人类某些肿瘤是由肿瘤病毒引起的，与病毒相关的肿瘤主要包括鼻咽癌、Burkitt淋巴瘤、肝癌、宫颈癌和白血病等。机体中至少有30种肿瘤可能由病毒所引起。有些病毒具有高度致病种属特异性，即一种病毒只能引起一种类型的肿瘤；还有一些病毒具有广泛适应性，即这种病毒不仅能引起新生小鼠的不同部位肿瘤，而且对地鼠、大鼠、家兔、豚鼠、小鼠等也有高度致病性。如劳斯肉瘤病毒（RNA肿瘤病毒）不仅能诱发禽类动物肿瘤，还能使哺乳动物类的小鼠、豚鼠、兔、幼猴等产生肿瘤。

（一）肿瘤病毒致癌机制

作为外因的肿瘤病毒遗传物质不管是DNA还是RNA，其致病机制均是通过作用并调控宿主本身癌基因或抑癌基因表达异常而诱发肿瘤。即一种正常的处于自稳平衡状态的细胞基因，因受病毒基因或其产物的干扰而致生理功能消失，成为细胞转化基因或癌基因。其中最常见的有以下三种病毒致癌学说：

1. 前病毒学说 外界病毒进入细胞后，给细胞传递信息，导致癌变和新粒子产生。RNA肿瘤病毒致癌学说提出，病毒进入细胞，以病毒RNA为模板，在细胞内进行逆转录，合成DNA中间物（即前病毒DNA），前病毒DNA整合到细胞DNA上，细胞发生遗传改变，即恶性转化。

2. 原病毒学说 原病毒为一种原始病毒，存在于生殖细胞中，后来发展成为有生物学功能的病毒（肿瘤）基因。原病毒DNA可逆转录产生RNA，这种RNA可与其他遗传因素相互作用而发生改变。这种改变了的RNA再由逆转录酶作用下逆转录为病毒DNA，然后整合于细胞基因中。遗传信息传递过程中，一些遗传信息片段通过各种遗传事件偶然集合在一起，导致遗传信息传递机制发生错误（突变），即可产生引起细胞转化的病毒基因（肿瘤病毒），从而导致细胞癌变。

3. 致癌基因学说 C型RNA肿瘤病毒不仅可以在已经转化但无病毒繁殖的细胞中诱导出来，而且还能够在正常细胞中诱导出来。以此为理论基础，研究者认为每一个细胞都有“病毒基因”。这种病毒基因包含能引起细胞癌变的“致癌基因”，这种致癌基因是细胞DNA的一部分，正常情况下由于某些生理因素抑制而不显现出来，

当细胞接触其他致癌因子(如:射线、老化、化学物质、肿瘤病毒等)时,抑制状态被解除,致癌基因或病毒基因得以表达。当有肿瘤基因表达时,只有细胞癌化而无病毒生成,当病毒基因也起作用时,既有细胞癌化,也有病毒生成。

(二)肿瘤病毒致癌动物实验对自然环境的影响

动物实验不可避免要进行病毒感染实验,如艾滋病动物模型要用到猴;流感病毒要感染小鼠、雪貂;肝炎模型动物有转基因小鼠、土拨鼠等。做这些病毒感染性实验既要了解病原的危害,也要了解动物感染后的危害和可能产生的生物安全风险,操作中要提高控制能力,降低风险。

肿瘤病毒致癌性实验动物模型若处理操作不当,可能会对自然环境造成很多不良影响。如肿瘤病毒致癌实验动物的饮用水、分泌物、排泄物、垫料、笼具以及实验操作器具等,若消毒不彻底,易造成水、大气及土壤等环境污染。手术后动物放回笼具中后,若处理不当,动物抓挠伤口,易造成再次伤害。

因此控制肿瘤病毒致癌性实验动物研究中可能对自然环境造成的污染十分重要。首先,饲养人员应严格按照不同等级实验动物的饲养管理规范、卫生防疫制度、操作规程,认真做好各项记录;各类动物分室饲养以防交叉感染。其次,在使用动物进行感染性病毒研究时,必须保护好实验人员和周围环境,防止被感染和污染。实验人员必须了解动物实验的原则和要求,熟练掌握动物活体检测、外科手术、活体采样、解剖取材等技能要点。最后,实验结束后,实验动物的分泌物、排泄物和笼具、房间等应进行彻底消毒。

三、动物实验的病原扩散对自然环境的影响

生物实验室中的病原是微生物集散地之一,实验室工作人员存在被实验室病原微生物感染的风险。如果实验室工作人员暴露于感染性病原微生物或者操作、管理过程中气溶胶扩散,均易造成实验室感染,可能造成病原体的扩散和传染病的流行。全世界每年的各种传染性疾病患者大约有2 400万,其中艾滋病的出现和严重急性呼吸综合征的流行引起人们对实验室生物安全的关注。因此,加强生物安全防护对实验室工作人员乃至全人类都有着重要的意义。

(一)微生物实验室相关事故回顾

据报道,美国在1941年共发生实验室吸入性布鲁氏菌感染事件74例;1976年,英国某医学院实验室工作人员的结核分枝杆菌感染率比其他人员高5倍;1992年,美国因工作感染艾滋病的13例患者中,有1例是实验室工作人员;1993年,在我国某医院实验室检验人员乙型肝炎病毒(hepatitis B virus,HBV)检测结果呈阳性者占全院的81.4%;2003年,SARS流行期间,我国医院内感染病例占患者总数的20%左右。几乎所有的事故都可能是由实验操作错误或失误造成的,一方面,实验室工作人员因实验需要暴露于感染性病原微生物;另一方面,在病原微生物实验室日常实验操作过程中,如标本混匀、吸吹、离心、培养液的倾倒和转移、开瓶(管)盖等操作,容易使实验环境中污染病原微生物成分,严重者将对人民群众、生态环境、国家社会造成危害。

(二)实验室获得性感染的主要途径

有关资料显示,大约2/3的实验室获得性感染是因为直接在病原存在的环境中工作造成的。带有病原微生物的标本从接种病原体到实验结束,其操作过程中都有可能造成实验室获得性感染,导致病原菌扩散、污染环境。实验室获得性感染的主要途径有:标本在采集、运输和处理过程中喷洒、外溢、容器破裂、利器刺伤;携带病原菌的动物在饲养、解剖过程中,实验人员不慎接触带有病原菌的动物排泄物、垫料及尸体;标本在离心、混匀时产生的气溶胶被人体吸入;实验操作完后工作台及器械、仪器、工作区没有及时消毒,医疗垃圾处理不妥,病原微生物直接溅入或通过污染的纸、笔、手等进入眼睛、鼻孔或接触皮肤黏膜,以及被带有病原微生物的昆虫动物叮咬等。

实验室获得性感染不仅对工作人员造成伤害,还可能危及其家人,甚至导致大规模的传染病疫情,对社会造成不利影响。因此,必须制定完善的生物安全管理制度,认真落实已有的规章、制度,改善工作环境,保持室内清洁;工作人员做好自我防护,并加强相关法律法规的学习及培训,实验操作严格遵守操作规程。

四、动物实验废物对自然环境的影响

废物指在实验中产生的、在一定时间内基本或者完全失去使用价值、无法回收和利用的物品，包括使用过的、过期的、淘汰的、变质的、被污染的生物样品（制品）、培养基、生化（诊断指示）试剂、标准溶液以及试剂盒，还包括动物尸体、已感染组织、血液、培养液等高危废物。生物废物不可作为一般城市生活垃圾处置，若处理不当，将会对周围环境造成污染甚至产生严重的不良后果和极坏的社会影响。

（一）生物性危害

实验废物中的实验标本，例如，包括含有病毒和特定致病菌的血液、粪便、尿液、鼻咽试纸、细菌培养基和细菌以及病毒阳性标本等，如果处理不当，这些标本一旦流出，将会导致病原扩散，危害人类或其他实验动物的健康。例如，收集乙肝患者的粪便标本，因为粪便中含有乙肝病毒，属肿瘤病毒的一种，具有潜在的致癌性；使用过的粪便标本未进行消毒灭菌处理而直接丢弃在生活垃圾中，环卫工人或者流浪动物将有可能成为新的宿主，进而危害社会健康。另外，开展动物实验可能会产生大量高浓度含有害微生物的培养基等废物，若不进行有效的灭菌处理而直接排放，则会污染环境。

（二）物理性危害

实验过程中会用到注射器、刀片、剪刀和一次性利器等，若不对利器类废物进行专门分类处理，随意丢弃，清洁人员进行垃圾回收时，就会被利器划伤导致意外伤害甚至病毒传染。动物实验中的实验动物不再使用时，要对实验动物进行合理处置，肆意放生或者丢弃都会对环境以及生态系统造成危害，带有疾病病原的实验动物还可能造成疾病的传播，从而影响人类健康。

（三）化学性危害

化学废物大多数是有毒有害物质，有些是剧毒或致癌、致畸物质，如果处理不当，将对实验室的内外环境造成污染，危害人体健康。例如：H_2S、HF 被排放进入空气，会造成实验室空气 H_2S、HF 超标；这些气体有很强的毒性，刺激人体眼膜和呼吸系统，导致人体缺氧；若在环境中停留数小时，轻者导致轻度中毒，严重者会导致呼吸困难。又如剧毒物质氰化物，直接排放进入水中，浓度达到 0.5mg/L 时，可造成水中鱼类等死亡；其挥发的气体可经皮肤、食管、呼吸道侵入人体而引起中毒，轻者有黏膜刺激症状，严重者呼吸不规则，意识逐渐昏迷，可迅速发生呼吸障碍而死亡；氰化物中毒治愈后还可能发生神经系统后遗症。实验室产生的化学废物一般数量少、种类多，应视其特性分类收集、存放，并且集中处理。实际工作中应控制化学试剂的用量，尽可能减少废物产生量，从而避免化学废物的危害。对实验废物的有效处理也是为了使人类免受生物污染和多样性危害所造成的严重损失，从而确保人类健康发展。

（高　苒）

第四节　动物伦理与福利

一、医学研究中动物的伦理问题

伦理原指处理人们相互关系所应遵循的道德和标准。伦理学就是研究人类道德以及人与人之间关系的学科。随着社会的进步和人类文明程度的不断提高，人与自然、人与动物的关系也被纳入伦理学研究的范畴，因而出现环境伦理、生命伦理和动物伦理等学科。当将人们的相互关系扩展到人类与实验动物相互关系中应遵循的道德和标准时，就是医学研究中涉及的动物伦理。对动物的认知，会影响人类的伦理品质。“敬畏生命”伦理学的最早提出是法国思想家阿尔贝特•释怀则，他寻求重建自然和伦理之间的联系，对人们提出的基本要求是：“像敬畏自己的生命意志那样敬畏所有生命意志”。人们对动物的认识经历了从事实认识，到科学认识再到价值认识，进而转向伦理认识的深化过程，但这一过程并不意味着否定前者肯定后者，而是表明人的主体意识的升华。动物伦理学的发展提出了诸如人类应该如何认识动物、对待动物、利用动物、保护动物等一系列问题，其总的原则是“尊重生命，科学、合理、仁道地使用动物”，在医学研究中具体的指导原则就是遵循“3R”原则，即替代（replacement）、减少（reduction）、优化（refinement）原则。

（一）尊重生命

实验动物和人类一样有感知、情感和喜怒哀乐，为了人类的健康，无数实验动物贡献出了生命。今天，为了人类和动物的长远利益，人类在找到有效的替代方法之前，不得不继续进行动物实验，但人类必须尊重生命、尊重动物，充分考虑动物的权益，善待动物，防止或减少动物的应激、痛苦、伤害和死亡，制止针对动物的野蛮行为，采取痛苦最少的方法处置动物，以神圣的责任感和同情心善待实验动物，这是每一个实验动物从业人员必须具备的伦理道德。

（二）合理使用动物

动物实验自始至终贯穿着科学精神，合理使用动物表现在：①实验目的必须要有科学价值；②进行实验之前，必须合理选择动物的品种、品系和动物模型，制订好合理实验方案和实施计划；③在实验过程中，要采用合理实验方法；④实验结束后，要采用合理手段进行数据处理。

（三）合理地使用动物

既合乎情理，又讲究伦理。各类实验动物的饲养、应用或处置必须有充分的理由，实验动物或动物实验项目应通过伦理审查。体现在实验方案和实施计划中，是指如果有可靠的替代方法，就绝不选择动物实验的方法；能少用动物就绝不多用；能用低等级动物绝不用高等级动物；没有实际意义的实验和不必要的重复实验，既不合情理，也有悖伦理。

（四）仁道地使用动物

仁者，仁慈、仁爱、仁义也。从事动物实验的工作者，虐待动物之心不可有，善待动物之心不可无。使用动物时，要尽一切努力避免或减轻动物的疼痛和痛苦；在动物出现极度痛苦而无法缓解时，应选择仁慈终点；应采取无任何痛苦的方式结束动物的生命。

（五）遵循“3R”原则

“3R”原则即替代（replacement）、减少（reduction）、优化（refinement）原则，是“尊重生命，科学、合理、仁道地使用动物”的具体体现。替代指使用其他方法而不用动物所进行的实验或其他研究课题，即用无生命的如计算机系统取代动物的绝对替代品，或用进化程度低等的脊椎动物取代高等脊椎动物的相对替代品。减少指在科学研究中，使用较少量的动物获取同样多的实验数据或使用一定数量的动物能获得更多实验数据的方法。优化指通过改进和完善实验程序，减轻或减少给动物造成的疼痛和不安，尽量减低非人道方法的使用频率或危害程度，提高动物福利的方法。“3R”原则最早在1959年由英国动物学家威廉•罗素（William Russell）和微生物学家雷克斯•伯奇（Rex Burch）提出，随后逐渐得到世界范围内广大科技工作者的认同并被广泛采用。

二、医学研究中动物的福利问题

动物福利（animal welfare）指人类保障动物健康和快乐生存权利的理念及其所提供的相应的外部条件的总和。动物的福利是和动物的康乐联系在一起的，所谓动物康乐，是指动物“心理愉快”的感受状态，包括无任何疾病，无任何行为异常，无心理的紧张、压抑和痛苦等。动物和人类一样是有生命的生物，因此它们可以感受到不同程度的疼痛、痛苦，更值得人类的关注、爱护和保护。

（一）动物福利的起源与发展

动物的驯养和使用始终伴随人类社会的进步和发展，人类对动物的关注也是随之发生改变。伴随工业革命的发展，城市人口不断增加，当动物以各种身份出现在大都市时（如人类身边的宠物、街道上的驮马、科研用的动物等），人类开始思考该如何对待动物，人和动物的关系也悄然发生着改变。

早在19世纪初期，英国人就开始关注虐待动物问题。1822年，英国人道主义者理查德•马丁在国会会议上提出禁止虐待动物的议案，获得上、下两院通过。这项法案被称为《马丁法令》，这是世界上第一个有关动物福利的法令，也是公认的动物福利保护史上的里程碑。如果说19世纪之前人们关注的重点是工作动物和农场动物，那么从19世纪开始，人们关注的重点逐渐转移到实验动物方面来。

19世纪，一批科学家通过动物实验在生物医学方面取得了一系列重大成就，做出了不可估量的贡献，成为当时科技进步的新亮点。然而，伴随这些成就和贡献而来的不仅是掌声和鲜花，还有强烈的反对和指责。动物实验刚刚兴起就遭到英国“防止虐待动物协会”的反对。从此，反对用动物进行医学实验的浪潮一波接一波地出现，一些旨在反对动物实验的社会组织也应运而生。

1824年，英国成立了世界上第一个提倡人性化对待动物的动物保护组织——防止虐待动物协会（Society for the Prevention of Cruelty to Animals，SPCA），该组织1840年被维多利亚女皇授予“皇家”的名义，从此改为“皇家防止虐待动物协会”（Royal Society for the Prevention of Cruelty to Animals，RSPCA）。随着医学的发展，活体解剖动物成为人们辩论和抗议的焦点，1875年成立美国反活体解剖协会（American Anti-Vivisection Society，AAVS），要求结束教学科研中非人道的实践操作。

1876年英国议会通过了世界上第一部与实验动物福利有关的法律——《防止虐待动物法案》。该法案规定用动物进行研究必须有许可证，从事疼痛研究的动物实验必须在该研究对人类健康有益的前提下才被允许开展等。该法案一直沿用到1986年（沿用了110年）才被修订，修订以后的法案要求实验方案要经过伦理审查，遵守“3R”原则，要求实验者必须经过培训获得资质证书、项目应获得审批、实验设施获得使用许可方可开展实验，实验动物必须从合法的基地获得，无证人员进行实验、不遵守饲养条件等不按照规则进行的行为均构成犯罪。美国在动物福利发展的起步阶段稍滞后于英国。

1866年，美国防止虐待动物组织（American Society for the Prevention of Cruelty to Animals，ASPCA）成立，1883年，美国反活体解剖动物组织成立。1966年出台了第一部专门针对实验动物福利的法规《实验动物福利法》（*Laboratory Animal Welfare Act*）。

（二）动物福利的五项基本权利

动物福利的核心是保障动物的健康、快乐。动物福利是一个相对而非绝对的概念，是指动物与其环境协调一致的精神和生理完全健康的状态，该词一般指维持动物生理、心理健康和其正常生长所需要的一切事物。国际上较为公认的动物福利有五项基本权利或称五大自由：

1. **生理福利方面** 享有不受饥渴的自由。
2. **环境福利方面** 享有生活舒适的自由。
3. **卫生福利方面** 享有不受痛苦伤害和疾病的自由。
4. **行为福利方面** 应保证动物有表达天性的自由。
5. **心理福利方面** 享有生活无恐惧和悲伤感的自由。

（三）动物福利的内涵

1. **从伦理学的角度看** 人必须善待动物，必须尊重和珍惜生命，避免给动物带来损伤和痛苦，在一切可能的条件下为动物提供更多的福利，这是动物福利理念的基本观点。

2. **从社会学的角度看** 动物福利是建立和谐社会的需要，是人类文明的标志。和谐社会不仅仅是人与人之间的和谐，也包括人与自然、人与环境、人与动物之间的和谐。和谐是建立在公平、公正的基础之上。善待动物也是社会文明建设的需要。只有重视人与所有生命的关系，人类社会才会变得文明起来。是衡量一个社会文明程度的重要标志。

3. **从环境学的角度看** 善待动物就是善待人类自身。经过无数的实践和教训，人类已经充分认识到，保护环境就是保护人类自己。人类赖以生存的地球不但包括大自然的山山水水，更包括种类繁多的动物、植物，这些有生命的机体与人类共同享有这个星球，在一个相互依赖的生态系统里共存。在这个生物圈中，任何一环遭到破坏都有可能对人类造成难以弥补的损失。

4. **从哲学的角度看** 动物福利和动物的利用是对立统一的两个方面。提倡动物福利不等于人类不能利用动物、不能做任何动物实验，重要的是应该怎样合理、人道地利用动物。要尽量保证那些为人类做出贡献和牺牲的实验动物享有最基本的权利，避免对其造成不必要的伤害。

“动物福利”不是片面地一味保护动物，而是在兼顾使用实验动物的同时，考虑动物的福利状况，反对使用那些针对动物的极端手段和方式。动物福利法也是基于这样一个利益平衡的出发点而产生的。

5. **从实验动物学的角度看** 实验动物福利是影响动物实验结果科学性和准确性的重要因素。实验动物是为了科学研究的目的而在符合一定要求的环境条件下饲养的动物，其整个生命过程完全受到人为的控制，并在人为控制的条件下承受实验处理。因此，如何保证实验动物福利，不仅是实验动物自身的需要，也是保证动物实验结果科学、可靠的基本要求。

6. 从政治经济学的角度看 动物福利是经济发展到了一定阶段的必然产物，其出现对诸多方面产生了影响。特别是对我国的经济发展起着越来越显著的正向推动或反向遏制作用。我国已加入了世界贸易组织（WTO），在享受WTO各项权利的同时，也受到各项规则的制约。WTO的规则中有多处关于动物福利条，如果我们不重视动物福利方面的立法，在今后的国际贸易中可能会遇到更大的挑战和遭受更大的损失。

7. 从动物保护的角度看 动物福利与"动物权利""动物解放"有本质区别。"动物权利"和"动物解放"是世界上一些动物保护组织和个人在动物保护问题上提出的苛刻观点，认为动物实验是非人道的做法，强烈反对进行动物实验。"动物福利"与"动物权利""动物解放"的区别在于，前者并不强调取消动物实验。

（四）动物福利的立法

世界各国实验动物福利立法的形式各不相同。从立法主体上分为立法机构通过的法律、政府各部门发布的法规，以及行业法规和管理指南。从立法形式上有实验动物福利单独立法和将实验动物福利法融合到"动物福利法"或"动物保护法"中等形式。

1. 国外实验动物福利立法概况 自1822年《马丁法令》在英国诞生以来，全世界已经有100多个国家或地区制定了禁止虐待动物法或动物福利法，其中专门为实验动物福利制定的法规越来越多。这里仅介绍部分国家实验动物福利立法的概况，其中有经济发达国家，也有发展中国家。

英国是欧洲有代表性的国家。英国在动物福利立法方面有五个显著特点：①最早；②最多；③对世界影响最大；④最先提出动物实验的"3R"原则；⑤非政府机构参与法规的制定和执行。

在美洲，实验动物福利立法方面处于领先地位的国家是美国和加拿大。美国1966年出台了第一部专门针对实验动物福利的法规《实验动物福利法》，尽管这部法律涵盖了实验动物，但其主要针对的是犬和猫的保护以及抵制那些偷来的宠物卖给实验室的买卖行为。该法令1970年修订时更名为《动物福利法案》(*Animal Welfare Act*, AWA)，1976、1985、1990、2002、2007、2008年分别进行了修订，1985年修订的《食品安全法案》中动物福利部分进行了比较全面的修订，因此，被作为实验动物福利法的改良标准。然而，尽管AWA经过不断的修订，仍然没有将实验用的小鼠、大鼠、专为实验饲养的鸟类，以及农业生产用的牲畜涵盖在内，主要原因还是经费和人员的不足。1973年，美国公共卫生署（PHS）出台了第一个与实验动物相关的法规——《人道管理和使用实验动物政策》，并于1979年和1986年两次修订，该法规涵盖了所有脊椎动物。1985年，美国在实验动物福利管理方面制定了一个重要文件《关于在测试、科研和培训中脊椎动物的管理和使用原则》，该原则是由美国"部门间研究用动物委员会"制定的，该委员会成立于1983年，作为联邦各级机构讨论涉及生物医学研究和测试中使用的所有动物种类的各种问题的一个中心，委员会主要关心研究动物的保护、使用、管理和福利等问题，其职责包括情报交流、计划协调和致力于制定政策。

19世纪中期，爱尔兰、德国、奥地利、比利时、荷兰、日本、韩国等也相继通过了动物保护相应法律。

2. 国际组织实验动物福利立法概况 实验动物福利问题不但引起世界各国的重视，某些国际组织对此也十分关注，并通过立法的方式，规范其成员国对实验动物的管理，保证实验动物的福利。例如：

（1）《保护在实验中或为达到其他科学目的使用脊椎动物的欧共体条例》：该条例1986年11月24日在欧洲议会获得通过，其主要内容包括：规范了在实验室中使用动物的行为；制定了动物照料及食宿的最低标准，实验动物供应规则；规定了所有在实验室中使用的动物都应保证适宜的住所环境、运动空间、食物、水以及健康与福利；保证所有实验动物都能享受其肉体及精神健康的权利；规定所有实验必须由专业人员操作或在专业人员指导下进行等。条例还充分体现了"3R"原则。

（2）欧共体关于化妆品检验的决定：欧共体为了在不损害消费者利益的前提下尽可能保护动

物，于1993年通过了一个有关化妆品检验的修正案，其中增加了一项很重要的内容，就是当经过验证非活体动物的替代方法可行时应停止动物试验。2000年4月14日，欧共体做出相应决定，要求成员国在2000年7月1日开始禁止使用动物对化妆品及原料进行安全性检测。通知发出后，由于某种缘故，欧共体在6月28日又宣布本决定的执行时间再次推迟两年（即从2002年7月1日开始）。2002年11月7日，欧洲议会与欧盟理事会在布鲁塞尔再次达成协议，决定从2009年起在欧盟范围内禁止用动物进行化妆品的急性毒性试验、眼刺激试验和过敏试验，也不允许成员国从外国进口和销售违反上述禁令的化妆品。2013年3月11日，欧盟委员会下令，从即日起全面禁止在动物身上进行化妆品测试，并正式宣布在欧盟范围内禁止进口和销售通过动物试验生产的化妆品及原料。该项禁令是动物保护组织多年来不断努力的结果，适用于在欧盟27个成员国销售的包括肥皂和牙膏在内的所有化妆品及其原料。预计全球其他地区将跟随这一趋势，逐步禁止进口和销售通过动物试验生产的化妆品及原料。这种趋势将来很可能会扩展到生物制品行业。

（3）《动物运输法规草案》：2003年8月22日，欧盟委员会通过了《动物运输法规草案》，该草案对欧盟现行的有关动物运输的指令进行了大规模修订，旨在全面提高动物在运输过程中的福利。

（4）《识别、评估和使用临床症状对试验用动物在安全状态下实施仁慈终点的指导文件》：除了立法和国际公约之外，有国际组织还发布了有关动物福利方面的指导性文件或指南。2000年12月，经济合作与发展组织发布了《识别、评估和使用临床症状对试验用动物在安全状态下实施仁慈终点的指导文件》。经济合作与发展组织现行实验方针规定：凡是濒死或处于明显疼痛和持久痛苦中的动物均应实施人道主义处死。这一指导性文件的目的是使"3R"原则应用于做毒性实验的动物，该文件为确定动物是否处于或即将处于濒死状态或承受严重疼痛及痛苦从而需实施安乐死提供了指导方针及标准。

（5）WTO有关实验动物福利保护的规则：实验动物属于实验用的动物，故WTO有关动物福利保护的规则显然也适用于实验动物的福利保护领域。涉及实验动物福利的保护规则，即动物生命、健康的保护和尊严的维护等与社会公共道德相关的规则，主要有：

1）1994年《关贸总协定》第20条。

2）《服务贸易总协定》第14条。

3）《技术性贸易壁垒协议》的序言。

4）《实施动植物卫生检疫措施的协定》第2条第1款、第3条第2款。

5）《补贴与反补贴措施协定》第8条第2款。

6）《反倾销措施协议》：该协议明确规定：如出口国的非国有企业采取虐待实验动物的方式或没有给予实验动物以必需的福利，致使出口实验动物和实验动物产品的价格明显低于国际市场的同类可比价格，进口国可以针对该产品征收一定的反倾销税。

（6）国际实验动物评估和认可委员会（AAALAC）有关动物福利的评审规则：AAALAC是一个非营利性的国际组织，该组织致力于通过自愿的评估和委托程序，提高动物的福利，并在科学研究中人道地使用和管理动物。这一认可体系不但受到美国官方和民间的普遍支持，而且获得了世界上许多国家的认同，是世界上实验动物领域最高级别的认可，被比喻为"黄金标准"。根据AAALAC认可规则，AAALAC本身并不制定有关实验动物管理及使用的规范。在美国国内，以美国国家学术研究委员会编写的《实验动物饲养管理和使用指南》（以下简称《指南》）作为制定具体认证标准的基本指南；在美国之外，则依据申请单位所在国家的法规及惯例制定标准。

《指南》编写的目的是协助研究单位科学地、技术地、人道地饲养和使用动物，也希望帮助研究者在计划和执行动物实验时履行科学的、人道的和伦理的原则。《指南》被美国公共卫生署要求采用，也是被国际普遍接受的最经典的实验动物饲养和使用的参考书籍。该书1963年第一次出版，历经7次修订再版，现在已经是第8版。

3. 我国实验动物福利立法概况　我国是实验动物使用大国，实验动物立法开始于1983年卫生部颁布的《卫生系统实验动物管理暂行条例》。自1988年以来，我国加强了法律法规的制定工作，颁布了配套法律法规，包括《实验动物管理条例》（1988）、《实验动物质量管理办法》（1997）、《国家实验动物种子中心管理办法》(1998)、《实验动物许可证管理办法(试行)》(2001)。除上述法规外，我国地方性法规，如《北京市实验动物管理条例》、《湖北省实验动物管理条例》、我国台湾地区的《动物保护法》等都有实验动物福利方面的内容。其中《北京市实验动物管理条例》有关实验动物福利的内容并不很多；其后发布并于2006年1月1日正式实施《北京市实验动物福利伦理审查指南》，其内容充实、具体、可操作性强。2006年9月3日，科学技术部发布了《关于善待实验动物的指导性意见》。该指导性意见使我国在动物福利立法方面迈出了可喜的第一步，结束了我国没有专门的动物福利法规的历史，填补了我国实验动物福利管理法规的空白，促进了我国在实验动物管理方面与国际接轨。2018年颁布的《实验动物 福利伦理审查指南》(GB/T 35892—2018)对于进一步明确了实验动物生产、运输和使用过程中的福利伦理审查和管理的相关要求，使我国动物福利立法更加规范化。

(郑志红)

第五节 法制化管理

鉴于动物实验产生的人文、自然和动物福利等方面的诸多社会问题，以美国、日本、加拿大、德国、英国等为代表的国家或地方政府及相关部门制定了实验动物相关的法律、法规和标准来依法管理本国实验动物工作。例如美国的《动物福利法案》《人道管理和使用实验动物政策》《实验动物管理与使用指南》等。在政府法制化管理和行政许可基础上，结合以自愿遵守、行业自律为特征的实验动物设施行业认证与评估，通过国际AAALAC认证、单位IACUC监管、资助部门对生物医学研究中使用实验动物的课题基金申请进行动物福利伦理审查等方式，形成了实验动物学科特色的管理体系，以管理本国、地区或单位的实验动物活动。

以美国为例，美国政府主要依据联邦法律检查监督动物福利的实施情况，以及美国国立卫生研究院(NIH)将课题资助同实验动物是否符合法规要求相结合，实现对实验动物的饲养和使用，以及对动物设施的有效管理。按照美国法规的要求，研究机构应建立一套动物管理和使用计划，并符合联邦、州和地方各级法律及规章的要求，还必须建立IACUC以监督和评定该计划的执行情况，这在美国被视为最主要的管理方式。因为各单位的IACUC对单位内部情况最为熟悉，经授权可检查、监督、审查各位单位的实验动物工作，并有权否决、批准、中止或暂停有关科研项目。IACUC定期审查单位内部的科研项目，作会议记录并存档。每年要向美国农业部动植物检疫局、美国国立卫生研究院等部门提交审查报告。美国实验动物资源研究所(Institute for Laboratory Animal Research，ILAR)制定的《实验动物管理与使用指南》，已成为国际同行普遍采用的行业指南。

自1982年国家科学技术委员会召开第一次实验动物工作会议以来，中国各级政府部门就开始了建立国家及各级政府部门实验动物法制化管理体系。自1988年起，国家科学技术委员会开始在国家层面建立各种规章制度，用于规范实验动物的生产和使用。科学技术部现已颁布10项实验动物部门规章，有23个省(自治区、直辖市)颁布了各省(自治区、直辖市)实验动物管理规章，北京、湖北、广东、云南、黑龙江、吉林等省(直辖市)还实现了对实验动物管理条例的立法工作(表2-5-1)。实验动物管理行政法规、地方法规和部门规章，以及涉及有关实验动物管理的法律法

表2-5-1 中国实验动物管理政策法规体系

类别	文件名称	发布机构
行政法规	《实验动物管理条例》	国务院批准，国家科学技术委员会发布
部门规章	《实验动物质量管理办法》	国家科学技术委员会、国家技术监督管理局联合发布
	《实验动物许可证管理办法(试行)》	科学技术部等七部局联合发布
	《国家实验动物种子中心管理办法》	科学技术部
	《关于善待实验动物的指导性意见》	科学技术部

续表

类别	文件名称	发布机构
地方法规	《北京市实验动物管理条例》	北京市人民代表大会常务委员会
	《湖北省实验动物管理条例》	湖北省人民代表大会常务委员会
	《云南省实验动物管理条例》	云南省人民代表大会常务委员会
	《黑龙江省实验动物管理条例》	黑龙江省人民代表大会常务委员会
	《广东省实验动物管理条例》	广东省人民代表大会常务委员会
	《吉林省实验动物管理条例》	吉林省人民代表大会常务委员会
地方规章	各地方实验动物管理办法、细则等	地方政府
规范性文件	各有关部门的实验动物管理文件	各行业主管部门
技术标准	实验动物国家标准、团体标准	国家市场监督管理总局、中国实验动物学会
	各地方实验动物质量、检测等标准	各地方技术质量管理部门

规、质量标准等，从管理的不同层次、不同角度、不同力度共同构成了具有中国特色的实验动物法制化管理体系。随着政府职能改革的推进，这种法制化管理逐渐向行业自律转变。全国实验动物标准化技术委员会、中国实验动物学会实验动物标准化专业委员会制定的国家标准、团体标准，将在实验动物行业自律方面发挥重要作用。

（孔 琪 秦 川）

参考文献

[1] 何力. 动物福利法律制度比较研究. 西安：陕西人民出版社，2012.

[2] 孙宁，唐伟华. 英美国家动物福利问题研究：基于对科学基金法律制度的考察. 北京：法律出版社，2017.

[3] 吴国娟. 动物福利与实验动物. 北京：中国农业出版社，2012.

[4] 顾宪红. 提高动物福利. 北京：中国农业出版社，2014.

[5] 贾幼陵. 动物福利概论. 北京：中国农业出版社，2017.

[6] 吴建平，杨斐，胡樱，等. 实验动物福利技术研究的进展及现状. 华东地区第十一届实验动物科学学术交流会暨实验动物规范化、标准化研讨会论文集. 2010，9：284-293.

[7] Kong Q，Qin C. Analysis of current laboratory animal science policies and administration in China. ILAR J，2009，51（1）：e1-e11.

[8] Kong Q，Qin C. Laboratory Animal Science in China：Current Status and Potential for the Adoption of Alternatives，Altern Lab Anim，2010，38（1）：53-69.

[9] Jennings M，Prescott MJ. Refinements in husbandry，care and common procedures for non-human primates：Ninth report of the BVAAWF/FRAME/RSPCA/UFAW Joint Working Group on Refinement. Lab Anim，2009，43 Suppl 1：1-47.

[10] Pritt SL，Hammer RE. The Interplay of Ethics，Animal Welfare，and IACUC Oversight on the Reproducibility of Animal Studies. Comp Med，2017，67（2）：101-105.

思考题

1. 请思考中西方传统文化差异对动物福利保护现状的影响。

2. 实验动物福利要求对科学研究的帮助和影响有哪些？

3. 在实验动物使用与管理方面，中外实验动物管理的特点是什么？

第三章 实验动物与动物实验的管理

第一节 前 言

实验动物和动物实验是生命科学、基础医学研究和药物研发的一个核心环节。随着全球生物技术的快速发展，实验动物的使用范围和数量越来越多。包括中国在内的世界各国都重视实验动物管理工作。除了第二章第五节介绍的法制化管理之外，实验动物与动物实验管理一般包括实验动物的使用与管理、实验动物设施管理、职业健康与安全管理、生物安全实验室管理、基因工程动物的生物安全管理和实验室事故、灾害等危机管理等。

一、实验动物的管理规定

中国实行实验动物许可证管理制度，即实验动物的生产和使用需要获得各省市实验动物主管部门负责审批的实验动物生产许可证或实验动物使用许可证，方可开展工作。实验动物和动物实验的安全依赖严格的管理及其措施。

实验动物设施运行应考虑运行成本，并采取措施节能降耗、废气废物绿色排放。实验动物和动物实验的各项活动应获得所在机构实验动物管理和使用委员会批准。其管理应按国家和各省市实验动物相关法规、条例、标准、指南性文件等进行，有针对性地识别可能的危害，制定严格的管理措施。

中国的标准类别包括国家标准、行业标准、地方标准、团体标准和企业标准。国家标准是在全国范围内统一的技术要求。行业标准、地方标准为满足各行业或地方特殊技术要求时制定。国家标准分为强制性标准、推荐性标准，行业标准、地方标准是推荐性标准。强制性国家标准必须执行，国家鼓励采用推荐性标准。国家鼓励学会等社会团体制定团体标准，供社会自愿采用。实验动物行业有 82 项国家标准、5 项行业标准、73 项地方标准和 98 项团体标准。实验动物标准内容涵盖质量控制（遗传、微生物、寄生虫、营养和环境设施）、健康监测、命名术语、动物实验、模型评价、动物引种、隔离检疫、生物安全、动物福利等方面。

实验动物和动物实验机构应聘任实验动物行业专业的实验动物医师，以保障实验动物福利和伦理，并不断完善实验动物健康监测制度，制定详细的管理措施，把实验与高致病性微生物操作、安全性设备及单位规定的生物安全制度相结合。

二、常见危害分类及管理措施

关于实验动物相关安全问题，曾经发生过具有影响的事件和事故，包括实验室人员感染结核、出血热、猴 B 病毒。实验室生物安全事件造成的实验人员致病、死亡只是极端的少数案例，而经常性发生在动物实验室里的涉及化学品、药品、试剂、辐射、热、电、水、病原微生物、实验材料以及实验动物等造成的潜在或一般性事件却很容易被忽略。

（一）常见危害问题分类

1. 动物性危害

（1）咬伤和抓伤：所有动物对人类都可能造成咬伤和抓伤。小动物如啮齿类兔通常导致相对轻微的伤口，较大动物如猫、犬和非人灵长类动物可以引起严重的创伤。在处理动物时要使用正确的捕捉、固定方式。

（2）常见过敏原：过敏原主要存在于尿液、唾液、皮毛、毛屑、垫料和其他不明来源中。在处理动物、剪毛、更换饲养笼和垫料以及清理动物房时形成气溶胶可引起过敏反应。

（3）感染性动物实验：从接种病原体到实验

结束的整个过程，包括动物喂食、给水、更换垫料及笼具等，病原体随尿、粪、唾液排出，都会有感染性接触、向环境扩散的危险。

（4）解剖动物：实验者有接触体液、脏器等标本中病原体的危险。用来做实验研究的野生动物、农场动物等也可能携带对人类产生严重威胁的人畜共患病病原微生物。

2. 病原性危害 病原性危害（pathogenic hazard）包括生物废物污染和细菌、毒素污染等。生物废物有实验动物标本，如血液、尿、粪便和鼻咽试纸等；检验用品有实验器材、细菌培养基和细菌病毒阳性标本等。开展生物性实验的实验室会产生大量高浓度含有害微生物的培养液、培养基，如未经适当的灭菌处理而直接外排，会造成严重后果。

3. 防护装备危害 从事实验动物或动物实验工作时，要配备个人防护装备（personal protective equipment，PPE），如实验衣、手套、面罩、呼吸设备、生物安全柜等。戴手套、穿长袖实验衣可以保护手臂。动物实验室的通风设备设计不完善或实验过程个人安全保护破漏，会使生物细菌毒素扩散传播，发生污染，甚至污染环境，造成严重后果。

4. 物理、化学、放射等危害 物理危害（physical hazards）主要指高压蒸汽、玻璃器皿、注射器、手术刀可导致创伤而引起感染等。化学危害指化学药品、毒品的误用造成的损伤。放射性危害包括放射性标记物、放射性标准溶液等放射性物质产生的伤害。

（1）高压热水和蒸汽：打开高压灭菌器时，要确认其压力已经降至零值。避免皮肤接触高压水和蒸汽。缓慢打开高压灭菌器盖，让高压蒸汽缓慢逸出。开盖后，让其内的物品冷却10分钟以后再取出，并且要戴隔热手套。

（2）电源：在工作时要注意电源的危害，尽量不使用延长的电源线。在使用电力设备、无线电设备和其他电力设备时要注意防电，尤其在湿地板和水源旁边。

（3）注射器针头等尖锐品：针头、刀片和碎玻璃等尖锐品刺伤引起的实验室感染是较为常见的因素。在使用针头等尖锐品时要防止意外接种、产生气溶胶或有害物质溢出。要使用专用利器收集器。

（4）匀浆机、组织研磨器：使用时要防止产生气溶胶、泄漏和容器破裂。感染性材料应在生物安全柜中操作。在打开匀浆器以前先等候30分钟或冷却，以使气溶胶凝聚沉积。如果使用手动组织研磨器，应用可吸收材料包裹。

（5）超声处理器、超声波清洗仪：防止产生气溶胶、听力损伤、皮肤炎症。应在生物安全柜中操作，确保完全隔离以免受分频谐波的伤害。

（6）清洁剂：装有清洁剂的容器要有明显的标记，使用清洁剂要戴口罩和手套。

（7）麻醉剂：长期接触可以导致肝、肾、神经系统和生殖系统损害。对于乙醚等麻醉剂要进行有效管理。

5. 生物性危害 生物性危害（biological hazards）主要包括各种病原体对人的危害，特别是人畜共患病可通过各种实验活动传染给人，因其种类繁多、传播迅速，极易造成大流行。啮齿类是实验室最常用的实验动物。基因工程实验所带来的潜在危险以及由肿瘤病毒引起的潜在致癌性等问题。

6. 废物危害 实验动物所产生的"三废"与尸体如果处理不当，将会对周围环境造成污染。如果在没有相应污物和尸体无害化处理设施的环境条件下开展动物实验，将导致严重的不良后果并产生极坏的社会影响。处理动物尸体时，使用专门的盛放容器，冷藏防止腐败。感染性动物尸体经密封包装后，高温高压灭菌再贮存。具有放射性物质的动物尸体，经特殊包装后，以烘箱60～70℃将尸体烘干，再按照废弃放射性材料处理。所有尸体应严格按《医疗废物管理条例》处理。

7. 不良动物设施危害 实验动物饲养环境条件与动物实验环境条件不合格，可造成动物逃逸、病原扩散等造成危害。

（二）安全教育与个人防护措施

1. 安全教育与培训 实验人员、饲养人员和管理人员应具备基本的安全意识和知识，做好实验室人员的安全教育是防止安全事故的重要措施。实验室的安全教育、培训通常包括下述内容：实验室设施设备的正确使用；安全问题出现的原因、途径及方式；实验动物的常规操作，以及潜在危害；动物实验操作的专业技能；物理、化学、药品等正确使用；病原微生物的防护操作；处理感染性生物样品的原则及方法；实验室废物的危害及其处理方法；实验室的消毒灭菌方法及其效果监测；意外事故处置方法等。

2. **个人防护措施** 根据实验活动的不同风险，应有相应的防护措施。实验动物和动物实验操作时，必须佩戴人员防护装备。安全防护装备主要有实验服、手套、各种口罩、眼镜、面具、胶靴、鞋罩、隔离服、特殊呼吸防护器等。

（孔 琪 秦 川）

第二节 实验动物的使用与管理

一、实验动物管理和使用委员会

美国联邦法律《动物福利法》（*Animal Welfare Act*, AWA）和《健康研究扩展法规》（Health Research Extension Act，HREA）都规定，凡是进行动物实验的单位必须成立实验动物管理和使用委员会（Institutional Animal Care and Use Committee，IACUC）。其他国家也有类似的“委员会”，不过在不同国家或地区有不同的名称，如加拿大的“动物管理委员会”（Canadian Council on Animal Care，CCAC）、英国的“伦理委员会”（Ethical Review Process，ERP）和澳大利亚的“动物伦理委员会”（Animal Ethics Committee，AEC）等。

在中国，实验动物管理委员会有行业性的、地方性的和基层单位的。2006 年，科学技术部颁发的《关于善待实验动物的指导性意见》具有实验动物质量管理职能，和实验动物福利管理职能。国家标准《实验动物 福利伦理审查指南》（GB/T 35892—2018）要求实验动物使用机构设立伦理委员会，其为独立开展动物福利审查工作的专门组织。

（一）实验动物管理和使用委员会的组成

根据美国《实验动物饲养管理和使用指南》（第八版）的要求，实验动物管理和使用委员会是评价和监督单位内的动物相关程序内容和设施的部门。为完成职责，委员会必须有足够的授权和资源利用。委员会的成员应该包括一名实验动物医师，可以是中国实验动物学会认证的，也可以是在实验动物科学与医学研究方面或者是使用此种系动物方面有经验的实验动物医师；至少一名在动物管理和使用方面有经验的科学家代表，科学家代表的研究方向最好能够覆盖实验动物使用申请中的项目内容，且能更好地判断申请内容的科学性和必要性；至少一名没有科学研究背景的非科学家代表（如财务人员、人事专员等），此代表可以不是本单位的；包括至少一名公众代表，此代表必须来自于机构外，不是实验动物使用者（如社区居民），不能是本单位任何人的直系家属。委员会的组成须与研究单位或部门的需求相吻合，比如在国家标准《实验动物 福利伦理审查指南》（GB/T 35892—2018）中也规定伦理委员会至少应由实验动物专家、医师、实验动物管理人员、使用动物的科研人员、公众代表等不同方面的人员组成。

（二）实验动物管理和使用委员会的职责

一般说来，委员会的任务是对本单位使用实验动物情况进行管理，保证本单位实验动物设施符合要求，让有关人员得到必要培训，使实验设计合理并综合考虑替代、减少、优化的“3R”原则，用尊重生命的态度对待动物，用遵守伦理道德的原则对待动物。IACUC 的职责包括：

1. **福利伦理审查** 对实验动物使用的规范化进行管理、监督与指导、伦理审查。审核及批准动物使用的申请及动物使用相关的重要变化的申请（方案审核），只有经过批准的方案才能够进行动物实验。福利伦理审查应明确伦理审查程序和审查原则。福利伦理审查原则包括：必要性原则、保护原则、福利原则、伦理原则、利益平衡原则和公平性原则。委员会在对动物实验的目的和实施方案的审查中发挥着重要作用。

2. **人员培训** 为保证 IACUC 有效运行并得到不断完善，必须对参与实验动物使用与管理活动的所有人员进行培训，包括对 IACUC 委员的培训，对实验动物医师、动物实验操作人员、实验动物饲养人员和管理人员的培训。应明确接受培训人员的范围、制订培训计划、培训形式、培训内容和要求，以及培训结果的评价等。

3. **动物医学保健** 实验动物医师是兽医师或医师进一步学习实验动物医学知识后，从事实验动物疾病防治、护理的专业人员，是保证实验动物福利的关键人员。工作制度中应明确总医师、主管医师的任职条件和职责，明确其权利和义务。IACUC 定期对实验动物医师工作进行检查，检查内容应包括动物疼痛的识别，麻醉药的使用和管理，濒死动物的处理，动物执行安乐死的时机等。总医师有机会接触机构内的所有实验动物，有权决定动物是否执行安乐死和终止实验。

4. 监督检查 IACUC 对本单位的实验动物生产和使用情况进行全面监督检查，定期检查设施和动物使用区域，应明确检查的频率和形式、检查的内容、检查结果的处理等，通过监督审查，推动本机构实验动物科技事业的健康有序发展。IACUC 定期组织专家、学者对机构的动物设施运行管理和动物实验进行检查，检查内容包括人员是否、设施设备是否符合国标要求；动物运输、生产和使用是否符合动物福利伦理原则；饲料、垫料、饮水是否符合动物健康要求；实验方案是否经过福利伦理审查；实验过程是符合要求；动物处死是否符合安乐要求；动物尸体处理是否符合环保要求。检查时及时指出发现的问题，明确提出整改意见，并监督其改正。情节严重者应立即做出暂停实验动物项目的决议。

二、动物实验的申请和审批

（一）动物实验申请和审批程序

1. 研究者向 IACUC 递交申请表，申请表一般包括以下内容：

（1）申请者基本情况：包括申请人，课题名称，申请目的，参与课题人员分工等。

（2）实验动物：包括动物种类，年龄，体重，性别，数量，来源，微生物等级，饲养和实验场所等。

（3）饲养环境：包括动物设施类型，是否单笼饲养及环境丰容措施等。

（4）动物运输：包括是否需要运送，如果需要，说明运送的路线和使用工具等。

（5）研究目的：描述研究目的，和该研究对人类，或动物，或科学研究的贡献。

（6）使用实验动物的依据：包括使用动物的原理，选择动物属种和数量的依据。

（7）描述动物实验设计和操作程序：包括给受试物的信息，实验标本的收集，限制动物的方法等。

（8）手术操作程序。

（9）疼痛的来源及分类。

（10）麻醉和镇痛。

（11）仁慈终点和安乐死。

2. IACUC 根据申请内容，可以通过召开会议或指定委员对申请表进行审查，必要时向研究者提出补充材料要求。

3. 常规项目可由主席指定人员审批签发，指定人员只能签发常规项目，有争议项目在例会上讨论审议，必要时可聘请顾问。审批表可按同意、小量修改后同意、修改后再审、不同意四个类别进行分类，应阐述各种决定的说明。

（二）方案评审要点

《实验动物饲养管理和使用指南》中规定了动物管理和使用方案评审的要点，这些要点分别是：

（1）申请使用动物的理由和目的。

（2）清晰简明地描述动物使用的程序，能很容易被所有 IACUC 成员理解。

（3）使用较少侵害性的操作措施，其他动物种类、离体器官制品、细胞或组织培养物或计算机模拟等代用方法的可行性或适宜性。

（4）阐明申请的动物种类和数量的理由，对申请的动物数量应尽可能按统计学方法阐述。

（5）实验项目不必要的重复。

（6）不标准的饲养和喂养要求。

（7）所申请的操作程序对于动物福利的影响。

（8）适当的镇静、镇痛和麻醉措施。

（9）外科手术，包括多项手术操作的实施。

（10）术后的护理和观察（包括术后治疗或术后动物评估测定）。

（11）预期或选择的实验终点的描述和理由。

（12）预先设想有关适时干预、从研究项目中撤换动物或剧痛 / 精神紧张而采取安乐死等的判断准则和处理方式。

（13）动物安乐死或处置的方法，包括实验结束后对一些存活期比较长的动物的饲养管理规划。

（14）实施程序的员工接受充分的培训，具备相关经验，了解自己的角色和职责。

（15）危险物品的使用以及工作环境的安全。

虽然对于科学方面的审查一般来说不是 IACUC 的职责，但是因为科学原理与动物的使用和动物福利密切相关，因此委员会成员也应评估方案中的科学原理。例如，假设检验、样本大小、实验组动物数量、对照组的数量等，与防止非必要的动物使用或重复性实验的发生直接相关。对于有些IACUC问题，适当的时候或需要时可以寻求IACUC外部专家的意见。如果一个方案缺乏正式的科学原理审查，IACUC可以考虑开展或要求开展此项审查，列在方案里的IACUC成员或其他有利益冲突的成员必须规避关于此方案审议结果的决定。

方案涉及研究项目的操作与目的的有关客观资料，应从文献资料、实验动物医师、研究人员及其他对动物作用比较了解的人员处查询。如果对于某种具体操作不是很了解，较为适宜的办法是，在IACUC的监督下设计一套有限度的探索性研究项目，以评定该种操作对动物的影响。

需要IACUC特殊考虑的评定准则，如某些动物使用方案会涉及一些操作或方法，这些操作可引起动物产生无法减轻的疼痛、不适或其他动物福利相关的问题，这就需要IACUC审核时给予特殊考虑，在实验目的和可能引起的动物福利问题之间权衡利害。在方案设计和实际实验中，通过实行"3R"原则寻求优化的机会，考虑使用非动物的替代方案以及尽可能地减少动物使用，机构和课题负责人共同承担对于人道的管理和使用动物的义务。但并不是在所有情况下这类准则都适用。

1. 实验终点和仁慈终点 实验终点发生在达到科学目标和目的后。仁慈终点是指实验中动物的疼痛或不适得到阻止、终止或缓解，是终止实验以解除动物疼痛和疾苦的时间点（也就是启动安乐死程序的时间点），是一个相对于"死亡"为终点而言的术语。在科学研究中，执行仁慈终点不但可以解决动物遭受严重疼痛，并可通过完整的尸体解剖和血液学检测更进一步了解动物的状态，有助于实验的进行。应在动物呈现垂死、死后组织自体溶解、或死后被笼内其他同类相食前以人道的方式实施安乐死。在某些实验临近实验终点时，动物即将遭受无法减轻的剧痛和不适，有时可能是死亡，此时采用仁慈终点代替实验终点，是一个很好的方法范例。对很多侵害性实验，实验和仁慈终点往往密切相关，每个实验最终都必须以人道实施终点，在开展以下实验时，通常需要给予特殊关注：肿瘤模型、感染性疾病、疫苗继发、疼痛模型、创伤、单抗制备、毒理学反应评估、器官或系统故障以及心血管休克等。处死动物的决定由实验动物医师在充分考虑生命的尊严性而又无其他解决办法时决定。

课题负责人对于实验的目的和所申请的动物实验具有足够的知识，应负责说明仁慈终点的方法，并将该人道的、科学的终点方法加入动物使用方案中。仁慈终点判断的准确与否取决于对仁慈终点方法的描述是否精确，人员观察动物的频率，工作人员的培训是否到位，以及当达到仁慈终点时必须采取的措施等方面。仁慈终点方法的选用需由课题负责人、实验动物医师和IACUC共同讨论得出，在实验开展之前就应决定好。

2. 非预期的结果 科研之根本在于研究全新的实验变量。当研究实验自变量时，有可能产生对动物福利有影响的意料之外的结果，在这种情况下，需要对动物进行更为频繁的观察和监护。基因修饰动物就是一个很好的需要密切观察以监测其意料之外结果的实例。

基因修饰动物的表型往往是不可预知的，可能导致预期的或非预期的结果，这些结果会影响动物福利或动物的存活。例如，某些情况下基因的改变将导致无法预料的免疫缺陷，其后代必须饲养在专门的微生物隔离环境；引导目的基因在特定组织表达的启动子序列具有不同程度的特异性，这将导致基因修饰动物产生无法预知的表型。这些实例说明了非预期结果的多样性，强调了频繁的监护和专业的判断对于确保动物福利的必要性。对于基因改变动物的第一代后代，应从出生到早期、成年期密切观察其病症、疼痛或不适。研究人员可能还会从动物的表型发现无法繁殖某些特殊基因型动物，或繁殖中出现了不育现象，这些将导致动物使用数量的增加以及动物使用方案的更改。如果对基因改变动物表型的初步鉴定结果显示该表型对于动物福利无负面影响，那么这些信息必须向IACUC汇报，同时还可能需要对动物做更广泛的分析研究以充分阐述该动物的表型。上述这些监测和汇报有助于决定是否采取积极的措施避免或减轻对基因改变动物福利的影响，也有助于建立针对基因改变动物的仁慈终点。

3. 动物保定 动物保定就是用人力、器械或药物来控制动物的活动。保定的目的一方面是方便诊疗或手术的进行，另一方面是确保人和动物的安全。保定的原则是保证实验人员的安全，防止动物意外性损伤，禁止对动物采取粗暴动作。

保定装置的规格、设计和操作应当适宜，以尽量减少对动物引起不适、疼痛、或对动物及实验人员造成伤害。多数犬、非人灵长类及其他动物通过“积极强化”(positive reinforcement）训练，会配合研究操作或保持安静，接受简易的操作。

除非对于达到科研目的十分重要，并且经IACUC核准，一般应避免进行长时间保定，包括对灵长类的椅式保定，除非动物经过训练后能够适应保定装置。在与动物使用方案、目的相一致的情况下，应使用不妨碍动物调整正常体位的、限制性较少的保定方式，对于不能适应必要的保定方式的动物，必须从实验中撤换。

保定措施的重要准则列述如下：

（1）不可认为保定装置是饲养动物的正常方式，保定装置必须在动物使用方案中阐明。

（2）不应简单地以保定装置作为控制或管理动物的便利方法。

（3）应考虑保定的替代方法。

（4）保定的时间应限制在为完成科研目的所需的最低限度。

（5）拟使用保定装置的动物应对其进行训练（正向强化训练)，使之适应器械操作和工作人员。

（6）对于不能适应保定方式的动物应从实验中撤换。

（7）应规定按照IACUC确定的适当间隔对动物进行观察。

（8）如发现因保定而引起损伤或发病时，应安排兽医护理。损伤、发病或明显的行为变化一旦发生，则这些动物必须暂时或永久地不再接受保定。

（9）保定的目的以及保定时间应向参与实验的工作人员明确解释清楚。

4. 多项活体外科手术操作 实验中的手术可以分为大型手术和小型手术。某一手术属于大型还是小型手术应由实验动物医师和IACUC根据每个操作的不同来评估。在单个动物体实施多项外科手术时，必须评定其对动物福利的影响。仅仅在下列几种情况下，才允许在单个动物体开展多项大型外科手术：

（1）这类手术是单个科研课题或方案的主要组成部分。

（2）经课题负责人阐明理由。

（3）为临床诊疗所必需：为了保护稀有的动物资源而在单个动物体实施多项大型外科手术也可作为其中的一点理由，但是，不提倡在不同的不相关的动物使用方案中均提出此提议，如果这种情况发生，IACUC应对这些提议进行严格审核。某些操作虽然被划分为小型手术，但是仍然能引起机体产生术后疼痛或损伤，如果此手术需多次在单个动物体内开展，那么开展此手术之前，也需要提供与多项大型手术类似的科学理由。

5. 饮食和饮水的限制 在开展某些生理学、神经学和行为学实验时，可能需要控制动物的饮食和饮水量。这些控制可能是规定动物饮食、饮水的时间，以确保动物在规定间隔内充分消耗摄入的食物和饮水；或是限制动物的饮食、饮水，以确保动物摄入的食物和水量被严格控制或确保检测指标不受动物饮食和饮水的影响。在设计和开展这些实验时，应符合使用尽可能少的限制达到科学研究的目的，同时保证动物福利这一原则。

制定控制饮食、饮水这类动物使用方案时，要求考虑下列三个因素：控制的程度、控制可能产生的负面影响以及评价动物健康和福利的方法。除以上三个因素外，还应注意以下几个能影响饮食、饮水限制安全性的因素：动物种类、品种或品系、性别、年龄等，如糖尿病动物模型，禁食时间常可导致低血糖引起动物昏迷或死亡；体温调节要求、饲养模式；饲喂时间、营养价值和食物的纤维含量。实验前动物体开展的操作在行为学研究实验中，饮食和饮水限制的程度受动物所需完成任务的难易程度、个体差异、动物完成任务的动力以及对动物完成特定任务所做的培训的有效性影响。

在限制饮食和饮水时，应密切观察动物以确保食物和水的摄入达到其营养需求。至少每周记录一次动物体重，对于一些饮食、饮水限制较大的动物，称重应更为频繁。书面记录每个动物日常食物和水的消耗量、脱水状况及可以判定将某个动物暂时或永久地从实验方案中撤换的其他行为或临床指标。在条件反射实验中，建议饲喂动物比较喜欢的食物或饮水作为正向对照，取代饮食、饮水限制。

6. 非医用级别化学药品和物质的使用 医用级别化学药品和物质的使用能避免实验过程中

毒素的引入和其他不必要的副作用的产生。在所有动物实验中，如果有医用级别的化学物，尽量用医用级别的。因此，当可行时，它们应该用于所有动物相关的程序。如需使用非医用级别的化学药品或物质，需在动物使用方案中解释理由，并经IACUC批准。

（三）动物使用方案批准后的监督

国家标准《实验动物　福利伦理审查指南》（GB/T 35892—2018）要求IACUC对批准项目的实际执行情况及偏差进行日常检查，发现问题时及时提出整改意见，严重的应立即做出暂停实验动物项目的决议。有很多机制可以帮助IACUC持续地对动物使用方案进行评估，确保其符合法规要求。方案批准后监督（postapproval monitoring，PAM）是由多种监督方法组成的共同对方案进行批准后监督的一个最宽泛的方法。

方案批准后监督确保了动物福利，也有利于优化实验操作。方案批准后监督包括持续的动物使用方案评审，动物实验室检查（可在常规的设施检查时进行，也可单独进行），实验动物医师或IACUC对某些操作进行选择性观察，动物饲养管理员、实验动物医师和IACUC成员观察动物，外部管理部门检查和评估。IACUC、实验动物医师、饲养管理人员以及政策合规监督人员均可开展方案批准后监督，而这也可是一个很好的教学机会。

（高　虹　郑志红）

第三节　实验动物设施管理

实验动物设施管理字面上理解只要把动物设施管理好即可，但管理好设施涉及诸多内容，既包括维护实验动物设施的正常运行，保障各项实验动物专业技术服务正常，保障实验动物的正常生理需求，维持符合各种标准的实验动物微生物与寄生虫、遗传质量等方面的管理，又包括文献和文件资料相关的收集整理等痕迹的管理。此外，一个良好的实验动物设施运行，还应考虑成本核算问题。

作为管理者，还应具备良好的沟通能力和强大的专业知识背景，并保持不断学习的能力，熟悉国家和地方法律法规对实验动物设施的要求。

一、实验动物设施的正常运行

实验动物设施的正常运行是指至少要维持设施运行的各项环境指标、动物饲料、饮用水、垫料等符合国家和地方的相应标准。在国家标准《实验动物　环境及设施》（GB 14925—2010）中规定了实验动物及动物实验设施和环境条件的技术要求及监测方法，同时也规定了垫料、饮水和笼具的原则要求。

（一）环境质量控制

1. 主要环境指标监测及设施的日常维护　作为管理者应该建立和完善实验动物设施的日程管理制度和操作规程，以及紧急情况发生时相应的应急预案，努力维持实验动物设施环境条件完全符合国家环境标准要求。设施维护人员使用校准后的检测仪器进行常规的环境指标检测，对不达标项进行分析判定，并及时调节使之符合要求，也可委托第三方有资质的检测外包单位进行检测。相对来说，第三方有资质的检测外包单位的检测仪器设备更先进，维护较好，并定期进行校准，检测人员更专业更有经验，检测报告结果也更准确，更有利于指导维持动物设施环境指标的稳定。

对设施维护者来说，通过环境检测报告发现、分析和解决问题，积累经验，制定标准操作规程（standard operation process，SOP），消除存在的隐患，增加人员进出管理/培训，避免再次发生同类的情况。如此，通过不断完善的SOP将会对设施日常维修维护大有裨益。

2. 环境和物品消毒效果的监测及消毒剂的选择　除了设施进风要求洁净外，动物设施内的物品都尽可能保证无菌状态。为达到此目的，日常消毒工作显得尤为重要。高压灭菌锅作为屏障设施运行中至关重要的部分，其灭菌效果必须进行定期监测，以期维持良好的运行状态。

传递窗无论是紫外或氙光照射，消毒效果都需要做定期检测，以维持良好的工作状态。对于不能用紫外照射消毒的，那么消毒剂的选择至关重要，良好的消毒剂应当具备对人和动物无毒或低毒，对细菌及病毒等高度杀伤。对动物设施所使用消毒剂的消毒效果监测是非常重要和必要的。除国家标准实验动物微生物检测系列方法（GB/T 14926.3～64）要求的检测方法外，可使用美国《实验动物饲养管理和使用指南》(第8版)中推荐的方法——ATP荧光检测仪进行快速检测，也是一个不错的选择，方便快速评价。

(二)饲料、动物饮用水、垫料的选择及安全性监测

研究性动物屏障设施主要选择^{60}Co辐照后的饲料，在选择时应该考虑。不同厂家的产品营养成分相当，但是也要考虑原材料的不同导致一些不明原因的变化。

动物饮用无菌水现在在用的主要有三种，分别是盐酸调节的酸水(pH 2.8～3.1)、次氯酸钠水、反渗透过滤水。无论是哪一种，有无高压灭菌环节，都应该定期做无菌检测，保证动物饮用前达到无菌状态。

常用垫料有刨花和玉米芯，由于堆放储存和生产过程诸多因素影响，需要检测是否有发霉变质以及寄生虫的污染。随着全自动垫料分装系统的普及，纸质垫料可以为啮齿类动物繁育提供絮窝材料，同时质量控制简单，也将会是理想的垫料材料。

二、实验动物设施管理中的动物质量控制

(一)监测项目的选择

国家标准《实验动物　微生物学等级及监测》(GB 14922.2—2011)和《实验动物　寄生虫学等级及监测》(GB 14922.1—2001)中规定了SPF级动物的要求及监测项目。为了更好地为实验者提供参考，建议针对实验中发现或实验需要可以增加监测项目一些，以便实验者分析可能的污染对他们实验结果的影响。比如，最近发表的一些高质量文章证实，螺杆菌(*Helicobacter* spp.)和小鼠诺如病毒(mouse norovirus，MNV)可能会影响部分实验结果。

(二)监测的频率

正常情况下，检测频率是至少每季度一次。假如发生可能污染，则需要增加检测次数，以知晓污染扩散程度，为指导进一步的防疫工作安排或者为安排生物净化提供依据。

(三)保障动物质量符合要求

从国内外实验动物设施的管理经验来看，外来动物微生物和寄生虫质量所造成的污染最为严重。所以，需要对外来动物进行生物净化(bio-rederivation)，保障符合国家SPF相关等级标准，避免对本设施在饲养繁殖的动物造成污染。

三、人力资源管理及职业健康安全程序

一个良好的动物设施需要实验动物医师、饲养技术人员和设施维修维护人员等共同维护，每一个岗位都需要持续开展培训计划，建立相互监督的制度也至关重要。

(一)人力资源管理和薪酬制度

招聘符合岗位要求的人员，按照国家和地方的要求，接受培训后方可上岗，还应考虑在岗的再教育再培训。务必要建立一套符合本单位制度的人员薪酬制度体系，避免人浮于事。如果人员流动快，那么动物照料质量相对得不到保障。

(二)职业健康安全程序

职业健康安全程序是动物照料和护理中必要的一部分，必须符合国家和地方的相应法律法规。需要从控制和预防入手，培训员工辨认危险物，做好风险评价和防护。当使用有毒有害物质时，做到告知和预防机制。另外，应对员工进行医学及预防医学相关评价。

四、成本控制及文件资料管理

(一)成本控制

根据支出形式的不同，动物设施的成本可分为三大类：设施日常运行直接成本、设施内部支持成本以及设施资源性成本。

设施日常直接成本，是指设施的日常花费成本，包括动物饲养繁育或使用、技术服务过程中每日消耗的物料和人工等成本，涵盖换笼、饲喂、记录、人员进出、笼器具消耗、实验试剂、耗材、给药、样本收集等花费。

设施内部支持成本，是指在设施的运行和维护过程中所花费的支持性间接成本，该成本并非动物饲养、使用或实验直接消耗的成本，但与这一过程直接关联。如动物健康监测费用、卫生消毒成本、笼器具清洗成本、废物处理费用、能耗费用等。

设施资源性成本，是指机构针对设施运行管理所投放的成本，包括设施的土地、建筑、大型设备及动物饲养笼器具投入、资质认证及维护、政

策管理及实验审批、设施维护、财务、人事等运营管理成本等。

当然也需要参考财务管理方面的成本核算方式核算。人员费用支出在所有花费中是相对比较大的，但是也是不能够节省的。

（二）文件资料管理

各种记录的产生就是标准操作规程（SOP）维持执行的过程，需要记录完整和妥善保存。管理者在审核这些资料时，会发现问题，改进 SOP，及时调整 SOP，保证工作良好进行。

（常 在 谢忠忱）

第四节 职业健康与安全管理

一、职业健康

实验动物科研工作者作为基础医学研究的先锋队，从事的是高尚、值得尊重的事业。但是，在工作中难免会面临生物安全的风险和心理层面的挑战，这就要求我们重视职业健康与安全管理。职业健康是目的，安全管理是必要条件。

职业健康（occupational health）是各行各业都十分重视的，与其他职业相比，实验动物科研工作者所面临的风险有其特殊性。这是因为其长期与动物接触，或处在有实验动物的环境中，而实验动物也不是完全无菌无害的。况且很多都是高致病性实验动物模型，样本或实验材料直接来源于人，稍有不慎可能会带来毁灭性的灾难。文献显示，英国从事实验动物工作的人员总数约 12 000 人，15% 的实验动物从业人员会出现过敏症状，其中 10% 会导致明显的临床疾病。这其中接触雄性动物过敏概率较雌性动物大。英国每年因实验动物从业人员过敏所耗的治疗费用约为 125 000 英镑。

实验动物从业人员面临的危害除了过敏外，还包括生物危害和物理化学危害等。过敏主要是由于动物实验区域的空气中会弥散很多动物来源的蛋白，其可导致人 IgE 相关的过敏反应。常见的过敏症状包括：哮喘、鼻炎和其他类型过敏反应。流行病学统计数据显示，过敏反应所带来的另一危害在于很多实验不能开展，而浪费很多物力财力，重新培训新人又难上加难，给工作带来巨大的不便。

生物危害（biohazard）指实验动物来源的致病微生物传染给人，并使人致病。不合格的实验动物会携带人畜共患病原微生物，同时有些实验动物模型是高致病性的，在实验过程中一旦有不当操作、处理，会给研究人员自己甚至周围环境造成污染，导致严重的不良后果。这就要求实验过程要规范合理，实验产生的废弃物等要进行灭菌处理而不能直接外排。

物理化学危害（physical-chemical hazard）指动物实验过程难免会接触很多化学试剂，器具设备等，而这些很多是有毒有害或易燃易爆的。比如：甲醛、酒精、放射线、激光等。不当的使用都会产生很大的安全隐患，要求操作时要小心、谨慎，并且要求将这些物品贴明标签，并放在专门防燃、防爆的安全柜或隔离的房间内。同时要对实验工作者进行安全知识普及，以便在应急状况下采取恰当措施以防止更大危害的产生。

心理压力（psychological pressure）指在实验动物操作过程中，可能对实验动物从业人员心理产生的不良影响。例如保定自己不太擅长的动物时往往会紧张，一旦被动物咬伤或抓伤甚至可能出现恐惧心理：做高致病性病原感染动物模型时，会因为对高致病性传染病的恐惧而难以将注意力集中到实验上等。这些心理层面的问题会随着个人专业技术的提升和相关知识的增长逐步缓解直至消除。另一方面，心理压力来源于对动物生命的敬畏和尊重，实验动物都是鲜活的生命，实验动物从业人员长期与动物相处自然就对其产生了感情，用动物做实验难免产生心理压力。这要求实验动物从业人员能正确面对，认识到它们的牺牲是有意义的，为人类的健康事业做出了巨大贡献。

二、安全管理

安全管理涉及动物实验风险评估、动物实验的生物安全防护与控制和动物实验的安全操作及环境控制。动物实验风险评估，是指在动物实验过程中，特别是病原研究实验中，动物因素或病原等对实验人员和环境可能造成的危害。针对所识别的各种危害，制定预防控制措施，将风险降到最低水平，确保动物操作的安全性。比如动物操作可能出现的咬伤，实验设备可能出现的异常等，做出针对性分析、评估，得出良好的评估结论，采取有效、适当、有针对性的人员控制措施，保证动物实验的安全防护。

动物实验不同于体外实验，任何对实验动物带来的不良操作，都会影响实验结果或造成生物危害。要求所有从事实验动物和动物实验的工作人员，必须经过相应的技能培训，才能开展动物实验。动物实验的安全控制要求实验人员应该具有良好的动物实验能力，如动物饲养能力、对动物的认知能力、操作能力、信息采集能力、分析能力、生物安全防护能力等。具备了这些能力，才能完成良好的动物实验，同时保证实验中的生物安全。

在进行动物实验中，应该重点注意三方面内容：一是正确选择实验动物，对所用动物必须了解其整体概况，特别是微生物携带情况、免疫情况。二是保证动物应享有的福利，在使用动物进行实验研究时，尽量避免给动物带来不必要的痛苦或伤害。痛苦和伤害往往使动物活动量增加、暴露增大、增加生物安全风险。三是在使用动物进行感染性病原研究时，必须保护好实验人员和周围环境，防止被感染和污染。为防止被动物咬伤、抓伤，在进行皮下、腹腔、尾静脉注射、采血、给药和处死的实验操作时，必须首先正确抓取、保定动物，应佩戴动物专用防护手套等防护物品。要进行良好的安全管理，在实验动物饲养和动物实验过程中，要采取严格的饲养管理和生物安全控制措施。

（高　苒　孔　琪　秦　川）

第五节　基因工程动物的生物安全管理

基因工程生物（genetically modified organisms，GMO）及其产品可能危及天然基因、自然物种和生态系统，损害人体健康，对社会经济产生不良的影响。随着现代生物技术的迅速发展，基因工程的生物安全问题逐渐成为国际社会关注的热点问题之一。

一、法律法规要求

许多国家在加快生物技术发展的同时，采取了系列政策和措施，将转基因生物安全管理作为维护世界经济安全、人类健康安全和环境安全的重要战略组成部分。中国政府制定了一些规章制度，加强了转基因生物安全管理，维护生物安全。

早在1993年，中国发布了《基因工程安全管理办法》，积极参与国际社会组织制定《生物安全议定书》的历次会议和谈判。2000年完成了《中国国家生物安全框架》的编制，基本确定了中国生物安全政策体系、法规体系和能力建设的国家框架，同时还提出了一些具体的风险评估和管理指南及措施。国务院2001年颁布了《农业转基因生物安全管理条例》，标志着中国农业转基因生物的研究、实验、生产、加工、经营和进出口活动纳入了法制化管理的轨道。2017年，科学技术部发布了《生物技术研究开发安全管理办法》。

二、实验动物基因工程中的生物安全问题

（一）基因工程中生物安全的内涵

基因工程中生物安全的内涵包括三个方面：①生物安全是指各种生物正常的生存和发展以及人类生命和健康不受侵害和损害的状态；②生物安全所受的外来影响是指人类现代生物技术活动和转基因活生物体的商品化活动；③生物安全包括人类的安全和健康。

（二）基因污染问题

实验动物科学研究中应用基因工程对DNA进行体外操作，添加或删除特殊的DNA序列，使其导入早期的胚胎细胞中，产生遗传结构得以修饰的动物。利用基因修饰技术已建立了许多理想的人类疾病动物模型。但在生态方面，如果基因修饰动物的外源基因向野生群转移，就会污染到整个种子资源基因库。因此，采取相应的预防措施防止基因修饰动物和正常野生群动物交配而发生基因污染，已引起生物学家的广泛重视。

（三）环境安全问题

转基因生物的环境安全问题技术性很强，风险的出现具有长期的滞后性，必须通过系统的研究，积累充分的数据，才能为转基因生物安全性的正确评价和有效管理提供科学依据。

（四）生物多样性问题

通过人工对动物、植物和微生物甚至人的基

因进行相互转移，转基因生物已经突破了传统的界、门的概念，具有普通物种不具备的优势特征，若释放到环境，会改变物种间的竞争关系，破坏原有自然生态平衡，导致物种灭绝和生物多样性的丧失。转基因生物通过基因漂移，会破坏野生近缘种的遗传多样性，以致整个生态环境发生结构性的变化。

（刘江宁）

第六节 生物安全实验室管理

生物安全实验室（biosafety laboratory）指为从事病原微生物研究的工作人员提供的，通过规范的实验室设计建造、实验设备的配置、个人防护装备的使用和标准化的实验操作程序和管理规程等的严格执行，能够满足相应危险等级生物安全防护要求的，可以保证工作人员、周围环境安全的实验场所。动物生物安全实验室是一类可从事体内感染性实验的特殊实验设施，实验室内除可能发生普通实验室的危害风险外，动物自身的活动可能会出现独特的风险，如动物咬伤、抓伤实验人员、动物自身传染性疾病、操作病原微生物感染的动物时更易产生气溶胶等，从而引发生物安全事件。因此动物生物安全实验室与比普通生物安全实验室相比有相应的设施、人员和操作与管理规程等方面的特殊要求。

生物安全管理（biosafety management）指对病原微生物、基因工程生物及其产物、外来入侵的有害生物等生物体对人类、动植物、微生物和生态环境可能产生的潜在风险或现实危害的防范和控制。

实验室生物安全管理（laboratory biosafety management）指以实验室为科研和工作场所时，避免危险生物因子造成实验室人员暴露、向实验室外扩散并导致危害的综合措施。实验室病原微生物的泄露和意外事故不仅可以导致实验室工作人员的感染，也可造成环境污染和大面积人群感染，是关系到公众健康与安全的大事，必须引起足够的重视。

一、实验室生物安全的发展概况

20 世纪 40 年代，美国为了研究生物武器，开始实施“气溶胶感染计划”，大量使用烈性传染病的病原体进行试验，期间实验室感染事故频发。二战期间，日本军国主义在对中国实施细菌战中，他们的实验人员也有很多受到感染。1979 年，苏联生物武器研究基地发生炭疽泄漏事故造成上千人感染死伤事件。20 世纪 70 年代，美国学者 Pike 等人对病原微生物实验室相关感染做了大量的统计和研究，指出“知识、技术和设备对防止大多数实验室感染是有用的”。为了降低从事病原微生物研究的工作人员的感染概率，防范病原微生物由实验室泄漏到外界环境，建造基于严格技术操作、配备必要装备以及可控的防止病原泄漏的生物安全实验室成为世界各国针对病原微生物实验室感染事件的主要措施。

20 世纪 50 年代，美国出现世界上最早的生物安全实验室，主要是为从事病原微生物研究的工作人员避免感染事故发生提供一个相对安全的实验环境。1974 年美国出版了《基于危害程度的病原微生物分类》一书，首次提出将病原微生物和实验室活动分为 4 级的概念，得到了各国的推广和借鉴。世界卫生组织在 1983 年出版了《实验室生物安全手册》，对生物安全管理、实验室硬件（设施、设备和个人防护）和软件（标准操作规程）的要求都十分具体明确。鼓励各国针对本国实验室安全实际情况进行病原微生物实验室管理工作，制定具体的操作规程。1993 年和 2004 年世界卫生组织又对该手册进行了修订和再版。

我国实验室生物安全工作开始于 1993 年，中国医学科学院医学实验动物研究所建立动物生物安全三级实验室（ABSL-3）从事传染病动物模型和动物实验研究。2002 年在结合国内经验并参考美国《微生物和生物医学实验室的生物安全手册》的基础上，颁布了我国生物安全领域的第一个行业标准《微生物和生物医学实验室生物安全通用准则》（WS 233—2002），对各级微生物和生物医学实验室建设和规范化管理起到积极的促进作用。我国真正大规模开展研究和建设工作是在 2003 年“SARS”疫情之后，我国的实验室生物安全法律法规和技术规范的制定也进入快速发展阶段。2003 年国务院颁布了《突发公共卫生事件应急条例》，科学技术部、卫生部、国家食品药品监督管理局和国家环境保护总局联合颁布了《传染性非典型肺炎病毒研究实验室暂行管理办法》和《传染性非典型肺炎病毒的毒种保存、使用和感染动物模型的暂行管理办法》，就实验室生物安全提出要求。2004年，中国质量监督检验检疫总局和中国标准化管理委员会正式颁布了《实验室　生物安全通用要求》（GB 19489—2004），这是我国第一部关于实验室生物安全的国家标准。建设部与国家质检总局联合发布了《生物安全实验室建设技术规范》（GB 50346—2004），提出了生物安全实验室建设的技术标准。2004年11月，国家相关部门公布实施了《病原微生物实验室生物安全管理条例》，规定了在病原微生物实验活动中保护实验人员和公众健康的宗旨，从而使我国病原微生物实验室的管理工作步入法制化的管理轨道。2005年，卫生部下发《可感染人类的高致病性病原微生物菌（毒）种或样本运输管理规定》，2006年发布了《人间传染的病原微生物名录》和《人间传染的高致病性病原微生物实验室和实验活动生物安全审批管理办法》。农业部在2004年制定发布了《兽医实验室生物安全管理规范》，2005年颁布了《高致病性病原微生物实验室生物安全管理审批办法》。国家环境保护总局也在2006年发布了《病原微生物实验室生物安全环境管理办法》。中国合格评定国家认可委员会制定完成《生物安全实验室认可准则》，我国已建立较完善的对生物安全实验室进行建设和管理的基本政策、规准则体系。

二、生物安全相关的政策法规与标准规范

生物安全问题日益受到全球关注和重视，WHO和美国国立卫生研究院（National Institutes of Health，NIH）等早在20世纪80年代就出版了《实验室生物安全手册》（*Laboratory Biosafety Manual*），将病原性微生物根据其致病能力和传染的危险程度等划分为四类；将生物实验室根据其设备和技术条件等划分为四级；其相应的操作程序也划分为四级，并对四类微生物可操作的相应级别的实验室及程序进行了规定。2003年中国暴发SARS疫情，国家相关主管部门开始注重病原微生物的实验室生物安全管理工作。2004年起，中国陆续制定及颁布了有关实验室生物安全的规范与标准，这些标准为具体操作提供了技术依据。

1.《病原微生物实验室生物安全管理条例》 中国《病原微生物实验室生物安全管理条例》于2004年公布施行，并于2018年3月19日进行了修订。该条例分为七章：总则、病原微生物的分类和管理、实验室的设立与管理、实验室感染控制、监督管理、法律责任、附则，共72条。目的是加强实验室生物安全管理，保护实验室工作人员和公众的健康。

2.《病原微生物实验室生物安全通用准则》 在2002年卫生部颁布实施了行业标准《微生物和生物医学实验室生物安全通用准则》（WS 233—2002），该准则于2017年进行了修订并更名为《病原微生物实验室生物安全通用准则》（WS 233—2017）。该准则规定了病原微生物实验室生物安全防护的基本原则、分级和基本要求，适用于开展微生物相关的研究、教学、检测、诊断等活动的实验室。

3.《实验室　生物安全通用要求》（GB 19489—2008） 该要求规定了不同生物安全防护级别实验室的硬件建设以及生物安全管理的原则和基本要求，适用于涉及生物因子操作的实验室。内容包括：危害程度和生物安全分级；实验室设施和设备的配置要求；个人防护和实验室安全行为；动物实验室的生物安全等；实验室的管理（如操作规程、水电、消防等）要求。

4.《病原微生物实验室生物安全环境管理办法》 《病原微生物实验室生物安全环境管理办法》于2006年5月1日起施行。该办法规范了病原微生物实验室生物安全环境管理工作。

5.《兽医实验室生物安全管理规范》 为加强兽医实验室的生物安全工作，防止动物病原微生物扩散，确保动物疫病的控制和扑灭工作以及畜牧业生产安全，农业部制定了《兽医实验室生物安全管理规范》并于2003年10月15日颁布施行。

6.《生物安全实验室建筑技术规范》 《生物安全实验室建筑技术规范》（GB 50346—2011）的内容包括生物安全实验室建筑平面、装修和结构的技术要求，实验室的基本技术指标要求，空气调节与空气净化、给水排水、气体供应、配电、自动控制和消防设施配置以及施工、验收和检测的

原则、方法等各个方面。它适用于微生物学、生物医学、动物实验、基因重组以及生物制品等生物安全实验室的新建、改建和扩建。

三、生物安全实验室的设计原则和风险分析

（一）生物安全实验室的设计基本原则

随着对实验室生物安全认识的不断加深，建设生物安全实验室的设计方案也在不断优化，至少应遵从一些基本原则。

1. 科学设计、防止扩散的原则 生物安全实验室的操作涉及很多内容，如搅拌、离心、病原微生物的接种、动物样本采集等操作可能会产生含病原微生物的气溶胶，气溶胶的产生不易被操作人员直接观察到，易造成实验人员的感染，甚至对外界公共环境造成污染或传播，往往后果十分严重。为了有效预防和控制病原微生物感染事件的发生，所有实验过程中涉及病原微生物的操作必须在特定等级的生物安全设施中进行。一般来说对危害程度越高的病原微生物的实验操作，需要在物理防护要求越高且实验操作管理越严格的高等级生物安全实验室中进行。在实验室的设计中，可利用多种有效措施的综合使用防止气溶胶扩散，例如高效过滤器拦截、定向气流、个人防护装备、消毒灭菌等。

生物安全实验室的物理防护原理是将病原微生物的操作置于一个密闭的、负压状态下的工作环境中，主要通过两级防护屏障实现。一级屏障主要包括个人防护器材、生物安全柜、负压隔离器等设备，它们主要实现将操作者与操作对象即病原微生物之间进行隔离。二级屏障主要包括实验室的建筑、通风及净化设备、给水排水设备以及电气、自控、消毒灭菌设备等，它们是起到了将生物安全实验室与外部环境之间进行隔离，防止病原微生物从实验室中泄漏到外部环境中的目的。这些负压设备设施中的空气排放前需经过净化处理，确保无害化后再排放到外部环境中。实验中产生的污染废物在运出实验室前需进行彻底的消毒灭菌处理。

2. 严格管理的原则 生物安全实验室需要通过制度管理，执行严格的实验操作程序与管理操作程序并定期组织人员培训考核等措施，尽量减少含病原微生物的标本暴露，产生气溶胶，避免其他意外伤害。管理原则是对病原微生物实行分类管理，对实验室实行分级管理。

3. 使用方便的原则 实验室设计建造在保证安全的前提下，应考虑工作过程中实验人员活动及操作方便的问题，这也可以在一定程度上减少在实验室中的工作时间，减少气溶胶的发生。

4. 厉行节约的原则 在保证安全的前提下，应提倡节约的原则。采用合理、适当、可行的工艺平面布局，避免繁杂的平面设计，对于净化空调系统、自控系统的设计施工，以及以后的运行管理大有裨益。比如废水余热回收用于进水预热、使用保温存储设备减少中央空调系统的负载、按需控制实验室给排气次数等。另外在高等级生物安全实验室空调净化系统的设计须考虑节能运行，否则可能导致发生较大的实验室运行成本浪费。

（二）生物安全实验室的风险分析

生物安全实验室的风险分析是指认识生物安全实验室可能存在的潜在风险因素，估计这些因素发生的可能性及由此造成的影响，分析为防止或减少不利影响而采取对策的一系列活动。它包括风险识别、风险估计、风险评价和风险对策4个基本阶段。通过实验室生物安全风险评估，可以帮助实验操作者选择合适的生物安全防护装备（包括设施、设备），制定相应的操作程序和管理措施，减少工作人员暴露的危险，把环境污染降到最低限度，从而减少各类危险的发生。一般来说，实验室生物安全风险评估主要内容包括若干方面。

1. 病原微生物的风险评估 对实验病原微生物及其产物可能给人员或环境带来的危害进行的评估。

2. 动物实验的风险评估 设计动物的危害评估，如动物的咬伤、抓伤，产生气溶胶等。

3. 实验人员的风险评估 包括实验人员的培训、健康监测等。

4. 实验室活动的风险评估 实验室活动中可能涉及的传染或潜在传染因子以及产生危害的综合评价。

5. 仪器、设备的风险评估 包括仪器设备的安全认证、检测和保养、意外事故处理等。

6. 实验室管理制度的风险评估　涉及风险因素的主要管理制度的科学性及执行情况。

四、生物安全实验室的分级分类

（一）病原微生物危害程度分类

《病原微生物实验室生物安全通用准则》中根据病原微生物的传染性、感染后对个体或者群体的危害程度，将病原微生物分为四类：

1. 第一类病原微生物，是指能够引起人类或者动物非常严重疾病的微生物，以及我国尚未发现或者已经宣布消灭的微生物；

2. 第二类病原微生物，是指能够引起人类或者动物严重疾病，比较容易直接或者间接在人与人、动物与人、动物与动物间传播的微生物；

3. 第三类病原微生物，是指能够引起人类或者动物疾病，但一般情况下对人、动物或者环境不构成严重危害，传播风险有限，实验室感染后很少引起严重疾病，并且具备有效治疗和预防措施的微生物；

4. 第四类病原微生物，是指在通常情况下不会引起人类或者动物疾病的微生物。

（二）生物安全实验室分级

一般说来，生物安全实验室级别与微生物危害级别相一致（严格来说应通过生物危害评估）。根据所操作的病原微生物的危害等级不同和对所操作的生物因子采取的防护措施，将实验室生物安全防护水平分为4级，以BSL-1、BSL-2、BSL-3、BSL-4表示，涉及感染动物实验活动的实验室生物安全防护水平分别以ABSL-1、ABSL-2、ABSL-3和ABSL-4表示。

1. 生物安全1级实验室（biosafety level 1，BSL-1）　实验室结构和设施、安全操作规程、安全设备适用于已知对健康成年人无致病作用的微生物，如用于教学的普通微生物实验室等。

2. 生物安全2级实验室（biosafety level 2，BSL-2）　是在满足生物安全1级实验室的基础上，实验室结构和设施、安全操作规程、安全设备适用于对人或环境具有中等潜在危害的微生物。

3. 生物安全3级实验室（biosafety level 3，BSL-3）　是在满足生物安全2级实验室的基础上，实验室结构和设施、安全操作规程、安全设备适用于主要通过呼吸途径使人感染上严重的甚至是致死疾病的致病微生物及其毒素，通常已有预防传染的疫苗和治疗药物。

4. 生物安全4级实验室（biosafety level 4，BSL-4）　是在满足生物安全3级实验室的基础上，实验室结构和设施、安全操作规程、安全设备适用于对人体具有高度的危险性，通过气溶胶途径传播或传播途径不明，尚无有效的疫苗或治疗方法的致病微生物及其毒素。与上述情况类似的不明微生物也必须在4级生物安全防护实验室中进行。待有动态充分数据后再决定此种微生物或毒素应在4级还是在较低级别的实验室中处理。

此外，涉及基因工程实验应按照科学技术部颁布的《基因工程安全管理办法》的内容和要求，根据操作的基因工程的安全等级，进行申报和审批，并采取合适的安全控制措施。涉及放射性同位素的应按照国务院颁布的《放射性同位素与射线装置安全和防护条例》和生态环境部颁布的《放射性同位素与射线装置安全许可管理办法》和《放射性同位素与射线装置安全和防护管理办法》进行实验室的申请和使用。

五、动物生物安全实验室要求

一般来说，同等级的动物生物安全实验室是在必须满足本级生物安全实验室的基本要求上，增加满足用于动物感染实验的相关基本要求。实验动物在生产、使用过程中存在自身的感染、繁殖病原体及病原体向环境扩散的危险，从而产生生物安全问题。中国对实验动物和动物实验的生物安全问题有严格的管理要求，特别是SARS流行之后，对从事动物实验或利用实验动物进行病原微生物研究，利用实验动物进行转基因、克隆、重组基因等不同级别的基因操作实验必须在符合相应等级的生物安全实验室内进行，未经许可的实验室不得开展相关实验。

（一）国家标准要求

《实验室生物安全通用要求》对动物实验室的生物安全要求有：动物实验室的生物安全防护设施应参照ABSL-1～4实验室的要求，还应考虑对动物呼吸、排泄、毛发、抓咬、挣扎、逃逸、动物实验（如染毒、医学检查、取样、解剖、检验等）、动物饲养、动物尸体及排泄物的处置等过程产生的潜在生物危害的防护。

应特别注意对动物源性气溶胶的防护，例如对感染动物的剖检应在负压剖检台上进行。应根据动物的种类、身体大小、生活习性、实验目的等选择具有适当防护水平、专用于动物的、符合国家相关标准的生物安全柜、动物饲养设施、动物实验设施、消毒设施和清洗设施等。

实验室建筑应确保实验动物不能逃逸，非实验室动物（如野鼠、昆虫等）不能进入。实验室设计（如空间、进出通道等）应符合所用动物的需要。动物实验室空气不应循环。动物源气溶胶应经适当的高效过滤、消毒后排出，不能进入室内循环。如动物需要饮用无菌水，供水系统应可安全消毒。动物实验室内的温度、湿度、光照度、噪声、洁净度等饲养环境应符合国家相关标准的要求。

（二）防护要求

和生物安全实验室（BSL-1～4）一样，动物生物安全实验室主要根据所研究病原微生物的危害评估结果和危害程度分类命名为1级、2级、3级和4级动物生物安全水平。根据动物生物安全等级，在设计特征、设备、防范措施方面的要求严格程度也逐渐增加，表3-6-1汇总了有关的要求，其所有指标具有累加性，即高等级标准中包括低等级的标准。

（三）防护措施

动物生物安全实验室主要通过设施（facilities）、设备（equipment）、人员素质（practices）的有效结合实现三保护原则。

1. 防护设施（secondary barrier，二级屏障） 实验室的设施结构和通风设计构成二级物理防护。二级防护的能力取决于实验室分区和室内气压，要根据实验室的安全要求进行设计。一般把实验室分为辅助工作区和防护区。实验室的墙壁保持密闭，空调通风的气流方向永远保持：外界→进风高效空气过滤器→辅助工作区→防护区（缓冲间→核心工作区）→排风高效空气过滤器→外界。

2. 防护设备（primary barrier，一级屏障） 包括生物安全柜和个人防护装备等。个人防护器材包括口罩、面罩、护目镜，以及各类防护衣、帽、裤、鞋、靴、袜、手套等。

3. 人员素质 良好的专业训练、技术能力和健康的心理对保证实验室生物安全具有重要的作用。研究人员一定要严格按照操作规程进行工作，避免有侥幸心理和麻痹大意。

（四）管理要求

生物安全实验室要按照规定严格分级管理，一些通过呼吸途径使人传染上严重的甚至是致死疾病的致病微生物或其毒素对人体具有高危险性；通过气溶胶途径传播或传播途径不明、尚无有效疫苗或治疗方法的致病微生物或其毒素一定要在ABSL-3和ABSL-4级实验室进行研究。

可以接种疫苗的疾病要在进行预防接种后再开展工作。接触研究中的动物一定要有防护，动物室及有可能遭受污染的地区要严格消毒。实验器械要严格管理，专项专用，不得带出实验室。一旦发生病原微生物泄漏事件要及时启动应急预案，采取措施防止病原扩散，并立即按照实验室规定向相关负责人报告。

（五）危害、风险评估及控制

1. 实验活动开始之前，必须进行危害、风险评估，确定防护要求 关于动物实验室中使用的微生物危害评估，需要考虑以下因素。

（1）病原微生物的传播途径。

（2）病原微生物标本使用的容量和浓度。

（3）病原微生物接种途径和方法。

表3-6-1 动物生物安全实验室的防护要求

病原等级	实验室等级	实验室操作和主要安全设施
第四类	ABSL-1	限制出入，穿戴防护服和手套
第三类	ABSL-2	ABSL-1的操作内容加上：危险警告标志。可产生气溶胶的操作应使用Ⅰ级或Ⅱ级生物安全柜。动物饲养间的室内气压控制在负压，气体应直接排放到其所在的建筑物外。废物和饲养笼具在清洗前先清除污染。具备高压容器等有效灭菌设备
第二类	ABSL-3	ABSL-2的操作内容加上：实验室为负压，所有操作均在生物安全柜内进行，并穿着特殊防护服
第一类	ABSL-4	ABSL-3的操作内容加上：配备Ⅲ级生物安全柜或正压防护服。强制淋浴。所有废物在清除出设施前需先清除污染

(4) 病原微生物能否和以何种途径被排出体外。

(5) 病原微生物的总体危险程度。

2. 对于使用的动物需要考虑的因素

(1) 动物的自然特性，包括动物的攻击性和抓咬倾向性。

(2) 自然存在的体内外微生物和寄生虫等。

(3) 易感的动物性疾病。

(4) 动物接种病原微生物后可能产生的结果等。

(六) 实验环境与设施管理

为防止感染病原微生物的动物实验可能对正常实验动物以及其他实验室造成污染，要求此类动物实验室应是一个相对独立的区域。如果与普通动物实验室毗连，则设计上应当同实验室的公共部分分开，并便于清除污染。生物安全动物实验室的设计原则就是要做到三保护：保护人、保护环境和保护实验动物。

六、动物饲养、实验中的生物安全问题

(一) 病原微生物因素

病原微生物因素能造成职业性感染必须具备以下三个环节：感染性病原必须能从实验动物体内逸散出来、必须传播给工作人员和必须侵入工作人员的身体。实验动物工作人员应了解这些环节、制定控制这些环节的生物安全措施。

(二) 过敏原因素

过敏原是引发人和动物过敏反应甚至超敏反应的抗原性物质，是从事实验动物工作人员的严重职业病。为了防止过敏原因素引发的过敏反应，要审查进入实验室的工作人员，了解其家庭和个人的过敏史，对长期工作人员应定期做健康检查。

(三) 实验动物质量

实验动物由于其品种、来源不同，有的人工养殖，有的实验用动物从野外捕捉，可能具有当地或外来的病原，都可能被诱发或自然感染，从而构成对工作人员或同群其他动物的威胁。

(四) 转基因动物因素

这类转基因动物可能与接种病毒的小鼠有类似的散逸、传播方式和感染途径。除能复制完整病毒的转基因动物外，其他转基因动物的风险在于，如果它逃离实验室，在自然界中它可能无法生存，也可能旺盛地繁殖，甚至改变自然界的生态平衡、改变生物的多样性和破坏生态环境。

(五) 个人卫生和防护措施

1. 洗手　洗手是实验室和动物室工作人员必须执行的卫生措施，也是防止职业性疾病的最重要措施。它最根本的要求是每次接触培养物和实验动物后，或离开实验室或动物室之前要彻底洗手。

2. 戴手套　在对感染动物进行饲喂、供水、捕捉或搬动等操作时，以及皮肤不可避免地要接触感染性材料的情况下，均需戴上手套。工作人员还必须养成不以双手触及面、鼻、眼或口部的习惯，以免黏膜发生感染。

3. 戴口罩　气溶胶的存在是难以避免的，因而进入动物室的人员都必须戴口罩，以减少接触过敏原或可能有感染性的气溶胶。

4. 穿防护衣　穿实验室的外套、长罩衫或制服，有助于保护个人的服装不落上气溶胶微粒，或者直接接触被污染的表面和材料所引起的污染。这类工作服能大大减少因为感染性材料的意外溅洒所造成的污染。

5. 发生意外的紧急救护　首先应立即离开污染区，关闭出入口，发出警告或作出危险性标志；脱下防护服，将受污染部位向内折叠，放入塑料袋，做消除污染处理或弃置，对身体接触部位用肥皂和大量清水冲洗。

(六) 实验室清洁及废料处理

1. 日常清扫　动物设施和实验区域在设计和建筑方面应当便于日常清扫和整理。日常清扫对防止尘埃、污物和污染因素累积具有重要作用。

2. 地面清扫　清扫地面时须注意防止气溶胶的形成，故应避免使用高压水龙冲洗笼具、粪盘和地面。最好采用轻便的带过滤器的真空吸尘装置或湿抹的方式。

3. 操作台面　在使用后或有感染性材料溅洒时，操作台面必须用适宜的消毒液清洗。

(七) 气溶胶的控制

任何操作都必须小心，以尽量减少气溶胶的产生。有较大可能产生气溶胶的各种操作都必须在生物安全罩或其他集气装置中进行；或者使用个人防护装置，如面罩式呼吸器。这类操作包括对感染动物进行尸检，倾倒污染垫料，从动物体采集感染组织或体液以及做高浓度或大容量感染性材料的操作等。

（八）实验动物设施

实验动物设施依其使用功能的不同划分为各个功能区域，各自有不同的要求，应确保安全有效。

七、实验动物的检疫

动物隔离检疫是确保源头控制最有效的方法。为了确保实验动物健康，必须进行隔离检疫。检疫项目根据相关实验动物微生物检查要求进行。具体检疫时间应遵照中国《中华人民共和国进出境动植物检疫法》的规定执行。实验动物应有质量合格证书、最新健康检测报告，检查运输的包装，注意运输途中是否被病原污染。如在隔离检疫的动物中发现感染的动物要隔离治疗，防止动物逃逸及动物间疾病传播。

动物饲养、操作中的污染控制也非常重要，应避免在饲养过程中经过设施、设备、饮用水、垫料、接触、操作等途径感染病原体，应及时检测、及时消毒灭菌。

为防止动物因离开动物设施送往实验室的途中暴露，应使用设有滤网的运送箱或有空气过滤帽的笼盒。要确实遵守标准操作程序，避免人为因素造成病原微生物外流。要尽量避免将动物带离指定区域，应设置动物处理室。

（邓 巍 孔 琪 秦 川）

第七节 实验动物设施事故、灾害等危机管理

实验动物设施主要分为动物房（生产设施）和动物实验室（使用设施）。不同的实验动物设施可能发生的危机不同，处理危机的方式也不同。本节只介绍常见实验动物设施的事故和灾害危机管理内容。

一、实验动物设施危机分类

1. 意外事件 主要包括化学品泄漏或爆炸、有害气体泄漏或爆炸；断水、停电、漏电、通风不良；以及实验动物从业人员意外伤害如触电、高温蒸汽烫伤、消毒剂和化学药品的烧伤，或动物逃逸、被动物咬伤和抓伤等。

2. 自然灾害 主要包括火灾、水灾、台风与地震等。

3. 人为灾害 主要包括外来人员或工作人员疏忽或恶意操作而造成的人为灾害。

二、实验动物设施危机管理

（一）基本原则

加强实验动物设施管理，建立严格的人员出入管理制度。如遇到紧急事件，原则上可处理的应立即当场处理。无法处理时，立刻与各级管理人员联络，并迅速向有关管理机构通报或请求救援。

（二）实验动物设施危机通知系统

1. 管理人员联系电话簿 应建立各级管理人员联系电话簿，包括紧急联系电话、联系地址、及下班后联系方式，特别是国家法定节假日的值班人员联系方式。

2. 管理机构联系电话簿 应建立各级管理机构联系电话簿，包括119消防队、110报警中心、水电管理公司、水电煤维修公司、空调与通风维修中心、高压灭菌设备维修机构和120医院等。

（三）实验动物设施危机管理体系

危机管理是实验动物设施管理的重要组成部分，应建立管理体系，明确责任人和部门，确定安全负责人和技术处置部门。每年制订培训计划，工作人员能够做到危机识别、危机处置和控制，制定详细的预案，一旦发生危机，能及时有效地进行处置。

（四）实验动物设施危机处理体系

实验动物机构应编制实验动物设施危机评估及处理手册或体系文件，主要包括化学品漏出与污染、动物咬伤、高压锅爆炸、煤气泄漏或爆炸、意外断电漏电、火灾、水灾、空调故障，以及自然天气灾害、人为灾害等处理措施或作业指导文件，并制订培训计划，定期开展培训。

三、实验动物设施内危机处置

实验动物设施内经常用到消毒灭菌剂、清洁剂或实验试剂等化学品，水、电、火、实验动物、锐利物品及实验设备等存在潜在危害的物品。实验人员进入实验动物设施前，应经过实验室安全培训，掌握实验动物设施危机识别和处理方法。实验人员意外伤害如触电、高温蒸汽烫伤、消毒剂和化学药品烧伤，如果无法自行处理，应

立即报告给设施管理人员或医院等相关机构请求救援。

（一）意外事件处置

1. **化学品污染** 实验动物设施应准备一套处理化学品污染的物品和工具，例如吸水纸、吸水棉、抹布、海绵、肥皂、洗涤剂，处理废弃物、化学品的回收桶和包装袋等。当设施内发生化学品泄漏或爆炸时，实验人员应按照化学品处理手册要求，使用相应物品或工具处理，并报告给设施管理人员进一步处理。

2. **有害气体泄露** 当发生天然气等有害气体泄漏或爆炸时，实验人员应立即关闭有害气体存储装置开关或紧急撤离。按照有害气体危机处理手册要求，采取不同应急措施避免二次伤害，关闭工作区并报告给设施管理人员进一步处理。

3. **意外断电/漏电** 实验动物设施应配备备用发电系统，在意外断电时紧急供电。发现漏电，应及时关闭电闸。通知设施运维电工或电力公司抢修。屏障系统长时间停电会导致温湿度异常和缺氧，应及时离开工作区。

4. **动物逃逸** 实验动物设施应设置挡鼠板等防止动物逃逸装置。小动物逃逸时，应做好个人防护，立即捕捉。抓捕猴、猪等大动物时，应带上麻醉器械、绳子、网兜等物品，根据现场情况部署应急捉捕方案。抓捕后应增加室内换气次数，对动物逃逸路线及实验区域严格消毒后作备案。逃出饲养区或实验区的动物，原则上实施安乐死。

5. **动物咬伤或抓伤** 实验动物设施应配备急救卫生箱，箱内装有紧急救护所需要的基本物品，如棉花、纱布、胶布、消毒水和清洁剂，75%酒精、碘酒、双氧水和抗生素等。被动物咬伤或抓伤后，应立即消毒冲洗伤口。根据实验动物医师意见，接受适当治疗和防治，严重者送往医院。

6. **高压灭菌锅** 高压灭菌锅爆炸等危机发生可能为意外事件，也可能与自然灾害如地震有关。当预感有危险时，应及时切断电源、水闸，让人员、动物、贵重设备尽可能远离危险区域。

7. **火灾** 实验动物设施内起火时，应立即关闭电源等，隔离易燃化学品，选用灭火设备进行扑灭。若火势蔓延，应请求援助，并立即向消防报警。火灾时应避免人员搭乘电梯，沿逃生通道紧急撤离。

8. **通风不良** 当空调故障等导致通风不良时，设施内氧气不足，二氧化碳、氨浓度，微生物增加，可导致动物窒息、死亡。应按时更换空气过滤网，关注空气压差表是否保持在正常压力。设施管理人员实行24h值班、监控，如发现通风不良现象，应立即联系电气、空调维修人员处理。

（二）自然灾害处置

遇到自然灾害，如地震、洪水，导致灾害性事故发生，常造成停水、断电、气体泄漏、空调通风停止等，实验动物设施应有一套处理突发事故的应急措施。遇强烈地震时，应迅速关闭电源、暂停工作，避免搭乘电梯，就近找掩避体或至安全空旷场所避难。平时做好防震准备，如固定液氮罐、二氧化碳瓶，固定动物笼架等，确保其不易移动或脱落。

（三）人为灾害处置

应加强门禁管理，避免人为侵入。夜间应登记人员出入情况，并设24h监视系统。平时加强工作人员思想教育和心理疏导，发现不良情绪等问题及时处理。

（孔 琪 秦 川）

参 考 文 献

[1] 朱加银，俞科廷. 医学院校SPF级动物实验室生物安全管理与防范. 温州医科大学学报，2019，49(1)：76-79.

[2] 赵俊杰，李阳，于晓慧，等. 动物生物安全实验室紧急事件处置与防范策略研究. 中国猪业，2018(11)：43-46.

[3] 庞万勇. 实验动物管理和使用委员会的沿革与现状. 科技导报，2017，24：48-53.

[4] Kong Q，Qin C. Analysis of current laboratory animal science policies and administration in China. ILAR J，2009，51(1)：e1-e11.

[5] Silverman J. Managing the laboratory animal facility. 3rd ed. Boca Raton：CRC Press，2016.

[6] 美国实验动物研究所，美国国家科学院学术研究委员会，地球和生命科学专业委员会. 实验动物饲养管理与使用指南. 第8版. 王建飞，周艳，刘吉宏，译.

上海：上海科学技术出版社，2014.

[7] Sawant DV，Yano H，Chikina M，et al. Adaptive plasticity of IL-10 + and IL-35 + Treg cells cooperatively promotes tumor T cell exhaustion. Nat Immunol，2019，20（6）：724-735.

思 考 题

1. 实验动物常见的安全问题有哪些？

2. 实验动物管理和使用委员会的职责是什么？

3. 实验动物设施管理，至少应包括以下哪些内容？

4. 危害实验动物科研工作者健康的职业风险有哪些？

5. 基因工程中生物安全的内涵是什么？

6. 动物生物安全实验室分多少级，分别有什么要求？

7. 实验动物设施发生危机时应如何处理？

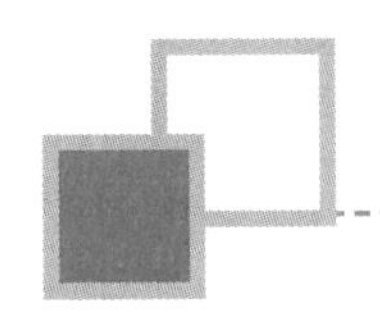

第四章　系统生物学在实验动物学中的应用

第一节　概　　述

20 世纪 70 年代出现的基因工程技术极大地推动和加速了分子生物学的发展。1990 年启动的人类基因组计划是生命科学史上第一个大科学工程，开始了对生命全面、系统研究的探索；2003 年已完成了人和多种模式生物体基因组的测序，第一次揭示了人类的生命密码。人类基因组计划和随后发展的各种组学技术把生物学带入了系统科学的时代。

一、基因组学的产生和发展

人类基因组计划（human genome project，HGP）由美国科学家于 1985 年率先提出，1990 年正式启动，由美、英、日、法、德和中国科学家经过 13 年努力共同完成。人类基因组计划的完成标志着人类在揭示生命奥秘、认识自我的科学历程上迈出了重要一步。基因组序列图谱首次在分子层面上为人类提供了一份生命“说明书”，这份“说明书”揭示人类基因数目约为 3.4 万～3.5 万个。人类基因组序列的完成仅仅是打开生命之谜的起点，其完成过程中运用的策略、思想与技术，构成了生命科学领域新的学科——基因组学（genomics）。

基因组学的概念最早于 1986 年由美国科学家托马斯•罗德里克（Thomas Roderick）提出，指对所有基因进行基因组作图[包括遗传图谱（genetic map）、物理图谱（physical map）和转录图谱（transcriptome map）]，核苷酸序列分析以及基因定位和功能分析的一门科学。基因组学研究主要包括以全基因组测序为目标的结构基因组学和以基因功能鉴定为目标的功能基因组学两方面内容。随着测序技术的发展和成熟，功能基因组学研究已成为研究的主流。功能基因组学的研究依赖于基因组各类功能元件的注释信息。基因组注释（genome annotation）的目标是尽可能确定每一个核苷酸的生物学功能。一个完整的基因组注释包括编码蛋白的基因、非编码基因、重复序列和假基因等，并需确定这些元件的生物学功能。以前人们的注意力多集中在编码蛋白的基因上，虽然开发了各种预测模型，但对于包括真核生物在内的很多物种来说，仍无法保证每一个基因的结构（外显子和内含子）是完全正确的。随着研究的深入，非编码基因、重复序列和假基因等元件，在基因表达调控等方面的作用得到越来越多的关注。随着测序技术和计算机科学的发展，通过整合不同的计算机和测序方法，基因组测序、组装和注释的研究都已经有了巨大的进步。截至 2019 年 3 月，共有 16 016 个物种的基因组已完成测序和基因组注释工作。

二、系统生物学的产生和发展

20 世纪 50 年代，美籍奥地利科学家贝塔郎菲在其公开发表的论文中，阐述了生物学中有机体概念，提出把有机体当作一个整体或系统来研究，从而开创了系统生物学。作为人类基因组计划的发起人和组学生物技术开创者，美国科学家莱诺伊•胡德认为，系统生物学的提出和人类基因组计划有着密切的关系。正是在基因组学、转录组学、蛋白质组学及代谢组学等新型大科学发展的基础上，孕育了系统生物学的高通量生物技术和生物信息技术。反之，系统生物学的诞生进一步提升了后基因组时代的生命科学研究能力。系统生物学是在细胞、组织、器官和生物体整体水平，研究结构和功能各异的各种分子及其相互作用，并通过计算生物学来定量描述和预测生物功能、表型和行为。系统生物学应用生物、遗传或化学的方法干扰生物系统，然后分别在 DNA、

mRNA、蛋白质及代谢产物水平，检测和鉴别所有相关基因、蛋白质和信号通路的反应并整合这些数据，建立数学模型以描述系统的结构和对外部作用的反应，最终完成整个生命活动的路线图。虽然这个过程可能需要很长的时间来完成，但是系统生物学已经使生命科学由描述式科学转变为定量描述和预测科学，在预防医学、个性化医学和实验动物科学中得到广泛应用。

三、高通量测序技术的发展

高通量测序技术是对传统测序技术的一次革命性改变，能够一次对几十万到几百万条 DNA 分子进行序列测定，又称二代测序技术。高通量测序技术的不断进步不仅使得更多物种的基因组遗传密码得以破解，也促进了各种组学的飞速发展。在二代测序平台不断完善和广泛应用的同时，以对单分子 DNA 进行非 PCR 扩增测序为主要特征的三代测序技术也初显端倪。第三代测序技术原理主要分为两大技术阵营：第一大阵营是单分子荧光测序，代表性的技术为单分子测序(single molecule sequencing，SMS)技术和单分子实时测序(single molecule real time，SMRT)技术。第二大阵营为纳米孔测序。第三代测序技术的主要应用在基因组测序、甲基化研究和突变鉴定这三个方面上。

然而，迄今为止各种测序技术所使用的样品组织都是数百万甚至更多细胞的混合 DNA 样本。这种方法虽然能够得到全基因组信息，但是其结果只是一群细胞中信号的平均值，或者只代表其中占优势数量的细胞信息，单个细胞独有的特性被忽视。因此，科学家想找出哪种突变存在于哪种细胞中几乎是不可能的，只存在于少数细胞(如早期癌细胞)中的突变也基本上被掩藏。另一方面，有些样品稀少无法在实验室培养，样品量不足以进行全基因组分析，例如肿瘤循环细胞、组织微阵列、早期发育的胚胎细胞等。流式细胞分选和激光捕获显微切割技术的出现让单细胞的捕获成为可能。多次退火环状循环扩增技术(multiple annealing and looping based amplification cycles，MALBAC)解决了单细胞微量初始模板进行基因组扩增时过大的扩增偏倚，使基因组测序的模板需求量从 μg 级降至单细胞水平，正式拉开了单细胞测序的帷幕。单细胞测序主要涉及单细胞基因组测序和转录组测序两方面，分别针对单个细胞的 DNA 和 RNA 进行序列分析和比较。单细胞测序技术正逐渐从实验研究方法成为指导临床的有利工具，为基础研究向临床转化搭建了桥梁。

第二节　比较基因组学

比较基因组学(comparative genomics)是以基因组图谱和测序结果为基础，对已知的基因和基因组结构进行比较，来了解基因的功能、表达机制及物种进化的科学。

一、比较基因组学分类

根据基因组学比较的对象而言，可分为亲缘关系较远的物种间和遗传背景相近的物种内两种比较。

(一) 物种间比较

生物进化是指一切生命形态发生、发展的演变过程。进化理论是比较基因组学的基础理论，而比较基因组学的研究结果又前所未有地丰富和发展了进化理论。通过全基因组序列比对，可以得到很多保守的同源片段。片段的大小及相似度取决于物种之间亲缘关系的远近。亲缘关系远的物种，由于积累的变异较多，所以同源片段较短；而近缘物种分化时间较短，保留有大量的祖先特征，从而可以得到大片段的保守区域。在保守区域中，基因的序列和排列方式都是保守的，这些同源片段称为共线性片段(syntenic block)。共线性片段强调两个方面：基因的排列顺序和同源性。基因的排列顺序是指基因在基因组上的相对位置。近缘物种由于分化时间短，基因的丢失、插入及转座等时间相对少，所以大部分基因都维持了祖先的相对位置。基因的同源性可分为直系同源和旁系同源两种。直系同源基因(orthologs)形成于新物种分化。若一个基因原先存在于某个物种，而该物种分化为了两个物种，那么新物种中的基因是直系同源的，这些基因往往在结构和功能上有很高的相似性。旁系同源基因(paralogs)形成于基因复制(gene duplication)。由复制产生的同源基因，面临的选择压力不同，因此积累的变异也不同，从而可能出现功能上的差异。

在共线性片段内，主要为直系同源，但也存在着旁系同源，给共线性片段的识别增加了难度。

（二）物种内比较

同一物种种群内的个体基因组也存在大量的变异，这种差异构成了不同个体与群体对疾病易感性和药物与环境因子不同反应的遗传学基础。单核苷酸多态性（single nucleotide polymorphism，SNP）指个体在基因组水平上存在的单个核苷酸位置上存在转换或颠换等变异所引起的DNA序列多态性，在全基因组范围内广泛分布。理论上讲，一个位点的SNP应该有四种等位形式（A、T、C或G）。但是实际上一般只有2种等位形式，这被称为二等位多态性。这种变异可能是转换（C/T，在其互补链上则为G/A），也可能是颠换（C/A，G/T，C/G，A/T）。转换的发生率总是明显高于其他几种变异，具有转换型变异的SNP约占2/3，其他几种变异的发生概率相似。另外还有部分的碱基插入（insertion）和缺失（deletion）。2005年公布的第一份人类基因多态性图谱，利用基因芯片在71个欧洲裔美国人（白色人种）、非洲裔美国人（黑色人种）和汉族华裔美国人（黄色人种）中鉴别出了158万个SNP位点。2004年科学家发现，除SNP外，不同个体间在某些基因的拷贝数上也存在差异。例如一些人丢失了大量的基因拷贝，而另一些人则拥有额外的基因拷贝，研究人员称这种现象为基因拷贝数变异（copy number variation，CNV）。CNV是由基因组发生重排而导致的，一般指长度为1kb以上的基因组大片段的拷贝数增加或者减少，主要表现为亚显微水平的缺失和重复。CNV是基因组结构变异的重要组成部分。CNV位点的突变率远高于SNP，亦是人类疾病的重要致病因素之一。高通量测序技术的发展导致在全基因范围内研究SNP或者CNV成为可能。对个体差异图谱的描绘和解析，将有助于预测某些疾病发生的可能性并施以最佳治疗方案，实现基于个体遗传背景的精准医疗。

二、人类疾病相关基因的识别

全基因组关联分析（genome-wide association study，GWAS）是生物医学界公认，行之有效的系统搜索重大疾病易感基因的研究方法。从2007年至今，各国学者已经利用该技术发现了370多种重大疾病和重要表型的易感基因，在国际上掀起了重大疾病易感基因的研究热潮。科学家已经在阿尔茨海默病、乳腺癌、糖尿病、冠心病及肺癌等复杂疾病中，进行了GWAS分析并找到与疾病相关的易感基因。GWAS是应用基因组中数以百万计的SNP为分子遗传标记，进行全基因组水平上的对照分析或相关性分析，通过比较发现影响复杂性状基因变异的一种新策略。GWAS的各种研究设计方法以及遗传统计方法，无法从根本上消除人群混杂、多重比较造成的假阳性，需要在全基因组层面上，开展多中心、大样本、反复验证的基因与疾病的关联研究，来保证遗传标记与疾病间的真关联。测序深度（sequencing depth）指测序得到的碱基总量与基因组大小的比值，是评价测序质量的重要指标。测序带来的错误率或假阳性结果会随着测序深度的提升而下降。对于重测序的个体，当测序深度在10～15X以上时，基因组覆盖度和测序错误率控制均得以保证。有趣的是，研究人员发现很多与疾病相关的SNP变异大多位于非编码蛋白质的DNA区域。这些SNP主要通过对基因表达调控来影响生物个体，如SNP可以控制转录因子在等位基因上的特异性结合，以此控制特定的基因表达。

三、实验动物的基因组分析

包括实验小鼠、大鼠和黑猩猩等在内的很多动物，与人类的基因在结构和功能上具有同源性。利用这种同源性，人们可以克隆人类疾病相关的基因并转载到模式动物体内，来研究揭示特定基因的功能和疾病的分子机制。

小鼠作为生命科学领域研究最常用的实验动物，是继人类基因组计划完成后第一个完成的哺乳类动物基因组计划。随后与人类关系密切的大鼠、仓鼠、犬、猪、牛和猩猩等动物的基因组测序亦相继完成。大鼠是除小鼠之外最常用的实验动物，它的基因组有28亿碱基对，比人的基因组小，比小鼠的基因组大。

人类和啮齿类小鼠、大鼠的基因数几乎相同，且大部分蛋白质都有其同源物。基因复制产生的蛋白质家族，在不同的物种中亦可能大小不同。如啮齿类动物嗅觉受体比人类更多，这与它们更依赖嗅觉相一致。对比人、小鼠和大鼠的基因组序列揭示：啮齿类大约在1 800万年前分化成了小鼠和大鼠，并证实啮齿类进化的变化速度比灵长类快（图4-2-1）。家兔也是最常用的实验动物。根据绘成的家兔基因组草图，它的基因数量与人和其他哺乳动物大体一致，含有大约27亿个碱基对（表4-2-1）。

表4-2-1　实验动物和人基因组比较

物种	GenBank登录号	基因组大小/Mb	基因数量	假基因数量
线虫	GCA_000002985.3	102	24 255	1 762
果蝇	GCA_000001215.4	138	15 131	231
斑马鱼	GCA_000002035.4	1 679	46 998	342
小鼠	GCA_000001635.8	2 731	46 593	9 391
大鼠	GCA_000001895.4	2 870	39 365	6 683
仓鼠	GCA_000223135.1	2 399	30 640	3 994
家兔	GCA_000003625.1	2 737	27 341	3 531
喜马拉雅旱獭	GCA_005280165.1	2 471	21 609	1 479
犬	GCA_000002285.2	2 410	36 809	4 831
猪	GCA_000003025.6	2 501	30 173	2 961
树鼩	GCA_000181375	2 138	22 063	139
黑猩猩	GCA_002880755.3	3 050	40 321	14 307
人	GCA_000001405.27	3 257	60 679	17 879

注：以上数据根据2019年GenBank数据库中的基因组数据统计所得。基因数量包括基因组中的编码和非编码蛋白基因的数量

从进化角度看，人、啮齿类和家兔曾拥有共同祖先，但家兔大约在6 300万年以前分离成一个独立物种。人类和小鼠同时在大约8 800万年前各自独立出来（图4-2-1）。通过比较黑猩猩与人类基因组序列发现，两者基因组的DNA序列相似性达99%，即使考虑到DNA序列插入或删除，两者的相似性也有96%。同属于灵长类的人类与黑猩猩亦拥有一些共同的变异，如涉及听觉、神经信号传导、精子生成及细胞内离子传输等的基因。人类与黑猩猩在700万年前由共同的祖先分别进化后，其蛋白质体系仅经历过一次主要变化，使得两者相差约50个基因，其中有3个基因与炎症反应相关。常用实验动物和人类基因组大小见表4-2-1，基于全基因组序列绘制的常用实验动物及人类进化树见图4-2-1。

四、比较基因组学在实验动物科学的应用

近年来虽然发现了许多与疾病相关联的变异基因，但基因多态性与疾病发生的关系及基因间相互作用机制尚未明确。因此，在动物模型中进行相关研究成为当前的热点。家兔是生物医学研究中的一种重要模式生物。相比于大小鼠，家兔的脂代谢特征与人类更加接近。研究人员对三种最常用的实验家兔品系，包括新西兰白兔、日

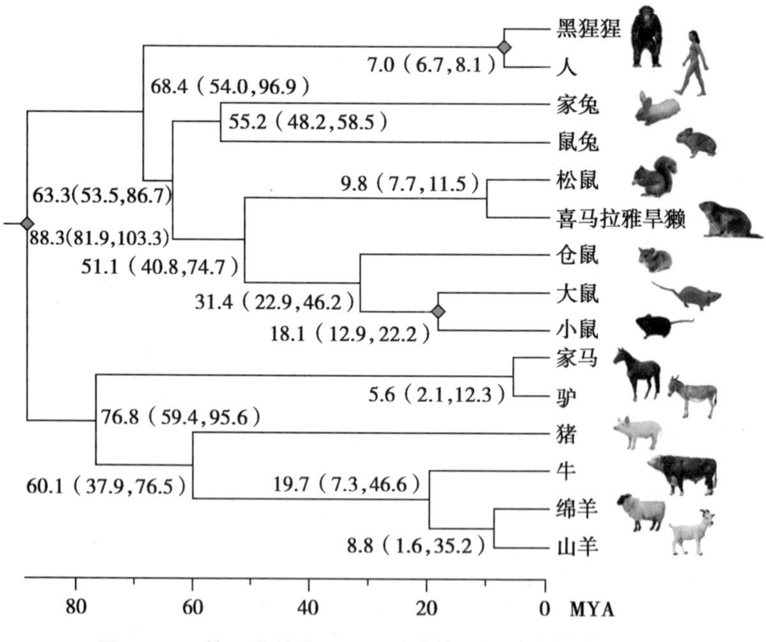

图4-2-1　基于全基因组序列的常用实验动物物种进化树

MYA（million years ago）：百万年前

本白兔和渡边可遗传性高脂血症家兔（Watamabe heritable hyperlipidemic rabbit，WHHL）进行了全基因组测序。群体遗传分析表明 WHHL 的遗传多样性最低，但却积累了最高比例的高频有害突变。除了已知的 LDLR 缺陷以外，其他一些高频有害突变可能也与 WHHL 的病理表型相关。

研究人员调查了不同品种的猪肥胖模型，发现 *FTO* 和 *MC4R* 基因与人类肥胖显著性相关。*FTO* 又称"贪吃基因"，是 2007 年发现的一种基因，与肥胖有关的最普遍的基因缺陷。*MC4R* 基因编码 G 蛋白偶联的跨膜蛋白，负责机体食欲控制、能量稳态和体重调节。同时研究人员在拉布拉多犬肥胖模型中发现，*TNF* 基因中的其中两个 SNPs 与人类肥胖易感性关联性极高。糖尿病属于慢性非感染性疾病，该疾病的发生与机体内分泌代谢紊乱有关，可严重影响心脑血管系统、泌尿系统以及神经系统的正常功能。研究人员以 37 个人类 2 型糖尿病易感位点为基础，在食蟹猴基因组相应的同源区域筛查出 13 个食蟹猴 2 型糖尿病遗传标记，提高了动物模型构建的成功率。对自发性 1 型糖尿病大鼠动物模型进行 SNP 分析，发现其 *Dock8* 基因 44 号位发生外显子突变，导致谷氨酰胺突变成谷氨酸。这一突变与人类 1 型糖尿病发病机制极其相似，从基因角度为 1 型糖尿病的临床研究提供了基础。在动物模型中利用 SNP 标记发现疾病候选基因，然后经过验证分析和功能分析，可以准确地认识疾病的发生发展规律。

第三节　比较转录组学

1958 年 Crick 提出的中心法则是现代生物学研究的基础。DNA 是细胞遗传信息的载体，而蛋白质是细胞行使正常功能不可或缺的部分。RNA 则相当于媒介，可将遗传信息准确无误地从 DNA 传递至蛋白质。其中转录组学是从 RNA 水平研究基因的表达情况，系统性揭示了细胞中基因转录调控规律，对于探究生命活动的分子机制具有重要意义。广义的转录组（transcriptome）指在某一特定的生理条件下，由某一基因组产生的所有转录产物的集合，包括编码 RNA（mRNA）和非编码 RNA（non-coding RNA），如 tRNA、rRNA、miRNA 等。越来越多的研究发现这些非编码 RNA 不是垃圾，这部分序列包含非常重要的调控元件，了解它们之间的调控关系，可以帮助人们进一步了解生命的基本规律。

一、转录组学的产生和发展

随着人们对生命活动探究的不断深入，基因组学研究逐渐显示出其局限性。由四种脱氧核糖核酸排列组合形成的序列是如何影响最终的生命活动现象，很难直接从基因组水平得到解释。因此生命科学领域开始进入后基因组时代，转录组学、蛋白质组学和代谢组学等各种功能基因组学的研究相继出现，其中转录组学是率先发展起来且应用最广泛的领域。转录组学（transcriptomics）一词最早在 20 世纪 90 年代提出，它的研究对象是由一个基因组产生的所有转录本（transcript）。1991 年 Adams 等发表的研究，报道了人脑组织的部分转录本共有 609 条 mRNA 序列，是转录组学研究的首次尝试。随后 Velculescu 等在 1995 年首次得到了酵母的全转录组。2008 年人类的全转录组数据公布，数以百万计的转录本被揭示。转录组学研究的不断深入也推动了相关技术的发展，研究范围逐渐扩展到越来越多的领域。

二、转录组测序技术

统用于基因表达定性和定量分析的分子生物学方法，如 mRNA 差异显示技术（mRNA differential display PCR，mRNA DD-PCR）及基因表达系列分析（serial analysis of gene expression，SAGE）技术，只能同时对少数几个基因的表达情况进行研究，很难获得整个转录组基因功能的全景图谱。生物体的生理和病理过程通常是成百上千基因共同作用的结果。因此，研究人员需要一种能够对整个转录组进行基因功能研究的高通量方法。基于杂交技术的表达谱基因芯片技术和转录组测序（RNA sequencing，RNA-seq）技术已成为转录组学的主要研究方法。

（一）表达谱基因芯片技术

基因表达谱芯片（gene expression profile chip）是用于研究细胞内基因表达水平的一种生物芯片，其基本原理是利用分子生物学中的核酸分子原位杂交技术，在一个固相表面上，将大量预先设计好的寡核苷酸探针集成在基片上。如该探针能够与目的分子的序列反向互补则向外发射荧光信号，通过放射自显影或激光共聚焦显微镜扫描检测杂交信号。经过对检测到的杂交信号进行分析，可以得到特异的基因表达图谱。根据检测目的的分子不同，表达谱基因芯片可分为 mRNA 芯片、miRNA 芯片和长链非编码 RNA（lncRNA）芯片等。表达谱基因芯片可以应用于肿瘤诊疗和药物筛选等很多研究。通过对不同肿瘤组织样本中基因表达谱的信息进行聚类，可以找到不同癌症亚型之间的分子特征，从而应用于肿瘤及亚型的分子诊断。虽然有很多成熟的商业化表达谱基因芯片平台，但表达谱基因芯片的发展亦有一定的局限性，如仅能对已知序列基因的表达量进行分析，特异性低，易受交叉杂交等其他因素的干扰等，在某种程度上限制了该技术的发展。

（二）转录组测序技术

在高通量测序技术普及之前，研究人员需要构建烦琐的 cDNA 文库，通过 Sanger 测序获得大量 EST 序列来研究相关基因的表达情况。随着高通量测序技术的出现，RNA-seq 技术以其更低成本、更高通量、更宽检测阈值的绝对优势，成为转录组研究的主流技术，迅速将生物医学领域的转录组学研究推到了一个前所未有的高度。RNA-seq 不仅可以对研究物种的整体转录组进行检测，在分析转录本结构和表达水平时，还能发现未知转录本和稀有转录本，精确识别可变剪切位点，检测融合基因，提供更为全面的转录组信息。此外，RNA-seq 也帮助我们对基因组上的非编码区域有了更深入的认识，如发现新的 lncRNA 以及环形 RNA（circRNA）。RNA-seq 技术已成为深入研究转录组复杂性的强大工具，广泛应用于生物学、医学研究和药物研发等领域。

三、转录组学的研究内容

随着测序技术的进步及测序成本的不断降低，RNA-seq 在生物学上的应用进展迅猛。应用第三代测序和单细胞测序等新技术也推动了转录组学研究的进一步发展。下面列举一些利用 RNA-seq 技术研究相关生物学问题而取得的最新进展。

（一）差异表达分析

基因表达具有时空特异性，即在不同的组织细胞、不同时间条件下会出现差异。在不同实验条件处理下，基因表达也会有不同的响应模式。差异表达分析（differential expression analysis）的目的是找出不同条件下表达上调、下调或者保持稳定的基因，探究实验条件下如何影响基因表达并调控相关生物学过程的机制。差异表达分析在转录组学研究领域应用已相当广泛。常见的研究方向包括实验处理、野生型和突变型、正常组织和癌变组织、环境刺激响应以及免疫应答过程的比较等。差异表达分析工具的选择与基因表达差异的显著性密切相关，特别是生物学重复很少及基因表达水平很低的情况。如 limma 在大多数实验中表现优良，且运行速度快。DEseq 和 edgeR 在显著性值排序上与 limma 表现相似，但是对于错误发现率（false discovery rate，FDR）的控制过于宽松。SAMseq 在 FDR 的控制表现良好，但是需要 10 个以上的生物学重复才能达到可接受的检测灵敏度。上述分析工具只能进行成对比较，而像 Next maSigPro 和 Ballgown 等工具则可以分析时间序列的 RNA-seq 数据。必须指出：差异表达分析只是初步筛选出由处理条件引起表达差异的基因，如果设置的显著性值和差异倍数阈值不同，得到的差异表达基因也相差甚远。一般以 FDR 值取 0.05，差异倍数取 2 为界限。如果产生的结果或多或少，则可以通过调节这两个阈值来达到期望的结果。同时对差异表达分析得到的基因进行系统性整合挖掘也是下游分析的关键。

（二）富集分析

富集分析（enrichment analysis）即利用已知的基因功能注释信息作为先验知识，对目标基因集进行功能富集。富集分析相对于单基因分析有很多优势，如基因集结合基因功能作为先验知识，使得功能分析更加可靠；将海量的基因表达信息映射到关键的富集功能基因集合，有助于系统性的揭示生物学问题。常用的基因注释信息数据库有 Gene Ontology（GO：http://geneontology.org/）和 Kyoto Encyclopedia of Gene and Genome orthology（KEGG：https://www.kegg.jp/）等。GO 是 2000 年构建的结构化标准生物学模型，旨在建立基因及其产物的知识标准体系，涵盖了细胞组分、分子功能和生物学过程三个方面。其中每个基因产物都有与之对应的 GO 标签。KEGG pathway 数据库是一个手工绘制的代谢通路数据库，包含了多种分析相互作用和反应网络，如新陈代谢、遗传信息加工、细胞过程、生物体系统和人类疾病及药物开发等。富集分析常用的工具有 GSEA（gene set enrichment analysis）、DAVID（the database for annotation，visualization and integrated discovery）以及 IPA（ingenuity pathway analysis）等。

（三）可变剪切

可变剪切（alternative splicing，或选择性剪切）指基因转录后的 mRNA 前体，经过不同 RNA 剪切方式连接外显子形成成熟 mRNA 的过程。由于可变剪切的存在，一个基因可能会产生多条转录本，从而大大增加了蛋白质的多样性，是导致真核生物基因与蛋白质数量差异效果的主要原因，同时也导致探究基因调控机制变的更加复杂。一般而言，可变剪切的方式分为以下几种：外显子跳跃（exon skipping）、内含子保留（intron retention）、5′ 端可变剪接（alternative 5′ splice site）、3′ 端可变剪接（alternative 3′ splice site）、最后一个外显子可变剪接（alternative splicing of last exon）及第一个外显子可变剪接（alternative splicing of first exon）等。利用 RNA-seq 的数据可以方便地进行新可变剪接事件（alternative splicing events）的预测。已有研究发现在哺乳动物大脑中，选择性剪切现象十分普遍。通过分析来自发育中的大脑皮层神经祖细胞和神经元细胞的 RNA-seq 数据，发现了数百个可变剪切位点，这些可变剪切可能影响着大脑皮质发育中细胞的分化命运。

（四）基因融合

基因融合（gene fusion）指两个或者两个以上不同基因的编码区，全部或部分连接在同一套调控序列中而构成的嵌合基因，染色体易位、插入、缺失等都可以引起基因融合。RNA-seq 数据可以在一定程度上揭示基因融合事件的发生。如在进行测序片段（reads）比对时，偶尔会发现一些 reads 匹配了来自不同基因的外显子连接位置，这一现象可能提示着融合基因现象的发生。由于二代测序的读长限制，获得的结果可能存在很大的噪声。最近发展起来的全长转录组技术，凭借超长读长的优势，可直接对反转录的全长 cDNA 测序，从而得到从 5′ 末端到 3′polyA 尾的高质量全长转录本序列，实现对可变剪切和融合基因的精确分析。

（五）共表达网络

差异表达分析的结果往往是相互独立的基因，直接对这些基因进行分析称为单基因分析。单基因分析在差异表达基因较多时工作量会非常大，且由于忽略了基因之间的相互作用关系，揭示具体生物学过程时结果并不可靠。共表达网络（co-expression networks）是研究基因之间相互关系的常用手段。一般认为，细胞中具有相同功能的基因往往会表现出相似的表达模式，共表达网络利用这种规律将基因按照相关性连接起来，以模块网络的方式研究基因功能。许多聚类方法，包括 k-means 聚类和等级聚类，可用于鉴定共表达基因组模块（modules）。不同的 modules 可以被功能富集分析的结果解释。如对喜马拉雅旱獭鼠疫菌感染前后的转录组学数据进行共表达网络分析发现，许多与先天免疫相关的基因，例如 *Nlrp7*、*Cd53*、*Ptprc* 及 *Tra29* 的表达量呈现相同的调节规律。

四、转录组学及多组学结合

RNA-seq 结合其他组学水平的数据，有利于多维度体现基因表达对生物学过程的调控机制。例如，结合全基因组测序数据可以探测 SNP 和表达数量性状位点（expression quantitative trait loci，eQTL），用以研究基因型与表达谱之间的关系；结合 DNA 表观修饰数据可以探究表观修饰对差异表达基因的影响；结合染色质免疫沉淀（chromatin immunoprecipitation，ChIP）技术可以有效研究转录因子调节基因表达的规律，构建转录调控网络；结合非编码 RNA（ncRNA）的数据可以构建 mRNA-ncRNA 共表达网络，探究 ncRNA 的功能。结合蛋白质组学和代谢组学数据，可以从基因表达、蛋白翻译和代谢物分子三个水平构建系统生物学网络。生物学问题的特殊性和复杂性需要有机的开展系统研究，结合多种类型的数据分析揭示相关规律和机制，将是转录组学研究的发展趋势。

五、转录组学在实验动物科学中的应用

2019 年，国际学术期刊《自然》在线发表了中国科学院的最新研究成果。研究人员通过对小鼠早期胚胎发育多个时期的外、中、内三个胚层的

转录组进行分析，建立了百科全书式全基因组的时空表达数据库（http://egastrulation.sibcb.ac.cn/）。该数据库实现了小鼠早期胚胎所有表达基因高分辨率的数字化原位杂交图谱，是国际上关于小鼠着床后早期胚胎最全面、最完整的交互性时空转录组数据库。在此基础上，研究人员结合着床前胚胎的转录组数据，构建了小鼠早期胚胎发育过程的系统发生树，并从分子层面重构了胚层谱系的发生过程，首次发现 Hippo/Yap 信号通路在内胚层谱系发生过程中具有重要作用，同时也找到了许多在胚层谱系发生过程中关键的转录因子。

这项工作为理解胚层谱系建立及多能干细胞的命运调控机制，提供了翔实数据和崭新思路，是对经典发育生物学层级谱系理论的重要修正和补充，将推动早期胚胎发育和干细胞再生医学相关领域的发展。2017 年，研究人员利用世界首例非人灵长类动物恒河猴肝脏缺血再灌注模型，长期系统监测了其肝脏缺血再灌注过程中及后期的转录组变化，发现 ML355 抑制剂在缺血损伤中对肝脏的保护作用。另外，通过对高脂血症家兔和高胆固醇饮食喂养的新西兰白兔的主动脉和肝脏组织进行转录组测序发现，这两种家兔模型虽然高胆固醇血症的类型不同，但主动脉病变组织却显示了类似的表达谱。只有新西兰白兔的肝脏表达谱显示出炎症反应和异常的脂代谢。这些结果为合理选择家兔模型提供了重要依据，同时也为脂代谢和相关心血管疾病的分子机制研究提供了新的启示。

第四节 比较蛋白质组学

一、蛋白质组学概述

蛋白质是生理功能的执行者，也是生命现象的直接体现者，对蛋白质结构和功能的研究，将直接阐明生命在生理或病理条件下的变化机制。蛋白质的可变性和多样性等特殊性质，导致蛋白质研究技术要远比核酸技术复杂和困难得多。功能基因组中所采用的策略，如基因芯片或 RNA-seq 等技术，都是从细胞中 mRNA 的角度来解释生命活动。这一策略的前提是细胞中 mRNA 水平反映了蛋白质表达的水平。但实验证明，组织中 mRNA 丰度与蛋白质丰度的相关性并不好，尤其对于低丰度蛋白质来说，相关性更差。尤其是蛋白质本身的存在形式和活动规律，如翻译后修饰（post translational modification，PTM）、蛋白质间相互作用以及蛋白质构象等问题，仍依赖于对蛋白质的直接研究来解决。

20 世纪 90 年代中期，一门新兴学科——蛋白质组学（proteomics）应运而生。蛋白质组学一词最早由澳大利亚学者 Williams 和 Wilkins 于 1994 年首先提出，源于蛋白质和基因组两个字的结合。因此，蛋白质组的内涵是一个细胞、一类组织或一个生物的基因组所表达的全部蛋白质。蛋白质处于新陈代谢的动态变化过程中，它们的合成受到诸多因素的调控。即使是同一种细胞，在不同时空、不同条件下其蛋白质组也会发生变化。鉴于蛋白质组的这种时空性和可调控性，尚无可能获得细胞内存在的所有蛋白质。因此，科学家提出以细胞在某一特定时间所表达或与某个功能有关的蛋白质集合为研究对象的功能蛋白质组学的学科概念。

2014 年，《自然》杂志公布了由两组科研人员绘制的人类蛋白质组草图。这一研究成果有助于了解人类各个组织中存在何种蛋白质，这些蛋白质与哪些基因表达有关等，从而进一步揭开人体的奥秘。功能蛋白质组学已经成为联系基因组学和细胞行为研究的科学纽带，成为后基因组学的重要组成部分。

二、蛋白质组学的研究内容

蛋白质组学主要的研究策略有两种：一种称为竭泽法，即采用高通量的蛋白质组研究技术，分析生物体内尽可能多乃至接近所有的蛋白质。此策略从大规模、系统性角度来看待蛋白质组学，也更符合蛋白质组学的本质。另一种策略称为功能法，以发现差异蛋白为主要目标，主要研究不同时期细胞蛋白质的组成变化或者蛋白质在不同环境下的差异表达。

根据以上两种研究策略，蛋白质组学的研究内容亦相应分为两种：一种是结构蛋白质组学，主要是蛋白质表达模型的研究，包括蛋白质氨基酸序列分析及空间结构的解析、种类分析及数量确定，并以此来探讨细胞、组织、个体或特定状态的特征。另一种是比较蛋白质组学或功能蛋白质组学，主要目标是筛选和鉴定不同种类或状态下，各样品间蛋白质组的区别和变化，进一步揭示差异蛋白质间的相互作用以及其与细胞功能之间的相关性。

随着蛋白质组学的研究不断完善、扩充和深入，科学家发现很多生命过程不仅由蛋白质的表达水平决定，还受到时空特异性和 PTM 调控。PTM 是指对翻译后的蛋白质进行共价加工的过程，通过在一个或多个氨基酸残基加上修饰基团。已知 PTM 的种类超过 400 种，几乎所有的蛋白质均可发生 PTM；且同一个蛋白质还可同时具有多种 PTM，因此指数级地扩增了蛋白质的种类。PTM 对蛋白功能影响是多样性的，主要表现在：①同一个蛋白质的同一种翻译后修饰，如果会发生在不同的氨基酸上，其功能也不同；②同一蛋白质还可能具有不同的修饰，其功能和参与的生物过程就更为复杂。PTM 是重要的生物功能调控机制，其重要性不亚于转录和蛋白表达调控。即使对于几种常规修饰的认识，研究结果也只能揭露其冰山一角，仍有很多功能以及修饰种类，尚有待进一步的探索。

三、蛋白质组学的检测方法

（一）蛋白质定性分析

蛋白质定性分析通常是指利用质谱法进行蛋白质鉴定和序列分析。蛋白质定性分析有自上而下（top-down）和自下而上（bottom-up）两种分析策略。bottom-up 分析策略被更广泛地应用于蛋白质定性分析工作。根据样本类型又可分为蛋白质全谱分析（shotgun 分析）、蛋白质胶条 / 混合液分析及蛋白质胶点分析。

（二）蛋白质相对定量分析

相对定量的目的是测定目的蛋白在两个或多个样本中表达量的相对比例，而不需要知道它们在每个样本中的表达量。相对定量分析方法有同重同位素标记的相对和绝对定量（isobaric tags for relative and absolute quantitation，iTRAQ）技术及非标记定量技术（label free）。iTRAQ 是差异蛋白质定量分析方法中通量最高，系统误差最小的分析方法之一。Label free 技术因不需要进行标记，可减少前处理过程中的样品损失，在肽段检测和蛋白质覆盖率方面具有优势；同时该技术采用单个样品单独分析，可不受样品来源和数目限制。

（三）蛋白质绝对定量分析

基于质谱的绝对定量蛋白质组学研究主要是靶向蛋白质组学。靶向蛋白质组学分析，是指对目标蛋白质（或修饰肽段）进行定性和 / 或定量分析，或者用于验证大规模蛋白质组学的结果。基于质谱的靶向蛋白质组学分析方法，由于无物种限制且具备多目标同时分析能力等优势，在相关研究领域已逐渐受到越来越多的关注和应用。其技术方法经历了从传统的选择性 / 多反应监视（selected / multiple reaction monitoring，SRM/MRM）到平行反应监视（parallel reaction monitoring，PRM）的发展历程。PRM 的主要优势就是使用了超高分辨率的轨道离子阱（Orbitrap）质量分析器，能够将干扰信息与真实的信号进行区分，并可对复杂样本中的目标蛋白质 / 肽段进行准确的特异性分析。

四、蛋白质组学常用数据库

蛋白质组数据库是蛋白质组学研究水平的标志和基础。生物信息学的发展也给蛋白质组学研究提供了更方便有效的计算机分析软件；尤其是蛋白质质谱鉴定软件和算法发展十分迅速。随着基因组学的迅速推进，蛋白质组学研究会出现更多更全的数据库。其中 UniProt（the universal protein resource）（https://www.uniprot.org/）数据库是收录信息最为全面的蛋白质数据库，由欧洲生物信息研究所、蛋白信息资源和瑞士生物信息研究所合作建立而成，提供详细的蛋白质序列及功能信息，如蛋白质功能描述、结构域结构、转录后修饰、修饰位点、变异度、二级结构、三级结构等；同时提供其他数据库，包括序列数据库、三维结构数据库、2D 凝聚电泳数据库和蛋白质家族数据库的相应链接。

第五节 比较代谢组学

基因组学和蛋白质组学分别从基因和蛋白质层面探寻生命的活动，而实际上细胞内许多生命活动是发生在代谢物层面的，如细胞信号释放、能量传递、细胞间通信等都是受代谢物调控的。代谢物更多地反映了细胞所处的环境，与细胞的营养状态、药物和环境污染物的作用以及其他外界因素的影响密切相关。因此，有科学家认为，“基因组学和蛋白质组学告诉你什么可能会发生，而代谢组学则告诉你真实发生了什么”。代谢组学（metabonomics/metabolomics）是继基因组学、转录组学及蛋白质组学之后，新近发展起来的一门学科。代谢组学对生物体内所有的代谢物进行定量分析，以寻找代谢物与病理生理学变化的相对关系，是系统生物学的重要组成部分。

一、代谢组学发展历史

从广义代谢组学意义来说，代谢组学的历史是相当长的，很早以前人们就已经针对生物样品中的某些靶标化合物进行分析，以了解生命机体的状态。代谢组学所采用的一些技术平台，如核磁共振（NMR）和色谱、质谱技术已有比较长的应用历史。

早在20世纪70年代，美国贝勒医学院就发表了有关代谢谱图分析方面的论文，采用气相色谱-质谱联用仪（gas chromatography-mass spectrometer，GC-MS）对尿液中的多种代谢物进行了分析，并将这种多组分分析方法称为代谢图谱分析（metabolic profiling），开创了对样品进行多组分分析的先河。此后代谢谱图分析广泛应用于血液、尿液等生物样本中代谢物的定性与定量分析，以对疾病进行筛选和诊断。

进入20世纪80年代，人们开始使用高效液相色谱和核磁共振的技术来进行代谢谱图分析。1982年，荷兰应用科学研究所在国际上首先采用高效液相色谱对尿液中的代谢图谱进行研究。1983年，第一个有关全血和血浆的H-NMR图谱发表。21世纪初期，英国帝国理工学院的Jeremy K. Nicholson提出代谢组概念，并在疾病诊断及药物筛选等方面做了大量卓有成效的工作，使得代谢组学得到了极大的充实。

代谢组学主要研究生物体系受外部刺激所产生的所有代谢产物的变化，代谢组学是基因组学、转录组学和蛋白质组学的延伸。随着这些组学研究的深入，科学家逐渐发现：基因组变化不一定能够得到表达，从而不对生物系统产生实质性的影响；某些蛋白质浓度可能会随着外部条件的变化而升高，但由于这个蛋白质可能不具备活性，从而也不对系统产生影响；鉴于基因或蛋白质的补偿作用，某个基因或蛋白质缺失可由于其他同源基因或蛋白质的存在而得到补偿，导致最后反应的净结果为零；而小分子代谢物的产生和代谢才是这一系列事件的最终结果，它能够准确地反映生物体系的状态。因此，系统生物学应该涵盖基因组学、转录组学、蛋白质组学和代谢组学，任何单一组学的研究对生物问题的理解都是不全面的。

二、代谢产物的检测方法

代谢组学主要研究作为各种代谢路径底物和产物的小分子代谢物（MW＜1 000）。生物样品可以是尿液、血液、组织、细胞和培养液等，采集后首先进行生物反应灭活及预处理，然后运用核磁共振、质谱或色谱等检测其中代谢物的种类、含量、状态及其变化，得到代谢谱图或者代谢指纹。根据目标代谢物的不同，可将代谢组学分为以下几个层次：①代谢物靶标分析，对某个或某几个特定的组分进行分析。该分析需要采取一定的预处理技术，除掉干扰物，以提高检测的灵敏度。②代谢轮廓分析，对少数所预设的一些代谢产物的定量分析。如某一类结构、性质相关的化合物或某一代谢途径的所有中间产物或多条代谢途径的标志性组分。③代谢组学，限定条件下特定生物样品中所有内源性代谢组分的定性和定量。进行代谢组学研究时，样品的预处理和检测技术必须满足对所有的代谢组分具有高灵敏度、高选择性和高通量的要求，而且基体干扰要小。④代谢指纹分析，不具体鉴定单一组分，而是通过比较代谢物指纹图谱的差异对样品进行快速分类。严格的说，只有第三层次才是真正意义上的代谢组学研究。常用的分离分析手段是GC-MS、液相色谱与质谱联用仪（LC-MS）及NMR。GC-MS具有高的分离能力和结构鉴定能力，灵敏度高，可以检测到大量低浓度的小分子代谢物，但对于热不稳定的物种和分子量较大的代谢产物无法分析。LC-MS结合了液相色谱仪有效分离热不稳定性及高沸点化合物的分离能力与质谱仪很强的组分鉴定能力，是一种分离、分析复杂有机混合物的有效手段。其不足之处在于：①沸点与溶剂相近或低的组分不能测；②溶剂很难挥发尽，本底效应高，不利于分辨。NMR 能够对样品实现非破坏性、非选择性分析，但灵敏度相对较低，不适合分析低浓度的代谢物。综合利用各种检测平台能够对组织或细胞中的代谢产物进行全方面的分析，实现代谢组学的最终检测目标。鉴于还没有发展出一种真正的代谢组学技术，可以涵盖所有的代谢物而不管分子的大小和性质；实现代谢组学的最终检测目标仍无法完成。

三、代谢组学的数据分析

代谢组学可得到大量的多维信息。为了充分挖掘所获得的数据中的潜在信息，数据分析需要应用一系列的化学计量学方法。在代谢组学研究中，大多数是从检测到的代谢产物信息中进行两类或多类的判别分类以及生物标志物的发现。数据分析过程中应用的主要手段为模式识别技术，包括非监督和有监督的学习方法。非监督学习方法用于从原始谱图信息或者预后处理的信息中对样本进行归类，不需要有关样品分类的任何背景信息。该方法将得到的分类结果和原始样本信息进行比较，建立代谢产物与这些原始信息的联系，筛选与原始信息有关的标志物；由于无可供学习利用的训练样本，所以称为非监督学习方法，主要有主成分分析、簇类分析等。有监督的学习方法用于建立类别间的数学模型，使各类样品间达到最大的分离，并利用建立的多参模型对未知的样本进行预测。在这类方法中，由于建立模型时有可供学习利用的训练样本，所以称为有监督的学习。该领域常用的方法有偏最小二乘法 - 判别分析（partial least squares discriminant analysis，PLS-DA）。代谢组学分析离不开各种代谢途径和生物化学数据库。公共数据库对各种生物体样本中未知代谢物的结构鉴定或用于已知代谢物的生物功能解释有很大的借鉴意义。表 4-5-1 为代谢产物相关的常用数据库。

表 4-5-1 代谢产物相关的常用数据库

数据库名	网址
KEGG	https://www.kegg.jp/
HumanCyc	https://humancyc-staging.org/
METLIN	http://enigma.lbl.gov/metlin/
BiGG Models	http://bigg.ucsd.edu/
Human Metabolome Database	http://www.hmdb.ca/
ChemSpider	http://www.chemspider.com/
PubChem Compound	https://www.ncbi.nlm.nih.gov/pccompound/
NIST	https://webbook.nist.gov/chemistry/
Lipid Maps	http://www.lipidmaps.org/
SphinGOMAP	http://sphingolab.biology.gatech.edu/
Lipid Bank	http://www.lipidbank.jp/

四、代谢组学在动物模型中的应用

实验动物已被广泛应用于药物毒性、药效及疾病机制的研究。对实验动物的研究是代谢组学研究的一个重要领域。生理、环境及遗传背景等诸多因素都会对生物体代谢物的含量及相对组成产生影响，并会在血液和尿液中得到反映。通过代谢组学方法，科研人员可成功回答以下一些问题：①遗传因素使得生物在代谢组成上有何差异，包括不同物种的差异以及遗传背景相近的同类动物的差异；②环境因素和生理因素使得同种动物在代谢物组成上有何差异，包括性别差异、生长发育期差异、食物、生理节律、肠道微生物及疾病对动物代谢的影响。

通过对 SD 大鼠和 F344 大鼠的尿液样本进行研究发现，两者尿液代谢物构成较为相似，但 SD 大鼠尿液中葡萄糖和氨基酸含量略高。不同生长时期的动物会具有不同的代谢模式。啮齿类动物尿液中的芳香族物质，柠檬酸及牛磺酸等会随着年龄的改变而变化。幼鼠尿液中的甜菜碱和氧化三甲钴含量要显著高于老龄鼠。

不同性别的动物由于激素种类和水平差异，会导致两者在新陈代谢方面表现各异。有研究利用 LC-MS 技术对 C57BL/6 小鼠的尿液进行分析，结果发现能很容易区分雌性和雄性动物样本。此外，雌性动物生理周期的变化亦会使新陈代谢产生扰动，这种扰动可以通过代谢组学的方法体现出来。雌性 SD 大鼠的发情周期为 3～4 天，采用 NMR 方法对发情周期不同阶段的尿液代谢物进行分析发现，发生变化的代谢物包括柠檬酸、氧化三价钴、肌酸、肌酐、牛磺酸和葡萄糖等；其中柠檬酸的改变与雌激素水平有关，氧化三甲钴与三甲胺的比例与月经有关。

代谢组学也可用于疾病动物模型的研究，通过与正常动物的代谢指纹图谱比较，可以了解疾病动物模型的代谢物变化，有助于了解疾病的发生发展机制。相较于正常小鼠，DMD 小鼠（迪谢内肌营养不良的疾病动物模型）中的肌氨酸、磷酸胆碱与牛磺酸浓度变化较为明显。曾有报道牛磺酸含量增高为骨骼肌营养障碍的生物标志物，认为这种改变是生物体对营养不良的一种适应性反应。

第六节　组学时代的实验动物学和比较医学

随着人类基因组计划和小鼠、大鼠、兔、猪及恒河猴等的基因组计划先后完成。这些实验动物，尤其是小鼠已成为基因功能研究的主要载体。利用这些动物模型开展基因功能和比较医学研究亦已成为近年来的研究热点。

一、建立人类遗传疾病的小鼠模型

小鼠基因组研究的目的不仅在于了解小鼠本身的基因结构，更重要的是为人类基因组及遗传疾病研究提供动物模型。小鼠具有以下优点使其更适于作为人类基因组研究的模式动物：基因组大小与人类相同；妊娠期较短，产仔数较多；有许多品系可以选择。建立疾病模型的方法很多，而基因工程模型有可以遗传、具有自然的发病过程等特点，已成为疾病机制研究和基因功能研究的重要方法。截止到 2019 年 8 月，世界上已建立的基因打靶模型小鼠及转基因动物模型约达一万种以上，预计不久，小鼠所有的基因都有可能被分别剔除。基因工程小鼠技术已被广泛地用于人类自体免疫缺陷、神经失调、初生缺陷、糖尿病等相关疾病的研究。

二、比较医学研究

在医学领域，比较医学的研究目的是类比分析动物和人类的基本生命现象和疾病发生机制，以提高对生命的认识和人类疾病的诊疗水平，促进生理、病理、药理、毒理等相关学科发展。以前的比较医学局限于细胞、组织、器官水平的比较，而组学的发展，将比较医学深入到基因、转录、蛋白、代谢等分子水平，从而产生了比较基因组学、比较转录组学、比较蛋白组学、比较代谢组学等分支学科。

以比较转录组学为例，该学科针对遗传背景较大的不同品系动物或模型，可以从转录组水平进行不同品系和不同疾病模型之间和表达水平的差异分析及共表达网络分析。可以系统分析不同生理、病理状态下，基因表达水平的差异，进而将生理 / 病理因素、基因表达、转录、蛋白和表型等联系起来，有助于发现新的致病基因、阐明疾病致病分子机制等。

人类癌症、心血管、神经、内分泌和血液学疾病相关基因在模式动物的基因组中都可以找到同源基因。近 200 年来，科学家利用动物模型进行心血管病、高血压、心律失常、神经退行性变、糖尿病、自身免疫病、肿瘤、外科手术、外伤和器官移植等医学问题的研究。由于长期选择性繁殖的关系，许多品种的动物很容易患有与人类同样的基因疾病，如癌症、心脏病、聋哑症、失明和神经系统自身免疫性疾病等。例如，约有 360 多种犬的遗传疾病与人类疾病相似。有研究报道发现一些非人类基因组携带了在人类中可导致严重疾病的突变，但这些突变在动物中却是良性的。研究者认为存在两种可能的解释：疾病抑制有可能是同一基因上其他的 SNP 突变缓冲了致病突变造成的有害效应；或是基因组上众多小的 SNP 聚成一簇形成的抵抗效应所致。随着基因组学研究的不断深入，科研人员才开始真正了解人类及其他生物基因组的复杂性。过去它是非黑即白的：突变是坏事；不突变是好事。但实际却要复杂得多。如果能够将基因组其他序列的效应考虑在内，将大幅度提高研究者解读人类基因组和指导临床实践的能力。

（刘恩岐　刘宝宁　张连峰）

参考文献

[1] Balchin D, Hayer-Hartl M, Hartl F U. In vivo aspects of protein folding and quality control. Science, 2016, 353(6294): aac4354-aac4354.

[2] Bai L, Liu B, Ji C, et al. Hypoxic and cold adaptation insights from the Himalayan marmot genome. iScience, 2019, 11: 519-530.

[3] Du J, Yuan Z, Ma Z, et al. KEGG-path: Kyoto encyclopedia of genes and genomes-based pathway analysis using a path analysis model. Molecular Biosystem, 2014, 10(9): 2441-2447.

[4] Goodwin S, Mcpherson J D, Mccombie W R. Coming of age: ten years of next-generation sequencing technologies. Nature Reviews Genetics, 2016, 17(6): 333-351.

[5] Katz L, Baltz R H. Natural product discovery: past, present, and future. Journal of Industrial Microbiology & Biotechnology, 2016, 43(2-3): 155-176.

[6] Markley J L, Rafael B, Edison A S, et al. The future of NMR-based metabolomics. Current Opinion in Biotechnology, 2016, 43: 34-40.

[7] Rhoads A, Au K F. PacBio sequencing and its applications. Genomics, Proteomics & Bioinformatics, 2015, 13(5): 278-289.

[8] Sveen A, Kilpinen S, Ruusulehto A, et al. Aberrant RNA splicing in cancer; expression changes and driver mutations of splicing factor genes. Oncogene, 2015, 35(19): 2413-2427.

[9] van Dam S, Vosa U, van der Graaf A, et al. Gene co-expression analysis for functional classification and gene-disease predictions. Briefings in Bioinformatics, 2018, 19(4): 575-592.

[10] Xie X S. Single molecules meet genomics: pinpointing precision medicine. Journal of the American Medical Association, 2015, 313(20): 2021-2022.

思考题

1. 什么是单细胞测序技术？简述其应用优势。

2. 什么是PTM？简述PTM对蛋白质功能影响的多样性。

3. 常用的进行基因差异表达分析的工具有哪些？请分别阐述这些工具的优缺点。

4. 什么是可变剪切？请举例说明可变剪切的生物学功能。

5. 什么是代谢组学？举例说明代谢组学在实验动物科学中的应用。

第二篇　实验动物是医学研究的系统工具

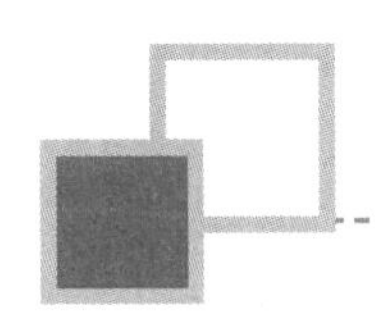

第五章 实验动物的多样性

第一节 前 言

实验动物（laboratory animal）指经人工饲养、繁育，对其携带的微生物及寄生虫实行控制，遗传背景明确或者来源清楚，应用于科学研究、教学、生产、检定以及其他科学实验的动物。针对上述实验动物的概念，有一个相对广义的实验用动物（animals for research，experimental animal）的概念，指能够用于科学实验的所有动物，不仅包含了实验动物，而且还包括野生动物、经济动物和家畜家禽等。实验动物追溯其祖先，均来源于野生动物、经济动物和观赏动物等，但却有别于这几类动物。野生动物只有按照实验动物的标准进行驯化培育，严格控制其所携带的微生物和寄生虫，并使其遗传性均一，才能成为标准化的实验动物。至于经济动物和家畜家禽也需要经过严格的遗传育种及实验动物化培育才有可能成为真正意义上的实验动物。

自然界动物种类繁多，已知的约有 150 万种以上。采用物种的自然分类法，可将所有动物以门（phylum）、纲（class）、目（order）、科（family）、属（genus）、种（species）等进行分类，除此之外，还可用亚门、亚纲、亚目、亚科、亚属、亚种等来表示更细的分类等级。自然界所有动物中只有很少一部分用于科研，进行动物实验研究。最常用的实验用动物主要分布在哺乳纲下的 12 个目（表 5-1-1）。

鸟纲中如鸽（pigeon）、鸡（chicken）、鸭（duck）、鹌鹑（quail）等以及两栖纲中如青蛙（frog）、蟾蜍（toad）等也常被选作实验用动物。圆口纲、鱼纲和爬行纲的少数动物也有被用作实验用动物。

我国幅员辽阔，生态地理环境多样，栖居着种类繁多的野生动物。其中陆栖脊椎动物就有 2 137 种，约占世界陆栖脊椎动物种属的 36.7%，各类陆栖脊椎动物种数及其占世界总数的比例见表 5-1-2。

表 5-1-1 常用哺乳类实验用动物的分类学位置

动物目名称	实验用动物名称
有袋目 Marsupialia	袋鼠
贫齿目 Edentata	犰狳
食虫目 Insectivora	刺猬、鼩鼱
翼手目 Chiroptera	蝙蝠
灵长目 Primates	猕猴、食蟹猴、狨猴、猩猩
兔形目 Lagomorpha	兔、鼠兔
啮齿目 Rodentia	小鼠、大鼠、豚鼠、仓鼠、地鼠、沙鼠等
鲸目 Cetacea	江豚
食肉目 Carnivora	犬、猫、鼬
鳍足目 Pinnipedia	海狗
奇蹄目 Perissodactyla	马、驴、骡
偶蹄目 Artiodactyla	猪、牛、羊、鹿

表 5-1-2 各类陆栖脊椎动物种数及其占世界总数的比例

类别	种数	占世界总数比例 /%
两栖类	208	6.9
爬行类	315	5.9
鸟类	1 186	13.8
哺乳类	428	10.1
合计	2 137	36.7

由表 5-1-2 可见，虽然我国野生动物资源极为丰富，但是应用到生物医学研究中的动物种类仅为其中极少一部分（如黑线仓鼠、长爪沙鼠、鼠兔、树鼩、小型猪、旱獭等），因此实验动物开发潜力巨大。

随着时代的进步，生命科学的发展已深入到各个领域，对实验方法与实验材料的要求随之变得更广泛、更细致、更多样化。作为生命科学实验材料的实验动物也随之发生了很大的变化，现有实验动物种类已不够应用或不适合某些疾病研究及生物制品原料的要求，需从野生动物或其他家畜中开发更多的实验动物资源。

根据野生动物开发的资料，作为实验动物而驯化的野生动物包括：灵长目有猕猴；兔形目有蒙古野兔、高原野兔、达乌尔鼠兔、高原鼠兔；啮齿目有褐家鼠、小家鼠、大尾黄鼠、大仓鼠、黑线仓鼠；鼢鼠（*Myospalax*）有中华鼢鼠、东北鼢鼠及草原鼢鼠；沙鼠有大沙鼠、长爪沙鼠、姬鼠、麝鼠；食虫目有犰狳、刺猬、穿山甲；攀鼩目有树鼩；鸟类有鸽、鹌鹑。我国有些种属具有很高的开发价值，例如很早就被引入欧美的拉萨犬，为世界所瞩目；黑线仓鼠和长爪沙鼠早已被国内外科学家公认为实验动物；正在开发的树鼩、旱獭等野生动物也具有很大意义。

国外研究人员在野生动物的开发和改良上做了不少工作。如美国康乃尔大学动物资源研究中心发现宾夕法尼亚州地区的野生旱獭是鼠类乙型肝炎病毒的携带者，正在进行旱獭驯养。美国在非人灵长类的开发上也做了大量工作。日本实验动物中央研究所已引进墨西哥兔、狨猴、小型猪、臭鼩（*Suncus*）、小型有袋类动物——袋鼬（*Dasyuroides*）及长尾袋鼩（*Sminthopsis macroura*）等，并正在进行实验动物化研究。

（顾为望）

第二节 啮 齿 类

生物医学研究中使用的实验动物除了少量的无脊椎动物外，绝大多数是脊椎动物门的哺乳动物，而啮齿类动物是使用量最大的脊椎动物。啮齿类动物在分类上属于脊椎动物门的哺乳动物纲的啮齿目，啮齿目动物的特征为上、下颌皆有一对开放性齿根的门齿（incisor），且都没有犬齿（canine），因门齿持续不断地生长，必须借助啃食硬物来磨牙，因而得名，也因此常见其上、下门齿咬合不正（malocclusion）。它们的盲肠很大，内含大量微生物，在食物的消化上扮演很重要的角色。此外，啮齿目部分动物有食粪行为（coprophagy）。啮齿目动物除少数属于昼行性（diurnal）外，多数为夜行性（nocturnal），其视觉退化，但其他的感觉器官相对敏感，包括敏锐的听觉、嗅觉及有探触环境的触须。

最常使用的实验动物如小鼠（mouse）、大鼠（rat）、豚鼠（guinea pig）、地鼠（hamster）、沙鼠（gerbil）及土拨鼠（woodchuck）等都属于啮齿目动物，啮齿目动物的使用量占整个脊椎动物的80%以上，而小鼠又占整个啮齿目实验动物的70%以上。

一、小鼠

小鼠（mouse，*Mus musculus*）在生物学分类上属脊椎动物门、哺乳纲、啮齿目、鼠科、鼠属、小家鼠种，来源于野生小家鼠（文末彩图5-2-1），染色体数 $2n=40$。小鼠最早仅作为宠物供人消遣玩赏。17世纪，科学家们应用小鼠进行比较解剖学研究及动物实验。1909年，Clarence Cook Little等采用近亲繁殖的方法首次培育成功纯系DBA小鼠，1913年，Halsey Joseph Bagg成功培育BALB/c纯系小鼠，奠定了现代实验动物科学的基础。21世纪，人类完成了小鼠的全基因组测序，步入基因修饰的新时代，开创了小鼠在生命科学研究中应用的新纪元。经过长期人工饲养、选择培育，已育成各具特色的远交群和近交系小鼠1 000多个，遍布世界各地，是当今世界上研究最详尽、应用最广泛的实验动物。

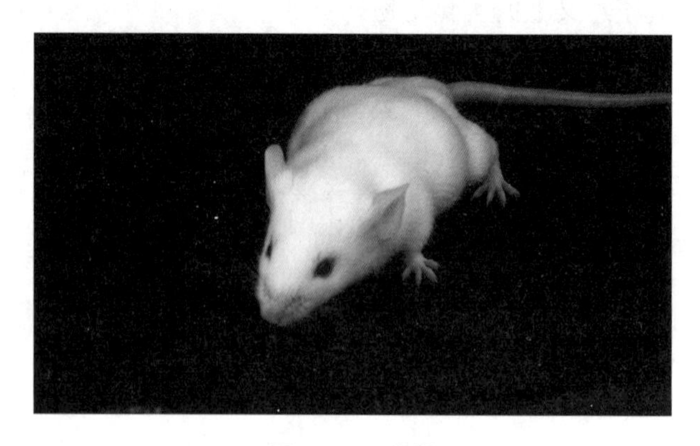

图5-2-1 小鼠

（一）生物学特性

1. 一般特性

（1）体形小，全身被毛，面部尖突，嘴脸前部有触须，耳耸立成半圆形，尾与身体约等长，成年鼠体长约10～15cm。

（2）小鼠经过长期的培育，性情比较温驯，容易捕捉。非同窝雄性易斗，常咬伤背部和尾部，处于劣势者被拔毛或拔胡须。胆小怕惊，行动敏捷，一旦逃出笼外容易恢复野性。

（3）昼伏夜动，喜居于光线暗的安静环境。进食、交配、分娩多发生在夜间，以傍晚和黎明最为活跃。

（4）小鼠为群居动物。群居饲养时，饲料消耗量多，生长发育快。但群体过于拥挤时，同笼雌鼠生殖周期受到影响，性周期延长。

（5）小鼠对外界环境反应敏感，适应性差，不耐冷热。强光或噪声刺激时，有可能导致哺乳母鼠神经紊乱，发生食仔现象。温度过高或过低时会导致繁殖力下降、免疫能力下降等不良影响，严重时可能会造成死亡。

（6）疾病抵抗力低，对于多种毒素和病原体具有易感性，反应极为灵敏，对致癌物质也很敏感，自发性肿瘤多。

2. 解剖学特点

（1）小鼠的齿式为门齿 1/1，犬齿 0/0，前臼齿 0/0，臼齿 3/3（总：16），上、下颌各有 2 个门齿和 6 个臼齿，门齿终身生长，需经常磨损、啃咬物品来维持齿端的长度。下颌骨的喙状突较小，髁状突发达。运用下颌骨形态的分析技术，可进行近交系小鼠遗传监测。

（2）小鼠胃容量小，约 1～1.5ml，功能较差，不耐饥饿，以谷物性饲料为主。与兔和豚鼠等草食性动物相比，肠道较短，盲肠不发达，有胆囊，胰腺分散在十二指肠、胃底及脾门处，粉红色，似脂肪组织。

（3）小鼠尾部血管丰富，形成尾椎节段性分布和纵向贯通分布相结合的特点。尾有 4 条明显的血管，2 点和 10 点部位两根静脉比较表浅粗大，适宜静脉注射。尾有运动平衡、调节体温、自我保护和两侧后肢血运代偿通道等功能。

（4）小鼠的淋巴系统特别发达，但咽部无扁桃体，外界刺激可使淋巴系统增生，易患淋巴系统疾病。脾有明显造血功能，雄性小鼠的脾比雌性大约 50%。胸腺发达，乳白色，分两叶覆盖于心脏上方。

（5）小鼠雄性幼年时睾丸藏于腹腔，性成熟后下降到阴囊。前列腺分背、腹两叶。雌鼠子宫为双子宫，呈“Y”形。卵巢外有卵巢系膜包绕，不与腹腔相通。乳腺发达，胸部 3 对，腹部 2 对。

（6）小鼠骨髓为红骨髓而无黄骨髓，终生造血。

（7）小鼠有褐色脂肪组织，参与代谢和增加热能。

3. 生理学特性

（1）生长发育：新生小鼠赤裸无毛，全身为红色，闭眼，两耳与皮肤粘连。3 日龄脐带脱落，皮肤由红转白，开始长毛。4—6 日龄双耳张开耸立。7—8 日龄开始爬动，被毛逐渐浓密，下门齿长出。9—11 日龄听觉发育齐全，被毛长齐。12—14 日龄睁眼，长出上门齿，开始采食和饮水。3 周龄可离乳独立生活。4 周龄雌鼠阴腔张开。5 周龄雄鼠睾丸降落至阴囊，开始生成精子。成年小鼠体重随品系不同略有差别，体重在 18～45g，体长为 110mm 左右（文末彩图 5-2-2）。小鼠寿命 2～3 年。

（2）生殖生理：发育迅速，性成熟早。小鼠性成熟雌性 35～50 日龄，雄性 45～60 日龄；体成熟雌性为 65～75 日龄、雄性为 70～80 日龄。在 36 日龄雄鼠的附睾精液中可找到运动活泼的精子，雌鼠在 37 日龄时即可发情排卵进行生殖。

小鼠的性周期为 4～5 天；妊娠期为 19～21 天；哺乳期为 20～22 天；特别是有产后发情便于繁殖的特点，一次排卵 10～23 个（视品种而定），每胎产仔 8～15 只，1 年产仔胎数 6～10 胎，为全年多发情动物，生育期为 1 年。小鼠的性周期可分为四个阶段：即动情前期、动情期、动情后期、动情间期。在动情周期的不同阶段，阴道黏膜可发生典型变化，根据阴道涂片的细胞学改变，可以推断卵巢功能的周期性变化。在这四个阶段中，仅在动情期内才接受雄鼠配种。成年雌鼠交配后 10～12 小时阴道口有白色的阴道栓，一般作为交配成功的标志，常利用它的出现作为计算妊娠起始时间的依据。

（3）体温与水的调节：成年小鼠的体温为 37～39℃。小鼠无汗腺，体表面积相对较大，对环境温度的波动有明显的生理学反应。对寒冷的应答为不发抖产热作用，寒冷静态下小鼠产生的热量相当于基础代谢的 3 倍。如果环境温度升高则通过体温升高、代谢率下降及耳血管扩张以加快散热。这表明小鼠不是一种真正的温血动物。因

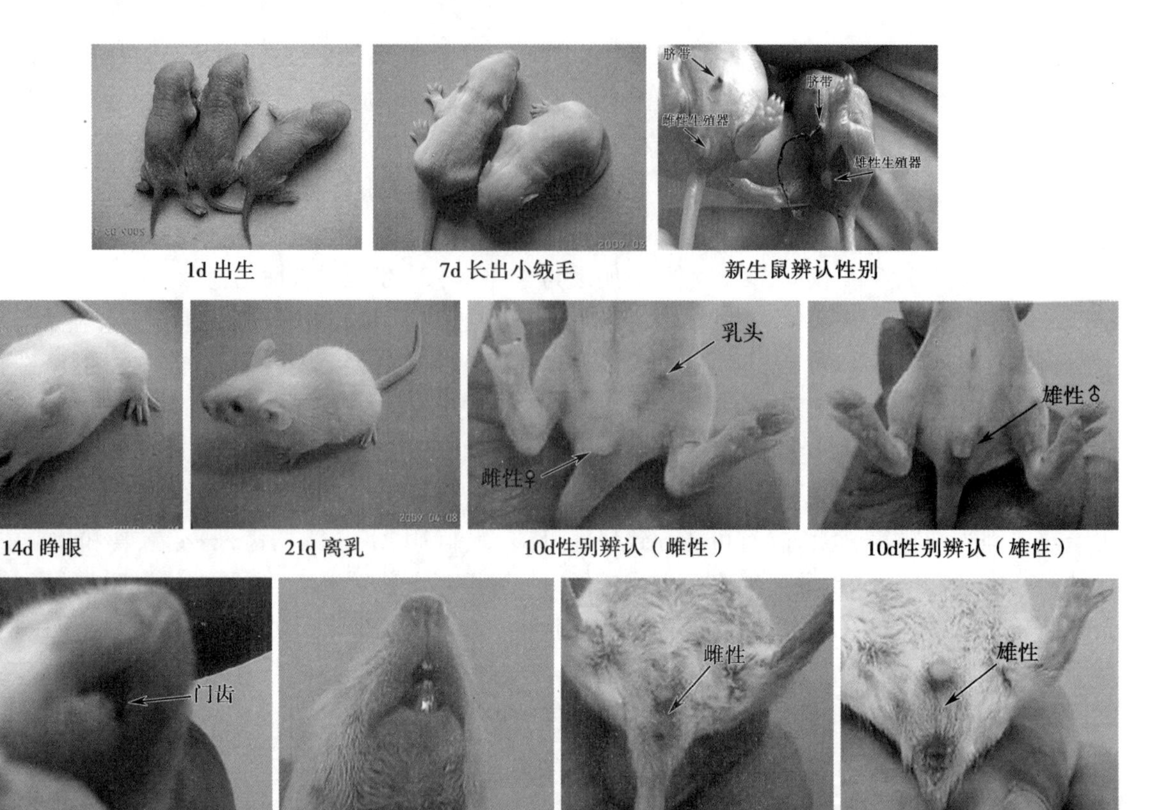

图 5-2-2 昆明小鼠发育

此，外界温度变化对小鼠的影响很大，低温可造成小鼠繁殖力和抗病力下降，持续高温（32℃以上）常引起小鼠死亡或产生后效应，出现某些功能的不可逆损伤。

小鼠体表蒸发面积与整个身体相比所占比例比其他动物大，因此，对饮水量不足更为敏感，有通过呼出气体在鼻腔内冷却以及尿液的高度浓缩来保持水分的特性，需供给充足的水分。

小鼠的正常生理参数以及对饲养环境要求见表 5-2-1。

（二）主要品系及特征

小鼠是实验动物中培育品系和品种最多的动物。世界上常用的近交品系小鼠约有 250 多个，均具有不同特征。

1. 封闭群

（1）昆明小鼠（kun ming mouse，KM）：白化。1946 年从印度引入我国云南昆明，1952 年由昆明引入北京生物制品所，1954 年推广到全国。该鼠的特点是抗病力和适应力很强，繁殖率和成活率高，是我国应用最多的实验小鼠，广泛用于药理、毒理、微生物学研究，以及药品、生物制品检定。

（2）NIH：白化。由美国国立卫生研究院培育而成。特点是繁殖力强，产仔成活率高，雄性好斗。免疫反应敏感性比昆明小鼠强，是国际上广泛通用的实验动物。广泛用于药理和毒理研究以及生物制品检定。

（3）ICR：又名 CD-1，白化。起源于美国 Hauschka 研究所饲养的瑞士小鼠。我国现在饲养的 ICR 小鼠是 1973 年从日本国立肿瘤研究所引进，生育能力高。常用于复制病理模型和血液学实验。

（4）CFW：白化。起源于 Webster 小鼠，1935 年英国 Carwarth 公司由美国 Rockefeller 研究所引进，经 20 代近交培育后，采用随机交配而成。我国于 1973 年从日本国立肿瘤研究所引进。

（5）LACA：白化。CFW 引进英国实验动物中心后改名为 LACA。1973 年我国从英国实验动物中心引进。对放射性物质敏感，可用于辐射损伤研究。

表 5-2-1　小鼠、大鼠、地鼠的饲养环境和生理参数

环境要求及生理参数	小鼠	大鼠	地鼠
环境要求			
温度 /℃	20～24	20～24	20～24
相对湿度 /%	50～60	60	50～60
换气次数 /（次 /h）	15	10～15	10～15
昼夜明暗交替时间 /h	14/10	12～14/12～10	12～14/12～10
最小饲养空间			
单独饲养地面面积 /cm²	180	350	180
孵育期地面面积 /cm²	200	800	650
群养地面面积 /cm²	80	250	n/a
笼高 /cm	12	14	12
基本生理参数			
成年体重 /g			
雄性	20～40	300～500	120～140
雌性	25～40	250～300	140～160
寿命 / 年	1～2	2～3	2～3
心率 /（次 /min）	300～800	300～500	250～500
呼吸频率 /（次 /min）	100～200	70～110	40～120
体温 /℃	36.5～38.0	37.5～38.5	37～38
染色体数 /2*n*	40	42	44
体表面积 /cm²	20g：36	50g：130 130g：250 200g：325	125g：260
饮水量 /［ml/（100g•d）］	15	10～12	8～10
青春期 / 周			
雌性	5	6～8	4～6
雄性	—	—	7～9
繁殖期 / 周			
雌性	8～10	12～16	6～8
雄性	8～10	12～16	10～12
发情周期 /d	4（2～9）	4～5	4
发情期 /h	14	14	2～24
妊娠期 /d	19（18～21）	21～23	15～17
窝产仔数	6～12	6～12	6～8
新生鼠体重 /g	0.5～1.5	5	2～3
离乳体重 /g	10	40～50	30～40
离乳日龄 /d	21～28	21	20～22
血液参数			
血容量 /（ml/kg）	76～80	60	80
血红蛋白 /（g/100ml）	10～17	14～20	10～18
血细胞比容（体积百分比）	39～49	36～48	36～60
白细胞 /（×1 000/mm³）	5～12	6～17	3～11
血糖 /（mg/100ml）	124～262	134～219	60～150

资料来源：刘恩岐. 医学实验动物学. 北京：科学出版社，2008.

注：1. “n/a”表示无推荐标准。

2. “—”表示不确定

2. 近交系

（1）C57BL/6：1921年由Clarence Cook Little用Abby Lathrop的原种雌鼠57和雄鼠52交配而得C57BL。1937年将C57BL分成两个亚系，即C57BL/6和C57BL/10。黑色，乳腺癌发病率低，对放射物质耐受力强，眼畸形，口唇裂的发生率达20%。淋巴细胞性白血病发病率为6%。对结核分枝杆菌、百日咳组胺易感因子敏感。嗜酒精性高。肿瘤学、生理学、遗传学研究常用品系。繁殖率较低，离乳时幼仔常会出现原因不明的脱毛，适当补充营养物质能够缓解症状。据统计，该小鼠是使用率最高的近交系小鼠。

（2）C3H/He：1920年育成，野生色。组织相容性基因H-2^k。乳腺癌发病率为97%，对致肝癌因素敏感，对狂犬病毒敏感，对炭疽杆菌有抗力。主要用于肿瘤学、生理学、核医学、免疫学研究。

（3）BALB/c：1923年育成，亚系有BALB/cd、BALB/cJ、BALB/cAnN等。白化，组织相容性基因H-2^d。本系易患慢性肺炎，6月龄以后大多数个体出现免疫球蛋白过多症，主要是IgG1和IgA量的增加。乳腺肿瘤发生率低，但对致癌因子敏感。肺癌发病率雌性26%，雄性29%。对放射性照射极为敏感。生产性能良好，繁殖期长，广泛应用于肿瘤学、生理学、免疫学、核医学和单克隆抗体等研究。

（4）DBA/2：1909年育成，是第一个培育成功的近交系，主要亚系有DBA/2、DBA/2J等。淡巧克力色。本品系产仔数少，不易哺育，较难繁殖。动物体内红细胞增多，血压较低，缺乏维生素K。氯仿和氧化乙烯能引起较高的死亡率。经产鼠乳腺癌发生率为66%，未产鼠为3%。白血病发生率雌鼠为6%，雄鼠为8%。听源性癫痫发作在36日龄小鼠为100%，55日龄后为5%。对鼠伤寒沙门菌补体有抗力，对百日咳组胺易感因子敏感。常用于肿瘤学、遗传学和免疫学研究。

（5）CBA：1920年育成，主要亚系有CBA/Br、CBA/Ca、CBA/J、CBA/st、CBA/H等。野生色，组织相容性基因H-2^k。本品系易诱发免疫耐受性，对维生素K缺乏高度敏感，连续注射酪蛋白后较C3H品系更易引起淀粉样变性。雌鼠乳腺癌发生率为33%～65%，雄鼠肝癌发生率为25%～65%。对麻疹病毒高度敏感。

（6）A：1921年育成，主要亚系有A/He、A/J、A/WySN等。白化，组织相容性基因H-2^z。初生仔鼠7.6%有唇裂，0.5%有后肢多趾症；6月龄雌鼠44%红斑狼疮和抗核抗体为阳性。经产鼠乳腺癌发生率高（30%～80%），未产鼠发生率低。可的松极易诱发唇裂和腭裂。对麻疹病毒高度敏感，对X线非常敏感。在致癌物质作用下，肺肿瘤发病率高。老龄鼠多发肾脏疾病。常用于肿瘤学、免疫学等研究。

（7）AKR：1936年育成，主要亚系有AKR/A、AKR/J、AKR/N等。白化，组织相容性基因H-2k。A系动物的主要特点是体内缺乏补体，易诱发免疫耐受性。为高发白血病品系，淋巴细胞性白血病发病率雄性为76%～99%，雌性为68%～90%。血液内过氧化氢酶活性高，肾上腺类固醇脂类浓度低。对百日咳组胺易感因子敏感。常用于肿瘤学和免疫学等研究。生育期短，最佳繁殖月龄为2～5月龄。

（8）TA1（津白1号）和TA2（津白2号）：天津医学院分别于1955年（TA1）和1963年（TA2）由昆明小鼠近亲交配育成，白化。TA1为自发低乳腺癌系，TA2为自发高乳腺癌系，为乳腺癌MA737的宿主。

（9）615：1961年中国医学科学院输血和血液学研究所将普通小白鼠与C57BL/6杂交育成，深褐色。肺腺癌发病率高。8月龄后开始出现衰老现象，表现为肥胖、增重。对津638白血病病毒敏感。

3. 杂交一代动物（F1代） F1杂交群（F1-hybrid）指根据需要在两个品系动物之间有计划地进行交配所获得的第1代动物。F1代小鼠具有清楚的遗传背景和双亲特性，而且均一性比亲代好。生活力强，对各种实验重复性好，已得到广泛应用，常用于合成制备单克隆抗体。常用的杂交一代小鼠见表5-2-2。

4. 突变系

（1）无胸腺裸鼠（nude mice，nu）：裸鼠几乎全身无毛，皮薄，皮肤光滑或有皱褶。裸鼠无胸腺，无法生成正常的T淋巴细胞，为免疫缺陷动物。繁殖力低，需饲养于屏障环境或隔离环境中。解剖与组织学检查表明裸鼠无T细胞及其功能，无细胞毒效应，不出现移植排斥反应和移植物抗宿主反应。常用于免疫学和肿瘤学等研究。

表 5-2-2 常见的小鼠杂交一代小鼠

亲本品系		杂交一代
♀	♂	
C57BL/6	DBA/2	B6D2F1
C57BL	DBA	BDF1
NZB	NZW	NZBWF1
C57BL/6	C3H	B6C3F1
C3H	DBA/2	C3D2F1
C57BL/6	A	B6AF1
C57BL/6	CBA	B6CBF1
CBA	C57BL/6	CBB6F1
C3H	C57BL/6	C3B6F1
C57BL	C3H	BC3F1
C57BL	CBA	BCBF1
BALB/c	DBA/2	CD2F1
BALB/c	C57BL/6	CB6F1

（2）重症联合免疫缺陷小鼠（SCID mice）：1988 年我国从美国 Jackson 实验室引进。外观与普通小鼠无异，但免疫器官中的 T 淋巴细胞和 B 淋巴细胞数量极少，细胞免疫和体液免疫功能缺陷，巨噬细胞和 NK 细胞仍具有免疫功能，需饲养于屏障环境或隔离环境中。常用于免疫学、肿瘤学、病毒学和单克隆抗体制备等研究。

（三）生物医学研究中的应用

1. 药物评价和毒性实验 小鼠广泛应用于药品的毒性及三致（致畸、致癌、致突变）实验、药物筛选实验、生物制品的效价测定等。

2. 肿瘤学研究 肿瘤遗传学的研究进展，许多近交系小鼠自发性肿瘤发病率很高，从肿瘤发生学来看，与人体肿瘤较为接近，用其作为治疗药物的筛选可能更理想。同时，小鼠对致癌物质敏感，可诱发各种肿瘤，如二乙基亚硝胺可诱发小鼠肺癌，甲基胆蒽可诱发小鼠胃癌和宫颈癌等，是研究人类肿瘤的极好模型。另外，严重免疫缺陷小鼠，如裸鼠、SCID 小鼠可接受各种人类肿瘤细胞的植入，直接用于人类肿瘤生长、转移及治疗的研究。

3. 传染性疾病研究 因小鼠对多种病原体敏感、易感染，常用于研究这些病原体的发病机制、临床症状及治疗。常用小鼠对沙门氏菌病、淋巴细胞脉络丛脑膜炎、狂犬病、血吸虫病、疟疾、破伤风、脊髓灰质炎和钩端螺旋体病等人和小鼠共患性疾病进行研究。

4. 遗传学和遗传性疾病的研究 小鼠毛色变化多样，其遗传学基础已研究得比较清楚，因此常用小鼠毛色作遗传学分析。重组近交系用于研究基因定位及其连锁关系。同源近交系用来研究多态性基因位点的多效性、基因的效应和功能以及发现新的等位基因。现在，借助遗传工程技术制作人类遗传疾病的动物模型，探索疾病的分子遗传学基础和基因治疗的可能性和方法的研究引起了生物医学界的高度重视。

5. 老年病学研究 小鼠寿命短，传代时间短，随着鼠龄的增加，机体内的一些生理、生化指标不断发生变化，特别是高龄鼠中老年病明显增多，是老年学研究的极好材料。多用于糖类、脂质、胶原和免疫等方面的研究。

6. 计划生育研究 小鼠繁殖力强，性周期和妊娠期短，生长快，适合计划生育研究。如常用小鼠作为抗生育、抗着床、抗早孕、抗排卵等实验的首选动物。

7. 免疫学研究 BALB/c、AKR、C57BL/6J 等小鼠常用于单克隆抗体的制备和研究，免疫缺陷小鼠可用于免疫机制的研究。

8. 代谢类疾病研究 OD、KK 等品系的小鼠能自发突变产生糖尿病；食物、药物如链脲佐菌素等也可制造小鼠糖尿病模型。高脂饲料诱导的小鼠肥胖症模型与人类肥胖症非常接近，是研究肥胖症使用最多的动物模型之一。现代快速发展的基因工程模型小鼠也是研究糖尿病、肥胖症等的优质素材。

此外，小鼠还可用于神经、呼吸和消化等系统疾病的研究。

（四）饲养管理要点

1. 环境 根据国家标准《实验动物 环境及设施》（GB14925—2010）的要求，小鼠的生产繁殖和实验环境都必须是屏障环境或隔离环境。应严格按国家标准设计小鼠饲养设施，如：温度、相对湿度、噪声、光照、换气次数、风速等各项指标都要控制在标准范围内。

2. 笼具与垫料 一般采用无毒的耐高温高压的塑料笼具。常采用刨花、玉米芯等垫料，垫料要求干燥、吸水性强、无毒、无味、无粉尘、无污染、动物不食，并需经高压消毒灭菌处理。定期清洗笼具、更换垫料。

3. 饲料与饮水 一般饲喂全价营养颗粒饲料，以保证其正常生长发育需要，并要有一定的硬度，以便磨牙。饲料消毒方法有两种，一是预真空高压消毒，对营养成分有破坏；另一种是 ^{60}Co 照射，对营养破坏小，但成本高。饮用水瓶采用耐高压的塑料瓶，饮用水瓶盖多为不锈钢材质制作；饮用水一是过滤，二是高压灭菌，三是酸化处理，其中酸化处理灭菌的方法是用盐酸将饮水酸化(pH 2.5—3)以达到灭菌要求，但是酸化水对水管材质要求较高；滤过消毒效果与滤材的选择有很大关系；灭菌最彻底的还是高温高压方法，动物饮用水应定期进行微生物检测以达到国家标准。

4. 日常管理 饲养、管理和实验人员必须严格遵守相应标准操作规程，做好相应的份内工作，保证动物福利，保证饲料和饮水充足、清洁卫生和消毒，做好工作记录、合理的实验方案，才能获得满意的实验结果。

5. 运输 运输必须采用有空气过滤膜隔离窗的专用运输盒。保证空气在过滤后进入盒内，从而保证动物不受病原微生物的污染。运输箱内应放置消毒灭菌后的垫料、食物和饮水。运输车箱内应配备空调以保证车厢内温度适宜，笼盒内动物不可太密集，以免造成运输途中死亡。

二、大鼠

大鼠(rat，*Rattus norvegicus*)属脊椎动物门、哺乳纲、啮齿目、鼠科、大鼠属，由野生褐色大鼠驯化而成(文末彩图 5-2-3)。染色体数 $2n=42$。

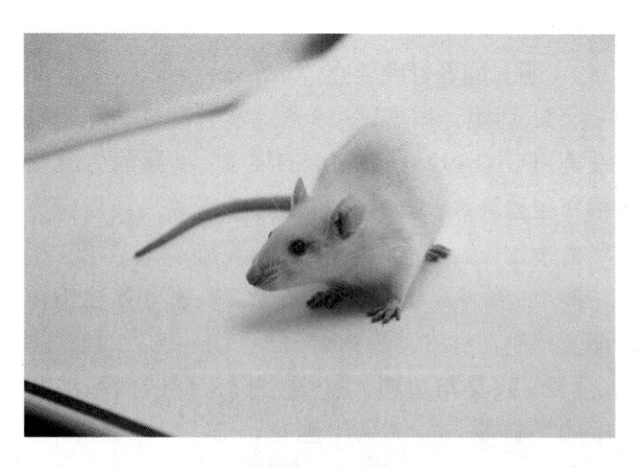

图 5-2-3 大鼠

起源于亚洲，18 世纪初期进行人工饲养。19 世纪初，美国费城的 Wistar 研究所开发大鼠作为实验动物，从而培育成了 Wistar 大鼠。20 世纪以后，大鼠开始在生命科学领域广泛应用，尤其是在肿瘤学、药理学、内分泌学和营养学方面应用最为广泛。大鼠是最常用的实验动物之一，其用量仅次于小鼠。

(一) 生物学特性

1. 一般特性

(1) 大鼠外观与小鼠相似，但体形较大。成年大鼠一般体长 18～20cm。尾上被有短毛和环状角质鳞片，尾部皮肤较厚。

(2) 大鼠性情温顺，易于捕捉，行动较迟缓，一般不会主动攻击咬人，但当粗暴操作或营养缺乏时可发生攻击人或互相撕咬现象。

(3) 大鼠习惯昼伏夜动，夜间和清晨比较活跃，采食、交配多在此期间发生，喜欢安静环境，噪声和不适光照对其繁殖影响很大，强烈的噪声会引起大鼠出现恐慌、互相撕咬和吃仔的现象。

(4) 大鼠的嗅觉灵敏，对空气中的粉尘、氨气、硫化氢等极为敏感，易引发呼吸道疾病。当长期慢性刺激时，会引起大鼠肺炎或进行性肺组织坏死，一般开放系统饲养的大鼠其死亡原因主要为呼吸道疾病。

(5) 大鼠食性较杂，以谷物为主兼食肉类，对营养缺乏敏感，特别是维生素 A 和氨基酸供应不足时，可发生典型的缺乏症状。

(6) 大鼠对饲养环境中的湿度敏感，相对湿度低于 40% 时，易发生环尾症，还会引起哺乳母鼠食仔现象发生，一般饲养室湿度应保持在 50%～65% 之间为好，虽然国标中环境相对湿度控制标准为 40%～70%。

(7) 大鼠与小鼠相似，同笼多个饲养与单笼饲养相比，具有生长发育快、性情温顺、易于捕捉的优势。

2. 解剖学特点

(1) 大鼠上、下颌各有 2 个门齿和 6 个臼齿，齿式为门齿 1/1，犬齿 0/0，前臼齿 0/0，臼齿 3/3 (总：16)。门齿终身不断生长，需经常磨损以维持其恒定。磨牙的解剖形态与人类相似，给致龋菌丛和致龋食物可产生与人一样的龋损，适用于建立龋齿的动物模型。大鼠无乳齿。

（2）大鼠的胃分为前胃（非腺胃）和胃体（腺胃）两部分。两部分由一个界限嵴隔开，食管通过此嵴的一个褶进入胃小弯，此褶是大鼠不会呕吐的原因。

大鼠肝的分叶明显，依据一些深裂可把肝分为6个叶（左外叶、左中叶、中叶、右叶、尾状叶和乳突叶），再生能力很强，切除60%～70%后可再生，肝库普弗细胞（Kupffer cell）95%有吞噬能力，适用于肝外科实验研究。

大鼠无胆囊，来自各叶的胆管在肝门处汇集而成胆总管，长度1.2～4.5cm，直径0.1cm。胆总管几乎沿其全长都为胰组织所包围，并在其行程中接收若干条胰管。胆总管在距幽门括约肌2.5cm处通入十二指肠，适宜作胆管插管模型。

（3）大鼠肺结构特别，左肺为1个大叶，右肺分成4个叶（前叶、中叶、副叶、后叶）。气管位于食管的腹侧，一般由24个背面不相衔接的"U"形软骨环构成。气管及支气管腺不发达，不宜作慢性支气管炎模型及祛痰平喘药研究。

（4）心脏和外周循环与其他哺乳动物稍有不同。心脏的血液供给既来自冠状动脉，也来自冠状外动脉，后者起源于颈内动脉和锁骨下动脉。

大鼠尾部血管丰富，形成尾椎节段性分布和纵向贯通分布相结合的特点。背腹面各有一条动脉，2点和10点部位两根静脉比较表浅、粗大，适宜静脉注射。大鼠尾部覆有短毛和角质鳞片，皮肤较厚，注射时需注意进针深度。尾有运动平衡、调节体温、自我保护和两侧后肢血运代偿通道等功能。

（5）大鼠雄性生殖系统有许多高度发育的副性腺，包括大的精囊、尿道球腺、凝固腺和前列腺。腹股沟管终身保持开放，睾丸于40日龄开始下降。雌性子宫为"Y"形双子宫，左右子宫腔完全分开，两个子宫独立开口在阴道。胸部和腹部各有3对乳头。

（6）大鼠的垂体较脆弱地附着在漏斗下部，可用吸管吸除垂体，适宜制作垂体摘除模型。

（7）大鼠皮肤缺少汗腺，汗腺仅分布于爪垫上，主要通过尾巴散热。

3. 生理学特性

（1）生长发育：新生大鼠体重5.5～10g；据大鼠品种品系不同，生仔数量多少也不同；全身无毛，两耳关闭，四肢短小。3—4日龄两耳张开，8—10日龄长出门齿，14—17日龄开眼，16日龄被毛长齐，20—21日龄可断奶。大鼠生长发育的快慢与其品系、营养状况、健康状况、环境条件以及母鼠的哺乳能力、生产胎次均有密切关系。一般成年雄鼠体重300～600g，雌鼠250～500g，大鼠的寿命一般为2.5～3年。Wistar和SD封闭群大鼠日龄和体重的关系见表5-2-3。

（2）生殖生理：大鼠妊娠期为19～23天，平均为21天，每胎产仔数平均为8～13只，最多可产仔达20只。雄鼠出生后30～35天睾丸下降进入阴囊，45～60天产生精子，60日龄性成熟，可自行交配，但90日龄后体成熟时才为最适繁殖期。雌鼠一般70～75天阴道开口，初次发情排卵是在阴道开口前后，80日龄体成熟进入最适繁殖期。大鼠是自发排卵，雌鼠性周期为4～5天，可分为前期、发情期、后期和发情间期。通过阴道涂片可判断发情周期。大鼠为全年多发情动物。雌鼠成群饲养时可抑制发情，在有1只雄鼠或其排泄物存在的情况下诱发发情，大鼠也存在产后发情，繁殖和生产使用期为90～300日龄。交配后雌鼠阴道口也会形成阴栓，可作为判断交配成功的标志。

（3）水的调节：大鼠汗腺不发达，仅在爪垫上有汗腺，尾巴是散热器官。大鼠在高温环境下靠流出大量的唾液来调节体温。

表5-2-3　两种封闭群大鼠日龄与体重关系

品系	性别	不同日龄体重/g							
		21d	28d	35d	42d	49d	56d	63d	70d
Wistar	♂	56	97	134	187	233	297	325	370
	♀	54	91	134	166	209	214	232	246
SD	♂	52	101	150	206	262	318	365	399
	♀	50	86	130	172	210	240	258	272

（4）其他生理指标：成年大鼠的胃容量为4～7ml，每只大鼠的食料量为20～30g/d（妊娠泌乳期的大鼠食量加大），饮水量为20～45ml/d，排粪量约为7～14g/d，排尿量约为10～15ml/d。

（二）主要品（种）系及特征

1. 封闭群

（1）Wistar：1907年由美国Wistar研究所育成，白化。使用数量最多，遍及全世界。头部较宽，耳朵较长，尾长小于身长。该种群性周期稳定，繁殖力强，产仔多，生长发育快，性情温顺，对环境适应性强，对传染病的抵抗力较强，自发肿瘤发生率低。

（2）SD：1925年由美国Sprague-Dawley农场育成。头部狭长，尾长度近于身长，产仔多，生长发育较Wistar快，抗病能力尤以对呼吸系统疾病的抵抗力强。自发肿瘤率低。对性激素感受性高。常用作营养学、内分泌学和毒理学研究。

（3）Long-Evans：1915年，Long和Evnas用雄性野生褐家鼠和雌性白化大鼠交配育成。头颈部为黑色，背部有一条黑线。可用于视神经损伤修复、原位肾移植等研究。

常用的还有Osborne-mended、Sherman、August、Brown-Norway等品种。

2. 近交系　大鼠近交系有一百多种，常用近交大鼠有以下数种：

（1）ACI：1926年育成。黑色，腹部和脚白色。28%雄鼠和20%雌鼠有遗传缺陷，有时缺少一侧肾或发育不全或囊肿，雄性同侧的睾丸萎缩，雌性无子宫或缺陷。该品系自发肿瘤率较高，血压低。

（2）F344：1920年育成，白化。乳腺肿瘤自发率雄鼠23%，雌鼠41%；脑垂体腺瘤自发率雄鼠24%，雌鼠36%；睾丸间质细胞瘤自发率为85%，甲状腺肿瘤自发率为22%，单核细胞白血病自发率为24%。该品系大鼠可允许多种肿瘤移植生长。血清胰岛素含量低；对高血压蛋白盐的产生有抵抗力。

（3）LEW：由Wistar大鼠培育而成，白化，血清中甲状腺素、胰岛素和生长激素含量高。对诱发自身免疫性心肌炎高度敏感，可诱发过敏性脑脊髓炎、过敏性关节炎和自身免疫复合物血管球性肾炎等。可移植多种肿瘤，高脂饲料容易引起肥胖症。

（4）SHR：1963年由Wistar大鼠培育而成，为自发性高血压大鼠（spontaneously hypertensive rat，SHR），白化。自发性高血压，10周龄后动脉收缩压雄鼠为200～350mmHg（26.7～46.3kPa），雌鼠为180～200mmHg（24.0～26.7kPa），心血管疾病发病率高。对降压药有反应，可作为高血压动物模型用于药物筛选。

（5）WKY：1971年由Wistar大鼠培育而成，白化。为自发性高血压大鼠的正常血压对照动物，雄鼠动脉收缩压为140～150mmHg（18.7～20.0kPa），雌鼠为130mmHg（17.3kPa）。

3. 杂交一代（F1代）　大鼠的杂交一代不如小鼠的杂交一代使用广泛，常用的有AS×AS2F1、F344×WistarF1、LEW×BNF1和WAG×BNF1。

4. 突变系

（1）癫痫大鼠：受到铃声刺激会旋转起舞数秒，然后一侧倒地发作癫痫，与人的癫痫病相似，可用作研究癫痫病的动物模型。

（2）肥胖症大鼠：食量和体重均大于正常鼠，血浆中脂肪酸总量增加10倍，胆固醇和磷脂含量增高。有高血压而无动脉壁的病变。可作为研究肥胖病的动物模型。

（三）生物医学研究中的应用

1. 药物学及药效学研究　大鼠广泛应用于药品的毒性及三致（致畸、致癌、致突变）实验、药物筛选实验、药代动力学实验、药物安全性评价等。

2. 行为学研究　大鼠体形大小合适，行为表现多样，情绪反应灵敏，适应新环境快，探索性强，可人为唤起和控制其动、视、触、嗅等感觉，神经系统反应方面与人有一定的相似性，所以在行为及行为异常的研究中用得很多，如：迷宫训练、奖励和惩罚效应、高级神经活动障碍等研究。

3. 老年病学研究　年龄与环境因素密切相关，老年病研究中必须选用无特定病原以上级别的大鼠，并严格控制环境条件。如衰老的生理生化变化研究可从大鼠得到足够量的血样和其他体液样品进行衰老的激素水平等生理、生化研究，探讨衰老过程与DNA合成、复制、转录和翻译有关酶的活性及其改变；胶原老化研究：饲喂山黧豆素可引起大鼠胶原中双体和多体增加，而新合成的胶原和弹性蛋白成熟度不够，造成结构蛋白老化的动物模型；还可用于饮食方式与寿命的关系研究等。

4. 心血管疾病研究 大鼠是研究高血压的首选动物，已培育出多种不同类型的高血压大鼠品系。还有自发性动脉硬化大鼠品系，通过诱发可使大鼠出现肺动脉高压、冠心病、局部缺血性心脏病等模型，用于进行发病机制和治疗研究，但其结构功能、代谢与人类不完全相同。

5. 内分泌疾病研究 大鼠的内分泌腺容易手术摘除，尤其是垂体更易摘除。常用于研究各种腺体对全身生理、生化功能的调节；激素腺体和靶器官的相互作用；激素对生殖生理功能的调控作用及计划生育。肥胖品系大鼠在3周龄时开始表现为肥胖，5周龄时肥胖明显，雄鼠体重可达到800g，雌鼠可达500g。血浆中相关血脂含量增加。可用来研究高脂血症。大鼠还用于应激性胃溃疡、卒中、克汀病等与内分泌有关的研究。

6. 感染性疾病研究 大鼠对多种细菌、病毒和寄生虫敏感，适宜复制多种细菌性和病毒性疾病模型，是研究支气管肺炎、副伤寒的重要实验动物。出生5天的大鼠接种流行性感冒杆菌用以研究细菌性软脑膜炎。1岁大鼠静脉内接种大肠埃希菌可建立肾盂肾炎的动物模型。病毒性肝炎和疱疹病毒感染的研究常用大鼠。旋毛虫病、血吸虫病和锥虫病等疾病也可用大鼠诱发建立动物模型。

7. 营养代谢病研究 大鼠对营养物质缺乏敏感，可出现典型缺乏症状。如核黄素缺乏时出现皮炎、脱毛、体质虚弱和生长缓慢，还可引起角膜血管化、白内障、贫血和髓质退化；维生素E缺乏可导致雌性大鼠生育能力降低，严重缺乏时雄性大鼠可终生丧失生殖能力。大鼠能有效地存贮维生素B_{12}，体内合成维生素C以及通过食粪满足其对维生素B的大部分需要。大鼠是营养学研究使用最早、最多的实验动物。

8. 口腔医学研究 大鼠适宜研究龋齿与微生物、唾液及食物的关系，牙垢产生的条件，牙周炎疾病；口腔组织生长发育及其影响因素；口腔肿瘤的发生和治疗等。

9. 肿瘤学研究 大鼠对二乙基亚硝胺等致癌物敏感，可诱导复制成各种肿瘤模型。裸大鼠体型大、血量多，与裸小鼠相比作为肿瘤移植的模型动物具有一定的优越性。能在裸大鼠体内生长的人肿瘤有黑色素瘤、胰腺癌、乳腺癌等。随着基因工程技术的发展，已成功建立多种转基因大鼠肿瘤模型。

（四）饲养管理要点

大鼠的饲养管理工作基本与小鼠相同，但要注意一些大鼠特有的习性。

1. 大鼠对氨气和硫化氢比较敏感，易引起呼吸道炎症，应加强通风换气，保持饲养室内空气新鲜以及温湿度的相对稳定，湿度过低易导致大鼠发生环尾病。

2. 抓取大鼠时应轻抓轻放，避免激怒大鼠引起应激反应。抓取时应提其尾巴根部；对怀孕母鼠要从背部向腋下抓起，另一只手托起臀部避免导致流产。

三、豚鼠

豚鼠（guinea pig，*Cavia porcellus*）属哺乳纲、啮齿目、豚鼠科、豚鼠属，由野生动物驯养而来（文末彩图5-2-4）。染色体数2n＝64。豚鼠的名称很多，如天竺鼠、荷兰猪、海猪等。实验豚鼠的祖先原产于南美洲平原，16世纪由西班牙人作为观赏动物传入欧洲，后由荷兰传到日本，再传入我国，故称荷兰猪。1780年，Laviser首次用豚鼠作热原质实验，此后开始实验动物化并遍布世界，广泛应用于生物医学研究中的各个领域。

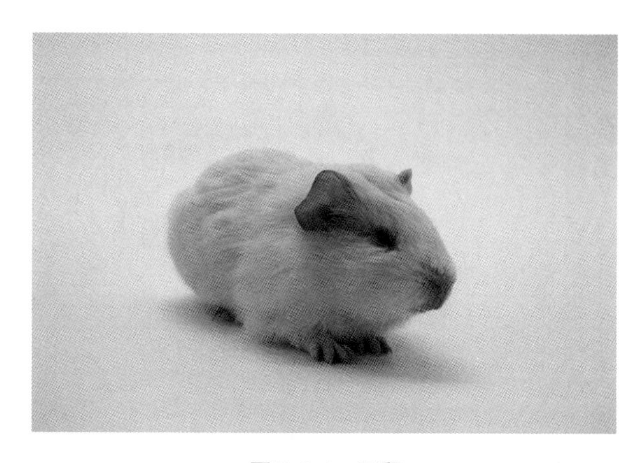

图5-2-4 豚鼠

（一）生物学特性

1. 一般特性

（1）豚鼠体形短粗，全身被毛，耳朵和四肢短小，尾巴只有残迹，耳壳薄而血管明显，上唇分裂。前足有四趾，后足有三趾，趾端有尖锐短爪。毛色有白色、黑色、棕色、灰色、黄色等，毛色组成有单色、双色和三毛色。

（2）豚鼠属草食性动物，喜食纤维素较多的禾本科嫩草或干草。日夜采食，在两餐之间有较长的休息期。

（3）豚鼠性情温顺，很少发生打斗或攻击咬伤人的现象，由于四肢短小而不善攀爬。胆小易惊，喜欢安静，外界突然产生的响声、震动可致其四散奔逃，甚至可引起孕鼠的流产。

（4）豚鼠一雄多雌的群体构成具有明显的群居稳定性。豚鼠喜欢干燥清洁而又宽敞的生活环境，过于拥挤容易发生脱毛、皮肤损伤和皮炎等现象。

（5）豚鼠听觉非常发达，能够识别多种不同的声音，听到的声域远大于人类。当有尖锐的声音刺激时，常表现为耳郭竖起微动以应答，即听觉耳动反应（普赖厄反射）。

2. 解剖学特点

（1）豚鼠的齿式为门齿 1/1，犬齿 0/0，前臼齿 1/1，臼齿 3/3（总：20），门齿呈弓形，深入颌部，咀嚼面锐利，能终身生长。咬合不正时门齿和臼齿会过度生长。臼齿发达。

（2）胃壁非常薄，黏膜呈皱襞状，胃容量约为 20～30ml。肠管较长，约为体长的 10 倍，其中盲肠发达，约占整个腹腔容积的三分之一，这是草食性动物的特征。肝分 5 叶，有胆囊。

（3）豚鼠肺呈粉红色，分左、右肺，共分 7 叶，其中右肺 4 叶（上、中、下叶及从中叶分出的侧叶），左肺 3 叶（上、中、下叶）。气管及支气管不发达，只有喉部有气管腺体，支气管以下皆无。

（4）豚鼠淋巴系统较发达，对侵入的病原微生物极为敏感。肺组织中淋巴组织特别丰富，反应敏感，在少量机械或细菌刺激时，很快发生淋巴结炎。胸腺与其他动物不同，全部在颈部，位于下颌角到胸腔入口中间，为两个光亮、淡黄色、细长呈椭圆形、充分分叶的腺体。

（5）豚鼠大脑半球没有明显的回纹，只有原始的深沟和神经，属于平滑脑组织，较其他同类动物发达。脑在胚胎期 42～45 天发育成熟，属于胚胎发育完善动物。

（6）雌、雄豚鼠腹部皆有一对乳腺，但雌性豚鼠的一对乳头细长而明显。雌性具有无孔的阴道闭合膜，发情期张开，非发情期闭合。子宫有两个完全分开的子宫角，两个子宫角会合后形成子宫颈，开口于阴道。雄性有位于两侧突起的阴囊，内含睾丸，出生后睾丸并不下降到阴囊，但通过腹壁可以摸到。豚鼠在外观进行性别鉴定时，要用一只手抓住豚鼠的颈部，另一手推挤生殖器孔上部皮肤，雄性在圆孔中露出性器官的圆形突起，雌性则无（文末彩图 5-2-5）。

3. 生理学特性

（1）生长发育：豚鼠妊娠期长，属于晚成性动物。新生的仔鼠有被毛、恒齿和视力，生后 4 小时

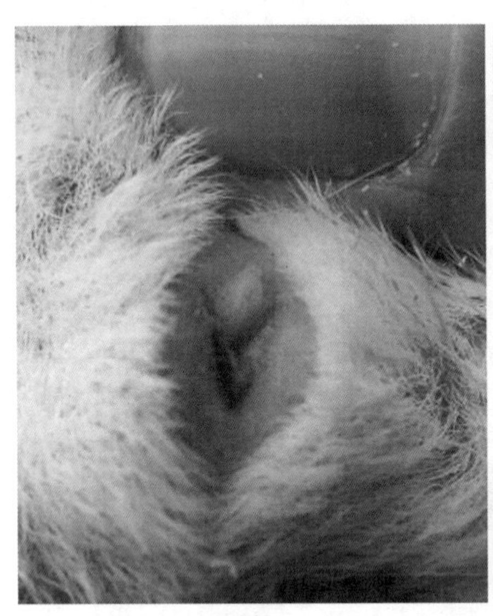
雌性

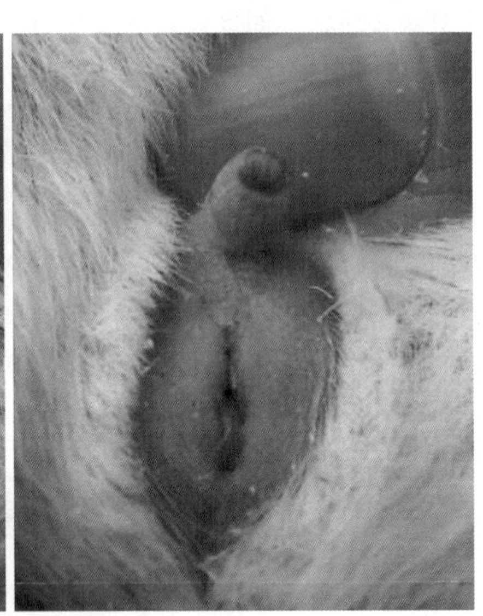
雄性

图 5-2-5　豚鼠雌雄对比

即能行走和进食，3～4天后就能独立生活。出生体重一般为50～150g，在出生后的两个月内平均每天增重2.5～3.5g。成年豚鼠体长225～355mm，体重一般为350～600g。寿命一般为4～5年。

（2）生殖生理：豚鼠性成熟早，雌性30～45日龄，雄性70日龄左右即性成熟，受饲料营养和饲养环境的影响，性成熟期有所缩短或延长。豚鼠一般在5月龄左右达到体成熟，可配种繁殖。

豚鼠性周期为13～20天（平均16天），发情时间可持续1～18小时，妊娠期长达65～70天，每胎产仔1～8只，多数为3或4只，哺乳期2～3周。豚鼠泌乳能力强，虽然只有一对乳头，但均能将所生仔鼠全部带活。另外，雌豚鼠有互相哺乳习惯，不是自己亲生的仔鼠都能让其吸乳，这一点与其他啮齿类、兔、犬等不同。豚鼠为全年多发情动物，有产后发情特性。雄性豚鼠射出的精液含有精子和副性腺分泌物，分泌物在雌性豚鼠阴道中凝固形成阴道栓。此栓被脱落的阴道上皮覆盖，在阴道口停留数小时脱落，查找可确定交配日期，准确率达85%～90%。豚鼠的繁殖时限一般在1～1.5年，此后繁殖率降低。

（3）血细胞特性：豚鼠的红细胞、血红蛋白和血细胞比容比其他实验啮齿动物低。其淋巴细胞中有一种称为Kurloff小体的单核细胞，细胞形态比较大，胞质内含有大的黏多糖包涵体，通常在血管或胸腺内发现，在雌激素刺激和妊娠情况下，数量比平时明显增多，并由肺和脾转移至胸腺和胎盘。

（4）超敏反应：豚鼠对变应原敏感，是研究抗原诱导速发型呼吸过敏反应和迟发型超敏反应的良好模型，变应原极易引发豚鼠死亡。

豚鼠对抗生素高度敏感，尤其是对青霉素类和四环素类极为敏感。青霉素对豚鼠的毒性比小鼠高1 000倍，使用青霉素会引起豚鼠肠炎，甚至死亡。因此，治疗豚鼠的感染性疾病一般不使用抗生素，常用磺胺类药物。

（5）营养代谢：豚鼠体内缺乏左旋葡萄糖内酯氧化酶，故不能合成维生素C。因此，豚鼠的饲料中必须补充维生素C，否则会发生维生素C缺乏症。

（6）其他生理特点：豚鼠耐冷不耐热，自动调节体温的能力较差，易受外界温度变化的影响，温度过高或过低都会降低其抵抗力。当室温升至35～36℃时，易引起豚鼠急性肠炎。

豚鼠有较强的抗缺氧能力，比小鼠强4倍，比大鼠强2倍。

每只成年豚鼠的胃容量为20～30ml，食料量为14～28g/d，饮水量为85～150ml/d，排粪量为21～85g/d，排尿量为15～75ml/d。

（二）主要品种（系）及特征

豚鼠按毛的长短可分为短毛、长毛和刚毛豚鼠三种。一般实验用豚鼠多为短毛豚鼠。

1. 封闭群

（1）英国种（亦称荷兰种）：我国使用的多为此种封闭群，特点是毛短而光滑，毛色有单色、双色或三色。生长快，抗病力强，繁殖性能好。

（2）Hartley系：远交系，毛色白色，1973年从英国实验动物中心引进。

（3）FMMU白化豚鼠：由南方医科大学顾为望教授等育成的封闭群，白化。繁殖性能与花色豚鼠相比较差。缺氧耐受性优于花色豚鼠，但SPF级FMMU豚鼠与氧运输相关的多项指标显著低于普通级豚鼠，与呼吸循环密切相关的肺脏脏器系数也显著小于普通级豚鼠。FMMU豚鼠具有独特的免疫学特性，血清中免疫球蛋白含量（IgG、IgA、IgM）、C3、C4含量及补体总活性均显著低于花色豚鼠；淋巴细胞转化率比花色豚鼠略低，SPF级FMMU豚鼠白细胞水平低，其中嗜碱性粒细胞为零，嗜酸性粒细胞和单核细胞极少，中性粒细胞较少，主要由淋巴细胞发挥免疫功能。与此同时，不同级别FMMU豚鼠的免疫功能状态也存在差异，上述反映机体防御和体液免疫能力的指标中SPF级豚鼠均显著低于普通级豚鼠。因此，SPF级FMMU白化豚鼠总体的免疫学功能低于花色豚鼠，抗病能力可能弱于花色豚鼠，对各种病原更为敏感，更适于制作感染类疾病的动物模型。

有研究人员利用听性脑干诱发电位（ABR）、扫描电镜观察等方法比较了爆震前、后FMMU白化豚鼠和杂色豚鼠听力功能和结构的变化。实验表明，爆震前FMMU白化豚鼠的ABR阈值小于杂色豚鼠的ABR阈值；而爆震后阈移的增加比杂色豚鼠快且明显，恢复慢，永久性阈移大于杂色豚鼠的永久性阈移；耳蜗超微结构和听力功能的损伤比杂色豚鼠严重。由此表明，FMMU白化豚鼠听功能更为敏感，其耳蜗对爆震的敏感性较高，是复制爆震性耳聋的理想动物模型。

2. 近交系

（1）近交系2：美国培育，1950年由NIH分赠给世界各地，毛色为黑棕白三色。体重远小于近交系13，对结核分枝杆菌抵抗力强，并具有结合的GPL-AB.1抗原，血清中缺乏诱发的迟发超敏反应因子。

（2）近交系13：培育历史与2系相同，体型较大，毛色为黑、棕、白三色。对结核分枝杆菌抵抗力弱，受孕力比2系差，GPL-AB.1抗原与2系相同。

（三）生物医学研究中的应用

1. 药物学研究

（1）皮肤刺激实验：豚鼠皮肤对毒物刺激反应灵敏，其反应近似人类，通常用于局部皮肤毒物作用的实验，如研究化妆品对局部皮肤的刺激反应。

（2）致畸研究：豚鼠妊娠期长，胎儿发育完全，幼仔形态功能已成熟，可适用于药物或毒物对胎儿后期发育影响的实验。

（3）药效评价实验：①平喘药和抗组胺药，豚鼠对组胺类药物很敏感，可引起支气管痉挛性哮喘，常用于药物药效的测试模型；②镇咳药物，豚鼠对化学刺激（7%的氨气、SO_2、柠檬酸等）和机械刺激（刺激其喉上神经）都很敏感，刺激后能诱发咳嗽，是镇咳药筛选的首选动物；③局部麻醉药，豚鼠常用于测试局部麻醉药，如制备角膜擦伤、皮肤灼伤、坐骨神经刺激动物模型测试局部麻醉药效果；④抗结核药物，豚鼠对结核分枝杆菌很敏感，是研究治疗各种结核病药物的首选动物。

2. 免疫学研究

（1）补体：豚鼠特别是老龄豚鼠的血清中含有丰富的补体，是所有实验动物中血清补体含量最高的一种动物，其补体非常稳定，获取方便，免疫学实验中所用的补体多来自豚鼠血清。

（2）过敏反应或变态反应研究：豚鼠易于过敏，注射马血清很容易复制过敏性休克动物模型。豚鼠的迟发超敏反应与人类相似，是研究Ⅰ型超敏反应（速发型超敏反应）和Ⅳ型超敏反应（迟发型超敏反应）的常用模型动物。常用实验动物对致敏物质的反应程度不同，其顺序为：豚鼠>家兔>犬>小鼠>猫。

3. 传染病研究 豚鼠对结核分枝杆菌、白喉棒状杆菌、鼠疫耶尔森菌、钩端螺旋体、布鲁氏菌以及沙门菌都比较敏感，尤其对结核分枝杆菌有高度敏感性，感染后的病变酷似人类的病变，是结核分枝杆菌分离、鉴别、疾病诊断以及病理研究的最佳动物。幼龄豚鼠用于研究肺支原体感染的病理和细胞免疫。

4. 耳科学研究 豚鼠耳郭大，耳道宽，易于进入中耳和内耳，耳蜗的血管伸至中耳腔，便于进行内耳微循环的观察。听觉特别敏锐，特别是对700～2 000Hz的纯音最敏感，存在可见的普赖厄反射，所以常用于听觉的内耳疾病的研究，如噪声对听力的影响、药物对听神经的影响等。除此之外，豚鼠还可用于耳科外科手术的研究和评价，如研究用激光在豚鼠耳蜗底周开窗对耳蜗形态的影响，为激光在耳科学手术中的安全应用提供实验依据。

5. 营养代谢研究 豚鼠体内不能合成维生素C，且对其缺乏十分敏感，维生素C缺乏病（坏血病）症状明显，是研究实验性坏血病的良好动物模型。

6. 其他研究应用

（1）豚鼠对缺氧耐受力强，适合做缺氧耐受性和测量耗氧量的实验。

（2）豚鼠也适用于妊娠毒血症、自发流产、睾丸炎以及畸形等方面的研究。

（3）由于可准确查知豚鼠剖宫产时间，幼仔发育完全，易成活，经常用于悉生生物学的研究。

（4）豚鼠为草食性动物，不易发生呕吐反射，不宜用于呕吐实验研究。

（四）饲养管理要点

1. 饲养环境 豚鼠听觉好，胆小易惊，故饲养环境应保持安静，噪声应严格控制在60dB以下。

2. 笼具 抽屉式盒子和大塑料笼盒是繁殖饲养豚鼠的较好笼具，其底面平整光滑，铺垫垫料，使豚鼠有在地面上的感觉；保温性能也较好，清洗和消毒灭菌方便。豚鼠活动性较强，笼具底面积要求比一般啮齿类动物要大。国内实验动物笼具生产厂家已有标准化商品出售。但大塑料盒体积较大，搬动操作不太方便。另外要防止豚鼠在受惊吓时跳出盒外。

3. **垫料**　一般铺不具有机械损伤的软刨花垫料，也可加干草或稻草，最好将其消毒后使用，这样既可以在豚鼠受到惊吓时藏身，又可以让豚鼠啃咬补充纤维素。但注意在进行营养学方面的实验时放干草或稻草容易影响实验结果，所以不宜使用。

4. **饲料和饮水**　豚鼠属于草食性动物，饲料中的粗纤维含量不能低于 20%，粗纤维比例低易导致豚鼠出现排粪障碍、脱毛或相互吃毛的现象。体内不能合成维生素 C，因此，豚鼠的饲料或饮水中一定要注意维生素 C 的补充。一般豚鼠维生素 C 的需要量为每天每 100g 体重 4～5mg，快速生长期和妊娠、哺乳期的豚鼠实际需要量可为每天每 100g 体重 30～40mg。传统的方法是饲喂富含维生素 C 的新鲜蔬菜和水果，较经济和效率高的方法是在豚鼠的饮水中添加维生素 C，新鲜配制含维生素 C 200～400mg/L 的饮水。用于溶解维生素 C 的饮水最好使用蒸馏水或去离子水，因为含氯离子和一些金属离子的水易使维生素 C 失效。

四、地鼠

地鼠（hamster）又名仓鼠，属于哺乳纲、真兽亚纲、啮齿目、仓鼠科、仓鼠亚科的小型动物（文末彩图 5-2-6）。地鼠是由野生动物驯养后进入实验室。作为实验动物的地鼠主要有金黄地鼠（染色体 $2n=44$）和中国地鼠（又名黑线仓鼠，染色体 $2n=22$）。生物医学研究中 80% 以上使用金黄地鼠。

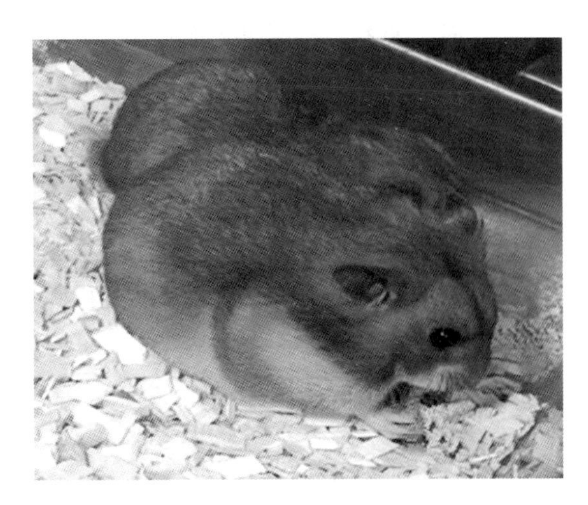

图 5-2-6　地鼠

（一）生物学特性

1. **一般特性**

（1）金黄地鼠背部毛色为淡褐色，侧面及腹部为白色，成年体长 16～19cm，成年雌性体重 90～130g，雄性 85～120g。身体粗壮，尾短粗，耳色深，眼小而明亮，被毛柔软。中国地鼠灰褐色，体型小，体长大约 9cm，成年体重约 28～40g，眼大而黑，外表肥壮，短尾，背部从头顶直至尾基部有一条暗色条纹。行动迟缓，喜独居。

（2）地鼠为杂食性动物，有贮存食物的习性，可将食物存贮于颊囊内，地鼠通过颊囊将大量食物搬至巢中。

（3）地鼠是昼伏夜行动物，一般在夜晚 8～11 点最为活跃。运动时腹部着地，行动不敏捷，有嗜睡习惯，熟睡时全身松弛，如死亡状，不易醒。

（4）好斗，牙齿十分坚硬，可咬断细铁丝，受惊时会咬人。雌鼠比雄鼠强壮而凶猛，除发情期外，雌鼠不宜与雄鼠同居，难于成群饲养。金黄地鼠初胎有食仔恶习。

（5）对室温变化敏感，以温度 20±2℃、湿度 40%～60% 为宜。室温低于 9℃时可出现冬眠。

2. **解剖学特点**

（1）齿式为门齿 1/1，犬齿 0/0，前臼齿 0/0，臼齿 3/3（总：16），门齿终身生长。

（2）地鼠口腔内两侧各有一个颊囊，深度为 3.5～4.5cm，直径为 2～3cm，一直延续到耳后颈部。由一层薄而透明的肌膜构成，容量可达 $10cm^3$。颊囊缺少腺体和完整的淋巴通路，因此对外来组织不产生免疫排斥反应，是进行组织培养、人类肿瘤移植和观察微循环改变的良好区域。

（3）金黄地鼠的睾丸较大，约为体长的 1/6～1/7，重约 1.6～2g。雌性子宫呈“Y”形，左右各有一个圆形的卵巢，一次排卵约 20 个，乳头 6～7 对。

（4）中国地鼠的染色体少而大，二倍体细胞 $2n=22$。无胆囊，大肠长度是金黄地鼠的一半，但脑、睾丸均比金黄地鼠重近一倍。

3. **生理学特点**

（1）生长发育：金黄地鼠初生仔鼠重 1.5～2.5g，无毛，闭眼。3—4 日龄长被毛，耳壳开始突出体外。7 日龄全身蒙上被毛。10—14 日龄睁眼，有听觉。12 日龄可爬出窝外觅食，一边觅食一边靠母鼠乳汁哺育，生长发育很快，断乳时体重可达25～28g，成年体重可达到150g，雌鼠体重比雄鼠稍大。成年中国地鼠体重约为35g，雄鼠则比雌鼠大。平均寿命2～3年。

（2）生殖生理：金黄地鼠30～32天性成熟，性周期是4～5天，妊娠期为15天左右，为啮齿类动物中妊娠期最短者。哺乳期21天，离乳后雄鼠2月龄，雌鼠1.5月龄可配种。每年可产5～7胎，每胎产仔5～10只（平均7只）。金黄地鼠为常年发情动物，有产后发情特点，生殖寿命为6个月，9月龄后受孕率下降。

中国地鼠一般是8周龄性成熟，性周期是3～7天（平均4.5天），妊娠期19～21天（平均20.5天），哺乳期20～25天，离乳后最佳繁殖时间是12周龄，每胎产仔4～8只。

（3）地鼠对皮肤移植的免疫反应特别强，封闭群内个体间皮肤移植常可存活，并能长期生存下来，但不同群体间移植则100%被排斥，这一现象正吸引着众多免疫工作者进行深入的研究。

（二）主要品种（系）及特征

1. 金黄地鼠（golden hamster，*Mesocricetus auratus*） 实验动物化的历史比较短，全部品系的来源都是1930年从叙利亚捕获的七只同窝地鼠。现有近交系38种，突变系17种，远交群38种。我国使用最多的是远交群的金黄地鼠。

2. 中国地鼠（Chinese hamster，*Cricetulus griseus*） 中国地鼠系仓鼠属、中国种，又称黑线仓鼠或条纹仓鼠。1919年首次由我国学者谢恩增引入实验室并进行医学研究。已有群、系20个。其中包括4个近交品系，并已引入欧美等国的实验室。

（1）A/Gy系F42：特点表现为针毛异常（Brittle-Bristle），伴性（♀）自家免疫性疾病品系。主要用于子宫癌、子宫腺癌、间质细胞淋巴瘤和肝癌的移植研究。

（2）Aa/Gy系F42：特点与A/Gy系F42相同，主要用于子宫癌、子宫腺癌和肝癌的移植研究。

（3）B/Gy系F39：特点为遗传性糖尿病品系，可用于子宫癌和子宫腺癌移植研究。

（4）C/Gy系F17癫品系，可用于骨肉瘤移植等研究。

3. 欧洲黑腹地鼠（European hamster，*Cricetus cricetus*） 体型大，性凶猛，体重约200g，染色体22对。

部分系群金黄地鼠的特性见表5-2-4（普通饲养条件）。

表5-2-4 部分系群金黄地鼠的特性

	品系或符号	特点		品系或符号	特点
近交系	XX•B	高血压	突变系	dg	黑灰
	2.4	前列腺肥大		Ds	显性斑点
	4.22	肥胖		dy	营养不良症
	12.14	前肢麻痹		E	局部黑色
	14.6	肌病		L	长毛
	40.54	肌病		Lg	致死灰色
	41.56	虹膜异色		N	裸体
	72.29	无眼畸形、聋		R	锈色
	87.20	前列腺肥大		ru	红宝眼
	82.62	肌病		rx	绒毛
	86.93	癫痫		S	黑色斑点
突变系	B	褐色		Sa	光亮柔滑
	Ea	白带		To	伴性黄色
	Cd	末端黑色，白化		Wh	无眼畸形、白色
远交群	Wo	白化	远交群	Wo	金黄色
	Wo	米黄色		WS	白化
	Wo	米色带		WS	黄棕色
	Wo	黄棕色		WS	米黄色
	Wo	黄棕色		WS	金黄色
	Wo	金黄色			

资料来源：《国际实验动物索引》。

（三）生物医学研究中的应用

1. 肿瘤学研究 地鼠颊囊是缺少组织相容性抗原的免疫学特殊区，可进行组织培养。瘤组织接种于地鼠颊囊中易于生长，是人类肿瘤移植和观察微循环改变的良好区域，适用于肿瘤增殖、移植、致癌、抗癌药物筛选及放射线治疗。地鼠对可以诱发肿瘤的病毒很易感也很敏感，还能成功地移植某些同源正常组织细胞或肿瘤组织细胞等。因而地鼠是肿瘤学研究中最常用的动物，广泛应用于研究肿瘤的增殖、致癌、抗癌、移植、药物筛选、X线治疗等。

2. 感染性疾病研究 地鼠对病毒、细菌非常敏感，适宜复制疾病模型，进行传染性疾病的研究。中国地鼠的睾丸特别大，是良好的接种器官，可用于肺炎球菌肺炎、白喉、结核病、狂犬病等的研究。地鼠的肾细胞可供脑炎病毒、流感病毒、腺病毒、立克次体及原虫的分离使用，也是制造流行性乙型脑炎疫苗和狂犬疫苗的原料。

3. 生殖生理研究 地鼠成熟早，妊娠期短，仅16天，雌鼠出生后28天即可繁殖，动情周期准确，适用于生殖生理和计划生育的研究。

4. 遗传学研究 中国地鼠染色体大，数量少，且易于相互鉴别，在小型哺乳动物中是难能可贵的，为研究染色体畸变和染色体复制机制的极好材料。还常应用于组织培养的研究，在对各种组织细胞的体外培养中，不仅容易建立保持染色体在二倍体水平的细胞株，尚在抗药性、抗病毒性、温度敏感性和营养需要的选择中建立了许多突变型细胞株。

5. 糖尿病研究 中国地鼠易产生真性糖尿病，血糖可比正常高出2～8倍，胰岛退化，β细胞呈退行性变，易培育成糖尿病模型。

6. 其他 地鼠还应用于皮肤移植、龋齿、营养学、微循环、老化、冬眠、行为等生理学方面的实验研究。

（四）饲养管理要点

1. 地鼠的饲养管理基本同小鼠，饲料中应特别注意蛋白质的含量和质量，要达到20%～25%，动物性蛋白：植物性蛋白为1∶2或2∶3，否则地鼠生殖功能会发生障碍，需适当补充青饲料。

2. 保持一定的室温，地鼠为夜行性动物，繁殖时夜间配种，以提高受孕率。

3. 雌性鼠好斗，性成熟后要按性别分开饲养，以免互相撕咬引起伤亡。

五、长爪沙鼠

长爪沙鼠（mongolian gerbil，*Meriones unguiculatus*）属于哺乳纲、啮齿目、鼠科（2005年，沙鼠亚科从仓鼠科转为鼠科的一个亚科）、沙鼠亚科、沙鼠属，亦称蒙古沙鼠或黑爪蒙古沙土鼠、黄耗子、砂耗子等（文末彩图5-2-7）。染色体数$2n=44$。野生的长爪沙鼠在我国分布于内蒙古、河北省北部、山西、甘肃、宁夏回族自治区、青海等地的草原地带。20世纪60年代开始，为了应用于医学研究，国内外科学工作者进行开发和驯化。我国于70年代开始饲养长爪沙鼠。在中国、日本和欧美国家都有养殖，已有封闭群和近交系。

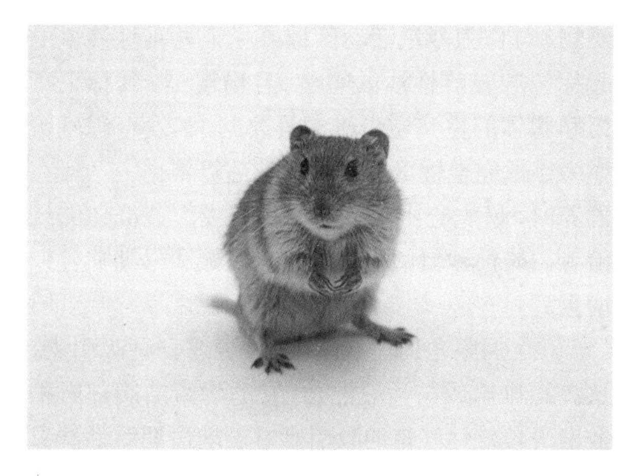

图5-2-7 长爪沙鼠

（一）生物学特性

1. 一般特性

（1）长爪沙鼠是一种小型食草动物，大小介于大鼠和小鼠之间，成年体重30～113g，雄性大于雌性，体长97～132mm，尾长97～106mm，尾粗长，长满较硬被毛并在尾端集中形成毛簇。眼大而圆。耳壳前缘有灰白色长毛，内侧顶端毛少而短。背毛棕灰杂色，体侧与颊部毛色较淡，腹部灰白色。后肢长而发达，长度为24～30mm，可作垂直与水平快速运动，常常很容易呈直立姿势。后肢与掌部被以细毛，趾端有弯锥形长而有力的爪，适于掘洞。

（2）长爪沙鼠是昼夜活动的动物，短期剧烈活动与短期休息或沉睡交替，午夜和下午三点钟左右是活动高峰，行动敏捷，有一定的攀跃能力。

（3）野生沙鼠有在秋季贮粮以备越冬的生活史阶段，因此沙鼠喜囤积一定的食物。

（4）长爪沙鼠性情温顺，通常少有斗殴行为，但在一定条件下会发生斗殴，成年沙鼠混群通常导致激烈斗殴，伴有损伤甚至死亡。

（5）长爪沙鼠日排尿量较少，有时仅几滴，粪便干燥。对温差适应性强。

2. 解剖学特点

（1）门齿1/1，犬齿0/0，前臼齿0/0，臼齿3/3（总：16），牙齿尖利，可咬嚼木头。

（2）腹部有一卵圆形棕褐色的无毛区，称为腹标记腺或腹标记垫，上面被有蜡样物质，该腺在物体上摩擦时会分泌一种油状、具有怪味的分泌物，可作为沙鼠活动区域的标记。雄性沙鼠的腹标记腺较雌性沙鼠明显，且出现早，其标记行为和腺体的完整性受雄激素控制，其发育程度可作为雄鼠完全性成熟时日龄的估算依据。一般在群养时，最先分泌腺体的动物将成为该群体的统治者。雌性沙鼠的标记行为在妊娠和早期哺乳期增强。

（3）后眼角内侧有副泪腺，分泌一种吸引素，从鼻孔排出或与唾液混合，在动物清洁腹部时扩散出来。雄性沙鼠的吸引素对于动情期雌性沙鼠有促进交配的作用。

（4）肾上腺较大，同体重前提下，其肾上腺几乎为大鼠肾上腺的 3 倍，其产生的皮质甾酮也较多，所以切除肾上腺的沙鼠不能通过体外补钠而维持钠盐的代谢。

（5）大脑动脉环（Willis 环）前后交通支存在不同程度的缺损，绝大多数缺少联系颈内动脉和椎基底动脉系统的后交通支，因此容易制备为脑缺血模型动物。

3. 生理学特性

（1）生长发育：幼鼠出生时无毛，体重 1.5～2g，贴耳，闭眼，3—4 日龄竖耳，6 日龄开始长毛，8—9 日龄长出门齿，16—18 日龄开眼。初生仔鼠生长发育较快，离乳时仔鼠体重约 12g。雌鼠在 150 日龄、雄鼠在 180 日龄之后基本停止增长。野生沙鼠的平均寿命为 1.5 年，经过驯养的沙鼠平均寿命可达 2～3 年。

（2）生殖生理：雄性长爪沙鼠睾丸下降到阴囊的时间为 23～35 天，雌鼠阴道开口时间为 36～99 天。驯养的长爪沙鼠为长年发情动物，冬季繁殖率稍有下降。雌鼠性成熟期为 9～12 周，雄鼠为 10～12 周，性周期 4～6 天，妊娠期为 24～26 天，哺乳期 21 天左右。雌鼠通常 5～6 月龄配种，可繁殖期 15 个月，人工饲养条件下，一年可繁殖 5～8 胎，每胎产仔 4～8 只，多时可达 11 只左右，交配多发生于傍晚和夜间（表 5-2-5）。

（二）生物医学研究中的应用

长爪沙鼠作为实验动物其使用量比小鼠、大鼠、豚鼠、地鼠少得多，但其独特的解剖学、生理学和行为学特征，使其在某些领域的研究中具有重要价值，因此被称为“多功能”实验动物。

1. 微生物感染性疾病学研究 长爪沙鼠对布鲁氏菌、结核分枝杆菌、肺炎链球菌、流感嗜血杆菌、炭疽杆菌、支气管鲍特杆菌、鼠麻风杆菌、单核细胞增多性李斯特菌、鼠伤寒沙门菌等反应敏感，对其培养物也极为敏感。

在感染性疾病的研究方面，最受关注的是长爪沙鼠应用于幽门螺杆菌引起的胃炎、胃癌的研究，是极少数能发展成为胃溃疡、胃癌的模型动物。该模型能产生与人极相似的病理组织学改变。将细菌接种于长爪沙鼠中耳泡上腔内 5～7 天可引起中耳炎，因此可用于制作细菌性中耳炎动物模型。

除此之外，长爪沙鼠还对来自黑线姬鼠、褐家鼠和人的流行性出血热病毒感染也十分敏感，是研究流行性出血热和生产流行性出血热疫苗的良好模型动物。另有研究表明，长爪沙鼠还可以感染禽流感 H5N1 型病毒。

长爪沙鼠在实验条件下对多种寄生虫敏感，是研究寄生虫病的理想模型动物，国内外已用长爪沙鼠建立了马来丝虫、贾第鞭毛虫、华支睾吸虫、旋毛虫等感染的动物模型。特别是国内外学者均认为长爪沙鼠是研究丝虫病的理想模型动物。

2. 脑血管疾病研究 由于长爪沙鼠具有独特的脑血管解剖特征，用简单易行的结扎方法即可获得比小鼠、大鼠更加典型的全脑或半脑缺血动物模型。它作为制备脑缺血模型的动物存在多种优势：操作方便，结扎单侧或双侧颈总动脉均能造成不同程度的脑缺血。用单侧结扎的方法更有诸多好处，首先是可以进行同体对照，即同一个脑的两个半球（一侧缺血，另一侧不缺血）进行组织学比较，比不同个体的对照更准确和方便；其次，移开动脉夹就可以逆转脑缺血或进行再灌注，即使不用进行再灌注动物也可以存活较长的时间，从而使这种模型与人实际发生的脑缺血更吻合，有利于治疗实验和药物评价实验的进行。

在人工饲养的沙鼠中，已发现部分沙鼠具有类似于人类的自发性癫痫发作，这种病症可由强光、噪声、惊吓等因素引发。月龄不同，发病频率也不同，始于生后 2 个月，到 6～10 个月时，发病率可达 40%～80%，并持续到整个生存期，雌雄无差异。因此，可将长爪沙鼠作为研究癫痫疾病的天然模型。加利福尼亚大学洛杉矶分校的

表 5-2-5 沙鼠、豚鼠、兔的饲养环境和生理参数

环境要求及生理参数	沙鼠	豚鼠	兔
环境要求			
温度 /℃	20～24	20～24	15～21
相对湿度 /%	35～45	50	50～60
换气次数 /(次 /h)	15～20	10～15	5～15
昼夜明暗交替时间 /h	12/12	12～14/12～10	12/12
最小饲养空间			
单独饲养地面面积 /cm²	230	600	1kg: 1 400 2kg: 2 000 3kg: 2 500 4kg: 3 000 5kg: 3 600
孵育期地面面积 /cm²	1 300(一对)	1 200	1kg: 3 000 3kg: 4 000 5kg: 5 000
群养地面面积 /cm²	—	1 000	—
笼高 /cm	15	18	1～2kg: 30 2kg: 35 4～5kg: 40
基本生理参数			
成年体重 /g			
雄性	80～110	900～1 000	2～5kg
雌性	70～100	700～900	2～6kg
寿命 / 年	3～4	5～6	5～6
心率 /(次 /min)	360	230～380	130～325
呼吸频率 /(次 /min)	90	42～104	30～60
体温 /℃	38.1～38.4	38～40	38.5～39.5
染色体数 /2n	44	64	44
体表面积 /cm²	190g: 205	400g: 565 800g: 720	2～5kg: 1 270 4～8kg: 1 270
饮水量 /[ml/(100g·d)]	4～7	10	6
青春期 / 周			
雌性	9～12	4～5	16
雄性	9～12	8～10	20
繁殖期 / 周			
雌性	9～12	9～10	20～36
雄性	9～12	9～10	24～40
动情周期 /d	4～6	14～18	—
动情期 /h	—	1～18	—
妊娠期 /d	25～26	68(59～72)	30(28～35)
窝产仔数	4～6	1～6	4～10
新生动物体重 /g	2.5～3.0	70～100	30～100
离乳体重 /g	—	180～240	—
离乳日龄 /d	20～30	15～28	20～22
血液参数			
血容量 /(ml/kg)	66～78	69～75	60
血红蛋白 /(g/100ml)	13～16	12～15	10～16
血细胞比容(体积百分比)	44～47	38～48	36～48
白细胞 /(×1 000/mm³)	7～12	7～13	5～11
血糖 /(mg/100ml)	50～135	60～125	78～155

资料来源：刘恩岐. 医学实验动物学. 北京：科学出版社，2008.

Loskota 在沙鼠的这种特性基础上，已培育出毒性发作易感型品系 WJL/UC 和耐受型品系 STR/UC，成为研究癫痫的理想动物模型。

3. 代谢病研究 长爪沙鼠血清胆固醇受饲料中胆固醇含量的影响很大，但长时间给予高水平的胆固醇饲料，肝和血清中的胆固醇就会明显高于对照组，但也不会出现动脉粥样变性或动脉瘤性硬化。由此可见，长爪沙鼠的脂类代谢尤其是胆固醇代谢十分特别，对高血脂、胆固醇吸收和代谢方面的研究具有重要价值。长爪沙鼠的糖代谢也很有特点，用普通小鼠、大鼠的饲料喂养沙鼠，约 10% 的沙鼠会出现肥胖现象，且耐糖力低，血中胰岛素的含量很高。喂养 6 个月后引起牙周炎，增加糖含量后可发展为龋齿。用 50% 半乳糖喂养，24h 后能出现白内障。因此是研究糖尿病、肥胖病、牙周炎、龋齿及白内障的良好实验动物。

4. 肿瘤学研究 24 月龄以上的沙鼠大约 10%～20% 产生自发性肿瘤，一般发生于肾上腺皮质、卵巢和皮肤等部位。沙鼠是唯一产生自发性耳表皮样瘤的动物，用电耳蜗记录技术，可有效而无损伤地记录耳表皮样瘤的发生。长爪沙鼠也容易接受同种和异种肿瘤移植物。

5. 其他研究 长爪沙鼠有较强的抗辐射能力，对放射性钴的抵抗力高于普通实验动物两倍（用半数致死量 LD50 表示），可用于探查抗辐射机制。

长爪沙鼠有较强的“一夫一妻”配对倾向，其群体具有独特的行为和社会结构特征，可用于社会学、行为学、心理学等领域的研究。

长爪沙鼠有很强的蓄铅能力，给予相同剂量的醋酸铅，12 周后沙鼠肾中的铅比大鼠高 4～6 倍，可用于肾功能病变研究以及急性铅中毒研究。

长爪沙鼠对缺水的耐受力极强，可利用沙鼠饮水量和尿量的关系研究肾功能。

长爪沙鼠是双子宫动物，有资料介绍左侧子宫角着床的胚胎多为雌性，右侧子宫着床的胚胎的多为雄性，这种差异是否真实存在，机制如何，有待进一步探讨。另外，在促黄体激素的作用下，睾丸间质细胞不仅可释放雄激素，也释放黄体酮。因此，长爪沙鼠可用来研究动物性别形成控制机制、睾丸分泌激素的特点及代谢情况等。

（三）饲养管理要点

饲养长爪沙鼠的室温保持在 22～24℃为宜，超过 25℃容易生病死亡，湿度应控制在 50%～70%。每笼内放一对长爪沙鼠长期同居繁殖为佳，离乳小鼠按性别 15～20 只放在笼盒内饲养，铺垫锯末，用铁丝网作盖。由于长爪沙鼠每天分泌的尿液很少，粪球小而干燥，所以不需要频繁更换垫料，每周清洁一次即可，每月消毒一次。

驯养的长爪沙鼠饲喂啮齿类动物的全价颗粒料就可以生长良好，还可以偶尔添加一点莴苣、胡萝卜、苹果、白菜等蔬菜、水果和适量的葵花籽（它们最喜欢的食物）。若有充足的蔬菜，可不喂水。成年沙鼠日食量为块料 5g 左右，冬季稍增加，蔬菜 12g 左右或水 10ml。

（顾为望　叶明霞　杜小燕）

第三节　兔

兔（rabbit，*Oryctolagus cuniculus*）属于哺乳纲、兔形目、兔科、穴兔属（文末彩图 5-3-1）。在分类学上曾归为啮齿目，后列为兔形目，原因是一般啮齿目有 4 个门齿，而兔有 6 个，其中有一对较小的切齿，与啮齿目门齿数不同。兔有 50 个以上的品种，用于肉食、观赏、实验研究与测试。

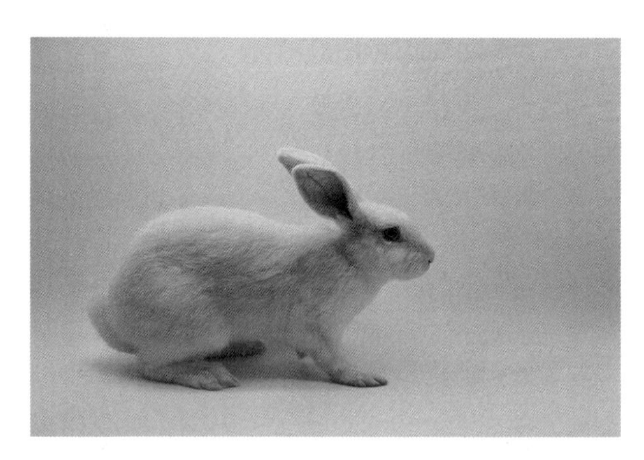

图 5-3-1　兔

一、生物学特性

（一）一般特性

1. 体型中等，毛色主要有白、黑、灰、棕、麻色等。上唇有纵裂，门齿外露。耳郭大，眼睛大而圆，腰臀丰满，四肢粗壮有力，后肢比前肢长，趾端有爪，尾短，某些属种雌兔颈下有肉髯。

2. 食草类单胃动物，牙齿终生处在不断生长的状态，兔子咀嚼食物时的咀嚼动作是通过门齿和臼齿前后左右的运动研磨食物。喜欢磨牙且有啃木习惯。

3. 兔性情温顺，胆小怕惊，如受惊过度往往乱奔乱窜，甚至冲出笼门。群居性差，适于单笼饲养。听觉和嗅觉都十分灵敏，喜爱安静和空气新鲜的环境。

4. 夜行性和嗜眠性。兔白天安静，除摄食外常闭目睡眠；夜间活跃，晚间采食量占全天的75%，饮水占60%左右。当使其仰卧，顺毛抚摸其胸腹部并按摩其太阳穴，可使其进入睡眠状态，在不进行麻醉的情况下可进行短时间的实验操作。

5. 食粪性。兔排泄两种粪便，一种是白天排出的颗粒状硬粪；另一种是夜间排出的团状软粪，软粪含有较丰富的粗蛋白和维生素，兔从自己的肛门口采食新鲜软粪，哺乳期仔兔也有摄食母兔软粪的习性，食粪是兔的一种正常生理行为，可补充粗蛋白和维生素。

6. 耐寒不耐热，耐干燥不耐潮湿，兔的被毛较发达，汗腺较少，能够忍受寒冷而不能耐受潮热，并具有拉屎撒尿固定一角等特性。

（二）解剖学特点

1. 兔的齿式为门齿2/1，犬齿0/0，前臼齿3/2，臼齿3/3（总：28），上颌除一对大门齿外，其后还有一对小门齿。

2. 唾液腺有四对，即腮腺、颌下腺、舌下腺及家兔所特有的眶下腺，眶下腺在人体中没有对应的结构。兔子的食管有三层横纹肌，一直延伸到根部，包括胃的贲门。这与人类和许多其他种类的动物不同，其他动物食管有横纹肌和平滑肌。兔食管内无黏液腺。兔的胃大约占胃肠道体积的15%，胃不会完全空，会存有梳理食入的被毛。回肠与盲肠相接处膨大形成一个厚壁的圆囊，称为圆小囊，系兔所特有。圆小囊内壁呈六角形蜂窝状，里面充满淋巴组织，其黏膜可不断地分泌碱性液体，中和盲肠中微生物分解纤维素所产生的各种有机酸，有利于消化吸收。

3. 胸腔内构造与其他动物不同，胸腔中央由纵隔连于顶、底及后壁之间，将胸腔分为左右两部，互不相通。肺被肋胸膜和肺胸膜隔开，心脏被心包胸膜隔开。因此，开胸后打开心包胸膜，暴露心脏进行实验操作时，只要不弄破纵隔胸膜，不需做人工呼吸。

4. 兔颈部有减压神经独立分支。兔颈神经血管束中有三根粗细不同的神经，最粗、呈白色者为迷走神经；较细、呈灰白色者为交感神经；最细者为减压神经，位于迷走神经和交感神经之间，属于传入性神经。

5. 兔的甲状旁腺分布比较散，位置不固定，除甲状腺周围外，有的甚至分布到胸腔内主动脉弓附近。

6. 兔后肢膝关节的屈面腘窝部有一个比较大呈卵圆形的腘淋巴结，长约5mm，青紫蓝兔的该淋巴结更大。在体外极易触摸和固定，适于做淋巴结内注射，进行免疫功能研究。

7. 兔耳郭大，血管清晰，便于血管注射和采血。

8. 雄兔睾丸可自由下降到阴囊或缩回腹腔，雌兔有2个完全分离的子宫，为双子宫类型，有3～6对乳房。

（三）生理学特性

1. 生长发育 仔兔出生时全身赤裸，眼紧闭，耳闭塞无孔，趾趾相连，不能自由活动。初生后3—4日龄开始长毛；4—8日龄脚趾分开；6—8日龄耳根内出现小孔与外界相通；10—12日龄睁眼，出巢活动并随母兔试食饲料；21日龄即能正常摄食；30日龄被毛形成。新生兔体重约50g；1月龄体重为出生时的10倍；初生至3月龄，体重几近直线增加；3月龄后体重增加相对缓慢。平均寿命8年。

兔属于恒温动物，正常体温一般为38.5～39.5℃，主要通过呼吸散热维持其体温平衡。适应的环境温度因年龄而异，初生仔兔窝内温度30～32℃；成年兔15～20℃，不高于25℃。

兔一生中经常换毛，分大换毛和小换毛。大换毛有两次，分别在100天换乳毛和130～190天大换毛，此次换毛后意味着进入成年。以后每年在春、秋两季各有一次小换毛，换毛期兔抵抗力差，易发生消化系统疾病。

2. 生殖生理 不同品种的兔性成熟年龄有差异，一般雌性3～5个月，雄性4～6个月，体成熟推后1个月。兔属于典型的刺激性排卵动物，卵巢内一次有许多成熟的卵，并不排出，只有经过雄兔的交配刺激或注射一定单位绒毛膜促性腺激素后才能诱发排卵，交配后10～12小时可排卵。如果没有雄兔交配，成熟的卵经10～16天全部吸收，新卵又开始成熟。性周期一般为8～15天，无发情期，但雌兔可表现出性活跃期，约持续3～4天，此时交配极易受孕。

兔妊娠期为30～35天，平均为31天。每胎平均产仔6～9只，哺乳期约40～45天，年产4胎左右，依品种不同而异。正常的生育期约2～3年，超过3年繁殖功能就不正常，应予以淘汰。

二、主要品系及特征

由于生物医学领域不同科学研究目的的需要，经过长期选择和培育已形成不同用途的品种品系的实验用兔多达数十种，我国常用的有如下几种。

1. 中国白兔 世界上较为古老的品种之一，我国各地均有分布。毛色纯白，体形紧凑，体重1.5～2.5kg，红眼睛，嘴较尖，耳朵短而厚。皮板厚实，被毛短密。抗病力强，耐粗饲，对环境适应性好，繁殖力强，一年可生6～7胎，每胎平均产仔6～9只，最高达15只。国外育成的一些优良品种均和中国白兔有血缘关系。该兔的缺点是体形较小，生长较慢，多在民间饲养，各实验动物机构饲养较少，还需进一步选育提高性能。

2. 青紫蓝兔 原产于法国，是20世纪初育成的著名皮用品种，我国各地都有饲养。它的每根毛分为3段颜色，毛根灰色，中段灰白色，毛尖黑色，以口吹气，毛便分出3圈或5圈不同的颜色。耳尖及尾、面呈黑色，眼圈、尾底及腹部呈白色。因其毛色很像一种原产于南美洲的珍贵毛皮兽——毛丝鼠的毛色，根据译名称为青紫蓝兔（也译成金基拉、青琪纳），我国又称其为山羊青。青紫蓝兔分标准型和大型两个品种。标准型体重2.5～3.5kg，无肉髯；大型体重为4～6kg，毛色稍浅，有肉髯。后者体质强壮，适应性强，生长快。一般每窝产仔5～6只，生后3个月时可达2kg以上。

3. 日本大耳白兔 原产于日本，是用中国白兔与日本兔杂交培育而成的皮肉兼用和供实验用的良种兔。毛色纯白，红眼睛，体形较大，体重4～6kg，两耳长大高举，耳根细，耳端尖，形同柳叶，兔颌下具肉髯，被毛浓密。大耳白兔生长发育快，繁殖力较强，但抗病力较差。因其耳大血管清晰，是一种常用的实验兔。

4. 新西兰兔 原产于美国，按毛色分为白色、黑色和红色三种。是世界上饲养最多的实验兔品种。具有毛色纯白、皮肤光泽、体格健壮、繁殖力强、生长迅速、性情温和、容易管理等优点。体长中等，臀圆，腰及胸部丰满，早期生长快，成年体重4.5～5kg。已被培育成质量稳定的近交系实验动物。除广泛应用于皮肤反应实验、药剂的热原实验、致畸实验、毒性实验和胰岛素检定外，亦常用于妊娠诊断、人工授精实验、生殖生理研究和制造诊断血清等。

5. 喜马拉雅白化兔 原产于我国西部喜马拉雅山一带，被毛白色，因具有黑色的鼻、耳、尾以及前足、后足，所以又称五黑兔（图5-3-1）。成年兔体重为3～4kg，毛短、柔软浓密，体格健壮，繁殖力较强，耐粗饲，易饲养。

6. 长毛兔 又名安哥拉兔，是世界著名的毛用品种。原产于土耳其，经英、法两国选育改良而定型。我国饲养历史较长，南方各省分布广泛。经江苏一带人民的培育，掺入中国白兔血缘，选育出生产性能超过英、法两国的狮子头全耳毛型长毛兔，又称中国长毛兔。成年兔体重2.5～3.5kg，体格健壮，头宽而短，呈面圆鼻扁的狮子头。

三、生物医学研究中的应用

1. 发热研究和热原实验 兔的体温变化灵敏，最易产生发热反应，且发热反应典型、恒定。给兔注射细菌培养物和内毒素，或注射某些化学药品或异源蛋白等，均能引起发热反应。可广泛应用于药品、生物制品等热原实验及发热、解热机制研究。

2. 免疫学研究 免疫学研究中常用的各种免疫血清大多数用兔制备，兔的血清量较多，其制品广泛用于人畜各类抗血清和诊断血清的研制。

3. 心血管疾病和肺源性心脏病研究 兔颈部神经、血管和胸腔构造特殊，很适合做急性心血管实验以及复制心血管病和肺源性心脏病动物模型。兔对外源性胆固醇吸收率高达75%～90%，对高血脂清除能力较低，动物模型制备时间短，一般3个月左右即可成型，兔形成的高脂血症、主动脉粥样硬化等病变与人类的病变相似。

4. 生殖生理和避孕药研究 利用兔可诱发排卵的特点进行各种研究。如雄兔的交配动作或静脉注射绒毛膜促性腺激素（80～100 单位 / 只）均可诱发排卵，可准确检测排卵时间并容易取得胚胎材料。也可用于避孕药的筛选研究。

5. 眼科研究 兔的眼球大，几乎呈圆形，便于进行手术操作和观察。因此，兔是眼科研究中常用的实验动物。同时在同一只兔的左、右眼进行疗效观察，可以避免动物年龄、性别、产地、品种等的个体差异。

6. 其他研究

（1）遗传性疾病和生理代谢失常的研究：如淀粉样变、维生素 A 代谢异常、软骨发育不全、遗传性青光眼、新生儿的淀粉酶性黏液样肠炎、脑积水症、脊柱裂和遗传性骨质疏松等。

（2）皮肤反应实验：兔皮肤对刺激反应敏感，反应近似于人，常选用家兔皮肤进行毒物对皮肤局部作用的研究。

（3）微生物学研究：兔对多种微生物和寄生虫都非常敏感，可建立天花、脑炎、狂犬病、细菌性心肌炎、淋球菌感染、慢性葡萄球菌骨髓炎和肺吸虫、血吸虫、弓形虫等动物模型，用于研究相应的传染性疾病。

（4）不宜选用的实验：兔是草食性动物，不易发生呕吐反射，不宜选作呕吐实验研究。此外兔的甲状旁腺分布较散，位置不固定，因此不宜做甲状旁腺切除术。

四、饲养管理要点

实验兔的饲育要求按兔的微生物学和寄生虫学控制等级提供相应的环境条件。

1. 普通级兔饲养，要求通风干燥，安静，光线充足，室温适宜。笼具易清洗，便于消毒和观察，建立相应检疫、消毒、检测、管理制度。SPF 兔应饲养在屏障环境中。

2. 定时定量饲喂全价营养颗粒饲料，3 个月内的幼兔少喂勤添，饮水自由摄取。日采食量育成兔 150g，妊娠兔 180g。

3. 饲养管理过程中做好各项记录。

（卢 静 陈柏安 叶明霞）

第四节 犬

犬（dog，*Canis lupus familiaris*）属哺乳纲、食肉目、犬科、犬属。现有品种多达 100 余种，按体重可分为五种：微型犬，3kg 以下；小型犬，10kg 以下；中型犬，25kg 以下；大型犬，50kg 以下；巨型犬，50kg 以上。

犬作为实验用动物始于 20 世纪 40 年代。1950 年，美国推荐小猎兔犬（比格犬，Beagle，英国产）作为实验用犬，我国于 1983 年引入。Beagle 适用于生物医学各个学科的研究，并为世界所公认。

一、生物学特性

（一）一般特性

1. 外形 Beagle 犬头部呈大圆顶的形状，眼睛大呈榛色，广阔的长垂耳，肌肉结实，尾端细直，不卷曲。成年体重为 7～12kg。

2. 血型和神经类型 犬有五种血型，即 A、B、C、D、E 型。只有 A 型能引起输血反应，其他四型可任意供各种血型的犬（包括 A 型犬在内）受血。

犬有不同的神经类型，导致不同的性格，其用途也不一样。巴甫洛夫将犬分为四种神经类型：强，均衡的灵活型，即多血质（活泼型）；强，均衡的迟钝型，即黏液质（安静型）；强，不均衡，兴奋占优势的兴奋型，即胆汁质（不可抑制型）；弱型，兴奋和抑制不发达，即忧郁质（衰弱型）。

3. 感觉器官 犬的嗅脑、嗅觉器官和嗅神经极为发达，所以犬的嗅觉特别灵敏，能够嗅出稀释千万分之一的有机酸，尤其是对动物性脂肪酸更为敏感。实验证明，犬的嗅觉能力是人的 1 200 倍，有的犬能嗅出 1 500m 外雌犬的气味。犬的听觉也很敏锐，比人灵敏 16 倍。犬的可听范围为 50～55 000Hz，不仅能分辨极为细微的声音，而且对声源的判断能力也很强。犬听到声音时，由于耳与眼的交感作用，有注视声源的习性。

犬视网膜上没有黄斑，即没有最清楚的视点，因而视觉较差，每只眼睛有单独视野，视野不足 25°，并且无立体感。犬是红绿色盲，不能用红绿色作条件刺激进行条件反射实验。

（二）繁殖

Beagle 犬 6～9 个月性成熟，18～36 个月体成熟。多数在每年的 4～7 月发情，平均发情间隔为 7.4 个月。妊娠期一般 59～61 天，哺乳期 60 天。

（三）行为学

1. **爱活动** 犬习惯于不停地活动，因此要求有足够的运动场地，对生产繁殖的种犬更应注意。若活动量不够或无活动量，则母犬会出现不发情或交配后不孕。

2. **可调教** 犬大脑发达，适应性强，经调教可与人为伴，能理解人的旨意，对饲育人员有依附性。但在受到虐待时，对施虐者易丧失信任感，难以接近。

（四）解剖特点与生理特征

1. 犬有发达的血液循环系统和神经系统，以及与人相似的消化过程，其毒理反应与人比较接近，内脏与人相似。

2. 正常犬鼻尖呈油状滋润，能灵敏地反映动物全身的健康状况。人以手背触其鼻尖有凉感；若发现鼻尖无滋润，手背触其鼻尖无凉感或有热感，则表示其将得病或已患病。

3. 犬有发达的唾液腺，包括腮腺、颌下腺、舌下腺三对，能分泌唾液，具有消化作用。犬的汗腺很不发达，天热时舌头伸出口外，并分泌大量唾液，加快呼吸频率。

4. 犬的胰腺小，分左右两支，扁平长带形，于十二指肠降部各有一胰腺管开口处，胰腺向左横跨脊柱而达胃大弯及脾门处，因犬胰腺是分离的，易摘除。脾是犬最大的储血器官，当奔跑需要动员更多的血来参加循环代谢时，靠其丰富的平滑肌束收缩，将脾中的血挤到周围血管中。心脏较大，占体重的 0.72%～0.96%。幼年犬的胸腺发达，而在 2～3 岁时已退化萎缩。犬的肝很大，占其体重的 2.8%～3.4%。犬的胃较小，相当于人胃长径的一半，容易做胃导管手术。肠道较短，仅为身体长度的三倍，肠壁单薄与人相似。

5. 犬的正常体温为 37.5～39.2℃，清醒期心率 70～180 次 /min，麻醉期心率 60～180 次 /min，清醒期呼吸频率 20～40 次 /min，麻醉期呼吸频率 8～20 次 /min。血液学和生化指标与动物性别和年龄有关，可根据实际情况查询。

二、主要品系及特征

国际上常用的实验犬主要有如下七种。

1. **Beagle 犬** 原产英国，是猎犬中较小的一种。1880 年传入美国。我国于 1983 年引入并繁殖成功。Beagle 是近代培育成的专用实验犬，在以犬为实验动物的研究成果中，只有应用 Beagle 才能被国际公认。Beagle 因具备如下特点而被广泛地应用于实验研究：①性情温顺，熟悉之人易于抓捕和调教。②体形小、短毛、花斑色，便于实验操作和观察。③遗传性能稳定。在研究工作中为了要得到重复性好的实验数据，需要动物遗传质量好而稳定。Beagle 品种固定且优良，通常未见遗传性神经疾患等。④反应的一致性，形态和体质均一。由于它血液循环系统很发达，而且器官功能也较一致，表现为体温稳定，比杂种犬体温低 0.5℃，因此在实验中反应一致性较好，尤其在毒性实验中可信度强。所以它已成为生命科学研究工作中的首选犬。

2. **四系杂交犬** 该犬是为科研工作需要而培养成的一种外科手术用犬。它由 Gvayhowd、Labrador、Samoyed 及 Basenji 四个品种犬杂交而成。取 Labrador 较大体躯、极大胸腔和心脏等优点，取 Samoyed 耐劳和不爱吠叫的优点。

3. **黑白斑点短毛犬** 该犬可进行特殊的嘌呤代谢研究，也可进行中性粒细胞减少症、青光眼、白血病、肾盂肾炎、埃勒斯 - 当洛综合征等疾病的研究。

4. **Labrador 犬** 该犬一般供实验外科研究用。

5. **Boxer 犬** 此犬可作为红斑狼疮和淋巴瘤研究用。

三、生物医学研究中的应用

由于犬的解剖生理特点较一般哺乳动物更接近人类，所以用犬进行医学研究早在 17 世纪就开始了。特别是近几十年来，随着医学科学的迅速发展，犬作为实验动物已被广泛应用于营养、遗传、病理、生理、药理、实验外科等研究，归纳起来主要用于以下几个方面。

1. **实验外科学** 犬被广泛应用于实验外科各个方面的研究，如心血管外科、脑外科、断肢再植、器官或组织移植等。临床外科医生在研究新的手术或麻醉方法时，往往选用犬做动物实验。

2. 基础医学实验研究 犬是基础医学研究和教学中最常用的动物之一，尤其在生理、病理等实验研究中起着重要作用。

犬的神经系统和血液循环系统很发达，适合这方面的研究，如失血性休克、弥散性血管内凝血、动脉粥样硬化，特别是研究脂质在动脉壁上的沉积等，是一个良好的动物模型。可以用来研究急性心肌梗死、不同类型的心律失常、急性肺动脉高压、肾性高血压、脊髓传导实验、条件反射实验、内分泌腺摘除实验等。

犬的消化系统类似于人类，可用犬进行各种消化道和消化腺瘘（食管瘘、肠瘘、胃瘘、唾液腺瘘和胰管瘘等）的动物实验。

3. 人类传染性疾病研究 犬可用作人类病毒性肝炎、狂犬病的动物模型，也可作为细菌性疾病如链球菌性心内膜炎、牛型或人型菌株所致结核病的动物模型等。

4. 药理学和毒理学研究 犬在毒理学研究和药物代谢研究中也被广泛应用，如各种新药在临床使用前的毒性实验和药效实验等。

（周正宇 卢 静）

第五节 猫

猫（cat，*Felis catus*）属于哺乳纲、食肉目、猫科、猫属。自19世纪末开始应用于实验，但直到今天大多数实验用猫仍来自于市场。为提高实验用猫的质量，近年来有不少国家进行了专门的繁殖饲养，有的国家已培育出了无菌猫、SPF猫。我国也有一些单位进行了专门的繁殖饲养，开展了品种选育工作。猫具有一些特殊的生物学特性和疾病特点，所以在神经学实验、眼科、遗传学疾病和免疫缺陷疾病等方面的诸多研究中得到应用。

一、生物学特性

（一）一般特性

1. 聪明伶俐，生性孤独 猫是一种天赋很高、非常聪明的动物，它有很强的学习和记忆能力。从中枢神经系统的解剖特征来看，猫具有高智生物的典型大脑半球，即大脑皮层丰富及发育完善。猫喜欢独立自由的生活，没有固定的栖息地，除发情交配繁殖以外，平时很少群栖。猫性情急躁，经调教对人有亲切感，非常温顺。猫是天生的神经质，其行动谨慎，对陌生人或环境十分多疑，因而在环境变化的情况下应使猫有足够的时间调整其适应能力，方可进行实验。

2. 听觉敏锐 猫的听觉特别灵敏，日常生活中凭听觉来注意察觉周围的动静。猫可听到的声频是60～65 000Hz之间的声音，且外耳郭可向前、侧、后作约180°的转动，以捕捉最微弱的声音。它可以在30米以内分辨和定位主人的脚步声，比人所感知的声频范围和定位功能大得多。

3. 视觉敏锐 与其他动物不同，猫能按照光线的强弱程度灵敏地调节瞳孔，白天光线强时，瞳孔收缩直到垂直成线状，晚上光线弱时，瞳孔散大，视力仍然很强，便于在黑暗中捕食鼠类。

4. 嗅觉发达 猫的嗅觉很发达，它的嗅黏膜面积是人的2倍多，麝香稀释800万倍后，猫还能嗅出其气味。呼吸道黏膜受到机械刺激或化学刺激后易诱发咳嗽。猫的呼吸道黏膜对气体、蒸汽、所有酚类都敏感，尤其对吩噻嗪（杀蠕虫剂）更敏感。

5. 喜明亮干燥的环境 猫不随地排大、小便，便后立即用泥土掩埋。猫对环境的适应性很强，与鼠、兔不同，白天不愿躲在阴暗的角落，喜欢在明亮、干燥、温暖的地方，喜欢登高远望，很少在地上活动。成年猫每年春夏、秋冬各换毛一次，以适应气候的变化。实验猫要有一个舒适的饲养环境，猫舍要求宽敞，通风透光。猫的居住环境最适温度为18～21℃，相对湿度为50%左右。

6. 食肉性 猫属于食肉性动物，因此饲料中应有较大比例的动物性饲料。猫的消化系统有明显的肉食性动物的特性，牙齿尖锐能将猎物皮肉撕裂，消化腺发达，能充分将采食的骨肉进行消化。猫的关节灵活、肌肉强韧、跳跃能力强，爪子锋利，足有肉垫且听觉、视觉敏锐，善于捕捉鼠、鸟及鱼类食物。

7. 猫的寿命约10～20年，成年猫体长一般约40～45cm，雄性体重约2.5～3.5kg，雌性体重约2～3kg。8年以上的猫进入老年期，不适于繁殖。

（二）解剖学特性

1. **骨骼** 猫的骨骼系统有230～247块骨头组成，分为头骨、躯干骨和四肢骨，其中颈椎7块，胸椎13块，腰椎7块，荐椎3块，尾椎14～28块，肋骨13对，雄猫还有一枚阴茎骨。青年猫骨头数量多，随着年龄的增长，某些骨头可融合在一起，变成一块骨。锁骨已经退化，变得纤细和弯曲，有的猫缺少锁骨，锁骨退化使猫的胸腔变得狭小，而使猫能很容易地穿过狭缝，但不适合长距离奔跑。

2. **牙齿** 猫的牙齿与其他动物不同，共有30颗牙齿，成年猫的齿式为门齿3/3，犬齿1/1，前臼齿3/2，臼齿1/1（总：30）。通常上颌的后假臼齿和下颌的第一真臼齿粗大，因而命名为食肉齿。自出生2周后开始长乳齿，一个月左右长齐所有的牙齿。3个月后换齿，6个月左右时全部完成牙齿生长。

3. **胸腔** 猫的胸腔比较小，胸腔内的心脏和肺脏也较小，因此，猫不耐劳。猫起跑和高跳爆发力强，但不能持久，每当剧烈运动之后，都需要一段较长时间恢复体力。猫的肺分7叶，右肺4叶，左肺3叶，右肺比左肺大。肺重量约19g，肺泡展开后，总面积可达7.2m^2。猫属胸腹式呼吸，即呼吸时胸部和腹部同时起伏。环境温度增高或活动之后，其呼吸次数可出现生理性增加。猫的心脏为梨形，位于胸腔的两肺之间，稍偏左，在第3与第6肋骨之间。

4. **腹腔** 猫属单室胃。肠管比较短，长约1.8m，野猫的肠管更短，只有1.2m长。盲肠很细小，只能见到盲端有一微小的突起。猫的大网膜发达，重约35g，不但起固定保护胃、肠、脾、肝脏的作用，而且还能保温。肝分五叶，即右中叶、右侧叶、左中叶、左侧叶和尾叶。

5. **生殖器官** 雌猫乳腺位于腹部，有4对乳头；具有双角子宫。雄猫的阴茎仅在勃起时向前，所以在泌尿时，尿向后方排除。

6. **神经系统** 猫脑分为大脑、间脑、中脑、小脑及延髓5个部分。大脑、小脑较发达，大脑半球表面有沟和回。脑神经有3对。头盖骨和脑具有一定的形态特征，去脑实验和其他外科手术耐受力强。平衡感觉、反射功能发达，瞬膜反应敏锐。猫对吗啡的反应和一般动物相反，犬、兔、大鼠、猴等主要表现为中枢抑制，而猫却表现为中枢兴奋。

7. **舌** 猫舌的形态学特征是猫科动物所特有的。舌面上长满了具有向后倾斜的舌乳突，使舌的表面颇似锉刀，可把肌肉从骨骼上分离下来，甚至能把骨头表面锉平。但是，这些向后倾斜的乳突对猫也有不利之处，即凡是进入口腔的食物只可咽下，不能反逆，因此常因误咽一些尖锐物体，诸如钢针、发卡、鸡骨和鱼刺等，造成胃肠内部的创伤。猫舌还能用来理毛和舔伤口，从而使被毛光泽漂亮，并可防止伤口感染。猫舌较长，能弯曲成勺状，便于舔喝液体。

8. **爪** 猫的前肢有5趾，后肢有4趾，爪发达而尖锐，呈三角钩形，能伸开缩回，趾垫间有少量汗腺。脚底有较厚的肉垫，行走时悄然无声，捕捉猎物时大都采用偷袭的方式。

（三）生理学特性

猫的正常体温为38.7（38.0～39.5）℃，心率120～140次/min，呼吸频率26（20～30）次/min，潮气量12.4ml，通气率322ml/min，耗氧量为710mm^3/g，食量每只113～227g/d，饮水量每只100～200ml/d，排便量56.7～227g/d，排尿量20～30ml/（kg•d），收缩压120～150mmHg，舒张压75～100mmHg，红细胞8.0（6.5～9.5）×10^9/L，血红蛋白11.2（7～15.5）g/100ml，白细胞16（9～24）×10^6/L，血小板2.5×10^8/L，血量占体重的5%，全血容量55.5（47.3～65.7）ml/kg，红细胞沉降率3mm/h，循环血量（57±1.9）ml/kg体重。

猫6～10月龄性成熟，适配年龄雄性1岁，雌性10～12月龄。猫属季节性多发情动物，除夏季外，全年均可发情，但多发于春季和秋季。猫属典型的刺激性排卵动物，只有经过交配的刺激，才能排卵（交配后25～27h排卵）。孕期60～68d，平均为63d。哺乳期为60d，性周期14d。猫一年可产2～3胎，平均每胎产仔3～5只，猫有很强的护仔习性。幼猫10日龄睁眼，20日龄可爬行，40日龄可觅食，50日龄后可以独立生活，此时可断奶。在实验室内批量繁殖的猫，往往由于与人接触少，缺乏调教而野性较大，对人有恐惧感，不宜抓捕和配合实验。

猫的血压稳定，血管壁较坚韧，对强心苷比较敏感。猫的红细胞大小不均匀，红细胞边缘有一环形灰白结构，称为红细胞折射体（RE）。猫的血型分为A、B、AB型。

二、主要品系及特征

猫一般分为家猫和品种猫两大类。家猫是家庭豢养猫的统称，一般是随机交配的产物。品种猫是经选育而成，每个品种猫都具有特定的遗传特征。按毛的长短划分，猫可分为长毛猫和短毛猫两类。实验用猫应选用短毛猫，不宜选用长毛猫，因为长毛猫易污染实验环境、实验操作不便，且体质较弱，实验耐受性差。猫的主要品种有以下几种：

1. 狸花猫 产于中国，在我国各地都有分布，但以陕西，河南等地多见。该猫的头部圆润，两耳间距较近，大小适中，耳根宽阔，耳郭深，顶端较圆润，脸颊宽阔，眼睛大而明亮，呈圆杏核状，颈、腹下毛色为灰白色，身体其他各部为黑、灰相间的条纹，毛短而光亮润滑，捕鼠能力强，产仔率高，但怕寒冷，抗病能力弱。

2. 虎皮猫 20世纪70年代末期，华北制药总厂将自繁猫群中一只毛色花纹发生基因突变的猫经过杂交和定向培育，培育成功花纹和其他遗传特征稳定的华药虎皮猫，其特点花纹独特、性情温顺、体重中等、人工饲养条件下繁殖稳定。

3. 云猫 主要分布在我国南方。因身上的毛色似天上的云彩而得名，同时因喜食椰子树和棕榈树汁而又称椰子猫和棕榈猫。云猫的毛色呈棕黄或黑褐色，头部为黑色，眼睛的下方及侧面有白斑，身体两侧为黑色花斑，背部有数条黑色纵纹，四肢及尾为黑褐色。全身都没有明显的条纹，背部和四肢的外侧呈沙黄色，背中部略微具有暗红棕色，并具有十分显著的长峰毛，成为它最为显著的特点之一。颌部白色，前胸部淡黄褐色，腹部暗黄色。

4. 泰国猫 又名暹罗猫，属短毛猫品种，身体修长高大，耳大直立，鼻梁高直，四肢高而细，尾巴尖细，末端常卷曲。具有圆圆的面颊，被毛短、毛色浅，在其面部、耳、爪趾部和尾部等处为蓝色或黑色，眼睛呈蓝色。泰国猫活泼好动，聪明伶俐，能学会翻筋斗、叼回抛出去的物品等技巧。对主人感情深厚，但发情时叫声宏大使人厌烦。

5. 日本猫 属短毛猫品种，中等体型，骨骼粗壮，体躯匀称，动作敏捷。头部额宽，颊部呈半圆形，鼻稍宽而鼻梁平直，圆眼，外眼角稍上挑。该猫具有温顺、叫声优美而清澈的特点。

6. 美国短毛猫 具有多种毛色，如白色、蓝色、烟色、银灰色和棕色等。体型中等，肌肉强壮发达，毛短而硬，头呈长方形，耳大腿长，性情温和，聪明，捕鼠能力强，易于管理。

7. 波斯猫 原产于土耳其，是由安卡拉和安哥拉猫杂交培育而成，在北美称波斯猫，英国人叫长毛猫。该猫头大面宽，鼻扁小，耳圆而小，颈短，体躯宽长，尾和四肢较短，显得结实强壮，毛长而蓬松柔软，有光泽，眼睛有绿色、蓝色和金黄色。波斯猫性情温顺，反应敏捷，少动好静，给人一种华丽、高贵的感觉。叫声尖细优美，容易适应新环境。

8. 安哥拉猫 产于土耳其，16世纪传人欧洲，属长毛猫品种。该猫身材修长，背部起伏较大，四肢高而细，头长而尖，耳大。全身被有细丝般的长毛，有红色、褐色、黑色和白色之分，一般认为白色为正宗的安哥拉纯种猫。安哥拉猫的动作相当敏捷，独立性强，不喜欢被人捉抱。雌猫的繁殖能力较强，平均每窝产4仔。一般猫是不喜欢水的，但安哥拉猫喜欢在浴池里或小溪中游泳。

三、生物医学研究中的应用

1. 生理学研究 猫可耐受长时间的麻醉及部分脑的破坏术，而且在手术时能保持正常血压，再加上与其他动物相比，猫与人的血缘关系更近，反射功能与人相似，循环系统、神经系统和肌肉系统发达，所以尤其适合神经学、生理学及毒理学的研究，实验效果较啮齿类更接近于人。猫的大脑小脑较为发达，与猪、兔、大鼠相比较更接近人脑结构，具有极敏感的神经系统，头盖骨和脑的形状固定，是脑神经生理学研究的绝好实验动物。在电极探针插入大脑各部位的生理学研究方面已经标准化。可在清醒条件下研究神经递质等活性物质的释放和行为变化的相关性，研究针麻、睡眠、体温调节和条件反射，以及周围神经和中枢神经的联系，做去大脑僵直、刺激交感神经时的瞬膜及虹膜反应实验等。

2. 药理学研究 用脑室灌流研究药物的作

用部位、药物如何通过血-脑脊液屏障。观察用药后呼吸、心血管系统的功能效应和药物代谢过程对血压的影响。常用猫进行冠状窦流量的测定、观察药物对血压的影响以及阿托品对毛果芸香碱的拮抗作用等药理实验。猫血压恒定，血管壁坚韧，心搏力强，便于手术操作，能描绘出完好的血压曲线，适合进行药物对循环系统作用机制的分析。常用猫观察药物对血压的影响，进行冠状窦血流量的测定。还可通过瞬膜反射分析药物对交感神经节和节后神经纤维的影响，并且易于制备脊髓猫以排除脊髓以上中枢神经系统对血压的影响。

3. 循环功能的急性实验 选用猫做血压实验优点很多，如：血压恒定、较大鼠和家兔等小动物更接近于人体、对药物反应灵敏、与人基本一致；血管壁坚韧，便于手术操作和适用于分析药物对循环系统的作用机制；心搏力强，能描绘出完好的血压曲线；用作药物筛选实验时可反复应用等。特别指出的是，它更适合于药物对循环系统作用机制的分析，因为猫不仅有瞬膜便于分析药物对交感神经节和节后神经的影响，而且易于制备脊髓猫以排除脊髓以上的中枢神经系统对血压的影响。

4. 神经系统功能研究 常用猫脑室灌流法来研究药物作用部位、药物由血流进入脑或由脑转运至血流的问题；研究活性物质释放和行为变化的相关性，如睡眠、体温调节和条件反射。常在猫身上采用辣根过氧化物酶（horseradish peroxidase，HRP）反应方法来进行神经传导通路的研究，即用过氧化氢为供氢的底物，再使用多种不同的呈色剂来显示运送到神经系统内的HRP颗粒，进行周围神经形态学研究，同时可用HRP追踪中枢神经系统之间的联系和进行周围神经与中枢神经联系的研究。猫对吗啡的反应和一般动物相反，犬、兔、大鼠、猴等主要表现为中枢抑制，而猫却表现为中枢兴奋。

5. 眼科学研究 猫眼球大小、解剖和眼科疾病特点接近人类，适用于供人类使用的眼科仪器和治疗手段，在眼科疾病研究中应用广泛。在青光眼、弱视与外伤性视神经损伤、遗传性视网膜疾病的模型制备中被广泛应用。猫可自发性产生遗传性视网膜疾病。猫与人的泪道解剖结构相似，光镜下显示与人类似的柱状黏膜上皮，且富含微绒毛，可作泪道阻塞动物模型。

6. 其他研究应用 猫可用作炭疽病的诊断以及阿米巴痢疾的研究。近年来我国用猫进行针刺麻醉原理的研究，效果较理想。在血液病研究上选用猫做白血病和恶病质者血液的研究。猫是寄生虫中弓形属的宿主，因此在寄生虫病研究中是一种很好的模型。猫可做成许多良好的疾病模型，如先天性睾丸发育不全（Klinefelter综合征）、白化病、聋病、脊柱裂、病毒引起的发育不良、急性幼儿死亡综合征、先天性心脏病、高草酸尿症、卟啉病、淋巴细胞白血病等。猫可作为研究人类畸胎学、肿瘤学、老年学、行为学的动物模型。猫呕吐反应敏感，适于做呕吐实验。

（郭守利 卢 静）

第六节 小 型 猪

哺乳纲（Mammalia）、偶蹄目（Artiodactyla）、野猪科（Suidae）、猪属（*Sus*），猪种（*Sus scrofa*）。亚种包括欧洲中部野猪（*Sus scrofa*）、东南亚野猪（*Sus vittatus*）和印度野猪（*Sus cristatus*），一般认为这三个亚种构成了家猪（*Sus domesticus*）的培育血缘。一般生物学特性与普通家猪基本相同，主要的差别是成年体重较轻：国外小型猪1岁龄成熟体重通常稳定在70～90kg，相当于人的体重；国内小型猪的成熟体重则可控制在25～40kg。小型猪（minipig）在解剖学、生理学、疾病发生机制等方面与人极其相似，已用于肿瘤、外科、口腔科、皮肤烧伤、代谢性疾病、新药评价、异种移植、转基因克隆等多个方面的研究。

一、生物学特性

（一）一般特性

杂食性、食量大、耐粗饲、排泄有规律。不反刍，采食能力强，具有较强的消化吸收各种饲料的能力，且舌体味蕾能感觉甜味，喜食甜食。嗅觉灵敏，具有坚强的吻突，好用吻突到处拱。采食具有竞争性。猪爱干净，通常不在吃睡处排粪尿，并呈一定的粪尿排泄规律。猪的汗腺不发达，皮下有脂肪层，因此不耐炎热。

小型猪性格温驯，喜群居，习惯于成群活动、居住和睡卧。小型猪易于调教，通过学习和训练，可形成一些非本能的后效行为，如学会做某些事和听从人们的指挥行为等。另外，小型猪的活动大部分来源于探究行为（看、听、闻、嗅、啃、拱等），以获得对环境的认识和适应。

猪群中具有明显的等级制度。当成年猪合群时会爆发激烈的争斗，建立优势序列。群养公猪时，地位低的公猪会被其他公猪爬跨。母猪发情时出现特异的求偶行为，会爬跨其他母猪，或等待被其他母猪爬跨。在发情中期，工作人员按压母猪的背部时出现静立反射。

（二）解剖学特点

小型猪恒齿齿式为门齿 3/3，犬齿 1/1，前臼齿 4/4，臼齿 3/3（总：44），门齿和犬齿发达，齿冠尖锐突出。颈椎 17 块，胸椎 14 块，腰椎 14 块（荐椎 4 块），尾椎 21～22 块。

唾液腺发达。单胃，在近食管口端有一扁圆锥形突起，称憩室；贲门腺占胃的大部分，幽门腺比其他动物宽大。胆囊浓缩胆汁的能力低，且肝分泌胆汁的数量也少。消化特点介于食肉类和反刍类之间。

汗腺不发达，对外界温度和湿度变化敏感。小型猪和人的皮肤不仅组织结构相似，在上皮修复再生性方面、皮下脂肪层和烧伤后内分泌与代谢的改变方面也十分相似。有实验表明，2～3 月龄小猪的皮肤解剖特点与人最接近。

小型猪脏器重量、牙釉质和齿龈的结构与人颇相似。猪的心血管系统、消化系统、营养需要、骨骼发育以及矿物质代谢等均与人极为相似。猪的血液学和血液生化常数和人相当接近。猪正常体温 39（38～40）℃，心率安静时 55～60 次 /min，呼吸频率 12～18 次 /min。

（三）生理特性

小型猪因品（种）系不同、繁育条件差异等，生理学指标会有较大的差异。小型猪为全年多发情动物，一般雌性的性成熟为 4～8 月龄，雄性的性成熟为 6～10 月龄，性周期 21（16～30）天，发情期平均 2.4（1～4）天，最适交配期在发情开始后的 10～25h，妊娠期 114（109～120）天，产仔数 2～12 头，哺乳期 60 天左右，小型猪的胎盘类型属上皮绒毛膜型。初生仔猪体内没有母源抗体，只能从初乳中获得。由于妊娠期 119 天，经产母猪一年能产 2 胎。寿命最长达 27 年，平均为 16 年。表 5-6-1 为家猪、小型猪、微型猪与人的生理学特征比较。表 5-6-2 为小型猪与人的血液学和生化特征比较。

表 5-6-1　家猪、小型猪、微型猪与人的生理学特征比较

生理学特征	人	家猪	微型猪	小型猪
体温 /℃	36.9±0.35	39.2±0.5	39.2±0.5	39.2±0.5
心率 /（次•min^{-1}）	60～110	70～120	85±15	105±7
呼吸频率 /（次•min^{-1}）	10～16	20±3	20±9	25±4
饮水量 /[mg•（kg•d）$^{-1}$]	1 400	80～120	80～120	80～120
食物消耗 /（kg•d^{-1}）	2.0	3.6～4.1	1.0～1.5	1.6～2.1
出生体重 /kg	3.4	1～2	0.6～0.7	0.6～1.0
性成熟体重 /kg	60～100	200～300	15～29	20～42
2 岁成年体重 /kg	13	200～300	35～55	70～90
寿命 / 年	70	15～25	10～15	10～15
发情周期 /d	27～28	21	21	21
发情期 /d	2～8	1～3	1～3	1～3
妊娠期 /d	267	111～114	111～114	111～114
平均产仔数	1	10～12	5～8	5～8
断奶年龄 /d	—	28～35	28～35	28～35

资料来源：Peter A. McAnulty 主编 *the Minipig in Biological Research*。

表 5-6-2 小型猪与人的血液学和生化特征比较

	人	小型猪
血液学检测		
白细胞数(WBC)/($\times 10^9$/L)	3.8～9.8	4.7～18.6
红细胞数(RBC)/($\times 10^{12}$/L)	3.5～5.9	4.9～8.6
血红蛋白/(g/L)	12.1～17.5	12.5～17.3
血球容积/%	36～50.3	28～52.8
血小板数/($\times 10^3$/μl)	150～450	311～585
生化检测		
葡萄糖/(mg/dl)	65～115	48～153
钠/(mEp/L)	135～147	139～146
钾/(mEp/L)	3.5～5.0	3.9～6.8
氯/(mEp/L)	95～110	98～102
钙(mg/dl)	8.6～10.3	10～11.8
磷(mg/dl)	2.5～5.0	5.8～10.7
γ-谷氨酰转移酶/(IU/L)	8～50	19～86
天门冬氨酸氨基转移酶/(IU/L)	11～47	16～90
总蛋白/(g/dl)	6～8	5.8～7.8
白蛋白/(g/dl)	3.6～5.0	3.1～4.3
总胆红素/(mg/dl)	0.1～1.0	0.09～0.41

资料来源：Peter A. McAnulty 主编 *The Minipig in Biological Research*。

二、主要品种与形态特征

第二次世界大战后，猪开始成为研究人类疾病的实验动物；但因猪的躯体肥大，不利于实验处理和管理，且遗传质量控制也不符合实验动物的要求。为此，自20世纪50年代起，世界各国选育出用于动物实验的不同品种的小型猪。

（一）国外主要小型猪品种

1. 哥廷根小型猪 由越南引入的小型野猪与明尼苏达•霍麦尔系小型猪杂交而成。该品系小型猪更加小型化，繁殖性能好，性情温和，耐粗饲，白色皮肤。12月龄平均体重30～35kg，成年猪(24月龄)平均体重40～60kg。常用于致畸性实验、各种药物代谢、异种移植、皮肤实验等研究。是世界上应用最广泛的实验用小型猪。

2. 明尼苏达•霍麦尔小型猪 明尼苏达大学L. M. Winters教授领导的小组经15年努力培育而成的小型猪。明尼苏达•霍麦尔小型猪毛色有黑白斑，6月龄平均体重22kg，12月龄平均48kg，成年猪体重80kg左右，遗传性状比较稳定，变异不大。

3. 皮特曼•摩尔小型猪 由皮特曼•摩尔制药公司的研究室培育而成的小型猪。此猪以弗洛达野生的野猪为基础，与加利夫岛的猪等交配后所得的后代培育而成。主要用于日本脑炎、猪瘟、猪萎缩性鼻炎研究及皮肤、药理实验等。

4. 海福特系小型猪 由美国俄亥俄州海福特研究所育成。用于皮肤研究的实验用小型猪，其皮肤白色，体毛稀少，可供化妆品实验用。

5. 尤卡坦小型猪 原产于墨西哥和中美洲，70年代初期由美国科罗拉多州立大学实验室培育，多用于糖尿病研究。

6. 辛克莱型小型猪 由明尼苏达的密苏里大学比较医学研究所选育出。它有较高的皮肤黑色素瘤发生率，其黑色素瘤在组织学上类似人的浅表扩散性黑色素瘤。

（二）国内主要小型猪品种

我国是最早饲养猪的国家，早在新石器时代就开始驯化华北野猪和华南野猪。经过长期的选择和培育，猪在人工饲养条件下改变了猪的野性，运动器官的功能有了变化，性格也变得温顺，易于调教。

中国的小型猪品种源自于交通闭塞、经济文化落后、农牧业生产低下的偏僻山区。如西藏小型猪来源于藏猪，藏猪主要分布于中国的西藏自治区及毗邻的四川、云南和甘肃省境内一些交通不便的半农半牧区。广西巴马小型猪源于香猪，主要产于我国广西环江、巴马等少数民族聚居地区。在这些交通闭塞的地区，不仅其他猪种的血缘难以进入，而且当地人习惯于将猪进行亲子交配，同胞、半同胞交配等近亲交配的自繁自养方式，从而形成独特小型猪群体。

1. 西藏小型猪 西藏小型猪来源于藏猪，是我国小型猪资源中最为稀缺的珍贵品种。2004年南方医科大学实验动物中心顾为望教授等人从西藏林芝地区引进藏猪，在广州进行实验动物化培育并将其命名为西藏小型猪。初生重0.885±0.074kg，2月龄离乳时重7.374±1.099kg，3月龄平均体重4～6.5kg，6月龄平均体重9～16kg，成年体重一般25～40kg，毛色纯黑，四蹄或额前偶有白色，具有耐寒、耐粗饲、生长慢、体格小、性成熟早、抗感染及抗逆性强等独特的生物学特征。母猪在4～5月龄初次发情，发情周期为20天左右，发情期为3～4天；公猪65～80日龄性成熟，4月龄可开始配种繁殖。西藏小型猪长期生活在高原缺氧环境，其心脏和呼吸系统组织学有其独特的一面。高脂环境下西藏小型猪可自发高血压。西藏小型猪动脉粥样硬化的发病特点很符合人类以胰岛素抵抗为病理基础的多靶点动脉粥样硬化发病特点，在心血管疾病研究中具有很高的应用价值。

2. 广西巴马小型猪 从1987年开始，广西大学王爱德教授等从原产地引入广西地方猪种巴马香猪，已完成了封闭群和近交系的培育。该小型猪头部和臀部黑色，全身其他部分白色，号称“两头乌”。24月龄母猪体重40～50kg，公猪30～40kg，具有体形矮小、性成熟早、多产、遗传背景相似等优点。

3. 五指山小型猪 又称老鼠猪，主产于海南省五指山区。被毛黑色或白色，或背部黑色腹部白色等，有头小、耳小、腰背平直、臀部不发达、四肢细长等特点。反应灵敏，善于奔跑。成年体重一般为35kg左右。冯玉堂等人经过近20年的时间培育成近交系，据称近交系数高达0.965以上，具有性成熟早、遗传稳定、代谢率低、适应性强等优良特性。

4. 版纳微型猪 版纳微型猪是由云南农业大学曾养志教授等从滇南小耳猪中经过17年、14代亲子或兄妹交配培育而成，据相关资料介绍，已初步培育成两个体形大小不同的品系，即JB（成年体重70kg）和JS（成年体重20kg）近交系，近交系数高达95.2%。6月龄平均体重10～18kg，12月龄平均体重20～35kg。具有抗逆性、抗病力较强、耐粗饲等特点。

5. 贵州小香猪 1985年，贵州中医学院甘世祥教授等以原产于贵州从江县的从江香猪为基础种群进行定向选育。6月龄平均体重25kg，12月龄平均体重30kg，成年体重一般为35～45kg，其有体躯小、被毛全黑、皮薄细嫩、耳小、四肢短细等特征，性情较温顺，但繁殖力较低。

三、生物医学研究中的应用

由于小型猪的心血管、消化器官、免疫系统及肾、皮肤、眼球、鼻软骨等在解剖、组织、生理和营养代谢等方面与人类极为相似，故已逐渐成为研究人类疾病的实验动物。

1. 皮肤烧伤的研究 由于小型猪的皮肤与人非常相似（体表毛发的疏密、表皮厚薄、表皮形态学和增生动力学、烧伤皮肤的体液和代谢变化机制等），故小型猪是进行皮肤烧伤损伤研究的较理想动物。小型猪的皮肤还可用于烧伤后创面敷盖，比常用的液状石蜡纱布要好，伤口愈合速度比后者快一倍，既能减少疼痛和感染，又有利于血管再生。此外，由于小型猪对放射线的抵抗能力强，皮肤放射损伤与人类临床表现一致等特点，因此还被广泛应用于各种放射线所引起的皮肤损伤研究。

2. 肿瘤研究 辛克莱小型猪可作为研究人类黑色素瘤的良好动物模型。该品种猪80%可发生自发性皮肤黑色素瘤，有典型的皮肤自发性退行性变，与人黑色素瘤病变和演变方式完全相同。

3. 免疫学研究 刚出生的仔猪，体液内免疫球蛋白含量极少，但可从母猪的初乳中得到。无菌猪体内没有任何抗体，一经接触抗原就能产生极好的免疫反应。可利用这些特点进行免疫学研究。

4. 心血管研究 小型猪冠状动脉循环在解剖学、血流动力学方面与人类很相似，因而常用于老年性冠状动脉病研究。幼猪和成年猪也会自然发生动脉粥样硬化，其粥样变前期可与人相比，而且小型猪和人对高胆固醇饮食的反应是一样的，因此小型猪是研究动脉粥样硬化理想的动物模型。

5. 糖尿病研究 尤卡坦小型猪（墨西哥无毛猪）是糖尿病研究中的一个很好的模型动物。只需一次静脉注射水合阿脲（200mg/kg体重）就可以在这种动物中产生典型的急性糖尿病。国内常用链脲佐菌素和四氧嘧啶破坏小型猪胰岛β细胞而诱发糖尿病。

6. 发育生物学等研究 新生仔猪和幼猪的呼吸系统、泌尿系统和血液系统与新生婴儿很相似，所以仔猪广泛应用于营养和婴儿食谱的研究。由于母猪泌乳期长短适中，一年多胎、每胎多仔，易获得和便于操作，所以仔猪成为发育生物学、畸形学、儿科学研究的理想动物模型。

7. 遗传性和营养性疾病研究 猪可用于遗传性疾病如先天性红细胞病、先天性肌肉痉挛、先天性小眼病、先天性淋巴水肿等，营养代谢病如卟啉病、食物源性肝坏死等疾病的研究。

8. 悉生猪和小型猪心脏瓣膜的应用 悉生猪和无菌猪可用于研究各种细菌、病毒感染性疾病，以及寄生虫病、血液病、代谢性疾病和其他疾病。利用猪的心脏瓣膜修补人的心脏瓣膜缺损或其他疾患，国外已普遍推广，每年可达十数万例，近年来我国临床上也已开始应用。

9. 口腔科学研究 小型猪的牙齿解剖结构与人类相似，饲喂致龋齿食物可产生与人类一样的龋损，是复制龋齿的良好动物模型。

10. 药理学研究和新药研发及安全性评价 世界各国食品和药品管理局（Food and Drug Administration，FDA）规定，新药进入人体临床实验之前，必须要通过至少两种动物种类的安全性及毒性评估，其中至少一种是非啮齿类大型动物，通常为猴、犬和猪。小型猪因体型小、伦理关注度比犬和猴低、与人类生理功能较相似等优势，在新药研发中的用量逐年上升。

11. 异种移植研究 小型猪的肾脏结构、心脏结构等与人体相似，是最理想的异种器官供体。2002年，赖良学等利用体细胞基因敲除技术与体细胞克隆技术，获得了世界上第一头敲除α-1,3半乳糖基转移酶基因的克隆猪，克服了猪器官移植到人体内所引起的超急性排斥反应，使异种器官移植成为可能。2018年报道，基因敲除α-1,3半乳糖基转移酶克隆猪的心或肾移植到狒狒体内，分别成活179天和83天。临床上猪胰岛细胞移植治疗胰岛素依赖性糖尿病已有数千例；用产多巴胺的猪脑细胞异种移植治疗帕金森病的动物实验也已取得成功。

12. 外科学研究 由于小型猪体型矮小、体重轻，且其腹壁可安装拉链，拉链对其正常生理功能干扰不大，保留时间可达40天以上，这为科学研究和临床治疗中需反复手术的问题提供了较好的解决办法。

13. 其他领域的应用 应用小型猪进行医疗器械生物效能测试及安全性评价、生物制品研制（如甲型H1N1流感疫苗）以及应用猪血制备人用纤维蛋白封闭止血剂已获得成功。

四、饲养管理要点

1. 小型猪对环境的温湿度变化敏感，适宜温度为18～25℃，相对湿度为40%～60%。夏季时可用水喷淋或用风扇等降低猪只体温，避免发生热应激。小型猪日给食1～2次，一日的饲料量一般为体重的3%左右。饲料配方可根据实验条件灵活调整。

2. 母猪断奶后一般经7～10天会再次发情可进行配种繁殖。断奶、转栏和换料对仔猪均会造成较大的应激，因此更要特别照料，加强管理。应给予清洁饮水，换料时以渐进方式逐渐调整过度，避免发生营养性下痢。

3. 小型猪要进行预防接种，主要是接种猪瘟和口蹄疫疫苗。日常应观察猪的食欲、粪便等有无异常，如出现喘气、腹泻、发热等症状时要及时治疗。

综上所述，小型猪在生物医药研究中的应用日益广泛，随着时间的推移及生命科学的进步，其重要性愈加突出。

（顾为望）

第七节 非人灵长类动物

非人灵长类动物分类上属灵长目，全世界共有11科57属242种，可分为原猿亚目类和类人猿亚目（包括新大陆猴类和旧大陆猴类）。与人类的遗传物质有95%～98.5%的同源性，生物学特性和行为特征与人类相似，是解决人类健康和疾病问题等基础研究及临床前研究的重要实验动物。用于科学研究的非人灵长类动物主要种属有：猕猴属（猕猴、食蟹猴、红面猴、平顶猴、藏酋猴、卷尾猴）、普通狨猴、黑猩猩、长臂猿等。

一、猕猴

猕猴（*Macaca mulatta*）属于哺乳纲、灵长目、类人猿亚目、猴科，又称为旧大陆猴，猕猴属动物。猕猴属共有12种46亚种，主要分布在旧大陆，即非洲、南亚、东南亚、中国南部和中部。分布在我国的有6种，包括猕猴、熊猴、红面猴、藏酋猴、台湾岩猴和平顶猴。其中猕猴（文末彩图5-7-1）数量最多，分布和应用最广。

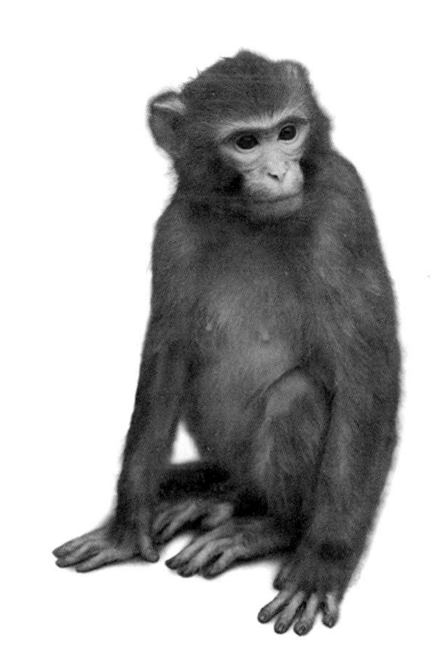

图 5-7-1　猕猴

猕猴在解剖结构、生理生化、免疫和代谢功能等方面同人类很相似，应用此类动物进行实验研究，易于解决与人类相似的发病机制和防治问题。它是一种珍贵的实验动物，有重要的价值。

（一）生物学特性

1. 一般特性

（1）进化程度高：猴的进化程度高，接近人类。具有与人类相似的生理生化代谢特征、代谢方式和相同的药物代谢酶。猕猴的大脑发达，具有大量的脑回和脑沟。

（2）视觉好：它的视觉较人敏锐。在其视网膜上有一黄斑，黄斑上的视锥细胞与人相似；有立体视觉能力，能分辨出物体间的位置和形状，产生立体感；有色觉，能分辨物体的各种颜色，还具有双目视力。

（3）杂食性：以素食为主。猴体内缺乏维生素 C 合成酶，自身不能合成维生素 C，需要从饲料中摄取。

（4）颊囊：口腔内有颊囊，系口腔中上、下黏膜的侧壁与口腔分界而成，是因为摄食方式改变而发生的进化特征。吃食时，猕猴先将食物送入颊囊中，不立即吞咽，待摄食结束后，再以手指将颊囊内的食物顶入口腔内咀嚼。

（5）性皮肿胀：雌性猕猴有典型的月经周期，排卵期、发情期外阴皮肤出现红肿现象。

（6）胼胝体：臀部有坚硬的胼胝体。

（7）社会性：群栖，适应性强，具有社会性和地位等级。

2. 繁殖　雄猴性成熟为 4.5 岁，雌猴为 3.5 岁。发情周期为 28 天左右。在野生环境中，猴的繁殖是有季节性的，通常在 10—12 月受孕，第 2 年的 3—6 月分娩。妊娠期 156～180 天，每胎产仔 1 只，哺乳期约半年。幼猴离乳后，母猴应休息 2 个月再行交配。若让幼猴 3 月龄时离乳，可确保雌猴每年怀 1 胎。猴的生殖能力可持续到 20 岁左右，寿命可达 30 年。

3. 行为学　猕猴群居性强，猕猴群之间喜欢吵闹和厮打。每群猴均由一只最强壮、最凶猛的雄猴当“猴王”。在“猴王”的严厉管制下，其他雄猴和雌猴都严格听从，吃食时“猴王”先吃，但“猴王”有保护整群猴安全的职责。

（二）解剖与生理特征

1. 猕猴属于灵长类动物，具有较高的眼眶，发达的盲肠，胸部有两个乳房，有三种牙齿和脱落更新的恒齿，有较长的手指和脚趾，都是五个，而且前肢和后肢都有岔开的能活动的拇指（对趾型），颅骨有一钙质的裂缝。

2. 猕猴具有发达的大脑，表面有大量的沟回，因此聪明伶俐、动作敏捷，好奇心和模仿能力都很强，对周围发生的一切事情都感兴趣。猴的视觉较人类敏感，视网膜具有黄斑，有中央凹。猴有立体感，能辨别物体的形状和空间位置，有色觉，能辨别各种颜色。猴的嗅脑不很发达，嗅觉不灵敏，而听觉敏感，有发达的触觉与味觉。

3. 猴为单室胃，胃液呈中性，含 0.01%～0.043% 的游离盐酸，肠的长度与体长的比例为 5∶1～8∶1；猴的盲肠很发达，但无蚓突。猕猴都有胆囊，位于肝的右中央叶，肝分 6 叶。猴肺为不成对肺叶，右肺 3～4 叶，左肺 2～3 叶。猴的血液循环系统和人一样。

4. 猕猴的血型有 A、B、O 型和 Lewis 型、MN 型、Rh 型、Hr 型等。猕猴血型和人的 A、B、O、Rh 型相同。栗色猕猴主要是 B 型；食蟹猴主要是 A、B、AB 型，O 型较少；平顶猴主要是 O、B 型。猕猴属动物的 Rh 系统全是 Rho（又叫 Rh1）。猕猴也有汗腺。猕猴属各种猴的染色体为 $2n=42$。

5. 猕猴为单子宫，有月经现象。雌猴发情期间，生殖器官的周围区域发生肿胀，外阴、尾根部、后肢的后侧面、前额和脸部等处的皮肤都会发生肿胀，统称为“性皮肿胀”。猴每年产一胎，每胎 1

仔，极少生2仔。

6. 猕猴正常体温白天为38～39℃、夜间为36～37℃。心率（168±30）次/min，心率随年龄增长而减慢。猕猴的血压：收缩压（120±26）mmHg，舒张压（84±12）mmHg，随动物年龄和体重的增加，血压会相应升高，雄猴比雌猴高10～15mmHg。呼吸频率40（31～52）次/min，潮气量为21.0～29.0ml，通气率860（310～1 410）mL/min。饲料量每只100～300g/d，饮水量每只450（200～900）ml/d，排尿量110～550/d。红细胞数（5.02±0.55）×10^6/mm^3[（3.56～6.95）×10^6/mm^3]，白细胞数（8.17±3.25）×10^3/mm^3[（2.5～26.7）×10^3/mm^3]，血小板（359.3±102.70）×10^3/mm^3[（109～597）×10^3/mm^3]，血液量55～80ml/kg，血红蛋白（19.1±2.2）g/100ml[（16.5～19.2）g/100ml]；总蛋白（7.50±0.96）g/100ml[（4.9～9.3）g/100ml]；白蛋白（3.60±0.49）g/100ml[（2.8～5.2）g/100ml]；球蛋白（4.00±0.96）g/100ml[（1.2～5.8）g/100ml]。

（三）分类及分布

我国猕猴分布在长江以南，以前达到华北。有人认为现在猕猴分布的最北极限是日本清津县。1704年后，猕猴引进欧洲直布罗陀军港，食蟹猴引进毛里求斯，猕猴引进西印度群岛、圣地亚哥岛。

（四）主要品种与形态特征

1. **猕猴**（*Macaca mulatta* Zimmermann，1780） 又称恒河猴，英文名rhesus macaque，有6个亚种。分布在阿富汗、尼泊尔、不丹、缅甸、印度半岛北部、斯里兰卡、泰国，以及中国西藏、云南、四川、贵州、河北、安徽、江西、湖南、湖北、广东、广西、海南岛和中国台湾等地。通常为栗色，前肢带灰，后部毛较长，内侧颜色较浅；冠毛向后倒；面裸露、肉色；尾约等于身长，着生毛；发情期间，约50%雌猴性皮肿胀变红，甚至可能波及腹部、臀部及腰部，成熟雌猴更显著。

2. **豚尾猴**（*M. nemestrina* Linnaeus，1766）又名平顶猴，英文名pig-tailed macague。有4个亚种。分布在马来西亚、苏门答腊、加里曼丹岛、彭加岛、缅甸、泰国和中国云南。一般浅黄色到深褐色，头、背及尾部较深，内侧较浅；头顶中心窝毛向周围辐射，短黑，形成厚帽，毛直立；面裸露，淡褐色，脸较长；眼睑厚，清晰；尾为头身长的1/3，毛很少，如猪尾，又名猪尾猴；雄猴阴茎小，有纽扣状阴蒂，形圆；雌猴发情期间，性皮肿胀变红，波及臀部和尾的基部，色青灰。

3. **短尾猴**（*M. speciosa* F.cuvier，1825） 又名红面猴，英文名stump-tailed macaque。有4个亚种。分布于中国、印度、缅甸。被毛蓬松，深褐色，随年龄增大而逐渐变深；冠毛较长，自中间向两侧披开。面部红色，随年龄增长颜色加深，甚至近黑色。尾短，甚至短缺。雄猴阴茎长，一头逐渐变细；雌猴发情期间性皮稍肿，变红；年轻猴有芥末气味。

4. **台湾猕猴**（*M. cyclopis* Swinhoe，1862）英文名formosan macaque。无亚种。分布在中国台湾。毛青褐色，四肢较深，毛皮厚毯状；冠毛黑，向后倒；脸肉色、较短，前为裸露，两颊生黑须；尾为头身长的1/3～1/2，粗壮，多毛，下垂。雌猴发情期间，性皮明显肿胀变红，波及长尾的基部、臀部和股后部。

5. **熊猴**（*M. assamensis M'Clelland*，1839）英文名assamese macaque。有2个亚种。分布在尼泊尔、缅甸、越南和中国云南等地。毛棕褐色，头顶有一旋毛；面部呈肉红色，老年猴面部发生黑斑。尾长多变化，为头身长的1/3～2/3，生毛，下垂。其憨态可掬，体胖如熊，性情粗暴。雌猴有性皮肿。

6. **日本猕猴**（*M. fuscata* Blyth，1875） 又名雪猴，英文名Japanese macaque。有2个亚种。分布在日本（本州、四国和九州）。毛灰褐色，脸部、四肢和下腹部为粉红色；尾短，生丛毛，尖端有硬毛；雌猴性皮通常淡红色，发情期间变红色，成年雌猴尤甚，性皮肿胀少见。

7. **狮尾猴**（*M. silenus* Linnaeus，1758） 英文名lion-tailed macaque。无亚种。分布在印度半岛。全身黑毛；密而长的灰髯围住颜面，仅余前额、吻部，双目炯炯，无髯处有顶毛，向外侧，状极庄严；面裸露，肤色黑；尾为头身长的1/2～2/3，毛光滑，尾端有簇毛；雌猴发情期性皮肿胀，显著淡红色。

8. **帽猴**（*M. radiata* E. Geoffroy，1812） 又名冠毛猕猴，英文名bonnet monkey。有2个亚种。分布在印度西南。毛灰褐色，内侧较浅，冠毛较长、向外向后辐射，形成幅巾覆在头顶中心；脸裸露，淡红或红色，前额生短毛，向外出，中心分开，颊部毛形成漩涡；尾长于头身长，毛光滑；雄猴阴茎大，阴蒂满月形，尖端增厚，开口向下；雌猴在月经期性皮鲜红或呈紫色，其阴道分泌物同锡兰猴。

9. 锡兰猴（*M. sinica* Linnaeus，1771） 又名头巾猕猴，英文名 toque macaque。有 3 个亚种。分布在锡兰全岛。毛金黄或红褐色，内侧较浅；顶毛长，形成圆形便帽，向外辐射；前额下部裸露，雌猴在成熟时面部渐渐变红，经过若干年，更加深，直到最后全部红面；两颊短毛，漩涡形；尾略长于头身长，毛光滑；雄猴阴茎大，阴茎满月形，厚实，开口向下；雌猴性皮肿呈红紫色，由阴道分泌一种黏液，有恶臭气味。

10. 食蟹猴（*M. facicularis* Raffles，1821） 又名爪哇猕猴，英文名 crab-eating macaque。有 21 个亚种，广泛分布在马来半岛、加里曼丹岛、苏门答腊、爪哇和菲律宾。毛淡黄褐色或灰黑褐色，内侧较浅；顶毛向后倒，有时在中线处形成短盔帽；颊毛形成围绕面部的胡须，眼睑内侧有三角形裸露皮肤；尾与头身长相等或更长些，毛光滑；雄猴阴茎小，阴蒂呈纽扣状，圆形；雌猴性皮肿胀，仅波及小部分尾基，青灰色。

11. 苏拉威西猴（*M. maurus* F. cuvier，1823） 英文名 moor macaque。有 4 个亚种。分布在印度尼西亚（苏拉威西岛南部）。毛黑色或深褐色，有时前臂、大腿内侧和臀部毛色较浅；顶毛向后；面裸露，黑褐色；眉脊粗；尾毛稀疏，尾端球状；雌猴性皮肿胀，可观察到两种类型：①臀部胼胝之上生毛处显著淡红色；②仅臀部有时波及大腿内面呈分散淡红色块，不影响尾部。

12. 叟猴（*M. sylvanus* Linnaeus，1758） 英文名 barbary macaque。无亚种。分布在非洲北海岸、直布罗陀。毛黑黄相间，形成黄灰色毛，毛皮粗糙，内侧略浅；前额、头顶竖生金褐色硬毛；面部较短，黑肉色杂有斑点，胡须围绕两颊；无尾；雌猴发情期间，性皮肿胀呈圆形，色蓝灰，波及腹部生毛处。

（五）生物医学研究中的应用

猕猴属中，猕猴（恒河猴）广泛使用。20 世纪 60 年代出版的《猕猴文献录》中涉及的论文多达五百余篇。其中，在 12 种非人灵长类动物中使用猕猴的几乎占一半；试加分析，解剖文章占半数，生理学和生态学其次，再次是分类、地理分布、胚胎、进化、遗传和生化病理各有二十余篇，最少的是古生物和畜养、管理的文章。现在，因分子生物学进展，猕猴用于生殖、神经、免疫、代谢及胚胎干细胞等方面的研究更多，病理研究也不少，常用于医疗和药物实验等。

包括猕猴在内的非人灵长类动物与人的遗传物质有 75%～98.5% 同源性，在解剖结构、免疫、生理和代谢等方面与人高度相似，有许多相似的生物学和行为学特征，是解决人类健康和疾病问题等基础研究和临床前研究的理想动物模型。猕猴的应用主要包括如下几方面。

1. **传染病研究** 非人灵长类动物可以感染人类许多的传染病，特别是其他动物不易感的传染病。因此，在研究人类传染性疾病方面，灵长类动物具有重要的用途。

（1）病毒性疾病：是研究脊髓灰质炎、麻疹、疱疹、病毒性肝炎、流感等疾病的动物模型。

（2）细菌性疾病：对人的志贺菌属（痢疾杆菌）和结核分枝杆菌最易感染，是链球菌病、葡萄球菌病、肺炎球菌性肺炎、立克次体病等的动物模型。

（3）寄生虫病：非人灵长类动物可被人疟原虫感染，是理想的筛选药物的动物模型，也是研究阿米巴脑膜炎、丝虫病和弓形虫病等的动物模型。

需注意猴的肝炎、结核病、痢疾、沙门菌病以及疱疹病毒、类人猿脑膜炎病等会传染给人。

2. **营养代谢和老年病研究** 非人灵长类动物无论在正常代谢、血脂、动脉粥样硬化疾病的性质、部位、临床症状及各种药物的疗效等方面，都与人类非常相似。因此，可培育成为胆固醇代谢、脂肪沉积、肝硬化、铁质沉着症、肝损伤、维生素 A 和维生素 B_{12} 缺乏症、镁离子缺乏而伴随低血钙、葡萄糖利用降低等的动物模型。灵长类还可用于老年脑卒中、白内障、慢性气管炎、肺气肿、老年性耳聋、牙龈炎、口腔疾病的研究。

3. **生殖生理研究** 非人灵长类动物的生殖生理与人类非常接近，是人类避孕药物研究极为理想的实验动物，可做胆固醇型避孕剂、非类固醇型避孕剂、子宫内留置器研究的动物模型。猕猴还可成为宫颈发育不良、雌激素评价、胎儿发育迟滞、子宫内膜生理学、淋病、妊娠肾盂积水、胎盘吸引术、妊娠毒血症、子宫肿瘤、输精管切除术等的动物模型，以及配子发生过程的动物模型、着床过程和卵子发育的动物模型、性周期和性行为的动物模型、妊娠期和分娩后早期血流动力变化的动物模型。

4. 行为学和精神病及神经生物学研究 如用于药物麦角酸二乙基酰胺、苯异丙胺诱发而产生的精神病、隔离关养猕猴而发生行为异常的模型。各种抑郁症、精神分裂症、药物引发的刻板型强迫行为的模型。还用于建立帕金森病等神经退行性疾病的动物模型和研究衰老的动物模型。

5. 代谢疾病研究 可培育猕猴成为1型糖尿病动物模型，以及尿崩症、库欣病和肥胖症等动物模型。

6. 环境及公共卫生研究 在环境卫生研究中，可培育猕猴成为如下动物模型。

（1）大气污染的动物模型。

（2）重金属类的环境污染模型。

（3）农药的环境污染模型和微生物产物的环境污染模型。

二、狨猴

狨猴是狨猴科（Callitrichidae）动物的统称，曾被称为卷毛猴科，通常分为三个属。近年来，因狨猴具有操作处理方便、易繁殖等许多优点，将其作为生物医学领域新型的实验动物及生物医学的实验动物模型，科研工作者进行了大量的研究。

狨猴（Marmosets）属于灵长目（Primates）、类人猿亚目（Anthropoidea）、阔鼻下目（Infraorder platyrrhini），又称新大陆下目，是狨猴科的总称。自然栖息地在南美洲的秘鲁、哥伦比亚和巴西等地以及非洲的刚果、肯尼亚等国家，一般分为3个属35个种。本节介绍的普通狨猴和白须狨猴分别属于狨属（*Callithrix*）和柽柳猴属（*Saguinus*）。

狨猴主要产于南美洲亚马孙河流域的热带雨林丛中，以昆虫、野果、花蜜、树芽、树汁、幼鸟及鸟蛋为食，尤其喜欢动物蛋白的食物。

（一）生物学特性

1. 一般特性

（1）进化程度高：狨猴在系统发生上近缘于人类；它的染色体为$2n=46$。根据血液学初步研究结果，其血液生理、生化值比猕猴更近于人类。

（2）齿式和指甲：狨猴的齿式为2 132/2 132（总：32），不同于猕猴的2 123/2 123（总：32）；普通狨猴的犬齿仅比门齿稍长。狨猴除大脚趾是扁平指甲外，其余各指、趾都是尖锐的镰刀状爪。

（3）必需维生素D_3和维生素C：新大陆猴只能利用动物性维生素D_3（胆钙化醇），不同于旧大陆猴能利用植物性和动物性两种维生素D[维生素D_2（麦角钙化醇）和维生素D_3]的任意一种。作为灵长类动物，狨猴一样需要在食物中摄取维生素C，以维持其在骨骼、牙齿和血管的细胞含量；维持每只动物健康生长所需的抗坏血酸量每千克体重是1～5mg/d。如果缺乏维生素C，会导致典型的维生素C缺乏病（坏血病），包括牙龈出血、动物丧失食欲以及体重减轻，还可出现长骨骨折、长骨骨骼肿胀以及易感染传染病。

（4）表情和叫声：与猩猩、狒狒相比较，狨猴的脸部表情有限，常见的变化是张嘴，同时发声或不发声。普通狨猴紧张时，其耳旁两撮白毛竖起，脑袋左右晃动，龇牙咧嘴地发出叫声。白须狨猴更容易激动，当有人类靠近时，会张大嘴，连续发出较普通狨猴更为响亮而短促的尖叫声。

与白须狨猴相比，普通狨猴叫声轻，变化少。在其认为安全的环境中发出类似长笛或人类口哨的长音，可持续2～3秒；在其害怕或紧张时，发出短促高频的“Za”的惊叫，直至其恐惧消失为止。白须狨猴在安全的环境中较少发音，唯有在进窝时，发出像小鸡归巢时“叽叽”的叫声；在其紧张或害怕时发出响亮的高音调，叫声十分刺耳；而在遭人捕捉时，声音变得格外响亮。

2. 繁殖 雄猴的性成熟为10～14月龄，雌猴为8～10月龄。在野生环境中，有些狨猴种的繁殖是有季节性的，通常是在巴西的春季和夏季分娩。在适应了实验室的饲育环境后，狨猴可在任何月份繁殖。狨猴的性周期14～16天；妊娠期135～150天；每胎产仔1～3只，绝大部分是2仔/胎（异卵双生），同胎双生中，多数为1雌1雄，也有全雌或全雄。哺乳期约2.5个月，哺乳期间，母猴不停止滤泡成长和排卵，能够连续受孕。母猴仅在分娩后的2～3天单独照料幼猴，此后，由雄猴设法让幼猴爬到背上背着它们，唯有哺乳时交给母猴，如此持续至幼猴离乳；期间若父本死亡，其他雄猴能代行“父职”。在狨猴群中没有乱伦的现象，如果把母猴移至群外，整群动物不能繁殖。

在实验室饲育环境中，狨猴的生育间隔平均为9个月，可以连续生育10年以上。

在野外，狨猴科动物一般由双亲与一对或几对双胞胎组成小群体。偶见几个小群体短时期合伙形成30～40个一群。与黑猩猩群最显著不同的是，狨猴群以成年雌猴为女王，整个狨猴群内只有这个女王处于繁殖状态，能与一个以上的雄猴进行交配。猴群内其他成员将帮助其携带小猴。年轻的雌猴一旦成熟后，就离群分开。

现已发现，在实验室内将3个雌狨猴同时养在1个笼内，只有1只占优势的雌猴有正常的性周期，其他2只均停止性周期，停留在非性周期。如果将那只占优势的雌猴从这个笼内迁出，另一只地位仅次于它的雌狨猴开始正常的性周期，其机制尚未阐明。

3. 行为学

（1）树上栖息：狨猴在树上栖息的时间最长，活动围绕栖木进行。一般以四肢攀爬或后肢站立，从未见到仅用后肢行走的行为。改变位置时，以跳跃"飞行"等迅速敏捷的行为为主。活动或栖息时，以长尾保持身躯平衡，但未见到狨猴以其尾巴卷在栖木上倒悬身子的情形。

（2）学习照料：为了使狨猴发展正常的行为形式，必须把它饲养在一个适当的、正常的社会地位中。人工哺育的动物很少交配，并有很多其他的变态行为。狨猴中未参与照料年幼弟妹而较早离开双亲的动物，成熟后总是抛弃甚至杀死其亲生幼仔。因此，在繁殖群里出生的动物，应尽可能长期留在其父母动物群里。

（二）解剖与生理特征

1. 狨猴是灵长类动物，具有小型灵长类动物的优点。其体形小，后肢比前肢长。两性在体形、体重和外貌方面都没有显著性差异。

2. 由于狨猴在系统发生上近缘于人类，它的染色体为 $2n=46$。根据血液学研究结果，其血液生理、生化值比猕猴更近于人类。

3. 狨猴以四肢攀爬或后肢站立，从未见到仅用后肢行走的行为。狨猴的尾比其体长。

4. 狨猴的口腔中无颊囊，臀部无胼胝体。

5. 狨猴伤口愈合能力强，且不留伤痕，不能用黥墨作为永久性标记。

6. 狨猴不主动进攻人，易于实验室操作，通常只需两个人便可进行各种基本实验室操作。如果在操作时喂给小块香蕉或苹果，可以减轻动物的紧张和挣扎。

7. 狨猴正常体温白天为38.5～40.0℃。饲料量每只15～60g/d（约占体重的3.3%～5.5%）。红细胞数（5.70～6.95）$\times 10^9$/L，白细胞数（7.1～12.8）$\times 10^6$/L，血小板（66.6±15.7）$\times 10^6$/mm^3，血红蛋白14.9～17.0g/100ml；总蛋白6.6～7.1g/100ml，白蛋白3.8～3.9g/100ml，球蛋白2.7～3.9g/100ml。

（三）主要品种与形态特征

1. 普通狨猴（common marmoset，*Callithrix jacchus*）　主要分布在巴西。在美国、英国、德国、日本、澳大利亚和我国都已建立大规模的繁殖群。1977年已培养成功SPF级普通狨猴。这种动物最常用于繁殖研究以及畸胎学和牙周病的研究。

2. 棉顶狨猴（cotton-top tamarin，*Saguinus oedipus*）　其特征是在头顶上有一小撮白毛，发怒时会竖起，因此也被称为棉顶狨。主要分布在哥伦比亚和巴拿马。在自然栖息地以3～15个个体组成家族群。已能在饲养条件下繁殖。这种动物在病毒学和免疫学方面得到广泛使用。尤其是该猴具有患自然性结肠腺癌的明显趋势，因此在癌症研究方面也有特殊作用。

3. 白须狨猴（moustached tamarin，*Saguinus mystax*）　主要分布于秘鲁和巴西。自然栖息地内群体由双亲及一对或几对后代组成。群体能有规律地与另一种白须狨猴S. fascicollis混杂。该猴害怕人类接近，在实验室中性子急躁、易怒，喜欢抓人，已成为人类甲型肝炎实验室动物模型。

4. 金狮狨猴（golden-lion tamarin，*Leontopithecus rosalia*）　狨猴科中体形最大的一种观赏动物。有的书中把它单独归一属，也有的书中把它归入金狮狨猴。这种金狮狨猴产于巴西，据估计全世界已不足一百只，濒临绝种。绝种的原因是人类大量砍树，减少了自然栖息地，而金狮狨猴又不适应其他的环境。实验室饲养中的主要问题是：繁殖的后代中只有雄猴没有雌猴，据估计是环境影响的结果。

5. 倭狨（pygmy marmoset，*Callithrix pygmaea*）　灵长类中体形最小的一种动物。产于南

美洲的厄瓜多尔、秘鲁北部和巴西西部。成年猴的体长15cm，尾长12cm，体重不足100g，性情活泼、温顺，讨人喜欢。驯化后可放在主人口袋中供观赏，因此又被称为囊猴。

6. 其他　黄顶狨（Goeldi's marmoset，*Callimico goeldii*）产于巴西、哥伦比亚、厄瓜多尔和秘鲁。白耳狨猴（white-eared marmoset，*Callithrix aurita*）和黄头狨猴（buff-headed marmoset，*Callithrix flaviceps*）产于巴西。杂色裸面狨猴（pied tamarin，*Saguinus bicolor*）产于巴西北部。白脚狨猴（white-footed tamarin，*Saguinus leucopus*）产于哥伦比亚北部。以上五种狨猴均已被列入濒危灵长类动物品种。

（四）生物医学研究中的应用

作为实验动物的狨猴，其开发时间比猕猴属之类的旧大陆猴迟了许多年。在研究中，使用狨猴做实验开始于19世纪的60～70年代，在欧美各国，以人类肝炎研究为中心而盛行。日本对狨猴的开发使用比欧美迟了近十年。我国“六五”期间的攻关课题《人类甲型肝炎的防治》中一分课题《人类甲型肝炎动物模型的研究》开始了对狨猴的研究。

随着生物医学科研的迅速发展，研究所需要的实验动物种类不断被开发使用。非人灵长类动物中除了使用传统的栗色猕猴和其他一些猕猴以外，一方面用诸如黑猩猩和狒狒这样的大型动物做实验，另一方面开始使用松鼠猴和狨猴小型实验动物。

1. 小型灵长类实验动物所具有的优点

（1）在系统发生上近缘于人类。

（2）具备多种独特的性状，可进行动物模型方面的研究。

（3）易于操作处理和便于进行实验。

（4）只需要较小的饲育空间就能生存，饲养费用较大型灵长类动物便宜。

（5）繁殖率高（每年产2胎，每胎1～3只，可以进行室内计划生产）。

（6）世代交替时间短（1～2年成熟，也可培育近交系）。

（7）可以控制微生物，有培育SPF猴和无菌（germ free，GF）猴的可能性。

（8）性成熟早（14个月可以性成熟）。

（9）小型雄性灵长类实验动物对于计划生育研究、关于活动机制和安全实验必不可少。许多这类试剂价格昂贵，合成困难，小型的狨猴可以获得较大的功效和经济效益。

（10）由于伦理上和供应上的原因，诸如人类的试管内受精、胚胎贮藏和运输等方面的研究，不能在人类或类人猿上进行，而可使用小型灵长类动物。

2. 小型灵长类实验动物在使用和管理上存在的问题

（1）动物的获得越来越困难，大多数出产国制定严格的限制。

（2）动物引进后一个月内死亡率较高。

（3）常携带人畜共患病原体，威胁接触人员的健康。

（4）体形小，进行外科手术实验比较困难，也不能一次抽取大量的血液。

（5）在新陈代谢方面与人类有明显的不同。

（6）因体形小，不适用于药理学和毒理学方面的筛选。

3. 生物医学研究中的应用

（1）传染病研究：狨猴（如白须狨猴、普通狨猴）可感染人类甲型肝炎病毒，作为人类甲型肝炎的动物模型，用于人类甲型肝炎病毒疫苗的安全性评价。

（2）癌症和病毒肿瘤学研究：EB病毒可以感染某些狨猴（如棉顶狨猴、普通狨猴等），诱发恶性淋巴瘤，而EB病毒与鼻咽癌也有密切的关系。某些狨猴对疱疹病毒、痘病毒、黏液病毒敏感。狨猴还可作为许多癌症，如腺癌、肠癌等研究的动物模型。

（3）行为学研究：狨猴有较强的领域性，因领域的大小与动物的食物有密切的关系。狨猴哺育幼仔通常是由父亲及其未成年的兄姐照料。而对于年轻的雌性狨猴，照料同胞幼猴是其一个学习的过程。狨猴在交配期会出现些性行为现象，诸如雌猴经常以生殖器摩擦笼具、巢箱、栖木等，雄猴则嗅雌猴摩擦过的地方和生殖器。配对的狨猴互相理毛、玩耍嬉戏。攻击好斗则是狨猴正常行为的一部分。

（4）营养与代谢研究：狨猴群中常见自发“消耗性综合征”（wasting marmoset symdrome，WMS），贫血与此疾病有关。患病的动物常出现明显的体温过低和低血糖。若猕猴饲料中缺乏维生素 D_3，可导致纤维性骨营养不良症；缺乏叶酸可导致口角干裂、体重减轻、腹泻、贫血和黏膜溃疡。将猕猴饲以低碘饲料及去离子水成功复制了甲状腺肿模型，其在血清学及组织形态学上的改变与人患地方性甲状腺肿时的表现极为相似，利用其研究能准确地推断出人类在长期缺碘状态下甲状腺的病理生理改变。

（5）生殖生物学研究：猕猴的性周期一般为16天，其中6天滤泡期，10天黄体期，无月经出血现象。在性周期内，动物体内的性激素会产生一些变化。猕猴的繁殖能力强，产仔率是其他灵长类动物的数倍，多为双胞胎。此外，在具有多个雌性的群体中，只有占统治地位的雌性个体才具有繁殖能力，而处于从属地位的雌性个体不出现发情周期。所以，猕猴是作为生殖生理学研究的理想动物模型。

（6）毒理学和畸胎学研究：猕猴是人类研究致畸性疾病的良好动物，患有细菌性肠炎或肺炎的猕猴会产生病理学变化，表明其可用于常规毒理学实验。

（7）牙周病研究：由于猕猴对自发性牙周病敏感性高，可用作人类牙科学研究的动物模型，如普通猕猴。

（8）免疫学研究：现已证明，在同胎双生猕猴间，无论在离体或在体进行器官、肿瘤移植，均至少可见部分免疫耐受性。

（卢 静 陈柏安 代解杰）

第八节 实验禽类

禽类（birds）在动物分类学上，属于脊椎动物亚门（Vertebrata）、鸟纲（Aves）。全世界现存鸟类有9 800余种，我国特产100种左右。实验禽类（laboratory birds）主要有鸡（chicken）、鸭（duck）、鸽（pigeon）、鹌鹑（quail）等品种（系），大多来源于鸟纲的鸡形目（Galliformes）、雁形目（Anseriformes）和鸽形目（Columbiformes）3个目。

禽类具有以下主要生物学特征：体温高而恒定，代谢旺盛；身体流线型，体表被羽，翼翅由前肢特化而来，后肢具4趾，飞翔时肢体弯曲；神经系统和感觉器官发达；具有肺和气囊，进行双重呼吸；心脏包括两心房和两心室，血液双循环；骨骼多愈合，为气质骨，坚固而轻便，具发达的龙骨突和胸肌，头骨单枕髁，具角质喙，无齿；体内受精，羊膜卵，具有求偶、营巢、孵卵和育雏等繁殖行为。

一、鸡

鸡（chicken）通常源于家鸡（*Gallus domestica*），属于鸟纲、鸡形目（Galliformes）、雉科（Phasianidae）、鸡属（*Gallus*）。

（一）生物学特性

1. 外貌特征与生活习性 鸡体被羽毛，流线型体型，头小，颈长，尾退化，眼大，具角质喙，无齿，前肢为翼，后肢强健，具4趾。

喜欢群居，喜欢温暖干燥的环境和登高栖息，白天四处觅食，不停活动。听觉灵敏，白天视力敏锐，活动对光线有依赖性，对色彩也很敏感，具有神经质特点，易惊恐。食性广泛，借助吃进砂粒、石砾以磨碎食物，具有营巢、换羽、孵卵、育雏等习性。环境和管理不良易产生易嗜癖。

2. 解剖特征

（1）骨骼和肌肉系统：头骨薄而轻，上下颌骨构成喙，颈骨数目多，前肢为翼，指骨和掌骨退化，后肢骨长、强健，锁骨、肩胛骨与乌喙骨构成肩带。部分胸、腰、荐椎及部分尾椎构成愈合荐椎，髂、趾、坐骨愈合，并与愈合荐椎构成开放式骨盆。胸骨具龙骨突起，附着发达的胸肌。背部肌肉退化，胸部和腿部肌肉发达，具贯趾屈肌（栖肌）。

（2）消化系统：唾液腺不发达，味觉不发达，具嗉囊，胃分为腺胃和肌胃。肠分为小肠、大肠和直肠。直肠短，不储存粪便。具泄殖腔，为禽类所特有，直肠末端和尿生殖道共同开口于泄殖腔。

（3）泌尿生殖系统：具肾脏，无肾盂，无膀胱，尿量极少，尿呈白色，为尿酸及尿酸盐，与粪便一起从泄殖腔排出。雄性生殖系统包括睾丸、附睾、输精管和交配器官。雌性生殖器官包括卵巢和输卵管。输卵管是产蛋的器官，分为漏斗部、膨大部、峡部、子宫和阴道，开口于泄殖腔。

（4）呼吸系统：由鼻腔、喉、气管、肺和9个气囊组成，无声带。肺为海绵状，紧贴于肋骨上，无肺胸膜及横膈膜。由三级支气管、肺房和呼吸毛细血管构成肺的基本单位，称为肺小叶。气囊与肺的小支气管相通，广布于内脏、骨腔与某些运动肌肉之间。

（5）循化系统：包括心脏、血管和淋巴器官。心脏为2心房2心室，完全双循环。具尾肠系膜静脉。红细胞呈椭圆形，有核。无真正的淋巴结。在泄殖腔上有重要免疫器官法氏囊。

3. 生理特性 鸡体温高，怕热、怕潮湿（无汗腺），代谢旺盛，繁殖能力强，对环境变化敏感，粗纤维消化率和饲料利用率均低。温度和光照时间影响产蛋，最适温度为10～21℃，每天需14～16h的光照。

体温41.7℃(41.6～41.8℃)，心率快，约120～140次/min，呼吸频率12～21次/min，血压（颈动脉压）150mmHg。性成熟月龄4～6个月，受精卵孵化期21天。潮气量4.5ml。总血量占体重的8.5%，红细胞3.35（3.06～3.44）×10^9/L，白细胞3.26×10^7/L，血小板（0.13～0.23）×10^9/L，血红蛋白10.3（7.3～12.9）g/100ml，红细胞比重1.090，血浆比重1.029～1.034，血液pH 7.42。凝血机制好，红细胞呈椭圆形，有大的细胞核，染色后细胞质为红色，细胞核为深紫色。

（二）主要品种（系）及特征

白来航鸡是生物医学研究中最常用的品种，原产于意大利，现分布于世界各地。其体形小而清秀，冠大鲜红，耳叶白色，喙、胫、趾、皮肤黄色，胫无毛，全身羽毛白色而紧贴。成年公鸡平均体重2 700g，母鸡2 000g。成熟早（5月龄可达性成熟），产蛋量高而饲料消耗少，年平均产蛋220个以上。蛋重55～65g，蛋壳白色。白来航鸡已被育成很多近交系数较高的品系。

鸡已被育成一些近交系，主要有CSIRO系列（澳大利亚）、IU系列（美国爱荷华州立大学）、PR系列（捷克）、PRC-R系列（英国）、RPRL系列（美国）、UCD系列（美国），各有不同的品系特性及用途。

我国已大量生产SPF鸡和SPF鸡胚，并得到广泛应用。

（三）生物医学研究中的应用

鸡作为实验动物是从1789年巴斯德（Louis Pasteur，1822—1895）用鸡研究禽霍乱开始的。鸡及鸡胚已在众多实验领域得到应用。

1. 疫苗生产和鉴定 鸡胚是生物制品生产的重要原料。鸡胚可用于病毒的培养、传代和减毒，因此常用于病毒类疫苗生产鉴定和病毒学研究。可用SPF鸡胚制备鸡新城疫、马立克、传染性支气管炎、鸡痘、鸭肝炎、犬瘟热等病毒活疫苗。

2. 药物评价 鸡或鸡的离体器官可用于某些药物评价实验。例如，利用1～7日龄鸡膝关节和交叉神经反射，可评价脊髓镇静药的药效。离体嗉囊可用来评价药物对副交感神经肌肉连接的影响等。

3. 内分泌学与性激素研究 研究阉割后引起的内分泌性行为改变。进行雄激素、甲状腺功能减退、垂体前叶囊肿等内分泌性疾病研究。

4. 发育生物学研究 鸡的胚胎发育是在体外完成的，鸡胚以容易获得、经济和易于操作等优势成为研究动物胚胎早期发育、组织器官分化、基因表达调控等科学问题的良好模型。

5. 免疫学研究 鸡的免疫系统具有基础免疫学研究的模型优势。例如法氏囊提供了第一个实质性证据表明有两种淋巴细胞系存在，即法氏囊来源的淋巴细胞（B细胞）产生抗体和胸腺来源的T细胞参与细胞介导的免疫反应。

6. 营养学研究 适合于研究B族维生素，特别是维生素B_{12}和维生素D缺乏症，其高代谢率适合于研究钙、磷代谢和水盐代谢调节，用于碘缺乏症研究。

此外，实验鸡及鸡胚还可应用于传染病学、肿瘤学、老年病学、遗传学、毒理学、环境污染等研究。

二、鸽

鸽（pigeon）又名鸽子，属于鸟纲、鸽形目（Columbiformes）、鸠鸽科（Columbidae）、鸽属（*Columba livia*）。鸽是鸠鸽科鸟类的总称。原鸽（*Columba livia*）是鸽的祖先，分布几乎遍及全球，我国仅见于新疆维吾尔自治区的南疆西部。

（一）生物学特性

1. 一般习性 鸽类性情温顺，具有群居和领域行为；行走时带有特征性的点头动作；“一夫一妻”终生配对，雌、雄鸽昼夜轮流孵卵和哺育；孵化期14～19天；以“鸽乳”喂哺幼雏，鸽是晚成鸟，幼鸽需经亲鸽喂养40天左右才可独立生活；

食性以植物性食料为主，且具嗜盐性；飞翔能力强，可“日行千里，夜行八百”；具有很强的记忆力、高度的辨别方向能力和强烈的归巢性；感情丰富，易与人亲近；适应性强，反应机敏，警觉性较高，对周围的刺激反应十分敏感。

2. 解剖学特点　鸽类均体形丰满，呈流线型；家鸽的同类体长 295～360mm，雌雄相似。头圆额宽，头可自由旋转 180°；喙小，翅长，飞行肌发达；牙齿、膀胱、大肠和一侧卵巢都已退化，脏器结构与鸡大致相似；鸽的大脑皮层发达，纹状体发达，嗅叶不发达，但由中脑分化的视叶很发达，故鸽的视觉敏锐；小脑很发达，上有横沟，中央有蚓部，两侧有小脑鬈；三个半规管也很发达。

3. 生理特性　性成熟年龄为 6 个月，寿命 10 年，孵化期 18 天。心率 140～200 次 /min；总血量占体重的 7.7%～10.0%；颈动脉血压 145mmHg；呼吸频率 25～30 次 /min，潮气量 4.5～5.2ml；红细胞 3.2×10^9/L，血红蛋白 12.8g/100ml，白细胞 $(1.4～3.4) \times 10^6$/L。

（二）主要品种（系）

鸽有野鸽和家鸽两类。野鸽主要分树栖和岩栖两类，有林鸽、岩鸽、北美旅行鸽、雪鸽、斑鸠等多种。人类养鸽已有 5 000 多年历史。家鸽经过长期培育和筛选，有食用鸽、玩赏鸽、竞翔鸽、军用鸽和实验鸽等品种。

常用的实验鸽有中国鸽、东方淑女鸽、中国秀鸽、石岐鸽、桃安鸽、毛领鸽、美国王鸽、丹麦王鸽、非洲饰颈鸽和英国饰颈鸽等。

（三）生物医学研究中的应用

1. 鸽的听觉和视觉非常发达，定向能力好、姿势平衡敏捷，故在生理学实验中常用鸽观察迷路与姿势的关系，当破坏鸽的一侧半规管后，其肌紧张协调发生障碍，在静止和运动时失去正常的姿势。

2. 鸽的大脑皮层并不发达，纹状体是中枢神经系统的高级部位。因此，单纯切除其大脑皮层影响不大，若将其大脑半球全部切除，则不能正常生活。

3. 不同品系的鸽子对高胆固醇膳食反应不同。鸽在短期饲喂含高胆固醇饲料后，可在主动脉发生动脉粥样硬化病变，且与人类动脉粥样硬化病变极为相似，故可用作动脉粥样硬化模型进行人类动脉粥样硬化疾病研究。但是 Show Raeers 和 Racing Homers 两个品系的鸽不易形成动脉粥样硬化。

三、鸭

鸭（duck）属鸟纲（Aves）、雁形目（Anseriformes）、鸭科（Anatidae）、河鸭属（*Anas*）。绿头鸭（*Anas platyrhynchos* Linnaeus）和斑嘴鸭（*Anas poecilorhyncha* Forster）是家鸭的祖先。

（一）生物学特性

1. 一般习性　鸭喜水，善于在水中觅食、嬉戏和求偶交配。鸭虽然喜水，但休息的地方一定要干燥、卫生。潮湿的垫料使鸭腹部的羽毛受潮，加上粪便污染，易引起羽毛腐烂、脱落，影响生产性能。鸭天性喜群居，少争斗，性情温顺，适应性强，对周围的刺激反应十分敏感，易受外界突然刺激而惊群。耐寒不耐热。鸭无汗腺，对炎热环境的适应能力较差，气温超过 25℃时散热比较困难。嗅觉、味觉不发达，对饲料的适口性要求不高。喜食颗粒饲料，不喜欢吃过细的饲料和粘性饲料。

2. 解剖学特点　鸭类体形丰满，体躯宽长，呈船型。羽毛丰满，有色公鸭羽毛带有金属光泽。头圆无冠，颈长，喙扁平且长，耳孔覆有细毛，防止入水时水灌入耳中。在框上区鼻孔间有鼻腺或盐腺，是鸭特有的肾外排泄器官，能分泌大量氯化钠，维持体内水盐及渗透压的平衡。两翅较小，尾短，有发达的尾脂腺，能分泌含有脂肪、卵磷脂、高级醇的油脂。腿短，在第 2～4 趾间有蹼，利于游泳。公鸭有伸出性、螺旋状的发达阴茎。

3. 生理特性　经过人类长期的驯化培育，鸭失去就巢的本能，无孵化能力。人工孵化的温度一般为 37.5～38.2℃，孵化期 28 天。湿度 70%～75%（1～15 天），60%（16～22 天），65%～70%（23 天以后）。每隔两个小时翻蛋一次，第 15 天起每天淋水晾蛋。体温 42.1℃，平均心率为 300 次 /min 以上。

（二）主要品种（系）及特征

家鸭经过长期驯化和选择，培育成三种用途的品种，为肉用型、蛋用型和兼用型。鸭类以其繁殖快、体外孵化易于控制、试验成本低等优点，逐渐成为通用的实验动物。

1. HBK-SPF鸭 来源于绍兴麻鸭白壳Ⅰ号，因其产蛋性能优良，适应性强，可在寒冷干燥地区离地饲养和笼养，适合于实验动物化，是中国农业科学院哈尔滨兽医研究所于2005年引入培育而成的远交群SPF鸭，根据蛋壳颜色选育出B和Q两个品系。在隔离环境下B系封闭繁育了7代后选育成功了主要组织相容性复合体（MHC）单倍体型，有B1、B2、B3和B4等4个家系，采用半同胞交配方式，对鸭病毒性肠炎有不同敏感性和免疫应答能力，适于开展免疫遗传学相关研究，现在为第4代。雌性全身羽毛呈褐麻色，颈部中部偏上处有一条约2～4cm宽的白色圈带，翼顶端毛色为墨色，腹羽为白色，喙。雄性全身羽毛为深褐色，颈部中部偏上处有一条约2～4cm宽的白色圈带，头、颈、尾部羽毛呈墨色，带有光泽。雌性初生体重46.6±2.7g，成年体重为1 675±64g。性成熟为110日龄，开产日龄为113±2天，受精率为（81.5±9.6）%，孵化率为（65.8±5.0）%。雄性初生体重：（46.6±2.7）g，成年体重（1 675±64）g，性成熟为150±3天。监测排除的病原微生物或疾病包括高致病性禽流感（H5、H7、H9）、禽腺病毒Ⅲ群、鸭肝炎病毒、鸭病毒性肠炎、番鸭细小病毒、鸭坦布苏病毒、番鸭呼肠孤病毒和新城疫病毒等9种。

2. HJD-SPF鸭 中国农业科学院哈尔滨兽医研究所于2014年引入金定麻鸭培育而成。金定麻鸭是我国著名的蛋鸭地方品种，具有产蛋量高、体型小、饲料利用率高、杂交利用效果明显、适应性强等优点。HJD鸭为金定麻鸭，采用封闭群繁殖方式，有A、B、C和D 4个家系，有较高的受精率和孵化率，现在为第3代。经过严密的生物净化和监测，已排除鸭圆环病毒、番鸭细小病毒、鹅细小病毒、减蛋综合征、新城疫病毒、甲型流感、鸭瘟、Ⅰ型鸭肝炎病毒、鸭坦布苏病毒、番鸭呼肠孤病毒、沙门氏菌病等11种鸭常见病原微生物或相关疾病。母鸭羽毛通体麻褐色，喙呈古铜色，蹼橘红色，公鸭头部和颈上部羽毛具翠绿色光泽，背部灰褐色；腹部羽毛灰白色，喙黄绿色。

（三）生物医学研究中的应用

鸭是绝大多数禽病的天然病原储存库和混合器，只有使用SPF鸭研究禽病才能获得比较可靠的成果。利用SPF鸭评估当前在中国鸭群中流行的新城疫病毒基因型，表明SPF鸭比SPF鸡更适合用于评估鸭源新城疫病毒的毒力。利用SPF鸭胚首次发现鸭肠炎病毒感染能引起自噬，这为鸭病毒性肠炎的致病机制研究提供了新思路。从比较医学的角度讲，至今鸭肝炎模型仍是研究人乙型肝炎最为适合的动物模型。同时，鸭在人和禽用生物制品的研究、生产和检定方面同样不可或缺。

四、鹌鹑

鹌鹑（quail）属鸟纲（Aves）、鸡形目（Galliformes）、雉科（Phasianidae）、鹌鹑属（*Coturnix*）。野生鹌鹑有20个种或亚种，可分为野生普通鹌鹑（*Coturnix coturnix*，Common quail）和野生日本鸣鹑（*Coturnix Japonica*，Japanese quail）。我国两种野生鹌鹑均有分布，以野生日本鸣鹑居多。

（一）生物学特性

1. 一般习性 鹌鹑尚存有野性，在0—4日龄常表现出逃窜的野性；成雏较早，出壳后具有独立采食、饮水的能力；杂食性，喜食颗粒料；产蛋期鹌鹑每只每天采料20～24克左右，对饲料的质量要求较高，尤其是饲料中的能量和蛋白质水平，产蛋鹑必须使用全价饲料；喜欢温暖的环境，害怕强光，喜欢沙浴。鹌鹑产蛋的适宜温度为18～25℃，在18～25℃的环境中产蛋率、蛋品质量、料蛋比等均达到最佳值；性格活泼，反应机敏，神经质，具有好斗性，对周围的刺激反应敏感，有啄羽、啄蛋啄肛等恶癖；适应性强，抗病力强，适合笼养规模化生产。

2. 解剖学特点 鹌鹑的基本毛色是麻栗羽，此外还有白羽、黄羽和黑羽等；外形酷似雏鸡，头较小，喙细长，鹌鹑喙部结构特殊，上喙向下弯曲成钩状，采食时比较挑食，常常用喙将饲料钩出料槽造成浪费；尾巴较短，有尾羽10～12根，翼长约10cm，可遮住尾巴，从外表看，鹌鹑好像没有尾巴；脚有4趾，拇趾在后，其余3趾在前。

3. 生理特性 出生体重仅6～10g，7日龄后雏鹑发育加快，骨骼生长迅速。5日龄开始第一次换羽，15日龄全部换成初羽。成年蛋用型鹌鹑体重100～140g，肉用型鹌鹑200～250g，母鹑体重大于公鹑，蛋重8～16g。肉鹑的使用年限较蛋鹑短。蛋鹑一般不超过1年，肉鹑一般不超过9

个月。鹌鹑10～12个月时开始换羽，此时产蛋停止。母鹑比公鹑衰亡快。

性早熟，鹌鹑35日龄即可见蛋，但这时性器官发育还未完全成熟，不可配种留种蛋。肉鹑开产日龄为45天，蛋鹑开产日龄平均为50天，开产后10～15天即可进行交配，65～70日龄时可开始留种蛋。家鹑已失去抱孵性能，鹑蛋主要靠人工孵化。孵化期一般是16～17天。

（二）主要品种（系）及特征

在1940年以后，不少学者开始用鹌鹑作为实验动物开展研究。在日本、美国等国家已培育出实验用的“无菌鹑”“近交系鹑”和“无特定病原体（SPF）鹑”。在引进的基础上，我国家禽育种专家培育出了鹌鹑新品种，如中国白羽鹌鹑，各项生产性能有了较大提高，是国内最优秀的蛋鹑品种。中国白羽鹌鹑为隐性白羽纯系，是由朝鲜鹌鹑白羽突变个体选育而成，用中国白羽鹌鹑公鹑与有色羽母鹑交配，后代出壳可按羽色自别雌雄，浅黄色为母鹑（后变为白色），有色羽为公鹑。

我国培育的北京白羽鹌鹑、中国黄羽鹌鹑和正在培育的突变系黑羽鹌鹑可作为原始动物培育近交系鹌鹑，它们具有如下的优点：①世代间隔短，培育速度快。鹌鹑世代间隔短，1年可繁殖4～5代，便于建立家系，实现全同胞交配，培育速度比鸡快。②利用羽色突变产生羽色均一的动物。利用羽色伴性遗传的特点，将不同羽色的鹌鹑进行杂交，随时可以获得F1代羽色均一的动物。③利用自别雌雄的特点产生自别雌雄的动物。利用羽色伴性遗传的特点，将不同羽色的鹌鹑杂交，随时可以获得F1代羽色自别雌雄的动物。

（三）生物医学研究中的应用

鹌鹑个体小，饲料消耗少，饲养成本低，抗病力强，近交耐受力高，世代间隔短，用同等级的鹌鹑代替部分鸡进行实验，可大大节约饲养和管理成本。鹌鹑已被广泛应用于繁殖学、遗传学、营养学、生理学、行为学和毒理学等方面的研究。

1. 心血管疾病研究　鹌鹑是自发形成动脉粥样硬化的易感动物。因其病变与人类早期脂肪斑块相似，又具有个体小、消耗药品少等优点，常被用于研究抗动脉粥样硬化药物预防作用的评价。

2. 遗传学研究　鹌鹑羽色丰富，突变性状明显，是研究鸟类羽色变异和开展遗传学实验的好材料。由于羽色突变明显，利用不同突变系进行杂交，可以验证突变基因的显隐性效应、致死效应、性连锁遗传、基因互作、连锁与互换等诸多遗传问题。

3. 毒理学研究　鹌鹑常被用来检测一些有毒物质的毒性，是评价农药安全性试验最常用动物。鹌鹑已被列入《化学农药环境安全评价试验准则》推荐的试验鸟类品种，是研究重金属等外源物质对鸟类生殖毒性影响的理想模型。

4. 代谢病研究　禽类与人类的嘌呤核苷酸代谢途径相似，体内都缺乏尿酸氧化酶，尿酸作为嘌呤代谢的终产物排出体外，其体内尿酸浓度能较确切地反映体内嘌呤核苷酸代谢水平。因此，鹌鹑常被用于制作高尿酸血症及其并发症的动物模型。

（顾为望　吴端生）

第九节　鱼类、两栖类

一、鱼类

鱼类（fish）在动物分类学上，属于脊椎动物亚门的硬骨鱼纲（Osteichthyes）或软骨鱼纲（Chondrichthyes）。全世界现存鱼类22 000余种，其中2 000余种具有实验鱼类（laboratory fish）价值。鱼类具有以下主要生物学特性：生活在水中；体外产卵，产卵量大，体外受精，体外发育；变温动物；以鳃呼吸；一心房一心室；红细胞有核；实验鱼类体型小，世代周期短。

实验鱼类主要有斑马鱼（*Danio rerio*）、青鳉（*Oryzias latipes*）、虹鳟（*Oncorhynchu smykis*）、剑尾鱼（*Xiphophorus helleri*）、新月鱼（*Xiphophorusm aculatu*）、黑头软口鲦（*Pimephales promelas*）、稀有鮈鲫（*Gobiocypris rarus*）、红鲫（*Carassius auratus red variety*）、金鱼（*Carassius auratus*）、鲫鱼（*Carassius auratus*）、鲤鱼（*Cyprinus carpio*）、裸项栉虾虎鱼（*Ctenogobius gymnauchen*）、唐鱼（*Tanichthys albonubes*）、电鳗（*Electrophoru selectricus*）、鲇鱼（*Ictalurus punctatus*）等。

（一）斑马鱼

斑马鱼（Zebra fish）是起源于东南亚太平洋中的一种小型热带鱼，属于脊椎动物亚门、硬骨鱼纲、鲤形目(Cypriniformes)、鲤科(Cyprinidae)、短担尼鱼属(*Danio*)。

1. 生物学特性

(1) 形态解剖特性：体呈纺锤形，头稍尖，口上位，咽齿3排，上颚口须4根，体型小，成鱼体长30～40mm。雄性斑马鱼身体修长，鳍大，体侧蓝色条纹偏黄，间以柠檬色条纹；雌性斑马鱼身体比雄鱼丰满粗壮，各鳍均比雄性短小，体侧的蓝色条纹偏蓝而鲜艳，间以银灰色条纹，臀鳍呈淡黄色，怀卵期鱼腹膨大明显。臀鳍较长，与背鳍比较，胸鳍和腹鳍较小，尾鳍呈叉形，背鳍软鳍条6～7，侧线缺乏或不完整(文末彩图5-9-1)。

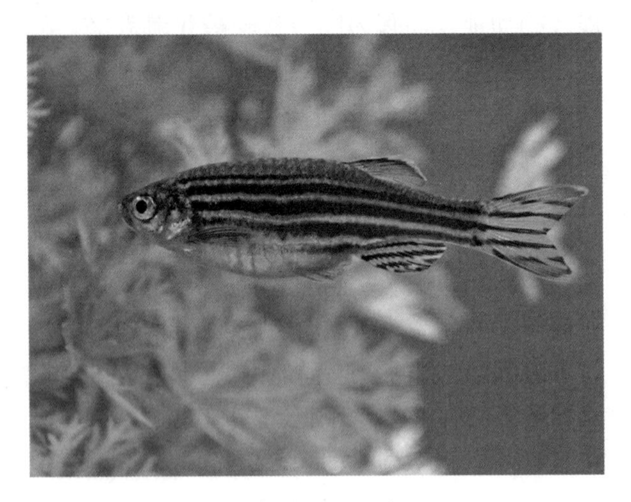

图5-9-1　斑马鱼

有较完整的消化、泌尿系统。心脏1心房1心室。单核-吞噬细胞系统无淋巴结，肝、脾、肾中有巨噬细胞积聚。

(2) 生理学特性：斑马鱼3月龄可达性成熟，一年四季均可产卵，每尾可产几百个卵。体外受精，体外发育，受精卵和胚胎完全透明。受精卵孵化期1.5～3.0天。

(3) 饲养管理要点：斑马鱼属低温低氧鱼，其耐热性和耐寒性都很强，水质为中性，水温以25～26℃为宜，繁殖水温以24℃为宜。饲喂各种动物性饲料均可。斑马鱼喜在水族箱底部产卵，产卵结束时，要立即取出亲鱼，以免食卵。

2. 生物医学研究中的应用

(1) 发育生物学和遗传学研究：斑马鱼由于世代周期短，产卵能力强，受精卵和胚胎透明且发育快，二倍体染色体25对，因而是发育生物学和遗传学研究的理想模式动物。斑马鱼的细胞标记技术、组织移植技术、单倍体育种技术、随机及靶基因定向诱变技术、转基因技术、基因过量表达技术、基因活性抑制技术、体细胞克隆技术等已经成熟，可很方便地在斑马鱼上进行细胞标记、细胞谱系跟踪和做胚胎的细胞移植。常常用斑马鱼进行胚胎体轴的形成、胚层的诱导与分化、胚胎细胞的运动机制、神经系统的发育、左右不对称发育、细胞谱系分析、饱合诱变分析、基因转移研究、基因图谱构建等。

(2) 毒理学研究和环境污染监测：斑马鱼胚胎和幼鱼对有害物质非常敏感，可用于测试化合物对生物体的毒性，已被广泛地应用于遗传和发育毒理学、环境毒理学、病理毒理学、药物毒理学等毒理学领域的研究。斑马鱼已被世界经济合作与发展组织推荐为评价化学品急性毒性检测的标准实验鱼类。美国、新加坡等已培育了转基因斑马鱼，来进行环境有机物和重金属污染的监测。

(3) 人类疾病动物模型及新药筛选：斑马鱼在生长发育过程、组织系统结构与人有很高的相似性，两者在基因和蛋白质的结构和功能上也表现出很高的保守性，迄今已鉴定的一些斑马鱼突变体的表型类似于人类疾病，因此斑马鱼是研究人类疾病发生机制的优良模式动物。斑马鱼已被越来越多地用于建立心血管疾病、造血系统疾病、恶性肿瘤、眼科疾病、神经系统疾病、骨骼相关疾病等人类特殊疾病模型，进行相应疾病机制的研究。

由于斑马鱼胚胎可通过皮肤、鳃、消化系统来吸收药物，药物需要量少，而且是体外受精、胚胎透明、世代(实验)周期短，易于观察药物对活体胚胎内各个组织和器官的作用，可以利用斑马鱼模型来进行基于组织器官的新药筛选和基于分子靶点的新药筛选。

(二) 青鳉

青鳉(*Oryzias latipes*)属于硬骨鱼纲、鳉形目(*Cyprinodontiformes*)、青鳉科(*Oryziatidae*)、青鳉属(*Oryzias*)，主要分布于中国、日本和东南亚各国。

1. 生物学特性　身体长形，稍侧扁，背部平直，腹部圆突；头较宽，前端平扁；吻宽短，口上位，上颌较下颌短；眼较大，侧位；体被圆鳞，无侧线；鳍式为：D.6，A.15～17，P.9～10，V.6(背鳍软鳍条 6，臀鳍软鳍条 15～17，胸鳍软鳍条 9～10，腹鳍软鳍条 6）；纵列鳞 30～33。具有不同体色的青鳉品种或品系，如红、橙、黄褐、银灰等体色。日本已有 540 余个青鳉品系，包括 370 余个突变品系，11 个近交系，21 个转基因品系。

实验青鳉体型小，身体透明，体长小于 40mm。3～5 月龄可达性成熟，寿命 3～4 年，四季均产卵，卵和胚胎均透明，卵径 1～2mm，体外受精，受精卵约 10 天孵化出鱼仔。青鳉二倍体染色体 24 对，具 XY 型性染色体。

2. 生物医学研究中的应用 青鳉世代周期短，繁殖力强，染色体数目少，基因组较小，饲养简单，是优秀的实验鱼类，在遗传学、发育生物学、生理学、内分泌学、毒理学等领域有广泛的应用。20 世纪 70—80 年代，青鳉就已被世界经济合作与发展组织推荐为毒理学测试标准实验鱼类。日本就常用青鳉来研究鱼类受精过程和胚胎发育。21 世纪初，智利科学家也曾用青鳉作为脊椎动物脑不对称发育研究模型；日本科学家则启动了青鳉基因组研究计划。近年来，德国和日本的科学家建立了青鳉帕金森病模型。1994 年，青鳉作为脊椎动物的代表被送入太空，进行“太空育种”试验。

（三）剑尾鱼

剑尾鱼（*Xiphophorus helleri*）属硬骨鱼纲、鳉形目（Cyprinodontfformes）、胎鳉科（Poeciliidae）、剑尾鱼属（Xiphophorus）。原产地为墨西哥及危地马拉。

1. 生物学特性 剑尾鱼体型小，头较尖，吻尖突，口上位，体被圆鳞。背鳍起点在臀鳍基部上方，臀鳍起点在背鳍起点下方，胸鳍末端可达腹鳍基部，腹鳍末端超过臀鳍基部，尾鳍较大。雌、雄性鱼体型相差较大，雌性腹部较大而圆，雄性体细长而侧扁，尾鳍下方 5～6 根鳍条合并向后延伸，呈剑状。鳍式为：D.12～15，A.8，P.5～6，V.6～7。雌性有 3 条侧线，鳞式为：雄性 2 529，雌性 2 529。鳃耙数 15。70 日龄剑尾鱼体长 30～40mm，5～6 月龄即达性成熟，受精 30 天左右产出仔鱼，每隔 30～40 天可产胎 1 次，每次产仔 10～100 尾。二倍体染色体 24 对。

2. 生物医学研究中的应用 实验剑尾鱼主要应用于环境毒理学、比较医学、水产动物疾病学等研究和水产药物安全性评价。剑尾鱼与新月鱼杂交，后代可产生黑色素瘤，可成为黑色素瘤研究模型。剑尾鱼对有机农药、苯酚等有机物污染和汞、镉、铬等重金属污染有较高的敏感性。我国出版的《水和废水监测分析方法》（第 4 版）、《化学品测试方法》已将剑尾鱼列为毒理学测试标准实验鱼类。

（四）稀有鮈鲫

稀有鮈鲫（*Gobiocypris rarus*）属硬骨鱼纲、鲤形目、鲤科、鮈鲫属（*Gobiocypris*），是我国特有的一种小型鱼类，分布于四川省汉源县等地。

1. 生物学特性 稀有鮈鲫体型小，幼体半透明，成体全长 38～85mm。3 月龄可性成熟，4 月龄可产卵，约 4 天产卵 1 次，卵径 1.25～1.70mm，卵膜透明。雌性胸鳍和腹鳍较雄性的短，鳍式为：D.7～8，A.6～7，P.10～13，V.7～8。侧线鳞 31～34。二倍体染色体 25 对。

2. 生物医学研究中的应用 实验稀有鮈鲫的应用主要集中在环境科学、遗传学、发育生物学和鱼病学等领域，其中以环境科学的应用最多。我国出版的《水和废水监测分析方法》（第 4 版）、《化学品测试方法》已将稀有鮈鲫列为毒理学测试标准实验鱼类，利用稀有鮈鲫来进行化学品的安全性评价，也可应用于环境内分泌物污染监测。稀有鮈鲫还可以作为草鱼抗出血病育种的模型。

（五）红鲫

红鲫（*Carassius auratus red variety*）是鲫（*Carassius auratus*）的变种，属硬骨鱼纲、鲤形目、鲤科、鲫属（Carassius），为我国长江流域常见的小型淡水鱼类。

1. 生物学特性 红鲫体色全红，身体侧扁，全鳞，口端位，无口须，形似鲫。2 年龄鱼体长为 100～200mm；体长 / 体高为 2.41±0.12，体长 / 头高为 3.59±0.18；鳞式为 2 930；鳍式为：D.Ⅲ-16～17，A.Ⅱ～Ⅲ-5，V.Ⅰ-7～8，P.Ⅰ-14～16；脊椎骨 29～30；肋骨 24～26；鳃耙数 40～48；咽齿 4/4；鳔 2 室。二倍体染色体 50 对。1～2 年龄鱼便性成熟，怀卵量在 1.5 万～8 万粒，且一年多次自然产卵。

2. 生物医学研究中的应用 红鲫作为实验动物具有许多独特的优点，如繁殖力强，体色全红，体型大小适当，给药与取材方便，活体取血量多，生活力强，杂食性，易饲养。实验红鲫在发育生物学、遗传学、遗传育种学、毒理学、分子生物学、生理学、内分泌学、比较病理学、药理学、鱼病学等领域有广泛的应用，特别是在水生态环境污染监测与安全性评价（如农药除草剂的水生态毒理学、环境重金属污染、环境内分泌干扰物的监测、化学品毒性测试等）、水生动物疾病模型、水产药物筛选与效价测定及安全性评价等领域具有应用优势。

二、两栖类

两栖类（amphibian）在动物分类学上属于脊椎动物亚门的两栖纲（Amphibia）。全世界现存两栖类动物 5 500 余种，分为 3 个目，即无足目（Apoda）、有尾目（Urodela）、无尾目（Anura）。我国产两栖类动物 280 余种。两栖类的主要生物学特性是：水陆两栖，幼体以鳃呼吸，成体以肺呼吸；皮肤裸露，有轻微角质化；具 5 指型四肢；1 心房 1 心室，但心房有分隔，血液循环为不完全双循化；变温动物；体外受精，体外发育，幼体经变态为成体。

实验两栖类主要有非洲爪蟾（*Xenopus laevis*，英文名 toad）、热带爪蟾（*Xenopus tropicalis*）、中华蟾蜍（*Bufo gargarizans*）、黑斑蛙（*Rana nigromaculata*）、虎纹蛙（*Rana rugulosus*）、牛蛙（*Rana catesbeiana shaw*）、东方蝾螈（*Cynops orientalis*）等。

（一）非洲爪蟾

非洲爪蟾（*Xenopus laevis*）属两栖纲（Amphibia）、无尾目（Anura）、负子蟾科（Pipidae）、爪蟾属（*Xenopus*）。

1. 生物学特性 爪蟾体长 60～130mm，雄性比雌性小，后肢内侧三趾末端均具有角质化的爪，背腹呈扁平状，头似三角形，眼球大而突出，背部皮肤较光滑，有黄绿、褐色等斑纹。为完全水生种，体两侧各具一条侧线。1～2 年龄性成熟，初春至晚夏间为繁殖期，雌蛙每胎可产卵数百枚。受精卵发育成蝌蚪再经变态成幼蛙约 6～8 周。寿命约 15 年。

消化系统包括消化腺和消化管，消化腺有肝、胆、胰。成年爪蟾用肺呼吸。心脏为两心房一心室。泌尿生殖器官包括中肾、中肾管和膀胱，雄性输尿管兼有输精管的作用。雄性生殖器官有睾丸、输精管，雌性有卵巢、输卵管、子宫，输卵管前端开口于泄殖腔。爪蟾的卵径为 1.3mm，动物极呈黑色，植物极呈白色。

非洲爪蟾异源四倍体染色体数目 18，性基因型为 ZW/ZZ，ZW 决定动物发育为雌性，ZZ 则为雄性（文末彩图 5-9-2）。

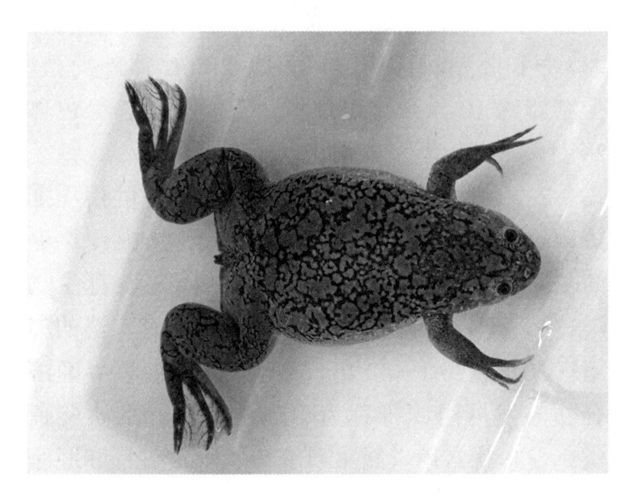

图 5-9-2 非洲爪蟾

2. 生物医学研究中的应用 20 世纪 50 年代以来，非洲爪蟾已成为重要的生物医学模式动物，其优势在于其体型大小合适、终生水生、可常年催产产卵、卵径大、体外受精、杂食性等。在胚胎学、发育生物学、细胞生物学、生理学、功能基因组学、生态毒理学、人类疾病动物模型、药物筛选等研究中得到了积极的应用。最著名的例子是诺贝尔生理学或医学奖得主、英国发育生物学家约翰•伯特兰•格登（John B. Gurdon，1933—）于 20 世纪 60 年代用非洲爪蟾受精卵和蝌蚪体细胞进行细胞核移植的实验；还有 20 世纪 30 年代英国生物学家霍格本（Lancelot Hogben，1895—1975）教授用非洲爪蟾进行人类早期妊娠检测。

（二）中华蟾蜍

中华蟾蜍（*Bufo gargarizans*）属无尾目（Anura）、蟾蜍科（Bufonidae）、蟾蜍属（*Bufo*）。中华蟾蜍体型粗短，体长 65～100mm，成体无尾，四肢发达，前肢短，后肢长，趾端无蹼。雄性无声囊，雄性前肢内侧三指有黑色婚垫，皮肤裸露且布满瘰疣，眼后方有圆形鼓膜，耳后腺发达，具活动的上、下眼睑和瞬膜，具胸骨，无肋骨，水陆两栖，体外受精。生活周期分为繁殖期、生活期和冬眠期。约 3 月初进入繁殖期。生活于水田、水沟、池塘等水域附近的杂草丛中，食性以昆虫等动物性食物为主。

中华蟾蜍已应用于生理学、发育生物学、药理学、环境毒理学等研究。耳后腺可提炼蟾酥，为名贵中药材。常用中华蟾蜍进行离体蛙心灌流、坐骨神经-腓肠肌标本制作等生理学实验教学。

（谭 毅 吴端生）

第十节 无脊椎动物

无脊椎动物（invertebrata）是动物界中除脊椎动物亚门以外全部门类的通称。它们与脊椎动物的主要区别是：①无脊椎动物无脊索或脊柱，中枢神经呈索状且位于身体的腹面；而脊椎动物为管状，位于身体的背部。②无脊椎动物的心脏位于消化管的背面；脊椎动物的心脏位于消化管的腹面。③无脊椎动物生活史中不具鳃裂；脊椎动物生活史的全部或部分时期具有鳃裂。④无脊椎动物无骨骼或仅有外骨骼，无真正的内骨骼和脊椎骨；脊椎动物有内骨骼和脊椎骨。

无脊椎动物的种类非常庞杂，现存100余万种（脊椎动物约5万种），包括：原生动物门、多孔动物门、腔肠动物门、扁形动物门、线虫动物门、线形动物门、环节动物门、软体动物门、节肢动物门、棘皮动物门以及脊索动物门里的尾索、头索、半索三个亚门。

在实验动物领域应用最广泛的无脊椎动物包括线虫（*Nematodes*）、果蝇（*Drosophila*）等。线虫以秀丽隐杆线虫为主，果蝇以黑腹果蝇较为常用。

一、秀丽隐杆线虫

1. 生物学特性 秀丽隐杆线虫（*Caenorhabditis elegans*，*C. elegans*）又称为华美广杆线虫、秀丽新小杆线虫。属于线虫动物门（Phylum Nematoda）中的小杆亚纲（Rhabditida）、小杆目（Rhabditia）、广杆线虫属（*Caenorhabditis*）。秀丽隐杆线虫个体小，成体长度约1mm，自由生活在土壤（或尘土）中，主要以细菌等微生物为食，易于培养在有大肠埃希菌的琼脂板上。秀丽隐杆线虫的发育过程通常会经过四次蜕皮。生命周期非常短，在20℃的正常培养条件下，从卵长成成虫只需要3.5天，在25℃的正常培养条件下只需要不到3天，在15℃的正常培养条件下需要6天，使得不间断地观察并追踪每个细胞的演变成为可能。

秀丽隐杆线虫饲养繁殖容易，可直接冷冻复苏；其子代数量增长最快的温度条件为20℃，一只成虫在4天的时间里就能繁殖大约300个后代；通身透明，方便活体直接观察细胞增殖、分化、细胞迁移等生命过程，利于遗传学、发育生物学、神经生物学和行为学等研究。

2. 解剖学特征 秀丽隐杆线虫具有雄性体和雌雄同体两个性别，其解剖结构基本相似，形态为蠕虫状、两侧对称，假体腔动物，无分节。体壁具有呼吸器官的作用，有一层透明的角质膜，从体表可以看到其体内的结构。头部的最前端是口部，咽和肠两部分共同组成了消化道。背部和腹部的四个纵向带是由单细胞的体壁肌肉细胞形成，腹部肌肉和背部肌肉的协调收缩控制着秀丽隐杆线虫的一些简单运动，而雄性线虫较为复杂的运动如尾部调节交配，头部区域调节进食等则由相应的部位来调节。

秀丽隐杆线虫体细胞数量少，产出的幼虫含556个体细胞和2个原始生殖细胞，经过持续3天的4次蜕皮分离的幼虫期，发育结束时，若是雌雄同体，成虫含有959个体细胞和2 000个生殖细胞，若是雄性成虫则有1 031个体细胞和1 000个生殖细胞。神经系统由302个神经元细胞组成，它们来自407个前体细胞，在发育过程中，有105个细胞发生了凋亡。母体和胚胎透明，研究时不需染色即可在显微镜下看到线虫体内的器官如肠道、生殖腺等；若使用高倍相位差显微镜，还可达到单一细胞的分辨率，易于追踪细胞的分裂谱系，能观察到体细胞和生殖细胞的发生过程。例如在胚胎中注入荧光物质、标记抗体或报告基因（绿色荧光蛋白），被注射的细胞及子代细胞都能被标记，包括那些最终凋亡了的细胞。

1974年，英国科学家S. Brenner第一次把秀丽隐杆线虫作为模式生物，成功分离出线虫的各种突变体，发现了在器官发育过程中的基因规则而获得了2002年诺贝尔生理学或医学奖。与他分享诺贝尔奖的有两位科学家，其中一位是英国科学家John E. Sulston，他通过显微镜活体观察线虫的胚胎发育和细胞迁移途径，于1983年完成了线虫从受精卵到成体的细胞谱系。另一位科学家是美国的 H. Robert Horvitz，他利用秀丽隐杆线虫作为研究对象进行了“细胞程序性死亡”即“细胞凋亡”的分子机制研究。另有两名科学家 Craig C. Mello 和 Andrew Z.Fire 利用秀丽隐杆线虫实验发现一种全新的基因调控方式——RNA 干扰（RNA interference，RNAi）而获得了 2006 年诺贝尔生理学或医学奖。

线虫基因组小（约 100Mb）而紧凑（内含子较小而少），是基因组最小的高等真核生物之一；2n＝12，基因组为 97Mb，编码 19 099 个基因，其基因量是人类的 1/5～1/3。线虫的胚胎发生是以一种精确、忠实重复、代代相传的物种遗传特意模式进行的。每个体细胞都可以重建其个体发生树，每个个体发育到相等数量细胞后终止。线虫是两性的，有 XX 性染色体，外形和解剖学上看是雌性的，既可产生卵子，也可产生精子，自体受精。偶尔 XX 不分离，产生 XO 和 XXX 型，XXX 胚胎不能存活，XO 是雄性体，可与 XX 两性交配。线虫细胞分裂是不对称的，主要是细胞质成分不均等，因此，最终的命运不同。

线虫基因组计划开始于 20 世纪 80 年代初，其全基因组序列测定与分析于 1998 年底完成，1998 年基因组界的一件大事便是在圣诞节发表了秀丽线虫全基因组序列，这是第一个完成的多细胞生物和动物基因组全序列，是生物学上的又一里程碑。比较发现，50% 以上的人类基因序列都与线虫基因显著匹配，在定位克隆的 84 个人类疾病基因中，53 个与线虫的基因高度同源。许多人类基因被转入线虫后都能表达并执行类似的功能，因而它被广泛应用于发育、细胞凋亡、基因组学和蛋白质组学等的研究。

3. 秀丽隐杆线虫在生物医学研究中的应用

（1）细胞凋亡及其作用机制：细胞凋亡是生物发育中具有基本性的细胞数量调控方式，从低等动物如原虫到高等动物如人类都普遍存在，对于清除衰老和过剩的细胞、维持正常细胞的动态平衡起着决定性的作用。细胞凋亡与人类健康密切相关，比如，虽然肿瘤发生和癌症可由多种因素诱发，但本质上均是因为细胞凋亡受阻使细胞无限制增长而造成的。而神经退行性疾病，如帕金森病、阿尔茨海默病及亨廷顿病等则是由于神经元细胞的过度凋亡所致。因此，揭示细胞凋亡的调控规律，有助于治疗癌症和神经退行性疾病等严重疾病。

秀丽隐杆线虫的一生中有 12%（131/1 090）的细胞经程序性死亡而消失，其中多于 80%（113/131）的细胞凋亡发生在胚的发育阶段。正是在线虫的突变体中发现并验证了一系列凋亡因子和凋亡抑制因子，并且在哺乳动物中找到了对应基因，如线虫的 ced-9 和 ced-3 基因产物分别对应于哺乳动物中的凋亡抑制因子 Bcl-2 和执行凋亡的一类酶——caspase。秀丽隐杆线虫细胞程序性死亡遗传调控机制的研究结果与哺乳动物细胞凋亡的生化和细胞机制的研究成果相互印证、相互促进，极大地增进了人们对细胞凋亡这一重要生命现象的认识。

由于线虫研究开创了一个对今日生物医学发展具有举足轻重的全新领域，同时也因为以线虫为基础的凋亡研究对基础和应用生物医学产生的巨大推动作用，2002 年 11 月，诺贝尔奖评选委员会将本年诺贝尔生理学或医学奖由使用线虫进行发育与细胞凋亡研究的三位科学家布瑞纳（Sydney Brenner）、霍维兹（H. Robert Horvitz）和苏斯顿（John E. Solstun）共同获得。

（2）RNAi 及其作用机制：RNAi 现象的发现始于 30 多年前，当时人们发现反义 RNA 可以抑制内源性 mRNA，并认为这是由于反义 RNA 与 mRNA 互补形成双链 RNA 干扰了 mRNA 的表达。1998 年，美国华盛顿 Carnegie 研究院的 Andrew Fire 和 Craig Mello 将正义和反义 RNA 混合物注射到秀丽隐杆线虫中，发现其对内源基因的抑制效果比注射单链正义或反义 RNA 还要显著，因而作出了双链 RNA 是基因沉默的诱因这一论断。以后，科学家们相继在植物中发现了小干扰 RNA（small interfering RNA，siRNA），在果蝇培养细胞 S2 中发现了 Dicer 酶（一种核糖核酸内切酶）及 RNA 诱导沉默复合体（RNA-induced silencing complex，RISC 复合体），使得 RNA 干扰的分子机制逐渐变得清晰起来。除 siRNA 外，真核生物体内还存在一类内源性小 RNA，在细胞的多种生命活动中起着重要作用，这就是微 RNA（micro RNA，miRNA）。miRNA 也可通过降解 mRNA 来调控基因表达。RNAi 及 miRNA 的发现为治疗疾病提供了潜在的新手段。比如，用针对癌蛋白 BCR/ABL 融合位点的双链 RNA 转染 K562 白血病细胞，可以降低细胞内 BCR/ABL 融合基因的 mRNA 表达量，并诱导大量细胞凋亡。另外，RNA 干扰在抗病毒侵染方面具有很大的应用前景，已有研究表明，siRNA 可以有效抑制 HIV-1 在培养细胞中的复制。

此外，利用 RNAi 技术，在线虫中发现了 DNA 修复基因。一共发现了 23 种在 DNA 损伤反应中起重要作用的基因，其中 11 种是以前未与 DNA 修复联系在起来的。另外，发现其中有一种基因与人 BCL3 基因有关，该基因在人慢性淋巴细胞白血病中非常活跃。

（3）功能基因组学：开展线虫功能基因组学研究有其特殊意义。秀丽隐杆线虫是第一个完成全基因组测序的动物，它的全基因组编码约 20 000 个基因，其中至少 40% 的基因在人基因组中有明显的同源物存在。将秀丽隐杆线虫的 18 891 个蛋白质与可利用的人类 4 979 个蛋白质进行比较分析后发现，人类的 4 979 个蛋白质有 74% 在秀丽隐杆线虫中可找到对应蛋白，而秀丽隐杆线虫有 36% 的蛋白质又可在现知的人类蛋白质中找到相关蛋白。秀丽隐杆线虫是第一个几乎对所有基因都可以进行缺失功能分析的多细胞生物，其蛋白质相互作用网络也已初步建立，在此基础上，结合 RNAi 等反向遗传学手段，可以有效地开展功能基因组学和功能蛋白质组学的研究。

（4）衰老分子机制的研究：延缓衰老是人们非常关心的问题，相对于生物学的其他领域，探讨衰老的机制和抗衰老策略显得极为迫切。由于秀丽隐杆线虫生命周期较短，在实验室条件下，平均寿命为 2～3 周，繁殖快且容易饲养，是衰老研究的理想模型。秀丽隐杆线虫的寿命是由 daf-16 基因所编码的转录因子所控制。当 DAF-16 蛋白可以转运到细胞核中激活靶基因转录时，线虫的寿命就可延长，反之则缩短。而 DAF-16 的定位又受到胰岛素信号转导途径的控制，当上调胰岛素信号途径，DAF-16 不能进入细胞核中以激活其靶基因的转录，线虫的寿命就短了。通过研究线虫的衰老和寿命控制，并将其成果应用于哺乳动物，对延长人的寿命、提高人的生活质量有很大意义。

（5）药物筛选：基于秀丽隐杆线虫与人在多种生命活动调控机制上的相似性，可以用秀丽隐杆线虫为动物模型进行药物筛选。加拿大的研究人员利用秀丽隐杆线虫筛选了 14 100 种小分子化合物，找到一个叫 nemadipine-A 的物质，它能够引起线虫形态和产卵异常。这种化合物与被广泛使用的降压药——1,4- 二氢吡啶（1,4-dihydropyridines，DHPs）非常相似，具有很好的临床应用前景。科罗拉多大学薛定实验室发现樟脑丸的一种代谢产物 1,4- 萘醌（1,4-naphthoquinone）可抑制线虫促凋亡蛋白 CED-3 的活性，从而抑制细胞凋亡。这一发现表明，以线虫为动物模型进行药物筛选具有很高的可行性。

二、黑腹果蝇

1. 生物学特性　黑腹果蝇（*Drosophila melanogaste*）为节肢动物门（Arthropoda）、昆虫纲（Insecta）中完全变态的双翅目昆虫，是一种原产于热带或亚热带的蝇种。生活周期分为卵、幼虫、蛹和成虫四个阶段，一般在 25℃下，经 7～10 天即可从卵生长为成虫；首要食物来源是使水果腐烂的微生物，如酵母和细菌，其次是含糖的水果，因此在人类的栖息地内如果园，菜市场等地区内皆可见其踪迹，和人类一样分布于全世界繁殖快，繁殖能力强，子代多，易饲养；雌蝇可以一次产下 400 个 0.5mm 大小的卵，它们有绒毛膜和一层卵黄膜包被。在 25℃环境下，22h 后幼虫就会破壳而出，幼虫 24h 后就会第一次蜕皮，并且不断生长，以到达第二幼体发育期。经过三个幼虫发育阶段和四天的蛹期，再过一天就会发育为成虫。

黑腹果蝇第一次被用作试验研究对象是 1901 年。动物学家和遗传学家威廉•恩斯特•卡斯特通过对果蝇的种系研究，了解了多代近亲繁殖的结果和取自其中某一代进行杂交所出现的现象。1910 年，汤玛斯•亨特•摩尔根开始在实验室内培育果蝇并对它进行系统的研究。之后，很多遗传学家就开始用黑腹果蝇作研究，并且取得了很多遗传学方面的知识，包括这种蝇类基因组里的基因在染色体上的分布。其在近代生物学史上地位显赫，这红眼睛黑肚皮的小东西曾“三度”飞进卡罗林斯卡医学院的颁奖大厅，为主人取回诺贝尔生理学或医学奖桂冠（1933 年摩尔根，1946 年摩尔根的学生米勒，1995年刘易斯、尼尔森•沃哈德和维斯郝斯)。

2. 解剖学特征 黑腹果蝇(以下简称果蝇)成虫口器为舔吸式，呼吸器官为气管，排泄器官是马氏管。雌性体长2.5mm，雄性较之还要小，可肉眼观察。雌雄异体，容易识别，雄性腹部有黑斑(black patch)，前肢有性梳(scxcombs)，而雌性没有，可以此来与雌性作区别；可以“有序”和有目的地交配，获得各种性状的重组体，根据连锁关系揭示基因在染色体上的位置。

幼虫唾液腺中染色体很大，肉眼可见，上有有规律的条纹，易于基因定位；染色体数目少(2n=8)，易于遗传学分析；

长期遗传学研究积累了大量关于果蝇遗传学背景资料和知识，同时大量果蝇突变品系(野生型、白眼、棒眼、残翅、小形翅、卷刚毛、黑檀体和黄体等)被保存下来，许多突变性状已培育成纯合突变品系。已有可供研究基因结构和功能的果蝇有超过13 000余个突变品系，其中包括大量单一位点突变且有表型变化的突变品系，这些突变品系大多都有典型的表型变化，易于从表型鉴定基因；

3. 黑腹果蝇在生物医学研究中的应用 果蝇作为遗传学研究的模型生物，已有80年的研究历史，从其基因组序列，形态、生理以及行为等方面看，果蝇是最贴近人类的可供研究的无脊椎生物体。

1995年，Celera公司开始启动果蝇基因组计划，果蝇是第一个绘制了物理图和连锁图的真核基因组，2000年3月基因组全序列测定完毕。果蝇基因组约为180Mb，60Mb是异染色质，Y染色体几乎全是异染色质；其基因组约含13 600个基因，多数基因位于占75%的常染色质(euchromatin)，基因数较线虫少，约为人的1/3；果蝇基因平均长9kb，基因分布与G-C含量呈正相关。

基于其清晰的遗传背景和便捷的遗传操作以及其他一些特点，果蝇在遗传学、生物化学与分子生物学、发育生物学和比较基因组学等领域均占据了不可替代的位置。随着神经科学发展和认知科学的兴起，许多遗传操作策略与技术在该领域不断发展和成熟，为在以果蝇为生物模式开展神经科学和认知科学研究打下了坚实基础。

(1) 果蝇与遗传学和发育生物学：果蝇是经典遗传学家揭示遗传规律的一张王牌和是奠定经典遗传学基础理论的重要模式生物之一，人类对其染色体组成、基因组成和定位等的认识，是其他生物所无法比拟的。在经典遗传学中，基因连锁与重组的概念是20世纪30年代摩尔根与他的学生们基于果蝇实验提出的；果蝇唾液腺中巨大染色体为细胞遗传学研究作出了巨大贡献；遗传学上一些重要概念的提出和重大发现，如遗传距离、遗传制图和定位克隆等，都离不开果蝇这一功臣。

在实验室里果蝇产生了无数种变异体。通过系统筛选，科学家通常选择其基因组里面大概13 400基因进行诱导，使果蝇变异。过程通常是用有明显表现型的纯合子杂交，已得到下一代F1和F2，就可对其进行研究了。常见的变异有眼睛颜色，翅膀形态，身体颜色，头部形态等。

果蝇在胚胎发育图式的构建中具有特殊作用：由14个体节构成的躯干完全对称，一套基因控制了这些体节自上而下的发育过程，并且从昆虫至人均拥有这套基因，是决定生物有机体左右对称的最基本因素。

(2) 果蝇与比较基因组学：在无脊椎动物中，果蝇在进化上的保守序列与人类最为接近，人和果蝇基因组有许多相似性，推测大约80%的人类基因与果蝇同源。人类的很多基因，都是根据果蝇基因组中的同源基因，采用比较基因组学的方法克隆的。许多人类疾病基因在果蝇基因组中均发现了同源基因。实际上，人类和果蝇间，不只是简单的区域和蛋白质的保守，某些复合物、信号传导通路和代谢途径等亦是高度保守的。

(3) 果蝇与干细胞调控研究：果蝇性腺(包括精巢和卵巢)存在有生殖系干细胞(germline stem cells，GSCs)和体干细胞(somatic stem cells，SSCs)。相对于哺乳类，人们借助果蝇性腺这一体内系统对果蝇GSCs和SSCs行为的调控以及干细胞微环境结构与功能的认识已有长足进步；与哺乳动物相比，果蝇成体干细胞及其所在微环境的结构相对简单而清晰，但它们的调节机制是极其相似的。果蝇性腺为解决一些重要而基本的生物学问题(如干细胞行为调控的分子机制)提供了一个非常好的体内系统。人类对干细胞所居住微环境、干细胞与微环境内支持细胞间黏附分子所产生的黏附作用以及一些调控干细胞命运信号通路的认识最初均源于果蝇上的研究。因而，通过研究果蝇干细胞行为的调控，将为研究哺乳动物和人的干细胞调控及临床干细胞治疗策略等提供理论依据。

科学家在果蝇肠道内发现有和人类相似的肠道干细胞。果蝇肠道内的干细胞也具有多能性，能分化成多种其他类型的组织细胞。果蝇肠道内存在干细胞这一事实，表明其消化系统与人类等高等动物的相似之处比人们原先认为的更多，是研究人类生理和疾病的一种重要模型生物；如能用相对简单的果蝇模型研究肠癌等疾病的发病机制，将会大大加快研究的进程。

另外，果蝇幼虫的成虫芽细胞可作为一种易控制系统来研究再生。成虫芽能够将决定特定组织的遗传信息转化成细胞在成熟果蝇中发育的信息。例如，腿芽只能形成成虫的腿，而翅芽只能形成成虫的翅膀。

（4）果蝇与神经科学和认知科学：相对脊椎动物而言，果蝇的神经系统相对简单，因而对其解剖、生理和生化研究相对简单易行；当然，为完成觅食、交配、求偶、学习记忆以及昼夜节律等复杂行为，果蝇神经系统又具一定的复杂性。果蝇在信号传导通路、神经编码方式、突触传递机制以及神经系统疾病的发生和症状上，与哺乳动物的都有很高的相似性。此外，果蝇也是研究睡眠的理想模式生物，这是因为哺乳动物与昆虫在调节睡眠的神经机制上有许多相似之处。

（5）果蝇与行为科学：行为也是受基因调控的复杂生命过程。每一种生物都有其特殊的行为，愈是低等的生物，行为模式就愈简单。但是不同生物行为之间又拥有许多共同之处，因而对各种行为的遗传学研究既有阐明不同生物特殊行为的遗传基础意义，又有普遍的生物学意义。

果蝇那相对简单的神经系统让它完成了一系列复杂的行为，比如觅食、求偶、学习和记忆等，过着有昼夜节律的生活。高等脊椎动物的行为异常复杂，难于量化，并且易受外界因素影响。排除环境因素，将行为还原至神经乃至基因上，从果蝇这样模式生物开始，是非常恰当的。借助于果蝇，深入认识动物行为形成的遗传机制将会极大提高人类利用动物资源的能力，推动仿生学的发展；同时，对果蝇某个行为相关基因的研究，将为理解基因 - 神经 - 行为之间的关系提供线索，也将为防治行为异常的遗传疾病提供理论依据。在果蝇行为遗传学研究中，雌雄嵌合体技术发挥了重要作用。

总之，果蝇是遗传学和发育生物学等研究的国王，在近一个世纪以来的生物学舞台上占有举足轻重的地位，各个领域的广泛应用使其成为一种理想的模式系统，无论在过去、现在和将来，都将为人类探索生命的真谛做出不可磨灭的贡献。

（李洪涛　王靖宇）

第十一节　其他动物

一、裸鼹鼠

裸鼹鼠（naked mole rat，*Heterocephalus glaber*）是分布于非洲索马里、肯尼亚、埃塞俄比亚等地的野生动物，在动物学分类位置上属于哺乳纲、啮齿目、滨鼠科、裸鼹鼠属、裸鼹鼠种。裸鼹鼠是一种奇特的动物，具有寿命长、抗肿瘤、耐缺氧、新陈代谢率低、痛觉缺失、触觉灵敏、视觉功能低下、骨骼再生能力强等诸多奇特的生物学特性，为医学研究提供了一种新型的实验动物，尤其是其在肿瘤、衰老、低氧适应和疼痛等研究方面更是有着无与伦比的优势。

（一）生物学特性

1. 体貌特征　裸鼹鼠形貌丑陋，外观全身几乎无毛，皮肤褶皱呈暗粉色，上下颌骨的 2 对门齿明显突出，眼睛非常小，眼睑很厚。体型大小与小鼠相近，成年动物体重约 30～50g。裸鼹鼠身体两侧，从头到尾长着大约 40 根像猫的胡须一样的长毛，它们并不是皮毛的残余，而是对触觉极其敏感的触须，触动其中任何一根触须，都能让裸鼹鼠把头伸向刺激点。

2. 群居性　裸鼹鼠长期生活在地下 2 米左右的环境中，保持着庞大的群居性特性，其群居数量可达 300 只。由于身处恶劣的生存环境以及社会化结构的特殊性，裸鼹鼠形成了有别于其他哺乳动物的独特生理学特点。裸鼹鼠是迄今发现的唯一像蜜蜂、蚂蚁等昆虫一样营社会性生活的哺乳类动物。群落中只有一只雌性裸鼹鼠和1～3只雄鼠处于统治地位，可以繁殖后代，其他的动物均没有权利生殖，自出生后3～4周就脱离了抚养，吃着其他裸鼹鼠的排泄物，迅速长大，一生处于服从地位。

3. 寿命长 裸鼹鼠的代谢率非常低，是啮齿目动物中寿命最长的保持者，寿命可长达30年，是同等体型大的小鼠寿命的5～10倍。由于裸鼹鼠与人类基因的DNA有高达80%到93%相同，英国牛津大学的科学家认为裸鼹鼠的长寿秘密应该同样可应用到人体，令人类延寿至200岁。

4. 耐低氧能力极强 裸鼹鼠长期生活在地下2m左右的环境中，由于穴居密度高，与外界气体交换不顺畅，洞穴中空气的二氧化碳含量很高，而氧含量极低（10%～15%）。这样的空气环境对于其他任何一种哺乳动物来说都可能是致命的，会导致大脑损伤以及其他各器官系统的病理性改变，甚至危害生命。但裸鼹鼠具有极强的抗低氧能力，不仅其肺部和血液具有缺氧适应性，其神经细胞也具有很强的缺氧适应性，使得它们的脑细胞可在其他哺乳动物所无法忍受的低氧环境下保持正常功能。在最极端状况下，裸鼹鼠的神经细胞在缺氧状态下保持功能的时间是普通小鼠的6倍。静息代谢率相对较低，血红蛋白与O_2有较高亲和力，脑组织对缺氧耐受性强等特点也更有利于裸鼹鼠能够在低氧、高二氧化碳的环境下生存。

5. 抗癌特性 裸鼹鼠对癌症具有天生的抗性，即使给它注射致癌毒素它也不患癌症。美国罗彻斯特大学Andrei Seluanov团队发现，裸鼹鼠皮肤成纤维细胞具有明显的“早期接触抑制”现象，接触抑制是裸鼹鼠抗肿瘤的机制之一，透明质酸是裸鼹鼠具备抗癌特性的关键物质，裸鼹鼠成纤维细胞分泌高分子量的透明质酸（HMM-HA）比人类及小鼠HA质量5倍，一旦清除HMM-HA裸鼹鼠细胞变得容易癌变。裸鼹鼠成纤维细胞对毒素、化疗药物、热和低葡萄糖培养基等具有显著的抵抗力，但对过氧化氢、紫外线、内质网应激等敏感。

6. 抗衰老特性 裸鼹鼠在低氧、高二氧化碳浓度的地下环境中生活，从来不出现身体恶化，直到死亡一直可以繁殖，并保持外貌和大脑组织不衰老。裸鼹鼠相比其他寿命较短物种（如小鼠）可以产生大量的活性氧（ROS），具备复杂的线粒体和氧化还原途径。裸鼹鼠有较高的蛋白酶体活性，能够更好地保持蛋白质的质量和稳定性，很少出现可逆的氧化损伤、尿素引起的蛋白质变性和蛋白质泛素化。

7. 痛觉缺失 裸鼹鼠身体中缺少一种具有神经传导功能的P物质，P物质的缺乏使裸鼹鼠无法把疼痛感传递到大脑，使它不会产生疼痛感觉。因此，裸鼹鼠具有奇特的耐疼痛生物特性，它对酸性物质和辣椒素刺激无疼痛相关的行为反应。此外，当受到炎症损伤或者已知物质的刺激时，裸鼹鼠也无痛觉过敏反应。

8. 视觉功能低、触觉异常灵敏 裸鼹鼠终身生活在黑暗的地下洞穴生活，眼睛高度退化，几乎完全丧失了视觉，仅依靠身体两侧的触须来辨认方向：前进时，摆动头部；后退时，则摆动尾巴，都是为了让触须触摸到隧道壁，就像人们在黑暗的地道中用手扶着墙壁走一样。大脑皮层中负责视觉的区域也大大减小，被改为用于感受触觉。

9. 骨骼维稳与再生能力强 裸鼹鼠的骨骼具有典型的适应掘穴生活的特征，裸鼹鼠在1～24岁之间，骨密度随年龄增长没有发生明显的变化，骨骼保持了良好的结构和强度。此外，雌性裸鼹鼠怀孕时腰椎长度能够增加32%以上，具有独特的延长骨骼的能力。裸鼹鼠雌鼠妊娠时独特的延长身体的能力，可通过身体轴线延长腹腔，从而增加妊娠胎儿数量，不会大量增加腹围，使得孕鼠能够通过狭窄的地下隧道。

10. 繁殖生理 我国海军军医大学建立的普通级封闭群裸鼹鼠种群，雌鼠性成熟的年龄约228天，雄鼠约365天，雌鼠的发情周期为30天，发情期可持续2～3天，发情期雌鼠通常晚上在睡眠、采食区交配。妊娠期68～74天，平均产仔数10只，哺乳期约36天。

（二）生物医学研究中的应用

1. 抗肿瘤研究 裸鼹鼠是唯一被发现正常细胞既保持端粒酶高活性，又能有效抵御肿瘤的啮齿类动物，也是至今为止在啮齿类动物中唯一被证实对肿瘤有超级免疫力的动物，可作为肿瘤抗性动物模型，在肿瘤分子调控机制、筛选药物靶点以及肿瘤免疫学等转化医学研究领域中具有独特而重要的价值。裸鼹鼠较高的自噬调节能力及稳定性也是研究自噬抵抗肿瘤发生的理想模型。

2. 抗衰老研究 裸鼹鼠在啮齿类动物中是既长寿又健康的典型，加之93%的基因与人类有同源性，在抗衰老机研究领域拥有重要价值与应用前景。如研究裸鼹鼠既保持端粒酶活性的长期稳定表达，同时又能有效抵抗癌症的平衡机制，将有助于更准确、深入认识端粒酶在抗衰老以及肿瘤发生过程中的作用。裸鼹鼠具有较强的耐化学应激、DNA损伤物质（如化疗药物）和毒素的能力，裸鼹鼠作为第一种能够抵御慢性衰老症的动物模型进行科学研究。裸鼹鼠免疫功能很强，且功能的稳定性很好，对研究免疫与肿瘤、免疫与衰老的关系具有重要参考价值。

3. 低氧适应研究 裸鼹鼠低氧环境的高度适应能力，为低氧适应研究领域提供了一种宝贵的研究资源。对裸鼹鼠低氧环境下大脑调控和组织的抵抗机制进行研究，有望为治疗因突发心脏病、中风或意外事故而造成的脑部缺氧提供一种新型临床治疗思路与方法。另外，裸鼹鼠的低氧适应性，可用于低氧适应分子机制的研究。

4. 疼痛研究 裸鼹鼠皮肤内缺少一种传导痛感觉的物质（P物质）。因此，裸鼹鼠无法感受痛觉，裸鼹鼠抑制这种通道的机制研究为新型止痛药的研发带来了希望。裸鼹鼠可作痛觉缺失的动物模型，用于研究疼痛的生物学机制。

二、树鼩

树鼩（tree shrew, *Tupaia belangeri*），又称树仙（*Tupaia glis*），属哺乳纲、介于食虫目与灵长目之间攀鼩目（Scandentia）、树鼩科、树鼩属动物。主要生活在热带和亚热带森林、灌丛、村落附近，分布在北纬28°到南纬9°，东经35°到122°的地区内，如我国云南、广西、海南、贵州、四川、西藏，以及东南亚——印度恒河北部、缅甸、越南、泰国、马来西亚、印度尼西亚和菲律宾等地。树鼩具有体型小，繁殖快，易捕捉和饲育，进化程度高，在生理解剖、新陈代谢、神经发育、病毒感染特性及心理应激模式等方面与灵长类、甚至人类高度相似，已应用于肝炎、肿瘤、心脑血管、抑郁症、代谢性疾病等方面的研究。

（一）生物学特性

1. 体貌特征 树鼩体形似松鼠，尾部毛发达，并向两侧分散。体长约18cm，尾部长16cm，成年体重在120～150g。前后足均具有五趾，每趾都有发达而尖锐的爪，吻部尖长，耳较短，头骨的眶后突发达，形成一骨质眼球，脑室较大。背毛为橄榄绿色或橄榄褐色，颌下及腹部为浅灰色毛，颈侧有条纹，是区别树鼩属种的重要标志。

2. 生活习性

（1）树鼩善于攀缘，行动敏捷。雌性成对生活，不群居。雄性凶暴，两雄相处常互相咬斗，因此不易将雄性树鼩同笼饲养。室内饲育时，除了保持25～28℃的室温和60%以上的相对湿度等条件外，繁殖时，常常将1雄和1～2雌配对合笼交配。

（2）树鼩生性胆小、易受惊。如长时间受惊而处于紧张状态时，体重下降，睾丸缩小，臭腺发育受阻。当臭腺缺乏时，母鼩产后吃仔、生育力丧失。

（3）树鼩为昼行性动物，以黎明和黄昏时最为活跃，中午活动较少。实验室饲养的树鼩喜在笼内做翻滚窜跳活动，能量消耗较大，饲养笼不宜过小。母鼩产育时不能惊动，否则易造成仔鼩被噬食，或拒哺乳的情况。树鼩晚上蜷缩在笼的一角，以尾裹颈而睡。

（4）树鼩喜欢温暖的环境，有较强的领地意识，使用气味标记来指示其领地的范围。树鼩分泌的尿液、唾液含有的气味在领土行为上发挥着重要的作用，雄树鼩的体液物质以及领土行为是由雄激素产生所控制。

（5）树鼩是杂食性动物，以昆虫为主食，其次植物种子和果实为食，喜欢吃甜食如蜂蜜。鉴于其肉食性强，笼养时需注意有足够的蛋白质饲料。营养缺乏或低下时体重减轻，毛无光泽，易患疾病而死亡。笼养时可供软的高蛋白饲料、水果、蔬菜，如供应一般蛋白饲料时需加1/4鸡蛋白/只，熟肉（牛肉、兔肉、鼠肉、豚鼠肉均可）10g/只，均每周2次。

3. 行为学特性

（1）树鼩起动时，尾巴会突然翘起呈半蜷曲状；奔跑时，尾巴也是如此，或者贴近身体的背面；当奔跑到4～8米左右时，又会突然停住，向四周环视一圈，然后再继续向前奔跑。对外界的刺激高度敏感，每当受惊的时候，尾巴会向上翘起并且不停地抖动。休息的时候常采用侧卧、腹卧的姿势，或者像松鼠一样用臀部坐在地面上。它们喜欢饮水和洗浴，也经常用舌头舔毛，用下门齿梳理体毛，以及用前脚和后脚的爪子抓毛搔痒或者在树干上擦痒等。

（2）清晨和傍晚是树鼩觅食的高潮期，进食时，它们都会用前面的双爪子抓住食物啃食，同时发出清脆、快速的嗒吱声，进食后常常舔舐双爪，表现出类似“洗脸”和“洗手”的动作。行为模式的多样性，对笼养树鼩的摄食行为、繁殖行为、运动行为、排泄行为、维持行为、社群行为和异常行为等七大类行为进行研究，发现39种行为模式。

4. 解剖学特性

（1）树鼩有7个颈椎、13个胸椎、6个腰椎、3个骶椎、23～27个尾椎，13个胸椎和3个骶椎是大量低等灵长类中的原始数目。

（2）耻骨与坐骨左右联合形成软骨接合部，鼓骨包已形成；胫骨与腓骨独立，但两端膨大相互融合。

（3）犬齿细小，前臼齿宽大，成年齿式为2 143/2 143（总：40）。

（4）具有圆形的眼眶，眼窝后面有褶皱，两眼开始并列，可以同时利用两眼看东西，眼窝与颞窝隔开。

（5）脑较大，而嗅叶较小，舌的下面另有一个类似舌的下舌；具有盲肠；雄性的阴茎为悬垂式，阴茎位于阴囊前面。

（6）子宫大致分为两部分；前后肢均有五指（趾），具爪；第一指（趾）和其他四指（趾）稍有点分开，虽然不能完全握物，也能伸出趾爪抓住树枝等。

5. 生理学特点

（1）血液生理：树鼩血相与人的相比，红细胞数较高，白细胞数较低，在白细胞分类中淋巴细胞所占百分比较高。嗜碱性粒细胞出现少量环形核（ring-shape nucleus）粒细胞。树鼩还具有退化细胞和裸核细胞。

（2）繁殖生理：树鼩性成熟时间约为6个月，怀孕期41～50天，繁殖能力强，胎仔数为2～5只，每年3—8月为生殖季节，经实验室繁殖培育成的种群，生殖季节性逐渐消失。实验室交配时雌雄合笼，怀孕时分笼，将怀孕雌树鼩转到繁殖笼内分娩育仔。仔树鼩初生时体重约10g（9.8g±1.4g），头颈长6.4cm±0.4cm，尾长3.8cm±0.29cm。刚生下的树鼩全身无毛，皮肤粉红，眼闭，只会蠕动；5～6天皮肤变黑，开始长毛；14～21天开眼；3周开始走动；4周可跳动；5—6周断奶而独立生活；寿命达5～7年。

（二）主要品种与分布

1. 树鼩阿萨姆亚种（*Tupaia belangeri assamensis*） 于1921年命名。在中国分布于西藏（阿波尔山）等地。该物种的模式产地在印度阿萨姆。

2. 树鼩滇西亚种（*Tupaia belangeri chinensis*） 于1879年命名。在中国分布于四川（西南部）、云南等地。该物种的模式产地在云南蚌西和孟拉的桑达河谷。

3. 树鼩高黎贡山亚种（*Tupaia belangeri gaoligongensis*） 于1987年命名。在中国分布于云南（高黎贡山中段及北段）等地。该物种的模式产地在云南泸水。

4. 树鼩喜马拉雅亚种（*Tupaia belangeri lepcha*） 于1922年命名。在中国分布于西藏（南部）等地。该物种的模式产地在印度。

5. 树鼩海南亚种（*Tupaia belangeri modesta*） 于1906年命名。在中国分布于海南等地。该物种的模式产地在海南黎母山。

6. 树鼩越北亚种（*Tupaia belangeri tonquinia*） 于1925年命名。在中国分布于广西（西南部）等地。该物种的模式产地在越南。

7. 树鼩瑶山亚种（*Tupaia belangeri yaoshanensis*） 于1987年命名。在中国分布于广西（大瑶山）等地。该物种的模式产地在广西金秀。

8. 树鼩滇南亚种（*Tupaia belangeri yunalis*） 于1914年命名。在中国分布于云南（红河流域及以东地区和中部无量山）、贵州（西南部）、广西（百色地区）等地。该物种的模式产地在云南蒙自。

（三）生物医学研究中的应用

树鼩与灵长类在一些重要的信号通路中拥有高度的同源性，具有替代猕猴等大型灵长类实验动物的遗传基础。与啮齿类相比，树鼩更接近非人灵长类和人类，更能反映各种人类疾病的发生、发展和转归，且树鼩饲养成本低、周期短，更适合于生物学和医学领域的研究。

1. 神经系统和神经系统疾病研究　树鼩神经生物学特征与人类较为接近，大脑较发达，多用于神经系统方面的研究，如对大脑皮质的定位，嗅神经、纹状体颞皮质、小脑核闭的形态，幼树鼩的小脑发育、视觉系统、神经血管的研究，神经节细胞识别能力，口腔黏膜感觉末梢研究，神经系统的多肽、应激等研究，用于神经系统疾病如脑血管病、抑郁症、老年痴呆等其他神经系统疾病的研究。

2. 肝炎研究　树鼩在肝炎病毒的研究中具有重要的意义，已建立甲型肝炎、乙型肝炎、丙型肝炎、丁型肝炎动物模型。树鼩作为甲型肝炎病毒和乙型肝炎病毒的肝炎模型分别取得了一定的阳性结果。

3. 眼科研究　树鼩具有发达的视觉系统，视锥细胞数量占感光细胞的96%，具有较好的色觉及立体视觉，是理想的眼科实验动物模型。尤其在近视发病机制研究方面，树鼩是国际公认的近视模型。树鼩具有发达的视皮层系统，也可作为神经眼科学如弱视发病机制等视皮层相关疾病研究的良好模型。此外，树鼩的视神经与人的视神经有很多相似之处，尤其是在筛板区，且视神经结缔组织的改变与年龄相关，成为继非人灵长类之后研究青光眼病理生理学改变的理想动物模型。

4. 肿瘤研究　树鼩可自发多种肿瘤，已发现树鼩自然发生乳腺瘤、淋巴肉瘤、肝细胞瘤、霍奇金病、恶性淋巴瘤、骨瘤和表皮细胞癌等肿瘤。另外，某些化学物质（如黄曲霉素）可诱发肝癌，黄曲霉素加入饲料中引起所有的雌性动物、50%的雄性动物产生了肝癌；用3-甲基胆蒽（MCA）注射可诱发纤维肉瘤；以250mg/kg剂量的2-2，二羟基丙烯亚胺皮下注射，65～102周80%以上的动物可诱发肺腺癌和肝癌。

5. 病毒研究　树鼩在自然条件或实验室条件下能感染人的疱疹病毒。此外，对轮状病毒、单纯疱疹病毒、登革病毒等敏感，为研究这些疾病的发病机制打下良好的基础。用树鼩鼻黏膜细胞作培养后接种EB病毒可取得良好效果。用登革热病毒经脑内或腹腔注射树鼩，可诱发病毒血症。另外，树鼩还对流感病毒、屈曲病毒等病毒易感。

6. 代谢性疾病研究　树鼩对糖敏感，但对糖的代谢能力较差，且树鼩的糖代谢紊乱同人类一样，与体重、年龄、性别关系密切，是一种良好的糖尿病动物模型，可用于针对糖尿病的研究。树鼩脂类代谢相关基因和蛋白较其他实验动物其与人类对应的基因、蛋白一致性更高，例如：在胆固醇的逆转运过程中起到重要作用的血浆胆固醇酯转运蛋白，在不同动物与人类的一致性分别为树鼩81%、猴80%、兔74%，可用于人类脂代谢相关疾病的研究；树鼩血中高密度脂蛋白成分占血脂总量的60%～70%，比例较高，可用于探索抑制动脉粥样硬化发病机制的研究。树鼩胆汁酸谱的种类和含量都与人类具有高度相似性，高胆固醇膳食易引起胆结石，是制作胆结石模型的理想的实验动物。

7. 其他方面研究　泌尿系统研究方面用于交感神经对肾小球结构的作用、肾衰竭等研究。神经介质方面有进行乙酰胆碱、5-羟色胺、肾素、血管紧张素等的研究。消化系统方面用于进行胃黏膜、下颌牙床、胆石症的研究；泌尿系统方面用于交感神经对肾小球结构的作用，肾衰竭等研究。树鼩具有高运动性和对社会和环境压力极为敏感的特点，可用于运动生理、急慢性压力的影响和应激等研究。

（陈民利　代解杰）

参 考 文 献

[1] 杨秀平. 动物生理学实验. 北京：高等教育出版社，2009.

[2] 李仁德，董守良，陈强. 人体及动物生理学实验指导. 甘肃：兰州大学出版社，2003.

[3] 黄敏，李冬冬. 医学机能实验学. 北京：科学出版社，2002.

[4] 陆源，林国华，杨午鸣. 机能学实验教程. 第2版. 北京：科学出版社，2010.

[5] 张志雄. 生理学. 上海：上海科学技术出版社，2006.
[6] 秦川. 医学实验动物学. 第 2 版. 北京：人民卫生出版社，2018.
[7] 周正宇，薛智谋，邵义祥. 实验动物与比较医学基础教程. 江苏：苏州大学出版社，2012.
[8] 杨文静，崔淑芳. 普通级封闭群裸鼹鼠种群的建立及其生物学特性的研究进展. 中国实验动物学报，2018，26(4)：518-522.
[9] 赵善民，崔淑芳. 裸鼹鼠生物学特性的研究进展. 实验动物与比较医学，2013，33(5)：400-505.
[10] 崔淑芳. 裸鼹鼠在生物医学研究中的应用前景. 中国实验动物学报，2016，24(6)：313-320.
[11] 苏傲蕾，秦银鸽，郑禹，等. 树鼩的生物特性研究概述. 动物医学进展，2014，3：(10)：115-118.
[12] 周广龙，朱勤，李振宇，等. 孙晓梅树鼩在眼科学的基础研究进展. 中国实验动物学报，2015，23(6)：652-655.
[13] 林娜，陈梅容，王廷华. 树鼩在神经系统疾病中的应用研究进展. 生命科学，2015，29(9)：1114-1119.
[14] 高文荣，左木林，朱万，等. 生物医学模型动物的新宠——树鼩. 生物学通报，2016，51(12)：3-4.

思　考　题

1. 实验动物的概念是什么？
2. 简述长爪沙鼠的生物医学应用。
3. 实验兔的饲育要求有哪些？
4. 犬的主要解剖生理特点有哪些？
5. 常见主要实验用犬的品种有哪些？
6. 犬在生物医学研究中的应用有哪些？
7. 实验猫在生物医学领域的应用有哪些？
8. 小型猪的饲养管理要点有哪些？
9. 简述猕猴生物学分类和分布。
10. 禽类具有哪些主要生物学特征？
11. 斑马鱼在生物医学领域有哪些应用？
12. 简述秀丽隐杆线虫体细胞的特点。
13. 简述黑腹果蝇的生物学特性。
14. 树鼩有哪些生物医学应用？

第六章　实验动物的比较解剖学

第一节　概　述

比较解剖学是从皮肤、肌肉与骨骼、消化、呼吸等系统水平，用比较和实验分析的方法，结合动物的个体发生和系统发生来研究动物形态和功能的进化，通过比较研究脊椎动物的同源器官，鉴别同功器官，从而解释动物对生态环境的适应性变化，认识动物的多样性以及起源、进化的动因。脊椎动物的同源器官具有共同的起源，在胚胎发生和基本结构上相同或者相似，形状和功能相似也可能千差万别，但是在进化的过程中，由于所处的环境不同，脊椎动物的前肢在结构上出现形态和功能的不同。在哺乳类，牙齿与食性和动物的身体结构密切相关，同一种动物的牙齿数目和形状相同，不同动物的齿式不尽相同，牙齿的形状、大小也不相同。通过比较研究动物个体的同源器官，可以判断该动物的大致分类地位，以及该类群动物与其他类群动物亲缘关系的远近。同功器官尽管在不同动物履行相同的生理功能，例如鱼类的鳃和哺乳动物的肺，但是它们的基本结构和胚胎发生并不相同。

实验动物比较解剖学所揭示的各种动物结构与功能的异同对于如何选择实验动物进行生命科学研究具有重要的指导意义。例如，与小鼠、大鼠和豚鼠等啮齿动物以及猪、羊相比，犬的消化系统发达，其消化腺和消化道的构成、分泌与消化吸收方式与人类相同，常用于慢性消化系统窦道的制作与研究。在所有实验动物中，猪的皮肤结构与人类最相似，包括表皮与真皮的厚度和相对比例、皮下脂肪层等特点，是皮肤烧伤、冻伤、创伤等研究的理想模型。

本章阐述了常用实验动物的各种组织器官，解剖形态学特征，同时对各实验动物之间以及实验动物与人之间的相同或相近组织器官进行解剖学形态与功能的比较，有助于学习实验动物的解剖学特点，并为实验动物的合理选择提供解剖学依据。

（秦　川　谭　毅）

第二节　实验动物大体解剖

动物解剖学是研究正常动物有机体的形态结构及其发生发展规律的科学。根据其研究对象及研究方法的不同，分为大体解剖、显微解剖及胚胎发育三部分内容。本节主要介绍大体解剖。

大体解剖是借助解剖器械（刀、剪、锯等），采用切割的方法，通过肉眼、放大镜、解剖显微镜观察研究实验动物体各器官的形态、结构、位置及相互关系的方法。根据研究目的及方法的不同，可分为系统解剖学、局部解剖学、比较解剖学、功能解剖学等。

一、轴和面

使动物四肢着地，其身体与地面平行的轴称为长轴，头、颈、四肢和器官的长轴以自身的长度作为标准。垂直于长轴的轴称为横轴。与动物体长轴平行而与地面垂直的切面称为矢状面，分为正中矢状面和侧矢状面。正中矢状面只有一个，位于动物体长轴的正中线上，将动物体分为左右对称的两部分。侧矢状面位于正中矢状面的两侧。头、颈、四肢和器官的矢状面以自身的长轴为标准。横断面是与动物体长轴垂直的切面，将动物体分为前后两部分，头、颈、四肢和器官的横断面是垂直长轴的面。与地面平行且与矢状面和横断面相垂直的切面称为额面，也称冠状面（水平面）。

二、方位术语

以正中矢状面为参照，近者为内侧，远者为外侧。以某一横断面为参照面，靠近头的为前，靠近尾的为后。以额面（水平面）为参照，靠近地面的为腹侧，背离地面的为背侧。靠近体表的为浅，远离体表的为深。在头把靠近口的器官称为近口侧，远离口的称为远口侧。四肢近躯干的一端为近端，远离躯干的一端为远端。前肢和后肢的前面为背侧面。前肢的后面为掌侧面，后肢的后面为跖侧面。

三、实验动物体表的主要部位名称

实验动物身体是两侧对称的，可分为头部、躯干和四肢三部分。各部分的划分和命名主要以骨为基础。

（一）头部

包括颅部和面部。

1. 颅部 位于颅腔周围，又分为枕部、顶部、额部、颞部、耳部。枕部位于头和颈交界处，顶部位于颅腔顶壁，额部位于两眼眶之间，颞部位于眼和耳朵之间，耳部包括耳根和耳郭。

2. 面部 位于口腔和鼻腔周围，又分为眼部、眶下部、鼻部、颊部、咬肌部、唇部和颌部。眼部包括眼和眼睑，眶下部位于鼻后部外侧，鼻部包括鼻孔、鼻背和鼻侧壁，颊部位于口腔侧部，咬肌部位于颊部后方，唇部包括上、下唇，颌部位于下唇腹侧。

（二）躯干

包括颈部、背胸部、腰腹部、荐臀部和尾部。

1. 颈部 位于头部与胸背部、前肢之间，又分为颈背侧部、颈腹侧部和颈侧部。

2. 背胸部 位于颈部与腰腹部之间，又分为背部、肋部和胸腹侧部。背部为颈背侧部向后的延续，肋部位于胸腔两侧，胸腹侧部位于胸腔腹侧。

3. 腰腹部 又分为腰部和腹部。腰部以腰椎为基础，是背部向后的延续，腹部为腰椎横突腹侧的软腹壁部分。

4. 荐臀部 位于腰腹部后方，又分为荐部和臀部。荐部以荐骨为基础，是腰部向后的延续，臀部位于荐部两侧。

5. 尾部 位于荐部之后，又分为尾根、尾体与尾尖。

（三）四肢

包括前肢和后肢。

1. 前肢 又分为肩部、臂部、前臂部和前脚部。前脚部包括腕部、掌部和指部。

2. 后肢 又分为大腿部、小腿部和后脚部。后脚部包括跗部、跖部和趾部。

四、实验动物主要内脏器官的位置和名称

将位于胸、腹、盆腔内的消化、呼吸、泌尿和生殖系统的器官，称为内脏，主要功能是进行物质代谢和繁殖后代。在形态结构上，内脏由一套连续的管道和一个或几个实质器官组成，并且都通过孔道直接或间接与外界相同。内脏器官可分为中空性器官，如消化道、呼吸道、泌尿和生殖管道，和实质性器官两大类，如肺、胰、肾、睾丸和卵巢等，多属于腺组织，表面包以结缔组织的被膜或浆膜，并伸入实质内，将器官的实质分隔成许多小叶，如肝小叶。血管、淋巴管、导管和神经出入实质器官的部位，常为一凹陷，称为“门”，如肝门、肾门和肺门等。

大部分内脏器官位于体腔内。体腔可分为胸腔、腹腔和骨盆腔三部分。图 6-2-1 为大鼠主要脏器图、图 6-2-2 为雌兔内脏模式图、图 6-2-3 为犬主要脏器模式图。

1. 胸腔 位于体腔的前部，由胸廓围成，以膈与腹腔分隔开，内有心、肺、胸腺、气管、食管和大血管等主要器官。

2. 腹腔 位于胸腔的后方，为体内最大的体腔，内有大部分消化器官，包括胃、十二指肠、空肠、回肠、结肠、盲肠以及肝、脾、肾、输尿管、卵巢、输卵管、部分子宫和大血管等。

3. 骨盆腔 位于骨盆内，内有直肠、输尿管、膀胱以及雌鼠的子宫后部和阴道或雄鼠的睾丸、输精管、尿生殖道和副性腺等。

动物的诸多器官按照功能的不同，可分为以下几大系统：运动系统，执行躯体的运动功能；消化系统，主要进行食物消化、吸收营养物质和排除代谢废物的功能；呼吸系统，执行气体交换功能；泌尿系统，排出机体内溶于水的代谢产物；

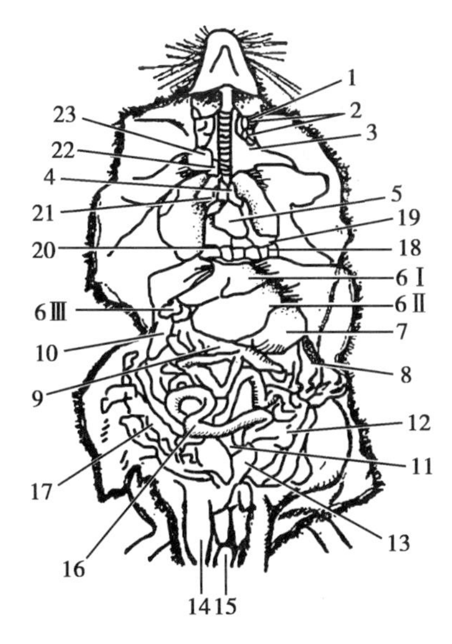

图 6-2-1　大鼠主要脏器图

1. 外泪腺；2. 淋巴结；3. 颌下腺；4. 胸腺；5. 心；6. 肝；7. 胃；8. 脾；9. 胰腺；10. 盲肠；11. 膀胱；12. 贮精囊；13. 前列腺；14. 阴囊；15. 直肠；16. 小肠；17. 脂肪；18. 食管；19. 主动脉；20. 下腔静脉；21. 右上腔静脉；22. 颈内静脉；23. 颈外静脉

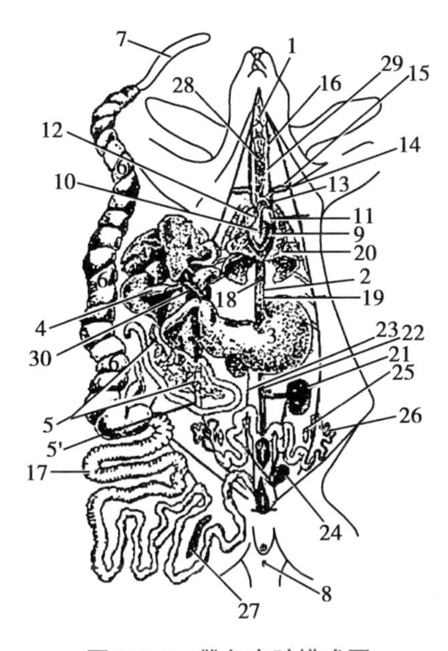

图 6-2-2　雌兔内脏模式图

1. 颌下腺；2. 食管；3. 胃；4. 肝；5. 胰腺；5'. 胰管；6. 盲肠；7. 盲肠的蚓突；8. 肛门；9. 左心室；10. 右心室；11. 左心房；12. 右心房；13. 主动脉弓；14. 左锁骨下动脉；15. 左锁骨下静脉；16 左颈动脉；17. 大肠儿；18. 后腔静脉；19. 腹主动脉；20. 左肺；21. 左肾；22. 左肾上腺；23. 右输尿管；24. 膀胱；25. 左卵巢；26. 左卵巢管；27. 脾；28. 甲状腺；29. 气管；30. 胆囊

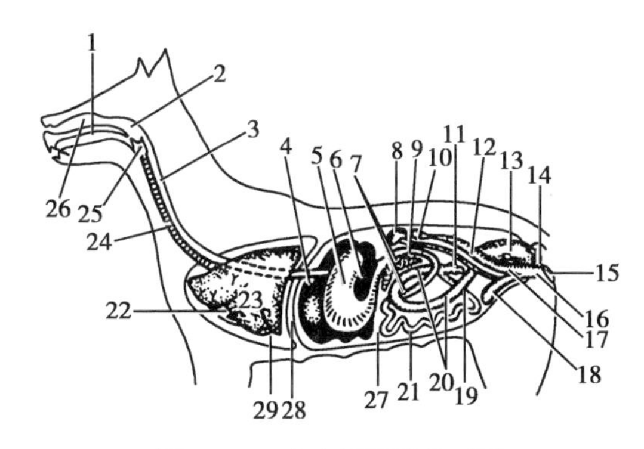

图 6-2-3　犬主要脏器模式图

1. 口腔；2. 咽；3. 食管；4. 肝；5. 胃；6. 胆总管和胆囊；7. 十二指肠；8. 肾脏；9. 胰腺和胰管；10. 卵巢；11. 盲肠；12. 子宫；13. 直肠；14. 肛门；15. 阴门；16. 阴道前厅；17. 阴道；18. 膀胱；19. 回肠；20. 结肠；21. 空肠；22. 心；23. 肺；24. 气管；25. 喉；26. 鼻腔；27. 腹腔；28. 膈；29. 胸腔

心血管系统，输送血液和淋巴在体内周而复始流动，执行物质运输的功能；神经系统，调控全身各系统和器官的协调和统一。生殖系统，负责繁殖后代。另外还有内分泌系统等。

（郭军堂　戴丽军　康爱君　郑振辉）

第三节　运动系统——骨骼

运动系统由骨、骨连接和骨骼肌组成，执行支持、保护和运动功能。骨和骨连接是运动系统的被动部分，骨骼肌则是运动系统的主动部分。本节主要介绍实验动物的骨骼。

一、骨骼导论

骨是以骨组织为主体构成的器官，由骨膜、骨质和骨髓构成。骨与骨之间借纤维结缔组织、软骨或骨相连，形成骨连接。骨表面有骨膜包被，骨髓腔及小梁分布有骨髓，骨膜内有丰富的血管、淋巴管和神经。骨为动物体的软组织提供保护和支持，也为肌肉提供附着的基础，红骨髓还有造血和防御功能，小鼠只有红骨髓，可终生造血。骨的主要成分是骨组织，其内有大量钙盐和磷酸盐沉积，是动物体的钙磷库，参与钙、磷的代谢和平衡。

（一）骨骼分类

实验动物体各骨由于功能不同而有不同的形态，分为长骨、短骨、扁骨和不规则骨四种类型。

1. 长骨 如肱骨，呈长管状，分为一体两端，其中部称骨干，内有骨髓腔，两端为骺或骨端。长骨多分布于四肢游离部，主要作用是支持体重和形成运动杠杆。大鼠的长骨长期有骨骺线存在。

2. 短骨 如腕骨，略呈立方形，其骨质坚实，多成群分布于结合坚固且运动较灵活的部分，起着支持、分散压力和缓冲震动的作用。

3. 扁骨 如肋骨，呈扁板状，面积较大，分布于头、胸等处，供肌肉附着，起着支持和保护重要器官的作用。

4. 不规则骨 如上颌骨，形状不规则，一般构成实验动物体中轴，功能多样。

全身诸骨通过骨连结构成支架形的骨骼系统，起着保护内部器官、支持体重和产生运动的作用。

（二）骨的表面形态及名称

1. 骨面突起 为供肌肉和韧带附着的突起。其中表面突然高起的部分称为突；顶端尖锐的突起称棘；粗糙而较高的突起称为结节；粗糙而较平的突起称隆起；边缘薄的长隆起称为嵴；低而粗涩的嵴称为线。

2. 骨面凹陷 为骨与邻近器官、结构相接触或肌肉附着而形成的。大而浅的光滑凹面称窝；略小的称凹或小凹；长形的凹称沟；浅凹陷称压迹。

3. 骨内的空腔 为容纳气体或某些结构穿行而成。骨内较大的腔洞称腔、窦或房；小腔称小房；长形的称管或道；腔或管的开口称口或孔；边缘不整的孔称裂孔。

4. 关节面及其周围的结构 球形的关节面称头；滑车状的关节面称滑车；椭圆形膨大的关节面称髁；髁的突出处称上髁。

二、全身骨骼的划分

实验动物全身各骨可依据位置分为躯干骨、头骨、四肢骨和内脏骨。图 6-3-1 为大鼠全身骨骼图、图 6-3-2 为兔全身骨骼图、图 6-3-3 为犬全身骨骼图。

（一）躯干骨

包括脊柱、胸骨和肋骨。

1. 脊柱 位于动物体背侧正中，由一系列椎骨借助软骨、关节、韧带连接形成身体的中轴。按所在部位分为颈椎、胸椎、腰椎、荐椎和尾椎五部分（表 6-3-1）。

椎骨由椎体、椎弓和突起构成。椎体是椎骨负重的主要部分，位于腹侧，圆柱状。椎弓位于椎体背侧，是弓形的骨板，它与椎体共同围成椎孔。椎弓紧连椎体的缩窄部分为椎弓根，其上下缘为上下切迹，相邻椎骨上的上下的切迹合成椎间孔。从椎弓背侧向上方伸出的突起称棘突。从椎弓基部向两侧伸出的一对突起称横突，是肌肉和韧带附着的部位，横突有孔称为横突孔。椎弓背部前后缘的两侧各有一对关节突，相邻椎骨的关节突构成关节。所有椎骨的椎孔相连形成椎管，其中容纳脊髓。

（1）颈椎：第 1 颈椎，呈环形，叫寰椎，无椎体、棘突和关节突，横突宽扁，其上的横突孔供椎动脉和椎静脉通过。在其前面有两个关节窝与头骨的一对关节髁相关节；第 2 颈椎也叫枢椎，椎

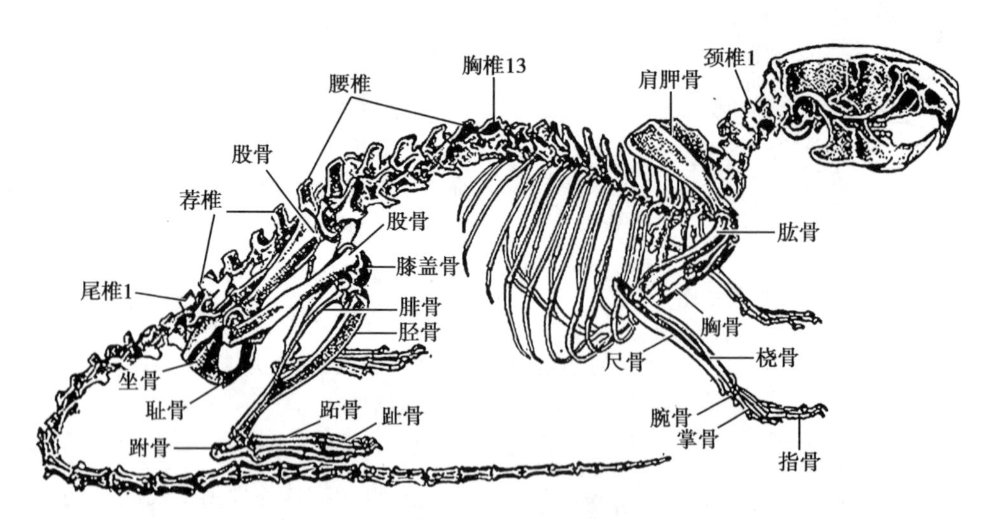

图 6-3-1 大鼠全身骨骼图

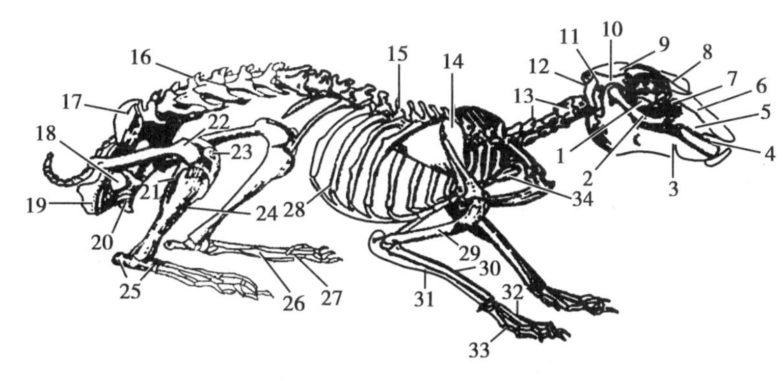

图 6-3-2　兔全身骨骼图

1. 腭骨；2. 颧骨；3. 下颌骨；4. 切齿骨；5. 上颌骨；6. 鼻骨；7 泪骨；8. 额骨；9. 顶骨；10. 颞骨；11. 顶间骨；12. 枕骨；13. 颈椎；14. 肩胛骨；15. 胸椎；16. 腰椎；17. 髂骨；18. 闭孔；19. 坐骨；20. 耻骨；21. 腓骨；22. 股骨；23. 髌骨；24. 胫骨；25. 跗骨；26. 跖骨；27. 趾骨；28. 肋骨；29. 肱骨；30. 桡骨；31. 尺骨；32. 掌骨；33. 指骨；34. 胸骨

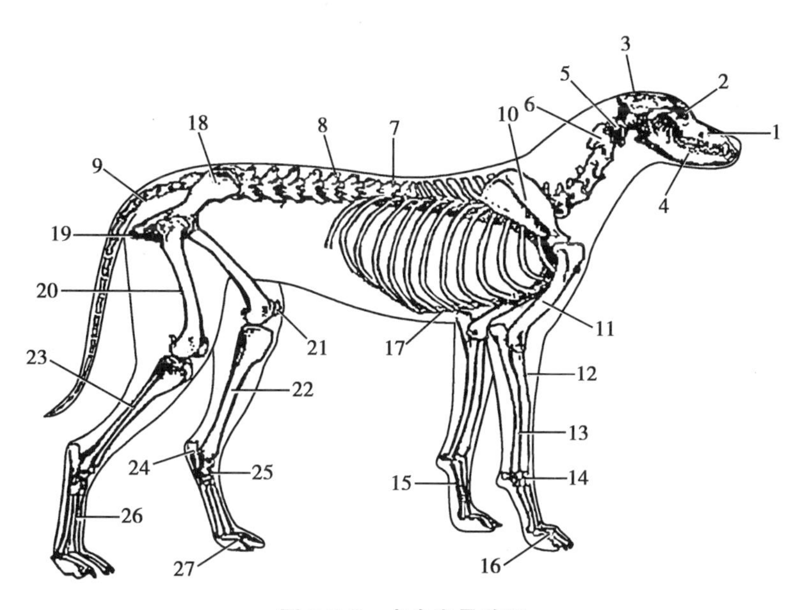

图 6-3-3　犬全身骨骼图

1. 上颌骨；2. 颧骨；3. 顶骨；4. 下颌骨；5. 第一颈椎；6. 第二颈椎；7. 胸椎；8. 腰椎；9. 尾椎；10. 肩胛骨；11 肱骨；12. 桡骨；13. 尺骨；14. 腕骨；15. 掌骨；16. 指骨；17. 胸骨；18. 髂骨；19. 坐骨；20. 股骨；21. 髌骨；22. 胫骨；23. 腓骨；24. 跟突；25. 跗骨；26. 跖骨；27. 趾骨

表 6-3-1　常用实验动物躯干骨数量

数目	小鼠	大鼠	家兔	犬	非人灵长类
椎骨数量 / 枚	55～61	57～60	约 46	50～53	60～62
脊柱式	C_7、T_{12-14}、L_6、S_4、Cy_{27-30}	C_7、T_{13}、L_6、S_4、Cy_{27-30}	C_7、T_{12-3}、L_{6-7}、S_4、Cy_{15-16}	C_7、T_{13}、L_7、S_3、Cy_{20-23}	C_7、T_{19}、L_{19}、S_2、Cy_{13-15}
颈椎数 / 枚	7	7	7	7	7
胸椎数 / 枚	12～14	13	12～13	13	19
腰椎数 / 枚	6	6	6～7	7	19
荐椎数 / 枚	4	4	4	3	2
尾椎数 / 枚	27～30	27～30	15～16	20～23	13～15
肋骨数 / 对	12～14	13	12～13	13	12
胸骨数 / 节	6	6	6	8	7

体前段有齿状突，向内深入寰椎，成为旋转头部的轴。家兔枢椎棘突发达，在皮肤外可触及，可作为判断枢椎的标志；其余五块颈椎形体结构相近，短而宽，棘突低矮；第6颈椎横突腹面延长，尾端倾斜，变成薄的骨片；第7颈椎的横突孔较小。

（2）胸椎：椎体短小，椎弓小，横突小，有小关节面与肋骨结节成关节。接近颈椎的胸椎小，椎管的直径较颈部狭窄，椎骨的长度由前向后逐渐增加。家兔的棘突高大，倾向后方，尤以第1～5胸椎最甚。

（3）腰椎：每块椎体的长度比较一致，椎体、棘突和横突均较发达，棘突和横突的长度越向后越长。家兔横突发达并斜指向前下方。

（4）荐椎：多愈合在一起，又称荐骨，呈三角形，位于左右髂骨之间，两侧与髂骨相关节。棘突低矮，第1荐椎关节突较大，其余较小。

（5）尾椎：数十枚，前面数枚尾椎具有椎管，容纳脊髓的终丝；后面尾椎的棘突和横突逐渐变短，多退化，仅保留有椎体。

2. 肋骨和胸骨

（1）肋骨：12～13对，为左右对称的弓形长骨，连于胸椎和胸骨间，构成胸廓的侧壁。其对数与胸椎数相同（表6-3-1）。前7—9对经肋软骨与胸骨直接相连，称真肋；后5—6对的肋软骨借结缔组织依次相连成肋弓，与胸骨间接相连，称假肋。兔的最后3对和犬的最后1对肋软骨末端变细呈游离状态，称浮肋。最后肋骨与各假肋的肋软骨依次连接形成的弓形结构称为肋弓，作为胸廓的后界。

（2）胸骨：由6～8枚骨片借软骨连结而成，第1节扁平并向前伸长为胸骨柄，与第一对肋骨的软骨端相关节；最后一节为剑突，其后接一块宽而扁的剑状软骨（表6-3-1）。位于中间的胸骨片为胸骨体，两侧有肋窝，与真肋的软骨连接。

（3）胸廓：由胸椎、两侧的肋骨和胸骨共同构成，其背壁为胸椎，侧壁为肋骨和肋软骨，腹壁为胸骨。胸廓前口由第1胸椎、第1对肋及胸骨柄围成；胸廓后口由最后1块胸椎、最后1对肋及剑状软骨围成。胸廓前部狭而坚固，以保护心、肺并连结前肢；后部宽大，具较大活动性，以适应呼吸运动。大鼠的胸廓呈漏斗形，前端窄小，后端宽大，横断面为圆形；兔的胸廓不发达，胸腔容积较小；犬的胸廓呈圆筒状，背腹径稍大于左右径，入口呈卵圆形。

（二）头骨

头骨多为扁骨和不规则骨，包括颅骨和面骨两部分。大鼠的颅骨由11块骨组成（顶骨、额骨和颞骨各1对，顶间骨、枕骨、基底骨、前蝶骨和筛骨各1块），它们包围成颅腔，保护脑以及眼、耳、鼻三对特殊感受器；面骨包括上颌骨、前颌骨、下颌骨、鼻骨、颧骨、泪骨、腭骨和翼骨各1对，犁骨、舌骨各1块，鼻甲骨4块，它们组成口腔、鼻腔和眼眶，保护呼吸道和消化道的前端部分。犬的头骨共46枚，外形与品种相关：长头型品种面骨较长，颅部较窄；短头型品种面骨很短，颅部较宽；而中间型品种头骨外形则介于两者之间。图6-3-4为犬头部骨骼图。

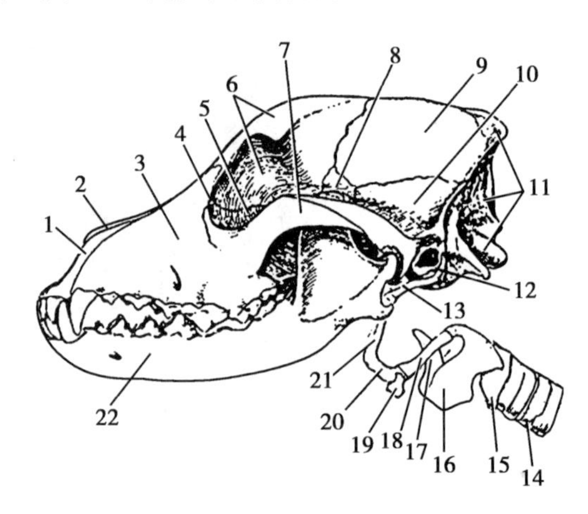

图6-3-4 犬头部骨骼图

1. 切齿骨；2. 鼻骨；3. 上颌骨；4. 泪骨；5. 腭骨；6. 额骨；7. 颧骨；8. 蝶骨翼；9. 顶骨；10. 颞骨；11. 枕骨；12. 鼓舌软骨；13. 颈突舌骨；14. 气管；15. 环状软骨；16. 甲状软骨；17. 会厌软骨；18. 甲状舌骨；19. 基舌骨；20. 角舌骨；21. 上舌骨；22. 下颌骨

1. 颅骨

（1）枕骨：围在枕骨大孔四周，构成颅腔的后壁及颅底的后部，后方中部有枕骨大孔与椎管相通，枕骨大孔的两侧有枕骨髁，与寰椎构成寰枕关节。幼年期枕骨为4块，即上枕骨和基枕骨各1块、外枕骨2块；成年后愈合成1块。

（2）顶间骨：为1对小骨，大致呈六角形，位于上枕骨与两侧顶骨之间。家兔顶间骨终生存在，不与其他骨愈合，骨四周的骨缝终身存在，清晰可见。其他动物待成年后，其顶间骨与顶骨和枕骨完全愈合在一起。

（3）顶骨：构成颅腔顶壁的 1 对主要骨片，呈长方形，左右顶骨与顶间骨之间的骨缝交点称人字缝。后方经人字缝与枕骨相连，前面经冠状缝与额骨相接，两侧为颞骨。

（4）额骨：1 对，位于顶骨与鼻骨之间，构成颅腔的前上壁和鼻腔的顶壁。其外侧缘有眶上突和眶下突，前方两侧有向前突出的颌突。左右额骨与左右顶骨之间的骨缝交点称前囟。在神经解剖学中，对兔脑的立体定位研究常以前囟和人字缝的水平高度差来确定头的仰俯。

（5）颞骨：1 对，构成颅腔侧壁和侧腹壁，形状不规则，分鳞状骨、鼓骨、岩骨和乳突骨四部分。鳞状骨位于顶骨的两侧，向前伸出一突起，成为颧突；鼓骨位于鳞状骨的后下方，包括鼓泡和鼓泡外侧的外耳道；岩骨位于颅腔内，在鼓骨的内侧壁；乳突骨位于鼓泡后上方，为上枕骨和枕骨之间的一块方形骨片。兔的颞骨分鳞状骨、鼓骨和岩乳骨三部分。

（6）蝶骨：构成颅腔底壁，可分为基蝶骨、翼蝶骨、前蝶骨和眶蝶骨四部分。眶蝶骨和翼蝶骨组成眶间隔的大部分，在眶间隔的中部有一大孔，即视神经孔，视神经由此通过。

（7）筛骨：位于颅腔前壁，蝶骨前方，分为筛板、垂直板及筛骨迷路三部分。筛板是鼻腔与颅腔之间的筛状横膈，脑面呈凹窝状，恰好容纳嗅球，筛板上有大量的小孔，供嗅神经通过。垂直板位于将鼻腔后部分为左右两部。筛骨迷路位于垂直板两侧，由菲薄骨片围成许多小腔，称筛窦。

2. 颅腔

（1）颅顶：主要由额骨和顶骨构成。额骨 1 对，呈不规则的四边形，其前端连鼻骨，后端接顶骨；顶骨 1 对，呈菱形，其前端与额骨相接，后端与顶间骨形成矢状峭。

（2）颅腔后壁：由 1 枚枕骨构成，枕骨呈顶向上的三角形。

（3）颅底：除枕骨基底部外还有蝶骨。蝶骨体扁平，前窄后宽；翼突有前、后两对；颞翼远比眶翼大，均伸达颅腔侧面。

（4）颅腔侧壁：主要为 1 对颞骨。

（5）颅腔前壁：筛骨 1 枚。犬的筛骨特别发达，筛板大，嗅窝深，垂直板长，筛骨迷路发达，突入额窦内。

3. 面骨 面骨 15 枚，位于颅骨的下方，主要构成鼻腔、口腔和面部的支架。

（1）前颌骨：又称门齿骨，成对，发达，位于面骨的最前缘，是构成颜面部的骨质基础。

（2）腭骨：成对，位于上颌骨腭突的后方，鼻后孔两侧，分水平部和垂直部。

（3）上颌骨：成对，位于前颌骨的后面，是构成上颌的主骨，分为骨体和腭突两部分。兔上颌骨的骨体多孔呈海绵状。骨体与腭突边缘为齿槽缘，其上有臼齿槽。

（4）切齿骨：位于上颌骨前方，分为骨体、鼻突和腭突三部分。兔的骨体上有切齿齿槽，前后两列共 4 个。鼻突为骨体向后上方延伸的一长突，插入到鼻骨与上颌骨之间。腭突为骨体向内延伸的突。切齿骨腭突、上颌骨腭突及腭骨水平部共同构成硬腭骨质基础，将鼻腔与口腔分隔开。

（5）翼骨：成对，呈四边形，短而宽，位于后鼻孔的两旁，构成鼻咽道的两侧壁。

（6）颧骨：成对，为头骨最外侧的长形扁骨，呈不规则的三角形，前与上颌骨的颧突、后与鳞状骨的颧突相接形成颧弓。在成年兔，颧骨与上颌骨颧突愈合在一起，其间骨缝看不出来。犬的颧弓强大，弯曲度大。

（7）泪骨：为眶窝前方的小骨片，其后缘与额骨相连，位于眶部的内角，与周围的骨块结合不紧密。

（8）鼻骨：1 对，位于额骨的前方，为两片狭长形的薄骨，构成鼻腔的顶壁，内侧面附有上鼻甲骨。犬的鼻骨：长头型的狭长，短头型的宽短，正中纵凹，前端形成凹形的鼻切迹。

（9）鼻甲骨：位于鼻腔两侧，为鼻腔黏膜的支架，大鼠的鼻甲骨又分为上鼻甲骨和颌鼻甲骨，上鼻甲骨附着于鼻骨上，颌鼻甲骨附着于前颌骨的内侧壁。兔的鼻甲骨又分为上鼻甲骨和下鼻甲骨，上鼻甲骨附着于鼻骨上，为一简单无卷曲的薄骨片，下鼻甲骨附着于上颌骨，为卷曲呈迷路状的薄骨片。

（10）犁骨：1 枚，为左右侧扁的长板状骨，位于鼻腔正中，前蝶骨的前方，构成鼻中隔的基部。

（11）下颌骨：1 对，分为一体两支，位于面部下外侧，组成口腔底部的外侧壁。有齿槽的部分，称为下颌体，前部为切齿齿槽，后部为臼齿齿槽，切齿齿槽与臼齿齿槽之间的间隙为齿槽间隙。下颌体之后没有齿槽的部分，称下颌支，其顶端后方为髁状突，与颞骨颧突相关节。

（12）舌骨：位于两下颌支之间，喉的前方，呈马蹄形，为舌根的支架，包括中间的舌骨体、向后外延伸的大角和向上短突的小角。

（三）前肢骨骼

实验动物的前肢由肩带、上臂、前臂和前足四部分组成。前肢骨骼短而不发达，通过肩带与躯干骨相连。

1. 肩带　由锁骨和肩胛骨构成。肩胛骨为三角形扁骨，其内侧面的上部为锯肌面，中、下部的凹窝为肩胛下窝。肩胛骨的下方有肩臼，与肱骨头成关节。肩胛骨外侧面的纵形隆起为肩胛冈，中部较粗大处为冈结节，肩胛冈远端突出处为肩峰。肩胛冈前、后方的窝分别为冈上窝和冈下窝。动物锁骨的发育程度与前肢外展功能运动有关。兔、狗、大鼠等的前肢骨骼主要承担负重功能，外展运动能力减退，锁骨不发达并退化。大鼠的肩带仅保留发达的肩胛骨，锁骨退化，埋在肌肉中，一端连于胸骨柄，另一端连于肩胛骨。兔的肩胛骨有明显的肩峰，肩胛冈较长。犬的肩胛骨前角钝圆，背缘仅附有软骨缘，无肩胛软骨，肩胛冈结节缺如，冈上窝与冈下窝大小相似；犬的锁骨小或无，呈三角形的薄骨片或软骨片，一般位于肩前的臂头肌内。

2. 上臂骨　又称为肱骨，是一个管状长骨，分为肱骨体及近端和远端。近端与肩胛骨形成肩关节，其与肩胛窝相接的半球部称作肱骨头，周边有大、小结节；肱骨体为圆柱状，上有臂肌沟；远端有斜滑车样关节面，与前臂部的桡骨、尺骨构成肘关节。犬的肱骨细长，呈扭曲状。

3. 前臂骨　由前方较粗桡骨和后外侧较细尺骨构成。兔的桡骨与尺骨略有交叉，桡骨上端偏外侧面，斜搭在尺骨之上，下端则位于尺骨的内侧面，尺骨较长，骨体略呈“S”形，在桡骨后方，和桡骨之间有骨间韧带联结，靠上端处有骨间隙。犬的桡骨较纤细，有上、下两个弯曲，桡骨近端后面、远端外侧均有关节面，与尺骨形成可活动的关节，尺骨相对较发达，比桡骨长，两骨斜行交叉，近端尺骨位于桡骨内侧，而远端尺骨位于桡骨外侧，两者之间形成狭长的前臂骨间隙。

4. 前脚骨　分为腕骨、掌骨及指骨。腕骨为短骨，排成远、近两列，近侧列腕骨由桡侧向尺侧分别为桡腕骨、中间腕骨、尺腕骨和副腕骨；远侧列为第1—4腕骨。掌骨为长骨，由桡侧向尺侧分别称为第1—5掌骨。近端为底，接腕骨，远端为头，接指骨。中间为体。犬、猫、兔和鼠有5个掌骨。指骨，属于长骨，一般由5个指节组成，但第1指仅含二指节。小鼠、大鼠有9块腕骨，分上、下两列，前脚有5指，掌骨5块，指骨5块，除拇指外各指有爪1个。兔有9块腕骨，分为3列：近侧列4块，由桡侧向尺侧依次为桡腕骨、中间腕骨、尺腕骨及副腕骨；中列1块中心腕骨；远侧列4块，由桡侧向尺侧为第1—4腕骨；掌骨5块，由桡侧向尺侧为第1—5掌骨，其中第1掌骨最短；兔有5指，第1指由两块指节骨组成，其余各指均由3块指节骨组成，远指节骨上皆附有爪。犬的前脚骨由腕骨、掌骨、指骨及籽骨组成：腕骨7块，近侧列的桡腕骨已与中间腕骨愈合，远侧列为第1—4腕骨；掌骨5块，第1掌骨短小，第3、4掌骨最长，第2、5次之；犬有5指，第1指短小，缺中指节骨，行走时不着地，其余各指均3节，远指节骨短，末端有爪突，又称爪骨。

（四）后肢骨骼

实验动物的后肢骨骼长而发达，由腰带、大腿、小腿及脚四部分组成。

1. 腰带　为一对髋骨，为不规则骨，由髂骨、坐骨、耻骨组成。两侧的髋骨与背侧的荐骨及前几个（三或五）尾椎构成骨盆。髂骨分为髂骨体和髂骨翼，髂骨体窄小，其背侧有坐骨大切迹，参与构成坐骨大孔；髂骨翼宽大，其外侧角有突出的髋结节，内侧角为荐结节。坐骨构成骨盆的后部，其两侧在骨盆底壁正中结合形成坐骨联合。耻骨构成骨盆的前半部，其两侧的内侧缘结合形成耻骨联合，与坐骨联合统称为骨盆联合。

2. 股骨　长而直，在长骨中最大。股骨近端的球状部分叫股骨头，其周边有大、小转子。股骨的近端隆大，在其内侧有一半球状突出的头，称为大转子，与髋臼窝成关节。远端左、右两侧膨大而成内、外两髁，两髁之间为一滑车面，与胫、腓骨及膝盖骨形成膝关节。

3. 小腿骨　由胫骨和腓骨组成。胫骨位于前方，较大，呈三棱柱状，近端有胫骨内、外侧髁。

表 6-3-2 常用实验动物后脚骨特点比较

	小鼠、大鼠	兔	犬
跗骨	8 块	6 块，分为 3 列。近列为距骨和跟骨，中列为中央跗骨，远列为第 2、3、4 跗骨	7 块。也分为 3 列，有第 1、2、3、4 跗骨
跖骨	5 块	4 块。由内向外排列为第 2、3、4 及第 5 跖骨，第 1 跖骨已退化	5 块。第 1 跖骨细小，有的品种缺如，其他 4 块跖骨形似掌骨
趾骨	5 趾。第 1 趾包括 2 趾节，其他各趾包括 3 趾节	4 趾。第 1 趾退化，第 2～5 趾各有 3 个趾节骨	4 趾。无第 1 趾骨，其他趾骨与前肢的指骨形态相似

腓骨细小，位于胫骨近端后外侧。胫骨和腓骨在上半部有明显的骨间隙，而下半部则愈合在一起，腓骨头与胫骨外侧髁相愈合。

4. 后脚骨 包括跗骨、跖骨、趾骨和籽骨。籽骨位于胫骨外侧髁处。常用实验动物后脚骨的特点总结于表 6-3-2。

5. 内脏骨 犬的阴茎骨为内脏骨，是器官的辅助骨骼，位于骨盆的腹侧、阴茎的前部。阴茎骨腹侧面凹陷成沟，称为尿道沟。

（郭军堂 戴丽军 康爱君 郑振辉）

第四节 运动系统——肌肉

肌肉是实现动物运动的动力器官，大多附着于骨和关节的周围，收缩和舒张产生运动。每块肌肉都是一个肌器官，都有一定的位置、形态、结构、血管和神经，通常由肌腹和肌腱两部分组成，其中肌腹是肌肉的能收缩的部分。根据动物体内肌肉的形态、功能、位置和组织结构可分为体壁肌、内脏肌及心肌三类。体壁肌附着在骨骼与体壁上，故称为骨骼肌，肌纤维在显微镜下有许多明暗相间的横纹，故又称为横纹肌；内脏肌分布于内脏器官，肌纤维无横纹，故又称为平滑肌；心肌是分布在心脏上的肌肉。体壁肌受躯体神经支配，能产生随意运动，所以又称为随意肌。内脏肌和心肌受植物性神经支配，不受意识支配，所产生的运动属于不随意运动，所以又称为不随意肌。三类肌肉中，骨骼肌占比最大。哺乳动物全身约有 500 块肌肉，按所在的部位可分为皮肌、头部肌、颈部肌、躯干肌、前肢肌和后肢肌等。图 6-4-1 和图 6-4-2 分别为大鼠全身肌肉左侧观和腹侧观。

一、皮肌

皮肌为分布于皮肤下面浅筋膜中的薄层肌，并不覆盖全身，大部分紧贴在皮肤的深面，极少部分附着于骨。皮肌能够牵动皮肤，有颤动、驱除蚊蝇及抖掉灰尘和水滴的作用。大鼠的皮肌根

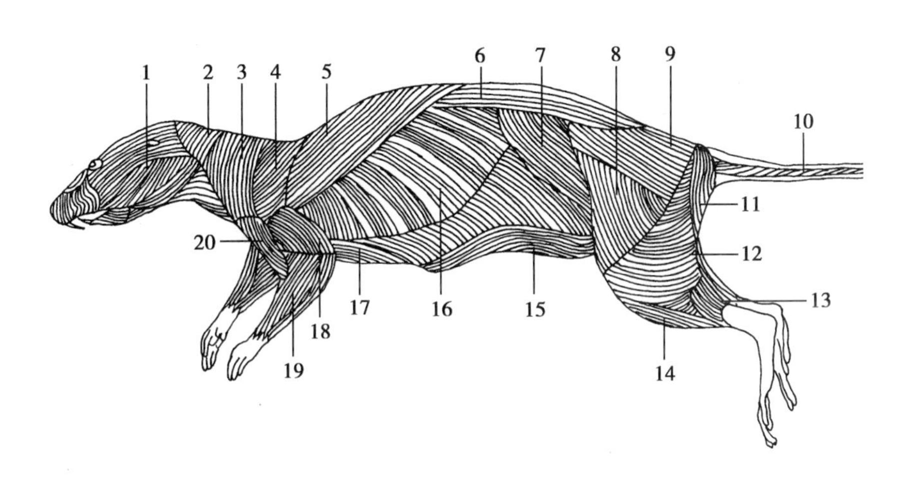

图 6-4-1 大鼠全身肌肉左侧观

1. 咬肌；2. 颈斜方肌；3. 冈上肌；4. 冈下肌；5. 背阔肌；6. 背腰最长肌；7. 阔筋膜张肌；8. 股四头肌；9. 臀浅肌；10. 尾肌；11. 半膜肌；12. 股二头肌；13. 腓肠肌；14. 胫骨前肌；15. 腹壁肌；16. 肋间肌；17. 胸肌；18. 肱三头肌；19. 前臂肌；20. 臂二头肌

据所在部位可分为面皮肌、额皮肌、颈皮肌、肩臂皮肌和躯干皮肌。其中躯干皮肌是最大的皮肌，覆盖从肩部到尾根的整个胸壁、腹壁的两侧及腹面。图6-4-3为兔全身肌肉左侧观。

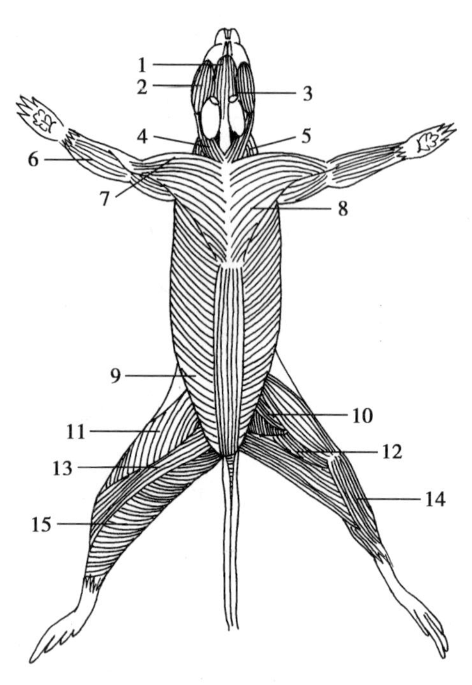

图6-4-2 大鼠全身肌肉腹侧观

1. 下颌舌骨肌；2. 咬肌；3. 翼肌；4. 胸头肌；5. 臂头肌；6. 前臂肌；7. 臂肌；8. 胸肌；9. 腹肌；10. 股内侧肌；11. 股四头肌；12. 大收肌；13. 股薄肌；14. 胫骨前肌；15. 半腱肌

二、头部肌

（一）咀嚼肌

位于上、下颌之间，分为咬肌、颞肌、翼肌和二腹肌。咬肌起于上颌骨的面嵴，止于下颌骨的外侧面，为咀嚼肌中最发达的肌肉。颞肌位于颞窝内，起于颞窝表面，止于下颌骨的冠状突。翼肌位于下颌骨的内侧面，起于翼骨、蝶骨等，止于下颌骨的内侧面。二腹肌起于枕骨颈静脉突，止于下颌骨体臼齿部外侧下缘，有开口的作用。人的咀嚼肌分为咬肌、颞肌、翼内肌和翼外肌。

（二）面肌

位于面部，包括颧肌、鼻唇提肌、上唇固有提肌、上唇降肌、下唇降肌、颊肌、口轮匝肌等。颧肌起于颧弓，止于口角，有牵引口角向后的作用。鼻唇提肌起于鼻骨和额骨前部，止于上唇。上唇固有提肌起于上颌骨的面结节，止于鼻唇镜，作用为提举上唇。上唇降肌起于上颌骨的面结节，止于上唇腹侧，用于下降上唇。下唇降肌起于下颌骨体臼齿的齿槽缘，止于下唇，作用为下降下唇。颊肌起于颌骨齿槽缘，止于口角，可推进食物至臼齿间。口轮匝肌环绕于上下唇内，与颊肌相融合，作用为关闭口裂。人的面肌又称表情肌，发达，可分为环形肌和辐射肌两种。

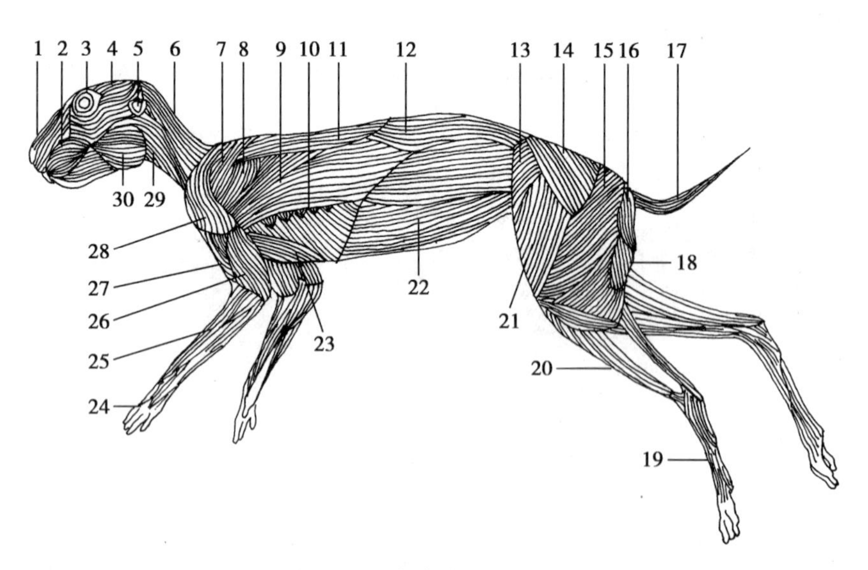

图6-4-3 兔全身肌肉左侧观

1. 鼻；2. 夹肌；3. 眼球；4. 颞肌；5. 耳孔；6. 颈斜方肌；7. 冈上肌；8. 冈下肌；9. 背阔肌；10. 腹侧锯肌；11. 背腰最长肌；12. 髂肋肌；13. 阔筋膜张肌；14. 臀浅肌；15. 股二头肌；16. 半腱肌；17. 尾肌；18. 腓肠肌；19. 趾间肌；20. 趾长伸肌；21. 股四头肌；22. 腹壁肌；23. 胸肌；24. 指间肌；25. 指长肌；26. 三头肌；27. 臂二头肌；28. 臂头肌；29. 胸头肌；30. 咬肌

（三）颈部肌

位于颈部腹侧，有 3 块肌，分布于颈部器官、食管及大血管腹面两侧。人的颈部肌按位置分为颈浅肌和颈外侧肌、颈前肌、颈深肌三群。

1. 胸头肌 起于胸骨柄，止于颞骨乳突，构成颈静脉沟的下界。

2. 胸骨甲状舌骨肌 起于胸骨柄，止于甲状软骨和舌骨体，可协助吞咽。

3. 肩胛舌骨肌 起于 3—5 颈椎横突，止于舌骨体，在颈前部形成颈静脉沟的底部。有牵引舌和喉的作用。

（四）躯干肌

1. 脊柱肌 脊柱肌是支配脊柱活动的肌肉，位于脊柱的背侧和腹侧，背侧肌群比腹侧肌群发达。

（1）背腰最长肌：为全身最长的肌肉，起于髂骨嵴、荐骨、腰椎及胸椎棘突，止于腰椎、胸椎及最后颈椎的横突与肋骨的外面。有辅助伸展脊柱、伸张颈部的作用，并协助呼气。

（2）髂肋肌：位于背腰最长肌的外侧，由一系列斜向前下方的肌束组成，可向后牵引肋骨、协助呼气。

（3）夹肌：位于颈斜方肌深层，起于项韧带索状部，止于前 4 个颈椎横突、枕骨及颞骨，有抬头颈和偏头颈的作用。

（4）颈最长肌：是背腰最长肌向前的延续。起于前 6 个胸椎横突，止于后 4 个颈椎横突，作用为升颈。

（5）头寰最长肌：由头最长肌和寰最长肌两部分构成，二者平行，上方较大的为头最长肌，下方较小的为寰最长肌。起于第 1 胸椎横突和 3—7 颈椎关节突，止于颞骨和寰椎翼。

（6）头半棘肌：又称为复肌，位于夹肌和头寰最长肌内侧。起于前 9 个胸椎横突和 3—7 颈椎关节突，止于枕骨，作用为抬头颈和偏头颈。

（7）多裂肌：位于背腰最长肌深层，由许多小肌束组成，有伸颈和偏颈的作用。

（8）腰小肌：位于腰椎椎体腹侧。起于最后胸椎和腰椎腹侧，止于髂骨腰小肌结节，作用为屈腰和下降骨盆。

（9）腰大肌：位于腰小肌外侧。起于最后肋骨椎骨端和腰椎椎体及横突的腹侧，止于股骨小转子，有屈髋关节的作用。

2. 胸壁肌 胸壁肌形成胸腔的侧壁和后壁，又称呼吸肌。其收缩可改变胸腔容积，参与机体的呼吸运动。

（1）肋间外肌：位于所有肋间隙的浅表部位。起于前一肋骨后缘，肌纤维从前上方斜向后下方，止于后一肋骨前缘，有吸气作用。

（2）肋间内肌：位于肋间外肌的深面，起于后一肋骨前缘，肌纤维从后上方斜向前下方，止于前一肋骨后缘，协助呼气。

（3）锯肌：分为前背侧锯肌和后背侧锯肌，肌纤维束呈锯齿状，可牵引肋骨，辅助呼吸。

（4）膈肌：又称横膈膜，位于胸腔与腹腔之间，是隔开胸腔与腹腔的一个不对称扁平肌，凸向胸腔，中央是腱质部，周围是肉质部，其上有 3 个裂孔：上方的主动脉裂孔、中间的食管裂孔及下方的腔静脉裂孔。附着于前 4 个腰椎腹侧、肋骨与肋软骨结合处及剑状软骨背侧面，有吸气作用。

3. 腹壁肌 腹壁肌是板状肌，构成腹腔的侧壁和底壁，共有四层，由外向内依次为腹外斜肌、腹内斜肌、腹直肌和腹横肌。左、右两侧的腹壁肌在腹底壁正中线以腱质相连，形成白色纤维索，即腹白线。中部有脐，脐上腹白线较宽，脐下腹白线窄而坚固。腹壁肌有保护和支持腹腔脏器、协助呼气、排粪排尿及分娩等作用。

（1）腹外斜肌：为腹壁肌的最外层，覆盖着腹壁的侧壁、底壁和胸侧壁的一部分。起于 5～13 肋骨中上部外面的筋膜，肌纤维由前上方斜向后下方，以宽大的腱膜止于腹白线、耻前腱及髋结节。

（2）腹内斜肌：位于腹外斜肌的深层。起于髋结节和 3～5 腰椎横突，肌纤维由后上方斜向前下方，呈扇形向前下方扩展，于腹侧壁中部转为腱膜，止于最后肋骨后缘、腹白线及耻前腱。

（3）腹直肌：位于腹前壁正中线两旁的腹直肌鞘内，被腹外斜肌、内斜肌和腹横肌所形成的内、外鞘包裹，呈宽而扁平的带状。起于胸骨和第 4～13 肋软骨外侧面，肌纤维纵行，止于耻骨前缘。

（4）腹横肌：为腹壁肌的最内层，较薄，起于肋弓内面和前 5 个腰椎横突，肌纤维横行，肌质部分不发达，肌纤维以腱膜止于腹白线，其腱膜与腹内斜肌腱膜的内层结合。

（五）前肢肌

前肢肌肉可分为肩带肌、肩部肌、臂部肌、前臂部肌和前脚部肌。人的上肢肌可按不同的部位分为上肢带肌、臂肌、前臂肌和手肌。

1. 肩带肌 根据其分布的位置不同，可分为背侧肌群和腹侧肌群，包括斜方肌、菱形肌、臂头肌、肩胛横突肌、背阔肌、胸肌、腹侧锯肌。斜方肌分为颈斜方肌和胸斜方肌，起于第2颈椎至第12胸椎处的棘上韧带，止于肩胛冈，作用为提举、摆动和固定肩胛骨。菱形肌分颈菱形肌和胸菱形肌，起于第2颈椎至第6胸椎处的棘上韧带，止于肩胛软骨内侧面，可向前提举肩胛骨。臂头肌构成颈静脉沟的上界，起于枕骨和颞骨乳突，止于肱骨嵴，可牵引肱骨向前，伸展肩关节。肩胛横突肌起于寰椎翼和枢椎横突，止于肩胛冈，牵引肩胛骨向前和偏头颈。背阔肌起于背腰筋膜及腹外斜肌表面筋膜，止于大圆肌腱及肱骨内侧结节，牵引肱骨，屈曲肩关节。胸肌分胸浅肌和胸深肌两部分，主要作用是内收前肢，牵引躯干向前。腹侧锯肌位于颈、胸部外侧面，呈扇形，下缘宽，为锯齿状，有悬吊前肢、提举躯干、举头颈及协助吸气等作用。

2. 肩部肌 分布于肩胛骨的两面，包括冈上肌、冈下肌、三角肌、小圆肌、肩胛下肌、大圆肌、喙臂肌。冈上肌位于冈上窝，起于冈上窝，止于肱骨内、外侧结节，有伸肩关节的作用。冈下肌位于冈下窝，起于冈下窝，止于肱骨外侧结节，作用为外展和固定肩关节。三角肌起于肩胛冈及冈下肌表面筋膜，止于肱骨三角肌粗隆，作用为屈肩关节。小圆肌位于三角肌肩胛部的深面。肩胛下肌位于肩胛下窝，起于肩胛下窝和肩胛软骨，止于肱骨内侧结节。大圆肌位于肩胛下肌后缘，起于肩胛骨后缘及后角，止于肱骨大圆肌粗隆。喙臂肌起于肩胛骨喙突，止于肱骨大圆肌粗隆。

3. 臂部肌 分布于肱骨周围，包括臂三头肌、前臂筋膜张肌、肘肌、臂二头肌、臂肌，除作用于肘关节外，还对肩关节起作用。臂三头肌位于肩关节的夹角内，分三个头，即长头、外侧头和内侧头，分别起于肩胛下骨后缘、肱骨三角肌粗隆和肱骨内侧面，均止于鹰嘴。前臂筋膜张肌起于肩胛骨后角，止于鹰嘴及前臂筋膜。肘肌位于臂三头肌外侧头的深面鹰嘴内。臂二头肌长头起于肩胛骨盂上粗隆，短头起于肩胛骨喙突，于肱骨中部汇合成肌腹，下行至肱骨下端。臂肌起自肱骨后面上部，止于桡骨近端内侧面。

4. 前臂部肌和前脚部肌 是位于前臂及前脚部的肌肉，作用于腕关节和指关节，前臂部是肌腹，大多呈纺锤形，腕关节以下变成腱，且有腱鞘。作用于腕关节的肌肉止于腕骨及掌骨，作用于指关节的肌肉止于指骨。前臂部肌包括前部肌群和后部肌群。前部肌群包括肱桡肌、旋前圆肌、掌长肌等，后部肌群包括指伸肌、旋后肌、尺侧腕伸肌等。前脚部肌包括总伸肌、指浅屈肌、指深屈肌、骨间肌等。

（六）后肢肌

包括臀股部肌和小腿及后脚部肌两部分。人的下肢肌可分为髋肌、大腿肌、小腿肌和足肌，下肢肌比上肢肌粗壮强大，这与维持直立姿势、支持体重和行走有关。

1. 臀股部肌 位于臀部和股部周围的肌肉，包括臀中肌、臀股二头肌、半腱肌、半膜肌、髂腰肌、阔筋膜张肌、股四头肌等。臀中肌起于背腰最长肌后部筋膜，止于股骨大转子，有伸髋关节和旋外后肢的作用。臀股二头肌位于股部外侧，起于荐骨和坐骨结节，止于髌骨、胫骨嵴和跟结节，有伸髋关节的作用。半腱肌位于股二头肌的后方，起于坐骨结节，止于胫骨嵴和跟结节。半膜肌位于半腱肌内侧，起于坐骨结节，止于股骨内上髁和胫骨近端内侧，有伸髋关节和内收后肢的作用。髂腰肌由髂肌和腰大肌组成，髂肌呈扇形，起自髂窝，腰大肌长形，起自腰椎体侧面及横突；向下两肌相合，经腹股沟韧带深面，止于股骨小转子，有屈髋关节的作用。阔筋膜张肌起于髋结节，止于胫骨近端，有屈髋关节和伸膝关节的作用。股四头肌位于股骨前面，有四个头，起于髂骨体、股骨内侧、外侧和前面，止于髌骨，有伸膝关节的作用。

2. 小腿及后脚部肌 位于小腿和后脚部周围，在小腿部为肌腹，呈纺锤形，在跗关节以下变成腱，大部分都有腱鞘。分为背外侧肌群和跖侧肌群，包括趾长伸肌、腓骨第3肌、胫骨前肌、腓骨长肌、腓肠肌、腘肌等。趾长伸肌起于股骨伸肌窝，止于第3、4趾的蹄骨，有伸第3、4趾关节的作用。腓骨第3肌起于股骨伸肌窝，止于大跖骨近端内侧，有屈跗关节的作用。胫骨前肌起于胫骨粗隆和胫骨嵴外侧，止于第2、3跗骨和大跖骨近端内侧。腓骨长肌位于第3腓骨肌的深层，起于股骨伸肌窝，止于第3、4趾的蹄骨，有伸第3、4趾关节的作用。腓肠肌起于股骨髁上窝的两侧，止于跟结节。腘肌呈三角形，位于膝关节后方，胫骨后面的上部，起于股骨的腘肌窝，止于胫骨内侧缘的上部。

（王春芳　戴丽军　康爱君　郑振辉）

第五节　呼吸系统

呼吸系统包括鼻腔、咽、喉、气管、支气管和肺，主要功能是进行体内外之间的气体交换。肺是呼吸系统中最主要的器官，是进行气体交换的部位，其他各部分都是肺部气体出入的通道，统称为呼吸道。动物机体在新陈代谢过程中，由于对营养物质进行生物氧化以提供生命活动所需的能量，所以要不断消耗氧，同时不断产生CO_2和H_2O以及其他一些物质。机体从外界环境吸入O_2而向外界环境排出CO_2的过程叫做呼吸。肺作为主要的外呼吸器官，其功能单位是肺泡，肺泡壁极薄且数量极多，方便泡内空气与壁外毛细血管中的血液进行气体交换。鼻腔、咽、喉、气管和支气管以骨性或软骨性支架构成呼吸道，维持肺泡的正常结构，保证其正常功能，同时利于空气进出，对吸入空气进行加温、湿润，清除尘埃等异物。呼吸道的某些部位还有其他一些功能，如鼻腔同时为嗅器官所在，喉兼有发声的作用。胸腔和胸廓在藏纳肺的同时，借助肌肉的作用交替扩张和收缩，使富有弹性的肺扩大和缩小，以吸入或呼出空气，完成主动的呼吸运动。

一、鼻腔

与其他哺乳类动物一样，实验动物的鼻腔前端以外鼻孔通向外界，后端以内鼻孔与咽腔相通。鼻腔在中央处以鼻中隔分为左右两部，鼻中隔向两侧的鼻腔内伸出背、中、腹三对鼻甲，分别附着于筛骨、鼻骨和上颌骨，与鼻腔壁之间形成上鼻道、中鼻道和腹鼻道。鼻甲的存在，大大增加了鼻黏膜的面积，当空气通过鼻腔时，可以使空气保持一定的温度、湿度，并能达到除尘的作用。上颌隐窝为上颌骨内的狭窄空隙，直接与鼻腔相通。

兔的鼻甲占据着兔鼻腔的大部分，在鼻甲与鼻腔壁之间形成不规则的通道系统，因此兔的鼻咽通路并不发达。

犬鼻长，鼻腔宽广，上鼻道通嗅区；中鼻道后部分上、下两部，上部通嗅区，下部通下鼻道；腹鼻甲骨特别发达，因而下鼻道中部小。犬的鼻黏膜上布满嗅神经，能够嗅出稀释一千万分之一的有机酸，特别是对动物性脂肪酸更为敏感，嗅觉能力超过人的1 200倍。犬鼻窦的额窦较小，仅在额骨内，被额窦隔分为额前窦、额外侧窦和额内侧窦，均通中鼻道。

二、咽与喉

鼻腔的后面为咽部，咽腔向后分别与喉头和食管相连，是空气和食物共同的通道。喉位于咽的后方，气管的前端，由4种5块软骨作为支架，包括甲状软骨1块，环状软骨1块，会厌软骨1块，杓状软骨2块。喉腔内面两侧各有两个黏膜褶，前方黏膜褶为室褶，后方的为声带，由前庭襞和声襞将喉腔分为喉前庭、喉室和声门下腔三部。依靠喉肌协调动作，改变喉腔的形状及声带的紧张程度。

兔的喉不发达，比较短小狭窄。犬的喉头比较短，甲状软骨板短而高，喉结发达；环状软骨板宽广；杓状软骨小，左右软骨间有小的杓间软骨；会厌软骨呈四边形，下部狭窄。

猫喉腔尾缘为假声带，是从会厌靠基部处伸展到杓状软骨尖端的黏膜皱襞。猫由于假声带的震动而发出咕噜咕噜的声音。

三、气管与支气管

喉以后即为气管，由多个“C”形的气管软骨环连接形成。在颈前部气管位于食管的腹侧，进入胸腔后在第4、5胸椎腹侧分为左、右主支气管，由肺门进入左、右肺。右主支气管又分为前叶、中叶、后叶和副叶支气管通入右肺相应的肺叶；左主支气管分为前叶和后叶支气管，其中前叶支气管又分为前、后两支，入左肺前叶的前部和后部。支气管在肺内多次分支，形成犹如树枝状的许多小支气管，进一步分支为细支气管、终末细支气管，再分支为呼吸性细支气管通入肺泡开口的肺泡管、肺泡囊，由气体通路转入呼吸部位。

大鼠气管一般由24个软骨环连接构成，但由于愈合现象的发生，数目有变异。气管的黏膜是呼吸性黏膜，其分支处或支气管与血管之间有大量的淋巴结组织，无菌动物也有。气管进入胸腔后，分为不对称的左右主支气管，由肺门进入左右肺。右支气管又分为前、中、后及副支通入右肺相应的肺叶，因此右肺又可分为明显的前、中、后三叶和较小的副叶。

小鼠气管和肺大体结构与大鼠类似。气管腺主要存在于黏膜固有膜内，而且具有浆液腺、黏液腺及混合腺几种形式。这与人的气管腺仅存在于黏膜下层，且主要是混合腺不同。没有呼吸细支气管，从终末细支气管开始基本上均为无纤毛上皮，细支气管周围富含淋巴组织。

豚鼠气管全长有35～40个不完全的软骨环。豚鼠的右主支气管比左主支气管粗而短。

兔的气管在颈前部位于食管的腹侧，全长有48～50个软骨环。进入胸腔后在第4、5胸椎腹侧分成两根支气管，分别进入左、右肺。支气管入肺后多次分支，成为许多小支气管。

犬气管全长由40～45个“C”形软骨环组成。

猫气管共有38～43个软骨环。

牛、羊在气管右侧（第3肋间隙处）直接分出气管支气管，到右肺前叶。牛的软骨环两端略相接触，山羊的则相分开，绵羊在气管的中1/3部与山羊相同。

四、肺

实验动物的肺脏位于密闭的胸腔内，在心脏的两侧，分为左、右两肺。质地柔软，呈海绵状，有弹性，在水中能漂浮，当剖开胸腔后肺立即明显缩小。肺脏的颜色由于含血量的多少而不同，在活体为粉红色，放血后的肉尸肺色较淡，淤血时呈暗红色。左右两肺又分为不同数量的肺叶，常用实验动物的肺分叶情况见表6-5-1。

大鼠的左肺仅具一叶，见图6-5-1。支气管在肺内多次分支，逐级分为小支气管、细支气管、终末细支气管和呼吸性细支气管，最后通入肺泡管、肺泡囊，既由气体通路转入呼吸部位。细支气管周围富含淋巴组织。细支气管管壁为单层方形纤毛上皮或单层方形上皮；小支气管分支无支气管腺体、软骨和杯状细胞。呼吸细支气管被覆无纤毛方形上皮。肺静脉壁内有横纹肌纤维，与心肌纤维相近。支气管肌肉系统没有肾上腺素能神经分布。与豚鼠不同，大鼠肺内组胺的浓度低。小鼠左肺1～2叶，右肺4叶，结构与大鼠基本相似。

豚鼠右肺比左肺大，由尖叶、中间叶、附叶和后叶四个叶组成，各叶均为深裂所分开。左肺由尖叶、中间叶、附叶和后叶四个叶组成。左肺尖叶与右肺尖叶的不同点在于它有一叶间裂将其分为较小的前段和较大的后段。尖叶位于心脏的腹面外侧的前面，与右肺的中间叶相对应。故尖叶也有一个心脏的深凹面。它与后叶被深的后叶间横裂所分开。

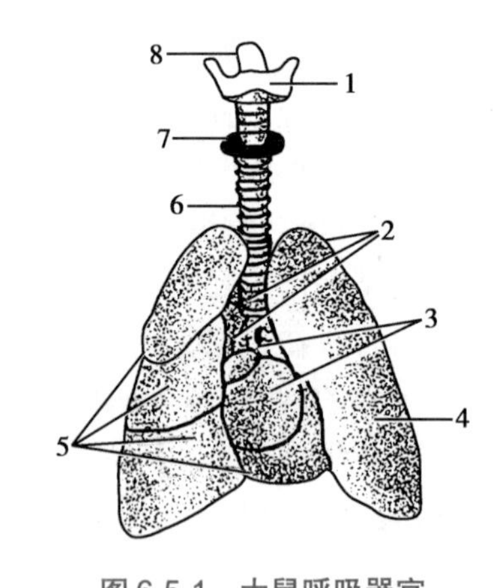

图6-5-1 大鼠呼吸器官

1. 甲状软骨；2. 胸腺；3. 心脏；4. 左肺；5. 右肺；6. 气管；7. 甲状腺；8. 会厌软骨

表6-5-1 常用实验动物肺叶的数量及名称

	大鼠	小鼠	豚鼠	兔	犬、猪	猴
左肺	1叶	1～2叶	3叶：上叶、中叶、下叶	3叶：尖叶、心叶和膈叶	2叶：前叶、后叶	2～3叶
右肺	4叶：前叶、中叶、后叶、副叶		4叶：上叶、中叶、下叶、侧叶	4叶：尖叶、心叶、膈叶、副叶	4叶：前叶、中叶、后叶、副叶	3～4叶

兔左肺3叶、右肺4叶。全肺重约12～13g，约占体重的0.36%，左肺较小，约为右肺的2/3。胸腔内构造与其他动物不同，胸腔中央由纵隔连于顶壁、底壁及后壁之间将胸腔分为左右两部，互不相通，纵隔由隔胸膜和纵隔胸膜两层纵隔膜组成。肺被肋胸膜和肺胸膜隔开，心脏又被心包胸膜隔开。因此，开胸后打开心包胸膜暴露心脏进行实验操作时，只要不弄破纵隔膜，动物不需要做人工呼吸。猫、狗等其他动物开胸后一定要做人工呼吸，才能进行心脏操作。

图6-5-2和图6-5-3分别为家兔肺背侧和腹侧面图。

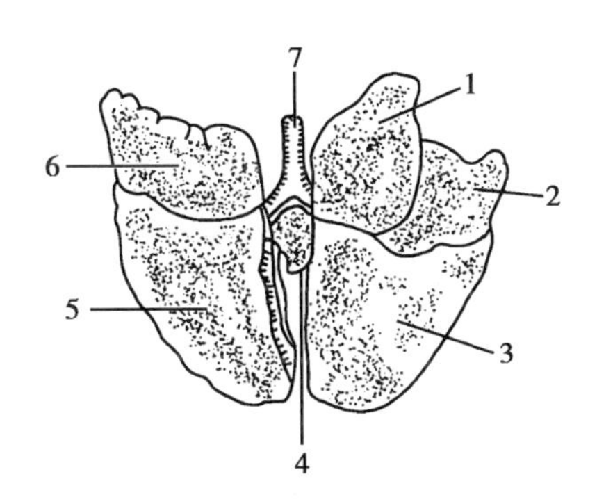

图6-5-2　家兔肺背侧面图

1. 右尖叶；2. 右心叶；3. 右膈叶；4. 右副叶；5. 左膈叶；6. 左尖叶和心叶；7. 气管

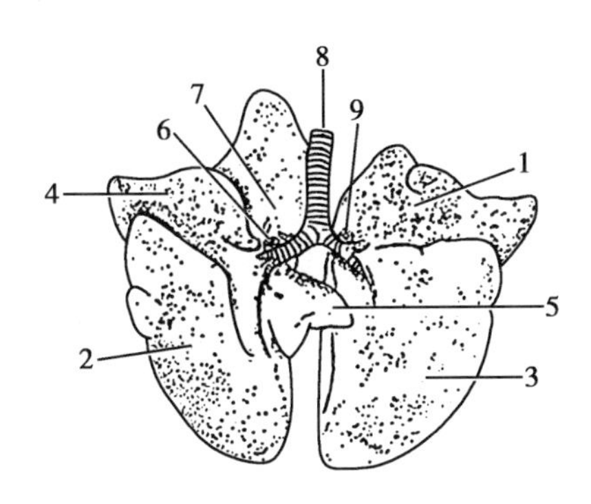

图6-5-3　家兔肺腹侧面图

1. 左尖叶和心叶；2. 右副叶；3. 左膈叶；4. 右膈叶；5. 右心叶；6. 支气管；7. 右尖叶；8. 气管；9. 肺动脉

犬的左肺分3叶，即尖叶、心叶和膈叶。尖叶的尖端小而钝，心叶上的心压迹浅。肺根背侧有明显的主动脉压迹。右肺比左肺大。分为4叶，即尖叶、心叶，膈叶和中间叶。

犬的右肺比左肺大25%，右心切迹大，呈三角形，与第4～5肋软骨间隙相对；左心切迹小，与第5～6肋软骨间隙腹侧的一个狭窄区相对。肺根后部的上方有浅的沟状压迹，主动脉弓由此通过。图6-5-4为犬肺腹面图。

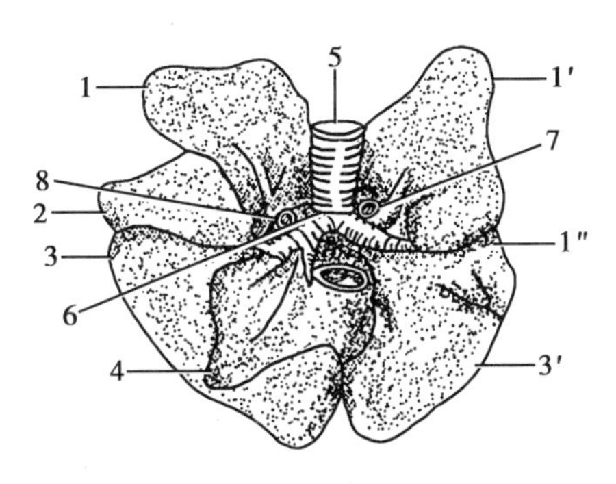

图6-5-4　犬肺腹面图

1. 右前叶；1′. 左前叶前部；1″. 左尖叶后部；2. 右中叶；3. 右后叶；3′. 左后叶；4. 副叶；5. 气管；6. 主支气管；7. 肺动脉；8. 肺静脉

猫的右肺略比左肺大些。右肺为4叶，即3个小的近端叶和一个大而扁平的远端叶（尾叶），其中最前面的一个近端叶伸到食管下端的背部而进入纵隔，故可称为纵隔叶。左肺分3叶。

猪的呼吸系统与犬相似。牛的左肺分为前叶（又称尖叶）和后叶（又称膈叶），后叶又分前部和后部；右肺分为前叶、中叶（又称心叶）、后叶和副叶。前叶又分为前部和后部。马属动物右肺无中叶。

（李洪涛　戴丽军　康爱君　郑振辉）

第六节　心血管系统

心血管系统包括心脏、血管（动脉、毛细血管和静脉）和流动于其中的血液。心脏是动力器官，使血液按一定方向循环流动。动脉是将血液导出心脏的血管，自心起始，将血液输送到肺和全身各部。毛细血管是血液和组织液交换物质的场所。静脉将血液收集并流回心脏的血管。

心血管系统的主要功能是运输：一方面把从消化系统吸收来的营养物质和肺吸进的O_2运送到全身各部的组织、细胞，供生理活动需要；另一方面把组织、细胞产生的代谢产物，如CO_2和尿素等，运送到肺、肾和皮肤，最终排出体外。

一、心血管系统的进化历程

（一）鱼类的心血管系统

脊椎动物拥有封闭的循环系统，心脏通动脉、静脉和毛细血管将带有红细胞、血红蛋白的血液泵向全身。伴随鱼类进化出肺，脊椎动物的循环系统也产生变化。主要是鳃的退化，随之血液流向肺并在肺进行气体交换，从而将富含氧气的血液供回心脏。

脊椎动物的心脏由胚胎期的 4 条腹主动脉发育而来。鱼类的血液在循环系统中由静脉系通过静脉窦、心房、心室、圆锥动脉最终流入腹主大动脉（文末彩图 6-6-1a，b）。5 条流入血管将血液运到鱼鳃的毛细血管，再经由 5 条流出血管流向背主动脉，最后分布至全身。

尽管“肺”对于鱼类不是传统的器官，但肺呼吸的鱼类有助于了解脊椎动物从鳃呼吸转换成肺呼吸以及循环系统如何进化。利用肺呼吸的鱼类血液仍然流向鱼鳃，但流向肺的血管分化成为主动脉弓分支（文末彩图 6-6-1c，d），进化为肺动脉，血液通过肺静脉流回到心脏左侧。肺呼吸鱼类的心室与心房是部分分隔的，这种分隔方式使得来自体循环的缺氧血液与来自肺循环的氧饱和血液不会在心脏内混合。圆锥动脉中进化出的螺旋瓣可以保证右侧心脏流出的血液进入肺动脉，左侧心脏的血液流向主动脉弓。因此，肺鱼类的循环系统出现了肺循环与体循环。

（二）两栖类心血管系统

两栖动物循环系统对水、陆两种生活环境有很好的适应性。但其肺循环与体循环不像肺呼吸鱼类具有有效的分隔（文末彩图 6-6-2）。有尾目两栖类动物的心房部分分隔，无尾目两栖类动物心房完全分隔，但两栖动物的心室没有分隔开。血流由圆锥动脉螺旋瓣分流至肺循环与体循环。两栖动物皮肤与肺的气体交换能力相当，左、右两侧心脏内的血液血氧饱和度也相当。当两栖动物潜入水下，气体交换会完全由皮肤以及体表黏膜进行。在水下，流进右侧心脏的血液血氧饱和度高于肺流回左侧心脏血液的血氧饱和度，肺部收缩减少流向肺部的血流来减少能量消耗，这种适应性的进化对于两栖动物的生存具有重要意义。

成年两栖动物主动脉弓在进化过程中消失。血液从圆锥动脉流出后，分别从颈动脉供给头部血液，脾动脉供给身体血液以及肺动脉。

（三）爬行类心血管系统

爬行动物的循环系统基于两栖动物进化而来。由于爬行动物平均身材比两栖动物大，因此需要更高的血压，以保证血液可以运输更远，到达身体远端。成年爬行动物同样为两心房结构，

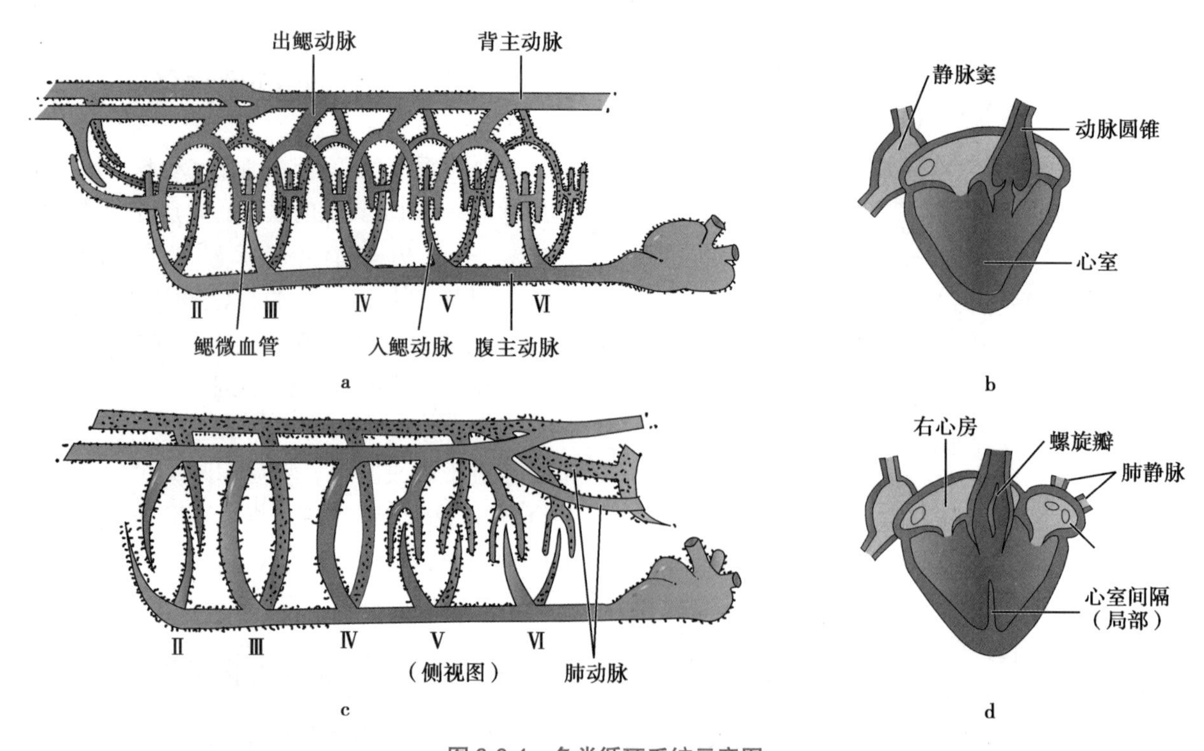

图 6-6-1 鱼类循环系统示意图

（a，b）硬骨鱼和（c，d）肺呼吸鱼类循环系统图解（心脏腹侧图解）。将血液运输至鳃部循环回心脏的主要动脉分支为鳃动脉（胚胎学亦可称为主动脉弓），由于第一条主动脉弓在胚胎发育过程中退化，所以图中由罗马数字从“Ⅱ”开始标记

血液分别由体静脉和肺静脉将血液回流。爬行动物的静脉窦不再仅仅是一个腔室，它们进化成一种有节律的腔室（龟类除外）。爬行动物的心室多数没有完全分隔开（仅鳄鱼的心室由心膈膜完全隔开）。腹主动脉与圆锥动脉逐渐发育为 3 条不同的主动脉。肺主动脉从心室腹部侧延伸出，将血液泵向肺部。另两条动脉为体动脉，一条从心脏腹腔侧延伸出，另一条从心脏背侧延伸，分别将血液泵向身体末端与头部（文末彩图 6-6-3）。

流进右心房血氧饱和度较低，通过肺动脉泵入肺部。血氧饱和的血液从肺部通过肺静脉流向左心房，并在心室通过左、右体动脉泵出。不完全的心室分隔将肺循环与体循环的血液流出的路线分隔开，对于爬行动物的呼吸模式（间断呼吸）是很有利的进化。当乌龟缩进龟壳中或潜入水中，它们的肺将停止工作。在不利用肺呼吸的时候，肺部血流会减少，以减少能量消耗并更加有效的利用肺部的氧气供应。

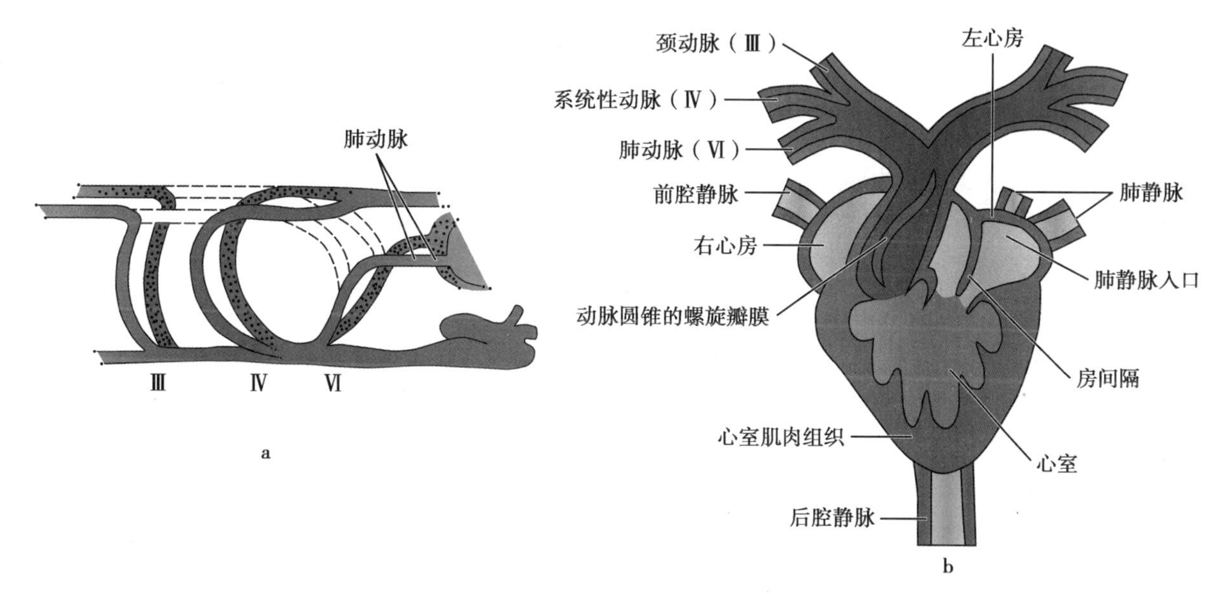

图 6-6-2　无尾目动物循环系统示意图

a. 罗马数字代表不同的主动脉弓，由虚线表示的血管在胚胎发育过程中消失；b. 心脏的腹侧观

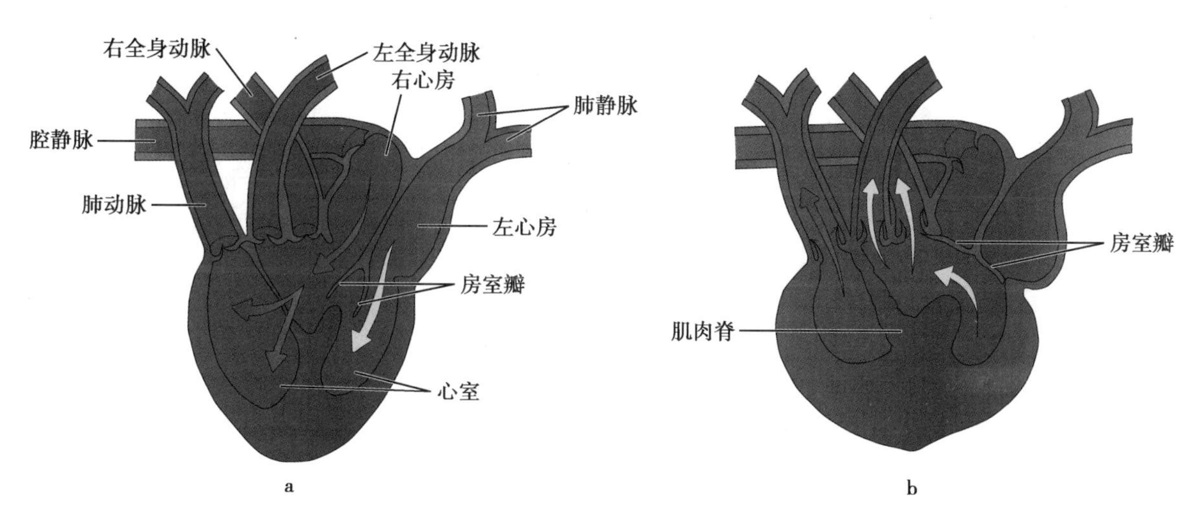

图 6-6-3　爬行动物心脏与主要动脉示意图

a. 当心房收缩，血液进入心室。不完全分隔的心室内有房室瓣，可以防止富氧血液与低氧血液混合；b. 当心室收缩，氧饱和的血液被肌肉脊附近的心室肌泵入体循环，低氧饱和的血液被泵入肺循环

（四）鸟类心血管系统

鸟类的循环系统与爬行类动物相似，不同的是其心房与心室完全分隔，使得它们拥有完全独立的肺循环与体循环。鸟类心脏的完全分隔可以保证富氧血液与低血氧血液不会相互融合。鸟类在进化的过程中，静脉窦体积变得非常小。鱼类、两栖类和乌龟的静脉窦是一个独立小室，接收来自静脉系统的血液。而其他的爬行动物种的静脉窦是拥有一组能调节心跳节律的细胞，它们处于右心房并作为心跳的节律器。鸟类的静脉窦也是进化为一块处于右心房的节律器，心脏相对重量很大（相当于体重的 2.4%），并且心率很高。有记录显示蜂鸟紧张状态下心率可以高达每分钟 1 000 次。大型鸟类的心率相对低一些，大致每分钟 38 到 176 次之间。对于鸟类来说，相对大的心脏、快频率的心跳和氧饱和血液与氧缺乏血液的完全分隔，是为了维持恒温以及飞行所需大量血供的进化结果。

（五）哺乳类心血管系统

哺乳动物的循环系统与鸟类相似，都是从爬行动物循环系统进化而来，4 腔室的结构将体循环与肺循环完全分隔开，这种趋同进化都是为了更好地适应机动性很强的生活方式。哺乳动物的心脏由合弓纲爬虫类进化而来，而鸟类心脏由祖龙类进化而来（文末彩图 6-6-4）。

哺乳动物循环系统最重要的进化是可以通过胎盘供给呼吸气体和营养物质（文末彩图 6-6-5a）。母体与胚胎的血液在胎盘进行交换。尽管母体与

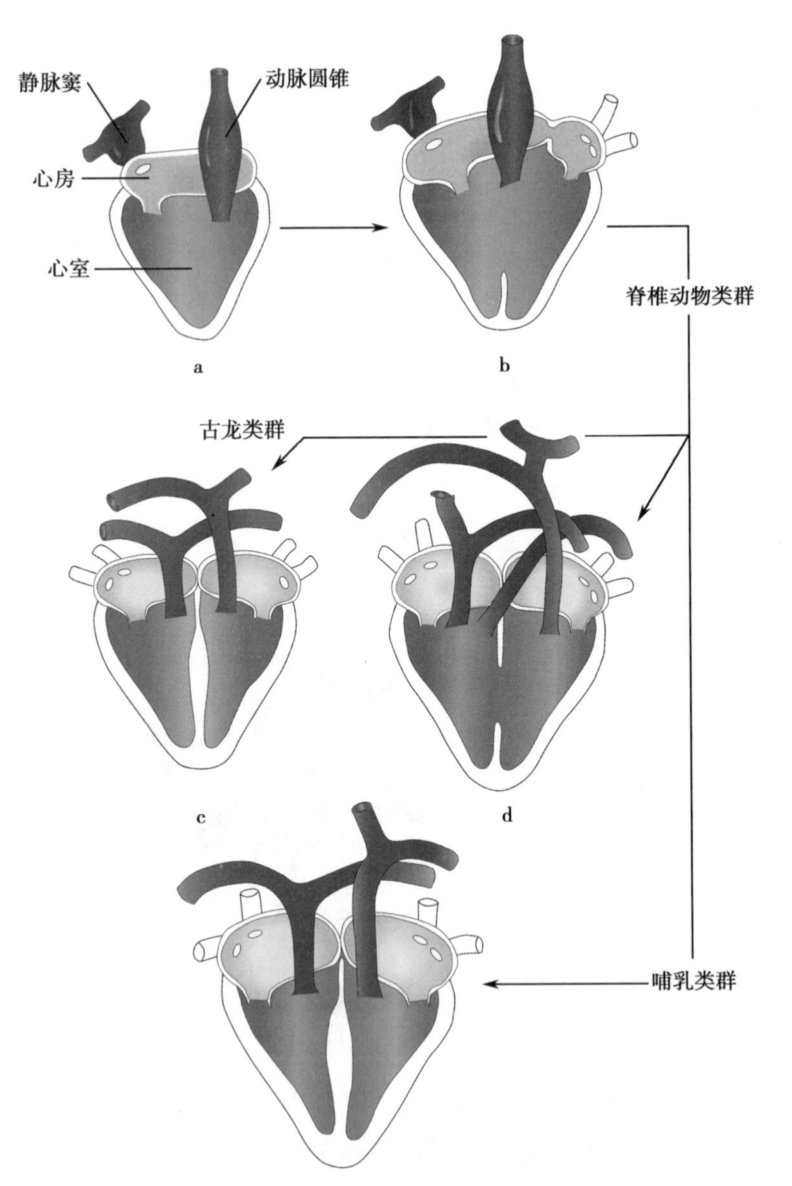

图 6-6-4 哺乳动物心脏进化过程的假设说明图

a. 硬骨鱼心脏图示；b. 肺鱼类的不完全分开的心房与心室将循环分为体循环与肺循环。这种心脏更加接近原始的两栖动物和早期脊椎动物的心脏结构；c. 爬行动物的心脏由肺鱼类心脏模式分化而来；（d、e）祖龙与合弓纲血统动物进化出完全分离的四腔室心脏。

胚胎的血管紧密相连，但母体血液与胚胎血液从不混合，营养物质、气体和代谢废物通过简单扩散的方式在胚胎与母体的血液之间交换。

来自胎盘的血液直接流入胚胎右心房，并且高度血氧饱和。这是因为胚胎时期肺部没有张开，血液流入肺动脉的阻力很大。因此大部分流进右心房的血液会绕过右心室，通过左、右心室之间的开孔（卵圆孔）直接流向左心室，只有少部分右心房的血液通过右心室进入肺动脉泵向肺部。由于未张开的肺产生阻力，这部分血液大多通过主动脉与肺动脉之间的血管（动脉导管）直接分流到主动脉。出生后，胎盘消失，肺张开。血液流向肺部的压力消失导致流向肺部的血流增加，流向动脉导管的血液减少，使得动脉导管逐渐变成一个纤维韧带。从肺部流回左心房的血液也相对增加，并且左右心室间的卵圆孔逐渐闭合（文末彩图 6-6-5b）。

（六）人类心血管系统

人类的心脏将血液输送至全身，每分钟可以泵出自身所有血液（大约 5L），每天大约可以泵出 8 000L 血液，并且将这些血液输送超过 96 000km 长的血管。成年人心率大约每分钟 70 次，每天超过 10 万次心跳，人类一生心脏大约从不停歇的跳动 26 亿次。

人类心脏主要由心肌组成。外层有密集纤维组织包裹，称为心外膜。心脏内部由结缔组织和内皮组成（内皮是衬在心脏和血管腔内的单层内皮细胞）。

人类心脏左、右心室是两个独立的血泵，每侧包含 2 个腔室（文末彩图 6-6-6）。在任何一侧，

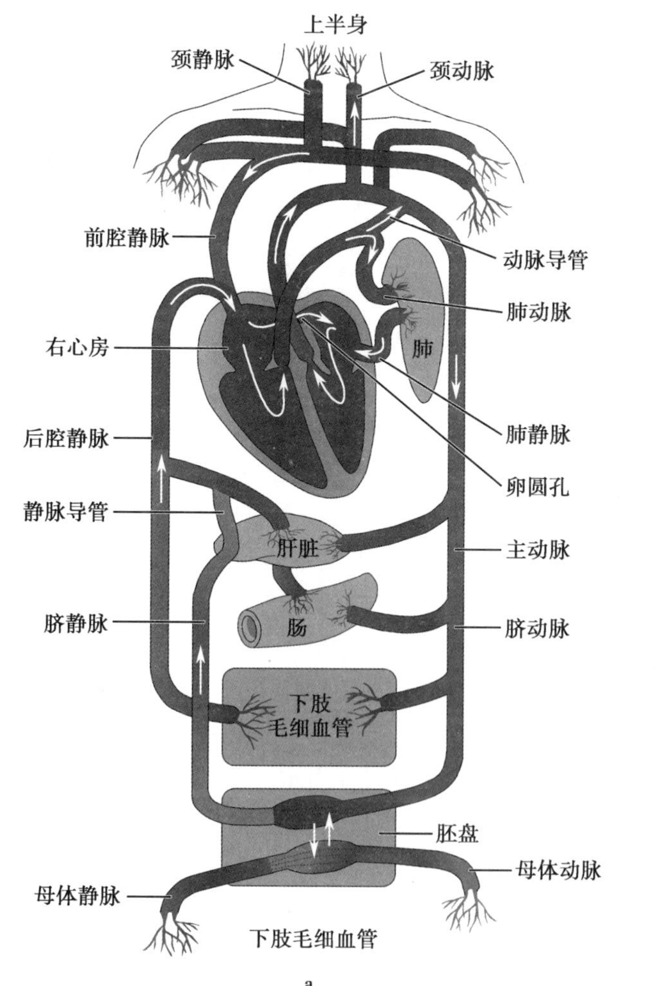

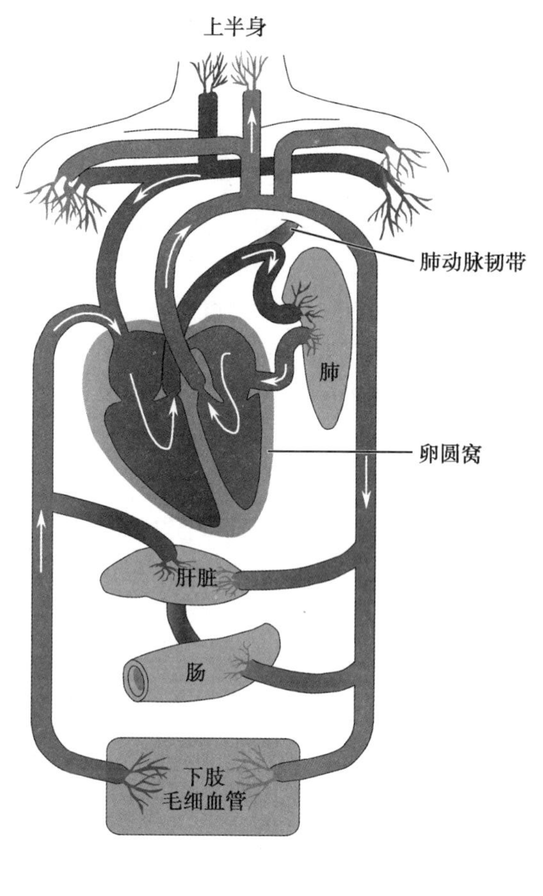

图 6-6-5 哺乳动物循环系统示意图

a. 胎儿哺乳动物循环系统；b. 成人哺乳动物循环系统。血氧饱和度高的血管以红色显示，血氧饱和度低的血管以蓝色显示。在胎儿的循环系统中，高氧饱和度的血液在胎盘处与低血氧饱和度血液混合，然后流入右心室。因此多数胎儿动脉的血液都含有适量的氧气。其中 a 图中血管的紫色就象征这种血液的含氧特征。

血液都是先流进室壁较薄的心房，然后流入室壁较厚的心室。上下心房与心室之间有瓣膜相隔。右心房与右心室之间有三尖瓣相隔，左心房与左心室之间有二尖瓣相隔(统称为房室瓣)。右心室出口有肺动脉瓣，左心室出口处有主动脉瓣(统称为半月瓣)。这些瓣膜随着心脏冲动导致的血压的变化而张开或闭合，并且与静脉瓣一样保证血流的方向。

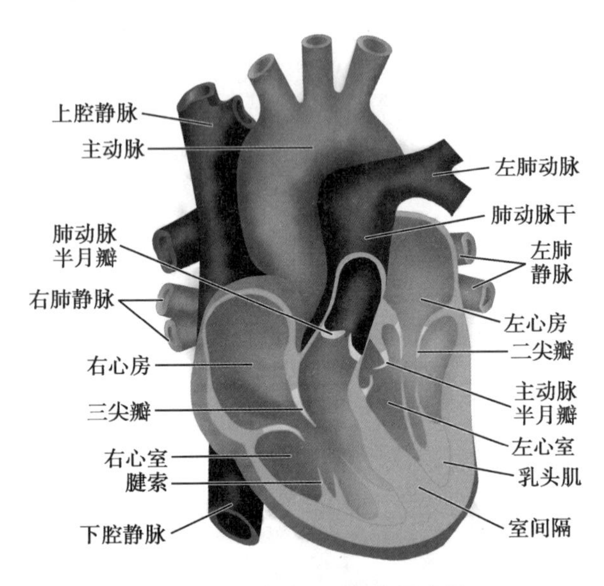

图 6-6-6 人类心脏结构示意图

低血氧血液从身体返回右心室，然后通过三尖瓣流入右心室。右心室将血液通过半月瓣泵入肺循环，随后富氧血液回流至左心房，通过二尖瓣流入左心室。左心室再将氧饱和血液通过动脉半月瓣泵入动脉。

每一个心动周期心房与心室都会经历收缩期和舒张期。具体来讲，舒张期心房与心室放松，血液回流至心房，心房血压上升导致心房收缩，房室瓣打开，血液流入心室。当心室收缩时，房室瓣关闭，半月瓣张开导致心室内血液泵出至肺动脉和主动脉。心室的血液蹦出后动作电位静息，心室处于放松状态并开始新的心动周期。

二、循环系统的比较医学

所有动物都需要保持内环境的稳态平衡，这就需要动物自身将营养物质、代谢产物和组织器官所需的气体等在体内循环。凡是可以减少营养物质、代谢废物和气体等在体液中功能性传输距离的都可以广义地理解为体内的循环系统。不同动物循环系统的特性又与动物的大小、复杂程度与生活方式密切相关，本部分我们将介绍一些常见动物模型的循环系统之间的比较。

(一) 硬骨鱼、两栖动物和爬行动物的心血管系统

随着哺乳动物从水中生存进化到陆地生存，他们的心血管系统也发生了很大的变化。

硬骨鱼(teleost fish)拥有两个心腔——心室与心房(文末彩图 6-6-7)。血液从腹主动脉泵出至鱼鳃进行气体交换，而后进入背主动脉，将血液泵至全身组织器官，最后血液通过静脉回到心脏。这样一次循环血液只流经心脏一次，因此也称为单一循环。这种供血方式的优势在于血液从鳃泵出后几乎同时到达全身各组织器官。但由于鳃毛细血管会降低血液流速，因此这种循环系统的血压以及泵血至全身器官的频率明显小一些。这样的循环系统的特性可能不适合现在一些鸟类和哺乳动物的高代谢需求。

两栖动物和爬行动物每次血液泵向全身都会经过心脏两次，循环系统的进化克服了血流过慢的问题。两栖动物和大多爬行动物的心脏不完全的分为两个心腔。两栖动物将血液泵入肺部以及器官都是通过一个心室(文末彩图 6-6-7)。但由于大多数两栖动物通过皮肤吸收的氧气比通过肺部或鳃呼吸交换的氧气还多，从皮肤将氧饱和的血液流回心室，因此从心室直接泵到其他组织器官的血液也是氧饱和的。

多数爬行动物的心室部分的分为左、右心室(图 6-6-7)。氧饱和的血液通过静脉从肺流回左侧心脏，但不会与右侧心脏内的缺氧血液混合。当心室收缩，其内的血液将由两个主动脉泵出并输送到全身器官以及到肺中气体交换。心室的部分分隔对于爬行动物来说是非常重要的适应性进化。例如乌龟可以在潜水时关闭肺循环。这会在肺接触不到空气时保存能量并将血液输送到重要的器官。

(二) 鸟类和哺乳动物的循环系统比较

尽管爬行动物左、右心室的血液已经几乎完全分开，但仅有鳄鱼、鸟类以及哺乳动物的心脏在解剖上完全分隔(图 6-6-7)。这种血流双循环的结构更利于维持高血压所需。较高的血压水平是快速将氧饱和、富含营养成分的血液输送到全

身以及维持较高代谢水平所必需的。

血液在鸟类和哺乳动物体内主要流经两个循环：肺循环和体循环（图 6-6-7）。肺循环将氧缺乏血液供应到肺部，血液在肺部气体交换变为氧饱和血液再次流回心脏，并通过体循环将氧饱和血液供应至全身细胞、组织和器官，并将氧缺乏的血液通过末端血管运回心脏。

三、常见模式动物的心血管系统概述

（一）心脏

1. 小鼠、大鼠的心脏特征 心脏位于胸腔内，背侧有气管和食管，腹前方和胸腺相接，两侧紧靠着左、右肺，后面靠近膈，位于第 3—5 肋骨之间。心脏外面包以心包，心壁与心包之间的腔为心包腔，含有少量心包液，可减少摩擦。

小鼠、大鼠心脏的内部结构和其他哺乳动物基本相同。需要指出的是，小鼠、大鼠右心房的静脉窦从背前方接受后腔静脉，它们汇合后进入右心房。静脉窦和心房之间有两个由静脉窦肌肉和内膜形成的瓣相隔。小鼠、大鼠的左、右心室几乎相等地向尖端延伸，左心室的乳头肌由两个强大的呈柱形的肌肉嵴所组成，该嵴由侧壁向前、后方凸出。

小鼠、大鼠的心电图中没有 S-T 段，有的导联也不见 T 波，如有 T 波也是与 S 波紧挨着，或在 R 波降支上即开始，以致看不到等线的 S-T 段，但心电图其他成分稳定，重复性好。豚鼠以上较大的动物均有明显的 S-T 段。

2. 兔的心脏特征 呈前后稍扁的圆锥形（文末彩图 6-6-8），长轴斜向后下方，略偏左侧，心底向前上方，心尖向后下方，位于第 2—4 肋骨之间。

在外观上，以冠状沟及纵沟为界，将心脏分

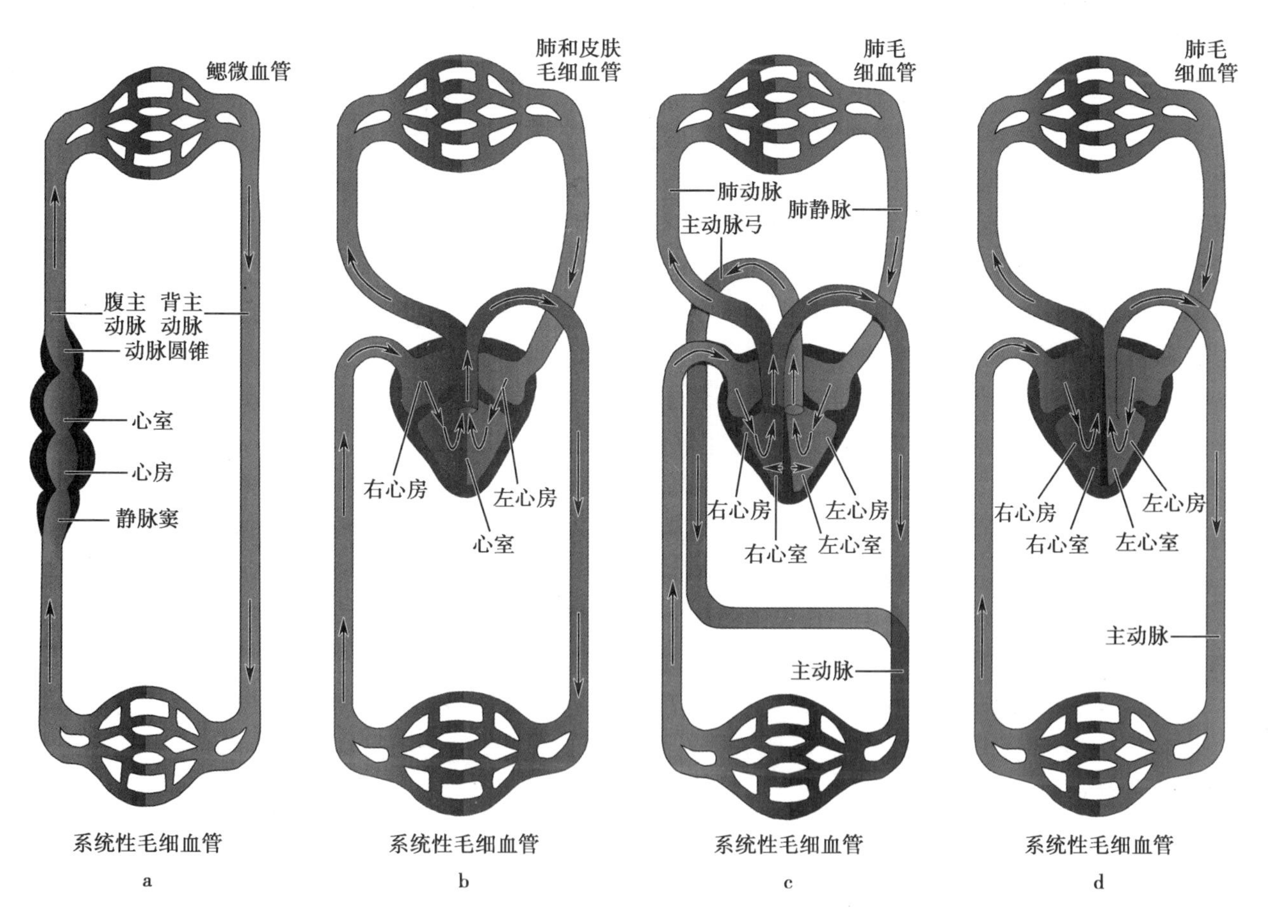

图 6-6-7 不同脊椎动物的心脏与循环系统比较图

氧饱和血液以红色标识，低氧饱和的血液以蓝色标识，富氧血液与低氧血液混合以紫色标识。a. 硬骨鱼的心脏由两腔室组成（心房，心室），体循环与肺循环没有分开；b. 两栖动物心脏由两心房与一心室构成。肺内血液流入左心房，来自身体的血液流入右心房。两心房的血液都流入一个心室，随后由心室将血液泵入肺循环与体循环当中；c. 多数爬行动物的心室在解剖学上更为彻底的分为二心室结构；d. 鳄鱼目，鸟类和哺乳动物的心室完全分隔，心脏表现为四腔室结构，所以肺循环的血液与体循环血液完全分隔开。图中箭表示血流方向。

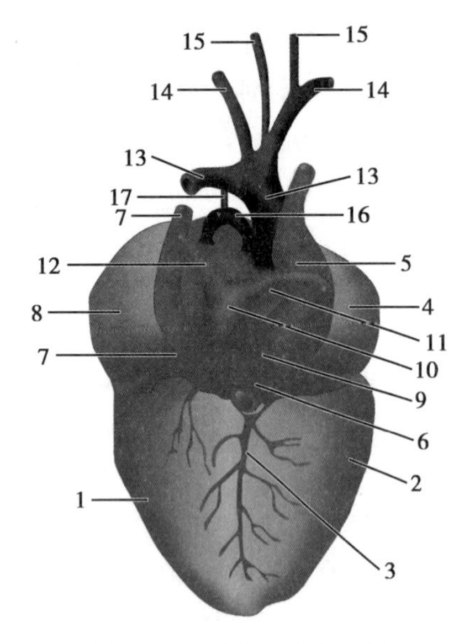

图 6-6-8 家兔心脏示意图

1. 左心室；2. 右心室；3. 后纵沟；4. 右心房；5. 右心房静脉窦部分；6. 后腔静脉；7. 左前腔静脉；8. 左心房；9. 左心房前庭；10. 肺静脉；11. 肺静脉右前支；12. 肺静脉左前支；13. 主动脉；14. 左、右锁骨下动脉；15. 左、右颈总动脉；16. 肺动脉；17. 动脉韧带

为左、右心房和左、右心室。右心房静脉窦发达，窦的前上方接右前腔静脉，其后方连后腔静脉。在后腔静脉入口的背内侧，有左前静脉的入口，这是兔右心房的特点。右心室动脉圆锥明显。心室壁梳状肌发达，无调节索；心壁上有两个小的乳头肌。左心房心耳明显，连有 3 条肺静脉。左心室的心壁很发达，但梳状肌不甚发达，陷窝浅而少；在室中隔与心壁间有两个大的乳头肌，每个乳头肌又分为 3 个小乳头肌。

兔的胸腔内构造与其他动物不同，胸腔中央由纵隔连于顶壁、底壁及后壁之间，将胸腔分为互不相通的左、右两部。纵隔由隔胸膜和肺胸膜隔开，心脏又被心包胸膜隔开。因此，开胸后打开心包胸膜暴露心脏进行实验操作时，只要不弄破纵隔膜，不需要做人工呼吸。

3. 犬的心脏特征 犬的心脏呈卵圆形，很大，中等大的犬心重约 150g，占体重的 1% 左右。心的长轴斜度大，心底朝向前上方，针对胸前口，在第 3 肋骨下部。心尖钝圆，朝向腹后方的左侧，约在第 6 肋间隙或第 7 肋软骨处，与膈的胸骨部相接触。冠状沟将基部的心房与向后有利的心室分隔，左、右两纵沟（是左。右心室的分界）将心室分隔成左半和右半。心脏的右房室瓣由 2 个大尖瓣和 3～4 个小尖瓣构成，左房室瓣由 2 个大尖瓣和 4～5 个小尖瓣构成。心包纤维层与膈层相连，形成膈心包韧带（文末彩图 6-6-9）。

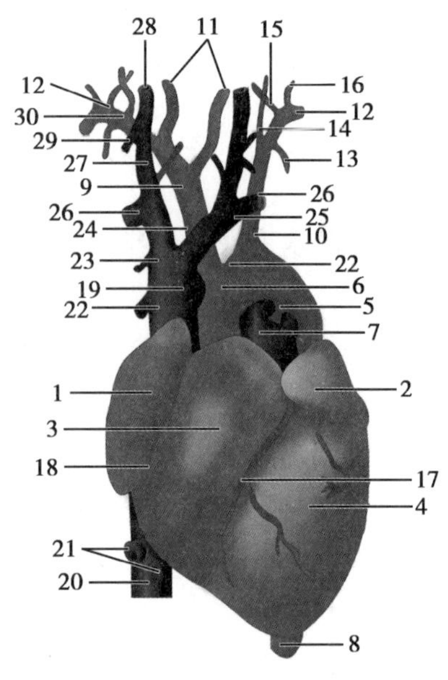

图 6-6-9 犬的心脏及大血管示意图

1. 右心耳；2. 左心耳；3. 右心室；4. 左心室；5. 动脉导管索；6. 主动脉弓；7. 肺动脉；8. 胸主动脉；9. 臂头动脉；10. 左锁骨下动脉；11. 左、右颈总动脉；12. 腋动脉；13. 胸廓内动脉；14. 椎动脉；15. 肋颈干；16. 左肩颈干；17. 左冠状动脉；18. 右冠状动脉；19. 前腔静脉；20. 后腔静脉；21. 肝静脉；22. 肋颈脊椎干；23. 胸廓内静脉；24. 甲状腺最下静脉；25. 左臂头静脉；26. 腋静脉；27. 颈内静脉；28. 右颈外静脉；29. 远端交通支；30. 右肩颈静脉

（二）动脉

1. 肺动脉 肺动脉自右心室发出，经主动脉转向背后方，分为左、右两支肺动脉进入左、右肺。右肺动脉经主动脉及右上腔静脉背面进入右肺。左肺动脉横过主动脉及左支气管腹面，在上腔静脉背面进入左肺。

2. 体动脉

（1）主动脉：为全身动脉主干，由左心室主动脉口发出，可分为升主动脉、主动脉弓和降主动脉三段。

主动脉从左心室底部发出后，向前升起的一段称为升主动脉，在其基部发出左、右冠状动脉，冠状动脉向下围绕心脏供给心壁血液。升主动脉直接延续，横经气管腹面，呈弓状，为主动脉弓，从主动脉弓分出三支动脉即无名动脉（臂头动脉）、左颈总动脉。左锁骨下动脉。主动脉弓向左后方弯曲，下行穿过膈肌进入腹腔，此段成为降主动脉，降主动脉在胸腔这段为胸主动脉，穿过膈的主动脉裂孔进入腹腔，为腹主动脉。

（2）头颈部动脉：无名动脉（臂头动脉）很短，向前移行至锁骨腹面水平位置，先后分出左、右颈总动脉及右锁骨下动脉三支。左、右颈总动脉沿气管两侧伸向头部，至下颌角处分为细的颈内动脉和粗的颈外动脉。颈内动脉入颅腔，颈外动脉分出枕动脉、舌动脉、面动脉、耳后动脉、颞浅动脉后延续为上颌动脉。面动脉分出舌下动脉。下唇动脉和上唇动脉。长爪沙鼠脑底动脉环后交通支缺损，不能形成完整的Willis环。

（3）上肢动脉：右锁骨下动脉较短，出胸腔后进入右前肢。左锁骨下动脉较长，向前行于试管的左侧面，然后绕过第1肋骨出胸腔，转向后下方。锁骨下动脉的延续干是前置动脉的主干，依次为腋动脉、臂动脉、正中动脉。腋动脉有三个分支，即胸肩峰动脉，胸外侧动脉和旋肱肩胛干。肱动脉为腋动脉的连续，在背阔肌与大皮肌之间出腋部，经上臂部达肘关节，分值由肱深动脉、桡动脉、尺侧副动脉和肱横动脉。

（4）躯干部动脉：腹主动脉分支分为腹腔动脉（又分为肝动脉、脾动脉和胃左动脉）、肠系膜前动脉（又分为小肠动脉、结肠动脉、回盲结肠动脉等）、肾动脉、睾丸动脉或卵巢动脉、肠系膜后动脉和腰动脉。腹主动脉下行至盆骨附近第7腰椎的腹面分为左、右髂总动脉，继续后行，向内侧分出髂内动脉，髂内动脉及延续干为盆腔动脉主干，分出脐动脉、臀前动脉后延续为阴部内动脉，另分支出髂腰动脉、臀后动脉和会阴背侧动脉等；髂总动脉主干移行为髂外动脉，走向后肢。腹主动脉近末端背侧发出荐中动脉，经荐骨的腹侧面向后延伸，至尾椎腹侧移行为微动脉。小鼠尾部有两条动脉。

（5）下肢动脉：髂外动脉及延续干为后置动脉的主干，依次为股动脉、腘动脉、胫前动脉、足背动脉和趾背侧动脉。

（三）静脉

1. 肺静脉　每个肺叶发出1根静脉，肺静脉汇集从肺小叶来的血管，出肺后进入左心房。

2. 体静脉　静脉系统的分支分布与动脉系统大致相似。

（1）心静脉：汇集心肌的静脉回右心房。

（2）颈部静脉：包括颈外静脉和颈内静脉。

（3）上肢静脉：包括头静脉、壁静脉、腋静脉和锁骨下静脉。

（4）胸部静脉：颈内静脉与锁骨下静脉汇合，构成左、右前腔静脉，下行进入右心房。右前腔静脉弓较短，直接进入右心房前部。左前腔静脉越过主动脉弓、肺根部、支气管，然后与后腔静脉从下部进入右心房。

奇静脉位于胸主动脉右侧纵行的一条静脉，注入右前腔静脉。

（5）腹部和骨盆静脉：后腔静脉是把来自腹部、骨盆部及后肢的血液运输回心的大静脉。起始于盆腔内，由左、右髂总静脉汇合而成，沿体正中面在腹主动脉的右侧向前移行，穿过膈肌的腔静脉孔进入胸腔，开口于右心房的后部。汇入后腔静脉的分支有要静脉、精索内静脉、深静脉等，它们的走行方向均与同名动脉伴行。小鼠尾部有三条静脉。门静脉接受来自胃、肠、胰和脾等内脏器官的静脉血，汇合后入肝，在经过肝内第2次毛细血管网汇成肝静脉，肝静脉是输出肝血液的静脉，粗而短，在肝背侧面的腔静脉沟内进入后腔静脉。髂外静脉为后肢静脉主干，后肢浅静脉有隐内侧静脉和隐外侧静脉。犬的隐外侧静脉由跖背侧静脉和跖底外侧静脉汇合，较粗大，与犬前肢的浅静脉一起在临床上常用于静脉注射。

（蔡卫斌　戴丽军　康爱君　郑振辉）

第七节　消 化 系 统

消化系统由消化管和消化腺组成，消化管是食物通过的管道，包括口腔、咽、食管、胃、小肠和大肠。大部分消化管的结构相似，均由黏膜层、黏膜下层、肌层和浆膜四层构成。消化腺主要有唾液腺、肝和胰腺。

动物体摄取食物后，在消化管和消化腺的作用下，对食物进行物理的、化学的以及微生物的分解，将食物变成可溶性小分子的过程称为消化。消化后的营养透过消化管壁进入血液，随血液循环运送到全身的过程称为吸收。在消化管内不能吸收的残渣由肛门排出体外。消化系统的各器官、组织在神经系统特别是自主神经和激素的支配调节下，围绕着消化吸收进行各项生理活动。

一、消化管

（一）口腔

为消化管的开始部，前壁是唇，侧壁为颊，顶壁具有硬腭和软腭，底部具有肌肉性舌。

1. 小鼠、大鼠的口腔

（1）唇：唇外生着一般的被毛和长长的触须，上唇的正中线有一无毛的深沟称为人中。

（2）腭：在两侧臼齿间有5～6条“W”形的腭褶横过硬腭，硬腭后缘连接软腭，在硬腭和软腭的交界处可以找到大量味蕾。

（3）舌：无正中系带，有两条侧系带，侧系带之间有高约1mm的乳头，是舌下肉阜；舌前部和中部密集覆盖着丝状乳头；在舌的尖端和背隆起黏膜上有菌状乳头；在舌根前约4mm处有轮廓乳头；沿着舌的外侧缘，位于第3臼齿水平处有1对叶状乳头，均为味觉感受器。

（4）上、下颌各有2个门齿和6个臼齿，门齿较长，终生生长。

2. 兔的口腔

（1）唇：上唇正中线有纵裂，称为唇裂。

（2）颊：构成口腔的侧壁。

（3）硬腭：构成口腔顶壁，有16～17条腭褶，在腭褶的前方约1mm处有鼻腭管口。

（4）软腭：在硬腭后面，很长，构成口腔的后界。

（5）舌：短而厚，舌肌发达，分舌根、舌体和舌尖三部分。舌下有舌系带与口腔底黏膜相连。丝状乳头数目最多，呈绒毛状密布于舌背面；菌状乳头数目较少，散在于丝状乳头之间，以舌尖分布较多；轮廓乳头1对，位于舌隆起后缘；叶状乳头1对，位于轮廓乳头的前外侧缘，较大，呈椭圆形（长约5～6mm），表面有平行的皱褶。

（6）齿：28枚，具一般草食动物的牙齿共性，有发达的门齿，无犬齿，臼齿咀嚼面宽阔有横嵴，门齿与臼齿之间有宽的齿槽间缘。兔齿的独特之处在于：上颌具有前、后2对门齿（前一排为1对大门齿，后一排为1对小门齿（也称钩状门齿）），形成特殊的双门齿型。

3. 地鼠的口腔 内侧两边各有一个很深的颊囊，一般深度为3.5～4.5cm，直径为2～3cm，一直延续到耳后颈部，可充分扩张，贮藏能力极大。地鼠的颊囊是缺少组织相容性抗原的免疫学特殊区，可进行组织培养、移植人类肿瘤和观察微循环改变。

4. 犬的口腔 形状和大小与犬的品种有关，长头型的口腔长而窄，短头型的口腔短而宽。犬口裂大，口角约与第3或第4臼齿相对。唇薄而灵活，表面有触毛，上唇与鼻融合，形成鼻镜，鼻镜能灵敏地反映动物的健康情况，正常犬的鼻镜呈油状滋润，如发现鼻镜无滋润状，以手背触之不凉或有热感，则犬即将得病或已经得病。下唇近口角处的边缘呈锯齿状，颊部黏膜光滑，常有色素。硬腭有腭褶，前有切齿乳头及切齿管，无齿枕。牙齿有乳齿和恒齿。舌后部厚，前部宽而薄，有明显的舌背正中沟。舌黏膜有丝状乳头、圆锥状乳头、菌状乳头，每侧还有2～3个轮廓乳头。犬齿尖长而锋利，适应肉食食性；由于对植物性食物咀嚼不完全，犬消化素菜的能力差，通常整根素草吃下去，仍整根排出。

5. 猴的口腔 有乳齿和脱落更新的恒齿，恒齿有门齿、犬齿和臼齿三种牙齿，两颊有颊囊，利用口腔中上、下黏膜的侧壁与口腔分界。各类实验动物的齿式见表6-7-1。

（二）咽和食管

食管是输送食物的一段消化管，除入口较小外，一般比较宽阔，因而起始部也称为食管峡。食管可分为颈、胸、腹三部分，前口通于咽，在颈前部位于气管背侧正中处，移行至颈的后部则转至气管的左侧，食管在胸腔内伴于气管左侧，经左侧颈长肌的腹面到达心脏的基部，由此又斜向内侧，经气管分支处的上方，沿主动脉的右侧，并经左、右肺之间向后，穿过膈上的食管裂孔入腹腔而接胃。

（三）胃

实验动物多属单室胃，呈椭圆形囊状，横位于腹腔的左前部，胃小弯朝向背前方，食管在胃小弯中部入胃，胃大弯朝向腹后侧，胃的壁面几乎完全被肝的左叶所覆盖。胃可分为胃底部、贲门部和幽门部三部分。胃底腺区特别宽阔，其次是幽门腺区，贲门腺区最小。胃壁肌由外纵行、中环行和内斜行三层平滑肌构成。胃的外表面附有脂肪的网状膜叫做大网膜。

小鼠、大鼠的胃从食管的入口开始有一指向胃大弯的清楚的线把胃分为两部分，左侧胃壁

表 6-7-1　各类实验动物的齿式比较

动物	门齿（I）	犬齿（C）	前臼齿（P）	后臼齿（M）	合计
猕猴	$2(I\frac{2}{2}$	$C\frac{2}{1}$	$P\frac{2\sim3}{2\sim3}$	$M\frac{2\sim3}{2\sim3})$	32～36
犬	$2(I\frac{3}{3}$	$C\frac{1}{1}$	$P\frac{4}{4}$	$M\frac{2}{3})$	42
猫	$2(I\frac{3}{3}$	$C\frac{1}{1}$	$P\frac{3}{3}$	$M\frac{1}{1})$	30
猪	$2(I\frac{3}{3}$	$C\frac{1}{1}$	$P\frac{4}{4}$	$M\frac{3}{3})$	16
兔	$2(I\frac{2}{1}$	$C\frac{0}{0}$	$P\frac{3}{2}$	$M\frac{3}{3})$	28
豚鼠	$2(I\frac{1}{1}$	$C\frac{0}{0}$	$P\frac{0}{0}$	$M\frac{4}{4})$	20
金黄地鼠	$2(I\frac{2}{1}$	$C\frac{0}{0}$	$P\frac{0}{0}$	$M\frac{3}{3})$	16
大鼠	$2(I\frac{2}{1}$	$C\frac{0}{0}$	$P\frac{0}{0}$	$M\frac{3}{3})$	16
马	$2(I\frac{3}{3}$	$C\frac{0}{0}$	$P\frac{3\sim4}{3}$	$M\frac{3}{3})$	36～38
牛	$2(I\frac{0}{4}$	$C\frac{0}{0}$	$P\frac{3}{3}$	$M\frac{3}{3})$	32
牦牛	$2(I\frac{0}{4}$	$C\frac{0}{0}$	$P\frac{3}{3}$	$M\frac{3}{E})$	32
羊	$2(I\frac{0}{4}$	$C\frac{0}{0}$	$P\frac{3}{3}$	$M\frac{3}{E})$	32

薄，几乎是透明的，右侧胃壁富有肌肉和血管，呈灰红色，覆盖胃腺，形成纵行褶皱的黏膜。小鼠的胃容量小，最大灌胃量为 0.5～1.0ml/ 次；大鼠的最大灌胃量 2～5ml/ 次。豚鼠的胃壁非常薄。兔胃从胃的入口处向左方扩大并向前方稍稍突起形成一个相当大的圆顶，称为胃穹，可向下通到胃底，而胃的出口处则相反，相当狭窄并稍有伸长，胃的入口处和出口处彼此靠近。兔的大网膜不发达。犬的胃呈弯曲的梨形，容积大，平均体重约 10kg 的犬，其胃容量约为 1L，容易做胃导管手术。左端膨大，由胃底部和贲门部构成，位于左季肋区，上达第 11～12 肋的椎骨端；右侧为幽门部，呈细的圆筒状，位于右季肋区；两者之间为胃体。胃小弯短，约为胃大弯的 1/4，有明显的深陷角切迹。犬胃属腺型胃，胃黏膜全部有腺体。贲门腺区很小；胃底腺区很大，呈红褐色，约占全胃面积的 2/3；幽门腺区较小、灰白色。

（四）小肠

分为十二指肠、空肠和回肠三部分，由肠系膜悬挂于腹腔的背侧，小肠上遍布淋巴集结。兔的小肠非常长，肠壁薄，摆动运动（钟摆运动）波幅较大。豚鼠小肠的摆动波幅小。犬的小肠肠壁厚薄与人相似，肠道较短，平均长度约 4m。

1. 十二指肠　管腔口径大，呈鲜艳的粉红色。起自幽门，为小肠的起始部，先以降支后行，而后为一短的水平横支，再以升支折转向前，整个十二指肠呈“U”形接于空肠。其肠壁上的淋巴集结为淡粉色小结节状，称为肠扁桃体。在十二指肠之间的肠系膜上有胰腺。兔的十二指肠长约50cm。

2. 空肠 连于十二指肠，后端通回肠，为小肠的最长部分，淋巴集结呈不规则分布。兔的空肠长约2m，位于腹腔左侧，形成许多弯曲的肠袢，内容物较少，呈淡红色。犬的空肠由6～8个肠袢组成。

3. 回肠 为小肠最后一部分，较短，以回盲褶连于盲肠，其向盲肠的开口与结肠的起始部紧密相接，回肠段上的淋巴集结明显。兔的回肠长约40cm，色较深（由于肠内容物透露的缘故），管径细，肠壁上血管较少。回肠与盲肠相接处形成一特有的厚壁圆囊，长3cm、宽2cm，囊壁色较浅，与较深色的盲肠易于区别，管壁较厚，称圆小囊，为兔所特有，囊内壁呈六角形蜂窝状，里面充满着淋巴组织。其黏膜不断地分泌碱性液体，可中和盲肠中微生物分解纤维素所产生的各种有机酸，有利于消化。犬的回肠短，沿盲肠内侧向前，以回肠口开口于结肠起始处。

（五）大肠

大肠包括盲肠、结肠和直肠三部分。犬的大肠长约60～75cm。

1. 盲肠 是介于小肠和结肠之间的一个大的盲囊，位于腹腔后部。

兔为草食性动物，盲肠发达，比例最大，壁薄而粗大，位于腹腔中后部，几乎占腹腔的2/3，与结肠紧密地靠在一起，由肠系膜联系起来形成一个分布在同一个平面上的椭圆形肠盘。盲肠根据走向可分为中央纵行部、右纵行部、左纵行部和蚓突。中央纵行部为盲肠的起始部，位于另外两个纵行部间，约在腹中部，由后向右前方延伸到右季肋区再转向右后方移行为右纵行部，接着移向骨盆腔，然后又转向左侧，明显变细，并走向前方，形成左纵行部，到胃的后方转为横向延伸，移行为渐细的蚓突。蚓突长约10cm，外观色较淡，表面光滑，壁较厚。盲肠内部分布着螺旋形突起的皱襞，将盲肠腔分成许多单独的囊袋，从外表看盲肠被明显地分成节段。蚓突内无螺旋瓣。豚鼠的盲肠特别膨大，约占腹腔的1/3。小鼠、大鼠的盲肠功能不发达。猴有发达的盲肠，但无蚓突。

2. 结肠 与回肠末端相接，主要分布在腹腔的背侧，呈“U”形袢，分为升结肠、横结肠和降结肠三部分。升结肠沿十二指肠降部前行，至幽门处转向左侧为横结肠，沿左肾腹内侧弯曲后行为降结肠，入盆腔后延续为直肠。

兔的结肠形态特殊且管径逐渐缩小，只分为两部分：结肠的起始端，管径粗大，称为大结肠；向后管径狭窄，称为小结肠。

3. 直肠 直肠穿过盆腔，在尾根的下方终于肛门。

兔的直肠分为前直肠和直肠两部分。前直肠起始于小结肠的末端，肠管狭细，呈浅灰色，形成许多袢。直肠部分位于腹腔的背侧壁处，从胃的部位沿着脊向后移行至肛门，直肠的管径较小，肠壁较厚。整个直肠的外形由于肠管内有粪丸而呈念珠状，易于识别。大约在第1尾椎部位（距肛门约1cm处）的直肠背侧面有1对相当大的（长度约1.2cm）椭圆形腺体，称为直肠腺。

二、消化腺

（一）唾液腺

小鼠、大鼠和犬有3对唾液腺：腮腺、颌下腺和舌下腺；兔有4对：腮腺、颌下腺、舌下腺和眶下腺，其中眶下腺为其特有。猪的唾液腺发达，唾液中含唾液淀粉酶。

1. 腮腺 是唾液腺中最大的一对，位于耳郭基部的下面和咀嚼肌外表面的后部，盖在下颌腺的外面，形状略呈三角形。腮腺管自腺体前缘下部离开腺体，横过咬肌表面前行，穿过颊壁，开口于上颌第2、3臼齿相对的颊黏膜处。

2. 颌下腺 位于腮腺的下方，下颌内表面，靠近咬肌后缘，为一对硬实的卵圆形腺体。颌下腺的导管自腺体的深面伸出，延伸至舌下，以小孔开口于口腔。

3. 舌下腺 分为前部和后部，后部位于颌下腺的前上方，并与颌下腺紧密相接，其导管开口于口腔内颌下腺管口的近旁，或与其共开一口。前部长而窄，位于舌下腺后部的前方，其导管小而多，约8～12条，其中大部分直接向口腔开口，另外一些进入舌下腺大管中。

4. 眶下腺 家兔特有，位于眶窝底部前下角，其导管穿过颊壁开口于上颌第3上齿根的内面。

（二）肝

肝是全身最大的消化腺，位于腹腔的前部，在膈的正后方，由镰状韧带附在膈上。新鲜时呈红褐色，分叶明显，每叶都是中心厚，边缘薄。依据一些深裂将肝分叶，小鼠、大鼠分为6叶：左外叶、左中叶、左叶、右叶、尾叶和乳头状突；兔和犬亦分为6叶：左外叶、左内叶、右外叶、右内叶、方叶和尾状叶。图6-7-1为家兔的肝（脏面）。

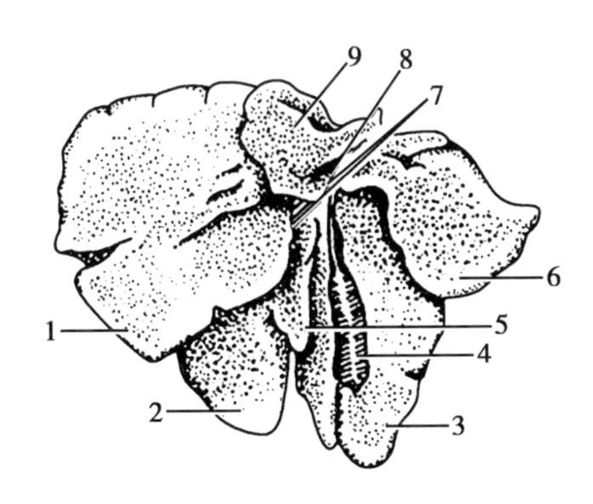

图6-7-1 家兔的肝（脏面）

1. 左外叶；2. 左内叶；3. 右内叶；4. 胆囊；5. 方叶；6. 右外叶；7. 胆总管；8. 门静脉；9. 尾状叶

大鼠肝脏再生能力强，95%肝库普弗细胞有吞噬能力，切除60%～70%仍有再生能力。大鼠、中国地鼠、鸽、鹿、马、驴、象等动物无胆囊，在肝门处由肝管汇集成的胆总管括约肌的阻力很少，直径约1mm，开口于幽门远端的十二指肠乳突上，肝分泌的胆汁通过胆总管进入十二指肠，受十二指肠端括约肌的控制。豚鼠肝脏分4个主叶和4个小叶，体内（肝脏和肠内）不能合成维生素C。兔的胆总管容易辨认，壶腹部明显地呈现于十二指肠第一段的表面，但组织纤细。犬的肝脏很大，占体重的2.8%～3.4%，分为七叶，胆囊位于右内叶的脏面，肝管与胆囊管会合成胆总管，胆道位置较深，胆总管开口于距幽门5～8cm处的十二指肠。猴肝分6叶，有胆囊，位于肝脏的右中央叶。图6-7-2为犬的肝脏图。

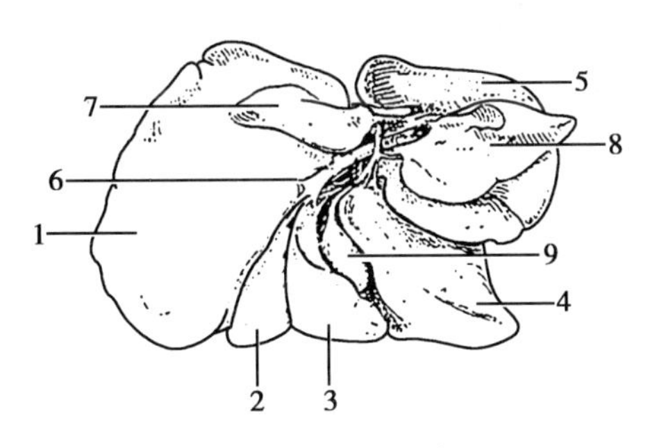

图6-7-2 犬的肝脏图

1. 左外叶；2. 左内叶；3. 方叶；4. 右内叶；5. 右外叶；6. 肝门；7. 尾状叶的乳头突；8. 尾状叶的乳状突；9. 胆囊

（三）胰腺

小鼠、大鼠和兔的胰腺均散在分布于胃和十二指肠间的肠系膜上，把胃与脾之间的薄膜除去，可见到在其下方有树枝状、单独的小叶状肉色组织，即胰腺，其新鲜材料很难与周围的脂肪区分，仔细辨别后，胰腺的颜色较脂肪暗，质地稍坚实。胰腺有很多分叶，但只有一条胰管，开口于十二指肠末端的十二指肠内。兔胰导管开口远离胆管开口，这是兔的一大特点。犬的胰腺小，为一独立器官，呈浅粉色扁平长带状，形如V字，分左、右两支，在幽门后方连接，连接处称胰体，胰腺一般有两个胰腺管，小腺管开口于胆管的近旁，或与之合成一个开口，大腺管开口于胆管开口后方约3～5cm处。

（周正宇 戴丽军 康爱君 郑振辉）

第八节 泌尿系统

动物机体在新陈代谢过程中不断产生各种代谢产物和多余水分，必须随时排出体外才能维持正常的生命活动。这些代谢产物小部分通过肺（呼吸）、皮肤（汗液）以及肠道（粪便）排出，大部分经血液循环到泌尿系统以尿的形式排出，如尿素、尿酸等含氮废物，泌尿系统还通过排泄无机盐和水分参与体内水、电解质和酸碱平衡的调节。此外，在病理过程中产生的一些物质以及进入体内的药物，许多也是通过泌尿系统排出的。

无脊椎动物仅有简单的排泄器官，包括：伸缩泡（原生动物和海绵动物）、原肾管（线虫纲）、肾管（环节动物）、肾脏肾单位（软体动物）、触角腺（见于甲壳动物）、马氏小管（昆虫纲的果蝇）等。

脊椎动物的泌尿系统主要包括肾脏、输尿管、膀胱等。脊椎动物肾脏的类型虽不完全相同，来源也不一样，但其结构都是由肾单位组成，肾单位是肾的功能单位。集合管在胚胎发育中不属于肾单位，但尿的形成却需要肾单位和集合管共同完成。不同的脊椎动物每个肾的肾单位数目不等，可从几百个到几千个，哺乳动物的每侧肾可达上百万个肾单位，而人的肾单位则约有170万～200万个。典型（哺乳动物）的肾单位包括肾小体和肾小管。每一条集合管可接受多条远曲小管的液体，许多集合管又汇合进入乳头管，然后尿经过肾盏、肾盂、输尿管进入膀胱。

鱼类的肾单位类似于哺乳动物的，除去承担排出代谢产生的含氮废物外，对体内的渗透压起到重要的调节作用。

两栖类具有两种类型的肾单位，较为腹侧的肾单位和鱼类一样具有肾小球和肾小管，较为背侧的肾单位仅有肾小球；尿以尿素为主。

鸟类的肾脏位于腹腔脊柱两侧，左右各一个，各分为前、中、后三叶；肾脏特别大，在比例上超过哺乳动物，如鸡或禽类的肾脏占体重的2%以上；肾小球的数目比哺乳类多，但结构相对结构简单，肾脏的皮质厚度大大超过髓质厚度。除鸵鸟外，皆无膀胱；尿以尿酸为主；由于肾小管和泄殖腔都有重吸收水分的能力，所以尿中水分少，呈白色浓糊状，随粪便排出，而不另外排尿。

哺乳类实验动物的泌尿系统是由一对肾、一对输尿管、单一的膀胱和单一的尿道组成的。肾是生成尿液的部位，尿液经输尿管运送至膀胱。膀胱是一个薄壁的空囊，为贮存尿液的地方。膀胱内的尿液通过尿道排出体外，以尿素为主。

一、肾脏

哺乳动物的肾脏是一对致密的实质性器官，背腹略扁，呈蚕豆型或卵圆形，质脆而柔软，新鲜时呈红褐色。肾脏表面光滑，外面有致密的结缔组织构成的纤维被膜，正常情况下易于剥离。剖面可分为外层的皮质和内层的髓质。皮质呈深红色，布满颗粒状的肾小体，大鼠的皮质厚度约为1.3～1.7mm。髓质颜色较浅，有放射状纹线，又分为外区和内区，内区形成乳头状的肾乳头，其上有许多小孔，开口于肾盂。肾盂呈漏斗状，包围肾乳头并形成两个背隐窝和两个腹隐窝向肾的两端延伸，是输尿管起端的膨大部。肾内侧缘的中央部向内凹陷形成肾门，其内伸出一条白色管，是神经、血管、淋巴管和输尿管通过的地方，肾盂经肾门缩小移行于输尿管。

哺乳动物的肾脏有以下几种类型：有沟多乳头肾，表面不光滑，有深沟，多个乳头，如牛肾；平滑乳头肾，表面光滑，多个乳头，如猪肾；平滑单乳头肾，表面光滑，乳头只有一个。

小鼠的左、右两肾位于腹膜以外，紧贴在腰部脊柱两侧，右肾位置靠前，前缘在第1腰椎水平处，后端位于第3腰椎水平处，左肾位置稍向后。啮齿类均为单一肾乳头。雄性小鼠的鲍氏囊上皮是立方形，而在雌性小鼠则为鳞状上皮细胞。肾小体的数量在雄性比雌性多，肾小体直径也大。小鼠肾单位面积内的肾小体数量是其他实验动物的几倍。雌性与雄性尿道肌层的走向正好相反。

大鼠的肾脏结构与小鼠基本相同，只有1个乳头和肾盏，可有效地用于进行肾套管插入术研究。肾乳头覆以单层方形上皮，由肾盂的边缘走向输尿管高度逐渐增高，并过渡为多角形的变异上皮。在肾盂远端1/3处开始有平滑肌，走向输尿管时很快增多。肾皮质中存在表面肾单位可用于做活体微穿刺研究肾单位转运的模型。

兔的肾脏为平滑单乳头肾，表面光滑，乳头只有一个。兔的右肾位于最后肋骨和前两个腰椎横突的腹侧面，左肾靠外些，位于第4腰椎横突的腹侧面。每个肾平均重量为8g，长约3～4cm，宽约2～2.5cm。图6-8-1为雄兔泌尿生殖器官图。

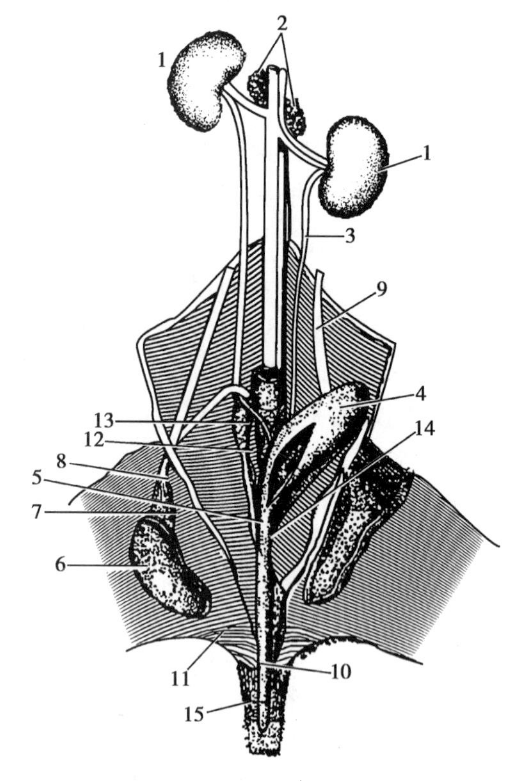

图6-8-1 雄兔泌尿生殖器官

1. 左、右肾；2. 肾上腺；3. 输尿管；4. 膀胱；5. 尿道；6. 睾丸；7. 附睾；8. 输精管；9. 睾丸的浆液性皱褶；10. 外生殖器；11. 海绵体；12. 输精管壶腹；13. 前列腺；14. 球腺；15. 阴茎腺

猫的肾脏由一层疏松的被膜完全包围着，此被膜称纤维膜。被膜内可见有丰富的被膜静脉。被膜静脉是猫肾的独有特征。猫肾只有一个肾乳头。

犬的肾比较大，重量约 50g～60g，占体重的 0.5%～0.6%。右肾靠前，比较固定，一般位于第 1～3 腰椎椎体的下方，有的向前可达最后的胸椎附近，在肝尾叶的深压迹内。左肾由于肾的腹膜附着部比较松弛，而且受胃容积变化的影响较大，其位置变化较大。犬的肾门比较宽广。图 6-8-2 为雌犬泌尿生殖器官解剖图。

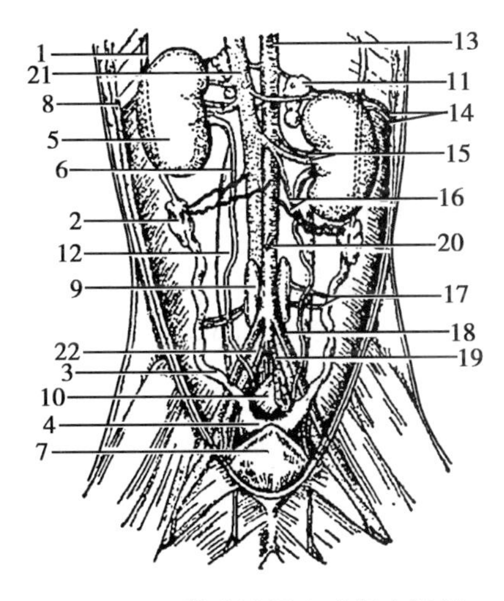

图 6-8-2 雌犬泌尿生殖器官解剖

1. 子宫悬韧带；2. 卵巢；3. 子宫角；4. 子宫体；5. 右肾；6. 输尿管；7. 膀胱；8. 第 13 肋；9. 髂内淋巴结；10. 直肠；11. 肾上腺；12. 腰大肌；13. 腹主动脉；14. 左膈腹动脉、静脉；15. 左肾动脉、静脉；16. 子宫卵巢动脉、静脉；17. 旋髂深动脉、静脉；18. 髂外动脉；19. 骶中动脉；20. 肠系膜后动脉；21. 后腔静脉；22. 髂总静脉

猪肾脏的表面形态与人极为相似，外形呈长而扁的菜豆形，为表面光滑的多乳头肾，其长度为宽度的 2 倍、厚度的 3 倍；肾被膜为纤维层、脂肪层及肾筋膜。肾脏的内部结构及组织学与人肾基本一致，均分为皮质和髓质，且肾锥体、肾乳头、肾小盏及肾大盏的数目与人相应结构相同，猪肾门凹陷深，为肾内型肾盂。肾实质由肾单位和肾小管的排尿部构成。肾单位形态与人的肾单位基本类似。

二、输尿管、膀胱和尿道

输尿管是一对光滑白色的肌性管道，起自肾盂，止于膀胱，可分为腹腔部和盆腔部。输尿管出肾门后，其腹腔部分别在腹膜下组织内于后腔静脉外侧（右侧输尿管）和腹主动脉外侧（左侧输尿管）沿腰小肌表面向后移行，越过髂外动脉和髂总静脉的腹侧面进入盆腔。输尿管的盆腔部沿盆腔侧壁向后腹侧方向移行，逐渐弯向中央，在膀胱颈的前方开口于膀胱的背侧壁。

膀胱为贮尿器官，位于耻骨前缘，是一个中空的肌性囊袋，表面被腹膜覆盖，其大小和形状均随着尿在其中的充盈程度而改变，膀胱排空时呈梨形，充盈时几乎呈圆形。膀胱可分为顶、体和颈三部分，只有颈部向后伸入盆腔，而膀胱的本体则几乎全部处于腹腔内，由韧带固定，紧贴于腹壁的下部。膀胱壁具有弹性，可以扩张得很大。膀胱的顶部狭窄，向后延伸成为尿道。

小鼠的排尿量为 1～3ml/d。有正常的蛋白尿现象（0.4～1.0mg/ml 尿）。大鼠的膀胱黏膜上皮为变异上皮。肌肉层有内纵，中环和外纵三层相互交错，中层环肌在尿道内口形成内括约肌。大鼠的输尿管全长 40～55mm，外径约 0.3mm。豚鼠的膀胱缺膀胱三角，而由纤维组织在膀胱的颈部和底部加以支持。肠道与尿道均开口于一个泄殖孔。

雌兔的膀胱颈在阴道的腹侧变成短的尿道，开口于阴道前庭；雄兔的膀胱颈在直肠的腹侧延伸成一条长管，成为尿液和精液的共同通道，称为泌尿生殖管。输尿管黏膜下层增厚，黏膜表面有皱襞形成，与人类似。

猪的肾脏组织、出入的肾血管及输尿管等类似于人，猪肾可作为人类肾脏异种移植的供器官。

（李洪涛 戴丽军 康爱君 郑振辉）

第九节 生殖系统

在生物医学研究中使用的实验动物绝大多数是脊椎动物，其生殖方式为两性生殖，生殖系统分为雄性生殖系统和雌性生殖系统。各种脊椎动物的生殖系统相似，但其形态、位置以及排卵方式等却不尽相同，在一定程度上体现了各种群对不同环境的适应性演化。

一、性分化

（一）性染色体

动物的性别主要由遗传因素决定。在大多

数哺乳动物，具有一个X染色体和一个Y染色体（XY）的个体是雄性，而具有两个X染色体（XX）的个体是雌性。在禽类、某些两栖类以及爬行类动物，具有两个Z染色体（ZZ）的个体是雄性，而具有ZO染色体和ZW染色体的个体是雌性。

（二）生殖器官的性分化

在脊椎动物的早期胚发生的原始生殖细胞（primordial germ cell，PGC）向生殖腺嵴迁移，参与形成未分化生殖腺。未分化生殖腺的性分化取决于PGC细胞的性染色体类型。Y染色体短臂（Yp11.3）上的性决定区（sex determining region Y，SRY）编码睾丸决定因子（testis determining factor，TDF）。如果PGC细胞内含有Y染色体，则未分化生殖腺分化为睾丸，随后在睾丸间质细胞（Leydig cell）分泌的雄激素作用下，中肾管（Wolffian duct）分化为雄性的附属腺及生殖管道，并在睾丸生精小管中支持细胞（sertoli cell）分泌的抗中肾旁管因子的作用下，中肾旁管（Mullerian duct）退化。如果PGC细胞内不含Y染色体，则未分化生殖腺自然分化为卵巢。卵巢不产生上述激素，因此中肾旁管自然分化为雌性的附属腺及生殖管道，而中肾管退化（图6-9-1）。

（三）脑的性分化

脑的性分化存在临界期，与各种动物的妊娠期间长短以及脑的发育时期相关。大脑的内侧视前区（medial preoptic area，POA）存在性二型核（sexual dimorphic nucleus，SND），如果动物在临界期前的雄激素水平较低，则POA-SND神经核发生部分细胞凋亡，并关系到动物成熟后促性腺激素（gonadotrophin，GTH）的分泌模式以及性行为。在啮齿目和人类，都确认到雄性的POA-SND神经核大于雌性，尤其是雄性大鼠的POA-SND是雌性的5倍。大多数动物的临界期是在胎儿期，最迟在出生后1周内。大鼠和小鼠的临界期大约在出生前2天至出生后5天内；人和仓鼠的临界期在出生后1周内。在动物的临界期之前，通过激素以及基因编辑等方法，可以诱导动物的生殖器以及脑的性分化。有研究报道，向具有XX染色体的小鼠受精卵内注入含SRY的DNA片段，该转基因小鼠出现睾丸，呈雄性表型，但睾丸不能产生精子，表现为雄性不孕，这说明SRY与睾丸发生相关，但精子发生还需要其他因子的调控。

二、雄性生殖系统

大多数哺乳动物的雄性生殖系统包括性腺（睾丸）、附属腺（精囊腺、前列腺及尿道球腺等）、生殖管道（附睾、输精管、射精管及尿道）以及外生殖器（阴茎）。禽类的尿道和消化管道都开口于泄殖腔，雄性禽类的泄殖腔表面有一个小突起，是退化的阴茎。

（一）睾丸

是产生精子和雄激素的一对器官。多呈卵圆形。精子发生与成熟的过程，要求低于正常体温的环境。睾丸从腹腔下降迁移到阴囊的过程，称为睾丸下降。各种动物的睾丸下降时间不同，牛是妊娠100～120d，猪是妊娠90d左右，羊是妊娠90d，大鼠在出生后30d左右，小鼠在出生后21～

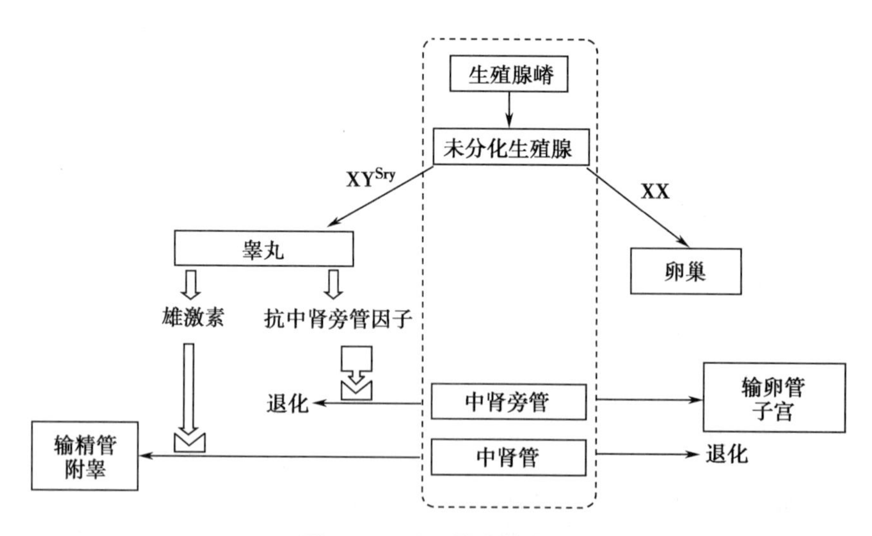

图6-9-1　生殖器官性分化

25天。灵长类动物（包括人）多在胎儿晚期睾丸下降后，阴囊与腹腔间的通路发生闭锁，不能返回腹腔。而小鼠、大鼠以及兔的睾丸下降后，仍可容易地缩回腹腔。

睾丸表面覆以被膜（包括鞘膜脏层，白膜和血管膜），白膜伸入睾丸实质，分成数百个睾丸小叶。每个睾丸小叶由数根生精小管和间质组成。间质中的间质细胞产生雄激素。性成熟前的生精小管中只有支持细胞和精原细胞（来源于原始生殖细胞），自性成熟期（人类青春期）之后，在下丘脑-垂体-性腺轴的激素作用下，精原细胞增殖并分化为初级精母细胞、次级精母细胞、精子细胞（球形）以及精子（蝌蚪形），分化成熟的同时向管腔迁移。支持细胞产生雄激素结合蛋白，可与雄激素结合，以保证生精小管中的雄激素水平，并为精子发生提供营养、支持以及适宜的微环境。从精原细胞分化到精子的时间，人大约需62天，大鼠约需48天，小鼠约需34天。精子的大小，没有显著的种间差异。在生精小管的某一区域，两次分化程度相同的细胞群相继出现之间，有一个明显的时间间隔，称为生精上皮周期。不同动物的生精上皮周期各异，人是16天，大鼠和牛是13天，羊和兔为10天，小鼠为8.5天。

（二）生殖管道

生殖管道（genital duct）包括附睾、输精管、射精管以及尿道。生殖管道的黏膜都能分泌液体，起营养及促进精子成熟的作用。

1. 附睾 人和小鼠的附睾结构相似，位于睾丸的背侧，由头、体、尾三部分组成。附睾头部呈半月状盖在睾丸头端，主要由输出小管构成。输出小管的管壁上皮由高柱状纤毛细胞和矮柱状无纤毛细胞相间排列，故管腔不规则。附睾体部和尾部是由管腔规则的附睾管组成，体部狭细。小鼠的附睾尾部在睾丸下端膨出，呈乳白色，容易辨认。精子在附睾内移行的过程中，睾丸产生的液体成分大部分被吸收，运动能力逐渐增强，产生胞质膜种间识别能力以及代谢的改变。到达附睾尾部的精子成熟并存留于此处。因此进行动物的体外受精时，从附睾尾部采取精子。

2. 输精管与射精管 输精管是附睾尾部的延续，沿睾丸内侧弯曲上行，经腹股沟管的鞘孔自阴囊进入腹腔。输精管的肌层较厚，由三层平滑肌组成，射精时肌层强力收缩，将精子快速排出。灵长类（包括人）、马和羊等动物，左右输精管进入前列腺内与精囊腺的流出管道汇合成射精管，开口于尿道基部。猪的输精管与精囊排除管分别开口于尿道，没有射精管；肉食动物没有精囊腺，输精管直接与尿道相接，也没有射精管。

3. 尿道 是排精和排尿的共用管道，尿道的黏膜上皮为变异上皮，接近尿道开口处移行为复层扁平上皮。

（三）附属腺

附属腺（accessory gland）包括精囊腺、前列腺和尿道球腺。除此之外，某些啮齿目动物具有凝固腺和包皮腺。多数哺乳类动物的附属腺发达，分泌的液体具有冲洗生殖管道和保护精子的作用。禽类缺少附属腺。

1. 精囊腺 精囊腺位于膀胱的背侧，人的精囊是一对囊状器官，管壁黏膜形成皱褶。小鼠和大鼠的精囊腺发达，呈乳白色“V”字形伸展，管壁黏膜的皱褶发达分枝。精囊腺与输精管末端汇合，延续为射精管。精囊腺分泌富含蛋白质、酶类及果糖等的黏稠分泌物，是组成精浆的主要成分。犬和猫等肉食动物缺少精囊腺。

2. 前列腺 人的前列腺位于膀胱下方，呈栗形环绕于尿道的起始段并开口于此，不分叶。小鼠和大鼠的前列腺分为4个叶，背侧叶、外侧叶、腹侧叶和前叶，前叶也称为凝固腺，呈半透明“V”形，与精囊腺伴行，交配后凝固腺的分泌物使精浆凝固，形成阴道栓。

3. 尿道球腺 人和小鼠的尿道球腺位于阴茎的基部，是一对豌豆状的腺体，其分泌物稀薄，具有冲洗尿道和润滑的作用。犬没有尿道球腺。

4. 包皮腺 包皮腺是一对位于阴茎末端两侧的皮脂腺，是小鼠和大鼠等啮齿目动物特有的附属腺。老龄鼠的包皮腺易发生感染。

（四）阴茎

大多数哺乳动物的阴茎位于阴囊前方，分为阴茎角，阴茎体以及龟头。阴茎由两个阴茎海绵体和一个尿道海绵体包绕，尿道行于尿道海绵体内。阴茎表面覆以伸展性较大的皮肤，海绵体内富含血管和神经，参与阴茎的勃起。小鼠和大鼠等啮齿目动物、猫以及犬的阴茎中有骨体（阴茎骨）的结构，人类没有阴茎骨。

（五）精子运输

精子从睾丸运输到附睾尾部的时间，人大约需 17d，大鼠和小鼠需 6～8d。精子在附睾内移行过程中受精能力逐渐增强。大多数动物（包括人、大鼠和小鼠）在射精后，精子需要在雌性生殖管道获能，去除附着在精子周围的精浆，提高精子的代谢活性以及运动能力。射精后精子到达输卵管的时间，取决于精子自身的鞭毛运动，以及性兴奋伴随的子宫收缩的助力，大鼠和小鼠需 15～30min。各种动物射精时精子数量约 0.5 亿～2 亿个精子，但最终到达输卵管壶腹部的精子数不超过 1 000 个。精子在雌性生殖管道内维持受精能力的时间，人大约 20h，大鼠约 14h，小鼠约 6h，禽类约两周。兔射精后精子到达输卵管的时间较长（3～6h），并且精子保持受精能力的时间（30～32h）也较长，这与兔是交配后刺激性排卵相适应。

三、雌性生殖系统

大多数哺乳动物的雌性生殖系统包括性腺（卵巢）、附属腺（子宫腺、前庭腺、乳腺等）、生殖管道（输卵管、子宫及阴道）、外生殖器（阴道以及前庭）。禽类的输卵管、尿道和消化道都开口于同一个泄殖腔，因此产出的卵表面常见粪尿附着。

（一）卵巢

哺乳动物的卵巢是产生卵子、雌激素和孕激素的 1 对器官，卵圆形居多。多位于腰部至骨盆之间，由卵巢系膜连于后腹壁。禽类右侧卵巢退化，左侧卵巢发达，卵巢内大小不等的卵泡呈葡萄状排列。小鼠、大鼠和犬的卵巢被卵巢囊完全包裹，卵巢囊薄而透明，输卵管开口于卵巢囊内，不与腹腔及盆腔相通，故不发生子宫外妊娠。豚鼠和兔的卵巢，被卵巢囊不完全包绕，某些灵长类动物（包括人）和有蹄动物缺少卵巢囊。卵巢门是血管和淋巴管的出入部位，此处的门细胞可产生雄激素，卵巢门周围附着丰富的脂肪团。

卵巢的组织学结构，由外向内依次是表面上皮、白膜（致密结缔组织）、皮质和髓质。出生前卵巢皮质内的卵原细胞（来源于原始生殖细胞）都已经分化为初级卵母细胞，数量固定，并停留在第一次减数分裂的前期。性成熟前卵巢表面光滑，卵巢皮质中都是原始卵泡。多数动物的原始卵泡中含有一个初级卵母细胞，但在肉食动物，羊和猪的原始卵泡中，可能有 2～6 个初级卵母细胞。性成熟后，在下丘脑 - 垂体 - 性腺轴的激素作用下，每个性周期有十数个到数十个原始卵泡发育为初级卵泡（出现透明带），其中一些进一步发育为次级卵泡（出现卵泡腔）以及成熟卵泡，成熟卵泡移近皮质浅层。在排卵前数小时到数十小时，优势成熟卵泡中的初级卵母细胞完成第一次减数分裂，成为次级卵母细胞（卵子）和第一极体，并停留于第二次成熟分裂的中期。成熟卵泡排卵后，残留于卵巢内的颗粒细胞和卵泡膜共同发育成黄体，黄体产生雌激素、松弛素和孕激素；而次级卵泡发育成间质腺，产生雌激素。啮齿动物和肉食动物的间质腺较发达。

动物的排卵可以分为两种类型，一类是与交配刺激无关，在激素的调控下按一定周期定期排卵，称为自发排卵，包括人、猴、小鼠、大鼠、豚鼠、仓鼠以及禽类等；另一类是只有经过交配的刺激（包括人为机械刺激子宫颈管）才能发生排卵，称为诱发排卵或刺激性排卵，如兔、猫以及貂类等。不同种属动物以及同一种属的不同品系，在每个性周期中的排卵数目不同，受季节、气候和光照等因素影响。人类育龄期妇女通常在每个月经周期的第 14 天自然排卵一个，两侧卵巢隔月交替排卵。在每个性周期中，大鼠和小鼠约排卵 6～15 个（视品系而定），兔排卵 8 个左右。卵子的直径，人卵约 130～140μm，大鼠约 70～75μm，小鼠约 75～88μm，兔和猫卵约 120～130μm，猪卵约 120～140μm，犬的卵直径约 135～145μm。

（二）输卵管

哺乳动物的输卵管分为漏斗部、壶腹部、峡部三部分。漏斗部开口朝向卵巢，是排卵后的卵子进入输卵管的入口。不具有卵巢囊结构的动物，漏斗部的开口较大，呈伞状。壶腹部是卵子与精子相遇并受精的部位。哺乳动物排卵后，输卵管黏膜上皮的纤毛摆动以及肌层平滑肌的收缩作用，使得卵子迁移到输卵管壶腹部。输卵管的长度以及卷曲度随动物种类而异，大鼠和小鼠的输卵管较长，形成反复折返的卷曲袢。兔和豚鼠的输卵管较直。输卵管黏膜上皮由纤毛细胞和分泌细胞组成，分泌的液体为输卵管中的早期胚胎提供营养。在禽类，成熟卵泡破裂后释放卵黄，进入输卵管后即被浓厚的卵白包裹，继而形成卵壳膜，再经钙盐沉积形成硬卵壳后产卵。鸡的输卵管长约 70cm，自排卵至产卵的时间，大约 24～25 小时。产卵后 30～40 分钟，下一个成熟卵泡排卵，通常每天上午产卵一次，产卵的时间段较恒定。如果排卵和产卵时间错后，夜间不产卵，故休息一天，晚一天在恒定的时间产卵。

（三）子宫

是哺乳动物孕育胚胎的器官。各种哺乳动物的子宫，根据胚胎发育时两侧米勒管（中肾旁管）的愈合程度，从形态特征上分为以下几种类型（图 6-9-2）。

1. 复式子宫 有两个完全分离的管状子宫，分别开口于同一个阴道，无子宫体结构。例如：小鼠、大鼠以及兔等啮齿类多见。

2. 双角子宫 有两个子宫角汇合于同一个子宫体，并下行到同一个子宫颈，子宫颈短。如猫、犬、猪、马和羊。

3. 中隔子宫 属于双角子宫的特殊类型，但子宫腔被中隔两分，接近子宫颈处中隔消失。如牛和豚鼠。

4. 单子宫 两侧子宫角完全愈合为单一的子宫体，并下行到同一个子宫颈和阴道。例如：灵长类（包括人类）。

子宫的组织学结构由外向内依次为外膜、肌层和内膜。某些灵长类（包括人）的子宫内膜在下丘脑 - 垂体 - 性腺轴的激素调控下，出现月经周期，分为月经期、增生期以及分泌期（相当于卵巢的黄体期）。在月经期，子宫内膜的功能层剥脱出血。大鼠和小鼠的子宫内膜不随性周期变化，而阴道黏膜随着性周期变化。子宫颈是子宫下端突向阴道的结构，在发情时松弛，交配时使精子容易进入，人的子宫颈外口黏膜处，单层柱状上皮移行为复层扁平上皮，是宫颈癌的好发部位。大鼠和小鼠的子宫颈黏膜都是复层扁平上皮。

（四）阴道

阴道是雌性哺乳动物的交配器官，位于尿道与直肠之间，由黏膜层、肌层和外膜组成。小鼠、大鼠和仓鼠的阴道在性成熟期开口。豚鼠具有一层无孔的阴道闭合膜，发情期张开，非发情期闭合，并在妊娠中期张开。阴道黏膜随着性周期而变化，小鼠、大鼠、仓鼠、豚鼠、犬和猫的阴道涂片可作为判断发情周期的指标之一。小鼠等啮齿目动物交配后数小时，阴道口形成白色的阴道栓，通常以见到阴道栓为妊娠 0.5 天。

（五）外生殖器

雌性生殖器的外露部分，又称外阴，包括阴蒂、前庭、小阴唇、大阴唇以及周围皮肤。前庭与阴道以处女膜为界。仓鼠、小鼠和大鼠无明显的大小阴唇等结构。有些灵长类动物的外阴具有发育完善的性皮肤（sex skin），其色泽和轮廓随着性周期发生变化，在发情期（排卵期）显著潮红并肿大。兔的外阴部在发情期出现明显的充血和肿胀。

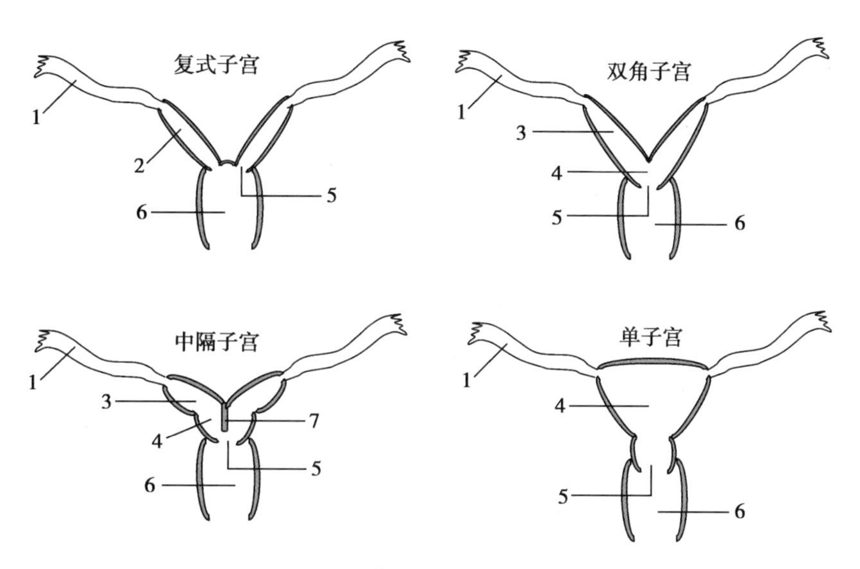

图 6-9-2 常用实验动物子宫类型

1. 输卵管；2. 复式子宫的单侧；3. 子宫角；4. 子宫体；5. 子宫颈与子宫的外口；6. 阴道；7. 子宫中隔

（六）乳腺

各种哺乳动物的乳腺大小，位置和乳头数量各有其特征。小鼠乳头共有5对，其中3对位于胸部，2对位于腹部。大鼠胸部和腹部各有3对乳头。豚鼠只有1对乳头，位于鼠蹊部，左右各一。通常兔有4对乳头、犬有5对乳头位于胸部和腹部。人和猴有1对乳房位于胸部。乳腺由实质和间质组成，实质由导管和腺泡构成，间质由疏松结缔组织和脂肪组织构成。性成熟期在激素调控下乳腺发育，脂肪组织增多。妊娠期和哺乳期的乳腺有泌乳活动，称活动期乳腺，分泌前的腺泡细胞呈高柱状，分泌后则成为立方或扁平状。无分泌活动的乳腺称静止期乳腺。结缔组织将乳腺分隔成15～25个腺叶，每个腺叶又分成若干小叶，称乳腺小叶。

（七）雌性生殖生理

1. 性周期　雌性哺乳动物在性成熟后，周期性地发生卵泡发育及排卵，并连带子宫，阴道以及性行为发生变化，称为性周期或发情周期（estrous cycle）。一般分为4期：发情前期、发情期、发情后期及发情休止期。人和猕猴的发情周期为28天左右、猪为21天左右、豚鼠为16天左右、小鼠和大鼠为4～5天。发情周期受照明、温度以及其他个体的体味等环境因素的影响。各种哺乳动物的发情周期分为以下3种类型：

（1）完全发情周期（complete estrous cycle），该型动物（包括人、猴以及豚鼠）的卵泡发育，排卵，黄体形成及退化等过程，周期性地自然发生，属于自发排卵，与是否交配无关。

（2）不完全发情周期（incomplete estrous cycle），该型动物（包括小鼠、大鼠及仓鼠）的卵泡发育及排卵是与交配无关的周期性自然发生，属于自发排卵，但如果没有交配刺激，则黄体期缺如；如果有交配刺激（包括人为机械刺激子宫颈管），则出现短暂的黄体期（假孕期）；如果没有胚胎着床，很快进入下一轮发情周期，因此发情周期短（4～5天）。

（3）交配刺激型（post-coital ovulation）动物（包括兔和猫），不能自然排卵，属于刺激性排卵，只有交配刺激（包括人为机械刺激子宫颈管）后才能排卵，并出现假孕期。

2. 卵的运输　哺乳动物排卵后，卵子迁移到输卵管壶腹部的过程相似，约需数分钟到数小时。人的卵子在雌性生殖管道内保持受精能力的时长在24h以内、大鼠约12小时、小鼠、仓鼠和兔需6～8h，豚鼠约20h，猪需8～12h。

3. 受精　鱼类和两栖类的受精方式是体外受精。哺乳动物都是体内受精，输卵管壶腹部是卵子与精子相遇并受精的部位。受精过程大体如下：

（1）成熟精子在雌性生殖管道内获能（capacitation），去除附着在精子周围的黏性物质（包括去获能因子）、大鼠需2～3小时、小鼠需1～2小时。精子在雌性生殖管道内维持受精能力的时间，人大约20小时、大鼠约14小时、小鼠约6小时。

（2）精子与卵丘细胞接触后发生顶体反应，释放透明质酸酶及顶体素，消化卵丘细胞间质使之松散，便于精子进入。

（3）通过精子表面ZP3受体与透明带ZP3蛋白进行同物种识别，精子进入卵周隙。

（4）精子与卵子的质膜融合，精子头部进入卵子内。

（5）激活卵子释放皮质颗粒，使透明带发生变化，阻止其他精子的进入，以保证染色体数目的恒定。

禽类是体内受精，交配是通过雌性和雄性的泄殖腔外口直接接触时，精子进入雌性的输卵管内，上行至输卵管的漏斗部才可能受精，因为排卵后在输卵管内下行过程中，卵周一旦被卵白包裹，精子难以穿入。因此交配2～3天内产出的卵，卵周已被卵白包裹，还不是受精卵。精子在雌性禽类体内可保持受精能力2周。以制备流感疫苗为目的的病毒培养常用鸡的受精卵。体外鸡胚的易操作性和可视性，增加了其胚胎发育研究模型的价值。

4. 着床　哺乳动物的受精卵迁移到子宫的过程相似，在迁移过程中不断地进行卵裂，到达子宫时发育为囊胚（胚泡）；同时子宫在激素的作用下进入分泌期（此时卵巢为黄体期），发生子宫内膜增厚，子宫腺以及螺旋动脉增生等适应性变化。受精之后，胚到达子宫腔的时间各种动物间差异不大，平均3天；但囊胚在子宫腔内漂浮一段时间，因此着床时间有差异，小鼠胚的着床是交配后4天、大鼠为5天、豚鼠为6天、兔为7～8

天、人和猴是8～13天、猪为15天。各种动物的着床方式不尽相同，分为以下4种类型。

（1）浅表型植入（superficial implantation）：胚胎拉长，或者附着在整个子宫内膜上，但未侵入子宫内膜（如：马和猪）；或者散在地附着于子宫内膜的若干处（附着处称为宫阜，caruncles），胎儿绒毛膜侵入母体子宫内膜，侵入部位仅限于宫阜处。牛、羊等属于后者类型。

（2）融合型植入（fusion type of implantation）：胚胎滋养层细胞与子宫内膜融合，成为合胞体滋养层。兔属于此型。

（3）位移型植入（displacement type of implantation）：子宫内膜的上皮与基底层剥离，胚胎滋养层细胞在上皮与基底层之间扩散。大鼠和小鼠属于此型。

（4）侵入型植入（intrusive type of implantation）：胚胎滋养层细胞穿过子宫内膜的上皮，并延伸到子宫内膜的基底层。人和豚鼠属于此型。

5. 胎盘类型　哺乳动物的胎盘是由胎儿的绒毛膜和母体子宫内膜共同构成。根据母体子宫是否形成蜕膜，将胎盘分为蜕膜胎盘（deciduate placenta）和非蜕膜胎盘（non-deciduate placenta）。灵长类（包括人），大鼠和小鼠的胎盘属于蜕膜胎盘。根据胎儿绒毛膜的分布，分为以下4种类型。

（1）弥散型胎盘（diffuse placenta），胚胎着床方式为表浅型植入，胎儿绒毛膜附着于母体子宫内膜，但未侵入子宫内膜，因此分娩时几乎没有母体子宫组织的损失。猪和马等属于此型。

（2）子叶型胎盘（cotyledonary placenta），胚胎着床方式为表浅型植入，胎儿绒毛膜侵入母体子宫内膜宫阜处，仅限于上皮下方的结缔组织浅层，因此分娩时母体子宫组织的损失较轻。牛、羊、鹿等反刍动物属于此型。

（3）环状胎盘（zonary placenta），胎儿绒毛膜形成一条宽为2.5～7.5cm的环带状，绒毛侵入子宫内膜的结缔组织深层，与子宫蜕膜紧密结合。分娩时母体子宫组织的损失较大，流血较多。犬和猫等肉食动物的胎盘属于此型。

（4）盘状胎盘（discoid placenta），由胎儿绒毛膜和母体子宫内膜共同组成，呈圆盘状。绒毛侵入子宫内膜的结缔组织深层，与子宫蜕膜紧密结合。分娩时母体子宫组织的损失较大，流血较多。人、猴、小鼠、大鼠和兔属于此型。人类胎盘属蜕膜盘状胎盘，胎盘直径为15～20cm，中央厚边缘薄，厚度2～3cm，胎儿面光滑，由表面的羊膜和丛密绒毛膜组成；母体面粗糙，由子宫内膜的底蜕膜组成20个左右的胎盘小叶。

6. 繁殖季节　实验动物的繁殖有季节差异，但有些因人工饲养已发生改变。一年四季都能繁殖的动物，称为全年繁殖动物。人、小鼠、大鼠、豚鼠、兔、猪等，属于周年繁殖动物。并且小鼠、大鼠和豚鼠具有产后发情特点，即动物怀孕生仔后，在24小时之内又能受孕。繁殖有明显季节差异的称为季节繁殖动物。在野生环境中，非人灵长类为季节繁殖动物，通常在10～12月受孕，第二年3～6月分娩。在适应了实验室的饲养环境后，食蟹猴、狨猴等可在任何月份繁殖。犬类多在4～7月发情，发情间隔约7个月，妊娠期和哺乳期都是60天左右。羊的繁殖季节在晚夏至秋季，可多次发情。

7. 辅助生殖　难以通过自然交配繁殖的动物，如稀少野生种以及某些基因编辑动物，辅助生殖技术是有效的繁殖手段（参见本教材的配套教程）。此外，通过冷冻保存精子和胚胎的方法，既可以避免长期活体保种导致的遗传漂变及遗传污染，还可以减少长期活体饲养的维持费用。

（李正花　谭　毅　戴丽军）

第十节　神经系统

神经系统由位于颅腔和椎管中的脑和脊髓，以及与脑和脊髓相连并分布于全身各处的周围神经组成。动物在生活中，运动与平衡、内脏的活动和血液的供给、代谢产物的排放等生命活动均受神经系统的控制和调节，因此神经系统是调整动物体内、外环境的平衡及生命活动的重要器官。神经系统类型的不同导致动物品种间的特征差异，因此实验动物的选择应当符合相应神经活动实验的需要。

神经系统是一个不可分割的整体，按照其结构和机能可分为中枢神经系统和周围神经系统。中枢神经系统包括脑和脊髓，二者呈两侧对称形式，均由胚胎期的神经管分化而成。脑和脊髓是各种反射弧的中枢部分，起着协调各种刺激、达到全身活动平衡的作用。灰质、白质、皮质、神经核等是中枢神经常用的术语。灰质因富含血管，新鲜标本呈暗灰质，故称灰质。位于脑表面的灰质称皮质。位于脑内部形态和功能相似的灰质团块称神经核。白质由脑和脊髓内的神经纤维集聚而成。周围神经系统是指脑和脊髓以外的神经成分，一端与脑或脊髓相连，另一端通过各种神经末梢装置与全身各器官和系统相联系。在周围神经系统中分布于骨、关节、骨骼肌、体浅层和感觉器官的神经，称躯体神经。躯体神经中与脑相连的，称脑神经，主要支配头面部器官的感觉和运动；同脊髓相连的，称脊神经，主要支配身体和四肢的感觉、运动和反射。分布于内脏和血管平滑肌、心肌及腺体的神经，称自主神经。神经和神经节是周围神经系统常用的术语。神经是由周围神经内的神经纤维聚集而成。神经节是由周围神经中神经元胞体聚集而成。

一、中枢神经

中枢神经系统是神经系统的主要部分，其位置常在动物体的中轴，由明显的脑神经节、神经索、脑、脊髓及它们之间的连接成分组成。

（一）脑

位于颅腔内，后端在枕骨大孔处与脊髓相连，是神经系统的高级中枢，由大脑、间脑、中脑、小脑、脑桥和延髓组成。

图 6-10-1 和图 6-10-2 分别为大鼠脑背面观和腹面观。

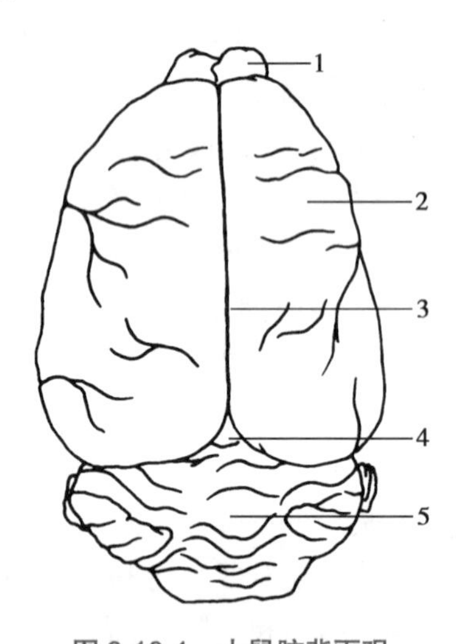

图 6-10-1 大鼠脑背面观

1. 嗅球；2. 大脑；3. 大脑纵裂；4. 大脑横裂；5. 小脑

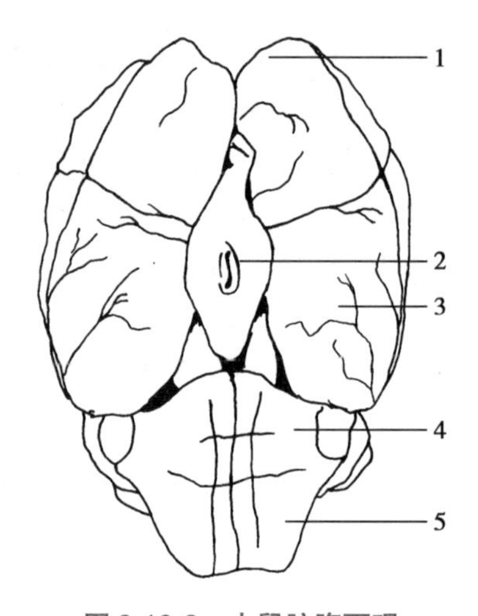

图 6-10-2 大鼠脑腹面观

1. 嗅球；2. 乳头体；3. 梨状叶；4. 脑桥；5. 延髓

1. 大脑 又称端脑，呈尖端向前的梯形，是脑的主要部分。后端以大脑横裂与小脑分开，背侧以大脑纵裂分为左、右大脑半球。大脑半球表面形成沟、回和海马，皮质发达。每个大脑半球包括大脑皮质、白质、嗅脑和基底核（纹状体）。嗅脑包括嗅球、嗅束、嗅三角等部分。每侧大脑半球中的不规则腔体，称为侧脑室。大脑各区的面积和位置因动物种类不同而异。

实验动物中，禽类的大脑皮层不发达，薄而平滑，无沟、回，纹状体发达，嗅脑不发达，嗅球较小。大鼠大脑表面无沟、回。兔大脑半球有沟、回，但不明显。大鼠和兔大脑的主要构造为基底神经节，纹状体是半球内的重要结构，高度分化，突入侧脑室内，与本能性活动有关。胼胝体发达。嗅叶发达，位于半球吻侧，包括嗅球、嗅前核和嗅结节，嗅觉相关结构不发达。犬的大脑呈长卵圆形，有沟、回，嗅脑极为发达。

非人灵长类动物中，猕猴属的恒河猴应用最广，其端脑背外侧面各叶与人类相似，通过外侧沟、中央沟和月状沟（由顶枕裂在大脑背外侧面的延续）而分为额、顶、枕和颞叶，额、顶和颞叶有较多沟回，枕叶沟回不发达，其底部各叶沟回的发育与人类的相似，这些沟回是猕猴的特征。额叶可分为额上、中、下回，中央沟和中央前沟之间的是中央前回；顶叶通过顶内沟分为顶前回和顶后回，中央沟和中央后沟之间的是中央后回；颞叶通过颞上沟和颞下沟分为颞上、中、下回；枕叶较其他叶显得更平滑。恒河猴的大脑的重量相当于人类6至7月龄胎儿的大脑，但其进化程度远远不如人类的大脑。相比于小脑，大脑的发育相对缓慢，大脑内侧面可见与胼胝体沟平行的胼胝体缘沟，与嘴沟、膝状沟共同构成扣带沟。猕猴模仿能力强，由于其脑部生物学特性与人类极其相似，常作为医学和生物学中的动物模型，应用于行为学和神经学研究，因此是一种珍贵的实验动物，其价值远非其他种属动物所能比拟。

图6-10-3和图6-10-4分别为兔脑背面观和颌面观。

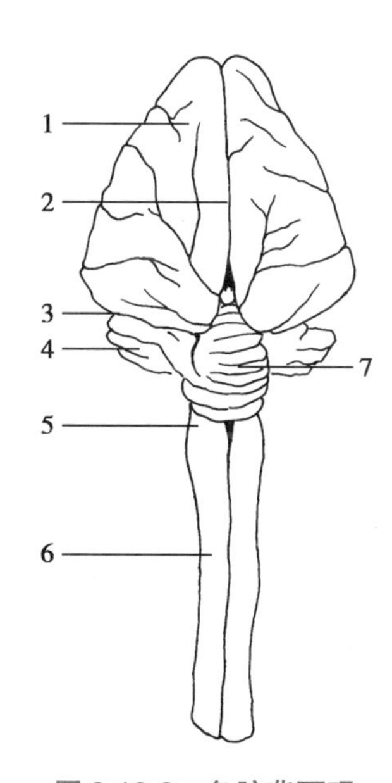

图6-10-3　兔脑背面观

1. 大脑；2. 大脑纵裂；3. 大脑横裂；4. 小脑半球；5. 延髓；6. 脊髓；7. 小脑蚓部

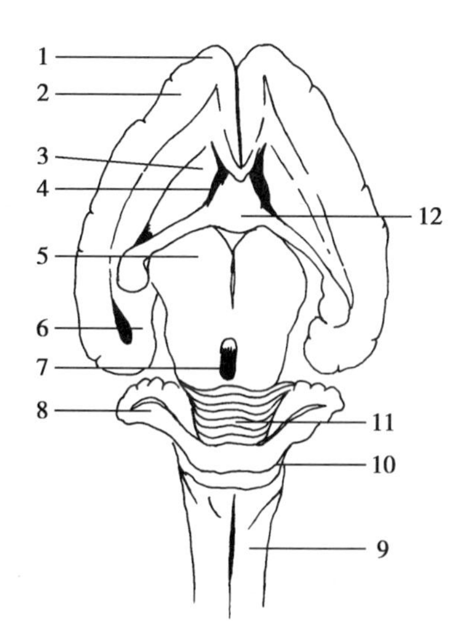

图6-10-4　兔脑颌面观

1. 嗅球；2. 大脑皮质；3. 尾状核；4. 侧脑室；5. 丘脑；6. 海马；7. 中脑导水管；8. 小脑半球；9. 脊髓；10. 延髓；11. 小脑蚓部；12. 大脑半球联合

2. 间脑　位于中脑的前方，前外侧被大脑半球所遮盖，内有第3脑室，主要分为丘脑和下丘脑。丘脑占间脑的最大部分，为一对卵圆形的灰质团块。左、右两丘脑的内侧部相连，断面呈圆形，称丘脑间黏合，其周围的环状裂隙为第3脑室。丘脑是皮质下的主要感觉中枢，其后部的背外侧有外侧膝状体和内侧膝状体。外侧膝状体是视觉冲动传向大脑的联络站，内侧膝状体是听觉冲动传向大脑的联络站。下丘脑又称丘脑下部，位于间脑的下部，是植物性神经的重要中枢，可分为视前部、视上部、灰结节部和乳头体部等四部分。

不同动物中膝状体大小不同，如兔外侧膝状体较大，内侧膝状体较小，犬则相反。恒河猴的间脑与人类的相似。

3. 中脑　位于间脑和脑桥之间，其脑室是中脑水管，前方通第3脑室，后方通第4脑室。中脑水管将中脑分为背侧的四叠体和腹侧的大脑脚。四叠体又称顶盖，由前后2对圆丘组成。在高等动物中，前丘是光反射的联络站，完成视觉和听觉所引起的反射活动。后丘是声反射的联络站，表面为白质、深部为灰质，完成听觉的反射活动。大脑脚底为白质，主要由大脑皮质至脑桥、延髓和脊髓的运动束组成。

禽类中脑的前丘发达，后丘呈半环状。大鼠和兔的四叠体特别发达，前丘较大，后丘较小。灵长类动物的中脑较发达。

4. 小脑　小脑略呈球形，位于大脑后方，在延髓和脑桥的背侧，参与调节随意运动。小脑的表面有许多平行的横沟，将小脑分成许多小叶。两条近平行的纵沟将小脑分为3个部分：两侧的小脑半球和中央部分的蚓部。蚓部由一系列的小叶组成，最后一小叶称小结，与小脑半球的绒球合称绒球小结叶，与延髓相联系。小脑髓质呈树枝状伸入小脑各叶，形成髓树（小脑树）。

禽类小脑的功能为维持平衡，无半球结构，小蚯蚓部发达，有1对小绒球。兔的小脑不发达，小蚯蚓部宽大，表面有横纹，两侧有1对小绒球。恒河猴的小脑与人类的相似，绒球较明显，从自身比例来看，小脑相对较发达。

图6-10-5为兔脑纵切面观。

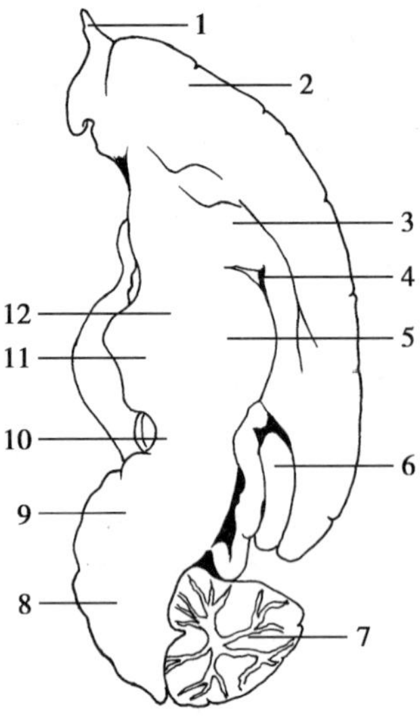

图 6-10-5 兔脑纵切面观

1. 嗅球；2. 大脑皮质；3. 胼胝体；4. 穹窿；5. 丘脑；6. 四叠体；7. 小脑树；8. 延髓；9. 脑桥；10. 中脑；11. 下丘脑；12. 视神经

5. 脑桥 位于延髓的前端，在中脑的后方、小脑的腹侧。背侧面凹，为第 4 脑室底壁的前部。腹侧有横行隆起，分为背侧的被盖和腹侧及两侧的基底部。在脑桥背侧部的前端有联系小脑和中脑的小脑前脚或结合臂。脑桥的两侧有粗大的三叉神经根。

禽类无明显的脑桥。兔的脑桥不发达，较窄且扁平。恒河猴的脑桥较发达，与人类的相似。

6. 延髓 前端连脑桥，后端接脊髓，呈前宽后窄、背腹侧稍扁的四边形。腹侧部位于枕骨基底部上，背侧部大部分为小脑所遮盖。延髓前部的中央管开放，形成第 4 脑室底的后部；后部的形态与脊髓相似，也有中央管。延髓内有第 6—12 对脑神经核、第 5 对脑神经（三叉神经）感觉核的一部分、薄束核及网状结构等。动物的呼吸、心跳等均直接由延髓控制。

禽类的延髓发达。大鼠和兔的延髓腹侧较宽，在枕骨大孔处与脊髓相接。灵长类动物的延髓与人类相似。

（二）脊髓

位于椎管内，较长，前端连接延髓，一直延续到尾部的综尾骨，因此后端不形成马尾。脊髓呈背、腹向稍扁的圆柱状，向后端逐渐缩细成圆锥状，称为脊髓圆锥，最后形成一根来自软膜的细丝称为终丝。在颈胸部和腰荐部分别形成颈膨大和腰荐膨大，颈膨大发出神经至前肢，腰荐膨大在脊髓圆锥的前方，发出神经至后肢。腰荐膨大较发达，背侧部左右分开，形成菱形窦。颈膨大和腰荐膨大的灰质腹侧柱有部分移至外周的白质内，称为缘核。上行传导束不发达。脊髓两旁发出成对的神经，广泛分布于躯干和四肢的肌肉和皮肤，使脊髓与各部直接联系而成为许多简单反射的中枢。同时脊髓与脑的各部有广泛的传导径路，可把外周的信息通过脊髓传导到脑，也可将脑的冲动通过脊髓传至外周，引起各部的活动。

二、周围神经

周围神经简称神经，新鲜时呈白色带状或索状，是由联系于中枢神经与外周器官之间的神经纤维所组成。周围神经通过神经根与中枢神经相联系，一类为感觉根，一类为运动根。根据神经的功能性质，可分为传入神经、传出神经和混合神经。根据分布的不同，可分为躯体神经和植物性（内脏）神经。其中躯体神经又分为脑神经和脊神经，内脏神经又分为交感神经和副交感神经。

（一）脑神经

脑神经是与脑相连的周围神经，共有 12 对，按其与脑相连的前后顺序和功能、分布和行程而命名。它们通过颅骨的一些孔出颅腔，包括感觉神经、运动神经、混合神经。脑神经依次包括嗅神经、视神经、动眼神经、滑车神经、三叉神经、外展神经、面神经、前庭耳蜗神经、舌咽神经、迷走神经、副神经、舌下神经。大鼠和兔的三叉神经发达，在头部分布广泛；面神经发达。禽类的脑神经与哺乳动物相似，共 12 对。

（二）脊神经

脊神经为混合神经，共有 30 余对，在椎间孔附近由背侧根（感觉根）和腹侧根（运动根）聚集而成，它由椎间孔或锥外侧孔伸出，分为背侧支和腹侧支，其中背侧支分布于脊柱背侧的肌肉和皮肤，腹侧支分布于脊柱腹侧和四肢的肌肉和皮肤。禽类的周围神经系统与哺乳动物的类似，脊神经有 39～41 对。脊神经按部位可分为颈神经、胸神经、腰神经、荐神经和尾神经。

1. 颈神经 背侧支分为内侧支和外侧支，分别穿行于头半棘肌的内侧面，或头最长肌、颈最长肌和夹肌之间，最终分布于颈部背、外侧的肌肉和皮肤。腹侧支自前向后逐渐变粗。前4、5对的颈神经的腹侧支小，分布于颈部腹外侧的肌肉和皮肤。后3对颈神经的腹侧支较大，参与组成臂神经丛和膈神经。

2. **胸神经** 背侧支分为内侧支和外侧支，内侧支分布于背多裂肌和棘肌等深层肌肉，外侧支分布于肋提肌、背最长肌和背髂肋肌以及胸壁上三分之一的皮肤。腹侧支较大，又称肋间神经，位于肋间隙，沿肋骨后缘向下延伸，分布于肋间肌、腹肌和皮肤。

颈神经的第6、第7、第8腹侧支和胸神经的第1、第2腹侧支组成臂神经丛，经斜角肌背腹侧两部之间穿出，在肩关节的内侧分出腋神经、桡神经和尺神经等分支。腋神经纤维来自第7、第8颈神经的腹支，穿过肩胛下肌与大圆肌之间的缝隙，分布于肩胛下肌、三角肌等，在三角肌的深面分出前臂皮神经，分布于前臂近端背侧和前臂外侧的皮肤。桡神经纤维来自第8颈神经和第1胸神经的腹侧支，自臂神经丛的后部沿臂动脉的后缘向下延伸，经臂三头肌长头与内侧头之间进入肌旋沟，分为内侧支和外侧支，分别分出指背神经和掌背神经。尺神经纤维来自第1、第2胸神经的腹侧支，起于臂神经丛后部，经肱骨与肘突进入前臂，并继续向下延伸到腕部，分为浅支和深支，分别形成掌外侧神经和掌心神经。

3. **腰神经** 背侧支分为内侧支和外侧支。内侧支在背腰最长肌深面分布于多裂肌等。外侧支有肌支至背腰最长肌，主干穿出背腰最长肌和臀中肌分布于腰臀部的皮肤。第1—4腰神经的腹侧支形成髂腹下神经、髂腹股沟神经、生殖股神经和股外侧皮神经。第4—6腰神经的腹侧支参与构成腰荐神经丛。

4. **荐神经** 背侧支经荐背侧孔出椎管，分布于臀部的皮肤以及尾基部的肌肉、皮肤。第1、第2荐神经的腹侧支参与构成腰荐神经丛。第3—4对荐神经的腹侧支形成阴部神经与直肠后神经。最后1对荐神经的腹侧支分布于尾的腹侧。

腰荐神经丛位于腰荐部腹侧，分支包括股神经和坐骨神经等。股神经是股部内侧面最大的神经，有腰荐神经丛前部发出，其纤维主要来自第4、第5腰神经的腹侧支，经腰大肌与腰小肌之间延伸，穿出腹腔，股神经在缝匠肌的深面分出至髂腰肌的肌支及隐神经后，肌内神经与股前动脉一起进入股直肌与股内肌之间，分数支分布于股四头肌。隐神经在缝匠肌覆盖下由股神经分出，沿股动脉的前缘向下延伸，分布于膝关节、小腿和跖内侧面的皮肤。坐骨神经为全身最粗大的神经，纤维主要来自第6腰神经和第1荐神经的腹侧支。自坐骨大孔出盆腔，沿荐结节阔韧带的外侧向后下方延伸，经大转子与坐骨结节之间绕过髋关节后方下行至股后部，分布于股二头肌、半膜肌和半腱肌，约在股骨中部分为腓总神经和胫神经。

5. **尾神经** 尾神经由脊髓尾部延伸至尾尖部，也包括背侧支和腹侧支，分别分布于尾背侧、腹侧肌肉和皮肤。

（三）植物性神经

植物性神经系统又名自主神经或内脏神经，是指分布到内脏器官、血管和皮肤的平滑肌以及心肌、腺体等处的神经，分为交感和副交感神经系统两部分。内脏器官一般都接受交感和副交感神经的双重支配，但少数器官例外，如皮肤和肌肉内的血管、一般的汗腺、竖毛肌和肾上腺髓质只受交感神经支配。在具有双重神经支配的器官中，二者往往是拮抗作用，如在心脏中迷走神经具有抑制作用，而交感神经具有兴奋作用；对于小肠平滑肌，迷走神经和交感神经的作用则与心脏相反。这种特性使神经系统能够从正反两个方面实现内脏活动的调节。

1. **交感神经** 交感神经发出的节前神经纤维经脊髓腹侧根至脊神经，在脊柱两侧形成两条交感神经干。椎神经节发出的节后神经纤维随动脉至其所分布的器官。交感神经干位于脊柱的腹外侧，左右成对，可分为颈部、胸部、腰部和荐尾部。颈部交感干上有颈前、颈中和颈后3个锥神经节。胸部交感干紧贴于胸椎的腹外侧，每一节有一个胸神经节，并发出内脏大神经和内脏小神经。腰部交感干沿腰小肌内侧缘向后延伸，发出腰内脏神经，连于腹腔肠系膜前神经节。荐尾部交感干沿荐骨骨盆面向后延伸并逐渐变细，节后神经纤维连接荐神经和尾神经。

在大鼠和兔中，一对交感干从颅底沿脊柱延伸到综尾骨，交感干上形成很多神经节，呈串状。

交感干的颈段分布于颈椎横突管内，与椎动脉伴行，与每个颈神经交叉处均有一神经节。细干沿颈动脉而行，在胸腔入口处与颈交感干一起移行至颈胸神经节。交感干胸段为双节间支，节间支分裂为两支包绕肋骨头。交感神经的外周部还形成一肠神经，为一神经节链，从十二指肠终末沿肠管行于系膜内，直至直肠末端。交感神经也接受来自迷走神经和盆神经丛的副交感纤维。大鼠的交感神经由1对神经干和24个神经节间支组成，其中神经节在颈部有3个、胸部10个、腰部6个、荐尾部5个。兔颈神经有三根独立分支的神经，分别为最粗的迷走神经、较细的交感神经和最细的减压神经，内脏小神经不独立存在。

2. 副交感神经 分为颅部和荐部副交感神经，节前神经元位于脑干和荐部脊髓，节后神经元位于其支配的器官内或附近，节后神经纤维较短。

颅部副交感神经的节前神经纤维位于动眼神经、面神经、舌咽神经和迷走神经内。动眼神经内的副交感神经节前纤维起于中脑的动眼神经副交感核，节后纤维分布于眼球的睫状肌和瞳孔括约肌。面神经内的节前纤维起于脑桥的面神经副交感核，节后纤维一部分伴随上颌神经的分支分布与泪腺、颊腺和鼻黏膜腺，另一部分通过鼓索神经至下颌神经结，分布于舌下腺和颌下腺。舌咽神经的节前纤维起于延髓的舌咽神经副交感核，至下颌神经内侧面的耳神经节，节后纤维分布于腮腺。迷走神经的节前纤维起于延髓的迷走神经背核，随迷走神经延伸至终末神经节，分布于咽、喉、食管、胃、肠、肝、胰、肺、心、肾等器官。迷走神经的分布广泛，除含有大量副交感神经节前纤维（内脏传出纤维，占80%以上）外，还含有内脏传入纤维、躯体传入纤维、躯体运动纤维。其中，内脏传入纤维周围突分布于内脏，中枢突入延髓止于孤束核；躯体传入纤维外周突分布于外耳皮肤，中枢突止于三叉神经脊束核；躯体运动纤维起于延髓疑核，分布于咽、喉骨骼肌。

荐部副交感神经节前位于荐部脊髓第1—4节的外侧柱内，节前纤维随第2—4荐神经的腹侧支出椎管，形成盆神经。盆神经沿骨盆侧壁向腹侧延伸到直肠或引道外侧，与腹下神经一起构成盆神经丛，节前纤维在盆神经丛中的终末神经节（盆神经节），节后纤维分布于结肠末段、直肠、膀胱、前列腺和阴茎（公/雄）或子宫和阴道（母/雌）。

大鼠和兔的颅部交感神经也随第3、第7、第9、第10对脑神经出脑。荐部副交感神经节前神经纤维也形成盆神经，加入阴部神经丛，节后纤维分布于盆腔脏器。肠神经内有许多神经节，既含有交感纤维，也含有副交感纤维，其节后纤维分布于肠，迷走神经属于副交感神经，很发达。

（王春芳　戴丽军　康爱君　郑振辉）

第十一节　内分泌系统

动物体内有两种具有分泌功能的腺体，一种具有导管，分泌物经导管排出，称为外分泌腺（或称有管腺），如汗腺、消化腺等；一种没有导管，分泌物直接流入血液而分布至全身，称为内分泌腺（也称无管腺）。内分泌腺腺细胞分泌的特殊化学物质称为激素，可直接透入血液或淋巴，随血液循环传递到全身，有选择地作用于特定的器官或组织，对机体的新陈代谢、生长、发育以及体内环境理化因素的动态平衡等起促进和调节作用。

神经系统对机体的调节称神经调节，其作用迅速而准确；激素通过血液循环对机体所起的调节称体液调节，其作用广泛、持久并具有特异性。体液调节受神经调节的影响和支配，神经系统通过激素对机体代谢和功能的调节作用称为神经体液性调节。

内分泌系统包括体内单独存在的内分泌腺，如甲状腺、甲状旁腺、肾上腺、垂体和松果体等；位于器官内的内分泌组织，如胰腺内的胰岛、卵巢内的卵泡细胞和黄体细胞、睾丸内的间质细胞等，以及一些已明确有内分泌功能的细胞，如甲状腺中的滤泡旁细胞分泌甲状腺降钙素，肾球旁细胞分泌有升高血压作用的肾素，消化管内分泌细胞分泌胃泌素、胰泌素、高血糖素、胆囊收缩素等，前列腺、精囊腺、肺和脑等有关细胞分泌前列腺素，下丘脑某些神经细胞分泌促激素释放素和促激素释放抑制素等。

内分泌腺在结构上的共同特点是：腺细胞排列呈索状、团状和泡状，腺细胞之间有丰富的血管和淋巴管，所分泌的激素容易透入血液和淋巴。

各种激素在血液中经常保持着适宜的浓度，彼此间互相对抗、互相协调以维持机体的正常生理活动。如果某个内分泌腺的激素分泌量过多或者过少，就会出现该内分泌腺功能亢进症或功能不足症，从而引起一系列的病理变化和临床症状。

实验动物体内主要的内分泌腺有甲状腺、甲状旁腺、肾上腺、脑垂体和松果体。

一、甲状腺

甲状腺红褐色，分布在甲状软骨的外表面，由左、右两个侧叶及连接于两叶之间狭窄的峡部组成。甲状腺有丰富的血液供给，其动脉来自颈动脉，比较粗大，有两条；其静脉也较大，归入颈静脉。甲状腺表面有一层纤维囊，自囊壁向内分出小梁深入腺体。腺组织坚实，由单个闭锁的上皮囊泡组成，这些上皮囊泡称为滤泡，是甲状腺的分泌部分，其分泌物是一种含碘的激素，称为甲状腺素，具有促进动物新陈代谢、保证动物正常生长发育等生理特性。

沿小鼠、大鼠颈部中线分开颈部肌肉，在喉头的下方、气管两侧可看到1对长椭圆形的甲状腺。

兔甲状腺全重约0.23g，占体重的0.013%，分布自甲状软骨的前角向后延伸至第9气管软骨环上，侧叶分布在气管的两侧，长而扁平，其长度约17mm，宽7mm。每个侧叶均形成尖锐的角。峡部横行于气管的腹面，左、右两端与两个侧叶相连，位于第5～9气管环的位置，长度为6mm。甲状腺体的位置与大小因个体差异和年龄、性别而不同，一般雌兔的甲状腺比雄兔的大。

犬的甲状腺一般位于接近喉头的气管两侧，侧叶长而窄，呈扁平椭圆形，侧叶的两端比较小，后端尖锐，峡部形状不定，大型犬峡部的宽度可达1cm，中、小型的犬则经常无峡部。

二、甲状旁腺

甲状旁腺是微白色、紧贴于甲状腺前外侧面的小腺体。

兔的甲状旁腺大多是1对很小的腺体，用肉眼观察刚刚能分辨，呈卵圆形或纺锤形，其长度仅有2～2.5mm，重量为0.013g。兔甲状旁腺的位置不固定，有的靠近前方，包埋在甲状腺中间或甲状腺侧叶的前1/3处；有的位于甲状腺的后部，紧贴于甲状腺动脉的根部、气管的两旁；还有的是非对称性分布：一个在甲状腺的背侧，另一个在甲状腺的一侧；此外，还常可见到一个额外的甲状旁腺，其位置或在甲状腺基底部附近，或独立地分布在远离甲状腺的部位，甚至可进入胸腺内。

犬的甲状旁腺体积相当于粟粒大，一般有2对：1对在甲状腺侧叶的深侧，常深深地埋藏在甲状腺组织内；1对靠外侧，接近甲状腺的前端。

三、肾上腺

肾上腺1对，为浅黄色不规则的圆形体，位于肾脏上方。两个肾上腺的位置并不对称，右侧肾上腺两端尖细，略呈菱形，位于右肾内侧缘的前部，即肾门的前方，相当于第12胸椎处；左侧肾上腺背腹扁平，其形状前后延长，分布于远离左肾的前方，腹主动脉与左肾动脉夹角的前方，紧贴于腹主动脉的旁侧，相当于第2腰椎处，并不直接与左肾接触。肾上腺内部为实质组织，分成外层苍白稍带黄色的皮质和内层深褐色的髓质两部分。大鼠肾上腺大小如绿豆，易于切除。长爪沙鼠肾上腺较大，每单位体重肾上腺重量是成熟大鼠的4倍，皮质类固醇分泌亢进。兔肾上腺大小如黄豆。

四、脑垂体

脑垂体是一个椭圆形的小体，又叫脑下腺，是动物体内最重要的内分泌腺。位于间脑腹面，视交叉的后方，借垂体柄与丘脑下部相连，嵌在颅底基蝶骨的垂体窝内，背面紧贴在脑桥前方一横沟内，在剥离脑组织时很容易被剥掉。矢状切面观，脑垂体大致呈三角形。

大鼠脑垂体呈红褐色，分为前叶、中间叶和后叶三部分，宽4.5～5.5mm，长3.0～3.5mm，高1.5mm。大鼠脑垂体较脆弱地附着在漏斗下部，不需要很大的吸力就可以除去而不破坏鞍膈和脑膜，适于制作去垂体模型。大鼠垂体-肾上腺系统功能发达，应激反应灵敏。

兔的脑垂体面积约为5mm×3mm，重量仅0.028g。垂体纵切面上可看出前叶（腺垂体）最大，后叶（神经垂体）次之，中间叶最小。兔的垂体内，在前叶与中间叶之间有一狭窄的间隙，称为垂体腔。

犬的垂体较小，呈圆形，外表面被一层属于硬脑膜的纤维囊包绕。

五、松果体

松果体又称脑上腺，是一个小的卵圆形腺体，外面包绕一层纤维囊，位于脑的背面、两大脑半球与小脑之间的深部，其后下方即为后连合。

大鼠的松果体长约为1.5～2.0mm，宽1.2～1.8mm，雄鼠的松果体重约0.5～1.0mg，雌鼠的重约0.25～0.5mg。兔的松果体重量仅有0.016g。

（孔 琪 戴丽军 康爱君 郑振辉）

参考文献

[1] 陈耀星，刘为民. 家畜兽医解剖学教程与彩色图谱. 第3版. 北京：中国农业出版社，2010.
[2] 李健，李梦云，廖成水. 实验鼠解剖组织彩色图谱. 北京：化学工业出版社，2016.
[3] 李健，李梦云，杨帆. 兔解剖组织彩色图谱. 北京：化学工业出版社，2015.
[4] 刘跃光，王玉孝，胡煜辉. 系统解剖学. 武汉：华中科技大学出版社，2018.
[5] 秦川. 实验动物学. 北京：中国协和医科大学出版社，2016.
[6] 李恩中. 动物解剖学与组织胚胎学. 北京：中国轻工业出版社，2017.
[7] Butler A. Comparative Vertebrate Neuroanatomy：Evolution and Adaptation. 2nd ed. New York：WILEY，2005.
[8] 彭克美，王政富. 动物组织学及胚胎学实验. 北京：高等教育出版社，2016.
[9] 杨安峰，程红，姚锦仙. 脊椎动物比较解剖学. 第2版. 北京：北京大学出版社，2008.
[10] 顾为望. 西藏小型猪组织胚胎学图谱. 武汉：湖北人民出版社，2010.
[11] Koopman P，Gubbay J，Vivian N，et al. Male development of chromosomally female mice transgenic for Sry. Nature，1991，351：117-121.
[12] 吕广明. 人体解剖学. 北京：科学出版社，2016.
[13] 马仲华. 家畜解剖学及组织胚胎学. 第3版. 北京：中国农业出版社，2010.

思考题

一、填空题

1. 动物的运动系统通常由骨、骨骼肌和骨连接构成，骨在运动中起到____的作用，骨骼肌起到____的作用，骨连接起到____的作用。

2. 根据动物体内肌肉的形态、功能、位置和组织结构可分为____、____及____三类。

3. 脑是神经系统的高级中枢，由大脑、____、____、____、____和延髓组成。

4. 周围神经根据神经的功能性质，可分为____、____和混合神经。

二、选择题

1. 大鼠最大的皮肌是（ ）。

A. 面皮肌 B. 颈皮肌
C. 肩臂皮肌 D. 躯干皮肌

2. 下列选项中大鼠大脑不具备的是（ ）。

A. 沟、回 B. 纹状体
C. 胼胝体 D. 嗅叶

三、问答题

1. 动物的躯干骨包括哪些？
2. 实验动物体骨骼有哪些类型？各举一例。
3. 实验动物的颅骨由哪些骨构成？
4. 小鼠的小气道的结构与人类有什么差异？
5. 许多无脊椎动物直接利用体腔作为自身循环系统，但为何人类的体腔在循环系统中没有任何作用？
6. 描述脊椎动物循环系统的稳态功能，有哪些功能保持相对稳定？
7. 如何理解循环系统从原始爬行动物，到两栖类动物，最终进化为鸟类以及哺乳动物的改变？循环系统的变化对其本身有何影响？
8. 举例说明哪些动物口腔里有颊囊，其功能如何？
9. 各种动物的胃有何异同点？
10. 简述不同动物盲肠的特点。

11. 简述鸟类实验动物肾脏的结构特点。

12. 某动物的性染色体由 XXY 3 条组成，该动物的表型是雄性还是雌性？

13. 大鼠和小鼠不易发生子宫外妊娠的理由是什么？

14. 实验动物内分泌系统的主要组成有哪些？

15. 简述神经系统的组成。

16. 简述躯干肌的分类及主要作用。

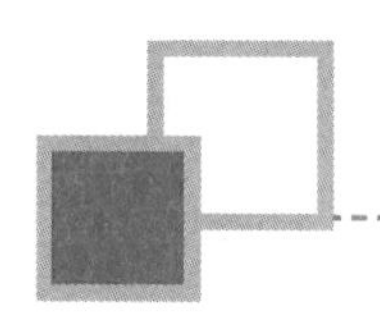

第七章 实验动物行为学

第一节 实验动物行为学的基本概念

人类对动物行为的观察、关心以及应用已经有相当长的历史。19 世纪末，人们开始使用迷宫研究小鼠、大鼠的学习行为。但是，运用科学的方法加以观察和研究使之成为独立学科，则是 20 世纪后期的事。奥地利科学家康拉德•劳伦兹（Konrad Lorenz）和卡尔•冯•弗里希（Karl von Frischi）以及牛津大学教授廷伯根（Niko Tinbergen）因研究动物行为而获得了 1973 年度的诺贝尔生理学或医学奖。

研究实验动物行为学，首先必须对动物的行为加以定义。常见的基本概念如下：

1. **反应(reaction)** 指有机体或某个特定体系接受外来刺激作用而引起变化的现象和动作。

2. **本能(instinct)** 指动物生来具备的、不必学习而可自动做出的有利于个体或种族的适应行为。如蜘蛛结网、蜜蜂酿蜜等。本能具有以下三个基本特征：①非学习得来；②物种特有；③具有适应性。

3. **反射(reflex)** 动物对外界或内部感觉刺激的一种反应。其特点是在刺激和反应之间有着极强的联系，在相同条件下，同一刺激总是引起完全相同的反应。

4. **动机(motivation)** 一个动物在即将发生某一行为之前的内部待机状态。动机形成于动物的内部，是由外来刺激、当时的生理状态、由遗传和外部环境所形成的动物个性等多种因素所致。

5. **冲动(drive)** 导致某种行为的内部状态和外在刺激的复合。可以将冲动看作持续的刺激，它能使动物在达到目的之前始终保持各种活动，达到目的时冲动才消失，这时生理要求下降，后来的刺激不再引起反应，其反应是暂时的，并局限于某种行为。

6. **刺激(stimulus)** 外部环境引起动物发生反应。

7. **关键刺激(key stimulus)** 凡能被动物接受而引发动物反应的一类刺激都属于关键刺激。它可以是某种单纯的效果，比如颜色、气味、光的强度等；也可以是复合效果，如食物的形状和气味。

8. **信号刺激(sign stimulus)** 能引起对象发生某种特定反应的环境构造、环境变化或行为形式。

9. **超常刺激(supernormal stimulus)** 指比天然刺激更为有效的一种刺激方式。在自然界中，有很多超常刺激的实例，比如杜鹃寄生产卵的雏鸟更容易受到养父养母的优待。超常刺激的原理已被广泛应用于日常生活中的广告和商品宣传中。

第二节 实验动物的行为学研究

在日益发展的动物行为学研究中，尤其是以实验为基础的生理心理学和基因功能研究中，实验动物科学的重要性日益显现。选用高质量的实验动物和适用的实验动物品系已成为实验成功的关键之一。以小鼠为例，小鼠的行为学检测模型包括：考察日常代谢能力的摄食量和摄水量；考察移动和直立的旷场行为；考察疼痛阈值的甩尾实验；考察认知能力的洞板实验；考察记忆能力的迷宫实验等。研究者可以根据研究目的及实验设计的需要，避开各种实验的缺点，合理选择行为学实验方法，使实验结果更加准确可靠。

除上述行为研究方法外，行为研究还有其他一些方法：如利用环志标记法对动物特别是鸟类迁徙行为进行研究；无线电追踪及遥测技术在野生动物研究中的应用；心理学方法在动物学习行为上的应用以及信息论等在动物行为学中的应用。

一、动物行为学观察原则

（一）在不被动物觉察的情况下进行观察

科学研究最忌讳不能反映真实情况的观察和实验结果，这一问题对动物行为研究尤为重要。因为大多数动物可以借助其感官和神经系统察觉出观察者的存在，并因此受到干扰且中断正常的活动。它们对观察者的存在或环境变化所做出的反应通常是试图逃避或隐藏，也可能是静伏不动或出现异常行为，将部分注意力转移到观察者身上。

避免或减轻观察者对所观察动物的干扰通常有两种方法：①观察者隐藏起来避免被观察对象发现；②使被观察动物习惯于观察者、观察设备和工具的存在。具体来讲，可以使用遮帘布和障碍物或者使观察者与被观察对象保持适当的距离。不干扰动物和不被动物觉察的观察方法还包括安置各种自动拍摄或录像设备。另外，在观察者不在现场的情况下，当动物开始或出现活动时也可以借助于红外线自动进行拍摄和录像。

进行行为测试通常需要在一个安静的测试场所。在一个繁忙的实验室进行行为实验将会给小鼠带来很多的干扰，以至于小鼠可能无法正常或前后一致地表现行为。最好是确定一个特定的程序化的房间，环境接近小鼠居住场所。把小鼠从居住的房间运送到实验室要经过不同的建筑物、楼层或长长的走廊，会给小鼠带来刺激：如果运送的距离非常小，让小鼠安静下来一般需要一个小时；如果笼子被放在一个咯咯响的运货车上，经过崎岖不平的地面，登上一个嘈杂电梯，小鼠的调整时间将更长。因此，运输之后需要的适应期要纳入日常实验之中。

（二）环境异质性对动物行为的影响

笼养和囚禁所带来的环境单调和简单化问题对动物行为也会造成影响，动物需要适当的运动、合理的居住和卫生条件，还需要一定程度的环境多样性和尽可能少的惊扰因素及胁迫条件。动物在囚禁条件下往往表现异常，过分活跃或呆滞不动，行为简单化。另外，社会性动物还需要有同种其他个体一起生活。

由于环境条件对行为有直接影响，在整个行为实验的过程中，至关重要的是保持繁殖群体的一致性，如温度、噪声、光照、生理周期、湿度、笼具清洁、笼具类型、每笼小鼠数量、断奶年龄等可变因素都能影响幼年和成年小鼠的行为。动物早期隔离使幼崽无法获得母亲的照顾，并显著改变其成年后的个体行为。如果一个个体非常争强好胜，笼伴之间会形成社会等级，造成从属个体受到胁迫。因此需要细心观察、记录并尽快修正。例如，去除有侵略的优势雄性通常能够在1～2周之后使从属个体恢复正常，并用于行为学实验。

控制环境因素影响的最佳方式是将基因突变小鼠与同窝野生型小鼠进行比较。即使妊娠期中，宫内环境也可以影响动物的行为，因此同窝野生型小鼠是行为表型合适的对照组。例如，生理周期调节失控会对视网膜色素变性基因纯和突变子 *rd*/*rd* 的影响大于对野生型同窝对照组的影响。科学家已经注意到小鼠行为学测试的环境标准化问题。为研究 5-HT1B 基因敲除小鼠表现的一致性，美国俄勒冈州波特兰市的约翰•克拉布（John Crabbe）、加拿大艾伯塔省埃德蒙顿的道格•瓦尔斯滕（Doug Wahlsten）和纽约奥尔巴尼的布鲁斯•杜德克（Bruce Dudek）实验室联合进行了研究，结果于 1999 年发表在 *Science* 杂志上。研究发现，该基因敲除小鼠的表型特征并不完全相同，例如在检测焦虑相关行为的高架十字迷宫实验中，三个实验室的实验结果具有显著性差异。虽然实验室环境不能完全一致，但与其他生物学实验一样，不同的实验室检测同样的突变小鼠可以得到相似的行为学表型特征。

（三）实验的顺序性

减少实验动物使用的数量符合动物福利原则，且重复使用相同的动物可以降低成本，但是多重实验可能会产生携带效应，即某一实验可能会直接影下一实验的结果。更糟糕的是，多个连续实验的影响总和可能会对最后一个实验的数据造成累积效应。通常来说，两实验之间间隔一个星期可减少携带效应。然而，更频繁的实验也是可行的，如在进行旷场实验、穿梭箱实验、滚轴实验、前脉冲抑制和震惊适应等行为学实验时，测试时间间隔 1～2 天得到的实验结果与间隔 1 周得到的结果相似。

很少有人对携带效应进行系统的分析。行为学专家在对实验以及实验间隔时间的选择都是靠以往所受的教育进行估算。遗传学实验的原则是对动物胁迫作用最大的实验放在最后进行。例如在学习记忆行为研究中，最先进行的应该是压力最小的实验：食物偏好和新异物体识别；接着可以进行一般压力的学习和记忆实验，如被动趋避行为等单一的应激；压力最大的学习和记忆实验包括多种组合的应激、轻微恐惧状态下的反应以及 Morris 水迷宫（基于一定距离的视觉提示的空间学习任务）的反复游泳实验；因此应将恐惧状态下进行的实验和 Morris 水迷宫实验放在一系列实验的最后来进行。例如在进行神经系统研究项目时，首先进行的是高架十字迷宫实验，然后进行一般健康状况检测、饲养笼观察、神经反射、运动测试和感知测试，最后进行学习记忆实验。这种实验设计的前提假设是压力最大的实验产生的携带效应最大、最持久。但由于人类的感知范围有限，无法准确判断小鼠是否处在胁迫状态，如小鼠尿液中的信息素和胁迫发声均超出了人类的感知范围。且等待进行实验的小鼠能够感知同笼或隔壁笼正在接受实验的小鼠发出的气味或声音，小鼠受到这些因素的影响，在接下来的实验中表现可能会发生改变。行为实验之后一个经常被忽视的问题是实验后的小鼠如何放置？正确的方法是把小鼠移出行为检测设备放入饲养笼中，但不要放回原来的饲养笼，因为行为测试仪器散发出的气味和超声波以及其他暗示可能使等待进行实验的小鼠不安。完成测试的小鼠最好放在远离行为实验室的空笼里，这个笼可以容纳从原来笼里移出的所有小鼠，实验结束后再将这组小鼠全部放回原来的饲养笼。

（四）实验前动物适应

实验动物行为研究中，大多数研究者在开始行为实验之前都要预先与实验动物进行接触，如用手触摸动物，这样做的目的是使小鼠习惯离开饲养笼以后的压力，习惯与人类接触以及实验中的其他操作。这可减少正式实验前由于人的触摸而对动物产生的胁迫作用。触摸程序包括提起鼠尾、放在另外一只戴手套的手上、抚摸其皮毛数秒、让其在胳膊上自由爬行数秒和更换鼠笼，重复 2～3 天，每次数分钟。

（五）行为学表型初筛

行为学实验之前首先需要检查实验小鼠是否存在明显干扰行为实验异常表型。如当小鼠在笼底不动或者过度兴奋，通常表示小鼠具有某种疾病。绝大多数行为实验都需要运动协调和自发活动能力，视觉、听觉和嗅觉缺失的小鼠无法进行相应的行为学实验。研究者可对基因突变小鼠进行初步的行为观察，并进行一系列的简单反射实验，以检查是否存在明显、严重的行为异常。实验开始之前就该知道实验小鼠视觉是否缺失，而不是在 Morris 水迷宫中花费相当的时间去训练它之后才发现它完全不能看见视觉信号，甚至错误地得出其学习功能受损伤的结论。另外，预实验也允许研究人员设计替代的、不受身体缺陷影响的实验。例如，盲鼠可以被用来在嗅觉分辨任务中进行学习和记忆能力的测试。

二、行为学实验设计

动物行为非常复杂，研究者在进行行为学实验前需要接受系统的训练。与其他研究相同，行为学实验首先需要一个恰当的实验设计，设置合适的对照组，并对实验数据给予合理的解释。实验过程中的任何细节都会对行为实验结果产生巨大的影响，例如如何抓取小鼠以降低对动物的胁迫作用。

（一）样本量

行为表型实验中，每个基因型需要 10 只小鼠以上才能达到统计学意义。这意味着野生型小鼠（+/+）、杂合子小鼠（+/−）和纯合子基因敲除小鼠（−/−）至少需要各 10 只，并且预实验中每种基因型的个体应同时包括雌鼠和雄鼠，根据对预实验结果的性别分析来判断是否存在性别差异。如果雄性突变型与雄性野生型的比较结果同雌性突变型与雌性野生型的比较结果不一致，就说明性别可能在突变表型中有一定的决定作用。如检测性别的影响，各性别至少需要 10 只小鼠。

这些小鼠数量可能会令分子遗传学家感到惊讶。有些行为实验室每个基因型的初次实验就需要 10 只同窝小鼠，每个实验组可能需要 15～20 只以上小鼠，确切数量取决于统计学分析。遗传背景混合往往导致数据的变异，推荐用量指明了每个基因型和各性别的小鼠数量。例如，基因敲除隐性基因小鼠数量 n＝15 就表示每个基因型（+/+）、（+/−）和（−/−）都是 15，意味着 3×15＝45 只小鼠。按性别进行数据分析，如发现雄性和雌性之间的任何显著性差异，每个基因型的两性各需要 15 只小鼠，第一轮实验中的小鼠数量就是 15 只小鼠×3 个基因型×2 个性别＝90 只小鼠。

另外，一个实验结论的得出需要数据的重复。重复实验通常需要另一套数量相似的小鼠，而且必须用独立的小鼠体系进行重复实验。为了确定稳定的表型，用于第二、三轮实验的小鼠应该来自不同的父母，在一年的不同时期进行实验并且由不同的科研人员进行。用于行为表型实验的繁殖小鼠不应被用于其他实验或正在进行行为测试。因此，能够饲养这些巨大数量的专门用于行为学实验的小鼠是表型实验的第一步。

基因突变小鼠的饲养和繁殖是复杂而缓慢的，要想达到上述样本量实非易事。但为达到对行为学表型进行恰当统计学分析的需要，群体数量必须满足一定的标准。不是每个人都能够负担得起维持可以同时生产 90 只小鼠的饲养条件。因此，要找到切实可行的办法来积累大量数目，包括集中小鼠和收集数据。如果预实验结果表明没有任何性别差异，正式实验时，实验数目可以是雄性和雌性的集合。小鼠在 6～8 周龄时达到性成熟。通常认为小鼠的寿命是 20 个月，衰老过程可能于第 12 个月后开始，因此可以认为小鼠 3～10 个月时为正常成年。对于大多数行为学实验来说，为达到所需的动物数量，在这个年龄范围内的个体可以分在一个实验组。但是，不同品系的小鼠显示出不同的寿命，如 AKR/J 小鼠的平均寿命是 10 个月，而 C57BL/6J 小鼠的平均寿命是 27～28 个月。对于短寿和长寿的品系，正常成年的定义需要调整。

对不同群体野生对照组的数据进行比较发现，如果两套野生型之间没有显著差异，对数据进行汇集是合理的。从年轻、成年到老年个体收集数据需要考虑出现在个体发育过程中潜在的假缺陷，例如，耳聋、失明和行动力退化。因此需要进行一般健康状况的评估，如感官能力、运动功能等。

（二）数据统计

当一种行为学实验中仅对比两组数据时，数据为参数，统计分析可以采用 *t* 检验；数据为非参数，可采用 Wilcoxon 有符号秩检验（Wilcoxon signed-ranks test）。当对 3 组或 3 组以上行为学数据进行检验时，可用方差分析。当样本重复进行一种行为测试时，可采用重复测量的方差分析。多元或重复测量方差分析的协变量包括基因型、性别、时间点、处理方法和联合方法（如基因型×处理方法）等。

方差分析中，为了检验不同基因型之间的差异，必须有足够数量的小鼠满足统计学意义的需要。新的突变小鼠品系需要每种基因型 20 只或 20 只以上的小鼠用于完成行为学测试。当重复第一次发表的结果时，小鼠的数量一般为每种基因型 20 只。

（三）小鼠年龄

小鼠的年龄对行为实验结果有显著影响。通常对小鼠的年龄段划分标准为：出生 0～3 周龄为新生鼠，4～7 周龄为幼鼠，2～16 月龄为成年鼠，17～24 月为老年鼠。大部分实验小鼠品系的寿命为 2 年。

应根据实验目的选择不同年龄段的小鼠进行实验，如老龄鼠可以被用于衰老相关研究。行为实验中常用的标准成年鼠年龄为 3～6 月龄，这 4 个月内的小鼠有类似的与年龄相关的表型分布。行为实验可能持续数月，如果实验从小鼠 3 月龄时开始，实验结束时小鼠应达到老年期。

有时研究者无法获得足够数量的包括各个基因型的特定年龄组小鼠，尤其是当基因突变影响个体存活率或繁殖能力降低，或者由于饲养空间限制不能同时繁殖足量的小鼠时，这一问题尤为突出。只要在每次实验中每种基因型有相近的数量，可以将实验分成小组分次进行。对不同小组之间的数据进行统计分析，如果无显著差异就可将各小组数据合并分析。

（四）行为测定流程

加拿大 Dalhousie 大学的 Richard Brown 等开发了一系列行为测试标准流程，包括感觉与运动功能、学习和记忆能力以及行为发育测试，并将其命名为“小鼠 IQ 测试”（表 7-2-1）。

没有任何一个行为学实验是普遍适用的。研究者试图寻找小鼠学习和记忆检测的“金标准”实验，或者说“我怎么才能说明白我的小鼠有精神分裂症”。仅仅一个行为学实验并不能说明所

表 7-2-1 小鼠 IQ 测试

发育测试	学习和记忆	行为
翻正反射	八臂迷宫	筑巢
抓握反射	被动回避	抚育幼崽
寻找反射和朝向反射	嗅觉辨识	交配
听觉震惊	Hebb-Williams 迷宫	进入巢穴
发出超声波	Morris 水迷宫	巢穴内视觉
前肢握力	气味选择	高架十字迷宫

有的情况和科学问题，正如一种食物不能满足所有人的全部营养需求。复杂小鼠行为实验的“金标准”包括 Morris 水迷宫、高架十字迷宫、明暗箱、悬尾实验、强迫游泳、自发双向选择行为测定、条件位置偏好、领域 - 入侵模型以及前脉冲抑制。如果在同类的第 2 或第 3 个实验中有足够的数据证明动物的某种行为学特征，那么研究人员就可据此得出结论。

第三节 实验动物比较行为学的医学意义

人类和动物的行为与生存环境、种群间相互作用、种群内生存竞争、进化地位等多种因素有关，如冬眠和夏眠行为是动物应对食物短缺或不利条件的一种生存策略。人类和小鼠行为的不同与中枢神经系统的进化程度有关，人类行为和动物行为均具有如下特征。

1. 遗传性（heredity） 几乎所有的动物都具有与生俱来的、可以遗传的本能行为，如呼吸、疼痛、吸吮、惊恐、摄食、母性等。

2. 获得性（acquirement） 动物的多种行为是在个体发育过程中通过各种学习活动而获得的。

3. 适应性（adaptability） 人或动物为适应生存环境，不断地调整个体的思维、生理功能和行为。

4. 社会性（sociality） 社会性是动物界比较普遍的现象，小到蚂蚁，大到大象等在群体内部都有不同水平的社会分工和社会组织。

5. 能动性（initiative） 能动性是人类行为的特点。由于人类具有高度发达的大脑，可以通过学习、总结、逻辑推理等对未来的挑战作出合乎逻辑的预判，从而采取主动的行为改变，或利用人类的力量改变自然环境，这是人类所具备的优于其他动物应对自然环境的优势。

达尔文（Charles Darwin）早在 1871 年就提出，人类智力的传代体现于我们饲养的狗、马及其他家畜中，智力、勇气、脾气等行为都能遗传。这是达尔文对动物和人类长期观察结果的总结，使人们意识到遗传的无形而又无处不在的作用。

几乎所有的人都意识到基因能左右健康、智力、自私与慷慨等行为，但是要了解健康、智力、自私与慷慨等表型的分子生物学基础，仅利用人类自身的行为分析是远远不够的，还需要研究模型动物的基因功能来揭示这一问题的答案。基因工程技术的产生和广泛应用使基因工程小鼠成为研究基因功能的最常用模式动物，也包括基因与行为研究的动物模型。

日本跳舞小鼠和华尔兹小鼠是众所周知的小鼠跳舞运动失调的模型。运动行为缺陷小鼠模型通常用人类疾病特征来命名，包括共济失调毛细血管扩张症、脊髓小脑共济失调的 1 型与 7 型以及发作性共济失调 1 型。在很多小鼠的小脑功能障碍模型中，其运动和平衡的能力受到严重损伤，小鼠小脑浦肯野细胞中的基因发生突变，如钙结合蛋白基因、神经识别分子 *Nb-3* 基因及谷氨酸受体 GluRδ 的 *Grid2* 基因等突变的小鼠可作为运动协调行为缺陷模型。在很多自发突变的小鼠中有一些行为异常的现象，如多动症小鼠、癫痫小鼠等。动物基因组中存在很多基因控制着的生物体运动行为。这些基因中的任何一个发生突变都可能导致一个异常的运动行为表型。

人类行为的基因控制和小鼠或其他动物模型的行为基因控制有相似性，倒如，大多啮齿类动物焦虑的形式和人类的突发焦虑症类似（人类抑郁症相关的啮齿类动物行为表现是压力诱导的逃避减弱，称之为行为绝望）。又如，人类抑郁综合征包括的惊恐障碍、创伤后应激障碍、恐惧症、强迫症、神经性厌食、贪食已经在小鼠身上成功模拟。然而，与抑郁相关的神经化学异常，如血清素、去甲肾上腺素及其代谢物水平偏低，下丘脑 - 垂体 - 肾上腺轴中的神经递质及激素异常，免疫系统功能等人类的典型症状，还不能完全在小鼠身上再现。

模拟精神分裂症啮齿类动物模型可以表现为运动活性增加、精神兴奋、紧张性刺激及对镇静催眠类药物、多巴胺拮抗剂的应答、惊跳反射、弱刺激抑制，但是如幻听和幻觉类的症状却很难找到一种动物来模拟感官信息的加工缺陷。而阴性症状、认知损害、神经化学异常、感觉运动门控障碍和注意缺陷、多动障碍在小鼠身上则显得更加容易模拟。

研究人员不可能真正了解一只小鼠是否感到害怕、焦虑或者沮丧。主要的精神类疾病涉及的神经回路可能是人类独有的，如精神分裂症主要发生于前额叶皮层，该区在人脑高度扩展。因此，人类精神疾病的异常行为或许不能以认知模式在啮齿类动物身上发生，因为情感是自体的、内在的、高度种属特异的。了解动物模型建立的准则和局限性是正确、合理地解释小鼠行为学测试结果的基础。设计一种好的动物模型首先要知道人类精神类疾病的整套诊断标准及某种疾病特有的症状。

比较医学是以模式动物或疾病动物模型研究生命基本规律和疾病发生机制，并同人类生命的基本规律和疾病的发生机制进行比较，为了解人类本身和人类相应疾病的发生、发展规律及其预防、诊断、治疗提供依据的一门综合科学。研究内容包括两个方面：一是模拟人体正常与疾病生命现象的模式动物或疾病动物模型的研制；二是利用这类动物对生命规律和疾病发生机制的类比研究。它是实验动物学和西医、中医、兽医交叉的科学，同时也是实验动物科学的一个分支学科。

比较行为研究包括两部分内容：一是建立起一定程度上反映人类行为和病理行为的动物模型；二是研究动物模型的行为内涵，建立可评价的行为研究方法体系及其与人类行为内涵的比较，为人类行为研究提供基础。

比较行为研究是人类行为研究与模型动物行为研究的结合点，其意义在于：通过基因表达或关闭研究基因对行为的影响；通过药物、手术、物理刺激等手段来研究动物行为的生理机制，为医药研究提供动物模型和研究方法。

（王靖宇　张连峰）

参考文献

[1] Crabbe JC，Wahlsten D，Dudek BC. Genetics of mouse behavior：interactions with laboratory environment. Science，1999，284：1670-1672.

[2] Wattendorf DJ，Muenke M. Diagnosis and management of fragile X syndrome. American Family Physician，2005，72（1）：111.

[3] 赵华，赵彤，黄欣，等. 神经粘附分子 NB-3 在中枢神经系统中的表达. 中国神经科学学会. 中国神经科学学会第四次会员代表大会暨第七届全国学术会议. 北京：科学出版社，2007.

[4] 刘睿婷，王朝东，张昆南，等. 小脑性共济失调症患者谷氨酸受体 δ 脑基因 12 号外显子突变研究. 实用临床医学，2009，10（1）：7-9.

[5] 徐兆光，刘瑞三. 比较医学进展. 北京：科学技术出版社，1988.

思考题

1. 在巴甫洛夫实验中发现，给犬提供食物时犬会分泌唾液，在给犬提供食物前增加无关刺激如铃声，多次反复后犬在听到铃声时即使没有食物也会分泌唾液，在这个实验中有哪些行为学基本概念？

2. 为了不影响实验结果的准确性，在动物行为学实验的操作过程中要注意什么？

3. 举例都有哪些常见的动物模型采用了实验动物比较行为学的方法来建立？

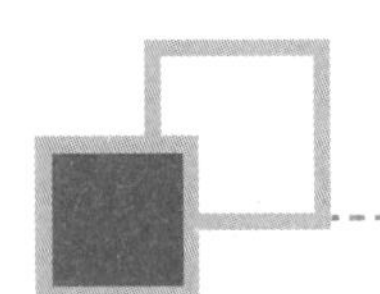

第八章　实验动物对使用者的要求

第一节　概　　述

动物实验中，实验动物和实验动物使用者是参与互动的双方，实验动物作为牺牲自身利益，被动参与但又极其重要的一方来说，对掌握整个实验主动权的实验动物使用者提出更高的要求。其目的既是为了动物实验的顺利进行，也是为了维护实验动物福利，最终为了实验取得更准确可靠的实验数据。

为保障实验动物福利，规范实验动物使用，使实验动物标准化、规范化，许多国家和地区都制定了相应的法律法规，对每一种实验动物的养殖、运输等制定了相应标准。各实验动物养殖机构及实验动物使用者必须了解并遵守相应法律法规，执行相应标准，以保证实验动物福利，保证实验动物的标准化，保证实验数据的准确性和可重复性。

为获得实验动物，转运和运输不可避免，转运过程中，在充分保证实验动物不受污染、安全可靠的前提下，应充分考虑其福利伦理要求，选择合适的笼具、运输工具，对运输人员进行必要的培训，尽可能让实验动物得到周全的照顾，减少应激带来的伤害。

在实验过程中，使用者必须熟知实验内容、实验动物生物学特性等，尽量减少实验动物的使用数量；必须熟练掌握动物实验操作技能，尽量减少实验动物在实验过程中产生的恐惧、疼痛等不良情绪，影响实验结果；对实验动物应在生活上精心照顾，尽量营造舒适的生活条件，尊重其天性的表达，尽量避免饥渴、痛苦、疾病和营养不良等不利因素影响；实验过程必须人道地对待实验动物；以处死为终点的实验，必须进行安乐死，禁止虐待实验动物。

实验动物作为一种动物，其具有某些天然的属性和习性，使用者必须清楚的了解，才能更好地利用它，实验动物的反应才更真实可靠，实验结果的准确性、可靠性才能有所保障。

本章主要参考我国和其他国家与地区的实验动物和动物饲养的管理条例以及动物行为的研究成果，介绍实验动物使用者应具有的素质、知识及技能，以及使用者应该了解的常用实验动物的行为与基本特性，在饲养、管理和实验过程中应遵循的要求。

（张爱国　常　在）

第二节　实验动物使用者的基本素质要求

一、职业素养的要求

生命科学研究离不开实验动物，作为使用者必须了解实验动物所产生的社会问题，这些问题的核心和解决方式就是提倡动物的伦理和福利。作为使用者应该有最基本的实验动物福利和伦理意识贯穿于动物实验的始终。确保人道地对待实验动物，了解并遵守本单位的实验动物管理与动物福利伦理委员会的审查内容与程序，了解本省或国家的有关法律法规。实验动物福利和伦理的核心就是Russell和Bursh提出的“3R”原则，即减少（reduction）、替代（replacement）和优化（refinement）。此外，Carol Newton博士提出了“3S”原则，即良好的科学（good science）、良好的意识（good sense）和良好的感受性（good sensibility）。提法虽然不同，但对动物实验者提出的基本职业道德要求是一致的，可以归纳如下方面。

1. 使用动物做研究时，必须考虑该项目及实验动物有利于研究目标的实现。

2. 研究人员有道德上的义务，遵守人道主义的守则，给予受试动物关照和福利。

3. 假如痛苦和危害在实验研究时不可避免，那么应尽量减少其强度，缩短其时间。

4. 看到动物的剧痛不能缓解时，应迅速采用人道主义的、可接受的方法使其安乐死。开始安乐死时，应首先使受试动物快速丧失知觉，再行安乐死。

5. 有些可能需要以死亡为终点的研究（如毒理学和生物学实验、癌症和传染病的研究）完全违反了上述原则，其毒性、传染过程或肿瘤的生长不可逆转，可引起明显、严重的痛苦和危害。在此情况下，就应寻求既能满足研究目的，又能使动物得到人道照顾的最终选择。

6. 对可能引起痛苦和危害的实验，使用者在操作时更应小心。不应以价廉和易于使用为借口而准许进行实验。

7. 禁食和禁水的实验只能短期进行，也不应损害动物的健康。

8. 对动物引起危害或不良反应的长期身体保定操作程序，只能在周密考虑过其他各种可供选择的程序不适合应用之后才可使用。

9. 仅仅为训练学生或在展览会、讨论会或专题报告会上为已知的科学知识做示范而使用动物并使其产生痛苦是不恰当的。

10. 在整个实验研究期间将动物麻醉，而使痛觉反应迟钝，并在重新恢复知觉之前安乐处死，这种实验程序可被接受。这个原则也适用于进行无痛苦和无危害的动物实验。但是，在使用有知觉的动物时，为了阐明可否接受的极限和对痛觉程度和持续时间进行精确的估计而进行下列操作时应特别慎重：①手术前后不使用镇痛药物的实验；②不减轻痛感的麻痹实验和固定实验；③负极加强的电休克；④极端的环境条件，如低温或高温、高湿、大气改变等。

无论这项实验研究多么重要，使用者都必须清楚，使受试动物所产生的痛觉不能超出人道主义允许范围。对于折磨致死的实验和杀伤性实验、实验性烧伤研究和骨折研究的实验操作必须严格限制，只有经过充分讨论，预期会提供知识或有益于人和动物时才可使用。这些研究在操作过程中需进行麻醉，随后再用镇痛剂。

11. 已经知道有些实验操作会使动物遭受过度痛苦的应不予采纳。这些实验操作包括：①在外科手术过程中，不用麻醉剂而单用肌肉弛缓药或麻痹药（箭毒和箭毒样药物）；②对不用麻醉剂的动物或麻醉后复苏的动物进行创伤性实验操作，包括压碎、打击或连续敲打。

二、基本技能的要求

实验动物生存在人工控制的环境条件中，动物实验由实验者设计、实施，实验动物所有的要求及福利必须由使用者和实验者来保障。所以实验动物使用者必须做到：

1. 熟悉动物实验的一般程序和标准化操作规程　动物实验作为科学研究的重要手段之一，有其自身的规律性。科研人员要想获得准确、可靠的实验结果，前提之一是要按照动物实验的一般程序、要求去做。动物实验的一般程序按照先后顺序可安排为：动物实验设计方案的制订与审阅、动物实验前的准备、动物实验的执行及动物实验数据的处理与分析。

动物实验设计方案的制订与审阅要求实验设计人员根据实验目的选择合适的实验动物种系及分组，遵循“3R”原则，符合相关福利伦理要求并接受相关福利伦理审查委员会的审查。另外，动物饲养室应符合动物的生活习性及国家实验动物设施各项指标等。动物实验前的准备一般包括实验动物的购买和实验动物编号与分组、受试样品的准备、手术器械的准备等。

国内的动物实验室为规范实验人员的操作行为，制定了相应的标准操作规程，即SOP。动物实验室标准操作规程的执行具有积极的意义，可以把该实验室多年积累下来的技术、经验以标准文件的形式记录下来，用于作为对新进动物实验操作人员培训的材料，促其快速掌握标准的操作技术。

动物实验的执行要求实验人员的操作严谨而科学，实验人员任何一个小小的疏漏和失误都可能造成实验结果的失真和不准确性。另外，也有可能对实验室安全造成较大的威胁和隐患。因此，从事动物实验科研工作的人员要认真学习，自觉遵守实验室操作规程的规定，增强责任心，严格按照操作规程和技术规范开展动物实验工作，这样既可以确保科研实验的顺利进行和实验结果的准确性和重复性，又能够消除安全隐患。

2. 熟练掌握实验动物专业的基本知识和基本技术 熟悉常见实验动物的一般生物学特性，特别是实验研究所用的实验动物。

许多研究人员在开展动物实验之前未接受过系统的动物实验技术训练，缺乏必要的实验动物专业的基本知识和基本技术。如果一个实验人员连实验动物的基本知识都一无所知，何谈能够进行科学的实验设计、实验动物种系的选择、规范的操作以及实验现象的解释和推论呢？熟悉常用实验动物生物学特性的实验人员都知道，大鼠在生理学研究中有多种用途，其垂体 - 肾上腺系统发达，垂体摘除比较容易，可用来进行肾上腺、垂体、卵巢等内分泌腺研究。相反，如果实验人员不了解大鼠无胆囊这一生物学特性，而盲目地选择大鼠用于胆囊切除实验的研究，就显得异常荒唐可笑了，实验的顺利开展更是无稽之谈。

3. 熟练掌握一定的实验动物操作技术 动物实验操作技术是实施动物实验的重要手段。在不同的研究领域有不同的目的和应用，但一些基本操作技术是共同的。实验动物使用者应熟练掌握这些基本操作技术，减少实验动物的痛苦，保证动物福利。主要有：

（1）实验动物的常规健康检查和分组编号：在实验动物市场化日趋成熟的今天，购买实验动物方便且质量能够得到保证，但实验动物使用者仍应能够熟练进行实验动物的常规健康检查。实验动物出现质量问题并不是没有可能，原因也不一而论，既可能受长途运输应激因素的影响，也可能是不适应新环境所致。无论何种因素导致的实验动物质量问题，最好在实验开始之前就能够发现，这样可以避免人力、物力、财力的浪费。各种实验动物的健康检查指标不尽相同，但从其被毛光洁度、眼神和精神状态等可初步判断。

实验动物分组应严格按照随机分组的原则，避免人为因素对实验造成影响，建立合理的对照组，对照组建立有：空白对照、实验对照、标准对照、自身对照、相互对照等方式。标记编号的方法应避免对动物生理或实验反应产生影响，以清楚易于辨认、耐久适用为原则。常用标记方法有：染色法、耳缘剪孔法、烙印法、号牌法等，另外还有针刺法、断趾编号法、剪尾编号法、被毛剪号法、笼子编号法等。

（2）实验动物的抓取保定和常用麻醉方法：进行动物实验时，最常用的就是对实验动物的抓取保定和麻醉。对于小动物的抓取应戴防护手套或用镊子等工具，不宜直接用手抓取。正确掌握抓取方法是避免被咬、抓伤的重要环节。对于大动物，即使戴手套也不能用手去直接接触动物，应手持一定的工具去触摸动物。捕捉大动物可用一定的笼具或用麻醉枪注射后再操作。不同种类的动物对不同麻醉剂的反应不同，麻醉效果不一致，产生的副作用也不一致，所以麻醉剂的选择和给药途径尤为重要。

（3）各种给予试品的方法和实验样品的采集技术：在动物实验过程中，实验动物使用者还应根据不同的实验目的、动物种类、药物类型等来决定动物的给药途径与方法，同时掌握实验样品的采集技术。

动物的给药方法主要分为注射法和投入法两种，不同方法按给药途径又分为很多具体类型。例如注射法分为：皮下注射、肌内注射、腹腔注射、脑膜下注射、脑内注射、胸腔内注射、腰椎内注射、静脉注射、关节腔注射和心内注射等。投入法又可分为：鼻腔内投入、胃腔内投入、肠管内投入、气管内投入和经口腔投入等。

动物实验人员还需熟悉血液、尿液、淋巴液、胸腹水、脑脊液、消化液、精液、阴道液等各种体液的采集方法以满足实验对生理生化指标进行检测的要求，达到不同的实验目的。实验动物的采血方法很多，按采血部位不同，可分为：尾部采血、耳部采血、眼部采血、心脏采血和大血管采血等。具体而言，主要包括剪尾采血、颌下静脉采血、眼底静脉丛采血、断头采血、心脏采血、颈静（动）脉采血、腹主动脉采血、股动（静）脉采血、耳静脉采血、后肢外侧小隐静脉采血、前肢内侧皮下头静脉采血、毛细血管采血、翼下采血等。选择什么采血部位与使用何种采血方法，视动物种类、检测目的、实验方法及所需血量而定。

由于实验动物种类不一、体形各异，上述体液的采集方法也有所不同，实验人员应具体问题具体对待。

（4）动物安死术和尸体及实验污染物的无害

化处理的方法：实验结束时，实验动物的处死必须遵循实验动物的福利伦理要求，按照人道主义原则处死，即对实验动物进行安乐死术。安乐死术的常用方法有：颈椎脱臼法、过量麻醉处死法和二氧化碳吸入法等。

安乐死术的常用方法见表8-2-1。

另外，动物实验过程中会产生许多废弃物，主要包括污水、污物和动物尸体等，这些都必须按照国家有关环境保护的规定进行妥善处理，以达到不污染环境的目的。如果是做动物感染实验所产生的污水，必须先彻底灭菌后方可排入污水贮水池进行消毒。实验过程中的动物尸体要装入专用尸体袋中，存放于冰柜待统一焚烧。焚烧效果应以污物全部化为灰烬为标准。

总之，实验人员在操作过程中尽量确保熟练，同时要仔细操作，还要密切注意动物的反应。所用的注射器、针头、手术器械等要远离动物，以免动物挣扎时误伤动物或操作人员。不再使用的器具应及时清理。实验过程中，应注意实验条件和实验操作的标准化。实验条件的标准化是指动物实验条件应与动物生产条件相配套，确保动物生产与使用条件的一致性，避免高级别实验动物流入低级别的实验设施。而实验操作的标准化也非常重要，不同的人在相同的实验条件下做相同实验，往往由于实验方法不同而导致实验结果的不一致。因此，应该在分组、编号、麻醉、给药、标本采集、病理学检查等过程中采取标准化操作方法，采用科学、合理、统一的规范，符合国际惯例。

4. 熟悉动物实验前后的饲养管理和特殊护理要求 为保证动物实验的顺利进行，实验动物使用人员还应该熟悉动物实验前后的饲养管理和特殊护理要求，即使实验人员不亲自参与饲养管理和特殊护理，也要及时通知动物饲养人员，以免因饲养管理和护理不当而导致动物出现伤亡，影响实验进程。

如动物实验过程中涉及特殊护理，实验人员首先应制订护理和应急规划；其次，动物实验者应有灵敏的信息反馈渠道和分析处理能力，提高护理质量，做出科学决策；再次，加强与动物饲养人员及动物设施后勤保障部门间的协调沟通，也是圆满完成特殊护理工作的有利措施。

5. 熟悉常见观察指标的测定与检查方法，认真做好实验观察和实验记录 动物实验人员尤其要做好实验观察和实验记录。认真、细致的观察是做好实验记录的前提和保证，而翔实、规范的实验记录既是实验室和实验研究规范化管理的要求，也是提高实验研究质量的必要手段。实验记录必须用统一格式带有页码编号的专用实验记录本记录。实验记录本或记录纸应保持完整，不得缺页或挖补；如有缺、漏页，应详细说明原因；每次实验必须按年月日顺序记录实验日期和时间。实验记录应用字规范，字迹工整，须用蓝色或黑色字迹的钢笔或签字笔以中文工整书写，不得使用铅笔或其他易褪色的书写工具书写；不得随意删除、修改或增减数据。实验记录的内容通常应该包括实验名称、实验目的、实验设计或方案、实

表8-2-1 实验动物安乐死术

	小于125g啮齿动物	125g～1kg啮齿动物、兔	1～5kg啮齿动物、兔	犬	猫	非人灵长类	反刍动物、马、猪
二氧化碳	O	O	O	X	X	X	X
麻醉剂过量致死	O	O	O	O	O	O	O
先麻醉，之后放血致死	O	O	O	O	O	O	O
先麻醉，之后静脉注射KCl（2mmol/kg）	O	O	O	O	O	O	O
先麻醉，之后断头	O	O	M	N	N	N	N
先麻醉，之后颈椎脱臼	O	O	N	N	N	N	N
动物清醒中直接断头	M	M	M	N	N	N	N
动物清醒中直接颈椎脱臼	M	N	N	N	N	N	N
电昏后放血致死	N	N	N	N	N	N	O

注：O——建议使用方法。M——除非实验需要，一般情况不推荐使用。N——不得使用方法。X——不适用。

验时间、实验材料、实验方法、实验过程、观察指标、实验结果和结果分析等。

6. 熟练实验样品的处理和检测，熟悉所用仪器设备，能对仪器设备进行必要的维护和保养 能够使用仪器设备，熟练处理和检测实验样品，较好地开展仪器设备的维护和保养工作也是对实验动物使用人员的必要要求。规范操作是保障仪器正常使用的前提，而要想提高效率，节约资源和时间，则要求实验人员能够熟练操作。同时，也是对实验动物在实验中做出牺牲的最好回报。

7. 掌握屏障和隔离环境的净化要求和基本操作程序 实验动物遗传、微生物与寄生虫质量的一致性，与屏障和隔离环境有着密切的关系。实验动物屏障设施是实验动物部门的基础组成部分。国内的实验动物机构均已实行对进入屏障设施的人员进行资质认可培训制度，并制定了在屏障环境设施内操作的标准操作规程，其目的就在于要求实验动物使用者掌握屏障和隔离环境中人员、动物和物品的净化要求及基本操作程序，保证屏障设施的稳定运行。严格按照规程操作和使用实验动物也是对实验动物和自己的最大保护。

三、健康及卫生要求

（一）与动物接触人员的卫生及健康检查

与动物接触的人员入职前以及每年应进行一次健康状况检查，重点检查人与动物存在交叉传染的细菌如沙门菌、布鲁氏菌、结核分枝杆菌等，病毒如乙型肝炎病毒等，真菌如皮肤真菌及寄生虫等。检查、了解与动物接触人员及其家庭有无过敏史，尤其是对动物的皮屑、血液、尿液等有无过敏反应。

（二）实验动物设施内人员卫生管理

主要控制好工作人员的清洁卫生习惯，否则容易通过人员进出设施污染设施，因此必须建立屏障设施内人员卫生管理规程，并由指定负责人检查、记录、实施。其卫生管理有以下要求：

1. 设施内作业人员要养成无菌观念和清洁习惯，勤洗头、勤修剪指甲及胡须等。

2. 皮肤有损伤、炎症、瘙痒症者，对化学纤维、化学试剂、药品及动物等有过敏反应者，手汗严重者不宜进入洁净区。

3. 患流感、感冒、咳嗽、喷嚏、腹泻者，待其恢复健康后方可进入洁净区。

4. 禁止在洁净区内吸烟、进食和饮水。吸烟后30分钟内或饮酒后不能进入洁净区。

5. 禁止在洁净区内解（拉）开工作服暴露身体，戒除在操作中用手摸口、鼻、眼睛和头发的习惯，手更不得接触暴露部位。

6. 尽量减少进入洁净区的人次。

7. 各区域要随手关门，饲养人员不得互相串房间。

8. 严格执行人流、物流、动物流的走向和顺序。

（张爱国 常 在）

第三节 小鼠的要求

小鼠虽然有多种品系，但除了少数特殊品系稍有差异以外，大部分品系的饲养要求都相似。为了满足小鼠的实验要求，需要认真了解其种属特异性特征。与人类类似，小鼠至少有5种感觉，包括嗅觉、听觉、视觉、触觉和味觉。另外，小鼠还有喜做窝、活动量大、喜啃咬和社会性等的要求。对实验动物的运输也是至关重要的，现在多利用公路、铁路和航空等装载和运送实验动物，运输的人员应经过相关知识和技能培训，运输笼具与运输工具应符合标准。在运输过程中，不同种类及等级的实验动物不应混合运输，并且保持运输笼具稳固，避免剧烈的摇晃或者震动，同时合理保证运输过程中给动物饮食。所以饲养员和研究者需要认真了解自己使用的小鼠品系的特性，以便采取适合的措施满足它们的需求。

一、小鼠要求使用者提供的标准饲料

小鼠要求使用者提供的标准饲料必须保持营养物质的平衡稳定，富含蛋白质、脂肪、维生素、矿物质等，必须符合国家相关标准（参考国家标准GB 14924.3—2010），不合格的饲料会影响小鼠的生长发育、生产繁殖（如产仔数下降、不愿喂奶、吃仔鼠等）和抵抗疾病等的能力（尤其在断奶时仔鼠离乳率低）。另外，使用者在实验中需要注意不同等级的小鼠对饲料的营养成分要求有所不同。

小鼠饮用水主要有3种：反渗透无菌水、酸化无菌水（pH 2.8～3.1）和次氯酸钠无菌水。使

用者需要根据实验要求或条件选择符合实验目的的饮用水。

二、小鼠要求使用者提供充足的空间和群居饲养条件

小鼠属于群居性动物，一般不推荐单独饲养，当群居时，其饲料消耗量比单个饲养时多，生长发育也快。小鼠胆小，易于受惊，对外界环境的改变反应敏感。对于雄鼠，在离乳前就应该组合好群体，不要再引入新的个体，避免小鼠发生争斗。雌性小鼠也以同样方式饲养，大部分品系均需要认真管理以减少动物之间互相攻击。例如：在引进新动物并清理鼠笼时，可以把小鼠筑巢部分的垫料一并移入，但是其他部分的垫料都要更换。因为筑巢材料中含有小鼠脚汗腺的气味能减少争斗，而垫料中有小鼠尿液和粪便的气味，这些气味能够增加攻击性。如果小鼠必须单独饲养，无论雌鼠或雄鼠，必须使它们能够感知周围环境中还有其他小鼠的存在。

小鼠需要足够的空间来完成，包括运动、觅食（野生小鼠每天都会在其领域内活动）、适宜的行为及游戏，以尽可能满足他们的自然习性。在符合国家标准的条件下饲养，可以减少小鼠对不同环境的反应应激，增加研究结果的一致性。

小鼠对外界温度的变化，特别是高温特别敏感，由于运输、环境改变而导致高温可能很快引起小鼠的死亡。

三、小鼠要求使用者提供配有适宜垫料的实心底板、磨牙材料和遮掩物

在不同材质的地面上研究小鼠的行为，发现小鼠非常喜好在实心底板上活动和休息。饲养时一般都应提供坚固底板作为笼底，除非有特殊的科学要求，避免使用网格式底板。锯末、纤维素质地的木屑和碎纸屑是最适合小鼠的垫料，不能使用粗糙的锯末，否则会给小鼠造成不适。小鼠是典型的啮齿动物，门齿终生生长，有啃咬习惯，因此除了给予一定硬度的饲料外，可以通过给予硬纸管、木板、旧塑料水瓶或者干草，以此来磨损门齿并保持其长短的恒定。

小鼠是被捕食动物，喜爱在遮掩体内饲养。遮掩体能给动物安全感（特别是产仔母鼠），并且能够满足小鼠与实心底板接触的喜好和攀爬的习惯。适宜的遮掩体包括硬纸质管、铁罐（无锋利的边缘）、空水瓶及商品化的鼠笼，这类鼠笼主要来源于硬纸板、彩色塑料或空的硬纸盒。

四、小鼠要求使用者提供筑巢材料

不仅仅是哺育幼仔的雌鼠需要筑巢材料，所有的小鼠饲养时也都需要这种材料。筑巢材料能保护小鼠控制其周围环境的温度和光线亮度，丰富小鼠生活环境，也可以用它们躲避及远离其他动物。合适的筑巢材料有干草、麦秆、碎纸屑、条形纸屑和纸巾。易分离为细丝线的材料如棉花就不能作为筑巢材料，因为细丝线容易缠结住动物的四肢。

五、小鼠要求使用者提供适宜的光照

小鼠喜欢阴暗，傍晚活动加强，夜间更加活跃，其进食、交配、分娩多发生在夜间。其在很弱的光线下也有很好的视野，因此饲养小鼠时光照强度应当控制在 60lx 以下，而白化小鼠的光照强度则控制在 25lx 左右。有很多途径都能实现这一措施，包括选择合适的照明设备或者在笼架上安置遮蔽物。照明系统的建立使动物的活动期与工作人员的活动周期一致，这将易于监控，降低实验过程中对小鼠造成的压力。

六、小鼠要求使用者提供人性化的清洁环境

由于清洁笼具将清理掉小鼠所产生的各种气味，所以很容易引起小鼠的不安情绪和应激反应。因此在饲养及清洁过程中，既要保证小鼠的清洁卫生又要避免小鼠过度紧张而带来的不适。加入用过的筑巢物（不是垫料）可使小鼠回笼后的争斗减少，但同时用过的筑巢物的洁净程度可能会是一个影响小鼠生活环境的问题。

如果发现小鼠刻板、好斗、焦虑或无反应，说明饲养环境不适宜，小鼠不能够适应当前的环境。一旦发现小鼠出现类似的异常行为，应当对饲养和管理的各个环节进行全面检查，发现问题的根源，及时采取措施使小鼠适应饲养环境。

群居优势在雄性小鼠中很明显，表现为群体中处于优势者保留胡须，被称为“理发师”，而处

于劣势者胡须被拔光，虽然去毛的过程会给小鼠带来一些疼痛感，但被理发的小鼠通常会积极靠近理发师小鼠并躺在其旁边。重新检查并改善饲养及管理条件对小鼠的这种行为有一定的帮助。小鼠被饲养在没有足够的活动空间而导致运动不足的小鼠容易产生肥胖和状态不佳。小鼠要求使用者为其提供高质量和充足的空间等饲养条件，促进其觅食行为，这样才能抑制大部分品系小鼠的肥胖症状。

（王纯耀　张连峰　常　在）

第四节　大鼠的要求

大鼠因为其个体相对较大、行动迟缓、操作相对容易、繁殖力强、对饮食适应性强、性格较温顺容易驯服等优点，已经被广泛用作实验材料。饲养员和研究者需要认真了解自己使用的大鼠品系的特性及生活习性，以便采取适合的措施满足它们的需求。

一、使用者需要尽可能保证大鼠的群居饲养

大鼠是高度群居的动物，尽可能不要单独饲养。在笼具底面积允许的情况下，5 只同性大鼠能在同一笼中和睦相处。尽量保持种群的稳定性和提供一个高质量的充足空间，以便减轻群居压力和攻击行为。如果需要单独饲养，尽可能使每只大鼠能看到、听到以及闻到其他邻近笼子里的大鼠。

二、使用者需要提供给大鼠适宜垫料

适宜垫料包括坚实底板、遮掩物、隧道玩具或磨牙材料。大鼠偏爱实心底板，而不喜欢网格底板。大鼠偏爱含有大颗粒木质垫料（刨花要好于锯屑）。如果研究需要在网格底板上饲养，应为大鼠提供坚固的休息区。遮掩物对啮齿动物福利是特别关键的，尤其是产仔的雌性大鼠。遮掩物的加入，对动物建立安全感很有帮助，同时又满足了它们保持接触坚固实心表面的喜好，同样也鼓励了它们进行爬行训练，从而使大鼠更加自信并且可以减少其对新环境的害怕和应激反应。大鼠喜欢不透明的物体，例如金属、不透明塑料等。如果需要做近距离观察可以通过透明的红色或黄色彩条塑料。

做窝是大鼠日常生活所必需的，并且大鼠喜欢通过做窝在一定程度上控制它们的生活环境。行为学测试发现，大鼠偏爱进入有做窝或做窝材料的笼具。以移动或撕碎做窝材料的方式提供给大鼠部分筑巢材料，不仅满足了大鼠做窝的需求，同时也增加了大鼠的活动时间，做到了环境丰富化。大鼠的门齿较长，终生不断生长，因而喜啃咬。在野外，它们依靠啮咬坚硬或有沙砾的食物来磨门齿，防止门齿生长过快。在实验室里，大鼠需要饲养者提供一定硬度的饲料或者供大鼠啮咬的小木块和小木棍来防止门齿过快的生长。

三、大鼠要求使用者提供足够的空间和适当的光线

需要给大鼠提供足够的空间以便于它们能做锻炼、觅食、适当的社交行为和玩耍等一系列行为以丰富生活。空间大小的设置规范如《英国内政部业务法规》（*The UK Home Office Codes of Practice*）是最低标准，大鼠偏爱选择的笼具明显大于推荐标准的笼具。因此，尽可能地用最大的笼具，让每只大鼠都有充足的活动空间（参考国家标准 GB 14925—2010）。也可考虑用大的带有围栏的笼具或周期性地放它们到比较宽阔的训练场地。培养大鼠后足站立是一个重要的探索、玩耍行为，它们能够在笼子里的最小空间里弹跳，以此为指标可以确定笼子高度，未成年的体重达到 150g 的大鼠笼高 18cm，450g 的笼高 22cm，大的成年雄鼠笼高 30cm。

大鼠对外界刺激反应敏感，在高分贝噪声刺激下，常常发生母鼠吃仔的现象，故饲养室内应尽量保持安静。大鼠的感光细胞适于 1～40lx 的低光照水平。有色品系光照应低于 60lx，有白化病的品系光照要低于 25lx。这些可以通过选择合适的光照系统或在笼架上方放置适当的遮蔽物实现。建立的照明系统使动物的活动期与工作人员的活动周期尽可能一致，这样容易掌控大鼠的健康状况，也能减轻管理和实验操作对大鼠的影响。

四、人性化的清洁环境

因为嗅觉对啮齿类动物非常重要，清洁后将

会破坏大鼠所有的气味痕迹，这是主要的刺激大鼠紧张的因素。清洗后造成的高度破坏性会造成大鼠生活环境的混乱并且可能使大鼠产生攻击性行为。最小化此种破坏性的方法是在清理笼具时加入用过的筑巢物（不是垫料）。掌握最适当的清洁次数，确保大鼠健康的清洁次数与适于人为操作之间保持平衡。假如清洁过于频繁，将可能引起大鼠过度紧张和不安。

行为异常在大鼠中时有发现，包括焦虑、恐慌性攻击、嚼毛、嗜睡或抑郁、刻板症等异常行为。例如大鼠在笼具内踱步或转圈，则表明动物对周围生活环境可能不适应。提供高质量和充足的生活空间将有利于降低异常行为的发生。如果异常行为确实发生，应当立即检查所有饲养和护理情况，及时发现问题并且采取合理的措施，使大鼠恢复至正常的状态。

大鼠肥胖、不适、呆滞、皮毛粗糙，应当被列为长期观察和研究的范畴。笼养的大鼠可以通过提供含有食物的垫料促进大鼠觅食，来丰富生活以达到改善大鼠不适状态的目的。

（王纯耀　张连峰）

第五节　豚鼠的要求

一、豚鼠要求使用者提供足够的空间和群居饲养条件

豚鼠是群居性动物，一般不要单独饲养。雌性豚鼠可以成组饲养，不超过4月龄的雄性豚鼠也可以成组饲养，4个月以上的雄性豚鼠应成对饲养。雄性豚鼠如果在发情期闻到雌性豚鼠的气味，将会变得非常具有攻击性。因此，在饲养豚鼠的时候，应当使雄性豚鼠和雌性豚鼠之间保持一定的距离，以免使其闻到彼此的气味。成组饲养的时候，应尽可能保持组内成员的稳定性，并提供高质量和足够的空间，以降低攻击性行为发生的危险或由于过度拥挤而导致的应激。不宜频繁地将雌鼠迁往新的笼舍，同时尽可能避免其他任何可以引起拒食的因素。如果有令人信服的科学理由需要单独饲养，应当保证这些动物总是可以相互看见、听见或闻到同性别的其他动物。

应当给豚鼠提供足够大的空间以允许它们进行一系列的活动，例如运动、觅食以及适当的群居社交行为。更好的饲养环境是在带有围栏的比较宽敞的地面上，以满足以上所提到的丰富活动的需要。幼年豚鼠尤其喜爱玩耍，因此需要更多的空间。因为豚鼠不像其他啮齿类动物那样可以用两足向上爬而且跳跃能力差，因此饲养豚鼠的地方对上下高度要求比较低，30cm就足够了，且笼具一般不需要加盖。如果必须用笼子来饲养的话，应该尽可能买大的笼子，以保证有足够大的空间。对于在笼子里饲养的豚鼠，最好是给它们提供一个共享的活动场所，例如可以用围栏围出一块地方或者使用一个儿童用的硬塑料制成的戏水池。

豚鼠听觉灵敏、胆小、易受惊吓，因此环境应保持安静，开放饲养环境的噪声在60dB以下。在没有任何保护措施的开放空间，豚鼠容易受到惊吓，因此它们喜欢与实心的表面接触。在实验室里，聚氯乙烯试管、矩形的纸盒或者商品化的“小房子”均可以用作掩蔽场所供豚鼠休息、躲藏、睡觉或生产。因为网格状的底板不能存放垫料，容易导致豚鼠的挤压伤或蹄皮炎（肿蹄），因此应该给豚鼠的饲养空间提供坚实的底板。垫料应当是干燥的、具有吸水性的木屑并配有干草以供豚鼠挖洞或躲藏。刨花也很适合豚鼠躲藏在里面，如果刨花的量足够多，当豚鼠受到惊吓的时候，它们可以冲进刨花里。如果确实有科学理由需要在网格状的底板饲养豚鼠，应该提供一小片实心区域，以供其休息的时候使用。

二、豚鼠要求使用者提供丰富的食物和磨牙的材料

由于豚鼠的门齿会持续生长，因此必须给豚鼠提供用来磨牙的东西，例如木制的咀嚼块或咀嚼棒来打磨它们的门齿。标准的实验室饮食通常是单一、乏味的，因此应该给豚鼠提供丰富的食物，例如干草、草料混合物、水果以及蔬菜。豚鼠自身不能合成维生素C，体内储存的维生素C在一定的半衰期内会消耗掉，因此饲料中一定要注意维生素C的补充。切成片的黄瓜是豚鼠特别喜爱的食物，卷心菜和甘蓝则有助于补充维生素C。草料混合物可以混在垫料中，从而促进豚鼠觅食，此外，咀嚼棒和硬的食物颗粒也可以混在垫料中，这样有利于豚鼠磨牙并帮助其消磨时间。

三、豚鼠要求使用者提供轻柔、人性化的操作管理

豚鼠是一种比较温顺的动物，它们很快就会习惯轻柔但坚定而且带有感情的操作。因为豚鼠在自然界的天敌很多是鸟类，所以操作者应当从豚鼠的前方接近它们，并且保持较低的位置姿势，以免惊吓到它们。操作者应当用一只手支撑住豚鼠的后腿及臀部，同时另一只手握在它们的肩部周围（对于年幼的豚鼠）或胸部（对于成年豚鼠）。当豚鼠受到惊吓时非常容易产生应激，因此应当尽量减少对它们的打扰。应当避免使用有不透明侧壁的笼子，因为在这种情况下，豚鼠不能看到外面的环境，更容易受到惊吓。清洁工作对豚鼠来说也是一种刺激因素，因此既要保持豚鼠的清洁以便它们有良好的健康、卫生状况并适应人类的操作，同时也应当避免过于频繁的清洁工作以减少对豚鼠的过度刺激和打扰。

理发和拔毛现象同优势个体有关，当出现这一问题的时候，首先应当检查豚鼠的饲养或护理是否存在问题，以确保它们的生活不是过于枯燥烦闷。可以将出现拔毛现象的豚鼠移走，但这只能作为最后的处理方法，因为这样做会导致这只豚鼠被单独饲养，并带来了明显的福利问题。

如果没有给豚鼠提供用来磨牙的东西或者供其活动的地面或空间太小，将会出现牙齿过度生长或搔抓现象。帮助它们修剪牙齿或爪子，但预防仍然是最重要的。无论是否有异常现象发生，定期的检查总是非常必要的。

如果豚鼠反复受到惊吓刺激而且无法躲避，它们会变得异常紧张而且恐慌。给它们提供充足的庇护场所，进入房间或接近它们的时候要轻柔或给它们额外的食物，都将有助于豚鼠保持平静。

（王纯耀　张连峰）

第六节　兔的要求

一、兔要求使用者提供良好的饲养条件

兔是群居性动物，群体饲养或成对饲养必须在合适的时间及恰当的群体组成中以防动物相互攻击。对于雌兔，仔兔一出生就应群养（或者如果兔在笼子里繁殖且在断奶之前）。新的动物不应该随后加到已经建立的群体内，这样会引起攻击。雄兔在未发育前可以群养，但在性成熟期就开始打斗。因此性成熟的大兔必须实行单笼饲养。大兔是指4月龄以上的青年后备种兔，能繁种公、母兔。大兔必须实行单笼饲养，是因为兔子在达到性成熟的年龄，即4～4.5月龄后，在群养的条件下，常出现公兔与公兔、母兔与母兔打架斗咬致严重伤残的现象，严重影响种兔繁殖质量。所以，种用兔到4月龄后必须实行单笼饲养。

兔需要足够的空间以供弹跳等活动，否则会导致骨无力和骨骼异常。它们也喜欢在不同的地方做不同的事情，比如摄取食物、休息和排泄等。理想的圈栏可以被分为不同的区域用作隔墙、平台和藏身地。对于笼养兔，经常会把笼子连在一起以提供额外的空间，以鼓励在不同的区域做不同的活动。如果不能提供给兔需要的空间，可提供共同的运动区让单个兔或者成对或成群兔使用。圈栏的高度很重要，因兔经常为耳朵直立的警惕坐姿。

对许多物种研究显示，包括兔在内的动物喜欢实心底板。而且对于兔来说，活动和休息都比较舒服，可以加入垫料以供兔挖掘、撕咬和觅食活动。对于锯屑和木刨花，兔更喜欢清洁的稻草和碎纸片，如果确实有科学理由需要在网状底面饲养兔，那么应该提供坚实的休息区（比如隔板）。

为兔提供避难所或门洞是兔福利的必需要求。PVC管、矩形的卡纸板箱或者商业上用的“笼舍”通常被作为避难所来逃离其他兔和用作藏身休息之用。兔也喜欢靠在像避难所这样坚硬的物体上休息。对于群养兔，应该提供带有两个“门”的避难所，一旦受到攻击可以提供逃跑途径。

要重视环境因素对兔子的影响。兔的生长和繁殖最合适的温度是15～25℃。当舍内温度超过30℃时，仔兔成活率降低，胎儿的死亡率增高，兔食欲减退，生长缓慢。舍内环境潮湿污浊，不仅容易诱发多种疾病，还会加大温度变化对兔的危害性。所以60%～70%的舍内空气湿度最为合适。

二、兔要求使用者提供温柔、人性化的管理

兔的门齿会不断生长，因此必须提供木制的

咀嚼物或棍棒以供咀嚼来磨损门齿。用不同的方式提供不同食物也是家兔消磨时间的合适方法。适宜的丰富饮食包括干草、苜蓿、新鲜的水果和蔬菜、熟玉米和商业上用的混合饲料。有的饲料要经过消毒才能达到卫生标准，避免引起疾病。还可以把食物分散到地板上以鼓励兔的觅食行为。

要充分保障兔子的供水。水对于成年兔、幼兔等都具有极为重要的作用。缺水，不仅会严重影响兔子的日进食量，尤其在用颗粒料自由采食的情况下，还会影响兔子的生长发育，甚至引起兔子的死亡。

兔能够辨别不同的人，在温柔管理、清洗和与人类接触适应等积极的形式下将减少应激压力，会适当增加兔的兴趣。日常温柔的管理可以减少兔受惊吓，并且改善兔与饲养者相处的状态。

很多附加设施对兔来说都可以用，包括不锈钢镜、适合的玩具、不锈钢响环和球（例如“叮当”声球），这些能够鼓励探索和玩耍，特别是如果这些玩具在圈和笼子之间每一周或每两周旋转一次的话可以防止厌烦，许多兔能够很好地利用它们。

当兔有反复地咬电线、用爪子抓地、摇头等行为时，表明兔不适应当前的环境，应该立即检查饲养和管理是否有问题，及时改善兔的生活环境。

（王纯耀　张连峰）

第七节　犬的要求

一、犬对使用者提出的饲养空间要求

犬是极度的群居性动物，除非有说服力的福利、兽医及科学理由要求非群居饲养，一般要成对饲养或群养。群养时须尽量保持群体稳定，并在其内部保持群体等级，如此可避免出现“霸权”及好斗行为问题。成对饲养及群养时保证彼此或同一群体能和睦共处，而不是分开彼此亲密的个体。研究表明，动物分配时还应进行随机化，这样可避免许多偏差。

为满足犬和睦的群居，围栏（enclosure）须足够宽，足够长，用于排便、活动及睡眠休息，并留出一些基本的活动空间，使犬能进行各种正常活动，遇到焦虑刺激时可退后到它认为安全的距离。将各围栏都串通起来的灵活设计对于犬是有利的。

所有的犬都需要一个温暖、干燥、无气流、适于休息和睡眠的窝。窝里再铺有如羊毛被褥类的垫层材料可使犬感觉舒适，还能增添它们的生活乐趣。这种窝对老龄犬、幼犬、病犬、术后犬、临产犬及易于长褥疮的犬品种是非常重要的。除研究需要须将犬养在网格或条形板地面上外，应让犬拥有一个平坦但不光滑、舒适坚固的、适合休息和睡眠的实心底板。

使用者还应考虑增加围栏的可见度，还应提供保护隐私的空间。围栏不但要有能看到屋外，还应设有一个半封闭的“独处空间”，此空间可安置在本围栏内或相邻围栏内，可帮助犬有效处理好与其他犬的联系。建立一个较高的平台不但能满足此目的，还能增大空间，增加犬住处定位、高度及群体接触等方面的复杂性、选择性，又能提供给犬更多的活动机会。在幼犬围栏中，平台不但可使产后母犬易于站立起来，且可避免母犬太靠近幼犬。

在犬围栏中加入一些玩具（如小球、绳子、牵拉器、拉力玩具、链条之类）既能增添犬的娱乐活动，做到饲养环境的丰富化，又能增进其各种姿势、举止的表达，而这些皆是犬的典型习性特征。购买各种各样的玩具产品供犬玩耍，以缓解犬乏味的生活，使它们每一天过得更充实。提供玩具的样式亦很重要，既保证了游戏进行和它们对游戏的兴趣（例如，可将弹簧拉链悬挂于天花板上），又使犬以它们独特的方式与这些玩具建立游戏关系。另外，充足的玩具又能够防止它们之间相互攻击、打斗。

为犬提供围栏外活动时间可激发它们的体力、脑力活动。单独的活动区域应设计得充满趣味而与围栏内环境不同，例如有平台、斜坡、地道及各种玩具等设施。理想化地说，还应为犬提供户外跑步的机会，这样可进一步丰富犬的活动，满足它们的各种基本行为需求（例如嗅、觅食、游戏等）。户外跑步范围应尽可能限制在一现存场地内，其内应设有躲避处以防恶劣天气突袭。

所有的围栏外活动中都需有充足的工作人员在场，他们可以与犬进行积极交流，鼓励它们使用各种已有设备资源，监护它们避免任何攻击和威吓。

具备能与其他犬及人友好相处、很好应对一

生中周围环境变化的能力对于犬的身心健康很关键。积极强化训练原则并对应于各犬龄进行一系列正式驯化及训练计划将可促成这种能力的形成。

长期处于聒噪的犬吠声环境中将大大有损犬的身心健康，可通过装置吸声板、上层挡板及隔音天花板等一些设施减弱此噪声。当然，最上策解决方法就是要探明犬吠的真正原因，如本文其他部分内容所示，确保饲养及管理能符合犬的习性要求。尤其是全面周到的日常饲养管理工作要确保犬习惯于与人接触，从而可减少犬吠的倾向，必要时可以增加轻音乐缓解犬对环境和使用者的应激。

二、饲养及营养要求

养好犬必须营养物质全面。由于犬食欲旺盛往往被忽视。因为犬在人工饲养环境下，不能自然补充营养。如果长期缺乏某种营养物质，将对犬造成严重损害；标准化的实验犬粮营养全面，但都味淡、难食，所以应尽可能准备些不同形状、大小、香味、口味、质地的其他食品。通过以不同方式提供食物亦能减弱犬的厌食情绪，例如改用活动性加料器给料等。喜欢嚼啃是犬的一种主要习性，因此，适度提供一些坚硬的实物既可满足这种需求，又能预防牙龈炎和牙周病。犬偏爱咀嚼带有味道的食物（如人造骨头之类）。饮水的供应，在正常情况下，全天供应任其自饮。

三、清洁健康的需求

接收犬时，必须进行检疫并全面了解犬的身体健康状况，在饲养工作中，通过观察体况和粪便内的寄生虫等，初步判断是否健康。首先是要求肌肉丰满，被毛光滑而不脱毛，对外界反应灵敏，食欲良好，无可见生理缺陷（瞎眼、跛行等），耳、眼、鼻孔清洁，无分泌物污染。

平时，必须保持犬体清洁，夏天可用水冲洗犬笼的同时，用水缓慢冲洗犬身（不能用强水流冲）。用刷子或特制金属梳子梳刷犬身，除去浮毛和污秽，清洁犬身能促进皮肤的血液循环，对全身新陈代谢和精神抚慰起良好作用。而且每只犬都十分乐意接受这种清洁工作（换毛期尤其重要）。也可作为调教犬，与犬建立密切关系的重要手段。

每天要打扫犬舍、犬笼，除去粪便并冲洗清洁，冬天勤除粪，适当减少冲洗次数，以保持相对的干燥。仔犬出窝和育成犬舍，由于同笼犬数多，大便次数多，勤除粪便很重要，一般每天不少于两次。夏天每周喷消毒药液和除虫剂各一次。每年在更换犬时，将犬舍彻底消毒一次。

四、陪伴与娱乐的需求

犬有与人为伴和服从命令的天性，经驯化可友善对人并能理解人的简单意图，服从命令，完成实验，如果粗暴对待或不合理喂养，可使其恢复野性，对人产生敌意，使人难以接近。因此，调教繁殖用犬和慢性实验用犬，最低要求做到能叫得来、牵得走、抱得起。此项调教工作，必须由饲养员或实验人员亲自进行。要达到此要求一般需要调教 7～14 日。虽然费时，但对以后管理工作和顺利进行实验，受益匪浅。陌生犬与人接触，最初唯一的关系就是喂食，所以由喂食入手开始调教最为方便。

（张爱国　张连峰）

第八节　猪的要求

一、猪对使用者提出的饲养空间要求

猪属于群居动物，一个猪群经过一段时间的生活能够形成明确的等级关系，如果因为研究的需要，将它们与群体分开，它们会变得情绪烦躁、寝食不安。除非有充足的理由，仔猪不应该与母猪分开单独饲养。如果必须单独饲养，也应该让它们能够相互看见、闻见和听见。在一个猪群内，猪会不断发出嘈杂的声音，通过这些复杂的尖叫和咕哝声音进行相互的联系和交流。

猪舍应选择地势干燥，背风向阳，平整的地方建造，单列式，双列式均可，必须用砖石砌墙，水泥磨面，以便冲洗打扫。应设排粪场，面积应比猪舍大一些，猪舍应有良好的通风换气和温控设备。因为猪的蹄子较小但其体型较大，如果地板是光滑的或笼底空隙过大，使猪容易受伤，猪的围栏应该用混凝土材料和镀锌钢或不锈钢材料建造护栏。实验用猪最好用高床或笼架饲养，必要时单笼饲养，并带有自动饮水装置，排泄物可通过密闭管道输送到化粪池内，经无害化处理后，排入市政污水管道。在设施的设计上，如果空间允许，可为猪提供一个笼外活动的运动场，每天短暂的锻炼也会对猪有益。

猪的嗅觉非常发达，喜欢用鼻子拱土觅食，应尽可能提供如麦秸、木屑或刨花垫料，以保持猪天然的觅食和探究行为。这些垫料也能为猪提供舒适的卧床，有助于降低包括僵直、疼痛等生理不适，但最好每天更换。

二、健康的要求

对猪要进行预防接种，主要预防传染性疾病为猪瘟、猪丹毒、猪副伤寒、口蹄疫、猪细小病毒病、传染性肠炎、萎缩性鼻炎等，仔猪断奶时还要进行驱虫。平时要注意猪的饮食状况以及粪便有无异常，如出现下痢、呕吐或便秘的情况，要对症治疗。对新引入的猪，要经过至少一周的检疫观察，当它们适应新的环境后再开始进行实验。

平时的清洁喂养工作过程中也要注意观察其健康状况，发现异常立即处理或报告兽医。观察的内容有：身体外表有无外伤、肿胀、溃疡、坏疽等；有无消瘦，过度肥胖，成长异常；精神有无萎靡不振、倦怠、动作不活跃、食欲不振、拒食、敏感性增高等；皮毛有无光泽、竖毛、出血、脱毛、污物；眼有无渗出物、眼屎、流泪、白内障、角膜损伤、结膜炎等；口腔和鼻有无流涎、出血、张口困难等，鼻孔有无渗出物阻塞、喷嚏、呼吸困难；耳朵有无耳壳曲折、中耳炎；四肢有无弯曲、脱臼、关节炎等；肛门及尾部有无腹泻、血便、脱肛等。

发现异常可进一步全身检查，必要时可进行病理检验、细菌学、病毒学、寄生虫学等实验室检查。

三、训练交流

猪对吃喝的记忆力很强，对与吃喝有关的时间、声音、气味、食槽方位等很容易建立条件反射。根据这些特点，可以制订相应的饲养管理制度，并进行合理的行为调教与训练，如每天定时饲喂等，训练猪只采食、睡卧、排泄三角定位等。结合实验阶段，使用者给予那些接近人的猪轻轻拍打、抚摩和搔抓奖励，会让猪在实验过程中比较安静，有利于实验顺利开展。

（张爱国　张连峰）

第九节 鸡的要求

一、对使用者提出的饲养空间要求

鸡喜群居，习惯四处觅食，不停活动，有食沙粒助消化的特性；喜沙浴，栖高性；胆小、易惊吓，易产生异食癖等特性。

鸡的生产饲育环节基本上分为：孵化出雏、育雏和成年鸡等几个阶段，根据不同的实验（使用）目的，选择鸡的不同阶段，要充分考虑不同阶段的不同特性建立相应的鸡舍，建立相应的饲育管理规范。

孵化出雏：机械孵化模拟禽类自然孵化的条件进行孵化，主要就是对温度、湿度、通风等的自动控制，为防止胚胎与卵壳粘连，改善羊膜血液循环，翻蛋是非常重要的一个环节。出雏的小鸡在一天后转育雏室。

育雏：雏鸡御寒能力弱，温度控制是关键；光照、饲料、喂食等更是要精心准备，根据需要不时调整；在此阶段可通过断喙防止啄肛癖、啄羽、啄趾、啄翅等。

成年鸡：觅食行为对于鸡来说是很重要的，甚至在各种饲料充足的情况下，它们也会去寻找食物。在单纯的金属网格地板上，鸡是不可能进行觅食的，并且比起金属网格地板来说，鸡更喜欢有一些枯枝落叶的地板，所以应该提供一些铺有合适的枯枝落叶的地板，这样的地板还可预防啄食羽毛。

栖息对于鸡来说是很重要的行为，可以使其有安全感。特别是黄昏的时候，它们有强烈的欲望去栖息。在一定范围内不同的高度上放置栖木可以帮助禽类强化它们的群体等级（下级的鸟可以远离高阶层的鸟）。栖息还可以强化腿骨、健足、改善羽毛状态。栖木直径3～4cm，顶部是平的。

如果不设置巢箱，雌鸡会变得很沮丧和紧张。箱子四周需完全包住，再装一些杂质比如粉屑或麦秆，并且箱子要足够大，使鸡有回转的空间。从16周开始，鸡就应该使用巢箱了。

为啄食而追加的材料可以掺在地板的基质中。追加的材料可以是啄食木块、成捆的棉线、绳子或粗泥炭，所有能够防治有害性啄食的东西都可以。

二、检疫防疫的要求

饲育环境对人员进出、物品进出、饮水、鸡舍内外等都要定期进行打扫并严格消毒，严格按照SOP执行，搞好地面卫生，保持地面干燥，及时清除粪便和污染的垫料，认真做好消毒效果的检查记录等。全营养饲料，保证足够的维生素A和维生素K，确保和增强抵抗力。

成鸡饲养尽量做到“单一饲养”“全进全出”，即单一品种，每批鸡结束后，对鸡舍进行彻底终末消毒清理，能拆就拆，利用相应消毒方式，清洗消毒鸡舍和相关设备。鸡舍切忌拥挤，密度过大活动空间不足很容易发生啄癖，发生鸡羽毛不全、秃尾秃头、光背等现象；因不能同时进食，出现生长不齐的现象，所以，合理的饲养空间能保证鸡的活动空间，有利于锻炼和加强其心肺功能，促进其肌肉与骨骼的发育，保证鸡的健康成长。

三、健康要求

健康鸡群活泼，反应灵敏。所以，在饲养工作中，对鸡群的观察是必需的，主要观察其生长发育状态、采食量、精神状态、排泄物情况、运动状态、站立姿势、对外界声音光线等的反应。做到每天记录，发现精神沉郁、离群、闭目呆立、羽毛不整不洁，甚至翅膀下垂、呼吸有声，如果不是因为实验因素，应立刻进行处理或报告兽医。

四、断喙

断喙是养鸡行业普遍采取的做法，虽对其有所伤害，但其目的是防止相互啄羽、啄趾、啄肛等更大伦理福利问题现象的发生。作为实验为目的的鸡的饲养是否断喙，可根据实验目的、品系、饲育环境等方面综合考量，尽量通过调整饲养方式和方法防止啄羽等现象的发生，如果预测到以上现象不可避免，尽量在雏鸡阶段断喙，对鸡带来的伤害减少到最低。

（张爱国　张连峰）

第十节 猴的要求

一、对使用者提出的饲养空间要求

猴虽然经历了从野生到人工驯养的长期适应过程，但它们仍然保持野外社会化群居的天性。满足猴社会化集群最好的办法就是为它们提供社会化居所，让它们能与同伴共同生活，包括大空间的成群居所（group-housing）和室内小空间的成对居所（pair-housing），尽量避免单笼单独饲养（single-housing）。避免出现心理健康问题。

猴大脑发达聪明、动作敏捷、活泼好动、好奇心与模仿能力很强、能使用工具，猴舍按其饲养方式分笼养型房舍和舍养型房舍。笼舍必须牢固耐用，表面光滑无毛刺，不断裂、不脱焊，以防划伤，还要耐酸、耐碱、耐腐蚀、易清洗消毒。房舍要通风、透光、清洁、干燥。窗外要罩上铁丝网，防止逃逸。一般还要设置外室供猴子进行室外活动，外室为封闭式铁栏网状结构，可加装秋千、高台和横梁供猴子户外活动栖息等。

二、饲养与营养的要求

1. 饲料配方　要充分考虑动物的生理习性，并注意饲料的适口性，如猴为素食性动物，喜食水果、蔬菜及玉米等粮食作物。饲养中要注意合理搭配。为保证其营养需要，成猴粗蛋白含量一般应达到16%，幼猴还应高些，应达18%～20%。应注意钙磷比例，补充维生素C。为达到饲养标准，满足动物粗蛋白质及代谢能的基本需要，其饲料配方应由有专长的人根据饲料品种、季节变化、饲料来源制定相应配方，并定期检测、测定饲料营养成分。

2. 饲喂方法　每日采用定时定量的方式，一日分两到三次投喂，给食量为每只猴每日300～400g。

3. 饲料卫生　由饲料车间加工膨化好的颗粒料要妥善保存，防止各种污染。各种青饲料要保持品质新鲜，不发生霉烂变质；蔬菜、瓜果一定要洗涤、消毒，晾干后再喂，以免引起肠道传染病或农药中毒。每天必须检查饮水装置，并进行清洗和消毒，保证动物饮水清洁。

4. 饮水　普通猕猴饮用水应达到城市生活用水标准，并随时注意水质变化。舍内应设自动饮水设备。

三、健康要求

每天利用清洗、饲喂或专门的时间观察猴群精神和健康状况，并及时做好观察记录，发现问题及时处理或报告兽医，须观察项目如下：

1. 采食观察　食欲是否正常，有无挑食、拒食、异嗜现象，有无体弱被欺而无法采食者。

2. 精神状态　有无萎靡不振、垂头抱腹、躺卧等现象；有无精神狂躁、抽搐、运动失调、四肢瘫痪等症状。

3. 粪尿情况　观察排出粪便的颜色、形状、气味、排粪次数、含水量、粪便数量，粪便是否脓血便、水样便、黏液便、带有腐臭味的稀糊状粪便。观察排尿次数、每次尿量及颜色等。同时观察是否有呕吐、口渴、腹胀、脱肛等。

4. 皮肤被毛　有无咬伤、创伤、被毛蓬乱、被毛缺损和脱毛等；有无水疱、丘疹、溃疡、脱水皱缩，四肢关节有无肿胀和性皮肿等现象。

5. 地面血污　观察记录地面血污的出血量、颜色等，判断是经血、外伤出血、便血、流产先兆、产后出血，还是脱肛等。

6. 交配怀孕及产仔情况　有无雌雄搭配不当，群内有无受欺或被遗弃的公、母猴，及时记录月经、交配、产仔时间等。

7. 隔离治疗情况　用药种类、给药时间、治疗效果、疾病转归等情况。

8. 环境控制情况　注意观察记录猴舍的温度、湿度、通风情况、氨浓度变化及饲养密度等。

四、卫生防疫要求

卫生防疫是实验动物饲养工作中的一项经常性的非常重要的工作，任何时候都不可疏忽大意，都要制定切实可行的卫生防疫制度。

五、驯化

猴难以驯养，不易接近。但是，正常的猴子进入实验时，饲养管理者和实验使用者通过和动物经常交流，给猴子喜欢吃的苹果、香蕉或花生作为奖励。良好的交流和训练可令猴子在实验时予以配合，防止发生意外。

（张爱国　常　在）

参 考 文 献

[1] 霍勇，陈明. 心血管病实验动物学. 北京：人民卫生出版社，2011.
[2] 孔琪，郑志红，魏强，等. 中国实验动物从业人员标准的编制. 中国比较医学杂志，2016，26（10）：85-90.
[3] 史光华，李麟辉，吕龙宝，等. 实验动物仁慈终点及安乐死的法规现状与思考. 实验动物科学，2019，36（02）：72-75.
[4] 孙晓梅，李春花，叶尤松，等. 促进人工饲养实验猕猴心理康乐. 中国比较医学杂志，2008，18（02）：79-82.

思 考 题

1. 作为实验动物使用者从思想上如何认识实验动物？

2. 从自身实际出发，作为一个实验动物使用者应该具备哪些技能与素养？

3. 围绕实验动物需求，以某个实验为例，简述一下在使用实验动物过程中可能造成实验数据的偏差及原因。

第三篇　动物实验的要求、设计和管理

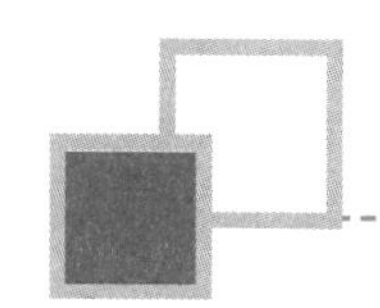

第九章　医学研究对实验动物的要求

第一节　实验动物遗传学及遗传质量控制

实验动物在医学、生命科学研究中的重要性对其本身的质量提出了非常高的要求。与动物质量第一相关的因素就是其本身的遗传背景，因此有必要根据遗传学原理和相关技术，开展实验动物的遗传质量监测和特性测定。为了更好地对实验动物质量控制进行解释，本节首先对实验动物遗传学的一些原理和概念进行介绍，然后介绍实验动物的繁育及遗传质量检测技术。

一、遗传学基础

实验动物遗传学是遗传学的一个分支，主要是利用遗传调控原理，按照人类的意愿和科学研究的需要，控制和改造实验动物的遗传特性，培育新的动物品系和各种动物模型，以此阐明动物的外在表现型与遗传特性之间的关系，并对实验动物的遗传特性进行监测的学科。

（一）物种和品系的概念

种（species）是生物分类学的基本单位。对于高等有性生殖的动物来说，种是指可以相互交配并产生有繁殖能力后代的同一种类动物群体，此群体与其他动物群体存在生殖隔离。

品种、品系等概念均可作为种以下的分类单位。这些概念在不同的领域使用，如对于经济动物常使用品种（stock，breed），一般系指具有一些容易识别和人类所需要的性状，而且可以基本稳定遗传的动物群体。如新西兰白兔、大耳白兔等。在实验动物学中，具有较高相似度的动物群体可称为一个品系。如基因高度纯合的近交品系 C57BL/6，或是带有突变基因（nu/nu）的裸鼠品系。

（二）性状与基因

性状（character）是指动物可以观察到的形态、生理、生化或心理等特征。动物不同的性状是由动物内在的遗传因素与外在的环境因素相互作用的结果。

有些性状不是连续性变异，如动物毛色的黑色与白色、有毛与无毛，这类能明确分辨的性状称为质量性状（qualitative character）。而体重、身长、寿命等变异有连续性但不能明确分级的性状称为数量性状（quantitative character）。

基因（gene）是控制生物性状的基本遗传单位。其物质上是与某一生物学结构或功能对应的核酸序列，含有相应的遗传信息。这些遗传物质在高等生物的细胞核内组装成高级结构的染色体，细胞核外的线粒体等细胞器中也有遗传物质的存在。高等生物有来自父本和母本的两套遗传物质，除性染色体外所有染色体一一对应。相互对应的染色体称为同源染色体。基因以直线方式排列在染色体上，每个基因都有自己的特定座位。凡在同源染色体上占据相同座位的基因，称等位基因（allele）。

（三）遗传学的基本规律

1. 孟德尔遗传定律（Mendel's laws of inheritance）　孟德尔（Mendel，1865）用豌豆的花色（白花与紫花）、种子的形状（饱满圆形与皱缩）等七对相对性状为指标进行杂交实验，得出了孟德尔遗传定律。实验动物的遗传规律仍然遵循这一定律。

（1）一对相对性状和分离定律。将每代只生产有色品系的小鼠与白化（Albino，白色皮毛红眼珠）小鼠交配，产生的杂交一代（first filial generation，F1）小鼠均为有色。F1 所显示的有色性状称为显性性状（dominance），F1 所缺的白化体性状则称为隐性性状（recessive），这就是孟德尔显隐性定律(law of dominance)。

其次，F1 相互交配产生的杂交二代(F2)中有色性状与白化性状各占一定比例(3∶1)，这称之为分离定律(law of segregation)。此种现象可用支配皮毛有无色素的等位基因(allele)来解释。如将支配有色的基因写成 C，而决定白化体的基因写成 c，则显隐性定律与分离定律的关系如图 9-1-1。此外，图 9-1-1 的基因型中配对的基因相同者(C/C 或 c/c)称作纯合子(homozygote)，不同者(C/c)称为杂合子(heterozygote)。图中的 P 表示亲代(parent generation)。

(2) 两对以上的相对性状和自由组合定律。如上所述，一对呈显、隐性关系的基因控制的性状按分离定律遗传，两对或更多对性状又是怎样遗传的呢？两对相对性状，例如有色、有毛小鼠与白化、无毛小鼠交配时，F1 均为有色、有毛的小鼠。F1 相互交配所得的 F2 则是有色有毛、有色无毛、白化有毛与白化无毛的小鼠各占一定比例(9∶3∶3∶1)。此时如果只看有色与白化或有毛与无毛，都是按 3∶1 分离的，亦即有色与白化性状对有毛、无毛性状并无影响，而有毛、无毛性状对有色与白化性状也没有影响。这些等位基因互相独立，各自发挥自己的遗传作用，称为自由组合定律(law of independent assortment)。有完全显隐关系的等位基因，当存在互相独立遗传的 n 对等位基因时，其交配所生 F2 的理论分离比为 (3+1)n 的展开式。

(3) 连锁与互换定律。1900 年孟德尔遗传规律被重新发现后，人们以更多的动植物为材料进行杂交试验，其中属于两对性状遗传的结果，有的符合独立分配定律，有的不符。摩尔根以果蝇为试验材料进行研究，最后确认所谓不符合独立遗传规律的一些例证，实际上不属独立遗传，而属另一类遗传，即连锁遗传。于是继孟德尔的两条遗传规律之后，连锁互换定律(chain and exchange of genes)成为遗传学中的第三个基本定律。所谓连锁互换定律，就是原来为同一亲本所具有的两个性状，在 F2 中常常有连系在一起遗传的倾向，这种现象称为连锁遗传。

(4) 经典遗传学的补充解释。不完全显性与共显性。等位基因之间的显隐性关系不明显，杂合体(Aa)的表型介于纯合显性与纯合隐性的表型之间，而不是与纯合显性者相同，这种性状的遗传方式称为不完全显性(incomplete dominance)、半显性(semidominance)、非显性(nondominance)。小鼠的 W 基因(显性白斑，dominant spotting)即相当于此。杂合体(W/+)皮毛上出现白斑，纯合体(W/W)皮毛是白色。不同的表型具有双亲双方性状时叫做共显性(codominance)。需要强调的是，遗传检测中电泳图上看到异构蛋白或同工酶的性状与某些免疫学性状在遗传上很少有显隐性关系，一般多为共显性特征。

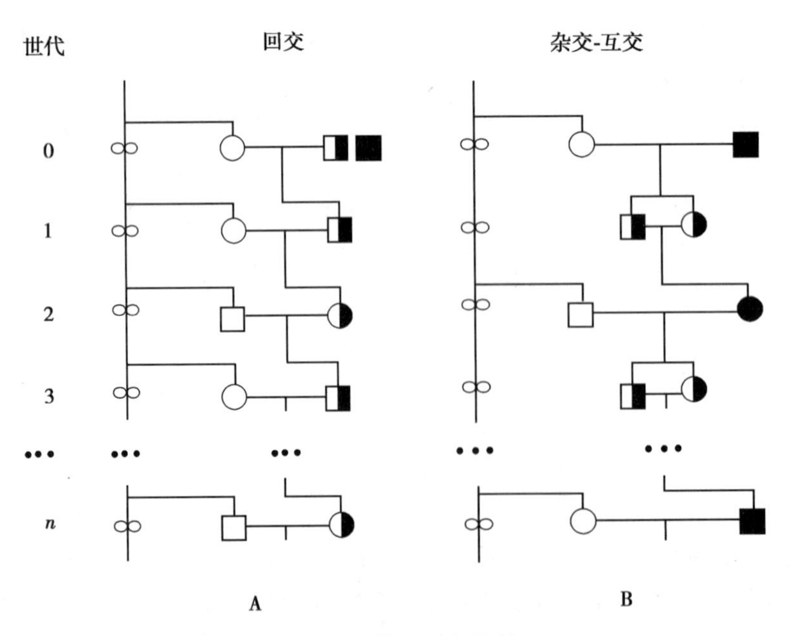

图 9-1-1 基因型中配对

（5）伴性遗传。性染色体上的基因，其遗传式与常染色体的有所不同，贫毛基因（sparsefur，*Spf*）即是一例。纯合的贫毛雌鼠与正常雄鼠交配时，其F1雌鼠正常而雄鼠贫毛，这是因为贫毛基因位于X染色体，F1雌鼠从双亲各得一条X染色体，所以遗传的基因为+/*Spf*，其表型正常。然而雄鼠的染色体组合是XY，即雄鼠只继承亲代的1个X染色体，而且Y染色体上没有X染色体上的*Spf*基因，故基因型为*Spf*/Y（半合子，hemizygous），表型则为贫毛，这种现象称为伴性遗传（sex linked inheritance）。

（6）表观遗传学。经典遗传学是指基于基因序列改变所致基因表达水平变化，如基因突变等。表观遗传学（epigenetics）则指基于非基因序列改变所致基因表达水平变化，如DNA甲基化和染色质构象变化等。

2. 哈迪-温伯格（Hardy-Weinberg）定律　在生物的进化历史中，单个生物个体的存在与否是无意义的，生物只有以群体的方式生存，这个物种才能存在与发展。所谓群体是指生物的一个种、一个亚种、一个变种、一个品系或其他类群的所有成员之和。个体之间的遗传差异来源于等位基因的不同，群体由一群可以相互交配繁殖的个体构成，群体之间的遗传差异取决于其基因频率的不同。

3. 基因型频率与基因频率　这两个概念是群体遗传学的范畴。群体遗传学是研究伴随世代更迭时群体的遗传特性有何变化及其机制如何的一门学问。研究群体变化，首先要制定出判别群体遗传特性的指标。

试考查一下常染色体上一个基因座位的A与a这一对等位基因，其可能的基因型有三种，即A/A、A/a和a/a，在群体内这三种基因型的比例便可以作为群体遗传组成的指标。

由N个个体组成的群体中，A/A、A/a和a/a基因型的个体数分别为n_1、n_2、n_3（$n_1+n_2+n_3=N$），则该群体中存在的A/A、A/a、a/a基因型的比例（P、Q、R）分别为：

A/A型　$P=n_1/N$

A/a型　$Q=n_2/N$

a/a型　$R=n_3/N$

此P、Q、R即称作基因型频率（genotype frequency）。

其次，从群体内存在的A与a基因的比例来看，该群体是由N个个体组成的，故相对应的基因座位为$2N$。再者，基因型为A/A的个体有2个A基因，A/a型个体有1个A基因，故群体内A基因的比例p为：

$$p=P+Q/2$$

依此类推，基因a的比例q为：

$$q=Q/2+R$$

此p与q称为基因频率（gene frequency）。

英国数学家Hardy和德国医生Weinberg于1908年发表了有关基因与基因频率的主要遗传定律，称为Hardy-Weinberg定律，又称遗传平衡定律。

（1）在随机交配的一个大群体中，若没有其他因素影响，基因频率一代一代下去始终保持不变。

（2）在一个大群体中，无论其基因型频率如何，只要经过一代随机交配，常染色体基因型频率就达到平衡状态。没有其他因素的影响，以后一代一代随机交配下去，这种平衡状态始终保持不变。

（3）在平衡状态下，基因型频率与基因频率的关系是：

$$P=p^2, Q=2pq, R=q^2$$

不难看出，这些关系式来自以下等式：

$$(p+q)^2=p^2+2pq+q^2$$

这是一对等位基因的情况，其他复等位基因亦可类推。多对基因组成的基因型不是一代随机交配就能达到平衡的，涉及基因位点愈多，达到平衡需要的代数也愈多。伴性基因也需要若干代才能逐渐达到平衡。

该定律是群体遗传学的“守恒定律”，通过分析群体每一世代的基因频率和基因型频率的遗传规律，可以了解群体遗传结构，促使群体遗传特异性保持相对稳定。

（四）物种进化与纯系动物

核酸物质是生物遗传的基础。在个体水平，每只动物都从它们的双亲获得两套基因，其中一套来自父亲，另一套来自母亲。每套中存在成千上万个基因，都能稳定地传给下一代。在自然条件下，细胞分裂时DNA进行复制，在各种自然和人工诱发等情况下，遗传物质存在发生改变的可能，某个基因偶然发生变异称为基因突变（mutation）。所谓基因突变就是DNA分子长链上的碱基发生了改变或染色体某一座位上的遗传物质发生了变异。在自然条件下发生的突变称为自然突变或自发突变（spontaneous mutation）。用人工方法诱发的突变称为诱发突变（induced mutation）。突变存在普遍性，即影响各种性状的基因均可发生突变。突变可发生在性细胞或体细胞，但体细胞突变一般不能传给后代。

在个体水平，基因突变的方向是不可控制的，大部分突变多会对个体造成损害。但是在自然选择的前提下，这些基因突变却是物种进化的基础。那些存在有益突变的个体在自然选择过程中获得优势，从而这些优良突变基因得以遗传到下一代中。

有性生殖是高等生化获取更多遗传优势的方法。在种群的水平，每个个体可以通过有性生殖的方式使得子代有更多机会获取差异性的遗传信息，这种方法受益的将是整个物种种群。

实验动物是一类特殊的动物种群，其性状稳定不变，从而保证实验结果的可重复性。为此，利用不同技术策略来繁育实验动物，如为了得到遗传背景一致的动物品系，采用近交的策略。为了认识某一基因的功能还可以对动物的遗传物质进行基因工程改造。

二、实验动物的品系

根据实验动物遗传特点的不同，实验动物分为近交系、封闭群和杂交群。还包括一些利用基因工程技术建立的实验动物品系。

（一）近交系

在一个动物群体中，任何个体基因组中99%以上的等位位点为纯合时定义为近交系（inbred strain）。经典近交系经过至少连续20代的全同胞兄妹交配培育而成。品系内所有个体都可追溯到起源于第20代或以上代数的一对共同祖先。

近交系一般以大写英文字母命名，亦可用大写英文字母加阿拉伯数字命名，符号应尽量简短，如A系、TA1系等。有些品系没有按照这个规则进行命名，如129P1/J、615等。为了方便，近交系常用缩写表示，表9-1-1列出了一些常用小鼠近交系名称的缩写。

表9-1-1 常用小鼠近交系名称缩写

品系名	缩写
AKR	AK
BALB/c	C
CBA	CB
C3H	C3
C57L	L
C57BL/6	B6
C57BL/10	B10
C57BR	R111
DBA/1	D1
DBA/2	D2
HRS/J	HR
129（含亚系）	129

近交系的近交代数用大写英文字母F表示。例如当一个近交系的近交代数为87代时，写成（F87）。如果对以前的代数不清楚，仅知道近期的近交代数为25，可以表示为（F?+25）。

1. **亚系的形成** 近交系的亚系分化是指一个近交系内随着时间的推移和环境变化而出现遗传差异。通常下述三种情况会发生亚系分化。发生遗传分化的原因包括杂合残留、基因突变或遗传漂变（genetic drift）以及遗传污染（genetic contamination）（即一个近交系与非本品系动物之间杂交引起遗传改变）。

发生遗传分化的动物群体经遗传鉴定，确定其近交水平，并与原品系进行识别后，可作为原品系的亚系。亚系的命名方法是在原品系的名称后加一道斜线，斜线后标明亚系的符号。亚系的符号可以是以下几种：

1）培育或产生亚系的单位或个人的缩写英文名称，第一个字母用大写，以后的字母用小写。使用缩写英文名称应注意不要与已公布过的名称重复。例如：A/He表示A近交系的Heston亚系；CBA/J是由美国杰克逊研究所保持的CBA近交系的亚系。

2）当一个保持者保持的一个近交系具有两个以上的亚系时，可在数字后再加保持者的缩写英文名称来表示亚系。例如：C57BL/6J、C57BL/10J分别表示由美国杰克逊研究所保持的C57BL近交系的两个亚系。

3）一个亚系在其他机构保种，形成了新的群体，在原亚系后加注机构缩写。例如：C3H/HeH是Heston（He）后加Hanwell（H）保存的亚系。

4）作为以上命名方法的例外情况是一些建立及命名较早并为人们所熟知的近交系、亚系名称，可用小写英文字母表示，如C57BR/cd等。但注意BALB/c、DBA/1、DBA/2不是亚系。

2. 重组近交系和重组同类系　重组近交系（recombinant inbred strain，RI）是指两个近交系杂交后，再经连续20代以上兄妹交配育成的一组近交系动物品系。该系列动物广泛应用于新的多态性基因位点和新的组织相容性位点的鉴定、多态性位点的连锁关系的研究和探测，以及临界特性的遗传分析。重组近交系的由两个亲代近交系的缩写名称中间加大写英文字母X命名，由相同双亲交配育成的一组近交系用阿拉伯数字予以区分。例如：由BALB/c与C57BL两个近交系杂交育成的一组重组近交系，分别命名为CXB1、CXB2。

重组同类系（recombinant congenic strain，RC）是指两个近交系杂交后，子代与两个亲代近交系中的一个近交系进行数次回交（通常回交两次），通过不对特殊基因进行选择的连续兄妹交配（通常大于14代）而育成的近交系。

重组同类系由两个亲代近交系的缩写名称中间加小写英文字母c命名，其中做回交的亲代近交系（称受体近交系）在前，供体近交系在后。由相同双亲育成的一组重组同类系用阿拉伯数字予以区分。例如：CcS1表示由以BALB/c（C）为亲代受体近交系，以STS（S）品系为供体近交系，经两代回交育成的编号为1的重组同类系。供体缩写为数字的用连接符号表示。

3. 同源突变近交系　同源突变近交系（coisogenic inbred strains）是指两个近交系除了在一个指明位点等位基因不同外，其他遗传基因全部相同，简称同源突变系。同源突变系一般由近交系发生基因突变或者人工诱变（如基因剔除）形成。同源突变系的命名，由发生突变的近交系名称后加突变基因符号（用英文斜体印刷体）组成，二者之间以连接符分开，例如：C57BL/6J-*bg*。用近交代数表示出现突变的代数，例如：F110+F23是近交系在110代出现突变后近交23代。

由ES细胞制作的品系，通过与ES细胞来源的近交系交配来维持的也作为同源突变系，但要考虑染色体的变异。同样，通过化学物质或放射线诱发的突变也可作为同源突变系，但基因组上有可能存在其他突变。

4. 同源导入近交系　同源导入系（congenic inbred strain）是指通过回交（backcross）方式形成的一个与原来的近交系只在一个很小的染色体片段上有所不同的新的近交系。此类近交系的建立至少要回交10个世代，供体品系的基因组所占比率在0.01以下。

同源导入系名称由以下几部分组成：

a. 接受导入基因（或基因组片段）的近交系名称。

b. 提供导入基因（或基因组片段）的近交系的缩写名称，并与a之间用英文句号分开。

c. 导入基因（或基因组片段）的符号（用英文斜体），与b之间以连字符分开。

d. 经第三个品系导入基因（或基因组片段）时，用括号表示。

e. 当染色体片段导入多个基因（或基因组片段）或位点，在括号内用最近和最远的标记表示出来。

例如：B10.129-*H-12b*表示该同源导入近交系的遗传背景为C57BL/10sn（=B10），导入B10的基因为*H-12b*，基因提供者为129/J近交系。

5. 染色体置换系　染色体置换系（consomic strains or chromosome substitution strains）是指把某一染色体全部导入到近交系中，反复进行回交而成的近交系。与同类系相同，将F1作为第1个世代，至少要10次回交。表示方法为HOST STRAIN-Chr #DONOR STRAIN。

例如：C56BL/6J-Chr 19^{SPR}为M.spretus的第19号染色体回交于B6的置换系。

6. 核转移系　核转移系（conplastic strains）是指将某个品系的核基因组移到别的品系细胞质而制作的品系。命名方法为NUCLEAR GENOME-$mt^{CYTOPLASMIC\ GENOME}$。

例如：C57BL/6J-$mt^{BALB/c}$指带有C57BL/6J核基因组和BALB/c细胞质的品系。这样的品系是以雄的C57BL/6J小鼠和雌的BALB/c小鼠交配，子代雌鼠与C57BL/6J雄鼠反复回交10代而成。

7. 混合系　混合系（mixed inbred strains）是由两个亲本近交系（其中一个是重组基因的ES

细胞株）混合制作的品系。两个品系缩写之间用分号。例如：B6; 129-*Acvr2*^{tm1Zuk} 为 C57BL/6J 和敲除 *Acvr2* 基因的 129 ES 细胞株制作的品系。

由两个以上亲本品系制作的近交系，或者受不明遗传因素影响的突变系，作为混合系，用 STOCK 空格后加基因或染色体异常来表示。例如：STOCK Rb（16.17）5Bnr 为具有 Rb（16.17）5Bnr 的含有未知或复杂遗传背景的混合系。

8. 互交系　互交系（advanced intercross lines）是两个近交系间繁殖到 F2，采取避免兄妹交配的互交所得到的多个近交系。由于其较高的相近基因位点间的重组率而被应用于突变基因的精细定位分析。例如：Pri：B6，D2-G# 为 Priceton 研究所用 C57BL/6J 和 DBA/2 制作的 AIL 品系，G# 表示自 F2 后交配的代数。

（二）封闭群（远交系）

封闭群（closed colony）是以非近亲交配方式进行繁殖生产的一个实验动物种群，在不从外部引入新个体的条件下，至少连续繁殖 4 代以上。封闭群亦称远交群（outbred stock）。

封闭群除了来源清楚、遗传背景明确、有较完整档案材料（种群名称、遗传组成特点及主要生物学特征）外，为了保持其遗传异质性及基因多态性的稳定，引种或留种还应经常达到有效数量。如小型啮齿类封闭群动物群体的有效大小一般不能少于 25 对。假设有一个由 *N* 个个体组成的群体，能产生 2*N* 个配子。在下一代中，两个来自同一个体的配子结合成合子的概率为 1/2*N*。这就是近交系数的增加量，即：△这就是近交系。

封闭群每代近交系数增加量不得超过 1%。根据公式△F = 1/2Ne（△F：每代近交系数的增加量），可知每代动物数量不能少于 25 对。但是从抽样误差导致随机遗传漂变来看，25 对个体的群体极容易发生基因频率的改变，因此尽可能地保持繁殖个体是必要的。

封闭群由 2～4 个大写英文字母命名，种群名称前标明保持者的英文缩写名称，第一个字母须大写，后面的字母小写，一般不超过 4 个字母。保持者与种群名称之间用冒号分开。例如，N：NIH 表示由美国国立卫生研究院（N）保持的 NIH 封闭群小鼠。Lac：LACA 表示由英国实验动物中心（Lac）保持的 LACA 封闭群小鼠。某些命名较早又广为人知的封闭群动物，名称与上述规则不一致时，仍可沿用其原来的名称。例如，Wistar 大鼠封闭群、日本的 ddy 封闭群小鼠等。把保持者的缩写名称放在种群名称的前面，二者之间用冒号分开，是封闭群动物与近交系命名中最显著的区别。除此之外，近交系命名中的规则及符号也适用于封闭群动物的命名。

（三）杂交群

杂交群（hybrids）是由不同品系之间杂交产生的后代，简称 F1。遗传性状均一，具有杂交优势，可接受父母的组织移植。产生的后代可以继续繁殖，但遗传均一性差。有时为了特殊目的也采用种群之间杂交。

杂交群应按以下方式命名：以雌性亲代名称在前，雄性亲代名称居后，二者之间以大写英文字母“X”相连表示杂交。将以上部分用括号括起，再在其后标明杂交的代数（如 F1、F2 等）。对品系或种群的名称可使用通用的缩写名称，亚系有差异的应注明亚系名称，如 BALB/cBy 不能缩写为 C，应为 cBy。例如：（C57BL/6 X DBA/2）F1，即 C57BL/6 为母本，DBA/2 为父本的 F1 代。

（四）遗传修饰动物

遗传修饰动物（genetic modified animals）是指经人工诱发突变或特定类型基因组改造建立的动物，包括转基因动物、基因定位突变动物、诱变动物等。

转基因小鼠（transgenic mouse）：通过非同源重组（如原核显微注射）、逆转录病毒感染插入或者同源插入等方法，把一个外源 DNA 片段整合或者插入到小鼠基因组的目的基因形成的小鼠。

转基因的命名遵循以下原则：背景品系加连接符加转基因符号。

符号：一个转基因符号由以下三部分组成，均以罗马字体表示。

TgX （YYYYYY） # # # # # Zzz，其中各部分符号表示含意为：

TgX = 方式（mode）；

（YYYYYY）= 插入片段标示（insert designation）；

#= 实验室指定序号（laboratory-assigned number）及 Zzz= 实验室注册代号（laboratory code）。

以上各部分的具体含意及表示如下：

（1）方式：转基因符号通常冠以 Tg 字头，代表转基因（transgene）。随后的一个字母（X）表示 DNA 插入的方式：H 代表同源重组，R 代表经过逆转录病毒载体感染的插入，N 代表非同源插入。

（2）插入片段标示：插入片段标示是由研究者确定的表明插入基因显著特征的符号。通常由放在圆括号内的字符组成：可以是字母（大写或小写），也可由字母与数字组合而成，不用斜体字、上标、下标、空格及标点等符号。研究者在确定插入标示时，应注意以下几点：①标示应简短，一般不超过 6 个字符；②如果插入序列源于已经命名的基因，应尽量在插入标示中使用基因的标准命名或缩写，但基因符号中的连字符应省去；③确定插入片段指示时，推荐使用一些标准的命名缩写，包括：An 匿名序列，Ge 基因组，Im 插入突变，Nc 非编码序列，Rp 报告基因，Sn 合成序列，Et 增强子捕获装置，Pt 启动子捕获装置；④插入片段标示只表示插入的序列，并不表明其插入的位置或表型。

（3）实验室指定序号及实验室注册代号：实验室指定序号是由实验室对已成功的转基因系给予的特定编号，最多不超过 5 位数字。而且，插入片段标示的字符与实验室指定序号的数字位数之和不能超过 11。

实验室注册代号是对从事转基因动物研究生产的实验室给予的特定符号。例如：

C57BL/6J-TgN（CD8Ge）23Jwg，来源于美国杰克逊研究所（J）的 C57BL/6 品系小鼠被转入人的 CD8 基因组（Ge）；转基因在 Jon W. Gordon（Jwg）实验室完成，获取于一系列显微注射后得到的序号为 23 的小鼠。

根据转基因动物命名的原则，如果转基因动物的遗传背景是由不同的近交系或远交群之间混合而成时，则该转基因符号应不使用动物品系或种群的名称。如：TgN（GPDHIm）1Bir，以人的甘油磷酸脱氢酶基因（GPDH）插入（C57BL/6J X SJL/J）F1 代雌鼠的受精卵中，并引起插入突变（Im），这是 Edward H.Birkenmeier（Bir）实验室命名的第一只转基因小鼠。

基因靶向突变小鼠（mouse with targeted mutations）：把外源性 DNA 或内源性的基因通过同源重组等方法介导基因破坏、置换或者重复到目的小鼠的基因组内建立的小鼠。具体步骤主要包括首先在胚胎干细胞内实现定位突变，然后将经过遗传修饰的胚胎干细胞注射进宿主囊胚期的胚胎囊胚腔中。注射完成后的胚胎移植到假孕宿主母鼠子宫内发育，产生嵌合鼠。如果生殖系配子带有定位突变，嵌合鼠和野生型鼠交配后可以在子代得到杂合的突变鼠。

基因定位突变动物的命名原则：背景品系 - 基因名$^{tm[实验室序号][实验室代号]}$，其中 tm 为定位突变基因。

例如，基因敲除 129X1-Cftr^{tm1Unc} 为北卡罗来纳州立大学（UNC）利用 129 X1 小鼠第一个做出的囊性纤维化 *Cftr* 基因敲除小鼠。

基因敲入 129X1-En1$^{tm1(Otx2)Wrst}$ 为 W. Wurst laboratory 利用 129 X1 小鼠第一个做出的用 *Otx2* 基因替代 *En1* 的小鼠。

诱变小鼠（mouse with induced mutations）：指使用各种化学、物理及生物试剂等，如乙基亚硝基脲（ethylnitrosourea，ENU）、X 射线、DNA 载体和转座子（transposon）等处理小鼠或小鼠胚胎干细胞，造成携带突变生殖细胞的小鼠，通过遗传培育最终建立携带突变的小鼠品系。

三、实验动物遗传质量控制

为了科学地进行实验动物遗传质量检测，保证实验动物的遗传质量，必须掌握有关遗传育种学的相关知识。从遗传学角度讲，实验动物是具有明确遗传背景并受严格遗传控制的动物。实验动物的遗传质量控制就是保持其遗传品质，按规定进行引种、繁殖和生产，建立定期的遗传监测制度。

（一）实验动物的繁育

由于近交系、封闭群、杂交群与突变系动物具有不同的遗传特点，因此应分别选择相应的繁殖方法。

1. 近交系动物的繁殖方法 选择近交系动物繁殖方法的原则是保持近交系动物的基因纯合性。

（1）引种：作为繁殖用原种的近交系动物必须遗传背景明确，来源清楚，有较完整的资料。引种动物应来自近交系的基础群（foundation stock）。

（2）繁殖：继续保持兄妹交配方式。近交系动物的繁殖可分为基础群、血缘扩大群（pedigree expansion stock）和生产群（production stock）。当近交系动物生产供应数量不是很大时，一般不设血缘扩大群，仅设基础群和生产群。

1）基础群：设基础群的目的一是保持近交系自身的传代繁衍，二是为扩大繁殖提供种动物。

A. 基础群严格以全同胞兄妹交配方式进行繁殖。

B. 基础群应设动物个体记录卡（包括品系名称、近交代数、动物编号、出生日期、双亲编号、离乳日期、交配日期、生育记录等）和繁殖系谱。

C. 基础群（包括血缘扩大群）动物不超过5～7代都应能追溯到一对共同祖先。

2）血缘扩大群：血缘扩大群的种动物来自基础群。

A. 血缘扩大群以全同胞兄妹交配方式进行繁殖。

B. 血缘扩大群动物应设个体繁殖记录卡。

C. 血缘扩大群动物不超过5～7代都应能追溯到其在基础群的一对共同祖先。

3）生产群：设生产群的目的是生产供应实验用的近交系动物。生产群种动物来自基础群或血缘扩大群。

A. 生产群动物一般以随机交配方式进行繁殖。

B. 生产群动物应设繁殖记录卡。

C. 生产群动物随机交配繁殖代数一般不应超过4代（红绿灯制度），所以，要不断从基础群或血缘扩大群向生产群引入动物，确保基础群与生产群动物的血缘关系和遗传一致性。应注意生产的动物要全部作为实验用动物提供，不得留种，种子动物从扩大群中引入。

基础群原则上每一代需要有4～8只（雌、雄各2～4只）为下一代所用，剩余的动物直接供给血缘扩大群，经过血缘扩大群扩至一定规模，提供给生产群，用于动物的大量生产。

2. 突变近交系的繁殖方法 在突变近交系的生产方面，从基础群向扩大群，进一步向生产群的动物生产流程要点与近交系动物的生产基本相同。如何高效率地生产突变系动物则要根据不同的突变系进行探讨，其基本的方法与突变系的保种及近交系的生产相同，但有些突变不能繁殖或者纯合致死的应采取杂合子的方式维持生产。例如裸鼠有nu基因，纯合突变鼠具有繁殖能力，但雌鼠因乳腺不发育，不能哺育仔鼠，通常采用杂合子回交的兄妹交配方式进行生产，每代选留的nu/+雌鼠与nu/nu雄鼠进行交配繁殖，仔代中nu/nu雌鼠用于实验，淘汰nu/+雄鼠。

雌性和雄性均有繁殖能力的免疫缺陷动物，由隐性基因所控制的性状，根据表型，采用继代选择和淘汰方式繁殖；由显性基因所控制的性状，采用纯合子交配方式繁殖。

雌性和雄性单一有繁殖能力的免疫缺陷动物，采用具有繁殖能力的纯合子与杂合子交配方式繁殖。

雌性和雄性动物均无繁殖能力的免疫缺陷动物，采用具有繁殖能力的杂合子间交配方式繁殖。

3. 封闭群动物的繁殖方法 选择封闭群动物繁殖方法的原则是尽量保持封闭群动物的基因异质性及多态性，避免近交系数随繁殖代数增加而上升过快。基于此，从开始引种一直到繁殖生产过程，不能忽视基因异质性。

（1）引种：作为繁殖用原种的封闭群动物必须遗传背景明确，来源清楚，有较完整的资料。为保持封闭群动物的遗传异质性及基因多态性，引种动物数量要足够多，小型啮齿类封闭群动物引种数目一般不能少于25对。

（2）繁殖：为保持封闭群动物遗传基因的稳定，封闭群应该足够大，并尽量避免近亲交配。根据封闭群的大小，选用适当的方法进行繁殖。具体方法参见国家标准《实验动物 哺乳类实验动物的遗传质量控制》（GB 14923—2010）。

4. 杂交群动物的繁殖 杂交群动物的繁殖比较简单，只是将两个用于生产杂种一代的亲本品系或种群进行交配，所得仔代即为F1代动物。如前所述，在F1代动物生产中，两个亲本的互交情况表达所用品系的性别。因为虽然是用同一样的两个近交系杂交，由于所用的雌雄不同，则F1因母体环境不同或性染色体的不同而出现差异。F1动物直接用于实验，不能留种。亲本规模大小可根据F1动物的需要量来决定。

还需要说明的是，F1代动物互交后的子代为F2代动物，在个别的科学研究中时有应用。F1代动物与亲本之一交配称之为回交。

5. 生产用种群的交配方式 生产用种群进行交配的方式有以下几种。

（1）长期同居方式：长期让雌雄按1∶1或者

2∶1 同居，在与雄性同居的情况下进行分娩、哺育，优点是操作简单，胎间隔短。该方式的缺点是不能调节交配日期，分娩日期分散，若交配的组数较少时则难于进行计划生产；因雄性动物同居导致孕鼠产仔的死亡率增高；母鼠负担大；因用于繁殖的雄、雌性为相同数量，增加了管理的动物数量，增加了消耗。

（2）一雄多雌方式：即多只雌性按顺序与一只雄性同居一段时间，然后进行轮换的繁殖方式。这是生产用种群经常采用的方法，也称倒种法。这种方法可以实现每周计划生产所需的动物数量。该方法的优点是可以实现有计划的批量生产，效率比较高；缺点是饲养管理的工作量比较大。

6. 种用动物的更新　为了持续稳定地生产，应在生产用种群内以一定的比例留有各种经产胎次的动物，为此在进行交配时应将前一次交配后不孕的动物、老龄动物（分娩次数 5 次以上）予以淘汰，补充新的动物。在正常生产时，所需补充的动物应占该周交配总数的 1/5～1/4 左右。

（二）实验动物的保种

如何保持实验动物的遗传特性是遗传质量控制的重要环节，近交系、突变系在保种时重点是使各个动物的多数基因型具有纯合性，并在品系内具有高度遗传同一性；与此相反，封闭群则是保存个体间各基因型的杂合性，也就是在保持个体与个体之间遗传差异的同时进行保种、生产的群体，并要求各代之间出现相同特征。如前所述，需要在理解各种品系培育特殊性的基础上，在不丢失品系特性的原则和前提下进行动物的保种和生产，才能保持动物的遗传特性，保证动物实验结果的可靠性。

1. 近交系动物的保种

（1）单线法：每代通常选留 3～4 对种鼠，但仅有 1 对向下传递，生产的种鼠个体均一，选择范围小，由于只有单线的子代，有断线的可能。

（2）平行线法：有 3～5 根平行线，每根线每代留 1 对种鼠，选择范围大，但线与线间不均一，易发生分化。

（3）选优法：每代常有 6～8 对种鼠，通常选择 3 对向下传递，系谱呈树枝状，向上追溯 4～6 代通常能找到 1 对共同祖先，又称综合法。它兼有以上两个方法的优点。

图 9-1-2 是三种近交系动物保种方法的示意图。

2. 突变近交系的保种　在按一定的方式进行交配、保持一种血缘以及保存记录等方面与近交系的要求基本相同，但是突变系将根据突变的性质，即显性遗传还是隐性遗传、外观能否加以区分、是否有繁殖能力等，其保种方法也会有所改变。一般来说，可继续采用突变系培育时所用的交配方法。

当带有纯合突变基因的个体死亡或丧失繁殖功能，若能在突变基因座位的同一染色体邻近位置上发现毛色基因等容易检查的基因位点时，可将其作为标记加以利用。

在突变系里，因丧失交配功能、在性成熟前死亡等原因而不能正常繁殖的品系，如果动物的卵巢功能正常的话，则可将突变动物的卵巢移植到正常的动物，从而使繁殖变为可能。此外，可以应用体外受精技术将取自输卵管的卵子与取自附睾、射出的精液或者交配后雌性子宫的卵子于培养液中混合受精后，在体外培养至 2 细胞期或囊胚期使其形成胚胎，将胚胎移植到处于假妊娠状态下的代孕母体内使胚胎发育。

3. 封闭群的保种　维持封闭群的时候，需注意以下两点：

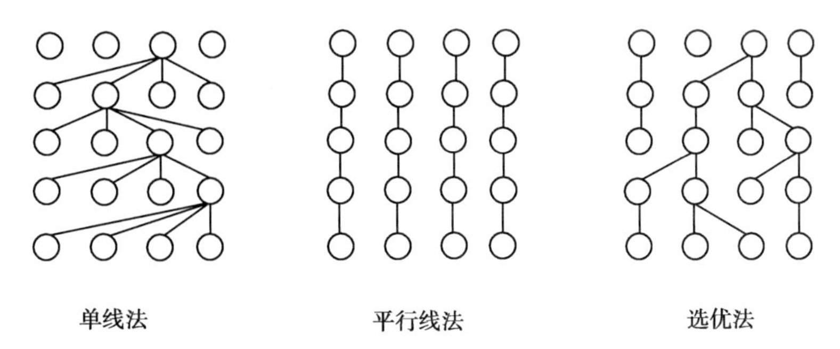

图 9-1-2　三种近交系动物保种方法的示意图

（1）防止群体内部分化成若干个小群，防止其出现分化进行繁殖的可能。若出现分化，各小群独立进行繁殖，则各小群之间有生产出不同品质动物的风险，进一步会导致分化后各小群动物繁殖数目减少，对防止近亲交配不利。

（2）尽可能维持群体内遗传杂合性不发生变化，为此，需避免近亲交配。在此所述的近亲交配不仅仅是指兄妹交配，还包括血缘较近的个体之间的交配。

但是，不管怎样避免近亲交配，在数量有限且无外部动物进入的封闭群内，随着代数的延续，其群体整体的近交系数会上升。为防止近交系数上升，增大群体内繁殖个体数量是最为有效的方法。然而，繁殖个体数量不仅受到经济条件、设施面积等方面的种种限制，而且也不能完全防止近交系数的上升，所以，现在把封闭群的近交系数控制在每代1%以下。

4. 应用配子及胚胎冷冻保种 自20世纪80年代以来，基因修饰（如基因导入、基因剔除等）动物的开发进入了一个爆炸性时代，基因工程小鼠（尤其是转基因小鼠、基因导入小鼠、基因敲除小鼠）每年快速增加。如果以常规方法饲育这些群体，现有的动物设施、设备、人员将无法满足不断增加的小鼠模型的需求。低温冷冻技术是较好的保存动物模型技术，常用的有玻璃化冷冻方法、程序降温冷冻等。近些年来发展起来并逐渐成熟的精子冷冻、胚胎冷冻、卵巢冷冻及其他低温保存技术使一些新开发或过去已有的小鼠模型能得以更安全、更有效地保存。

更为重要的是，由于实验动物长期传代，遗传漂变因素会导致同一近交系动物发生遗传改变。为了保障动物基因型的长期稳定，有必要对基础群动物进行批次的胚胎冷冻保藏，从而实现定期对基础群动物进行更新。

四、实验动物遗传检测

（一）实验动物遗传检测的意义

遗传检测（genetic test）的目的是证实各品系应具有的遗传特性，检查是否发生遗传突变，是否混入其他血缘动物而造成遗传污染等，以确保被检测对象符合该品系的遗传特性。实验动物的遗传特性直接关系到试验结果的可靠性。

造成实验动物遗传特性改变的因素有如下几种：

1. 近交系中杂合子的残余 近交系动物在近交20代后，近交系数可以达到99%以上。但仍有残余的杂合位点存在。携带杂合子的个体往往表现出生活力强，易于选留，更易于在群体中扩散而引起遗传特性发生改变。

2. 突变 由于染色体片段存在重复、缺失、易位和倒位，基因位点存在突变，若这些变异在饲养过程中在亚系中被固定，就会引起群体遗传特性改变。从维持品系的遗传特性考虑，当出现某些突变时应该予以淘汰。有些突变可能显示出一些重要的生理性变化，非常有可能成为疾病动物模型，应区别于原品系进行培育，筛选保留出有价值的新品系。

3. 管理失误 引起群体遗传特性改变的另一因素就是人为失误，导入外源基因组。饲养管理不当（如在同一饲养室或笼架上饲养相同毛色的不同品系动物）、记录不完整、经常更换饲养人员、缺乏专业人员的监督和管理等，这些情况很容易导致群体遗传污染的发生。在无菌动物或SPF动物生产时，有时需要一个同类雌性动物来代乳剖宫产出的幼仔，若被代乳幼仔和自身幼仔毛色相同，标记不清就具有遗传污染的危险。

另外，封闭群动物的基因频率应保持基本一致。但是，由于疾病等原因造成种群缩减，此后再扩群时基因频率会发生改变，称为瓶颈效应（bottle neck effect）。当导入其他种群的动物时，也会出现遗传组成的改变。

（二）实验动物遗传检测的主要方法

进行遗传检测的首要任务是筛选出标记基因，选择哪些性状的基因型作为标记基因是个比较复杂的问题。在遗传学研究中具有悠久历史的小鼠和大鼠的许多遗传性状已经非常清楚，利用标记基因进行检测的技术比较成熟。因此，实验动物遗传检测技术主要是以近交系小鼠和大鼠为基础建立起来的，其他品种如豚鼠、地鼠以及小型猪等的遗传检测方法比较少，有待进一步完善。

总体而言，遗传性状分为质量性状和数量性状，用于遗传检测的标记基因应该是受单基因支配、在基因型和表型关系明确的性状中进行筛选（表9-1-2）。质量遗传性状一般遵循单纯的孟德尔遗传定律，容易进行表型与基因型的比较，而且在染色体上的位置、与其他基因位点的关系等都比较明确。但是，只采用一个质量遗传性状进行检测还不够，必须采用几个基因位点同时进行检查。数量遗传性状包括所有可进行计量的性状，一般受多数的基因位点所支配，也容易受到环境的影响。在数量遗传性状中可明显见到品系间的差异，这些差异可作为遗传检测的性状，特别是在日常的饲养管理工作中，观察产仔数、体重等计量项目的变化，根据掌握的各品系的正常范围，便可尽早发现与其他品系发生意外杂交等遗传事故。

表 9-1-2　实验动物遗传检测的常用方法

遗传性状	学科分类	常用方法
质量遗传性状	形态学	毛色基因测试法
	生物化学	生化标记检测法
	免疫学	免疫标记检测法、皮肤移植法、混合淋巴细胞培养法、肿瘤移植法、血清反应法
	细胞遗传学	染色体带型（C 带、G 带）
	分子生物学	RFLP，STR，DNA finger printing，RAPD，SNP
数量遗传性状	数量遗传学	下颌骨测定法、生物学特性监测法
其他性状	病理生理学	对应性状的检测如 SHR 大鼠的高血压、糖尿病动物模型的血糖值、SCID 小鼠的渗漏率等

表 9-1-2 列出了遗传检测的主要方法，下面就一些常用方法加以概述。

1. 毛色基因测试法　因为动物的毛色依据外观即可判别其性状，可以直观地通过表型判断其基因型，从而进行遗传分析。当近交系固定于某些特定的毛色时，只需观察其毛色即可进行一定程度的检测，如白色或野生色各代表不同基因型，利用毛色的表型分离可以推断近交系的毛色基因，该方法称毛色基因测试法（coat color gene test）。

2. 生物化学标记基因检测法　小鼠与大鼠相当多的同工酶和同种结构蛋白表现出多态性，显示出支配这些酶和蛋白质的基因多态性。选择一些在品系间具有多态性的同工酶和异构蛋白作为生化标记，它们的基因即为生化标记基因。将动物脏器组织匀浆上清液、血液中的酶和蛋白质等进行电泳后，以特异的生物化学方法进行染色来识别待测的性状，根据其表现型即可判别基因杂合型和纯合型，所以成为检测的有效方法。

3. 免疫学性状的标记基因检测法　小鼠的 *Thy1*（thymus cell antigen）、*H2*（histocompatibility-2 complex）、*Hc*（hemolytic complement）等基因位点，特别是 *H2* 基因座位区域在品系间存在显著的多基因型性，在检测上是有意义的性状。常用的免疫学方法有皮肤移植法、混合淋巴细胞培养法（微量细胞毒法）、肿瘤移植法、血清反应法等，我国多采用皮肤移植法和微量细胞毒法。

4. DNA 多态性检测法　由于生物个体间的差异在本质上是 DNA 分子的差异，因此，DNA 是最为可靠的遗传标记。随着分子生物学技术的迅猛发展，出现了许多测定 DNA 多态性的方法。这些方法概括起来主要有三大类：①以 DNA-DNA 杂交为基础的方法，主要包括用相应的限制性内切核酸酶（restriction enzyme）切开核 DNA、细胞质线粒体 DNA 即可知道其长度，DNA 片段长度因品系的不同而有所不同，被称为限制片段长度多态性（restriction fragment length polymorphism，RFLP）及 DNA 指纹图谱（DNA fingerprint）方法；②以 PCR 方法为基础，主要包括随机扩增多态 DNA（random amplified polymorphic DNA，RAPD）和微卫星 DNA 法（microsatellite DNA）；③单核苷酸多态性（single nucleotide polymorphism，SNP）测定法。今后，这些方法应用于遗传检测的可能性逐步增强，尤其是一些自动化分析技术显现出广阔的应用前景，如 DNA 变性分析技术、基因芯片技术等。下面就一些主要方法作简要介绍。

（1）微卫星 DNA：一般认为微卫星 DNA 是由 1～6bp 碱基组成一个重复单位，再首尾相连而形成的串联重复序列。微卫星 DNA 重复单位以二核苷酸重复单位 AC/TG 最为多见，重复单位的重复次数是可变的，一般为 10～20 次左右，这就构成了微卫星 DNA 多态性的基础。微卫星 DNA 两端的侧翼序列是较保守的单拷贝序列，因此，微卫星 DNA 能被特异地定位在染色体的特定位置上。根据微卫星 DNA 两侧保守序列设计引物，经 PCR 扩增、电泳，可检测不同个体间微卫星 DNA 位点的多态性。微卫星标记具有共显性、多态性丰富和杂合程度高等特点。有关微卫星引物的设计，可通过有关数据库如 GenBank、EMBL、DDBJ、MGD 等检索相关序列，再进行分析验证。微卫星 DNA 技术可以完全体现高等生物的个体差异，应用微卫星基因分型技术来扫描动物的遗传信息符合孟德尔共显性遗传规律，结果稳定，便于分型，具有比以往的分子标记更高的遗传多态性。作为一个重要的遗传标记系统，已广泛应用于群体遗传学分析、个体辅助选择、基因图谱分析、法医学个体识别、亲权鉴定和肿瘤生化研究等领域。

微卫星 DNA 标记可对种群的多态信息含量（polymorphism information content，PIC）、群体杂合度、遗传距离等进行准确的测定，分析种群的遗传结构、进化趋势、亲缘关系和遗传背景。

（2）单核苷酸多态性（SNP）：是一种由单核苷酸之间的差异而引起遗传多态性的 DNA 片段，该标记可用于检测人类基因组中单个核苷酸的改变。SNP 标记在大多数基因组中存在较高的频率，人类基因组中平均每 1.3kb 就有一个 SNP 标记存在。因为 SNP 标记仅有两个等位基因，所以该标记最大的杂合度为 50%，在基因组中筛查 SNP 往往只需阳性或阴性（+/−）的分析，而不用分析长度的差异，这就为发展自动筛选 SNP 技术提供了前提。尽管一个 SNP 所提供的信息量远小于其他常用的遗传标记，但是由于其数量丰富且已可进行自动化检测，因此 SNP 具有广泛的应用前景，在 SNP 作图、疾病候选基因分析及药物设计中得到了广泛的应用。随着动物基因组测序的相继完成，SNP 标记必将成为动物遗传研究领域中理想的遗传标记。

尽管分子遗传标记有许多优势，但当前应用的任何一种分子遗传标记检测技术均具有其局限性。随着分子生物学技术的不断发展，分子遗传标记必将不断改进完善，人们也将会不断地发现更为有效和便捷的分子标记技术应用于实验动物的遗传检测中。

5. 下颌骨形态测量分析法 下颌骨的形状（mandible shape）与遗传因素有密切的关系，被认为是比较稳定的数量遗传性状。测定下颌骨 11 个部位的长度，将这些测定值进行多变量解析处理，即可识别不同品系。

6. 特性检测 对于特殊的突变品系（hr、dy 等）或同源导入近交系（H2）等，对其构成各自品系特征的性状进行检测是最重要也是最有效果的。例如，SHR 大鼠的血压监测、糖尿病动物模型的血糖值测定等，不单纯是基因位点的检测就能够反映品系特性，必须同时测定其突变特性。

（三）遗传检测的实施

选择合适的方法和适当的检测项目是进行遗传检测的关键。一般而言，需要同时具备准确（exact）、简易（easy）、效率（efficient）和经济（economic）4 个条件，才是切实可行的方法。根据这一原则，作为常规的检测方法首先是生化位点检测方法和免疫标记检测方法，这也是我国国家实验动物标准中规定的检测技术，其他方法作为辅助手段弥补前者的不足。

遗传检测分为定期的常规检测和新培育的品系鉴定，前者是对已知遗传概貌的品系进行确认，后者是对未知遗传概貌的品系进行测定，需要检测尽可能多的位点。

1. 定期遗传检测

（1）近交系小鼠、大鼠遗传检测方法及实施：生化标记（biochemical marker）基因检测方法是近交系动物遗传纯度常规检测中的常规方法。

1）抽样：对基础群，凡在子代留有种鼠的双亲动物都应进行检测。对于生产群，雌性种鼠数量在 100 只以下的，从每个近交系中随机抽取成年动物 6 只；雌性种鼠数量在 100 只以上的，随机抽取量应≥6%，雌雄各半。

2）生化标记基因的选择及常用近交系动物的生化遗传概貌：近交系小鼠选择位于 10 个染色体上的 14 个生化位点，近交系大鼠选择 11 个生化位点，作为遗传检测的生化标记。以上生化标记基因的名称及常用近交系动物的生化标记遗传概貌见《实验动物 哺乳类实验动物的遗传质量控制》附录中的方法。

3）检测结果的判断见表 9-1-3。

（2）皮肤移植法（skin grafting）：每个品系随机抽取至少 10 只相同性别的成年动物，进行同系异体皮肤移植。移植全部成功者为合格，发生非手术原因引起的移植物排斥判为不合格。具体方法参见我国实验动物国家标准《实验动物 近交系小鼠、大鼠免疫标记检测法》。

表 9-1-3 遗传检测结果的判断

检测结果	判断	处理
与标准遗传概貌完全一致	未发现遗传变异，遗传质量合格	
有一个位点的标记基因与标准遗传概貌不一致	可疑	增加检测位点数目和增加检测方法后重检，确实只有一个标记基因改变可命名为同源突变系
两个或两个以上位点的标记基因与标准遗传概貌不一致	不合格	淘汰，重新引种

（3）检测时间间隔：近交系动物生产群每年至少进行一次遗传质量检测。

2. 新品系鉴定

（1）基本要求：新培育的品系应该符合近交系的定义，谱系清楚，能稳定遗传。

（2）检测技术：对于新品系，因为不清楚它的遗传组成，所以，没有明确的检测多少基因位点的要求。一般而言，采用多种方法进行检测，从毛色基因、染色体核型、生化位点和皮肤移植，到分子遗传标记都要进行检测，了解其遗传组成。与常规检测不同，一些基因位点可能出现新的多态类型，建议做新品系鉴定时应该有经验丰富的研究人员参加，避免走弯路。

3. 鉴别检测 除上述两种遗传检测外，还经常需要做鉴别检测。鉴别检测是以动物的遗传概貌为基础，找出需要鉴别的品系之间的差异，通过几个位点的检测即可达到鉴别之目的。在近交系的保种和生产当中，有时可能出现遗传污染，这时要做鉴别检测，而不是全面检测。例如，一个房间饲养着白色的 A、AKR 和 BALB/c 小鼠，为了鉴别检测只需检测 Car2 和 Hc 位点即可，因为 A 品系的两个位点为 Car2b 和 Hco，AKR 品系的两个位点为 Car2a 和 Hco，BALB/c 品系的两个位点为 Car2b 和 Hcl，这样就可以简单地进行区别。实施鉴别检测可在早期比较容易地发现品系的取放错误、意外杂交。

（四）封闭群动物的遗传检测

实验动物的遗传学质量标准是针对近交系而制定的。封闭群动物的遗传组成不如近交系稳定，以基因频率或数量遗传参数来表示封闭群动物的遗传结构有一定的误差。

封闭群动物应符合以下要求：

1. 具有明确的遗传背景资料，来源清楚，有较完整的资料（包括种群名称、来源、遗传基因特点及主要生物学特性等）。

2. 用于保种及生产的繁殖系谱及记录卡应清楚完整，繁殖方法科学合理。

3. 封闭繁殖，保持动物的基因异质性及多态性，避免近交系数随繁殖代数增加而过快上升。

4. 经遗传检测（生化标记基因检测法，DNA 多态性分析等）基因频率稳定，下颌骨测量法（mandible measurement）判定为相同群体。

具体而言，小鼠、大鼠随机抽取雌雄各 25 只以上动物、10 个以上位点进行基因型检测，也可利用微卫星进行检测。对群体进行平衡状态检验，或者计算平均杂合度，介于 0.5～0.7 为杂合状态适度的群体。

（五）自发突变的识别与鉴定

遗传物质发生可遗传的改变就是突变，可分为染色体畸变和基因突变，根据发生的原因又分为自发突变和人工诱变。自发突变在自然界时有发生，在自然条件下，基因突变的频率非常低，高等生物为 10^{-5}～10^{-8}。小鼠发生自然突变的概率大约只有 20 万分之一，许多经典的小鼠突变模型大多是通过对自发突变的筛选与培育得到的。在一定条件下，各种生物、各种基因其自发突变率是相对稳定的，但不同生物、不同基因的突变率有很大差异。

1. 自发突变的识别 在动物饲养管理过程中，发现动物有异常，无论是毛色变异、有毛无毛、行为异常、生理器官缺失或畸形等各种变化，首先要明确该变化是否为本品系应有的特性，例如许多近交系都有自发肿瘤的特性，不是突变；如果不是本品系固有的特性，则出现突变的可能性比较大。其次，确定这种变化是否可遗传，通过近交、回交和杂交回交体系等繁殖方法进行培育，观察突变的遗传特性。再次，确定该突变的是有益的还是有害的，需要大量的实验进行测试才能确定下来。大量的动物模型如高血压大鼠、裸鼠、糖尿病模型等都是这样发现的。

发现突变的另一个途径是进行遗传检测时发现某个基因位点突变，进而培育成同源突变近交系。

2. 突变的鉴定

(1) 遗传方式的鉴定：发生突变的动物，首先要明确遗传方式，根据遗传学原理通过交配实验，确定是显性遗传还是隐性遗传，是常染色体遗传还是伴性遗传，是显性致死还是隐性致死。

(2) 连锁分析即突变基因的确定（gene mapping）：确定突变基因是个复杂的过程，需要做多方面的工作。第一，根据突变的特性，查阅相关文献，是否存在相同的突变，然后进行测试分析。第二，检索突变的相关性状，进行连锁分析，判断是否有基因连锁，确定突变基因在染色体上的位置。连锁分析是确定突变基因的重要方法，常用有三点测试法。第三，通过分子生物学手段进行基因筛查，如通过原位杂交（*in situ* hybridization）分析、体细胞杂交（somatichybridization）、基因扫描技术（genescan）、基因定位克隆（positional cloning）和DNA芯片技术（DNA chip）等方法进行定位。随着基因组序列的完成，可以进行突变基因定位，最终通过DNA测序进行鉴定。

(3) 突变基因的注册：发现突变基因后，应到国际命名组织（如 International Committee on Standardized Genetic Nomenclature for Mice, Rat Genome and Nomenclature Committee）进行登录注册，成为新的突变系动物。

（向志光 岳秉飞）

第二节 实验动物微生物和寄生虫质量要求和控制

一、实验动物微生物、寄生虫学概念

实验动物微生物、寄生虫学是针对实验动物本身特有的微生物、寄生虫以及人畜共患病病原研究而发展形成的一门综合性学科，同时拓宽、丰富了兽医及医学微生物、寄生虫学的研究范围。微生物、寄生虫是造成实验动物和动物实验最大的干扰因素。主要内容是阐明实验动物微生物、寄生虫性疾病及其对实验动物的危害，对人类健康可能造成的损害以及明确实验动物等级。包括以下分支学科：

1. 实验动物细菌学和真菌学　能引起实验动物细菌性疾病的细菌已有30个属的68种细菌，其中危害较大的有20余种。

2. 实验动物病毒学　迄今为止，实验动物病毒涉及了脊椎动物病毒的所有科、属、种。有些为人畜共患病原，直接威胁到人类健康和生命。

3. 实验动物寄生虫学　实验动物寄生虫种类繁多，已报道的有近70种。

二、实验动物微生物、寄生虫的生物危害和影响

实验动物携带的微生物、寄生虫会造成一定的生物危害和影响，主要包括以下三方面。

1. 威胁人的健康和生命　实验动物如果携带人畜共患病病原，如汉坦病毒（流行性出血热病毒）、淋巴细胞性脉络丛脑膜炎病毒、猴B病毒、利什曼原虫等，可直接传染给人，特别是饲养人员、实验人员，威胁人类的健康和生命，应该引起高度重视。

2. 威胁实验动物的健康　实验动物携带病原微生物和寄生虫会不同程度地影响动物健康，一些烈性传染病，如鼠痘、兔病毒性出血热感染等可使整个动物种群覆灭，尤其对保种的特殊动物品种或品系，如转基因、基因敲除动物可造成无法弥补的损失。

3. 影响、干扰动物实验及污染实验产品等　很多实验动物微生物、寄生虫感染性病原可影响实验结果，造成由于动物质量原因导致实验研究失败的恶性结果。有些生物制品也需用动物源性细胞、组织和器官进行制备，常常因病原微生物严重污染而影响生物制品质量。

三、实验动物微生物、寄生虫质量监测

（一）实验动物微生物、寄生虫质量监测的目的和重要性

1. 确保实验动物种群的质量　定期检测实验动物微生物、寄生虫情况，可以及时采取措施，提高实验动物质量。

2. 及时发现和控制病原微生物及寄生虫　根据定期检测实验动物微生物、寄生虫结果，选择性排除、控制病原微生物及寄生虫。

3. 发现新疾病　在检测过程中，可能发现类似疾病，但病原不同，为进一步增加检测项目提供依据。

4. **研究疾病过程**　检测、确定病原微生物、寄生虫后可进行疾病的研究，拓宽比较医学的研究范围。如动物群中发生某种疾病或发生传染病流行，要确证病原，采取控制措施，积累经验和收集病毒株标本等，提高对疾病的认识。

5. **确保人员健康**　定期检测实验动物微生物、寄生虫，了解污染情况，及时采取防范措施，避免人员感染。

6. **确保药品、生物制品的质量**　定期检测实验动物微生物、寄生虫，排除和控制病原微生物及寄生虫感染，才能保证实验动物质量，从而确保利用实验动物生产的药品、生物制品的质量。

7. **确认实验动物等级**　常规定期对饲养的实验动物群抽样检查，以了解动物群中的感染状况，根据定期检测实验动物微生物、寄生虫结果，判断动物等级，以及是否符合原来级别。

8. **为生物安全控制提供依据**　实验动物环境如果控制失效，可感染不同类别病原微生物，并成为感染源。及时监控病原情况，保障设施良好的生物安全环境。

（二）实验动物微生物、寄生虫学等级分类和质量监测内容

实验动物微生物学等级分类按照病原微生物、寄生虫对实验动物致病性和危害性的不同以及是否存在于动物体内，将实验动物分成普通级动物、清洁级动物、无特定病原体级动物和无菌级动物四个等级类别。实验小鼠和大鼠的微生物学等级分为清洁级、无特定病原体级（SPF）和无菌级三个等级。豚鼠、地鼠和兔分为普通级动物、清洁级动物、无特定病原体级动物和无菌级动物四级。犬和实验用猴分为普通级和SPF级。

微生物检测标准和指标是实验动物微生物质量控制、等级确定的具体检测要求及项目，包括动物的外观指标、病原菌指标和病毒指标，同时要求寄生虫检测同步进行。

动物健康外观指标是指实验动物可以通过临床观察到的外观健康状况，如活动、精神、食欲等有无异常；头部、眼睛、耳朵、皮肤、四肢、尾巴、被毛等是否出现损伤、异常；分泌物、排泄物等是否正常。实验动物要求外观必须健康、无异常。实验动物应该首先观察外观指标，达到外观健康、无异常。按不同动物等级的微生物、寄生虫要求内容进行监测，可参加国家标准《实验动物　微生物学等级及监测》和《实验动物　寄生虫学等级及监测》。

1. **检测方法**　实验动物微生物的检测方法主要可分为两大类，即病原学检测（直接方法）和血清学检测（间接方法）。寄生虫检测一般直接查找虫体或虫卵。病原学检测、诊断是指针对病原本身的病原特性的证据性检测，常见方法有：病原分离、病原培养、病原核酸和病原抗原等的检出；血清学检测、诊断主要依据病原感染后产生特异性抗体的证据性检测。有些情况疑为病原微生物感染，但不易检出时，可采用病原激活或抗体产生实验。个别例外情况，如乳酸脱氢酶病毒感染时，用检测乳酸脱氢酶水平的方法可证明病毒的存在，此法优于其他办法。

细菌检测主要以病原学检测为主，近年来也研发了很多血清学方法，实际使用中效果较好。病毒检测有补体结合试验（complement fixation，CF）和血凝抑制试验（hemagglutination inhibition，HI），间接免疫荧光试验（indirect immunofluorescence assay，IFA）和酶联免疫吸附试验（enzyme-linked immunosorbent assay，ELISA），放射免疫测定法和多种酶免疫试验（如ABC-ELISA、酶免疫竞争抑制试验等）等，视各种病毒对不同检测方法的敏感性和精确性而选择。

2. **检测规则**　检测规则包括检测频率、取样要求等。

检测频率是指一年周期中检测的次数。普通级动物、清洁动物以及无特定病原体动物要求每3个月至少检测动物一次；无菌动物要求每年检测动物一次，每4周检查一次动物的生活环境标本和粪便标本。

取样要求强调动物采样的代表性，应在每一生产繁殖单元的不同方位（例如：四角和中央）选取动物。检查对象为成年动物，因其感染机会多，抗体水平较高，易于检出。用随机抽样方法采样，包括每个小鼠、大鼠、地鼠、豚鼠和兔生产繁殖单元，以及每个犬、猴生产繁殖群体。取样数量根据动物群体大小、动物多少而定。除了上述常规采样方式外，现在有采用哨兵鼠检查的方法，即把已知无病原感染的SPF小鼠、大鼠3～4只，分别放在动物房内不同地方，而且每周变换

一次位置，1～2个月后处死并检查病原微生物抗体以测知动物群内的微生物感染情况。

实验动物的微生物、寄生虫质量监控是实验动物学非常重要的基础内容，随着新技术尤其是分子生物学技术的应用，检测方法将会更加完善。

（魏　强）

第三节　实验动物营养质量要求和控制

一、实验动物营养质量标准

充足的营养是动物机体的基本需要和维持健康的先决条件，与其他各种因素相比，饲料营养则是实验动物生长、繁殖以及遗传和各种生物学特性得以充分表达的最直接、最重要的影响因素。

营养需要量是指动物群体每天对碳水化合物、蛋白质、脂肪、水分、矿物质和维生素等各种营养物质的平均需要量。营养需要量的确定是对各种实验动物生物学，特别是消化代谢特点进行综合研究的结果，是制定实验动物饲养标准的科学依据。

根据实验动物的不同种类、性别、年龄、体重和生理阶段等特点，结合能量与其他各种营养物质代谢实验和饲养实验结果，科学地规定每只动物每天应给予的能量及各种营养物质的数量，这种规定被称之为饲养标准。饲养标准的数值是营养素的供给量，是根据实验动物最低需要量并在此基础上考虑增加一定的安全系数而确定的。饲养标准是设计实验动物饲料配方的科学依据。

鉴于实验动物营养需求的特殊性，实验动物有关饲料营养的相关标准对小鼠、大鼠、豚鼠、地鼠、兔、犬、猴各类实验动物饲料应达到的标准做出了基本规定和通用要求，包括营养成分、质量标准、卫生标准、饲料原料、检测规则、包装、标签、储存、运输等各项环节都有明确的规定。

二、营养与饲料

（一）实验动物营养学是实验动物科学的重要组成部分

实验动物营养学是指研究满足不同实验动物营养需求和营养缺乏造成不良后果的学问。研究内容包括：实验动物营养需要、饲料配方、营养代谢、饲料添加剂、饲料加工工艺、灭菌与贮藏、营养成分与有毒有害成分的监测，以及野生动物实验动物化过程中的营养问题等。实验动物营养研究的最终目的是实现实验动物营养的标准化，进而为实现实验动物标准化创造条件。实验动物营养学研究内容的另外一个方面就是比较医学领域中的营养问题研究，即研究人和动物医学中的营养问题、人和动物间以及不同动物间的比较营养研究等。

（二）实验动物营养

实验动物营养学指导实验动物饲料生产。饲料中所含营养全面与否、是否能满足动物体对各种营养素的需要等都对实验动物的质量产生重要的影响。由于除饮水外，饲料是大多数实验动物体内所需营养物质的唯一来源，实验动物的生长、发育、代谢、繁殖以及健康状况等都与饲料有着直接的关系。饲料中某些营养素缺乏或不平衡，或饲料受到有毒有害物质的污染等都会造成动物生长缓慢、发育不良、体重减轻或停止增长、繁殖能力下降，直至导致某些疾病的发生，从而对实验动物的生产造成严重影响。动物的某些系统和器官，特别是消化系统的功能和形态是随着饲料的品种而变异的。例如肉食动物的猫和犬都有比较发达的犬齿，草食动物兔和豚鼠则有比较发达的肠管，并以盲肠更为显著。

饲料质量的好坏不仅对实验动物的生产、繁殖产生严重影响，而且与动物的生化指标、免疫反应等也有着密切的关系。在某些情况下，饲料中的营养素缺乏或存在其他问题并不对动物的生长、繁殖产生明显的影响，然而，动物的生化指标和免疫反应能力却已经受到影响。

繁殖饲料应注重提高实验动物的繁殖效率，而维持饲料不仅要维持实验动物的健康，还须经济、廉价。开发野生动物作为新的实验动物时，首先应提供与动物野生时期类似的饲料，使动物逐渐地适应人工饲养。对于特殊动物或特殊使用目的的饲料（比如维生素缺乏饲料或高脂饲料等），使用者必须提供饲料成分的搭配比例或与饲料制造商进行详细讨论，只有这样才能选择并提供适宜的动物饲料以配合不同动物食性及实验目的的需要，同时在发现动物的异常行为时才能判断与摄食的饲料有无关联。

对于饲养的实验动物来说，为了得到重复性、均一性的实验结果，必须使用固定的方法给实验动物喂食固定组成的饵料。根据不同的食性，可以将实验动物分为肉食动物、草食动物和杂食动物三类。肉食动物胃液具有很强的消化能力，摄入食物的绝大部分都在胃内进行消化；草食动物摄食后在肠道微生物产生的纤维素分解酶作用下消化吸收，因此其大肠特别是盲肠极为发达，这一特殊结构能长期滞留食物以便微生物更好地发挥作用（例如豚鼠和家兔）；杂食动物摄食后在胃肠内消化酶及肠道微生物的作用下进行消化吸收（例如小鼠、大鼠、仓鼠、长爪沙鼠、犬、猪和猕猴等）。

动物为了生存将空气、水和食物（饲料）摄入体内，再利用食物中含有的营养物质构成机体的成分和能源。蛋白质、糖类、脂类、无机盐和维生素这五类物质称为五大营养物质。营养物质也可按功能的不同分为储藏物质和能量物质，其中储藏物质是机体必不可少、其他营养物质无法替代的物质，包括蛋白质、无机盐和维生素等，而能量物质是体内能量的来源物质，包括蛋白质、糖类和脂类等。

蛋白质：不仅是构成肌肉、各种器官和血液，还是被毛、软骨和骨等体内所有组织的重要原料。因为蛋白质不能被糖类和脂类替代，所以蛋白质是饲料中必须含有的营养成分。由于氨基酸成分质和量的不同，使蛋白质具有不同的营养价值。必需氨基酸不能在体内合成，含有必需氨基酸的蛋白质营养价值较高。

糖：糖类（碳水化合物，可溶性无氮物）是食物和饲料的最主要成分。摄取的糖除大部分作为能量被消耗外，还有一部分以糖原的形式储存在肝脏和肌肉中。其中储存在肌肉中的肌糖原可以作为在紧急时刻的能量储备再次利用。血液中的糖以葡萄糖的形式存在。

脂类：由脂肪酸及其衍生物构成的一类天然化合物的总称。脂类与蛋白质和糖类共同组成动物机体的主要成分。油脂在空气、光、热、细菌、放射线和紫外线等因素的作用下会发生腐败（氧化）。给予动物氧化饲料是造成小鼠和大鼠生长迟缓和发生腹泻的原因。脂类虽然与糖和蛋白质一样都是生物体内重要的能源物质，但是脂类的热价比糖和蛋白质高出 2.25 倍。此外，脂类在供给和储存脂溶性维生素方面也具有重要的作用。必需脂肪酸不能在体内合成，必须从日常饲料中摄取获得。

无机盐：也称为无机物、矿物质或灰分。除碳、氮、氢、氧等构成有机物的主要成分外，无机盐是动物体内所有元素的总称。已知的无机元素有 20 多种，包括 Na、K、Cl、Mg、Ca、P、S、Fe、Cu、Zn、I、Mn、Co、F、As、Br、Al、Si、B、Se、V、Sr、Ca、Ni 以及 Cr 等，通常将 Mn 以下的元素称为微量元素。

无机盐的主要生理作用有：①骨和牙以及全身细胞及组织的构成成分；②分布于细胞及体液内，与蛋白质共同调节渗透压；③调节细胞内的酸碱平衡；④通过各种无机盐特有的离子作用，对机体的各种功能进行调控。

维生素：一种极为微量的有机化合物，具有支配营养、调节正常生理功能的重要作用。维生素本身不能作为能量物质，但缺乏维生素时动物的生长和繁殖都不能正常进行，因此，维生素属于必需营养物质。

微量元素：微量元素没有严格的界限，也有人将 Fe 以下的元素定义为微量元素。微量元素的作用机制和功能还不十分清楚，绝大多数微量元素都无需在配合饲料中特别添加，普通原料通常就能满足动物的需要。

（三）饲料

饲料是指为满足动物营养需要而提供的食物。饲料是动物发育、繁殖、哺乳等活动必需的物质基础，饲料中必须含有一定量的蛋白质、糖类、脂类、维生素以及无机盐。为提高实验结果的重复性，在提供实验动物饲料时应注意：①原料结构和成分比例要一定；②营养成分要均衡，避免必需营养物质的偏多或偏少；③尽可能减少对实验产生不良影响的污染和杂质等。给动物提供饲料时，有必要根据实验目的对饲料的种类加以适当选择。

饲料的原料包括：①谷类；②糟糠类；③植物油粕类；④动物性饲料；⑤其他原料。各种类原料如表 9-3-1 所示。饲料就是将这些原料按一定比例配合而成。饲料的原料还可根据营养物质分为蛋白质原料、糖类原料以及其他原料。

表 9-3-1 饲料原料的分类和种类

类别	种类
谷类	玉米、高粱、小麦、大麦、燕麦、黑麦、糙米、荞麦、小米
糟糠类	米糠、脱脂米糠、小麦糠、糟糠粉、小麦胚芽、麦糠、玉米糠、玉米胚芽
植物油粕类	豆油粕、黄豆粉、亚麻籽油粕、棉籽油粕、花生油粕、红花油粕、椰子油粕、棕榈油粕、芝麻油粕、葵花籽油粕、菜籽油粕、吉贝油粕
动物性饲料	鱼粉、鱼油、羽毛粉、脱脂奶粉、酪酸、干燥乳清、[肉粉、肉骨粉、血粉、骨粉、家畜处理副产品]①
其他	植物茎叶类(苜蓿、干草、苜蓿叶粉、黑洋槐粉末)、油脂(动物脂肪、水解油脂、植物油)、玉米加工工业副产品(玉米谷蛋白粉、玉米种子谷蛋白、玉米浸出液)、淀粉、砂糖、发酵工业副产品(啤酒糟、麦芽根、白酒糟、酱油粕)、农业加工副产品(柑橘类加工沉渣、豆腐渣、咖啡和可可沉渣)、其他(木薯、蚕豆、磷虾、螺旋藻、绿藻、矿物质)

注:①原则上禁止使用。

蛋白质原料包括鱼粉、脱脂大豆、脱脂奶粉、酵母、酪素、白蛋白等。糖类原料除面粉、玉米粉及小米粉等维生素和无机盐含量较高的原料外,还包括米糠、小麦、麦糠及小麦糠等。其他原料包括作为脂肪来源的动植物性油脂以及配合原料不能满足动物需要时添加的维生素及无机盐。

标准营养配比的动物饲料多是用以进行正常的动物维持和繁殖,但有时为了满足某些特殊的实验需要,必须改变饲料的营养成分或将其配比进行部分调整。

三、营养质量与研究结果

实验动物营养不仅通过提供标准化的实验动物,而且通过动物实验时的日粮组成、营养水平直接影响研究结果的科学性和一致性。因此,仅仅在实验动物生产过程中进行营养标准化控制是不够的,还必须重视动物实验过程中的营养标准化。

动物实验过程中的营养标准化较为复杂,难以控制。因为不仅要满足动物的正常营养需要,而且要根据研究目的对相关的营养水平或原料组成进行控制。要做到这一点不仅要了解各种动物不同生理阶段的营养需要、影响营养需要的有关因素以及各种营养素之间的内在联系,而且要充分了解营养因素与有关科学研究间的直接或间接关系。

营养因素与动物实验的成功与否密切相关。营养因素与动物的生长发育、生理生化指标和免疫指标等有着直接或间接的关系,从而影响采用这些指标作为衡量标准的动物实验结果的准确性和一致性。此外,营养因素还与某些非传染病的产生、发展与转归密切相关,例如某些营养因素与癌、心血管病关系密切,营养因素对这些疾病本身的研究尤其是营养与其相互关系的研究有影响。对于药理研究来说,许多药物与营养素有密切关系,药物影响动物的营养代谢,营养状况又影响药物的吸收、转运和排泄。

(秦 川 张连峰 魏 强)

第四节 实验动物环境质量控制

实验动物生长发育、繁殖交配所赖以生存发展的特定场所和外在条件称为实验动物环境,分为外部环境和内部环境。

外部环境指实验动物和动物实验设施以外的环境。实验动物外部环境与实验动物生活区域的经纬度有关系,而且随着季节的变更而变动,即使在一昼夜内,外部环境也有很大的变动,如凌晨与中午外部环境的多项指标差异很大。外部环境会直接或间接影响到内部环境。

内部环境指实验动物和动物实验设施内部,即动物直接生活的场所。依靠科研要求和人们的意愿,将实验动物的生长、繁殖或活动限定在某种特定的人工范围内。内部环境又分为内部大体环境和局部微环境。大体环境指放置实验动物笼架具辅助设施的饲养间和实验间的各种理化因素;局部微环境指存在于实验动物的饲养盒内,对实验动物直接产生影响的各种理化因素,如温度、湿度、气流速度、氨浓度、光照周期及照度、噪声等。

实验动物一般都较长时间在有限的环境范围内生活。这些环境形成了实验动物赖以生存的条件,当环境条件改变时,将会严重影响动物实验的效果。

一、实验动物对环境的需求和环境控制的原则

（一）实验动物对环境的需求

动物性状的表现决定于多种因素，主要是遗传和环境因素的综合结果。尽管遗传基因是决定生物性状的物质基础，但是个体发育中，基因作用的表现离不开环境的影响。一个性状的正常发育不仅需要完善的一组基因，同时亦需要正常的环境。1959 年，Russell 和 Bruch 曾提出，受发育环境的影响动物的基因型决定其表现型，此表现型又受动物周围环境的影响出现不同的演出型。

图 9-4-1 显示了基因型、表现型和演出型与环境因素的关系。此外，环境因素的改变可促使生物遗传物质发生变化，形成基因变异，产生突变。可见，环境对遗传稳定性是极为重要的。

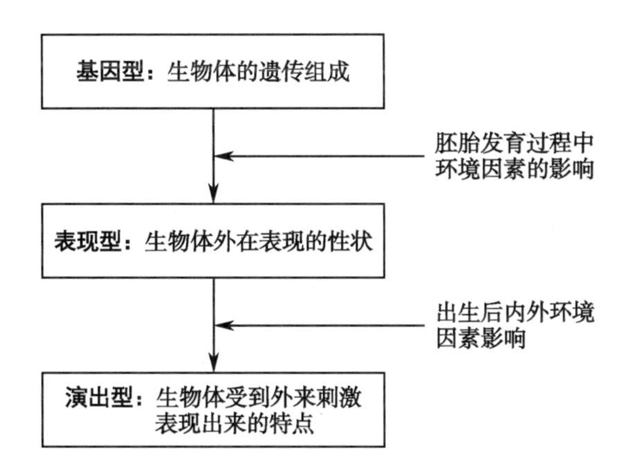

图 9-4-1　基因型、表现型和演出型与环境因素的关系

许多环境因子相互影响构成实验动物环境。环境因子从广义上可以分为以下几类。

1. **气候因子**　气候因子包括温度、湿度、气流和风速等。

2. **理化因子**　理化因子包括光照、噪声、粉尘、有害气体和杀虫剂、消毒剂等。

3. **居住饲育环境**　居住饲育环境包括饲养方式、饲养笼具、垫料和饮水器、喂食器等。

4. **生物因子**　生物因子包括同种动物因素和异种生物因素，前者包括社会地位、势力范围、咬斗等，后者包括微生物、人和其他动物等。

环境对动物的影响并非仅仅受上述诸因子中单一因子的作用，而是受到诸多因子的复合作用，称之为环境的复合状态。为保证实验动物质量稳定和实验结果可靠，创造稳定的环境是至关重要的。

（二）实验动物环境的控制原则

实验动物的环境控制是实验动物标准化的主要内容之一，应从实验动物设施的建筑设计开始，直到设施环境的日常管理，始终要依据有关法律、法规和标准进行。实验动物的环境控制应以实验动物和人为中心，包括设施的基本计划、设计施工、实验动物饲育设备及动物实验器材的选择、设施设备的维修管理、空调管理、卫生管理以及事务系统在内的经营管理等，依照有关标准明确分工，有机协调，使各方面充分发挥作用。不能仅强调某一环节的管理控制，要注意整体综合控制效应，否则实验动物环境的标准化控制难以有效进行。

实验动物环境控制的原则，一是充分利用和创造对实验动物有利的因素，消除有害因素，保证实验动物的康乐状态，满足实验的需要；二是坚持进行实验动物设施环境监测，随时调整（自动控制更好），保持环境因子指标的稳定；三是符合国家标准要求，因为国家标准规定的环境技术指标是动物的适宜指标范围，有利于保证动物的质量和福利，有利于动物实验结果的准确可靠。

二、环境因素对动物实验结果的影响

影响动物实验的环境因素很多，主要有温度、湿度、通风、光照、噪声、有害气体、垫料等，应在标准的实验室中按国家标准加以控制。

（一）温度

在一定范围内，当环境温度变化不大时，动物机体可以本能地进行调节与之相适应。但如果环境温度变化过大或过急，动物机体将产生行为和生理等不良反应，影响实验结果，因而，实验动物环境需要控制日温差，一般小于 4℃为宜。大多数实验动物生长发育适宜的温度范围为 19～26℃，但不同种类的动物对温度的要求不同。

温度过高可导致雄性动物出现睾丸和附睾萎缩、精子生成障碍而失去生育能力；泌乳动物则采食量下降，泌乳减少，进而造成幼仔的离乳率和成活率下降。温度过低常导致性周期推迟，繁殖能力下降；低温下育成的小鼠、大鼠，尾巴明显减短，而心脏、肝脏、肾脏变大。总之，温度过高或

过低都会对动物产生不良影响，致使机体抵抗力下降，易被病原微生物侵袭，导致发病甚至死亡。

（二）湿度

湿度过高或过低都会影响动物生长发育及健康状况。当环境温度与体温接近时，机体能通过蒸发作用散热，而当环境湿度达到饱和状态时，机体的蒸发受到抑制，容易引起代谢紊乱，使动物机体抵抗力下降，发病率增加。

相对湿度一般控制在 40%～70%，50%±5% 为最佳，但不同动物对湿度的具体要求不同。湿度高即潮湿，微生物容易繁殖；湿度低（40% 以下），大鼠易患坏尾病，母鼠噬吃仔鼠，并且在湿度低的情况下，仔鼠发育不良。高温高湿下，动物易患传染病，容易死亡。

（三）气流和风速

气流会影响动物机体的水分蒸发和散热，以及局部环境的洁净度，其影响程度因气流的速度、温度和湿度而异。在适宜的温度或高温时，风速对动物产热量影响不大，但在低温时则显著增加产热量。实验动物大多饲养在窄小的笼具中，其中不仅有动物，还有排泄物，实验动物更需要空气对流。气流速度过小，空气流通不畅，影响动物体表散热，动物易患病，甚至死亡；气流速度过大，动物体表散热量增加，同样危及健康。一般情况下，动物饲养笼盒处的风速最好不超过 0.2m/s。

动物实验设施内的空气流动方向也很重要，尤其在特殊动物实验设施中，比如动物生物安全实验室，空气定向流动是防止产生生物安全问题的重要手段。

（四）光照

光照对实验动物的生理功能有着重要的调节作用。光线的刺激通过视网膜和视神经传递到下丘脑，经下丘脑的介导，产生各种神经激素，以控制垂体促性激素和肾上腺激素的分泌，因此，光照对实验动物的影响主要表现在生殖生理和行为活动上。可以利用人工控制光照，调节整个生殖过程，包括发情、排卵、交配、分娩、泌乳和育仔等。持续的黑暗条件可抑制大鼠的生殖过程，使卵巢重量减轻；相反，持续光照则过度刺激生殖系统，产生连续发情，小鼠、大鼠出现永久性阴道角化，多数卵泡达到排卵前期，但不形成黄体。

一般情况下，动物光照采用明暗交替形式。多数动物推荐明暗交替比为 12∶12 或者 14∶10。

（五）噪声

噪声是指频率高、声压大、带冲击性、具有复杂波形的声音。噪声可以引起动物紧张，并使动物受到刺激，即使短暂的噪声也能引起动物在行为上和生理上的反应，对于实验动物的生长发育及其繁殖都有一定的影响。噪声可造成小鼠、大鼠生育力减退，妊娠障碍和流产，甚至出现食仔现象。

噪声也可造成动物听源性痉挛。小鼠对噪声的反应是耳朵下垂呈紧张状态，接着出现洗脸样动作，头部出现轻度痉挛，发生跳跃运动；反应强烈时则出现全身痉挛，来回狂奔，撞笼壁，严重者四肢僵直伸长而死亡。听源性痉挛的反应强度随着响声强度、频率、日龄、品系而改变。豚鼠在 125dB 下作用 4 小时，听神经终末器官的毛样听觉细胞出现组织学变化，变化程度和引爆 500 支雷管噪声处理不到 1 小时的结果相同。对大鼠以 90dB、500～1 500Hz 的噪声，每天 1 次，每次 5 分钟，连续作用 7 个月或持续作用 96 小时，会造成中枢神经系统损害，大鼠死亡率增加。一般而言，实验动物设施内噪声应控制在 60dB 内。

（六）粉尘

粉尘是指较长时间漂浮在空气中的固体微粒，主要来源于工作人员带入的灰尘以及动物的皮毛、皮屑、饲料屑、垫料屑以及动物的排泄物等。

粉尘可以引起实验动物或饲养人员的鼻炎、咽喉炎、哮喘、发热、皮炎等过敏性疾病，除此之外，粉尘还是各种病原微生物的载体，这些微生物都附着在 5～20μm 的微粒上飘浮在空中，容易引起疾病的传播以及人与动物的交叉感染。粉尘可造成实验动物的变态反应，实际上动物实验室中的粉尘也是人类变态反应的变应原。小鼠、大鼠、豚鼠及家兔的血清和尿液均具有抗原性，可通过呼吸道、皮肤、眼、鼻黏膜或者消化道引起人的严重变态反应性疾病，出现不舒适感，导致鼻炎、支气管炎、气喘、尘肺和肺炎等疾病，甚至有生命危险。

动物实验室内的粉尘数量与空气过滤效果、气流组织、换气次数、饲养方式以及人员操作有关。粉尘的标准用洁净度衡量，屏障环境设施要求达到洁净度 7 级，隔离环境设施要求达到洁净度 5 级。

（七）有害气体

动物粪便等排泄物发酵分解产生的污物种类很多，主要包括氨气、甲基硫醇、硫化氢、硫化甲基、三甲氨、苯乙烯、乙醛和二硫化甲基。其中，氨气是这些有害气体中浓度最高的一种，在各种动物饲养室内均可测出。因此，氨浓度常常是判断饲养室污染状况的监测指标。当动物饲养室温度上升、动物密度增加、通风条件不良、排泄物和垫料未及时清除时，都可以使饲养室氨浓度急剧上升。氨是一种刺激性气体，当其浓度升高时，可刺激动物眼结膜、鼻腔黏膜和呼吸道黏膜而引起流泪、咳嗽，严重者会产生急性肺水肿甚至死亡。动物饲养室的氨浓度应控制在 $14mg/m^3$ 以下。

（八）杀虫剂和消毒剂

杀虫剂、消毒剂等在使用时要谨慎，应充分评估其对动物生长发育的影响，防止在动物的食物、饮水和容器内的残留。

（九）垫料

垫料为动物提供保温、舒适的微环境，可以吸附水分和动物的排泄物，松软的垫料可为繁殖期动物提供做窝的材料。垫料是能够影响实验数据和动物健康的关键环境因子。因此，垫料所使用的材料要求严格，应无粉尘或少粉尘、吸湿性好、柔软舒适、无异味、无毒性，未被重金属及有毒有害物质、微生物、寄生虫等污染，不被动物采食；无变质、腐败、霉变。

总之，实验动物周围的环境因子对动物实验结果都会产生影响，保持环境因素的稳定至关重要。

三、设施分类和使用注意事项

（一）设施分类

实验动物设施在广义上是指进行实验动物生产和从事动物实验设施的总和，在狭义上指保种、繁殖、生产、育成实验动物的场所，而将实验研究、实验检定等设施称为动物实验设施。实验动物的饲养设施和动物实验观察场所的要求基本一致，只有达到基本一致的条件，才能尽量使实验动物的生理与心理不受影响而干扰实验结果。实验动物设施从不同角度可分类如下。

1. 按微生物控制程度分类

（1）普通环境设施：适用于饲养普通级实验动物，符合动物居住的基本要求，不能完全控制传染因子，但能控制野生动物的进入。实验动物的生存环境直接与外界大气相通。饲料、饮水要符合卫生要求，垫料要消毒，有防野鼠、防虫设施。

（2）屏障环境设施：适用于饲育清洁实验动物及无特定病原体（specific pathogen free，SPF）实验动物，符合动物居住的要求，严格控制人员、物品和空气的进出。实验动物生存在与外界隔离的环境内。进入实验动物生存环境的空气须经净化处理，其洁净度达到 7 级。进入屏障内的人、动物和物品如饲料、水、垫料及实验用品等均需有严格的微生物控制。

（3）隔离环境设施：适用于饲育无特定病原体、悉生（gnotobiotic）及无菌（germ free）实验动物。采用无菌隔离装置以保持无菌状态。隔离装置内的空气、饲料、水、垫料和设备应无菌，动物和物料的动态传递须经特殊的传递系统，该系统既能保证与环境的绝对隔离，又能满足转运动物时保持内环境一致。实验动物生存环境与外界完全隔离。进入实验动物生存环境的空气须经净化处理，其洁净度达到 5 级。人不能直接接触动物。

2. 按设施功能分类

（1）实验动物生产设施：指用于实验动物繁育生产的建筑物、设备的总和。

（2）动物实验设施：指以研究、实验、教学、生物制品与药品生产或检定等为目的进行动物实验、饲育观察的建筑物和设备的总和。

（3）特殊实验动物设施：包括感染动物实验设施（动物生物安全实验室）和应用放射性物质或有害化学物质等进行动物实验的设施。

3. 按设施内气流组织形式分类

（1）乱流式：指气流以不均匀的速度成不平行的流动，伴有回流或涡流，依靠送风气流不断稀释室内空气把室内污染逐渐排出。

（2）单向流式：也称层流室或平行流室，指气流以均匀的截面速度，沿着平行流线以单一方向在整个室截面上通过的洁净房间。其原理为送风气流像“活塞”一样把室内污浊气体排出。要想达到“活塞”一样的作用，高效过滤器必须满布整个层面。事实上，因有边框等原因不可能真正做到满布，所以洁净技术应用“满布比”来描述高效过滤器密布的程度。满布比一般应达到 80%。垂直单向流洁净室满布比不应小于60%，水平单向流室不应小于40%，否则为局部单向流。

在实际应用中做到单向流是比较困难的，在特殊实验动物设施中常采用此类设计，配合气压控制，使室内空气达到定向流，减少污染的可能性。

（二）设施使用注意事项

保证动物实验结果的可靠，实验动物质量是关键；保证实验动物的质量，实验动物设施运行管理是关键。实验动物设施的使用过程中以下几点必须予以认真对待。

1. 完善的组织和严密的制度与规范 组织保证对实验动物设施的运行非常重要。一般每个实验动物设施都需要设施负责人、实验动物医师、实验动物操作者。设施负责人应具有扎实的实验动物专业知识和较丰富的管理经验。不仅要发挥技术指导作用，制定各种规章制度和操作规程，还要行使技术监管职能，督促有关工作人员认真贯彻落实这些规章制度和操作规程。实验动物医师对于正确的饲养和使用实验动物的作用越来越重要，兽医应该监督从接收动物一直到安乐死动物的整个全过程，掌握各种实验动物疾病的防控知识和技能，严防传染性疾病的发生和流行，保证实验动物质量符合相应的标准要求，参与动物实验项目的伦理审查，保障动物福利。实验动物操作者包括饲养者和实验者，其主要职责就是按正确的操作规程进行操作。

规章制度是用来告知从业人员应该“干什么”的文件，应该内容全面、言简意赅，并具有可实施性。主要包括：组织管理流程；工作人员守则和职责；人员、物品和动物的管理要求；设备的使用与维护要求；设施运行管理与维护要求；安全保障措施等。

规范涉及方方面面的内容，一般要根据自身的业务内容来建立规范。规范是用来明确某一项具体工作的作业程序或技术方法，是规章制度的细化，是告知从业人员应该“如何干”的文件。至少应涵盖：人员、物品、动物出入设施的通过程序与净化方法；各种物料的准备与卫生消毒方法；设施内环境的保持标准与方法；设施内、外环境的秩序与卫生管理；各种设备的操作程序与维护方法；不同品种、品系动物的饲养管理程序与方法；动物疾病控制的程序与方法、动物福利保障等。

2. 严格的人员、物品、动物质量控制 任何出入设施的人员应养成良好的卫生习惯和无菌观念，经常洗澡、修剪指甲，勤洗换衣服，不抓耳挠腮；患有皮炎、感冒、肠炎等传染性疾病和过敏者，不得进入；男士不蓄留长发和胡须，女士不化妆。进入设施时，不随身携带钥匙、手表、手机、饰物等与实验无关的物品；进入设施后，要随手关好每一道门，不得解脱工作服，更不得吸烟、饮食和嬉戏打闹。此外，所有人员出入设施时，都应严格执行有关要求。

任何与动物生产或实验无关的物品均不得进入设施。必备物品进入设施之前，必须根据设施环境控制要求，进行相应的消毒灭菌处理。进入隔离环境的一切物品均应经灭菌处理，再将物品传入隔离器。进入屏障设施的物品，凡能耐高温高压灭菌的物品，如垫料、猴（隔离）服、笼具、饮水瓶、大量记录用纸、某些工具以及未经 ^{60}Co 辐照灭菌和其他手段灭菌的饲料等，均应先行包装，再经过高压蒸汽灭菌柜灭菌后传入屏障环境；虽不宜用高压蒸汽灭菌但能用药物浸泡消毒的物品，如拖鞋、塑料容器和某些工具等，均应经过药物浸泡，由渡槽传入屏障环境；不宜用高压蒸汽灭菌也不能用药物浸泡消毒的物品，如少量记录用纸、笔、某些工具和实验材料等，需经传递窗（间）传入屏障环境。进入普通设施的物品，凡可能携带动物病原者，必须进行有效的消毒处理后方可传入。

实验动物必须来自具有实验动物生产许可证的单位，且每批动物都应附有质量合格证明。实验动物由外环境进入实验设施时，要核对实验动物的来源、数量、规格、性别、包装、质量合格证明或检验检疫报告，根据动物的微生物控制等级进行传递。对于普通动物，要进行动物质量状况大体观察，肉眼评判动物质量。质量良好的动物被毛光亮、色正，紧贴身体；皮肤弹性良好，无创伤和异常物；发育良好，肥瘦适中，肢体匀称；运动活泼，无残缺、畸形和外伤；天然孔无异常分泌物。发现动物不健康时，应拒收整批动物；未见异常时，将动物转入检疫间进行7～14天的检疫（有条件者，应为犬、猴等大体形动物洗浴消毒）。检疫期间，饲养人员每天应密切观察并记录动物的基本状况，发现异常情况应随时报告实验动物医师或有关人员。检疫结束，未见异常情况，方可将动物转入饲养间进行饲养和实验。

实验结束后，对不再利用的动物应根据其体形大小分别实施相应的安死术，以尽量减轻动物的痛苦，保障其福利。

3. 设施内部环境的管理 实验动物设施内部环境管理的要求是房屋整洁、环境卫生、物品消毒、指标稳定。所有实验动物设施启用前，都必须进行卫生消毒、环境检测，确保设施环境因子控制指标符合国家标准的要求，然后经过主管部门验收方可使用。设施建成后可以通过除垢、清扫、擦抹等方式，将设施内吊顶、墙面、地面、设备表面等所有区域的粉尘清除干净。然后，一般以熏蒸法对整个内环境进行熏蒸消毒。设施启用后，由于需要保持连续运行的状态，必须使各种环境因素保持稳定、合格，这就需要对内环境指标进行经常性的检测。温度、相对湿度和梯度压差是日常观察指标，其检测比较容易实施，通常根据现场观测或监控记录不难发现问题。对一些必要时监督指标的检测，如空气洁净度、落下菌数、氨浓度、换气次数、噪声等，可按照国家标准的要求使用专业的环境检测仪器或请专业检测实验室检测。

4. 设备的管理 通风空调系统是维持实验动物设施运行的核心设备，它直接关系到整个设施能否安全、正常运行，因此必须引起足够的重视。不同设施所装配的通风空调系统各异，既有中央空调系统、独立空调系统，又有介于二者之间的区域空调系统。系统的模块组合形式各异，表现在通风净化的方式和程度、冷热原的供应形式、加湿（除湿）的方式方法要求不同。无论如何，通风空调系统实现的功能均包括通风净化、空气调节（温、湿度调节）两个方面。屏障和隔离环境设施属于全人工环境，设施内的空气交换必须依靠送、排风机和初、中、高效过滤器三级净化来完成。为确保连续通风，必须装配可靠的断电报警装置和备用电源。

高压蒸汽灭菌器（简称高压锅）是实验动物设施所必备的灭菌设备，用于各种耐高温物料的灭菌处理。高压锅的工作原理是利用高压蒸汽来杀灭被消毒物料中的各种微生物和寄生虫。考虑到被消毒物料的属性（如笼具的使用寿命、饲料营养成分的破坏程度等），进入内室的蒸汽压力和灭菌时间必须适宜。高压锅是高压容器，每班作业前，必须检查各仪表、内外门和水、电、汽等管线是否正常，发现问题应及时解决。应按有关规定定期进行日常维护和检定，并应每月检查 1 次灭菌效果。

实验动物设施中的其他设备，如净水器、渡槽、饲养设备、给食器、给水器等其他设备的维护管理以整洁卫生为原则。

（周正宇　卢　静　刘云波）

第五节　实验动物运输要求

实验动物从生产到使用都要经过运输这一环节。当把实验动物由原来的生活环境放到运输笼箱，再运送到其他或更远的环境时，可诱发动物的紧迫或危机感。如果运输方法不当，还可能引起动物严重伤害，因而在运送实验动物的过程中必须采用合适的运输方式及运输容器。一般应该选择快捷、安全、有效的运输方式，同时必须遵守国家、地方实验动物运输过程中相关法律和法规。大多数国家都颁布了动物运输的检疫法和动物保护法。我国《实验动物管理条例》要求“实验动物的运输工作应有专人负责。实验动物的装运工具应当安全、可靠。不得将不同品种、品系或者不同等级的实验动物混合装运。”

一、运输容器

运输容器（transport container）是运输过程中承载实验动物的设备，运输容器必须能防止微生物污染和动物逃逸。运输容器设计应考虑实验动物的生理、生态和习性等因素，保证实验动物的健康与安全。运输容器可分成一次性或反复消毒两种。在运输清洁级和 SPF 级动物时，运输箱需要使用特殊滤网，以防止外界微生物的污染同时保证足够的通风换气。运输容器的材质一般可使用木材、金属、硬纸板或合成材料，保证无毒、无味、通气良好。木材价廉，易取得，可做一次性使用，适用于犬、猫、羊、猴、家禽或小牛等动物运输。金属运输容器成本较高，但可灭菌消毒后重复使用。硬纸板和合成材料制成的容器适合于啮齿类、兔及各种小型鸟类。纸箱周围需要涂蜡处理以防止尿液潮湿。为防动物咬破纸箱而脱逃，航空运输采用金属笼加硬纸板箱的容器或者合成材料制成的容器运输啮齿类实验动物。

运输容器应符合国家标准《实验动物 环境及设施》(GB 14925—2010)中相应要求，航空运输动物包装可参考《活体动物航空运输包装通用要求》(GB/T 26543—2011)中相关要求。

二、运输工具

实验动物的运输可采用人力车、机动车、飞机和轮船等运输工具。采用耗时少、尽量减少实验动物疲劳和不适的运输方式为宜。运输中需要良好通风和温度控制，防止运输中出现过热或过冷引起动物的反应与不适。短途运输时，运输笼具内可装载水或含水量丰富的水果；如果运输期间超过 6 小时以上，须添加足量的饮水和饲料，天气炎热时，供水量应较平时适当提高。每种动物的需求及喂食方式各有不同，须张贴于运输箱外的标签上。运输过程中应防止动物所携带微生物、粪尿污染环境。

三、国际实验动物运输

国际实验动物运输以空运为主。空运动物必须符合国际空运协会(International Air Transport Association，IATA)的空运规定。规定包括活动物空运运输箱的规格及空间要求，以及《濒危野生动植物种国际贸易公约》(*the Convention on International Trade in Endangered Species of Wild Fauna and Flora*，CITES)的名单附录。IATA 对活动物空运的规定每年都会更新一次，所以每当有国际动物运输时，应依当年规定为准。国际动物运输和进出口必须具备齐全的文件及证明，这些证明文件是动物进出机场海关所必需的。

从国外科研单位、高等院校或供应商进口小鼠。通常情况下需要先在国内委托一家有代理进出口资质的公司，签订委托代理进口合同，再由该公司与国外联系安排进口流程。在整个进口过程中，需要与代理公司积极配合，向海关、出入境检验检疫局和相关政府部门提供所需的各种信息和说明。以进口小鼠为例，其流程如下。

1. 与国外确认可以出口所需的实验动物品种、品系和可行的运输路线。

2. 寻找代理公司并签订代理进口合同。

3. 确定进口动物的隔离检疫场。

4. 代理公司到当地出入境检验检疫局申请进口检疫许可证(通常需要一个月时间)。

5. 得到进口检疫许可证后，由代理公司与国外协调安排运输、清关。

进出口家畜或野生动物应遵循世界动物卫生组织(Office international desépizooties，OIE)的规定，还要根据我国出入境检验检疫局的规定，动物出入境必须取得国家出口或进口许可证，不能进口来自特定疾病疫区的动物。依国际规范，野生猎捕灵长类动物需测试肺结核、疱疹 B 病毒、埃博拉病毒和其他相关传染病病原才能引进。亚洲来源的野鼠需检疫汉坦病毒才能进口用为实验动物。每当引进其他国家的实验动物(啮齿类)进入国内时，须要求健康证明文件(health certificate)。

四、实验动物装运

IATA 空运活动物规定还包括最佳的动物运输容器设计，重点推荐空气滤网容器。实验动物装运前应反复审核运输箱的安全性，检查通气孔及滤网通风是否顺畅。箱外必须贴上标签，标签包括下列内容：

1. 收件人姓名、地址、单位及电话。

2. 寄件人姓名、地址、单位及电话(以及紧急联络电话号码)。

3. 装箱时间、运输日期、时间。

4. 动物品种品系、数量、性别、年龄、质量等级等相关信息。

5. 运输箱件数。

6. 动物健康证明或相关资料。

动物装箱运输时，需要有足够的空间可以移动身体。同时也要避免因运输中的摇动致使箱内动物受伤。不同品种、品系、性别和等级的实验动物不得混合装运，以防止互相干扰。运输箱设计要考虑动物能站、坐、躺及回转，以单只动物大小、体重设计运输箱的公式为：

长度 = 从鼻到尾根部的体长再加 1/3 长度。

宽度 = 动物的肩宽乘 2 倍。

高度 = 头可完全抬举的高度。

常见实验动物装箱规格如表9-5-1。

五、实验动物的接收与检疫

购入的实验动物需进行隔离检疫。在检疫期间对动物的呼吸系统、消化系统及其他症状进行常规观察，并按本单位检疫规范做细菌、病毒、内外寄生虫的抽样检测。检疫目的在于使所有新引入动物能尽快适应新环境，并且经过适当的检查以保证动物的品质，防止特定排除的病原体感染。以小鼠为例，检疫范围应包括进入本单位所有各区动物室、转基因动物室、实验室的动物。

1. 动物抵达后，应对照运输箱上的标签，核对动物的信息与要求是否相符；清洁级及以上动物还应检查带空气过滤装置的运输笼密封情况。立即隔离饲养在隔离检疫室中，不同品种动物的隔离检疫期为3～14天。主管实验动物医师可根据新进动物情况与其来源，决定是否需要再观察10～14天。

2. 隔离检疫室须为独立的饲养设施，有条件的单位应采用独立通风笼具（individually ventilated cages，IVC）或隔离器饲养新引入的动物。所谓独立是指隔离检疫室有独立的饲养环境，出入隔离检疫室的人、物、料、气、水应是完全独立的。此室备有通道式高压灭菌器、传递箱（passing box）与渡槽，所有器具与物品都必须经过此高压灭菌器或传递箱搬运进入本室。检疫室废弃物、动物样品、尸体等通过高压灭菌器灭菌后运出。

3. 动物引进时，若有动物死亡或有临床症状呈濒死状态，应做全套病理解剖，必要时应做病毒抗体测定及细菌分离等工作。

4. 动物引进第一天应由实验动物医师与诊断室技术员检查，记录任何异常、病变或症状，采新鲜粪便做细菌培养及寄生虫检查。体表毛发皮肤可用解剖显微镜检查有无皮肤炎、外寄生虫或真菌感染。

5. 动物引进后第一周换笼时，如有必要（根据进口动物健康证明书），同一来源的动物取3～5只，由眼眶或尾静脉采血，制备血清做特定病原体的抗体测试，采新鲜粪便做寄生虫检查。

6. 同一批引进动物数目足够时采样5%，如

表9-5-1　实验动物装箱规格

品种	动物重量/g	动物装箱的密度		每箱最低高度/cm
		每箱可装最多动物数/只	每只动物空间/cm³	
小鼠	15～20	25	25	10
	20～35	25	30～45	10
仓鼠	30～50	12	32	10
	50～80	—	88	13
	80～100	—	136	13
	100以上	—	160	13
大鼠	30～50	25	50	10
	50～150	15～25	55～100	13
	150～400	7～15	110～250	20
豚鼠	170～280	12	90	15
	280～420	12	160	15
	≥420	12	230	15
兔	≤2 500	4	770	20
	2 500～5 000	2	970～1 160	25
	≥5 000	1	1 160～1 400	30
猫	2 500～5 500	1～2	1 400	38
犬	10 000～15 000	1～2	—	以头部向上伸之高度
猴	≤4 500	12①（或总重小于23kg）	90cm×76cm×210cm	48

注：①须为同一社会群。

有必要（根据进口动物健康证明书），考虑随机挑选3～5只做全套病理解剖及微生物培养。

7. 种质保存单位可引入7～8只公鼠，其中3～4只用作微生物检测，主要检测能垂直传播的病毒、细菌和寄生虫。检测结果阴性即采用同步发情、胚胎操作或剖宫产、保姆鼠代乳的办法，通过传递窗传入配种后的受体母鼠的子宫、输卵管。

8. 工作人员离开隔离检疫室时，务必脱去进入隔离检疫室穿戴的衣、帽、鞋等，避免当天再度进入其他动物饲养和动物实验区。

9. 病原检查呈阳性的鼠群不得移动，由实验动物医师上报后予以处理。

10. 检疫期结束，负责实验动物医师填写“新进动物检疫报告”并签名。报告书一份归档，副本一份送生产组。

（周正宇　卢　静）

参考文献

[1] 戴灼华，王亚馥. 遗传学. 北京：高等教育出版社，2016.

[2] 全国实验动物标准化技术委员会. 实验动物　哺乳类实验动物的遗传质量控制：GB 14923—2010. 北京：中国标准出版社，2011：2.

[3] 全国实验动物标准化技术委员会. 实验动物　近交系小鼠、大鼠生化标记检测法：GB/T 14927.1—2008. 北京：中国标准出版社，2009：2.

[4] 全国实验动物标准化技术委员会. 实验动物　近交系小鼠、大鼠免疫标记检测法：GB/T 14927.2—2008. 北京：中国标准出版社，2009：2.

[5] 全国实验动物标准化技术委员会. 实验动物　环境及设施：GB 14925—2010. 北京：中国标准出版社，2011：2.

[6] 卢耀增. 实验动物学. 北京：北京医科大学中国协和医科大学联合出版社，1995.

[7] 方喜业，邢瑞昌，贺争鸣. 实验动物质量控制. 北京：中国标准出版社，2008.

[8] 徐平. 实验动物管理与使用操作技术规程. 上海：上海科学技术出版社，2007.

[9] 周正宇. 实验动物与比较医学基础教程. 江苏：苏州大学出版社，2012.

思考题

1. 引起近交品系实验动物遗传质量改变的因素有哪些？

2. 简述远交系啮齿类实验动物的育种原则。

3. 实验动物按照微生物、寄生虫学要求分为几个等级？每种动物分别有哪几个等级？

4. 营养质量对研究结果有哪些影响？

5. 什么是实验动物的内环境，影响实验动物的环境因素主要有哪些？

6. 实验动物设施按微生物控制要求有哪几种类型？

7. 实验动物运输过程中要遵守哪些法律法规？

8. 实验动物运输容器有哪些要求？

9. 如何做好实验动物的检疫？

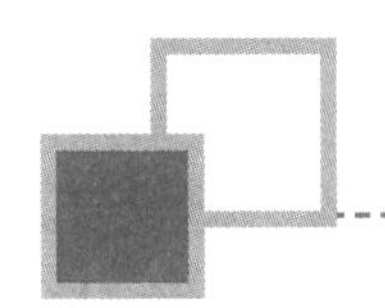

第十章　动物实验的设计

动物实验(animal experiment)是使用实验动物或其他动物开展的科学研究、教学、检定以及其他科学实验。本章讨论的动物实验是指以实验动物为研究对象而进行的科学研究，是在符合实验动物与动物实验设施和环境条件的实验室内，为了获得生物学、医学等方面的新知识或探究科学问题和解决具体问题而使用动物进行的科学研究。如探究疾病发生发展的机制、研究治疗手段的有效性与安全性问题等。

动物实验设计是在开始实验前根据实验目的和要求，运用相关科学知识和原理，结合统计学、伦理学和经济学的要求，制定在动物身上进行试验的实施计划和方案，如实验过程中有关动物选择、实验材料、方法、步骤、记录、偏倚控制、结果分析与报告等，并用文字或流程图表述的实验方案和技术路线。动物实验的结果能否达到研究者的研究目的很大程度上取决于动物实验设计是否科学、严密。动物实验设计是用尽可能少的人力、物力和时间，完成研究内容，达到研究目的。

第一节　实验动物的选择原则

正确选择实验动物是达到动物实验研究目的的一个重要前提。由于各类实验动物的生物学特性不同，解剖、生理特征、遗传与疾病表型各异，对实验结果也会产生不同的影响，因此不能随意选用实验动物来做科学研究。在进行生物医学研究时，一方面要合理选用最适宜的标准化动物，另一方面又要从实际出发，根据具体情况与有关标准，充分利用现有动物资源，不断采用新技术、新研究方法，尽量使所选用的实验动物具有特异性和代表性。在动物福利得到保障的前提下，须考虑到动物对处理方法的反应及体内代谢与人类的一致性或相似性，有利于将动物实验结果外推到临床应用。在选择实验动物时，一般需考虑以下因素：

一、选用与人的功能、代谢、结构及疾病特点相似的实验动物

生物医学科学研究的根本目的是要解决人类疾病的预防和治疗问题。因此，在选择实验动物时应优先考虑动物的种系发展阶段。尽可能选择那些功能、代谢、结构和人类相似的实验动物用于实验。一般来说，实验动物愈高等，进化愈高，其功能、代谢、结构愈复杂，反应就愈接近人类，猴、狒狒、猩猩、长臂猿等灵长类动物是最近似于人类的理想动物。有些动物的进化程度并不一定很高，但是某些组织器官的结构或疾病特点与人类很相似，例如猪的皮肤组织学结构与人相似，常被选择用于皮肤烧伤实验研究。猪的心脏结构与大小和人非常相似，也是心脏疾病和异种器官移植研究的理想实验动物。

二、选用解剖、生理特点符合实验目的要求的动物

不少实验动物具有某些特殊的解剖、生理特点，为实验所要观察的器官或操作等提供了便利条件，使用这类实验动物能减少实验准备方面的麻烦，降低操作的难度，保障实验的成功。例如犬的甲状旁腺位于甲状腺的表面，位置比较固定，而兔的甲状旁腺分布比较分散，因此做甲状旁腺摘除实验一般选用犬，而做甲状腺摘除实验则选用兔。

三、选用对实验因素相对最为敏感的动物

不同种系实验动物对同一处理因素的反应大多数是相似的，只是敏感程度有些差异，但对有

些因素可能存在的反应差异很大，因此实验研究中应选用那些对实验因素相对最为敏感的动物作为实验对象。如家兔对体温变化十分灵敏，适于发热、解热和检查致热原等实验研究。犬、猴和猫的呕吐反应敏感，适于呕吐实验。

四、选用遗传背景明确和微生物有效控制的标准化实验动物

医学实验研究为了得到有规律、重现性好、结果可靠的结果，应选用经过遗传学、微生物学、营养学、环境卫生学的控制而培育出的标准化实验动物，并在实验过程中也按标准环境饲养，以排除实验动物携带的细菌、病毒、寄生虫和潜在疾病对实验结果的影响；排除因实验动物杂交、遗传上不均衡、个体差异对实验反应不一致的影响；也便于所获得的实验研究成果在国际上进行学术交流。随着基因修饰技术的普及，许多突变品系动物和转基因模型动物得到越来越多的应用，如裸鼠、高血压大鼠、肌肉萎缩症小鼠、青光眼兔等是研究人类相关疾病的重要动物模型。近年来高度免疫缺陷小鼠 NCG、NSG、NYG 等被用于人源化肿瘤异种移植模型（patient-derived tumor xenograft，PDTX）的研究。

五、选用具有丰富背景资料及使用历史的实验动物

此类动物是科学工作者长期以来实践经验的积累产物，具备大量的文献资料可供参考。如肿瘤研究实验用的小鼠，各个品系的利用价值比较明确，C57BL 用于 Lewis 肺癌和 B16 黑色素瘤。在新药毒理学安全性评价研究中，一般还需要关注常用大鼠或犬的各项指标正常值范围等背景数据资料，甚至需要相对稳定的动物供应商，以保证实验动物的背景稳定。

第二节 动物实验的基本要求

一、动物实验设计的要素

动物实验具有科学实验研究的特点，即实验中研究者可以人为设置处理因素，随机分配确定受试对象该接受何种处理因素或水平，通过与对照组的比较，获得可重复的实验效应或结果。动物实验包括三个基本要素，即处理因素、受试对象和实验效应。

（一）处理因素

处理因素（treatment）是指外加给实验动物，在实验中主要考察并阐明其处理效应的实验条件因素，包括物理因素、化学因素、生物因素，可根据以往研究提出的假设和要求来确定。影响实验结果的因素可能有许多，研究者不可能也没有必要对所有因素进行研究。为了获得相对明确的处理因素与实验效应的关系，传统的医学研究实验设计一次实验中处理因素不宜太多，最好每次实验只有一个处理因素，但为了节约实验资源，现代医学实验设计已经发展了多因素设计，在一次实验中可包含多个处理因素。实验设计还要很好地控制混杂因素，要求研究者根据研究目的、专业知识、文献资料和实验条件，对重要的非实验因素进行控制。在整个实验过程中，处理因素应标准化及规范化，尽量减少非实验因素的影响，保证实验结果的可靠性。

（二）受试对象

在动物实验中，受试对象（subject）是实验中选用的实验动物。根据不同的研究目的，确定所选用实验动物的纳入和排除标准，以保证其同质性，即考虑其种类、品系、年龄、性别、体重及窝别等因素。

（三） 实验效应

实验效应（effect）是指实验因素作用于受试对象后所起的作用，它通过观察指标来体现。观察指标分为主观指标和客观指标。观察指标按其性质又可分为计数指标和可测量的计量指标。为保证实验数据的可靠性、可比性，在选择指标时，应尽可能地选择有一定灵敏性和精确性的客观指标，减少观察性偏倚。在研究剂量反应（效应）关系时，还需要注意选择合适的实验剂量范围。

二、动物实验设计的原则

除了保证研究结果的科学性和准确性，在设计过程中还应考虑经济学、伦理学和可操作性因素。动物实验设计应遵循以下六个原则。

（一）对照原则（control）

对照的意义在于通过对照鉴别处理因素与非处理因素的差异及处理因素的效应大小，消除和

减少随机化原则所不能控制的抽样误差及实验者操作熟练程度等所造成的差异。一般来说，每组实验至少应该有一个对照组。在选择对照组时应保证其与试验组的可比性，即各组间除了实验处理因素不同以外，其余各种条件均应保持一致。对照的形式有多种，可根据实验目的及内容选用不同的对照，常用的对照有如下几种。

1. 阳性对照（positive control） 用已知结果的处理因素检测实验体系的有效性。阳性对照组的实验因素与实验组应尽可能一致。对于变异较大的实验，必须设置阳性对照组。当同时进行的阳性对照组不能得到阳性结果时，说明此次实验质量有问题，全部数据无效，必须重新进行实验。

2. 阴性对照（negative control） 不施加要研究的处理因素，但给予其他同样的实验条件，以排除混杂因素的影响，验证实验方法的特异性，防止假阳性结果的产生。阴性对照除了要研究的因素外，其他处理（时间、环境、条件、方法与步骤等）应和实验组完全相同。

3. 空白对照（blank control） 即不施加任何处理措施，用于确定实验对象生物学特征的本底值，进行质量控制。

4. 自身对照（self-control） 同一研究对象自身处理前后互为对照。采用这种对照时，要求研究因素处理前后的实验条件必须一致，观察指标应是稳定的。

5. 历史性对照（historical control） 同一实验室过去多次实验的对照组数据组成的历史对照可用于实验室质量的控制和保证。

（二）随机原则（randomization）

在抽样时，使总体中每一个体都有同等的机会被抽取；在分配样本时，确保样本中的每一个体都有同等的机会被分入任何一个组中。随机化的目的是使样本具有极好的代表性，使一切干扰因素分配到各组时只受随机抽样误差的影响，而不受研究者主观因素或其他偏性误差的影响。为了使实验组和对照组之间在非实验因素的分布方面保持一致，应采取随机分组的方法。实验动物随机分组广泛应用的方法有随机数字表法、随机排列表法等。

（三）重复原则（replication）

在相同实验条件下，实验组和对照组应有一定数量的重复观察结果。当观测的结果具有变异性时，为了显示随机变量的统计规律性，必须有足够例数的重复实验数据。重复的原则常通过各组适宜的样本量来体现，样本量越大，越能反映客观、真实的情况。样本量应考虑到统计学的要求，在保证实验结果可靠性的前提下，选择适宜的实验动物样本量。

（四）均衡原则（balance）

均衡性就是要尽量保证各实验组及其对照组的非处理因素（遗传背景、性别、年龄、环境等）均衡一致，以保证处理因素在各水平组之间不受其他非处理混杂因素的影响。

（五）盲法原则（blinding）

从动物随机分组、接受处理到数据分析，所有的动物、标本和处理因素都使用代码。盲法原则可避免用主观指标判断实验结果的情况下实验过程中的偏倚。

（六）福利原则（welfare）

动物实验过程中，在一定程度上对受试动物造成一定的紧张、痛苦或持续性的损伤。通过改善动物的福利，减轻动物疼痛或痛苦来减少动物应激而获得更为准确的实验数据。所有的动物实验开始前，必须得到本单位实验动物管理和使用委员会（或实验动物福利伦理委员会，IACUC）的批准，否则不允许开展。

第三节　动物实验设计方法

一、实验假设的提出

假设（hypothesis）指从理论中衍生出来的陈述，故在提出实验假设前，必须进行相关的文献检索工作，了解相关的理论知识与研究方法，选定合适的动物模型，排除不必要的重复研究。以相关科学理论为指导、科学实验为基础、科学事实为依据，根据以往研究成果，结合国内外研究进展及有关理论知识和现已具备的条件，在保障动物福利的前提下，提出新的假设，确定研究的主题。

二、实验方案的制定

根据实验假设，制定切实可行的实验方案，

其内容至少涵盖实验名称及研究目的、实验单位名称及地址、实验负责人和参加实验的人员及承担的工作、实验设计依据、受试物或处理因素和对照品、处理方法(给药途径与方法、剂量、频率、用药期限)、实验动物及选择理由、仪器与试剂、检测指标、检测方法及频率、统计学方法、偏倚情况的控制、研究计划日程表等,其中实验动物应明确品种、品系、数量、日/周/月/年龄、性别、体重范围、来源和等级、识别方法、饲养管理的环境条件、饲料名称、试验过程中对动物的操作或手术处理、动物可能受到的疼痛、麻醉药物、动物的安乐死等信息,并提交本单位的实验动物福利伦理审查。

(一) 实验设计方法

根据实验目的的不同,参照统计学教材,选择相应的实验设计方法。常用于动物实验的设计方法如下。

1. **完全随机设计(completely randomized design)** 将实验动物随机分配至各处理组和对照组观察实验效应,是最常用的实验设计方法。该方法只涉及一个处理因素,又称单因素设计。本方法的优点是操作简单,各个处理组样本例数可以相等,也可以不等。其缺点是效率低,只能分析一个因素的效应。

2. **配对设计(paired design)** 是单因素设计中的一种方法,即将受试动物按一定条件配成对子,再随机分配到不同处理组。配对的因素是影响实验效应的主要非处理因素,如动物实验中,将窝别和性别相同、体重相近的两个动物配成对子,以提高各处理组间的均衡性,提高实验效率。

3. **随机区组设计(randomized block design)** 又称配伍设计,实际上是配对设计的扩大,即将几个受试对象按一定条件划分成配伍组或区组,再将每一配伍组的各受试对象随机分配到各处理组中去,以增加实验的准确性。每个配伍组的动物例数等于处理组的个数,同一区组内的研究对象必须具有同质性。

4. **析因设计(factorial design)** 将两个或多个因素的各个水平进行排列组合,交叉分组进行实验,该设计可用于分析各因素间的交互作用,比较各因素不同水平的平均效应和因素间不同水平组合下的平均效应,寻找最佳组合。该方法的主要优点是不仅可以准确估计各实验因素的主效应大小,还可估计实验因素之间的各级交互作用的效应大小。其缺点是所需要的实验次数很多。

(二) 样本含量的确定

样本含量是指动物实验所需要的动物数量。样本含量过小,抽样误差大,推论总体的精密度和准确度都比较差,不能发现实际存在的差别;样本含量过大,不符合动物福利的要求,同时也浪费人力、物力、财力和时间。

根据文献资料和研究目的,确定以下几个参数。

1. **效应(effect size)** 一般指两组间的允许误差,效应越小,即允许误差越小,所需样本量越大。

2. **总体标准差(population standard deviation)** 主要反映数据的变异度,其值越大,则所需样本量越大。

3. **显著性水平(significance level)** 即第一类错误概率 α,α 越小则样本所需量越大。

4. **检验的效能(power)** 即 $1-\beta$(第二类错误概率)。β 越小,检验效能越大,所需样本量越大。

以上 1 和 2 两个参数随着实验的方法及目的而变化,而 3 和 4 两个参数一般比较固定,α 一般取 0.01 或 0.05,β 一般取 0.1 或 0.2。以上参数确定后,根据不同的实验设计方法和研究目的,利用相应的计算公式,估算实验所需的样本量。

三、模式动物实验设计

随着基因工程技术的广泛运用,模式动物(model animal)在医学科学研究中的作用愈加突显。模式动物通过基因敲除(gene knockout)或基因敲入(gene knockin)等基因修饰技术获得。转基因动物(transgenic animal)是指以人工方法将外源基因导入动物受精卵(或早期胚胎细胞),使外源基因与动物本身的基因组进行整合,在该动物中表达该外源基因,并能遗传给后代的一类动物。利用模式动物进行的医学科学研究从总体上可分为两大类,一类是通过敲除特定的基因而获得稳定的疾病表型模式动物,进而继续深入发病机制和防治药物等手段的研究,另一类是通过临床流行病发现某种疾病的特定基因表达,通过基因敲入技术获得特定的疾病模型动物，进而探索疾病机制与医疗技术的拟临床研究。人类已经按照研究目的能够在较短时间内培育出所需特性的模式动物用于实验研究，是研究基因功能和基因治疗的重要突破点，也为多种重大疾病的发病机制、靶点筛选和药物评价提供有利保障。在利用模式动物医学研究的设计时，应区别于常规动物实验研究，还需要充分考虑下列因素。

（一）根据研究目的选择合适的实验动物

模式动物研究及应用的目的决定其研究的总体方向。例如，基因功能类的研究，主要探索某个基因对机体健康或者某种疾病转归的影响，这类研究的技术思路主要是转基因动物在短期内能够大量获得、转基因动物遗传稳定性、有便捷可视化的检测手段，因此，常选用斑马鱼、小鼠等实验动物。异种器官类移植模型的研究，需要动物的器官与人体器官解剖、生理、代谢类似，又要减少、避免人畜共患疾病，并且取材方便、易于饲养，因此，小型猪是较理想的实验动物。

（二）确定合适的转基因方法

多种转基因技术方法已成功应用于转基因动物的制备中，主要有原核显微注射技术、逆转录病毒感染法、胚胎干细胞介导技术、体细胞核移植技术、基因打靶技术；其中，常用的基因打靶技术包括锌指核酸酶（zinc finger nuclease，ZFN）技术、转录激活因子样效应物核酸酶（transcription activator-like effector nuclease，TALEN）技术、CRISPR/Cas9 基因编辑技术等。以上技术各有优缺点，在制备转基因动物过程中，应确定合适的转基因方法。

（三）鉴定模式动物是否制备成功

基因修饰模式动物的鉴定一般包括可视化识别、分子层面检测等。可视化识别是指在对目的基因表达载体设计时，加入了可以直接观察的元素，如荧光标记蛋白等。分子层面检测是指对转基因动物的 DNA、RNA、蛋白质的表达情况进行检测。

（四）确定基因修饰模式动物的遗传稳定性

转基因动物研究中，大多需要进行扩繁获得足够数量的动物。可以顺利繁殖传代的，这说明外源的 DNA 整合到基因组中，同时也证明该转基因动物繁殖机能正常。有些转基因动物出现胚胎致死、不孕不育等情况，可考虑对关键靶器官进行条件性修饰，以保证遗传的稳定性。

第四节　动物实验统计方法

一、统计学中常用的几个基本概念

（一）同质和异质

具有相同性质的事物称为同质（homogeneous）；否则称为异质（heterogeneous）。观察单位间的同质性是进行统计分析的前提，缺乏同质性的观察单位是不能笼统地混在一起分析的。如把不同周龄的小鼠体重不能计算平均数，所得结果没有意义。

不同研究中或同一研究中不同观察指标对观察对象的同质性要求不同，即同质是相对的。例如，雄性小鼠的体重和雌性雄鼠的体重有着本质的差别，因此，在考虑体重这一指标时，不能把不同性别的小鼠混在一起。此时，不同性别表示不同质。而在研究血糖这一指标时，因性别对该指标影响甚微，故可以把不同性别的小鼠放在一起分析。

（二）变异

同质事物，就某一观察指标来看，各观察单位之间存在差别，这种同质事物间的差别称为变异（variation）。例如，即使同窝同性别小鼠的体重也不尽相同，称为体重的变异。由于观察单位通常即观察个体，故变异亦称个体变异。变异表现在两个方面：其一，个体与个体间的差别；其二，同一个体重复测量值间的差别。

（三）总体、个体和样本

总体（population）是根据研究目的所确定的同质观察单位的全体；个体（individual）是构成总体的最基本的观察单位；样本（sample）是从总体中随机抽取的部分个体；样本中所包含的个体数称为样本含量（sample size）。

（四）随机

随机（random）即机会均等，是为了保证样本对总体的代表性、可靠性，使各对比组间在大量不可控制的非处理因素的分布方面尽量保持均衡一致，而采取的一种统计学措施。随机包含三个方面：

1. **抽样随机** 每一个符合条件的实验动物参加实验的机会相同，即总体中每个个体有相同的机会被抽到样本中来。抽样随机是保证所得到的样本具有代表性，以使研究所得结论具有普遍意义。

2. **分组随机** 每个实验动物分配到不同处理组的机会相同。分组随机是保证各处理组间实验动物尽可能均衡一致，以提高各组间的可比性。

3. **实验顺序随机** 每个实验动物先后接受处理的机会相同；实验顺序的随机就是平衡实验顺序对观察结果的可能影响。

（五）变量

统计分析最基本的是变量（variable），即观察对象个体的特征或测量的结果。由于个体的特征或指标存在个体差异，观察结果在测量前不能准确预测，故称为随机变量（random variable），简称为变量。变量的取值称为变量值或观察值（observation）。

例如，以小鼠为观察对象，“性别”变量的观察结果有雄性和雌性；“体重”变量的观察结果有大有小；“体长”变量的观察结果有长有短；“体重等级”变量的观察结果有低出生体重、正常体重、超重等。以上可见，变量的取值可以是定量的，亦可以是定性的。按变量的取值之特性，可将变量分为数值变量和分类变量，不同类型的变量应采用不同的统计分析方法。

1. **数值变量（numerical variable）** 或称定量变量，其取值是定量的，表现为数值大小，一般有度量衡单位，亦称计量资料。上述体重、体长属数值变量。常用的统计分析方法包括 t 检验、方差分析等。

2. **分类变量（categorical variable）** 或称定性变量，其取值是定性的，表现为互不相容的类别或属性，有两种情况：

（1）无序分类，包括：①二项分类，如上述“性别”变量，表现为互相对立的两种结果。②多项分类，如“血型”变量，表现为互不相容的多类结果。常用的统计分析方法为 χ^2 检验、Fisher 确切概率法等。

（2）有序分类是指各类之间有程度上的差别，或等级顺序关系，亦称等级变量。如上述“体重等级”变量。常用的统计分析方法为非参数检验。

根据分析需要，数值变量可以转化为有序分类变量，有序分类变量可以转化为无序分类变量，但需注意这种转换可能损失部分信息。

（六）频率与概率

在 n 次随机试验中，事件 A 发生了 m 次，则比值 $f=m/n$ 称为事件 A 在这 n 次试验中出现的频率（frequency），m 称为事件 A 出现的频数。频率常用小数或百分数表示。

实践表明，在重复试验中，事件 A 的频率，随着试验次数的不断增加将愈来愈接近一个常数 P，称为事件 A 出现的概率（probability）；它是事件 A 发生的可能性大小的一个度量。

若某事件的发生概率很小，则称该事件为小概率事件。不同研究问题对小概率的要求不同，实验动物研究中，将概率小于等于 0.05 或 0.01 者称为小概率事件。这种小概率事件虽不是不可能事件，但一般认为小概率事件在一次试验中是不会发生的，这就是小概率原理。

二、动物实验数据的整理与描述

（一）描述数据集中位置的指标

集中位置反映了一组观察值的平均水平，是动物实验数据分布的重要特征之一。在统计学中用来描述集中位置的指标体系是平均数，包括算术均数、几何均数、中位数等。

1. **算术均数** 算术均数，用希腊字母 μ 表示总体均数，$\bar{x}$ 表示样本均数。均数反映了一组观察值的平均水平，适用于单峰对称或近似单峰对称分布资料的平均水平的描述。

用公式表示为：

$$\overline{X}=\frac{X_1+X_2+\cdots+X_n}{n}=\frac{\sum_{i=1}^{n}X_i}{n} \qquad (式 10\text{-}4\text{-}1)$$

2. **几何均数** 有些动物实验数据，如抗体的滴度等，其频数分布呈明显偏态，各观察值之间呈倍数变化（等比关系），此时不宜用算术均数描述其集中位置，而应该使用几何均数。几何均数一般用 G 表示，适用于各变量值之间成倍数关系，分布呈偏态，但经过对数变换后成单峰对称分布的资料。

用公式表示为：

$$G=\sqrt[n]{X_1 \cdot X_2 \cdots\cdots X_n} \qquad (式 10\text{-}4\text{-}2)$$

3. 中位数和百分位数　中位数就是将一组观察值按升序或降序排列，位次居中的数，常用 M 表示。理论上数据集中有一半数比中位数小，另一半比中位数大。中位数既适用于资料呈偏态分布或不规则分布时集中位置的描述，也适用于开口资料的描述。所谓“开口”资料，是指数据的一端或者两端有不确定值。

用公式表示为：

$$M=\begin{cases}X_{(n+1)/2} & \text{当 n 为奇数} \\ (X_{n/2}+X_{n/2+1})/2 & \text{当 n 为偶数}\end{cases}$$

（式 10-4-3）

百分位数（percentile）是一种位置指标，以 P_x 表示，一个百分位数 P_x 将全部观察值分为两个部分，理论上有 X% 的观察值比 P_x 小，有（100－X）% 观察值比 P_x 大。故百分位数是一个界值，也是分布数列的一百等份分割值。显然，中位数即是 *P50* 分位数，即中位数是一特定的百分位数。

（二）描述离散趋势的指标

对实验动物数据资料，常用方差和标准差描述数据的离散趋势。

对于一个总体而言，可以用数据集中各个观察值与均数之差（离均差）来反映数据集中每个个体的离散程度，然而并不能将所有的离均差加在一起来反映整个数据集的离散程度，因为结果将为 0。往往将离均差平方后再相加。但是，除了与变异度有关，还与变量值的个数 N 的多少有关。为消除这一影响，用 N 除之，便得到总体方差。即

$$\sigma^2=\frac{\sum(x-\mu)^2}{N}$$ （式 10-4-4）

方差的度量单位是原变量值的度量单位之平方，将总体方差开平方，就是总体标准差，记为：

$$\sigma=\sqrt{\frac{\sum(x-\mu)^2}{N}}$$ （式 10-4-5）

标准差直接地、总结地、平均地描述了变量值的离散程度。在同质的前提下，标准差越大，说明一组资料的变异程度越大。

实际工作中常常得到的是样本资料，而总体是未知的，故只能用样本统计量代替，即

$$s=\sqrt{\frac{\sum(X-\overline{X})^2}{n-1}}$$ （式 10-4-6）

统计表和统计图是对资料进行描述的重要工具，也是使实验结果最直接表现的重要形式。统计表的原则是重点突出、简洁明了。统计图对数据的描述更为直观和易于理解。常用的统计图有线图、散点图、条图、百分条图、饼图等。如果通过统计图比较均值，应在线图或条图上标出每个点值的变异程度，并明确指出是标准误、标准差或可信区间。在某些情况下，统计图上给出所有的数据加线图比线图加标准误更能清楚地显示出数据的自然情况。

三、数值型变量的统计分析

（一）样本均数与总体均数比较的 *t* 检验

单样本均数的比较，目的在于推断现有样本所来自的总体均数是否等于已知常数。已知常数往往是理论值、标准值或经过大量观察所得的稳定值，代表一个已知总体的平均水平。

【例 10-4-1】　已知 8 周龄雄性清洁级 Wistar 大鼠的体重为 166.73g。今检测某处理因素下 25 只 8 周龄雄性清洁级 Wistar 大鼠的平均体重为 172.05g，标准差为 8.5g，试问处理组与未处理组大鼠体重有无差别？

本题采用样本均数与总体均数比较的 t 检验进行分析，经统计软件分析获得，$P=0.001\ 1$，按 $\alpha=0.05$ 水准，认为处理组与未处理组大鼠体重存在统计学差异。

（二）配对设计定量资料的 *t* 检验

配对设计有两种情况：

1. 自身配对　同一对象接受两种处理，如同一标本用两种方法进行检验的结果、同一个体治疗前后某项指标测量值等均可视为一对；

2. 异体配对　将实验对象按某些重要特征相近的原则配对，并分别给予两种处理，如同性别、同窝别的两只动物可配成一对等。配对设计下的数据具有一一对应的特征，研究者关心的变量常常是对子的效应差值而不是各自的效应值。

【例 10-4-2】　为了探讨某处理因素对小鼠舒张压的影响，研究者随机选取了 10 只 C57BL/6J 雄性小鼠，并在处理前和处理后各测量一次小鼠舒张压，研究结果如表 10-4-1，试问，该处理因素是否对 C57BL/6J 雄性小鼠舒张压产生影响？

本例测量的是同一受试对象在处理前后的舒张压值，属于自身配对，所得数据为配对定量资

表 10-4-1 10 只 C57BL/6J 雄性小鼠处理前后舒张压的测定值

单位：mmHg

编号	1	2	3	4	5	6	7	8	9	10
处理前	85	78	69	88	75	73	79	84	88	73
处理后	73	79	84	88	73	85	78	69	75	73

注：1mmHg＝133.322Pa。

料，可用配对资料的 t 检验进行分析。经统计软件分析获得，$P=0.644\ 8$，按 $\alpha=0.05$ 水准，认为尚不能认为处理因素对 C57BL/6J 雄性小鼠舒张压产生影响。

（三）成组设计定量资料的 t 检验

成组设计思路是将受试动物完全随机地分配到两组中，分别接受不同的处理，或者分别从两个总体中完全随机地抽取一部分个体进行研究，例如手术组与非手术组、新药组与对照组、基因编辑与野生型组，通常采用成组定量资料 t 检验。

成组定量资料 t 检验要求两样本来自方差相同的正态总体，即各组资料达到或接近正态，两组的方差达到齐性。如两组资料偏态或方差不齐，则需要对原始数据作变量变换，如变换后仍未达到正态，可用秩和检验；如未达到方差齐性，则需用 t' 检验，或用秩和检验。

【例 10-4-3】 某研究组采用 CRISPR-Cas9 技术获得 *Smad3* 基因剔除的 C57BL/6J 小鼠；至小鼠 35 日龄，随机选取野生型和基因剔除雄性小鼠各 10 只，检测其白细胞计数值分别为 7.6±2.49g/L 和 8.6±5.10g/L，试问，*Smad3* 基因剔除对小鼠的白细胞计数是否产生影响？

白细胞计数资料满足正态性、独立性和方差齐性，因此，本例采用成组定量资料 t 检验进行分析。经统计软件分析获得，$P=0.584\ 3$，按 $\alpha=0.05$ 水准，尚不能认为 *Smad3* 基因剔除对 C57BL/6J 小鼠白细胞计数产生影响。

（四）单因素方差分析

根据某一试验因素，将受试对象随机分为若干处理组，观察资料满足正态性、独立性和方差齐性的要求，可用单因素（oneway ANOVA）方差分析进行统计。

单因素方差分析的假设检验 H_0 为各组总体均数相等，并根据各组样本含量、均数、组内离均差平方和、组间离均差平方和等计算检验统计量 F，F 是反映各组差别大小的统计量，F 越大说明各组均数差别就越大。同样 F 与处理组数、样本含量的大小有关。如单因素方差分析拒绝检验假设 H_0，只说明各组总体均数不等或不全相等，到底是哪些组间有差别，需进一步作均数间的两两比较。两两比较的常用方法包括 LSD 法、SNK 法、Bonferroni 法等。

【例 10-4-4】 某研究欲比较 A 药、B 药抑制胃癌 BGC823 细胞裸鼠皮下荷瘤的生长的疗效，如表 10-4-2 所示，分别于干预第 0、5、10 天测量裸鼠的皮下肿瘤体积（每组 10 只裸鼠），试问，干预第 10 天，各组间雄性裸鼠皮下肿瘤大小是否有差异？哪种药物治疗效果更佳？

本例采用单因素方差分析法分析对照组、A 药和 B 药处理组雄性裸鼠第 10 天皮下肿瘤的大小是否存在统计学差异。欲比较哪种药物抑瘤效果更佳，可采用 LSD 法、SNK 法、Bonferroni 等方法进行两两比较。

（五）多因素方差分析

当有两个或者两个以上的因素对因变量产生影响时，亦采用多因素方差分析进行统计分析。多因素方差分析原理与单因素方差分析基本一致，也是利用方差比较的方法，通过假设检验的

表 10-4-2 胃癌 BGC823 细胞小鼠皮下荷瘤体积（均数±标准差）

单位：mm^3

性别	0天			5天			10天		
	对照	A	B	对照	A	B	对照	A	B
雄	110.2±5.3	113.6±4.2	112.9±3.8	200.4±10.3	154.9±6.3	188.3±9.9	400.9±10.9	220.3±6.6	359.6±7.8
雌	108.3±3.7	109.8±4.8	116.9±3.9	195.6±9.8	166.3±7.4	198.4±10.4	419.9±8.9	230.9±5.4	332.9±6.7

过程来判断多个因素是否对因变量产生显著性影响。多因素方差分析往往选用一般线性模型进行参数估计。

【例 10-4-5】 续例 10-4-4，试问治疗第 10 天，性别和不同用药是否对裸鼠皮下肿瘤大小产生影响？

本例分析的因素超过一个，即性别和不用用药组，应采用多因素方差分析来完成。

（六）重复测量数据的方差分析

重复测量是指对同一观察对象的某项观测指标在不同时间点上进行多次测量，用于分析观察指标在不同时间上的变化规律。通过重复测量，可以对获得同一观察对象的某项观测指标进行多次测量的数据，即为重复测量数据。如观察抗癌药物抑制肿瘤生长的研究中，需要多次测量肿瘤大小，这里不同组别的小鼠和肿瘤大小就位于两个层次上。由于同一受试对象在不同时点的观测值之间往往彼此不独立，存在某种程度的相关，因此，重复测量数据不满足普通的方差分析方法所要求的独立性要求，需要采用重复测量设计的方差分析来完成分析。

在重复测量设计的方差分析模型中，标识同一个体不同重复测量的因素被称为受试对象内因素，如各次重复测量对应的时间；而某一个体恒定的因素称为受试对象间因素，如受试对象的分组、性别等。

【例 10-4-6】 续例 10-4-4，试用重复测量数据的方差分析性别和不同用药对裸鼠皮下肿瘤大小是否产生影响？

如前所述，本例应采用重复测量数据的方差分析进行分析。

四、无序分类变量的统计分析

（一）无序分类变量构建行 × 列表后，进行统计分析的注意事项：

1. 行 × 列表的 χ^2 检验要求总样本数 $n>40$，且理论频数 $T_{RC}>5$。

$$T_{RC}=\frac{n_R n_C}{n} \qquad \text{（式 10-4-7）}$$

式中：T_{RC} 为第 R 行 C 列的理论频数，n_R 为相应的行合计，n_C 为相应的列合计。

2. 如果以上条件不能满足时，不能直接作 χ^2 检验，此时可以采用以下方法：

（1）若 $n>40$，且任一理论频数 T_{RC} 有 $1<T_{RC}\leq 5$ 时，宜用校正 χ^2 检验或用 Fisher 精确概率计算法。

（2）若 $n\leq 40$ 或 $T_{RC}\leq 1$，宜用 Fisher 精确概率计算法。

（二）随机设计资料的率比较

【例 10-4-7】 某研究欲比较 A 方法和 B 方法诱发小鼠结直肠癌模型的成功率，随机选择 100 只 8 周龄雄性 C57BL/6J 小鼠进行实验。至实验终点，A 方法组共有 43 只小鼠诱发结直肠癌，B 方法组共有 38 只小鼠诱发结直肠癌，试问，两组诱癌率是否存在差异？

本例分析时，应先构建四格表资料（表 10-4-3）

表 10-4-3　不同方法诱发结直肠癌率的比较

组别	出现肿瘤	未出现肿瘤	合计
A 方法	43	7	50
B 方法	38	12	50
合计	81	19	100

本例总样本数大于 40，且 $T_{RC}>5$，可采用 χ^2 检验或用 Fisher 精确概率计算法。

（三）配对设计资料的差异性检验

配对设计资料的 χ^2 检验又称 McNemar 检验。

【例 10-4-8】 某研究欲比较甲方法和乙方法对小鼠仙台病毒的检出效果，将 204 份小鼠样本均用两种方法进行检测，结果如表 10-4-4 所示，试问两种方法的检出阳性率是否有差异？

表 10-4-4　两种方法对小鼠仙台病毒检出率的比较

乙方法	甲方法		合计
	阳性	阴性	
阳性	36	18	54
阴性	30	120	150
合计	76	138	204

本例目的是比较两种方法对检出小鼠仙台病毒阳性率的差异，如果将两种方法的阳性率 76/204 与 138/204 作比较是不正确的，因为本例中甲法与乙法的样本是相同的样本。比较两种方法阳性率有无差别，要着眼于两种方法培养结果不一致的部分。因此，本例采用 McNemar 检验进行统计分析。

五、生存资料的统计分析

研究两种干预方法对延长实验动物生存期的效果，由于实验动物的最终结果是死亡，因此，仅比较其最终结果是没有意义的，必须考虑实验动物生存期的长短。另外，在研究中，常常遇到被实验动物意外死亡等现象（称为截尾数据），因而不能观察到预期结果。那么，对这些中途失访的研究对象如何处理？

生存分析（survival analysis）就是一种既考虑结果，又考虑随访时间的统计方法，它能充分地利用研究结果中所得到的信息，更加准确地评价和比较含有截尾数据的随访资料。生存分析中的“生存”一词意义很广，它可以实验动物的存活，也可以指实验动物的病情处于缓解状态，或某事件发生等。

（一）生存分析的主要内容

1. 生存过程的统计描述 研究生存时间的分布特点，估计生存率、平均生存时间和绘制生存率曲线（Kaplan-Meier curve）等。

2. 生存过程的统计推断 进行干预组间生存率的比较。

3. 生存时间的影响因素 研究影响生存时间长短的因素，或在排除一些协变量影响的情况下研究某些因素对生存率的影响。

（二）进行生存分析需具备的资料

1. 生存时间 是指从开始随访到被观察对象出现预期结果（如死亡，治愈等）或截尾（包括失访或死于其他原因或随访结束）的时间。

2. 观察结果或称截尾变量 被观察对象出现预期结果记为 1，否则（截尾）记为 0。

3. 可能存在的混杂因素。

【例 10-4-9】 某研究将鼠源性黑色素瘤 B16F10 细胞通过尾静脉注入 C57BL/6J 小鼠体内，欲探索 A 药能否延长模型小鼠生存时间，结果如表 10-4-5。

表 10-4-5 A 药延长黑色素瘤模型小鼠的生存资料

小鼠编号	对照组性别	生存时间 /d	观察结果	小鼠编号	A 药组性别	生存时间 /d	观察结果
1	♂	12	1	26	♂	19	1
2	♀	13	1	27	♀	19	0
3	♀	13	0	28	♀	19	1
4	♂	14	0	29	♂	20	1
5	♀	17	1	30	♀	20	1
6	♂	17	0	31	♀	20	0
7	♀	17	1	32	♂	20	1
8	♀	18	1	33	♀	21	1
9	♂	18	1	34	♀	21	1
10	♀	18	1	35	♂	22	1
11	♂	19	1	36	♀	23	1
12	♀	19	0	37	♂	23	1
13	♂	19	1	38	♀	23	1
14	♀	20	1	39	♂	24	1
15	♀	20	1	40	♀	24	1
16	♂	20	1	41	♂	24	1
17	♀	20	1	42	♀	24	1
18	♂	21	1	43	♂	25	1
19	♀	21	1	44	♀	25	1
20	♂	21	1	45	♂	25	1
21	♀	21	1	46	♀	26	1
22	♀	22	1	47	♂	26	1
23	♀	22	1	48	♀	28	1
24	♂	22	1	49	♂	28	1
25	♀	22	1	50	♂	30	1

注：观察结果 1——肿瘤源性死亡。
观察结果 0——非肿瘤源性死亡。

本例采用生存资料的统计方法进行分析，从以下几方面进行统计分析：

(1) 生存资料的描述：经计算，对照组小鼠的平均生存时间为 18 天；A 药处理组小鼠的平均生存时间为 22 天。

(2) 生存率的估计：生存率的估计一般采用乘积极限法，又称 Kaplan-Meier 法。根据生存率及其标准误，可以绘制生存曲线（文末彩图 10-4-1）。

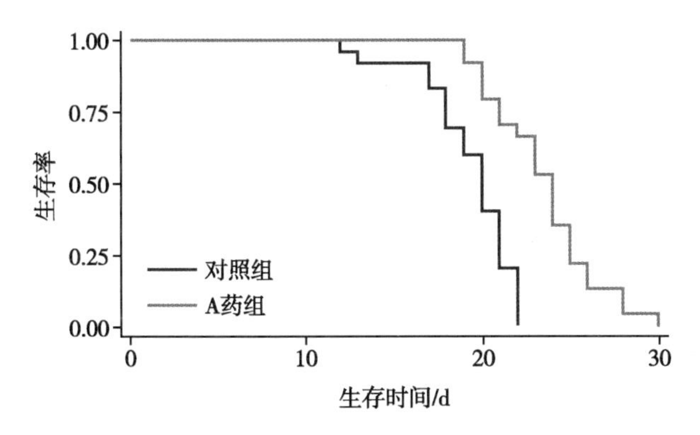

图 10-4-1 两种处理组 Kaplan-Meier 曲线图

(3) 生存率的比较：检验两组或者多组生存率是否相同一般采用 log-rank 检验。经 log-rank 检验，两组生存率比较，$\chi^2=22.07$，$P<0.000\ 1$。

(4) 生存时间的影响因素分析：实验动物的生存情况总是与其他指标及病情的某些特征密切相关，因此，在考虑某一因素对实验动物生存时间影响时，还必须考虑其他因素的混杂作用。如例 7.9，小鼠的性别是否会对生存时间产生影响呢？这时可用 COX 比例风险模型进行生存分析，用风险比（hazard ratio，HR）评估相对危险度。本例单因素和多因素 COX 模型计算结果如表 10-4-6。单因素和多因素 COX 分析均提示，A 药处理可显著延长小鼠的生存。

第五节 动物实验中的偏倚及其控制

偏倚（bias）指在实验过程中，由于非处理因素的干扰，导致实验结果出现偏差。由于每只动物存在一定的个体差异，对周围环境的反应也有一定的差别。研究者在实验过程中也可能由于主观因素对实验的结果造成一定的偏差。总体来说，动物实验过程中造成偏倚的原因主要有四类，即动物因素、环境因素、实验者因素、仪器设备因素。

一、动物因素

1. 种属 不同种属哺乳动物的生命现象特别是一些最基本的生命过程有一定的共性，这正是在医学实验中可以应用动物实验的基础。但另一方面，不同种属的动物在解剖、生理特征和对各种因素的反应上可能产生质的不同。只有熟悉并掌握这些种属差异，才能保证动物实验的顺利进行，取得预期的研究成果。

2. 种系 实验动物由于遗传变异和自然选择作用，即使同一种属的动物也有不同品系，采用不同遗传育种方法，可使不同个体之间在基因型上千差万别，表现型上同样参差不齐。因此，同一种属不同品系的动物对同一刺激的反应有很大差异，可能表现出反应程度的强弱，甚至完全不同。

3. 年龄和体重 动物的解剖生理特征和反应性随年龄而有明显的变化。一般情况下，幼年动物比成年动物敏感，这可能与免疫系统与功能发育不健全、代谢酶系尚未完善有关。老年动物的代谢功能低下，反应不灵敏，不是特别需要一般不选用。因此，一般动物实验设计应选成年动物进行实验。一些慢性实验的观察时间较长，可选择年幼、体重较小的动物。观察性激素对机体影响的实验一定要用幼年或新生动物。

实验动物年龄与体重一般成正比关系，小鼠和大鼠常根据体重来推算其年龄，但其体重和饲养管理有密切关系，动物正确年龄应以其出生日期为准。

4. 性别与生理状态 不同性别动物对同一

表 10-4-6 小鼠生存情况单因素和多因素 COX 模型计算结果

	单因素分析			多因素分析		
	HR	P	95% CI	HR	P	95% CI
性别	1.28	0.43	0.70～2.35	1.09	0.78	0.59～2.02
组别	0.19	<0.01	0.08～0.43	0.19	<0.01	0.08～0.44

药物的敏感性差异较大，对各种刺激的反应也不尽一致，雌性动物性周期的不同阶段和怀孕、授乳时的机体反应性有较大的改变。

5. 健康情况 一般情况下，健康动物对各种刺激的耐受性一般比不健康、有病的动物要大，实验结果稳定，因此一定要选用健康动物进行实验。患有疾病或处于衰竭、饥饿、寒冷、炎热等条件下的动物，均会影响实验结果，因此，试验过程实验动物的饲养管理和微生物质量控制尤为重要。

由上述可见，动物的种属、品系、年龄、性别、生理状态、健康情况等对实验结果有重要影响，因此，在同一实验中，所选用动物应尽量为同一品系、年龄相近的动物。由于不同产地、供应商培养的同一品系动物，其特性也可能因饲养环境、方式、饲料等多种因素不同而发生变异，因此，同一实验最好选择同一供应商的同一批动物，尽量避免由于动物因素造成的偏倚。

二、环境和营养因素

实验室环境如温度、相对湿度、空气洁净度等都可对动物产生影响，从而影响动物实验效果；动物营养状况则直接影响动物的各种生理功能，因而对实验结果有重要影响。因此，在动物实验中，应严格控制各种环境及营养因素，在饲养及实验过程中尽可能保持一致，以降低其对动物实验的影响，减少因此造成的实验结果偏倚。

1. 温度 温度变动缓慢，在一定范围内，机体可以本能地进行调节与之适应。但变化过大或过急，对机体行为和生理将产生不良影响，影响实验结果。实验环境温度过高或过低，都能导致机体抵抗力下降，使动物易于患病，甚至造成动物死亡。当温度过低时，常导致哺乳类实验动物性周期的推迟；温度超过 30℃时，雄性动物出现睾丸萎缩、产生精子的能力下降，雌性动物出现性周期的紊乱、泌乳能力下降或拒绝哺乳、妊娠率下降。动物实验时不同种属动物有不同的最适宜环境温度，甚至同种动物不同品系间，其最适宜温度也有差别。

2. 相对湿度 相对湿度过高，微生物易于繁殖；过低（如低于 40%）易致尘埃粒子飞扬，对动物的健康不利。空气的相对湿度也对动物的体温调节有密切关系，在高温情况下其影响尤为明显。

3. 空气的流动及洁净度 实验动物单位体重的体表面积一般均比人大，因此气流速度对实验动物的影响也较大。实验动物大多饲养在窄小的笼具内，其中不仅有动物，还有排泄物，因此，实验动物比人对空气的要求更高。污浊的空气易造成呼吸道传染病的传播。空气中氨含量增多可刺激动物黏膜而引起流泪、咳嗽等，严重者可引起黏膜发炎、肺水肿和肺炎。

4. 光照 光照周期与动物的性周期有密切关系，光照过强易引起某些动物视网膜病变以及某些雌性动物的食仔现象和哺育不良。因此，动物房应根据不同种类动物的生活习性，设置适宜的照明时间和光照强度。

5. 噪声 噪声可引起动物紧张，并使动物受到刺激，即使是短暂的噪声也能引起动物在行为上和生理上的反应。豚鼠特别怕噪声，可导致不安和骚动，引起孕鼠流产或母鼠放弃哺育幼仔。此外，动物能听到人类所听不到的更高频率的音响，即动物能听到较宽的音域，如小鼠能听到频率为 1 000～5 000Hz 的音响，而人类只能听到 1 000～2 000Hz 的范围。所以要控制环境噪声以免对动物造成影响。

6. 动物饲养密度 动物饲养密度不能过分拥挤，应有一定的活动面积，否则会影响动物的健康，对实验结果产生直接影响。各种动物所需笼具的面积和体积因饲养目的而异，应符合相应的国家标准要求。

7. 动物营养 保证动物足够量的营养供给是维持动物健康和保证动物实验质量的重要因素。实验动物对外界环境条件的变化极为敏感，其中饲料对动物的关系更为密切。动物的生长、发育、繁殖、增强体质和抗御疾病以及一切生命活动有赖于饲料和饲养管理。动物的某些系统和器官，特别是消化系统的功能和形态是随着饲料的品种而变异的。实验动物品种不同，其生长、发育和生理状况都有区别，因而对各种营养的要求也不一致。

三、实验者因素

在影响动物实验效果的因素中，人是最主要的主体。动物实验中，实验者负责饲养管理动物、进行具体的实验操作、观察实验结果、分析数据等，不同实验者进行上述工作时可能有不同的方式，对同一现象的观察可能得出不同结果。为尽量减小在同一工作中不同人的影响，需要制定严格的研究质量管理规范和标准操作规程，对所有工作人员进行统一培训，规范实验的每一技术环节，尽量减少实验者人为因素对实验效果的影响。

动物实验技术环节涉及多个因素，如动物的选择、实验季节、昼夜过程、麻醉深度、手术技巧等，要降低这些因素对实验结果的影响就要结合以往的研究资料，慎重选择实验动物，密切注意季节、昼夜变化等引起的动物生理功能的规律变化，并设立恰当的对照来消除季节、昼夜变化的影响。熟练的麻醉和手术技巧需操作者掌握动物解剖结构并多加练习，减少因麻醉及手术失误对实验结果的影响，减少因此造成的偏倚。

1. 实验者资质　从事动物实验的实验者，需要经过实验动物相关知识的系统学习培训，进入相应的实验动物设施一般都要经过准入的培训考核，熟悉相关的质量规范与流程要求，才能保障动物实验的顺利进行。

2. 动物选择　选择适合研究需要的实验动物是获得正确实验结果和实验成功的重要环节。应按照不同实验的要求选择合适的动物。

3. 实验季节　生物体的许多功能随着季节产生规律性的变化。大量资料表明，动物对化学物质作用的反应也受到季节的影响。不同季节，动物的机体反应性有一定改变。

4. 昼夜过程　机体的有些功能还有昼夜规律性变化。实验证明，实验动物的体温、血糖、基础代谢率、内分泌激素的分泌均发生昼夜节律性变化。因此，这类实验的观察必须设有相应的对照，并注意实验中某种处理的时间顺序对结果的影响。为了得到可比性的实验结果，所有实验组动物应在同一时间内进行各种实验处理。

5. 动物福利　实验动物是获得实验数据的活的仪器。因此，动物的福利保障对于实验结果的准确性至关重要，实验过程中要保障实验动物自由摄食饮水和生活节律，避免惊恐，对于犬、猴等高等级动物，实验者还要注重与实验动物的相处与交流，能够增强实验动物对实验者的依从性，进而保障实验能够顺利进行。

6. 麻醉深度　动物实验中往往需要将动物麻醉后才施行各种手术和相关操作。应根据实验要求与动物种类使用合适的麻醉剂，掌握适度的麻醉深度，而且在整个实验过程中要保持始终恒定。麻醉深度的控制是顺利完成实验、获得正确实验结果的保证。如果麻醉过深，动物处于深度抑制甚至濒死状态，动物各种正常反应受到抑制，无法得出可靠的实验结果；麻醉过浅，在动物身上进行手术或实验将会引起强烈的疼痛刺激，使动物全身，特别是呼吸、循环功能发生改变，消化功能也会发生改变。

7. 实验技巧　动物实验中的灌胃给药、注射给药、手术操作等实验技巧的熟练可以减少对动物的刺激和损伤，动物所受创伤、出血等就少，将会提高实验成功的概率和实验结果的准确性。要达到动物手术操作熟练，必须要了解各种动物的特征，组织、器官的解剖位置，神经、血管的走行特点。

四、仪器设备因素

不同厂家的同类仪器设备，其准确性、灵敏度等有所不同，同一仪器在不同测量过程中可能存在误差。必须对所有测量仪器进行相关的认证（3Q），包括安装认证（installation qualification，IQ）、操作认证（operation qualification，OQ）和性能认证（performance qualification，PQ），确保其处于正常状态。实验室仪器如搬迁移动后，可能需要重新认证。对于一些可能产生偏移的计量器具，需要定期进行检定与校准。在样本检测中增加标样或质控样分析，以确证仪器状态。对于大动物实验中可能应用的遥测监测设备，应做好包埋和固定，还要防止信号干扰。所有仪器设备都应编制相应的标准操作规程（standard operating procedure，SOP），并严格按照 SOP 进行操作及维护，尽量减少因仪器因素造成的系统误差。

第六节　动物实验记录的规范

实验记录是指在实验室进行科学研究过程中，应用实验、观察、调查或资料分析等方法，根据实际情况直接记录或统计形成的各种数据、文字、图表、图片、照片、声像等原始资料，是进行科学实验过程中对所获得的原始资料的直接记录，可作为不同时期深入进行该课题研究的基础资料。

实验记录必须做到及时、真实、准确、完整，并妥善保存，保持整洁、完好、无破损、不丢失。

一、动物实验记录的一般性要求

（一）动物实验记录的主要内容

实验记录应主要包括以下内容：课题名称、实验目的、研究内容、实验日期、实验条件、参考文献、实验材料、实验设计原理和方法、实验过程、实验结果、实验讨论及记录者签名。

1. **项目（课题）名称** 要求写明本项目的全名、课题来源、资助单位、项目编号。

2. **实验目的** 写明本次实验的名称和具体目的。

3. **研究内容** 本次实验具体要研究的内容及所要解决的问题。

4. **实验设计原理** 根据实验的目的和内容，采用统计学原理设计实验，以便实验结束后数据的分析和统计，有利于得出科学、客观的实验结论。

5. **研究方法** 根据实验设计确定本次实验的方法，详细记录本次实验所要采取的具体实验设计、技术路线、实验方法、工艺流程，详细叙述每个实验步骤。

6. **实验日期** 本次实验的年、月、日、时。

7. **实验条件** 实验室的温度、湿度，动物实验室的级别、实验动物使用许可证号。

8. **实验材料** 详细记录标本和样品来源、取材时间，实验原料的来源、特性，购买时的相关票据复印件；所用试剂、标准品、对照品等的名称、来源、厂家、批号、规格及配制方法等，应保留称量的原始记录纸，并贴在实验记录本上；所使用的仪器、设备的名称、厂家、出厂日期、生产批号、规格型号。实验动物应采购于有资质的生产单位，记录实验动物生产单位名称、实验动物使用许可证号，保留每批实验动物质量合格证。

9. **实验过程** 详细记录本次实验过程中所出现的具体情况及所观察到的反应过程。需保留所有的原始记录于实验记录本上。

10. **实验结果** 详细记录实验所获得的各种实验数据及反应现象，并做简要分析。仪器能够直接打印输出的结果应予保留，而不应转抄誊写。

11. **实验讨论** 对本次实验结果进行分析、讨论，详细说明在实验过程中所发现的问题及解决的方法，为下一步的实验制订实施方案。

12. **参考文献** 详细记录所参考的文献资料的作者、文题（书名）、刊物（出版社）、页码、发表时间及卷、期号等。

13. **记录者签名** 参加实验和记录的人需在实验记录本上签名，最后由课题组负责人审核后签名。

（二）实验记录的书写和保存

1. 实验记录应书写规范，字迹工整，须用蓝色或黑色字迹的钢笔或签字笔书写，不得使用铅笔或其他易褪色的书写工具书写；实验记录应使用规范的专业术语，计量单位应采用国际标准计量单位，有效数字的取舍应符合实验要求；常用的外文缩写（包括实验试剂的外文缩写）应符合规范，首次出现时必须用中文加以注释；属外文译文的应注明其外文全名称。

2. 实验记录不得随意删除、修改或增减数据。如必须修改，须在修改处画一斜线，不可完全涂黑，保证修改前记录能够辨认，并应由修改人签字，注明修改时间及原因。

3. 计算机、自动记录仪器打印的图表和数据资料等应按顺序粘贴在记录本或记录纸相应位置上，并在相应处注明实验日期和时间；不宜粘贴的，可另行整理装订成册并加以编号，同时在记录本相应处注明，以便查对；实验图片、照片应粘贴在实验记录的相应位置上，底片、磁盘、声像资料等特殊记录媒体应装在统一制作的资料袋内，编号后另行保存；用热敏纸打印的实验记录还应保留其复印件；对于保存于仪器或服务器上的电子数据，应注意备份及注明对应的路径。

4. 实验记录必须做到及时、真实、准确、完整，防止漏记和随意涂改。严禁伪造和编造数据。

5. 实验记录应保持完整，每次实验必须按年、月、日顺序记录实验日期和时间。

6. 实验记录应妥善保存，避免水浸、墨污、卷边，保持整洁、完好、无破损、不丢失。

7. 实验记录中应记录所有参加实验的人员。

8. 每项研究课题应使用一本专用的实验记录本，不同研究课题的实验不得混合记录。

9. 每项研究课题结束后，原始实验记录必须按归档要求整理归档，实验者个人不得带走；在得到许可的前提下，实验研究人员可复制实验记录供个人使用。

二、动物实验记录

（一）动物实验准备过程的记录

在动物实验准备过程中，需将所用实验材料、仪器，以及自制试剂的配制方法、时间等详细记录。

1. 实验动物的种属、品系、微生物控制级别、来源及合格证编号。

2. 实验用菌种（含工程菌）、瘤株、传代细胞系及其来源。

3. 实验原材料的特性、来源、生产单位等。

4. 实验仪器设备名称、型号、设备资产号。

5. 主要试剂的名称、生产厂家、规格、批号及有效期。

6. 自制试剂应标明配制方法、配制时间和保存条件等。

7. 实验材料如有变化，应在相应的实验记录中加以说明。

8. 实验准备过程所有参与人签名。

（二）动物设施和实验室运转的记录

应对动物设施和实验室的运转情况进行详细记录，内容应包括设施环境标准等级、光照时间、温度、相对湿度、压差、气流速度、换气次数、消毒方式及频率等是否符合国标和实验要求。

（三）实验操作的记录

实验操作过程的记录应详尽、及时、准确。

1. 实验操作时的微小气候（如光照、通风、洁净度、温度及相对湿度等）。

2. 常规实验方法应在首次实验记录时注明方法来源，并简述主要步骤。改进、创新的实验方法应详细记录实验步骤和操作细节。

3. 实验过程中应详细记录实验过程中的具体操作，观察到的现象，异常现象的处理，产生异常现象的可能原因及影响因素的分析等。

4. 实验操作人员签名。

（四）仪器操作的记录

仪器操作记录应详细记录仪器使用前、后状态，记录仪器唯一性识别信息，使用过程中出现的问题及处理办法，仪器操作人员签名。

三、记录的归档及实验结果的处理

（一）实验记录的归档

实验记录是科技档案的主要文件，项目（课题）结束或结题时应及时收、交实验记录，并与其他科技档案文件一起统一编目、装订、归档，交档案室统一保管。科研结果未公开前，经课题负责人同意，本课题组成员可以借阅，其余按档案管理办法进行。各种原始资料应仔细保存，与实验研究有关的任何原始资料都应贴在记录本上。

（二）实验结果的处理

实验结果记录应准确、真实。详细记录定量观察指标的实验数据和定性观察指标的实验变化；每次（项）实验结果应做必要的数据处理或统计分析，或实验结果分析，并有明确的文字小结。

第七节　研究报告中有关动物实验的问题

科研论文主要包括题目、摘要、引言、方法、结果和讨论六个部分。在有关动物实验研究论文中，与动物实验有关的部分涉及动物的数量和特点（包括种类、品系、雌雄和遗传背景）、饲养场所和饲养、所采用的实验方法、统计方法和分析方法（包括使用随机和盲法来减少偏倚）等。2010 年，英国最大的动物实验资助机构——国际实验动物 3Rs 中心（the National Centre for the Replacement，Refinement and Reduction of Animal in Research，NC3Rs）牵头制订了《动物实验研究报告指南》（*Animal research：reporting in vivo experiments guidelines*，*ARRIVE Guidelines*），同年荷兰拉德堡德大学医学中心也制定和发表了《动物实验金标准报告清单》（*Gold standard publication check list*，GSPC），*ARRIVE Guidelines* 包括 6 大部分共 20 个条目，GSPC 包括 10 个方面共 54 个条目，均较为详细地提供了在动物实验实施过程中的必要内容，可以帮助研究者更为科学地设计实验，为撰写和发表动物实验的研究者提供可参考的规范，促进动物实验及实验报告质量的提高，保证动物实验所提供的信息可以被充分地审核和利用。《动物实验研究报告指南》（*ARRIVE Guidelines*）的主要内容见表 10-7-1。

表 10-7-1 动物实验研究报告指南

内容与主题	描述
标题	尽可能对文章内容提供一个精确和简明的描述
摘要	对研究背景、目的、所用动物的种系、关键方法、主要结果和结论提供一个准确的摘要
前言	
背景	①包括充分、科学的背景（既往工作的相关参考文献），以明确研究目的和内容，并解释实验方法和基本原理；②解释所用动物种类和模型的选择依据，阐述科学目的、适用范围，该研究与人体生物学的关联程度
目的	清楚地描述研究的主要和次要目的，或者将被验证的具体研究假设
方法	
伦理声明	伦理审查权限的性质，相关证书，与研究相关的国家或机构的动物管理和使用指南
研究设计	对于每个实验，给出简明扼要的研究设计细节：①实验组和对照组的数量；②旨在减少主观性偏倚影响而采取的任何步骤，分配实验动物（如随机化分组程序），评估结果（如是否实施盲法并描述实施盲法的对象和时机）；③实验单位（如以单个动物、群组或以一笼动物为单位）；④用时线图或流程图来解释复杂的研究设计是如何实施的
实验步骤	对于每个实验或每个实验组（包括对照组），应提供所有实施过程中准确的详细资料。如：①何法（药物配方和剂量、给药部位和途径、麻醉镇痛药物的应用和监测、手术步骤、动物处死方法），提供所使用的任何专业设备的详细信息，包括供应商；②何时（实验日期）；③何处（饲养笼、实验室和水迷宫等）；④何因（特定麻醉药的选择缘由、给药途径和药物剂量）
实验动物	①提供研究动物的详细资料，包括种类、品系、雌雄、发育阶段（年龄均值或中位数）和体重（均值或中位数及其范围）；②提供进一步的相关信息，如动物来源、国际命名、遗传修饰状态（如基因敲除或转基因）、基因型、健康和免疫状况、未使用药物或未进行测试和先前的程序等
饲养设施和饲养	①饲养场所（如设备类型、无特定病原、笼舍类型、垫底材料、同笼同伴数量、饲养鱼类水箱的形状和材料等）；②饲养条件（如繁殖计划、明暗周期、温度和水质等，鱼类饲养食物的种类、食物和水的获取及环境净化等）；③实验前、中和后期动物福利有关的评估和干预
样本量	①特别说明实验中使用的动物总数和每个实验组中分配的动物数；②解释动物实验所需样本量的算法及计算公式；③标明每个实验的独立重复的次数及动物数量
动物实验组分配	①详细描述动物如何分配到各实验组的详细信息，包括随机化分组，如果进行配对应介绍匹配条件；②描述各实验组对实验动物进行处理和评估的顺序
实验结果	明确界定主要和次要实验测量指标的评估（如细胞死亡、分子标记和行为改变）
统计学方法	①提供每种分析所使用统计方法的详细信息；②特别说明每个数据集的分析单位（如单个动物、一组动物和单神经元）；③描述用来评估数据是否满足统计学方法的假设及所采用的任何方法
结果	
基线数据	对于每个实验组，报告治疗或测试前动物的有关特征和健康状况（如体重、微生物状况和药物测试），以表格形式表示
数据分析	①报告进入每一项分析中每组的动物数量，报告绝对数（如 10/20，而不是 50%）；②对于分析中未纳入的任何动物或数据，需说明原因
结果和评价	报告每一项分析的结果及精确度测量（如标准误或置信区间）
不良事件	①报告各组所有重要不良事件；②报告任何以减少不良事件为目的而对预定研究方案的修改
讨论	
诠释 / 科学内涵	①解释结果时需考虑研究目的、假设以及文献报道的当前理论和其他相关的研究；②评价研究的局限性，包括造成偏倚的任何潜在来源、动物模型的局限性以及与结果相关的不精确性；③描述该研究方法或研究发现对于替代、优化或减少动物使用（“3R”原则）的意义
可推广性	实验结果是否以及怎样推广于包括人体生物在内的其他物种与系统
备注	
基金支持	列出本研究涉及的所有资金来源和研究资助者及其作用

（施爱民　黄芝瑛）

参考文献

[1] 秦川. 医学实验动物学. 北京：人民卫生出版社，2015.
[2] 赵效国. 新编医学动物实验设计与方法. 北京：科学出版社，2009.
[3] 方积乾. 医学统计学手册. 北京：中国统计出版社，2018.
[4] Bate ST，Clark RA. The design and statistical analysis of animal experiments. Cambridge：Cambridge University Press，2014.
[5] Zeiss CJ，Ward JM，Allore HG. Designing phenotyping studies for genetically engineered mice. Vet Pathol，2012，49(1)：24-31.
[6] 秦川，孔琪，钱军，等. 实验动物科学技术是生命科学和健康中国建设的基础支撑条件. 科技导报，2017，35(11)：12-16.
[7] 郑钰，赵杰，李宁. 转基因动物技术及其应用进展. 生物产业技术，2014，(1)：7-16.
[8] 卢婷婷，王永勇，王平，等. 动物实验报告规范——ARRIVE 指南简介. 循证医学方法学，2018，13(1)：75-77.

思考题

1. 动物实验的设计包括哪些？有何意义？
2. 动物实验研究中实验动物的选择原则有哪些？
3. 动物实验设计应遵循哪些原则？
4. 完整的实验方案至少应包括哪些内容？
5. 模式动物实验设计区别于传统动物实验还应重点关注哪些？
6. 数值型变量和无序分类变量的统计分析常用哪些统计方法？
7. 动物实验中应注意控制哪些偏倚？
8.《动物实验研究报告指南》(*ARRIVE Guidelines*)包括哪些条目？

第十一章　实验动物常见疾病对动物实验的干扰

实验动物疾病（diseases of laboratory animals）指由于自身疾病原因或外在致病因素作用，使实验动物自体调节紊乱而发生异常生命活动的过程，表现为一系列的症状、体征或行为异常。实验动物患病后，其正常状态的微生态平衡受到破坏，导致机体机能改变。实验动物疾病的主要危害表现在影响动物生产，干扰实验结果，污染生物制品，如果感染了人畜共患病，还将威胁人类健康。因此必须从实验动物饲养与使用的各方面进行管理和控制才能实现对疾病的预防。

第一节　前　　言

在实验动物的体表、体内及饲养环境中存在着种类繁多的微生物和寄生虫。这些微生物和寄生虫对实验动物可以是致病性的、也可以是非致病性的，有的还可能感染人类。人畜共患病是一类严重威胁人类和动物健康的疾病，该类疾病会给人类社会和经济发展带来灾难性的影响。世界上约有200多种动物传染病可以通过动物或动物产品直接或间接传染给人类，如何有效预防、控制和消灭人畜共患病已成为人类社会面临的重大挑战。实验动物传染病流行的环节包括传染源、传播途径和易感动物。切断三个环节的任何一个环节，即可控制传染病的流行。对微生物、寄生虫实行控制是实验动物质量的重要保证，也是从“源头”把握动物实验研究准确性的重要环节，同时与实验者自身健康休戚相关。

人类感染人畜共患病的事件很多，引起社会多方面高度关注。尽管这些突发事件大都由家畜、家禽或野生动物引起，然而由于实验动物的特殊性，特别是由于科技人员与其接触密切，与实验动物有关的微生物和寄生虫，如流行性出血热病毒、狂犬病毒、沙门菌、志贺菌、布鲁氏菌、结核分枝杆菌、弓形虫等，不仅可感染人，还可以引起实验动物的严重疾病，干扰实验结果。

饲养环境是影响实验动物微生物感染严重程度的最重要因素。饲养管理不规范，环境和卫生条件差，潮湿、拥挤、通风不良等可使感染率显著上升。病原微生物学研究表明，许多正常菌群在受到内外环境的变化而发生菌群失调时，可发生数量的变化和位置的改变，由非致病菌转变成为致病菌。各种微生物在动物体内的存在都会影响其生理参数和实验的重复性，包括动物生理指标、血液生化指标、免疫学参数的变化，以及组织病理学改变等。这些变化对动物实验结果产生不同程度的干扰和影响。

在实验动物饲养过程中，微生物感染通常是评价其实验动物管理工作优劣的主要指标之一。为了杜绝传染源，须加强饲养管理，消灭饲养室内或周围的苍蝇、蟑螂、野鼠等传染媒介；严格防止野鼠和感染鼠等进入动物饲养室与动物实验室；购买具有实验动物质量合格证的动物，新购买的动物应坚持做好检疫隔离；定期对动物进行血清学监测。如果发现动物已被感染，先将动物进行隔离，根据动物感染病原体的种类确定消毒措施。如果动物感染烈性传染病，最有效的措施是将所有动物全部淘汰，彻底消毒后，重新引种，建立新种群，对有重要价值的品系可以通过胚胎移植或剖宫产的方式进行传代繁殖。工作人员保持相对稳定和限制外来人员，对工作人员定期进行健康检查，排除人畜共患病，确保接触动物人员均为身体健康人员。

本章就实验动物常见微生物、寄生虫所引起的疾病，简要介绍其病原、病理变化及临床症状等，重点介绍这些疾病对动物实验研究的影响和预防控制。

（高　虹　肖　杭）

第二节　实验动物病毒感染性疾病及对实验研究的干扰

在实验动物疾病中，病毒性疾病占有一定的比例。病毒性传染病暴发流行可导致动物繁殖性能下降，种群覆灭或淘汰，造成巨大的经济损失。一些动物感染人畜共患病病毒后，如流行性出血热、狂犬病等，可同时引起人和动物发病，威胁实验人员的健康和安全，危害性极大，由病毒引起的人畜共患病较难诊治，是人类健康的最大危害；某些动物间传播的烈性传染病，如鼠痘、兔痘等，可引起动物发病，出现临床症状和病理改变，甚至引起动物大量死亡，使实验中断，造成人力、物力和时间的极大浪费；某些病毒病，如小鼠肝炎病毒、仙台病毒等多呈隐性感染，虽不引起动物死亡，但可影响动物自身的稳定性和反应性，受实验环境和处理影响产生应激反应，降低动物对疾病的抵抗力，诱发隐性感染疾病的暴发，或与其他病原微生物具有协同或拮抗作用，干扰动物实验结果；部分动物的组织被用作诊断、治疗用生物制品的原材料，如有潜伏或隐性感染，可导致整批生物制剂的废弃，甚至危害人类的健康安全。

一、鼠痘

鼠痘（mouse pox）为实验小鼠的一种烈性传染病，是危害实验小鼠最严重的病毒疾病之一。急性型往往短期内未出现临床症状即可大批死亡；亚急性或慢性型能使患鼠肢尾肿胀、发炎和坏疽脱落呈“脱脚”的畸形，故又名脱脚病。大部分为隐性感染。在20世纪80年代和90年代初，中国不同地区均有鼠痘流行，主要呈地方性散发性流行。

1. 病原和病理变化　因感染鼠痘病毒（mouse pox virus，MPV）而引起，鼠痘病毒不传染给人，与天花病毒是近亲。小鼠感染3～4天内可以累及脾脏和肝脏。急性期肝脏表面可见白色坏死灶，脾脏坏死先于肝脏，严重程度与肝脏类似。鼠痘病毒在胞浆内增殖，可产生两种类型的包涵体，嗜酸性包涵体和嗜碱性包涵体。嗜酸性包涵体主要见于皮肤和黏膜的上皮细胞，嗜碱性包涵体可见于被病毒感染的所有细胞内。

2. 临床症状　分急性致死型、亚急性、慢性型或隐性感染型等。急性型多见于初次发生此病的鼠群，病鼠被毛粗乱无光，畏食，多于4～12小时内死亡，幼鼠死亡率明显高于成年鼠。急性期未死亡小鼠可转为慢性型。亚急性型多为皮肤型，病鼠口鼻及眼睑肿胀破溃，一侧或两侧眼睛流泪，角膜溃疡穿孔，四肢及尾部肿胀，出现痘疹，并有浆液性渗出物，随后患处结痂，尾、脚坏死，坏疽，1～2天坏疽部脱落，病鼠不愿行走或拖地而行。孕鼠流产，一般在数天内死亡或逐渐康复，痘疹可在几周内消退，但常可见动物痘疹部位无毛发生长。慢性型见于本病流行后期，死亡率和发病率下降，偶尔有皮肤型病鼠出现，部分动物患慢性肠道感染，育成鼠生长发育缓慢，生产率下降，可成为长期带毒小鼠，是鼠群的重要传染源。

3. 诊断　本病的主要特征为头面部肿胀、脚肿、断尾或脱脚，据此可以作出初步诊断。确诊需用其他检测方法，包括免疫组化法、血清学检查、动物接种、病毒分离、PCR方法、病理组织学检查、电镜检查等。病理检查最为可靠和特异，一旦在显微镜下找到鼠痘的特异性嗜酸性包涵体，在电镜下观察到痘病毒颗粒，即可做出诊断。

4. 对实验研究的影响　鼠痘严重干扰实验研究。急性病例小鼠突然死亡，实验中断，造成人力、物力和财力的极大浪费；慢性病例出现全身症状，使实验结果混乱，且污染环境，使病毒广泛传播，严重影响科研工作；隐性感染小鼠无临床症状，许多应激因素如饲养条件差、营养不平衡、X线、给药染毒、手术处理、运输和其他疾病干扰等，均可使鼠痘病毒激活而使本病流行。

5. 预防控制

（1）鼠群要做到无鼠痘传染，应建立严格的饲养管理，卫生消毒和操作规程。

（2）如需外购种鼠和实验鼠，必须了解该鼠群健康状况，凡有流行病史者，绝对不能引进；引种必须严格隔离检疫2～3周，并进行病毒检测，确认无此病方可混群，遇有可疑病例应立即报告主管部门和使用部门，同时对鼠群进行检疫、停止流动，及时送检标本，尽快做出诊断。

（3）加强平时的饲养管理和防疫卫生，强化管理制度，严禁外来人员，控制饲养密度；搞好环境卫生方面，重视动物生存的小环境。外购动物笼具进入饲养室前必须坚持严格消毒，室内笼具也应定期消毒，饲养室内外应消灭野鼠及蚊蝇、昆虫等。

（4）鼠群要定期进行病毒检测，发现阳性动物及时淘汰。

二、小鼠肝炎

小鼠肝炎（mouse hepatitis）是实验小鼠最为重要的疾病之一，严重威胁着小鼠健康，对实验研究干扰甚大。

1. 病原和病理变化　小鼠肝炎的病原为小鼠肝炎病毒（mouse hepatitis virus，MHV）。小鼠肝炎病毒只感染啮齿类动物，自然感染只限于小鼠。断乳和成年小鼠无论感染何种毒株，均以肝脏病变为主，肝脏表面散在出血和白色坏死性病灶。可在肠黏膜、脾脏、胃、淋巴结和胰腺检查到坏死与合胞体。在裸小鼠的许多组织中出现合胞体，可能出现肝脏广泛性坏死。嗜肠株病毒选择性感染小肠黏膜，极少扩散到其他组织。新生乳鼠感染亲肠性毒株（MHV-LIVIM），病变为胃空虚和小肠鼓气，绒毛和上皮细胞脱落，整个肠道内可见特异性肿大的多核细胞，称“气球细胞”，尤以小肠段多见。

2. 临床症状　小鼠肝炎病毒感染的临床体征受许多因素影响，包括小鼠的年龄、品系、病毒株、饲养环境等。临床表现主要为肝炎、脑炎和肠炎。急性病例中，小鼠表现为精神抑郁，被毛粗乱，营养不良，脱水，体重减轻，甚至死亡等症状；老龄动物多发生腹水或消瘦。如感染嗜神经毒株（MHV-JHM），断乳小鼠和成年小鼠的主要症状是后肢弛缓性麻痹；感染亲肠性毒株可引起新生鼠腹泻，死亡率高，故也称致死性乳鼠腹泻。

3. 诊断　小鼠肝炎病毒感染的临床症状和流行病学特征对本病的诊断不具有特异性。实验室诊断方法包括病毒分离鉴定、血清学方法、分子生物学方法、电镜检查、胶体金技术等。经典方法为病毒的细胞分离培养和病理学诊断，伴有坏死或不伴有坏死的合胞体形成是小鼠肝炎病毒感染的显著特征。

4. 对实验研究的影响

（1）在鼠群中呈潜伏性感染而无明显的临床症状，但与某些微生物发生混合感染或在实验条件的刺激下常会暴发疾病。

（2）改变机体的各种免疫应答参数。例如急性感染时，可增加或抑制小鼠的抗体应答反应。慢性感染时，可显著降低小鼠血清免疫球蛋白水平；影响巨噬细胞的数目、吞噬活性和杀伤肿瘤细胞活性；诱生干扰素；增强自然杀伤T细胞活性。

（3）使许多酶系统发生改变，增高某些肝酶活性，降低另一些肝酶活性。

（4）裸鼠感染可严重影响肿瘤免疫学的研究。

5. 预防控制　MHV是实验鼠群难以消除的病毒之一，控制MHV感染比较困难，较为有效的办法是：①对被污染的动物房腾空，彻底消毒，再引进未感染的种群并在屏障系统下繁育；②对有重要价值的繁殖品系可以通过胚胎移植或剖宫产取胎的方式进行繁殖；③对鼠群定期通过血清学或PCR方法进行监测，及早发现并采取相应措施。

三、流行性出血热

流行性出血热（epidemic haemorrhagic fever）又称肾综合征出血热，是一种烈性人畜共患病，实验小鼠、大鼠、兔、猫等动物常为隐性感染，健康带毒，但人被感染即可引发疾病。

1. 病原和病理变化　由流行性出血热病毒（epidemic haemorrhagic fever virus，EHFV）引起。大鼠感染后一般不出现临床症状，乳小鼠易感，经脑或腹腔接种可引起乳小鼠感染，幼鼠脑内接种感染后主要表现为全身小血管的充血、灶性出血、渗出、变性，坏死，肾和肺有炎症和出血。

2. 临床症状　多数成年鼠感染后无症状，对雌鼠的影响是生育率降低。人工感染小鼠，病鼠被毛粗糙、身躯蜷曲、活动减少、反应迟钝等临床症状，可引起严重脑炎，发病死亡，存活乳小鼠可带毒180天以上。人感染后，潜伏期为14天，主要表现为高热、头痛、出血、皮肤黏膜出血点、肾功能受损和循环衰竭等症状，严重时可导致死亡。

3. 诊断　由于实验鼠感染后多无临床症状和病理变化，必须结合流行病学特点和定期进行血清学试验等实验室检查了解感染情况，必要时采用病毒分离试验和分子生物学方法确诊。

4. 对实验研究的影响　流行性出血热病毒

对大鼠几乎不引起任何临床症状，也不发生死亡，对实验研究的影响较小。但作为一类危害严重的人畜共患病，流行性出血热病毒对实验人员的影响是可怕的，必须引起重视。饲养人员和实验人员应加强防护措施，定期体检，以保护工作人员健康。

5. 预防控制　根据流行性出血热的流行特点，预防控制措施应包括以下几个方面：

（1）建立严格的饲养管理，卫生消毒和操作规程。

（2）加强平时的饲养管理和防疫卫生，重视动物生存的小环境。外购动物笼具进入饲养室内必须严格消毒，室内笼具也应坚持定期消毒，防止野鼠和其他野生动物进入饲养区域。

（3）如需外购种用和实验动物，必须了解该动物种群的健康状况。引种必须严格隔离检疫2～3周，并进行病毒检测，确认无此病方可混群，遇有可疑病例应立即报告主管部门和使用部门，同时对种群进行检疫、停止流动，及时送检标本，尽快做出诊断，及时隔离可疑动物，清除阳性动物。

四、淋巴细胞性脉络丛脑膜炎

淋巴细胞性脉络丛脑膜炎（lymphocytic choriomeningitis）是神经系统的一种病毒性急性传染病，也是一种人畜共患病。小鼠、大鼠、豚鼠、犬、兔、猴等实验动物均可能患此病。

1. 病原和病理变化　由淋巴细胞性脉络丛脑膜炎病毒（lymphocytic choriomeningitis virus，LCMV）引起。在自然状态下可感染啮齿类动物，其储存宿主是小家鼠、家鼠和仓鼠等啮齿类动物，胸腹腔积液，肺出血，水变性，肝脂肪样病变，脾大，脉络丛和脑膜受损，大脑基部、脉络丛和室管膜可见大量淋巴细胞浸润，肺、肝、肾上腺和肾可见大量淋巴细胞浸润。

2. 临床症状　实验动物患病后大多不表现出明显临床症状，感染该病毒的临床症状可以分为急性感染和持续耐受感染两大类。少数可表现为以下三种情况：①大脑型：病鼠呆滞、昏睡、被毛粗乱、眼睛半闭、弓背、消瘦，有时出现结膜炎和脸部水变性。肢体痉挛性收缩，头部震颤，后肢强直，1～3天死亡。人感染发病主要呈脑脊髓炎症状。②内脏型：主要表现为被毛粗乱、结膜炎、消瘦、腹水，昏睡而死。③迟发型：主要感染9～12月龄鼠，主要表现为被毛粗乱、弓背、体重减轻，行动异常，尿蛋白，发育不良，生长缓慢。

3. 诊断　在对LCMV主要的检测方法是血清学方法，在实验动物引种、交流的过程中使用RT-PCR方法和血清学方法检测，以提高该病毒的检出率。还可以采用动物接种和病毒分离的方法。

4. 对实验研究的影响

（1）实验动物和人类感染该疾病：可引起流感样症状和脑膜炎。

（2）影响动物机体免疫系统：在T淋巴细胞、B淋巴细胞和巨噬细胞中大量复制，从而抑制体液免疫和细胞免疫应答。

（3）影响肿瘤学研究：常可污染肿瘤移植物，促进或抑制移植肿瘤在体内的生长。

（4）影响代谢研究：病毒在某些品系小鼠胰岛β细胞内长期存在，产生类似于1型糖尿病的代谢和病理变化。

5. 预防控制　实验动物设施和管理的改善是保障实验动物LCMV感染率下降的主要因素。动物饲养室被LCMV污染的可能途径有：由野鼠污染饲料引起，由肿瘤移植实验等途径感染，不同机构间动物交流或进出动物房人员引起，以及动物运输过程中的感染。但随着实验动物设施和运输方式的有效管理和改善，LCMV经传统途径感染实验动物的概率非常小，被污染的笼具、垫料、饲料和进出人员成为淋巴细胞性脉络丛脑膜炎病毒感染实验动物的主要原因。

五、仙台病毒感染

仙台病毒（Sendai virus）感染在小鼠、大鼠、地鼠、豚鼠群中常见。仙台病毒是小鼠、大鼠群中常见的病毒之一，急性感染多见于断乳小鼠，多数情况下呈隐性感染，在饲养条件恶化、气温骤变或并发呼吸道细菌感染时，常见急性暴发，造成呼吸道疾病的流行。仙台病毒隐性感染会给实验研究带来严重干扰。啮齿类动物是仙台病毒的自然宿主。

1. 病原和病理变化　由仙台病毒引起啮齿类实验动物发生呼吸系统疾病，可影响幼鼠生长发育和降低成年鼠的繁殖率。主要见于呼吸道和局部淋巴结。病鼠肺常实变，切开时有泡沫状血性液体流出，病变多见于尖叶、膈叶和心叶。急性阶段的特征是对病毒的炎症反应和靶细胞溶解。感染早期，肺细支气管黏膜固有层、肺泡和肺泡管中的中性粒细胞浸润，肺泡毛细血管充血，细支气管周围和血管周围结缔组织水肿，随后上皮细胞坏死、脱落。

2. 临床症状 大多数动物感染为亚临床型，致死性肺炎见于小鼠、大鼠、兔的实验感染。自然感染时，小部分表现为慢性呼吸道综合征，主要表现为弓背坐立、被毛竖起、眼分泌物增多、体重急剧下降、呼吸加快、伴有呼吸困难等症状。小鼠仙台病毒很难控制，常呈隐性感染，临床表现主要有两种病型。

（1）急性型：多见于离乳小鼠，主要表现呼吸道症状，类似感冒，眼角有分泌物，被毛粗乱，发育迟缓，体重下降，易继发支原体感染，新生乳鼠死亡率高。

（2）慢性型：病毒在小鼠群中长期存在，多数情况下呈隐性感染，有时可引起肺炎，实验大鼠仙台病毒感染多数情况下呈亚临床经过，症状不明显。

3. 诊断 可根据以下几点进行诊断：①病理学诊断；②动物接种，应用患病鼠鼻腔、支气管分泌物悬液接种健康小鼠；③病毒分离与鉴定：鸡胚尿囊腔培养病毒分离鉴定；④血清学试验：以酶联免疫吸附试验（ELISA）和间接免疫荧光检测试验的敏感性和特异性较好；⑤分子生物学：PCR 检测和核酸杂交试验。

4. 对实验研究的影响

（1）对免疫系统的干扰：可严重影响体液和细胞介导的免疫应答。例如，抑制吞噬细胞的吞噬能力及在细胞内杀灭、降解被吞噬细菌的能力；对移植免疫学产生影响，可加速同种异系甚至同系小鼠之间皮肤移植的排斥。

（2）对致癌作用研究的干扰：仙台病毒感染后遗留的组织学改变酷似浸润性肺癌，易被误诊；对实验性化学致瘤作用具有较强的影响，能抑制氨基甲酸乙酯诱发肺腺瘤。

（3）对生殖繁育的影响：妊娠母鼠感染仙台病毒会严重影响胎儿的发育，增加新生乳鼠的死亡率。妊娠 4～5 天的大鼠感染后，会造成胚胎的吸收；妊娠 11～12 天的大鼠感染后，会造成妊娠期延长，并使产后 24 小时内新生乳鼠死亡率升高。仙台病毒对着床前的受精卵及早期的胚胎具有亲嗜性，造成胚胎死亡。

5. 预防控制 仙台病毒感染是小鼠最难控制的病毒之一，可由空气传播而感染，需采取综合措施方能控制感染。定期对动物进行免疫监测，发现病鼠马上淘汰。对无仙台病毒感染的鼠群，新引进的动物必须经过严格检验。工作人员保持相对稳定和限制参观人员亦能减少感染机会。屏障环境能防止感染，减少种群的污染。

六、乳鼠流行性腹泻

本病是实验小鼠较为常见的暴发性肠道传染病。

1. 病原和病理变化 小鼠感染了轮状病毒（rotavirus）所引起一种高度接触性肠道传染病。病毒感染对宿主的范围有高度的限制性。病变多数局限在小肠，在靠近绒毛顶端的肠细胞内可发现包涵体，尤其是在空肠。绒毛顶端及附近的上皮细胞常见空泡化。成年小鼠不出现腹泻症状，镜下观察以小肠绒毛上皮细胞大量空泡化为特征。轻微病理改变为上皮空泡形成，较严重改变如绒毛粗短、隐窝增生，炎症反应通常轻微。

2. 临床症状 主要感染 4～17 日龄的乳鼠，死亡率 50% 左右。本病多见于第一窝仔鼠，特异性症状是排黄色稀便、脱水，成年鼠虽可感染并排毒，但不出现明显临床症状。C3H 小鼠最易感，C57BL 对其有抵抗力。

3. 诊断

（1）血清学检查：首选 ELISA（酶联免疫吸附试验）法。一般选择牛或猴的轮状病毒作抗原检测小鼠血清中的病毒抗体，但成年鼠感染后并不总是产生抗体，滴度不高。

（2）病毒分离：因为小鼠排毒时间很短，很难在粪便中检测到病毒。可选择发病小鼠肠内容物接种给 14 日龄的无菌小鼠，3～5 天后取小肠，制成电镜切片，观察到典型的病毒颗粒即可确诊。

（3）组织病理学检测：小肠是唯一发生病变的部位，在靠近绒毛顶端的肠细胞内可发现包涵体，尤其是在空肠。绒毛顶端及附近的上皮细胞常见空泡化。

（4）分子生物学检查：PCR 敏感性高。

4. 对实验的影响 如果本病在鼠群中暴发流行，随后将每年连续发生。该病毒感染仅发生在第一胎小鼠，动物可自行恢复。成年小鼠不表现临床症状，给生产带来潜在危害。该动物用于实验，可干扰实验结果。预防控制：在繁育群中应对雌鼠定期进行检疫，因此发病后应立即淘汰发生腹泻的全部仔鼠和母鼠，以防循环感染。可以通过胚胎移植或剖宫产净化消除此病毒，净化后的动物应饲养在屏障设施中。

七、小鼠乳酸脱氢酶增高病毒感染

该疾病宿主单一，在小鼠中不常见，多呈隐性经过，感染小鼠无临床症状，但乳酸脱氢酶（LDH）增高，对实验研究产生干扰。小鼠感染通常不引起临床症状，但可污染生物材料和移植肿瘤，影响机体的免疫功能。

1. 病原和病理变化 小鼠乳酸脱氢酶增高病毒感染是小鼠感染了小鼠乳酸脱氢酶增高病毒（mouse lactate dehydrogenase elevating virus，LDHV）引起的疾病。LDHV 减少小鼠自身抗体的产生，引起一过性胸腺坏死和淋巴细胞减少，抑制细胞介导的免疫应答，以及增强或抑制肿瘤生长。

2. 临床症状 小鼠感染 LDHV 通常不引起临床症状，可导致终生病毒血症，主要表现在血清 LDH 水平升高，药品或免疫系统异常等因素可引起免疫缺陷鼠瘫痪。

3. 诊断 小鼠感染后产生抗体，并以抗原 - 抗体复合物的形式存在，在血液中不易测到游离的抗体，检测方法包括：

（1）血清乳酸脱氢酶检测：小鼠乳酸脱氢酶增高病毒感染的特点是一定的 LDH 水平增高，可通过检测血清里 LDH 水平进行筛查，LDH 水平通常与病毒滴度相一致，所以血清中 LDH 的增高可用来滴定小鼠的感染力。

（2）分子生物学检测：可使用 PCR 检测血清或组织中病毒拷贝数量，效果很好。

4. 对实验的影响 小鼠感染 LDHV 对研究结果产生干扰。

（1）对免疫系统产生多种影响：由于该病毒在巨噬细胞中繁殖，在感染的早期，可引起免疫抑制，病鼠对抗体产生的应答反应和细胞免疫功能降低。可使无菌小鼠的脾脏和淋巴结生发中心显著增生及循环免疫球蛋白水平升高；抑制细胞免疫应答；增强对多种常见抗原的抗体应答；刺激干扰素产生和激活杀伤性 T 细胞活性；在网状内皮细胞系统的细胞中迅速增殖，抑制网状细胞的功能；延缓同种异体移植的排斥，抑制移植物对宿主的反应。

（2）对肿瘤研究的影响：可污染生物材料和移植肿瘤，影响机体的免疫功能。急性感染小鼠较易形成肿瘤；而慢性感染可促进小鼠肉瘤病毒诱发肿瘤的发生和发展，亦可抑制小鼠乳腺瘤病毒诱发乳腺肿瘤的作用。

（3）对酶系统的影响：在正常情况下血清酶水平的升高是细胞损伤的结果。小鼠感染后，其中一些血清酶升高 5～10 倍，一些升高 2～4 倍。在正常情况下血清酶水平的升高是细胞损伤的结果。

5. 预防控制

（1）小鼠和野鼠是小鼠乳酸脱氢酶增高病毒的唯一宿主，因此防止野鼠进入动物设施，是保障实验动物的环境稳定的最有效的措施。

（2）小鼠乳酸脱氢酶增高病毒主要通过肿瘤瘤株、细胞系和鼠相关的生物制品传播到实验动物，因此相关产品应在使用前进行 PCR 检测，合格后方可使用。

八、犬细小病毒感染

犬细小病毒感染是犬的一种急性传染病，又称犬病毒性肠炎（canine viral enteritis），死亡率很高，可分为肠炎型和心肌炎型。

1. 病原和病理变化 由犬细小病毒（canine parvovirus，CPV）引起。①肠炎型：尸体解剖检查呈典型的肠炎症状，主要侵害小肠，特别是空肠和回肠最为严重，肠道不同程度充血，上皮不同程度坏死脱落，未脱落上皮细胞核内可见包涵体，多呈圆形、边缘整齐，包涵体周围有一亮圈或部分透明区域。透射电镜检查在一些细胞核内可见颗粒状包涵体和病毒粒子。②心肌炎型：尸体解剖检查主要病理变化见于肺和心脏，肺水肿，局部充血、出血，呈斑驳状；心肌和心内膜可见非化脓性坏死灶，心肌纤维严重损伤，可见出血性斑纹。

2. 临床症状 ①肠炎型：以小肠出血性坏死为特征。各种年龄的犬均可发生，通常以3～4月龄的幼犬更为多发。潜伏期约为7～14天，病犬表现为抑郁、厌食、发热（40～41℃）和呕吐，随后24小时开始腹泻，粪便呈灰白色或灰黄色，而后含有血液呈番茄汁样，腥臭味，继因严重脱水、急性衰竭而死亡。②心肌炎型：以急性非化脓性心肌炎为特征。多见于2～8周龄的幼犬。病犬表现突然死亡；或继发短暂的呼吸困难或表现轻度腹泻，继而衰弱，因急性心力衰竭而死亡。

3. 可根据以下几点进行诊断 ①根据流行病学特点，临床上出现呕吐、血痢、体温升高和淋巴细胞减少，结合病理变化可作初步诊断；②病毒分离与鉴定；③血凝与血凝抑制实验；④血清学诊断。

4. 对实验研究的影响 本病发病迅猛，应及时采取综合性防疫措施，一旦发生犬细小病毒感染，常可使大批动物发病和死亡，造成实验中断。实验犬用疫苗免疫，效果显著。

5. 预防控制 根据犬细小病毒感染的流行特点，预防控制措施应包括以下几个方面。

（1）建立严格的饲养管理，卫生消毒和操作规程。

（2）加强平时的饲养管理和防疫卫生，重视动物生存的小环境。外购动物笼具进入饲养室内必须严格消毒，室内笼具也应坚持定期消毒，防止流浪犬和其他野生动物进入饲养区域。

（3）如需外购种用和实验犬，必须了解该犬种群的健康状况。引种必须严格隔离检疫2～3周，并进行病毒检测，确认无此病方可混群，遇有可疑病例应立即报告主管部门和使用部门，同时对种群进行检疫、停止流动，及时送检标本，尽快做出诊断，及时隔离可疑动物，清除阳性动物。

（4）根据需要，选择合适的免疫程序对动物种群进行犬细小病毒疫苗免疫，定期监测犬细小病毒血清抗体滴度。

九、狂犬病

狂犬病（rabies）是致死率为100%的一种人畜共患传染病，亦称恐水症，俗称疯狗病，临床上分为狂暴型和麻痹型两类。犬科、猫科和蝙蝠是自然储存宿主，人患病后，会出现一系列精神症状，并逐渐出现咽喉肌肉痉挛、流口水、瘫痪、呼吸和循环麻痹等症状。

1. 病原和病理变化 由狂犬病毒（rabies virus）引起。本病肉眼观察通常无特征性病变，但多数能在胃内找到非食性异物，胃黏膜充血、出血或溃疡。有诊断价值的病理变化为在脑海马、大脑皮质、小脑和延髓等部位浦肯野细胞（Purkinje cell）的胞质中可见界限明显、圆形或卵圆形嗜酸性包涵体，即内氏小体（Negri’s body）。脑血管扩张充血、出血和轻度水肿变性，血管周围淋巴间隙有淋巴细胞、单核细胞浸润，构成明显的血管“袖套”现象。在白质和灰质中可见神经胶质小结。

2. 临床症状 潜伏期不一致，10天～2个月，有的甚至可达1年或多年。①狂暴型：分三期，即前驱期、兴奋期和麻痹期。前驱期一般持续1～2天，病犬精神抑郁，喜藏暗处，行动反常，瞳孔散大，反射功能亢进，喜吃异物，吞咽障碍，后躯软弱；兴奋期一般持续2～4天，病犬狂暴不安，喜攻击，咬人或自咬躯体各部位，应激性增强，见水或听到水声呈现癫狂发作（即“恐水症”），兴奋与沉郁交替出现。麻痹期一般持续6～9天，病犬消瘦，张口垂舌，后躯麻痹，行走摇晃，精神高度沉郁，终因衰竭和呼吸麻痹而死亡。②麻痹型：病犬以麻痹症状为主，兴奋期很短，麻痹始见于头部肌肉，表现为吞咽困难，随后四肢麻痹，最终全身麻痹而死亡。

3. 诊断 根据流行病学、临床特征及病理组织学变化可做出初步诊断。确诊必须进行病原分离鉴定。具有可能与患病动物接触的历史，具有明显的前驱期、兴奋期和麻痹期，攻击人员，舔咬伤口，死后大脑海马角病理组织学检查有内氏小体、非化脓性脑炎和神经胶质细胞增生。进一步诊断包括免疫组化法、血清学试验、小鼠接种试验、病毒分离、RT-PCR方法等。

4. 对实验研究的影响 狂犬病是一种人畜共患的烈性传染病，主要构成对人的威胁。犬、猫等实验动物一旦发病，实验研究须立即终止，并向有关部门报告疫情，扑杀发病动物，房舍和周围环境彻底消毒，避免疫情扩散。

5. 预防控制 根据狂犬病的流行特点，预防措施应包括以下几个方面：

（1）建立严格的饲养管理，卫生消毒和操作规程。

（2）根据需要，选择合适的免疫程序对动物种群进行狂犬病疫苗免疫，定期监测狂犬病血清抗体滴度。

（3）工作人员被实验室或家养的啮齿类动物咬伤，一般情况下此类动物没有机会接触感染狂犬病毒的动物，也没有可能被患狂犬病的动物咬伤，不需要打狂犬病疫苗。必须严格处理伤口。

十、犬传染性肝炎病毒感染

犬传染性肝炎病毒感染主要发生于犬，也可发生于其他犬科动物。犬感染后主要临床特征为肝炎和蓝眼病。

1. 病原和病理变化 犬病毒性肝炎（canine viral hepatitis）是由犬Ⅰ型腺病毒所引起的一种病毒性传染病。主要表现为全身性败血症变化，多种器官如胃浆膜、淋巴结、胸腺、胰腺及皮下组织有大小不等的出血斑点。浅表淋巴结和颈部皮下组织水肿、出血，腹腔内充满清亮、浅红色液体。肝肿大，呈斑驳状，表面有纤维素附着，急性病例细胞广泛性坏死，正常细胞与小叶内病变分界明显，严重的整个肝小叶发生凝固性坏死，库普弗细胞最早出现核内包涵体，随后肝实质细胞出现。常见胆囊壁水肿增厚，灰白色，半透明，胆囊浆膜被覆纤维素性渗出物，胆囊变化具有诊断意义。眼睛以肉芽肿性虹膜睫状体炎为特征，伴随角膜内皮损伤和角膜水肿。虹膜及睫状体血管充血、炎性细胞浸润。

2. 临床症状 肝炎型的潜伏期为2～8天。从轻微发热到死亡，程度不一。轻症病例仅见精神不振、食欲稍差。重症病例体温升高至40～41℃，呈双相热，畏食，有时呕吐、粪便带血、右腹部有压痛、扁桃体发炎，典型症状为角膜水肿，即“蓝眼病”，表现为眼睑痉挛、畏光和出现浆液性分泌物。角膜混浊通常从边缘向中心蔓延，角膜完全混浊后疼痛逐渐减弱，进而会发展成为青光眼或角膜穿孔鼻有浆液性黏液分泌物。白细胞总数显著减少，血液凝固时间延长。

3. 诊断 根据临床症状，凝血时间延长、蓝眼病等临床症状，结合流行病学资料和剖解变化，可以初步作出诊断。肝组织活检才能对肝炎型确诊。对血清中本病毒的抗体，可以用补体结合反应、ELISA、间接免疫荧光试验等方法测定。

4. 对实验研究的影响 犬感染该病毒可使犬发病和死亡，造成实验中断。病理变化会严重干扰实验结果的观察：改变机体的酶系统和免疫反应性，影响实验研究的正常进行。疾病早期，肾和肝损伤导致蛋白质和胆红素尿。发病早期白细胞减少。病毒感染期间可见弥散性血管内凝血，血小板数量明显减少，Ⅷ因子活性降低，纤维蛋白原降解产物增加。

5. 预防控制 根据犬腺病毒感染的流行特点，预防控制措施应包括以下几个方面。

（1）建立严格的饲养管理，卫生消毒和操作规程。

（2）加强平时的饲养管理和防疫卫生，重视动物生存的小环境。外购动物笼具进入饲养室内必须严格消毒，室内笼具也应坚持定期消毒，防止流浪犬和其他野生动物进入饲养区域。

（3）如需外购种用和实验动物，必须了解该动物种群的健康状况。及时隔离可疑动物，清除阳性动物。

（4）根据需要，选择合适的免疫程序对动物种群进行犬腺病毒疫苗免疫，定期监测犬腺病毒血清抗体滴度。

十一、兔病毒性出血症

本病俗称“兔瘟”，是兔的一种急性、高度接触的烈性传染病。本病发病急，传染性强，死亡率高。

1. 病原和病理变化 由兔流行性出血热病毒（rabbit hemorrhagic，RHDV）引起。血液凝固不良，呈暗红色，眼结膜充血，鼻孔周围常有血液污染或流出鲜红色泡沫状血液，齿龈出血。本病主要病变表现为弥散性肾出血、脾肿胀、急性肝坏死，肺黏膜出血，即实质器官淤血、出血等特征。在肝细胞和神经细胞核内可见嗜酸性包涵体。

2. 临床症状 潜伏期2～3天，根据病程不同分为急性型、亚急性型和慢性型。①急性型：无任何前兆或稍有呆滞而突然死亡。死亡前仅表现短暂兴奋，而后卧地挣扎，划动四肢，鸣叫，有时鼻腔流出血样液体。②亚急性型：病初食欲减退，精神沉郁，被毛粗乱，结膜潮红，体温高达

41℃以上，临死前病兔不能站立，但不时挣扎，鼻流血，呼吸困难，有时发出尖吼，死亡后呈角弓反张，孕兔发生流产。③慢性型：病兔潜伏期和病程较长，一般精神不振、消瘦，衰竭而死，有的可耐受而逐渐恢复，但生长迟缓、发育差。

3. 诊断 根据流行病学特点、临床症状和病理变化可作出初步诊断，也可进行病毒分离和血清学试验。

4. 对实验研究的影响 本病发病急，死亡率极高，常常造成实验兔大批死亡，导致实验中断，带来很大损伤。

5. 预防控制 加强饲养管理和环境卫生消毒，引进兔要进行检疫，定期注射组织灭活疫苗，发现病兔及时淘汰。

十二、猴B病毒病

猴是B病毒的自然宿主，但在恒河猴中不表现疾病症状，感染率在我国可达10%～60%。

1. 病原和病理变化 猴B病毒病是由猕猴疱疹病毒Ⅰ型（cercopithecine herpesvirus 1），引起的一种人畜共患病。与人单纯疱疹病毒1型、人单纯疱疹病毒2型和非洲绿猴疱疹病毒具有密切的抗原关系。口腔病变与体外感染培养细胞所致病变相似，由气球样细胞变性和合胞体形成。口腔病变常伴发肝实变、肾间质的灶性炎症和坏死。

2. 临床症状 恒河猴的幼仔被感染后，由于母源抗体免疫保护而呈现亚临床症状，常引起口腔病变，发病初期在舌背面和口腔黏膜与皮肤交界的口唇部及口腔内其他部位出现充满液体的小疱疹，这些疱疹最终破裂形成溃疡，表面覆盖着纤维素性坏死性痂皮，常在7～14天自愈，不留瘢痕。有时可见病变区出现继发的细菌和真菌感染，表现为水疱性溃疡或局部淋巴结肿大，少数病例有多发性皮肤疱疹，伴有发热，但大多数猴呈隐性感染。除口腔黏膜外，皮肤也易出现水疱和溃疡，病猴鼻内有少量黏液或脓性分泌物，常并发结膜炎和腹泻，偶见口腔内有细菌和真菌的继发感染。

3. 诊断 临床症状和病理学组织变化做出初步诊断，在溃疡边缘刮下的上皮细胞内如发现典型的核内包涵体亦可初步作出诊断。确诊还须采用病毒分离试验、血清学试验（常用中和试验和ELISA试验）和分子生物学方法进行。鉴于B病毒的致病性，含有感染性的材料的试验须在生物安全三级实验室（BSL-3）中完成。

4. 对实验研究的影响 感染猴B病毒的恒河猴一般并无特征性临床表现，不易造成实验的中断。猴B病毒会对实验人员和饲养人员健康产生严重威胁，引起人的致死性脑感染。

5. 预防控制 恒河猴是B病毒的自然宿主，野生猴B病毒抗体阳性率远高于自繁猴。B病毒感染的特征是潜伏性和复发性，病毒可直接在猴群内传播，通过咬伤、抓伤、密切接触等感染健康猴。建立管理人员预防猴B病毒的引种、生产、繁育和使用及处理等准则，加强平时的饲养管理和防疫卫生，重视动物生存的小环境。外购动物笼具进入饲养室内必须严格消毒，室内笼具也应坚持定期消毒，人员与猴接触时应进行防护，如被猴抓伤、咬伤要及时处理伤口，必要时就医。

（高 虹 肖 杭 陈 芹）

第三节 实验动物细菌感染性疾病及对实验研究的干扰

部分细菌引起的疾病会给实验动物造成很大的危害，人畜共患的细菌性疾病，如结核病、布鲁氏菌病，对动物和人会造成严重损失，有时会导致动物大批死亡，甚至会造成人的死亡；泰泽菌病在发病初期如果不采取措施，会造成大量动物发病甚至死亡；某些条件致病性细菌（如鼠棒状杆菌病）引起的疾病，当环境改变、动物处于应激状态或者动物抵抗力降低时即可发病。这些细菌性疾病不但影响动物的健康及动物设施，而且会给实验结果造成严重影响。

一、沙门氏菌病

沙门氏菌病（salmonellosis）是由沙门菌（*Salmonella*）引起的人和动物共患的传染病，常见于小鼠、大鼠、豚鼠、犬、猫和灵长类，而兔、地鼠和沙鼠不易患此病。该病是所有普通级实验动物应排除的一种疾病，污染的水和食物感染是沙门菌的主要来源。

1. 病原和病理变化 由沙门革兰氏阴性杆菌引起，鼠伤寒菌（*S.typhimurium*）和肠炎沙门菌

(*S.enteritidis*)是实验动物感染中最常见的菌型。尸体解剖检查可见脾脏肿胀,肝、脾表面有针尖样散在的白色点灶性坏死,肠系膜淋巴结肿大,肠内含有黏液性泡沫状的黄白内容物,肠黏膜充血,有的出现腹膜炎和腹水;组织学检查肝、脾组织坏死,急性病例的肠黏膜上皮坏死、出血,固有层组织充血,有中性粒细胞浸润。亚急性经过病例的肝细胞坏死,可形成肉芽肿。

2. 临床症状　①急性型:呈暴发性,在还未出现特异性症状之前就大量死亡;②亚急性型:表现为行动呆滞、蜷缩一隅,被毛蓬松,食欲减退或废绝,有的发生结膜炎、眼睑封合,粪便黄绿色、味恶臭,呈泡沫状黏液,颤抖、摇晃,病程延续7～10天终致死亡;③慢性型:消瘦,体重减轻,或康复或死亡。哺乳期小鼠发病率最高,可达70%左右,尤以9～11日龄为甚,常以下痢为主要症状。

3. 诊断　根据病理特征、临床症状和流行病学可做出初步诊断,确诊需要细菌分离培养。酶联免疫吸附试验(ELISA)可用于本病的快速诊断。鉴别诊断要与泰泽菌病和巴斯德菌病等细菌性疾病进行鉴别。

4. 对实验研究的影响　本病是症状严重的疾病,影响动物实验的正常进行,威胁饲养人员和实验人员的健康和安全。实验人员感染沙门菌后,呈食物中毒症状。

5. 预防控制　对于实验动物,饲料和垫料作为可能的传染源应严格检查和管理,严防饲料、垫料和饮水被污染,加强饲养管理,严格管控饲料、饮水、笼具、垫料的消毒灭菌,饲养室定期消毒。定期进行微生物检测,对实验动物饲养管理人员进行筛选,防止由被感染的工作人员传给实验动物。经常接触实验动物的人员,应注意卫生消毒工作。

二、泰泽菌病

泰泽菌病(Tyzzer disease)为小鼠、大鼠和兔常见病,猫、猕猴等均可患本病。

1. 病原和病理变化　由泰泽菌(Tyzzer organism)引起,又称毛发状芽孢杆菌(*Bacillus piliformis*)。感染动物可能发生腹泻,病变多出现在肝脏、回肠及心肌中。尸体解剖检查肠型可看到肠壁出血和水变性。肝型多发生肝脏肿大,微小灰白色坏死灶,坏死灶周围肝细胞中可见成束的细菌。有些动物(如兔和大鼠)中发生心肌坏死,但在小鼠中不常见。

2. 临床症状　本病可分肠型和肝型两种:①肠型突然发生严重腹泻,次数频繁,粪便呈水样或黏液状,肛门周围和尾巴上常被粪便粘污,故又称"湿尾病";②肝型无腹泻而突然死亡。

3. 诊断方法　根据眼观病变可做出初步诊断,但确诊须在肝脏、肠上皮或心肌细胞内观察到该病原菌。①肝、肠或其他组织中找到毛发状芽孢杆菌即可确诊;②间接免疫荧光抗体法进行血清学检测,单克隆抗体技术在诊断方面有较高的敏感性和特异性,尤其是对于无法分离病原体的感染。

4. 对实验研究的影响　本病对实验研究影响很大,小鼠、地鼠和沙鼠的泰泽菌病发病率和死亡率都很高。本病对幼龄实验动物特别是初断乳的动物感染较严重,而且死亡率很高。

5. 预防控制　患病动物和带菌动物均可成为传染源,通过排泄物、分泌物等传播,污染饲料、饮水、笼具及周围环境。良好的管理对于预防泰泽菌病极为重要。在环境中形成的芽孢或使用免疫抑制剂,均可引起动物感染。本病多发生于秋末至初春季节,与气候、饲料等因素及饲养管理卫生条件有密切关系。一旦实验动物种群中暴发该菌的感染,需进行胚胎移植或剖宫产净化。

三、巴斯德杆菌病

巴斯德杆菌病是一种人畜共患病,实验动物中小鼠和家兔对该菌很敏感,豚鼠、大鼠对该菌有抵抗力。

1. 病原和病理变化　对实验动物有致病作用的巴斯德杆菌主要有多杀巴斯德菌(*P.multocida*)和嗜肺巴斯德杆菌(*P.pneumotropica*)。急性型呈败血症变化,浆膜和黏膜下组织血管扩张、破裂、出血等;亚急性型可见黏膜及关节部位出血,出现浆膜-纤维素性炎症;慢性型可见皮下组织、关节、各脏器局限性化脓性炎症。

2. 临床症状　表现出鼻炎、肺炎、中耳炎(斜颈病)、脓肿等特异性症状。典型症状是鼻炎、连续剧烈的喷嚏,随之排出浆液性、脓性鼻涕。重症病例则鼻孔周围充满渗出液，有时表现为呼吸困难。

3. 诊断 从临床症状、病理特征及流行病学特点可做出初步诊断，确诊应进行病原学检查。对多杀巴斯德菌的检验，主要是细菌分离培养和血清学方法诊断。

4. 对实验研究的影响 本病症状较严重影响动物实验的正常进行。

5. 预防控制 控制实验兔群巴斯德杆菌病的最佳途径是从兔群中选择无鼻炎症状并且连续检查鼻腔无巴斯德杆菌的种兔，建立健康的兔群。

四、志贺菌病

志贺菌病（shigellosis）是由志贺菌引起的一种严重的人畜共患的肠道传染病，也称细菌性痢疾，简称菌痢。人和非人灵长类动物易感，如黑猩猩、狒狒、猕猴等。

1. 病原和病理变化 志贺菌属于肠杆菌科志贺菌属（*Shigella*），也称痢疾杆菌，为革兰氏阴性菌，无芽孢。非人灵长类动物病理特征为盲肠和结肠为出血性结肠炎或化脓性出血性结肠炎，也可呈急性卡他性肠炎的变化，有时可见到溃疡和出血。

2. 临床症状 感染后潜伏期1～3天，临床上表现为急性典型、急性非典型、慢性急性发作、慢性迟缓四种类型。①急性典型：起病急、高热、呕吐、拒食、排脓血便，每日数十次，1～2天后体温逐渐下降，并出现脱水和循环衰竭等症状，2～3天内死亡。②急性非典型：先发生水样腹泻，排泄物的黏液量逐渐增加，有的在3～5天后开始排脓血便。此型如能及时治疗，尚可治愈。③慢性急性发作型：过去有细菌性痢疾史，发作时呈现急性典型细菌性痢疾症状，病程短，治疗后症状消失，有的能自行痊愈。④慢性迟缓型：有细菌性痢疾史，经常发作，常排稀糊样或水样粪便。上述症状消失后又排羊粪硬质粪便。身体消瘦，被毛粗乱，预后不良。

3. 诊断 一般情况下根据临床症状、流行病学可作初步诊断。非人灵长类表现急性腹泻，特别是粪便带有血液或黏液时，应考虑是志贺菌病。若要确诊则需分离志贺氏菌，粪便培养阳性为确认证据。也可用荧光抗体法进行确诊。

4. 对实验研究的影响 志贺菌病急性暴发可造成猕猴大量死亡，从而使实验中断。慢性发作虽然死亡率低，但影响动物的健康，改变动物的生理指标，影响实验结果。

5. 预防控制 实验前应对使用的猕猴进行检疫，日常饲养过程中，加强管理，保持环境因素的稳定，饲料组成要尽量恒定。注意水源和饮食卫生，发现患病动物及时隔离和消毒，防止疫情蔓延。动物一旦发病可用抗生素治疗。

五、链球菌病

链球菌病主要发生在小鼠、大鼠和豚鼠等实验动物。链球菌广泛存在于人及动物的体内和体表，多为条件致病菌。

1. 病原和病理变化 链球菌病是由链球菌属内有致病作用的细菌引起的人和动物共患的多型性传染病，具有致病作用的链球菌很多，这里介绍兽疫链球菌（*S.zooepidemicus*）及肺炎球菌（*S.pnenmoniae*）引起的链球菌病。肺炎球菌引起的链球菌病，尸体解剖检查可见肺出血、充血。小肠组织可见出血、溶血，以及肠上皮细胞变性、脱落、坏死。

2. 临床症状 兽疫链球菌的主要宿主是豚鼠和小鼠，多数情况下引起慢性化脓性疾病。急性型常排出脓性鼻涕和眼的分泌物，数日内死亡。慢性型表现为淋巴结，特别是颈部及下颌淋巴结肿大，随后脓肿，充满白色的脓汁，然后破溃排脓而痊愈。

肺炎球菌主要引起豚鼠和大鼠肺炎、胸膜炎、腹膜炎等，感染后被毛蓬乱，拱背，腹式呼吸或出现啰音。急性者2～3天死亡；慢性者呈结膜炎，呼吸困难。

3. 诊断 可根据临床症状和病例特征进行初步诊断，确诊需通过细菌分离培养，纯培养物的生化试验和溶血特性等结果可确定到属或种。

4. 对实验的影响 隐性感染的动物一般并无特征性临床表现，当进行实验刺激（如使用免疫抑制剂或进行外科手术）时，常会导致动物暴发疾病，影响实验进程。

5. 预防与控制 链球菌感染属于接触式传播，与患病动物直接接触，食用被污染的水和食物等都可以引起该病的传播。如出现发病动物及时隔离或清除。平时提高动物饲养管理水平，控制饲养密度，注意群体卫生，增强动物体质，提高抵抗力。定期对实验动物进行检疫，淘汰患病动物，改善环境卫生，消灭环境中的致病微生物。

六、结核病

结核病（tuberculosis）是与实验动物有关的一种重要的人畜共患病，猴、犬、豚鼠、兔和猫等均可感染结核分枝杆菌，实验动物中豚鼠、非人灵长类动物对结核分枝杆菌高度敏感，以猴的发病率最高。

1. 病原和病理变化　该病由结核分枝杆菌（*M.tuberculosis*）引起。肺脏、胃肠黏膜等处有特异性白色或黄色结节。结节切面干酪样坏死或钙化，大小不一，有时有坏死组织溶解和软化排出后形成的空洞。胸膜和肺膜可发生密集的结核结节，状似珍珠。

2. 临床症状　动物以肺结核、肠结核最为常见，通常呈慢性经过。肺结核的患病动物常常咳嗽、消瘦，后期出现呼吸困难，听诊有啰音，体温升高不明显，X 线透视可见明显的结核阴影，皮肤产生结核结节，淋巴结、骨、肾等器官常被累及形成器官结核。肠结核动物消瘦，下痢与便秘交替出现，粪便常带血或脓汁。慢性结核病可达数年之久。

3. 诊断　依据临床特征、病理变化和流行病学特点可做出初步诊断，对可疑动物进行 X 线透视和实验室检查（镜检、分离培养进行诊断），确诊需做病原分离鉴定或免疫学诊断。非人灵长类动物也可进行结核菌素试验检测。

4. 对实验研究的影响　结核病是一种慢性传染病，对动物机体的危害较大，动物结核也可传染人，对实验研究不可避免地会产生影响。

5. 预防控制　尚无理想的疫苗可供接种。对于结核病主要采取综合性防疫措施，防止传入和扩散，净化实验动物群，培育健康实验动物。实验过程中还应注重个人防护。防止人与动物之间的交叉感染。尚无理想的疫苗可供接种。动物结核病一般不予治疗，而是采取综合性防疫措施。

七、支气管败血性波氏杆菌感染

本病易感动物主要有小鼠、大鼠、豚鼠、家兔等。国家标准《实验动物　微生物学等级及监测》（GB 14922.2—2011）中规定 SPF 级以上小鼠、大鼠、地鼠、豚鼠及兔必须排除本病原菌。相较于成年动物而言，幼龄动物及青年动物易感性更高。当机体受到不良刺激而抵抗力下降时，可引起上呼吸道感染而发病，常与李斯特菌病、巴斯德杆菌病并发急性感染而造成动物死亡。

1. 病原和病理变化　由支气管败血性波氏杆菌（*B.brochi-septica*）引起多种动物波氏菌病的病原菌。大体解剖可见肺炎、气道有脓性渗出物，组织学检查表现为嗜异性感染单核细胞浸润气道及肺泡的化脓性支气管肺炎。

2. 临床症状　病死或濒死豚鼠缺乏临床症状，典型症状是竖毛，流出水样或脓性鼻涕，鼻孔周围污秽不洁，咳嗽、呼吸困难，消瘦。很多成年动物尽管肺部有病变，但外观上无异常，病变局限在支气管或肺，其他脏器和组织基本没有变化。在流行期间常可见妊娠豚鼠的死亡、流产或死产。兔感染该菌多表现为鼻塞、流涕、喷嚏等亚临床症状，在与多杀巴斯德菌等共同感染时病情加剧。

3. 诊断　根据流行特点、临床症状及病理特征可进行初步诊断，确诊必须进行细菌分离、鉴定。可从呼吸器官中分离培养细菌并进行鉴定；可用特异性抗血清做玻片凝集试验进行诊断。

4. 对实验研究的影响　本菌主要栖息在多种动物的呼吸道中，动物不定期带菌。当机体由于运输、饲料改变、气候骤变及寄生虫等因素而受到不同程度的免疫抑制时，该菌可引起病变。豚鼠、大鼠和非人灵长类动物对本病均易感染，感染此病的动物死亡率较高，慢性发病对动物机体的损伤较大，从而影响实验研究。

5. 预防控制　良好的饲养管理是控制本病的关键，应排除隐性感染动物，若兔、豚鼠或其他啮齿类动物在同一设施中饲养，需保证每种动物均不携带该菌。保证设施的洁净，大多数化学消毒剂和物理消毒方法都能很好地去除设施中的污染。

八、鼠棒状杆菌病

本病多呈隐性感染，X 射线、免疫抑制及食物中缺乏维生素 B_6 均可引起带菌动物的发病。

鼠棒状杆菌病主要发生在小鼠、大鼠和某些家畜动物。

1. 病原和病理变化 本病由鼠棒状杆菌（*C.kuts-cheri*）引起。急性感染小鼠多表现为全身性败血症，多个脏器（如心脏、肺、肝、肾及淋巴结）形成脓肿，呈黄色或灰白色结节，凝固性或干酪样坏死，大鼠可见肠黏膜出血及溃疡，有小脓肿形成，肠系膜淋巴结肿大。在心脏、肺、肝、肾及淋巴结可形成脓肿，呈黄色或灰白色结节，内有与结核结节类似的干酪样渗出物。

2. 临床症状 患鼠除少数呈急性败血症外，大多数自然病例均呈慢性经过，小鼠、大鼠常呈隐性感染，一般不表现临床症状。外观上几乎没有异常，仅可看到被毛无光泽、行动不活泼。免疫抑制或环境应激均可导致疾病暴发流行，发病动物消瘦，弓背，食欲不振，生长受阻，被毛粗乱，关节肿大，呼吸深快，鼻、眼部出现分泌物，大鼠呼吸道症状较为明显。

3. 诊断 本病感染可根据流行病学资料及临床症状做初步诊断，实验室诊断多采取分离培养法，从肠道分离病原体，另外也可采取血清学方法和分子生物学方法诊断。

4. 对实验研究的影响 棒状杆菌主要感染小鼠、大鼠。急性暴发造成动物的大量死亡；慢性发病时，造成动物脏器的病变，影响动物的健康，从而影响实验研究。

5. 预防控制 本菌能够存在于健康啮齿动物中，不表现任何临床症状，是实验小鼠、大鼠最易感染并污染环境的病原菌，在饲养群体中一旦感染存在就很难清除。采取的主要预防措施包括早期检测，一旦发现阳性动物就立即隔离；利用常规化学及物理方法进行消毒，各种消毒剂均能够迅速杀死本菌。

九、布鲁氏菌病

布鲁氏菌病（brucellosis）简称布病，又名“波状热”。是由布鲁氏菌引起的多种动物感染的人畜共患传染病，以动物流产为主要特征，对人体和动物健康和有极大危害。布鲁氏菌病原微生物的活菌操作需在三级生物安全实验室（BSL-3）中进行。

1. 病原和病理变化 布鲁氏菌属（*Brucella*）由牛种布鲁氏菌（*B.abortus*）、羊种布鲁氏菌（*B.melitensis*）、绵羊布鲁氏菌（*B.ovis*）、猪布鲁氏菌（*B.suis*）、犬布鲁氏菌（*B.canis*）及沙林鼠布鲁氏菌（*B.neotomae*）6个菌种组成。为革兰氏阴性菌，菌体大小为（0.5～0.7）μm×（0.6～1.5）μm，不形成芽孢和荚膜，有毒力的菌株可带有荚膜。患病雌性动物胎膜水肿、有血点或严重充血，子宫黏膜有化脓性炎症及脓肿病变，出现输卵管炎、卵巢炎或乳房炎。患病雄性动物睾丸和附睾肿大，出现脓肿和坏死病灶，精囊中常有出血和坏死病灶。

2. 临床症状 患病动物临床最明显的表现是流产。流产前精神不振、食欲下降、体温升高，阴道流出黏性分泌物，呈灰色或灰白色，流产多发生在妊娠中后期。流产产出弱胎或死胎，引发子宫炎，有的经久不愈，不孕不育。

3. 诊断 临床诊断主要依据为雌性动物流产、胎盘滞留，雄性动物睾丸炎、关节炎和腱鞘炎等，确诊还需结合细菌分离、血清学和分子生物学等实验室检测。

4. 对实验研究的影响 本病对生殖实验研究会带来影响，由于动物的流产而导致实验的中断。

5. 预防控制 此病为人畜共患病，实验人员和饲养人员应该注意防范，加强对实验动物的检疫，发现可疑病例，再用其他诊断方法进行确诊。2010年曾发生某农业大学在使用未经检疫的山羊进行实验时，导致多名学生和教师感染布鲁氏菌病。本菌对各种物理和化学因子比较敏感，对动物房、饲养用具彻底消毒。

（高 虹 肖 杭 陈 芹）

第四节 实验动物寄生虫感染性疾病及对实验研究的干扰

寄生虫是除细菌和病毒外，实验动物另一种需要分等级排除的病原体。除了影响动物实验结果以外，很多实验动物寄生虫疾病还是人畜共患病，严重危害并影响人类健康。因此预防与控制实验动物寄生虫疾病是确保科研工作顺利进行的重要条件之一。随着动物实验硬件条件的不断提高及实验动物医学管理制度的完善，实验动物寄生虫疾病的早期诊断和治疗方法已经非常有效，但仍然不能完全消除寄生虫疾病对动物实验结果的影响，主要原因在于寄生虫疾病的传染源、传播途径和易感群体三大环节中，任一环节没有得到有效控制都有可能造成疾病的发生和传播。

一、螨病

螨虫与人和动物的健康关系非常密切，如痒螨、蠕形螨、疥螨等均可叮咬动物，吸血，侵害皮肤，严重危害动物健康。

1. 病原和病理变化 由疥螨和痒螨寄生而引起的一种实验动物慢性寄生虫病。健康动物可通过接触患病动物和带有螨虫的用具而感染，饲养员也可起到传播作用。疥螨寄生于皮下、腹股沟及被毛深部，痒螨寄生于皮肤表面和外耳道内，动物出现严重瘙痒症状。

2. 临床症状 动物的嘴、鼻周围及脚爪发炎，动物表现不安、剧痒，会用爪搔嘴、鼻，患部结痂、变硬，病变部位出现皮屑和血痂，患部脱毛，皮肤增厚失去弹性，形成皱褶。

3. 诊断 各种实验动物的螨病依靠临床症状和镜检，镜检患部皮屑发现螨、虫体断片或虫卵可以作为诊断的依据。螨类主要寄生于实验动物的体表或皮内，因此在诊断时必须刮去患部的皮屑，经处理后在显微镜下检查有无虫体和虫卵，作出确切的诊断。

4. 对实验研究的影响 实验动物感染螨病后会不断地掠夺宿主的营养，不断地从宿主皮下组织中吸血，造成动物慢性贫血。螨、虱等在吸血时，能分泌有毒性的唾液，刺激宿主的神经末梢，产生痒感，使动物骚动不安，影响采食和休息，最终动物消瘦、发育不良，降低对其他疾病的抵抗力。另外，实验动物感染螨病后也会影响正常生理生化指标，从而干扰动物实验的结果。

5. 预防控制 发现患病动物应立即隔离，是螨防控的主要措施。并对笼器具及周围环境彻底消毒，保持房舍干燥通风。治疗可用伊维菌素皮下注射，对感染局部进行消毒清创的内外结合的方法。

二、弓形虫病

弓形虫为重要的水源性和食源性人畜共患的寄生虫，在世界范围内分布广泛。

1. 病原和病理变化 弓形虫病主要是由刚地弓形虫引起的一种世界范围内分布的人畜共患原虫病。其主要特征是引起流产、死胎和胎儿畸形。刚地弓形虫的唯一终末宿主是猫；中间宿主包括人、小鼠、大鼠、豚鼠、地鼠、犬和其他家畜、灵长类等，其中小鼠是主要的中间宿主。

弓形虫在宿主细胞内寄生，损害宿主细胞并破坏组织器官，可以引起组织炎症、水肿、坏死和炎症细胞浸润等病理变化；还可以垂直传播，导致感染并出现流产或者胎儿畸形。本病传染源主要是患病动物和带虫动物，人类、实验动物及其他畜禽对弓形虫都有易感性。实验动物中以小鼠和地鼠最为敏感，豚鼠、兔也能人工感染。此病主要经口、胎盘、皮肤、黏膜感染。

2. 弓形虫生活史和弓形虫病的临床症状 弓形虫在中间宿主体内进行无性繁殖，即增生和形成包囊的阶段。速殖子在细胞内增殖，形成没有囊膜的假膜；缓殖子在真包囊内缓慢增殖。包囊出现在组织中，以内出芽的方式生长，包囊内含有大量的新月状缓殖子，并在肌肉和神经组织中持续很长时间。猫因吃进感染的中间宿主组织或食入孢子化卵囊而被感染。食入缓殖子后，潜伏期为20～24天，食入速殖子，则为5～10天。在猫的肠内发生裂殖生殖、配子生殖和卵囊形成等全部阶段。开放期约为14天，在此期间，猫可以排出数百万卵囊。卵囊在潮湿的环境中可长期存活，并可以抵抗酸、碱和大多数的消毒药。

弓形虫感染后通常没有明显的临床症状。人感染后多数是无症状的隐性感染。实验动物感染弓形虫后，少数有被毛疏松不整、淋巴结肿大，出现流产或死胎现象。猫感染后最典型的临床症状是肺炎，表现为精神沉郁，食欲不振，呼吸困难及发热。

3. 诊断方法 弓形虫病不存在特异性临床症状，很容易与其他疾病的症状混淆，因此必须通过血清学检测和病原学检测方法予以确诊。病原学诊断：通过脏器涂片检查虫体，动物接种等；血清学诊断：可采用色素试验、间接血凝试验、间接荧光抗体试验等方法。

4. 预防控制 在实验动物设施周边对野猫进行限制是弓形虫病防控的重点，严防猫粪污染水源和动物饲料；开放环境中饲养的实验动物应避免与猫直接接触。定期对实验动物种群进行健康监测，对疑似感染动物进行隔离检疫，确诊后应及时治疗或实施安乐死。

三、兔球虫病

兔球虫病是寄生于兔体内引起的一种以腹泻为主要症状的疾病，对家兔饲养危害较大的一种寄生虫疾病，感染率高和死亡率高是球虫感染未成年家兔的主要发病特点。

1. 病原和病理变化 兔球虫病是由孢子虫纲（Sporozoa）真球虫目（Eucoccidiorida）艾美尔科（Eimeriidae）艾美尔属（*Eimeria*）的一种或几种艾美尔球虫，寄生于兔体内引起的一种以腹泻为主要症状的疾病。主要以肠道传播的方式来传播病原，动物食入被虫卵污染的饲料而感染。3 月龄家兔最易感，且死亡率极高。感染途径多是通过饲料和饮水以及仔兔在哺乳时吃到乳房上粘污的球虫卵囊而感染。此外，饲养员、工具、野鼠、苍蝇也可机械搬运球虫卵囊而传播球虫病，一般在多雨季节流行。

肝球虫病在肝表面和实质内有许多白色或淡黄色结节，压片镜检可发现球虫裂殖子、裂殖体、配子体、卵囊等不同发育阶段的虫体。肠球虫病表现为肠壁血管充血，十二指肠扩张、肥厚，黏膜发生卡他性炎症，黏膜充血，有细小的、散在的出血点。肠黏膜呈灰色，有许多细小的灰白的球虫结节。肠黏膜有小的化脓性、坏死性病灶。

2. 临床症状 临床症状程度与食入卵囊数量、兔球虫种类及兔年龄有关。临床症状取决于兔感染肠球虫的致病性和数量。腹泻和出血是所有兔肠球虫感染的共同临床症状，肠球虫病主要在回肠部发生黏液性炎症，慢性者可见下痢样或水样稀便，粪便中带有洋葱样腐臭气味。肝球虫主要寄生在肝脏，产生脓性病灶，病灶内有卵囊。动物的全身症状是消瘦、畏食、腹泻、贫血。小鼠球虫病一般不显症状，重者可产生肾肿大和右肾表面有灰白色坏死灶。

3. 诊断 根据流行病学资料、临床症状及病理解剖结果可初步诊断。实验室诊断主要有形态学诊断方法及分子生物诊断方法。用饱和盐水漂浮法检出粪便中的卵囊可以确诊。

4. 对实验研究的影响 实验动物感染球虫病后，不仅会造成动物健康水平的下降，而且会对动物的各项肝功能指标造成影响，从而使得实验结果波动很大，甚至会对动物实验结果得出错误的结论。

5. 预防控制 应采取综合措施对兔艾美尔球虫病进行控制，严格控制动物饮水、饲料及饲养环境的洁净度。加强饲养管理，可以将幼兔和成年兔分开进行饲养，将易感动物和传染源分开。对新引入的兔及患病动物进行严格的隔离检疫和治疗，可以选用磺胺药治疗。

（高 虹 肖 杭 陈 芹）

参 考 文 献

[1] 高虹. 实验动物疾病. 北京：科学出版社，2018.
[2] 田克恭，贺争鸣，刘群，等. 实验动物疫病学. 北京：中国农业出版社，2015.

思 考 题

1. 实验动物常见疾病，哪些是人畜共患病（不少于 7 种）？
2. 实验动物感染哪种病毒可引起中枢神经系统症状？
3. 简述小鼠肝炎病毒对实验研究的影响。

第十二章　常用动物实验介绍

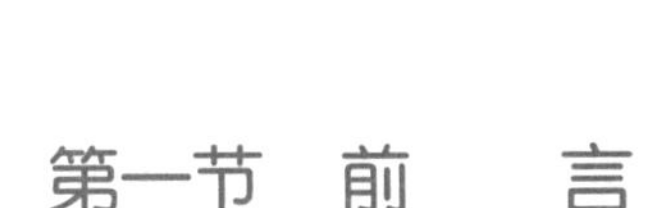

第一节　前　　言

现代医学研究中为了研究人类疾病的病因、发生机制、发展规律和防治措施，若以患病的人体作为实验对象则会受到较多限制。临床研究所积累的医学知识和经验虽然已经很多，但仍具有很大的局限性。用动物实验方法开展人类疾病动物模型研究，可以在较短时间内获得大量从人体上不易获得且有价值及临床可比性的疾病材料。

通过疾病动物模型研究，人们可以有意识地改变那些在自然条件下不容易或不可能控制的因素。借助于疾病动物模型的实验结果以了解人体疾病，有助于更全面地揭示疾病的性质和发展规律。因此，动物实验仍是生命科学领域常用的、有效而不可替代的实验方法和手段。

迄今为止，人们通过各种动物实验开发、研究和建立了大量疾病动物模型，并已将它们广泛应用于开展相关疾病的比较医学研究，用它们来帮助解决人类疾病的预防、诊断和防治等问题。特别是在疾病的病理生理学发病机制、药物研发的药理学及毒理学评价、疾病的免疫学机制及比较医学研究、神经行为学研究等领域，疾病动物模型扮演着非常重要的角色。

通常情况下，疾病动物模型是作为工具、活试剂及活仪器来加以应用的，这种应用的主要目的是测试、测验或检测。还有一部分动物模型工作带有学术探索性，它的目的是在与相关的人类疾病进行全面的比较研究过程中，探索某种疾病的病因、发病机制、表现特征和自然转归过程等，以利于人们寻求有效的诊断、预防和治疗方法，这类工作可称之为动物实验或实验研究。

以上两类疾病动物模型的应用研究方式，均需要复制大量的动物模型来提供动物实验平台。人们通过各种方式或手段对疾病动物模型进行复制或创新，将已经建立起来的、公认的动物模型在建立者之外的时空条件下将它重复再现；或根据所要研究的人类疾病特征复制出新的疾病动物模型，以便应用于实践。这是疾病动物模型作为现代医学的巨大宝贵资源长期以来发挥的重要作用，也是其吸引越来越多研究者投身于这项研究工作的主要原因。如临床所用的各种治疗药物、包括疫苗在内的许多生物制品等，在获准正式投入使用前，均需要在实验动物上进行安全性评价试验，以保证人类的安全。同时，临床上某些疾病如中毒、外伤、放射病及肿瘤等，由于道德和伦理方面的原因，不能在人身上直接进行试验，可选择这些疾病的动物模型来开展实验研究。

由动物模型来承担实验风险而为人类疾病的诊断和治疗服务，以提高人类健康水平，是现代医学科技进步的需要。广泛应用人类“替难者”的动物模型，可以使人们避免神农尝百草时代的风险，这是现代社会文明的一大进步。

本章根据人类疾病动物模型的发展历史和应用领域，结合动物实验的特点，从实用性角度出发，重点介绍生理机能学、免疫学、药理毒理学和神经行为学动物实验的一些基本概念，以及这些动物实验的常用实验方法。

（陈学进）

第二节　生理机能学动物实验

一、蛙的迷走交感神经干刺激

蛙的心脏受交感神经和副交感神经的双重支配。心交感神经兴奋时，其末梢释放的去甲肾上腺素作用于心肌细胞膜上的β受体，从而使心率加快，心肌收缩力加强。支配心脏的副交感神经为迷走神经，迷走神经兴奋时，其末梢释放的乙酰胆碱，作用于心肌细胞膜上的M受体，从而使心率减慢，心肌收缩力减弱。迷走神经和心交感神经混合成束称为迷走交感神经干。

实验方法：

1. 取蛙一只，破坏脑和脊髓，背位固定在蛙板或蜡盘上。

2. 在蛙左侧下颌角与前肢之间剪开皮肤，分离深部的结缔组织后，可以看到一条长形的肩胛提肌，切断此肌即能看到血管神经束，其中含有颈动脉，颈静脉和迷走交感神经干，该神经干中包含出入延髓的迷走神经和从交感神经节发出的交感神经。分开血管神经束，用玻璃解剖针提起迷走交感神经干，穿线备用。

3. 自剑突剪开胸骨柄暴露心脏，剪开心包膜，用蛙心夹夹住心尖，连接张力换能器，保护电极仔细地安放在迷走交感神经干上。

4. 调节适当的刺激强度，对蛙的迷走交感神经干进行刺激试验，观察并记录心搏活动和心率的变化。

（1）直接单刺激迷走交感神经干。

（2）低频率低强度电刺激迷走交感神经干。

（3）高频度高强度电刺激迷走交感神经干。

（4）用蘸有阿托品溶液的棉球包裹住静脉窦和心房部位。2～3 min后，再用原刺激强度分别刺激两侧的神经干。

二、蛙心灌流实验

动物的离体心脏，用理化特性类似于其血浆的代体液灌流时，在一定的时间内，仍然保持有节律的舒张活动。改变灌流液的理化特性，这种节律的舒缩活动也随之发生改变，说明心脏正常节律性活动依赖于内环境理化因素的相对稳定。

实验方法：

1. 取一只蟾蜍，用探针破坏其脑脊髓后仰卧固定于蛙板上，剪开胸前区皮肤，剪去胸骨，暴露心脏。用眼科镊提起心包膜，再用眼科剪在心脏收缩时将其剪破，使心脏完全暴露出来。

2. 识别心脏的各个部分，包括心房、心室、静脉窦等，并观察心跳。

3. 插蛙心插管，制备离体蛙心。在左主动脉下穿一线结扎，靠近动脉窦，接着在左右主动脉下方穿一线，并打一松结留作固定插管用。

4. 用手提起结扎线，用眼科剪在左侧主动脉距分叉3mm处向心脏剪一斜口，右手将盛有少量任氏液的蛙心插管由此口插入，先进入动脉圆锥，然后在心室收缩时，向前略向左推动蛙心插管，使之经主动脉瓣插入心室腔内（注意：为了使蛙心插管顺利插入心室，应使心室与动脉圆锥成一条直线）。进入心室的标志是随着心室搏动，均有血液喷入插管，插管的液面随着心搏而升降。结扎插管并将结扎线固定于插管侧面的小钩上，以防止标本滑脱。在蛙心插管插入心室后，用吸管及时吸出管内的血液，更换新鲜任氏液。提起插管，剪断主动脉左、右侧分支，轻轻提起插管和心脏，在静脉窦下方绕一线，将左右肺静脉及前后腔静脉一起结扎（切勿损伤静脉窦），在结扎线下方剪去所有牵连的组织，将心脏摘出。用任氏液反复冲洗（10～25滴/min的速度缓慢点滴），至插管内任氏液完全澄清无色为止。蛙心制备成功，可供实验。

5. 连接多道生理记录仪

（1）用夹子将蛙心插管固定于铁架台上，肌张力换能器固定于蛙心下方，通过蛙心夹与线将离体蛙心与张力换能器相连（蛙心夹于心室舒张时夹住心尖）。

（2）开启多道生理记录仪观察曲线。

6. 观察内容

（1）描记正常心搏曲线：

曲线疏密——代表心跳的频率；

曲线的规律性——代表心跳节律性；

曲线的幅度——代表心室收缩的强弱；

曲线的顶点水平——代表心室收缩的程度；

曲线的基线——代表心室舒张的程度。

（2）将蛙心插管内的任氏液全部更换为0.65% NaCl溶液，观察曲线变化。

（3）将0.65% NaCl溶液全部吸出，用新鲜任氏液换洗，待曲线恢复正常后加入2% $CaCl_2$溶液1～2滴，混匀，观察曲线变化。

（4）加入1% KCl溶液1～2滴，混匀，观察曲线变化。

（5）加入1∶10 000肾上腺素溶液1～2滴，混匀，观察曲线变化，待效应明显后，将灌流液全部吸出，换入新鲜任氏液，使心跳恢复正常。

（6）加入1∶100 000 ACh溶液1～2滴，混匀，观察曲线变化，待效应明显后，将灌流液全部吸出，换入新鲜任氏液（如果加入ACh后心跳已停止舒张状态，换液后，可用滴管插至插管底部，将灌流液剂入心室，反复数次，将心室内ACh完全清洗出）。

三、兔尿生成的影响因素实验

尿生成过程包括肾小球的滤过作用及肾小管与集合管的重吸收和分泌作用。肾小球滤过作用的动力是有效滤过压，而有效滤过压的高低主要取决于以下三个因素：肾小球毛细血管血压、血浆胶体渗透压和囊内压。正常情况下，囊内压不会有明显变化。首先，当动脉血压在一定范围内波动时，由于肾血流的自身调节作用，肾小球毛细血管血压均能维持在相对稳定水平，但当动脉血压过高或过低时，肾小球毛细血管血压就会随血压变化而变化，导致肾小球滤过率增加或减少；其次，血浆胶体渗透压降低，会使有效滤过压增高，肾小球滤过率增加。此外，肾小管溶液中溶质浓度和抗利尿激素会影响尿量：当肾小管溶质浓度增高，使肾小管对水的重吸收减少，尿量增加；抗利尿激素可促进肾小管与集合管对水的重吸收，从而尿量减少。

实验方法：

1. 麻醉固定　家兔称重后，3%戊巴比妥钠按30mg/kg体重，耳缘静脉注射麻醉。待兔麻醉后，将其仰卧，固定于手术台上。颈部和下腹部剪毛。

2. 分离颈部的神经、血管，颈总动脉插管　沿皮肤剪去颈前部毛发，颈前正中切开皮肤6～8cm，用止血钳钝性分离软组织及颈部肌肉，暴露气管及与气管平行的左、右血管神经鞘，细心分离两侧鞘膜内的颈总动脉和迷走神经，在神经下穿线备用。把充满肝素生理盐水的动脉插管插入左侧颈总动脉内，结扎固定，留待记录血压的变化。

3. 分离输尿管和输尿管插管　从耻骨联合向上沿中线作长约4cm的切口，沿腹白线打开腹腔，在膀胱底部找出两侧输尿管，分别把已充满生理盐水的输尿管插管插入双侧输尿管，结扎固定。手术完毕后，用生理盐水纱布覆盖腹部创口。

4. 实验装置连接与使用　将血压换能器连至计算机实验系统，描记血压。将计滴器与系统连接，把插入输尿管内的细塑料管所引流出的尿液滴在记滴器上，描记尿滴数。刺激电极与系统的刺激输出相接。

5. 实验观察项目

（1）连续5个1min记录正常情况下尿流量，取尿量最多时的数据并记录血压。

（2）按6～9ml/kg体重剂量耳缘静脉快速注射37℃的生理盐水，连续记录5个1min的尿量，取尿量最多时的数据并记录血压。

（3）待尿量稳定后，电刺激迷走神经外周端，使血压明显下降15～20s，连续记录5个1min的尿量，取尿量最少时的数据并记录血压。

（4）待尿量稳定后，耳缘静脉注射20%葡萄糖5ml，连续记录5个1min的尿量，取尿量最多的一次并记录血压。

（5）待尿量稳定后，静脉注射0.1g/L去甲肾上腺素0.3ml，连续记录5个1min的尿量，取尿量最少时的数据并记录血压。

（6）待尿量稳定后，按0.5ml/kg体重剂量静脉注射1%呋塞米，连续记录5个1min尿量，取尿量最多时的数据并记录血压。

（7）待尿量稳定后，静脉注射2U垂体后叶素，连续记录5个1min尿量，取尿量最少时的数据并记录血压。

四、兔动脉血压调节实验

动脉血压是心血管功能活动的综合指标。心脏受交感神经和副交感神经支配。心血管活动除受神经调节外，还受体液因素的调节，其中最重要的为肾上腺素和去甲肾上腺素。它们对心血管的作用既有共性，又有特殊性。肾上腺素对α与β受体均有激活作用，使心跳加快，收缩力加强，传导加快，心排出量增加。去甲肾上腺素主要激活受体α，对β受体作用很小，因而使外周阻力增加，动脉血压增加，其对心脏的作用远较肾上腺素为弱。

实验方法：

1. 动物的麻醉与固定　用3%戊巴比妥钠以30mg/kg体重的剂量由耳缘静脉缓慢注入。动物麻醉后，背位固定于手术台上。

2. 气管插管　剪去颈部的被毛，沿颈正中线作5～7cm的皮肤切口。分离皮下组织及肌肉，暴露、分离气管。在气管下方穿一丝线，于甲状软骨下方2～3cm处作“⊥”形切口，插入气管，以丝线结扎固定。

3. 分离颈部神经和血管 在气管两侧辨别并分离颈总动脉、迷走神经、交感神经和降压神经。三条神经中，迷走神经最粗，交感神经次之，降压神经最细，常与交感神经紧贴在一起。分别在各神经下方穿以不同颜色的丝线备用。分离时特别注意不要过度牵拉，并随时用生理盐水湿润。颈总动脉下方穿两条线备用。

4. 插动脉插管 静脉注射肝素（1 000U/kg体重）以抗血凝。在左侧颈总动脉的近心端夹一动脉夹，并在动脉夹远心端距动脉夹约3cm处结扎。用小剪刀在结扎线的近侧剪一小口，向心脏方向插入动脉插管，由备用的线结扎固定。

5. 记录血压 小心松开动脉夹，即可见血液冲进动脉插管。拨通记录仪“测量”开关，记录血压曲线。

6. 实验观察项目

（1）观察正常血压曲线：辨认血压液的一级波和二级波，有时可见三级波。

（2）夹闭颈总动脉：用动脉夹夹闭右侧颈总动脉15s，观察血压的变化。

（3）电刺激降压神经：以中等强度电流刺激降压神经15～20s，观察血压的变化。在神经中部结扎剪断，分别刺激其中枢端与外周端，观察电压的变化。

（4）电刺激迷走神经：结扎并剪断右侧迷走神经．电刺激其外周端，观察血压的变化。

（5）静脉注射去甲肾上腺素：由耳缘静脉注入1∶10 000去甲肾上腺素0.3ml，观察血压的变化。

（顾为望）

第三节 免疫学动物实验

一、近交系小鼠皮肤移植实验

移植健康的组织器官以取代因严重不可逆性病变而丧失功能的器官，是临床上治疗人类疾病的一项重要手段。皮肤移植实验是一种鉴定机体组织相容性（histocompatibility）基因简单而可靠的方法。组织相容性表示一个动物种系各个成员的抗原个体性（antigenic individuality），它决定于有核细胞表面的组织相容性抗原（移植抗原）的个体性。

各种主要组织相容性抗原都是由专门的基因决定的。在小鼠，这一抗原系统称为H-2抗原系统。移植的异体组织之所以被排斥，是因为受者的免疫系统对供者的组织发生了免疫反应的结果。引起这种免疫反应的抗原称为移植抗原（transplantation antigen）或组织相容性抗原（histocompatibc-tity antigen）。皮肤移植实验在近交系小鼠遗传检测中经常使用且效果良好，皮肤移植实验中常用尾-背植皮和尾-尾植皮两种实验方法。

（一）尾-背植皮实验

实验方法：

1. 小鼠麻醉后，将受体小鼠固定在固定板上，背部剪毛。

2. 供体小鼠先用碘酒将尾部消毒，再用75%乙醇消毒，用二股线把小鼠尾根部扎紧。左手拿住已消毒过的鼠尾，右手持剪刀在鼠尾根部扎线的下部剪下，用眼科剪刀，沿尾静脉剖开一条缝，用止血钳夹住尾骨，左手用力将尾部皮剥下。

3. 把尾皮剪成约5mm × 5mm大小的皮片，再将此皮片放入到盛有无菌生理盐水的培养皿中，用手术刀把皮片上的皮下结缔组织刮掉。

4. 然后分别用碘酒、75%乙醇消毒受体小鼠已剪掉毛的部位，用眼科剪在其背部位置剪开一个约3mm × 3mm的方形洞，再用眼科镊将已经准备好的供皮嵌在此方洞内铺平，用无菌棉球吸去渗出的血液，使植皮紧贴受体的机体，与宿主的边缘密切吻合，在四个角上进行缝合。

5. 缝合后在创口处覆盖纱布，分别在小鼠的胸部与腹部用胶布包扎两道，胸部的包扎要紧于腹部。

（二）尾-尾植皮实验

实验方法如下：

1. 小鼠麻醉后，用75%的乙醇棉球，消毒动物的尾部以及手术者的双手。随后用左手示指与中指夹住鼠尾的根部，拇指与无名指夹紧鼠尾的尖部。

2. 右手用手术刀在尾皮上割一块长约0.75cm长的尾皮，刀口深度应露出白色的腱，但又不割伤血管。这样即提供一块供体植皮，又得到一处受体植床。

3. 取下皮片后，将皮片手术刀从右手方向转到左手方向，这样皮片也就旋转了 180°，使皮片上的毛与尾部的毛长向相反。

4. 然后用眼科镊将植皮镶嵌到异体（或自体）的尾部植床上，用滤纸轻轻地来回按几下皮片，使其尽可能紧贴在上面。

二、迟发型变态反应实验

某些环境毒物通过一定途径作用于机体，可刺激机体产生特异免疫性，当再次接触同样物质时，可出现敏感性增高的现象，称为致敏。具有致敏作用的物质称为致敏原（变应原）。在人类生活环境中有不少致敏原。致敏试验是为鉴定受试物是否具有致敏作用及其作用强度的试验，一般可采用动物实验法。化学物质致敏作用的本质是一种病理性免疫反应（变态反应）。致敏试验也可按下列基本顺序进行：首先对实验动物注射（或皮肤涂擦及其他途径）致敏量的抗原（受试物）一次或多次，经过一定时间的潜伏期，一般较短，有时需 3～4 周或更长，然后做激发试验，即再次注射（或皮肤涂擦）一定量的抗原（受试物），观察是否产生变态反应所特有的病理现象。

（一）绵羊红细胞诱导的小鼠迟发型变态反应试验

绵羊红细胞（sheep red blood cell，SRBC）可刺激机体 T 淋巴细胞增殖成致敏淋巴细胞，4 天后，当再以 SRBC 攻击时，即可见攻击部位出现迟发型变态反应。

实验方法：

1. 选取体重大约为 20g 的小鼠，用 2%（v/v）SRBC 腹腔或静脉注射免疫致敏。每只小鼠注射 0.2ml SRBC（约 1×10^8 个 SRBC）。

2. 注射后第 4 天，用游标卡尺测量左后足跖部厚度，然后在测量部位皮下注射 20%（v/v）SRBC，每只鼠 200ml，注射后 24h 测量左后足跖部厚度，同一部位测量 3 次，取平均值。以攻击前后足跖厚度的差值来表示迟发型变态反应的程度。

（二）二硝基氟苯诱导的豚鼠迟发型变态反应试验

二硝基氟苯（dinitrofluorobenzene，DNFB）是一种半抗原，将其稀释液涂抹豚鼠腹壁皮肤后，与皮肤蛋白结合成完全抗原，由此刺激 T 淋巴细胞增殖成致敏淋巴细胞。4～7 天后再将其涂抹于耳部，使局部产生迟发型变态反应。一般在抗原攻击后 24～48h 达高峰，故于此时测定其肿胀程度。

1. 预先配好的 5ml 丙酮麻油溶液（丙酮 : 麻油 = 1 : 1），置清洁干燥小瓶中。

2. 称取 DNFB 50mg，倒入小瓶，盖好瓶塞并用胶布密封，DNFB 溶液应新鲜配制。

3. 混匀后，用 250ml 注射器通过瓶盖取用。

4. 体重 200g 左右的白色豚鼠腹部用硫化钡脱毛，范围约 3cm × 3cm。

5. 用 DNFB 溶液 50ml 均匀涂抹致敏。

6. 5 天后，用 DNFB 溶液 10ml 均匀涂抹于豚鼠右耳（两面）进行攻击。

7. 攻击 24h 后处死豚鼠，用打孔器取下直径 8mm 的耳片，称重。以攻击前后左右耳重量的差值来表示迟发型变态反应的程度。

三、免疫诱导的肾小球肾炎实验

在动物身上建立肾小球肾炎的方法很多，最常用的是通过免疫手段，主要采用的实验动物有大鼠、兔及犬。

1. 用生理盐水配制 1 : 10 及 1 : 5 鸡蛋白即为抗原。

2. 选取体重 2kg 左右的新西兰白兔，第一次用 1 : 10 鸡蛋白 1ml 加 FA 1ml 制成的乳剂注射于肌肉内，以后每周腹腔注射 1 次 1 : 10 鸡蛋白 2ml，不加佐剂，共注射 8 次。

3. 最后一次注射后 5 天，心脏穿刺抽血，3 000r/min，离心 30 分钟，得血清作沉淀反应。如抗体滴度高就可采血，将血清在 56℃灭活 30 分钟后备用。

4. 于上述血清中加入 4 倍量 1 : 5～1 : 10 鸡蛋白，以保证抗原处于稍过剩状态，将溶液混匀即得到抗原抗体复合物。

5. 实验前 4 小时，给实验兔静脉注射 1% 台盼蓝 10ml，以封闭网状内皮系统。

6. 实验时由静脉注射上述抗原抗体复合物 10ml，注射速度要慢。注射后 2 小时，肾脏即开始出现病变，其程度随着时间的延长而逐渐明显。可在不同时间段收集兔的尿液及血液等进行各种检查。

7. 实验结束后将动物处死，取肾脏做病理组织学检查。

四、免疫介导的自身免疫性甲状腺炎实验

自身免疫性甲状腺炎（autoimmune thyroiditis，AIT）的发病率仅次于甲亢，约占甲状腺疾病的20%左右。制作AIT动物模型的方法主要有T细胞减除法、免疫介导法和高碘诱导法等。通过放射线照射处理抑制性T细胞（suppressor T cell）诱发产生的AIT，不需要外源性给以自身抗原和免疫佐剂是其优势。抑制性T细胞，能抑制辅助性T细胞（helper T cell，TH）活性，从而间接抑制B细胞的分化和T_C杀伤功能，对体液免疫和细胞免疫起负向调节作用的T细胞亚群。但是，利用甲状腺自身抗原成分如甲状腺球蛋白、甲状腺过氧化物酶、促甲状腺激素受体等，单独或加用佐剂如脂多糖（lipopolysaccharide，LPS）、完全弗氏佐剂（complete Freund's adjuvant，CFA）等免疫动物依然是公认的经典方法。

1. 取雌性CF-1小鼠的甲状腺提取物在完全弗氏佐剂中乳化。

2. 分2次皮下注射给7～8周龄H-2型雌性小鼠，间隔7d。

3. 第一次注射后4周，抗甲状腺抗体滴度最高，组织病理学改变明显，甲状腺间质内有广泛的淋巴细胞和浆细胞浸润，往往形成具有生发中心的淋巴滤泡，继而滤泡萎缩，胶质减少，上皮细胞肿胀，体积增大，泡浆嗜酸性，称Askenzay细胞，后期出现结缔组织增生和纤维化改变。

五、免疫介导的自身免疫性干燥综合征实验

干燥综合征（Sjögren syndrome，SS）是一种类似于移植物抗宿主反应的自身免疫性疾病，导管上皮及淋巴样细胞的组织相容性抗原的改变，使机体不能自我识别，支配细胞和细胞协同作用的基因失常，导致一系列自身免疫性疾病的病变过程。

1. 超净工作台上常规手术方法取出BALB/c小鼠颌下腺，除去包膜和结缔组织，用含0.5g/L叠氮钠（NaN_3）的生理盐水清洗颌下腺。

2. 用显微剪剪碎后放入生理盐水中，高速粉碎机保持4℃，破碎1h，将颌下腺打成匀浆，3 000转离心机离心，取上清液，测定蛋白抗原的含量。

3. 用0.1M PBS将抗原浓度稀释成100μg/ml，将颌下腺抗原与等体积的CFA混匀，形成油包水溶剂后浓度为200μg/ml。

4. 取体重20g、8周龄的BALB/c小鼠，在小鼠的足垫和背部皮下，分别多点注射预先制备颌下腺组织和细胞混合成分抗原（颌下腺蛋白）0.5ml。

5. 经小鼠背部注射百日咳疫苗0.05ml（百日咳死菌体浓度为1.1×10^{11}个/ml）。

6. 于实验预定时间麻醉处死动物，摘除颌下腺组织固定后切片，HE染色，光镜下观察。

7. 结果发现，实验小鼠颌下腺2周后即可出现轻度淋巴细胞浸润，散在分布于包膜和小叶间，血管和颌下腺导管反应性扩张、充血，4周时小鼠腺体组织大部分均出现中度弥漫性淋巴细胞浸润，6周时小鼠颌下腺组织内可见重度淋巴细胞浸润，以灶性浸润多见，腺导管排列紊乱，腺泡扩张充盈，大量腺泡破坏，部分腺泡萎缩，数量减少。随淋巴细胞浸润加重，6周时实验小鼠饮水量增加，口干症状明显。而第2周、第4周时实验小鼠饮水量与正常对照小鼠无显著性差异，说明早期的淋巴细胞浸润与饮水量之间无直接相关作用。用本方法复制的干燥综合征，动物的病理特征与人类相关疾病相似。

（陈学进）

第四节 药物毒理学动物实验

一、非临床毒理学实验

药品非临床毒理学研究包括全身毒性和局部毒性研究两个方面。主要是为新药临床用药的安全性提供试验依据，并为临床毒副反应监测提供重要信息。其研究目的和意义在于，通过动物实验以确立出现毒性反应的症状、程度、剂量、时间，寻找毒性靶器官以及判断毒性的可逆性，同时确定毒性作用的安全剂量及安全范围，并阐明药物的毒性作用机制。再根据这些资料预测人类

临床用药时的可能毒性，并制定药物中毒的防治和解救措施，同时推算临床研究的安全参考剂量和安全范围，为申报新药提供毒理学资料，并为临床安全用药提供科学依据。

二、非临床毒理学试验的基本原则

虽然非临床毒理学各个试验有不同的要求，但以下几点是毒理学试验应该了解和遵循的基本原则。

（一）药物非临床研究质量管理规范

药物非临床研究质量管理规范（good laboratory practice，GLP）的实施为药物进行非临床毒理学研究提供了良好的质量管理规范。它是非临床实验室研究计划的制定、实施、监督、记录及报告等各项工作的流程和条件的要求和指导，可保证试验数据的准确、可靠。GLP 建设的基本内容包括组织机构建设、人员培训、实验设施、仪器设备和实验材料的标准、标准操作规程的制定与实施、研究工作的实施、资料档案以及贯穿其中的质量保证体系等。实验动物的质量及其规范化管理与药品非临床毒理学试验结果的科学性和可靠性息息相关，因此实验动物规范化是 GLP 的一个重要组成部分。

（二）药物的化学特性和来源

在进行动物试验之前应全面了解受试物的特点，包括受试物的含量、杂质成分和保存条件；受试物的化学结构和理化性质；特别应全面了解其挥发性、溶解性、pH、稳定性等。受试物在贮存期内的稳定性和在饲料中的稳定性必须进行研究并报告。对同一受试物进行多种毒理学试验时，应该使用同一来源同一批号受试物。

（三）实验动物及实验条件

非临床毒理学实验以实验动物作为研究对象，要想获得可靠的研究结果，其先决条件是正确选择符合国家有关规定的实验动物，明确实验动物的来源、品系、遗传背景，且必须具有实验动物质量合格证。动物的饲养应在取得动物实验设施合格证的动物室内进行。动物的种属、性别、周龄、来源、饲养条件、随机分组情况和实施计划等都应详细记录在案，如有改变，都应说明理由。根据不同的试验选择合适的、敏感的、有文献背景的动物，必要时可使用转基因动物。一般情况下，对动物体重的要求是平均体重波动不超过 20%；动物数量原则上应根据实验周期长短和生物统计学的要求而定；动物性别原则上根据药物的药效学特点而定，一般情况下均采用雌雄各半。

（四）动物实验方法

选择正确的实验方法，对动物的给药方法、观察方法和统计方法等都应详细描述。实验方法主要参照国际人用药品注册技术协调会（International Council for Harmonisation of Technical Requirements for Pharmaceuticals for Human Use，ICH）和国家药品监督管理局（National Medical Products Administration，NMPA）制定的相关指导原则。

三、非临床毒理学评价的内容

非临床毒理学研究，通常分为：①一般毒理学试验（包括急性毒性试验、重复给药毒性试验、毒代动力学试验和生物技术产品的安全性评价试验）；②特殊毒性试验（包括遗传毒性试验、生殖毒性试验和致癌性试验等）；③其他毒性试验（包括局部毒性试验、安全药理学试验、药物依赖性试验和免疫毒性试验等）。本文着重介绍一般毒理学试验中的急性毒性试验和重复给药毒性试验的动物实验方案。

四、急性毒性试验

急性毒性试验（acute toxicity test）指实验动物一次或在 24 小时内多次接触受试物后，短时间内产生的毒性反应。经口或经注射途径染毒“一次”是指瞬间对实验动物实施染毒。经皮肤或经呼吸道“一次”是指在特定时间内持续接触受试物的过程。“24 小时内多次”指受试物毒性很低，一次染毒难以达到其规定限量，需 24 小时内多次染毒。通常 24 小时内染毒不超过 3 次，且应有一定的时间间隔，如经口灌胃每次间隔至少 4 小时。

在新药的开发过程中，通常需要进行动物急性毒性试验，急性毒性试验处于药物毒理学研究早期阶段，它是认识和研究药物对机体毒效应的第一步。通过测定 LD_{50} 或 LC_{50}，对初步了解受试物的毒性作用、剂量 - 反应关系和其毒性靶器官具有重要意义。所获得的毒性基本资料对重复性毒性试验的剂量设计和某些药物Ⅰ期临床试验起始剂量的选择具有重要参考价值，并且能提供一些与人类药物过量急性中毒相关的资料。

（一）受试物及其配制

急性毒性试验的受试物应采用制备工艺稳定、符合临床试验用质量标准规定的样品，并注明受试物的名称、来源、批号、含量、保存条件、配制方法等，并附有研制单位的自检报告。所有辅料、溶媒等也应注明批号、规格和生产厂家，并符合实验要求。

受试物一般配制成水溶液、油溶液、悬浮液或乳化液。所用的溶剂和助溶剂应该是基本无毒的，与受试物不起反应。尽可能选用蒸馏水、生理盐水、食用油（如玉米油）、0.5% 羧甲基纤维素钠、明胶和淀粉。受试物一般应在临用前现配制，以保证其稳定性与均一性。

（二）实验动物的选择和要求

急性毒性试验的实验动物选择，主要原则是选择对受试物的代谢和毒性反应与人的反应尽可能一致，并且易于饲养管理，试验操作方便，容易得到，价格较低廉的动物品系。采用至少两种哺乳动物，一般应选用一种啮齿类动物和一种非啮齿类动物。啮齿类动物首选大鼠或小鼠，非啮齿类动物一般选用犬或猴。

实验动物一般选择雌雄各半，雌性动物应为未曾交配或受孕的动物。如果有特殊要求或急性毒性可能存在性别敏感性差异，雌雄动物可分别进行试验。一般情况下选用健康成年实验动物，如受试物拟用于儿童或可能用于儿童，必要时采用幼年动物进行试验。啮齿类动物的体重和年龄有关，通常按体重来购买动物，常见的初成年实验动物的体重范围为：大鼠 180～240g，小鼠 18～25g、家兔 2～2.5kg、豚鼠 200～250g、狗 10～15kg。实验动物初始体重不应超过或低于平均体重的 20%。

急性毒性试验所用动物数，不同的试验方法要求不一样。一般按照要求进行。不同的 LD_{50} 计算方法对动物组数的要求也有所不同，一般需 3～7 个剂量组。小鼠、大鼠等小动物每组动物数 10 只，犬等大动物至少 6 只。在动物分组时应按照随机化原则把每只动物随机地分配到不同剂量组，从而提高每组动物间的均衡性，同时也要尽量减少非处理因素对试验结果的影响，此外一般按动物体重进行随机分组。

实验动物选定后，应先对动物进行检疫。小动物的检疫期为 5～7d，大动物则延长至 2～3 周。其目的一是让外来实验动物适应本实验室的条件，减少环境和生理条件变化对试验结果的影响；二是筛检剔除异常的实验动物。凡经口染毒时，要求动物试验前禁食，以减少胃内残留的食物对受试物吸收的干扰。大鼠应隔夜禁食，小鼠应禁食 4h，大动物可在染毒前不喂食，染毒后继续禁食 3～4h，但要保障饮水的供应。

（三）染毒途径和剂量的选择

染毒途径通常应至少包括临床拟用途径和一种能使受试物较完全进入循环的途径。常选用经口、呼吸道、皮肤和注射四个途径。经口（胃肠道）给药方式包括灌胃、喂食、饮水和吞咽胶囊。一般来说新的化合物均先进行经口染毒途径的急性毒性试验，求出 LD_{50} 值。经口灌胃染毒是急性毒性试验最常用的染毒途径。常用的呼吸道染毒方法包括吸入法和气管灌注法。经皮染毒前要除去实验动物被毛，但不能损伤其皮肤。如受试物是注射用药物，其染毒方式可选择不同的注射途径，如静脉、腹腔、肌内和皮下等注射方式。无论哪种染毒方式都应考虑到人在实际情况下的接触途径与方式，且注意不同染毒方式的最大染毒容积。一次染毒如不能达到相应的剂量，可在 24h 内进行多次染毒。

剂量的选择可根据与受试物化学结构相似的已知药物，特别是化学结构和作用都相似的药物，应用其剂量作为该受试物的预期毒性剂量或以少量实验动物预试验找出 0～100% 的致死剂量范围。然后在这个剂量范围内，以合适的间距设几个剂量组。其中，急性致死性毒性试验可以不设阴性对照组。

（四）常用方法

1. 半数致死量法 最经典的急性毒性试验方法，受试物剂量与动物死亡率之间呈正态分布，50% 死亡率处的剂量在技术上误差最小，所以常以 LD_{50} 值作为反映受试物致死剂量的指标。标准方法设计 4 个剂量，每个剂量 10 只动物，剂量分组设计应能使动物死亡分布在 0～100%，根据不同剂量组的动物死亡数，经统计学分析可获得受试物 LD_{50} 及其 95% 置信区间。

为了遵循 3R 原则，减少动物的使用，实现动物保护，近年新药安全评价急性毒性试验已逐步采用以观察动物毒性反应的固定剂量法和上-下移动法。

2. 固定剂量法　不以死亡作为观察终点，而是以明显的毒性体征作为终点进行评价，实验动物首选大鼠。试验选择根据相关毒理学资料从5mg/kg、50mg/kg、500mg/kg和2 000mg/kg四个中选择一个作为起始剂量逐一进行试验。特殊情况下可增加5 000mg/kg剂量组。

3. 上-下移动法　最大特点是在减少实验动物同时，不但可以进行毒性表现的观察，还可以估算LD_{50}值及其95%可信区间。该法利用序贯设计原理，先以一个剂量进行试验，如动物死亡，则以下一个较小剂量试验。若仍死亡则以更小剂量试验；如动物存活，则以较大剂量试验，以此类推，最终求出LD_{50}值。一般12～14只动物即可完成试验。缺点是此法只适用于可使实验动物在短时间内出现中毒反应及死亡的受试物，对仅致迟发性死亡的受试物均不适用。

4. 最大给药量法　适用于某些低毒的受试物的急性毒性试验。一般使用10～20只动物，连续观察14d。在合理最大给药浓度及给药容量前提下，以允许的最大剂量单次给药或24h内多次给药（剂量一般不超过5g/kg体重），观察动物出现的反应。

5. 近似致死剂量法　主要用于非啮齿类动物试验。根据小动物毒性试验结果和受试物的相关资料，估计可能引起毒性和死亡的剂量范围。按50%递增法，设计出含有数个剂量的剂量序列表。由序列表中找出可能的致死剂量范围，在此范围内，每间隔一个剂量给一只动物染毒，测出最低致死剂量和最高致死剂量。利用二者之间剂量给一只动物染毒，如果该剂量下动物未发生死亡，则该剂量与最低剂量之间范围为近似致死剂量范围；如果该剂量下动物死亡，则该剂量与最高剂量之间范围为近似致死剂量范围。动物一般用6只健康的Beagle犬或猴。犬龄为4～6月龄，猴龄为2～3岁，选用其他动物需要说明理由。

（五）毒性作用观察

急性毒性试验的观察和记录内容主要包括：中毒症状及发生过程、死亡情况和时间分布、体重和病理形态学变化四个方面。急性毒性观察期一般为14d。给药当天，尤其是给药后4h内应严密观察并记录动物出现的中毒症状、发生时间和毒性体征发展的过程，特别是要注意有无震颤、惊厥、腹泻、嗜睡、昏迷等现象。以后每天定时观察并详细记录，需要连续观察14d，也可依据毒性反应、症状发生速度等情况适当延长观察期。

实验动物体重降低或增长缓慢的原因较多，如受试物影响消化道功能而厌食或拒食、受试物影响食物的吸收和利用、受试物引起水的摄取或肾功能急性损伤都可能在动物体重上做出反应。一般实验动物体重变化可反映动物中毒后综合性的整体变化。因此，应在观察期内对存活动物定期称量，一般每周1次。

所有的实验动物均应进行大体解剖，包括试验过程中因濒死而处死的动物、死亡动物和试验结束时仍存活的动物。记录每只动物的大体病理改变，如器官大小、外观、有无出血、充血、水肿等，必要时进行组织病理学检查。在急性毒性试验中，根据需要可增加其他观察项目，如体温、心电图和血液生化等指标。

（六）急性毒性分级与评价

急性毒性试验主要目的之一是对受试物的急性毒性分级，从而比较其急性毒性的大小，并评价化学物的急性毒性强弱。表12-4-1为急性经口毒性分级标准（WHO）。

表12-4-1　急性经口毒性分级标准（WHO）

单位：mg/kg

级别	经口LD_{50}
剧毒	≤5
高毒	5～50
中毒	50～500
低毒	500～5 000
微毒	>5 000

五、重复给药毒性试验

重复给药毒性试验（repeated dose toxicity test）又称为长期毒性试验，是描述实验动物重复接受受试物后的毒性特征，它是非临床安全性评价的重要内容。根据对受试物重复接触时间的长短，可分为短期重复剂量毒性、亚慢性毒性和慢性毒性试验。

短期重复剂量毒性是指实验动物连续接触受试物14～30d所产生的中毒效应，可以了解受试物是否有蓄积毒性或可能造成的潜在危险。亚慢性毒性是指实验动物连续较长时间（相当于生命周期的1/10）接触受试物产生的中毒效应，明确受试物引起的毒效应强度、毒作用特点、毒作用靶器官及可逆性，并初步获得亚慢性暴露的未观察到有害作用剂量（no observed adverse effect level，NOAEL）或观察到作用的最低剂量（lowest observed effect level，LOAEL），并为慢性毒性试验的剂量设计提供重要依据。短期重复剂量毒性试验和亚慢性毒性试验已纳入许多药物的常规毒性评价程序，是最重要的一般毒性评价试验之一。

慢性毒性指实验动物长期接触受试物所引起的中毒效应，确定靶器官并获得慢性暴露的NOAEL或LOAEL。

重复给药毒性试验的目的是预测受试物可能引起的临床不良反应，寻找潜在的靶器官和停药后组织和功能的损害是否可逆的证据，为临床安全用药的剂量提供参考依据，为临床毒副作用反应的监测提供依据。

（一）受试物及配制

对受试物的要求与急性毒性试验一致。如果要将受试物混入饲料或饮水中给予，应测定受试物在饲料或饮水中的含量、稳定性和均一性，以保证受试物配制的稳定性和均一性。浓度应为理论浓度±15%。受试物加入饲料或饮水时应不影响饲料的营养质量和水的平衡，一般混入饲料中的量不超过饲料量的5%。

（二）实验动物的选择和饲养要求

一般重复给药毒性试验通常选用两种实验动物，一种是啮齿类，首选大鼠；另一种是非啮齿类，首选比格犬（Beagle dog），必要时可用猴等。一般选择刚断乳的健康动物，大鼠不超过6周龄，体重50～100g，每组不少于20只，雌雄各半。犬为4～6月龄的幼犬，每组不少于8只，雌雄各半。实验开始时同性别动物的体重差异不应超过平均体重±20%。若计划进行试验中期观察或试验结束后进行恢复期观察，则应增加动物数。

动物饲养条件、饮水和饲料应符合有关国家规定。饲料应标明供应单位，若自行配制的应提供配方及成分含量的检测报告；各种实验动物均应在符合GLP要求的动物室内饲养。动物室的温度、湿度、光照和通风条件都应记录清楚；饲养的大鼠每笼不能超过5只，雌雄分开，试验前至少适应观察1周。犬等大动物宜单笼饲养，定量喂养，试验前应至少适应观察2周。

（三）给药途径和染毒期限

染毒途径原则上与临床用药一致。一般常用经口、皮肤和注射染毒。每日染毒一次，连续给予。经口给药多采用灌胃的方式，也可将受试物混入饲料或饮水中给予。注射给药应考虑溶液的pH、刺激性及渗透压等因素，以免造成注射局部损伤或坏死。局部给药应保证充分的接触时间，如经皮给药应在受试物涂敷后用无刺激的玻璃纸覆盖固定，维持一定时间（4～6h）后再去除受试物。

重复给药毒性试验中动物一般采用每天定时给药的方式，特殊类型的受试物就其毒性和临床给药方案等特点，也可根据具体受试物的特点来设计给药频率和给药周期。毒性反应的出现时间与受试物或其有毒代谢产物在组织内达到有害浓度所需的时间有关，也是受试动物各器官和组织因受试物中毒所致病变发展至明显程度所需时间。因此，为了充分显示受试物的毒性，重复给药毒性试验中除了需要高剂量暴露外，合理设定给药周期也非常重要。2018年1月，国家药品监督管理局（NMPA）在《新药Ⅰ期临床试验申请技术指南》中对支持药物上市申请的重复给药毒性试验作出了期限要求（表12-4-2）。

表12-4-2 NMPA对支持药物上市申请的重复给药毒性试验期限的要求

临床拟用期限	给药期限/月	
	啮齿类动物	非啮齿类动物
≤2周	1	1
2周～1个月	3	3
1个月～3个月	3	3
>3个月	6	9

（四）剂量设计与分组

为了得出明确的剂量-反应关系，确定NOAEL或LOAEL，并充分观察受试物长期暴露的毒性作用，试验一般至少设高、中、低三个剂量组和一个溶媒对照组，必要时需设空白对照组和阳性对照组。低剂量原则上相当或高于动物药效剂量或临床使用剂量的等效剂量，不使动物出现毒性反应，目的是寻找动物的安全剂量范围，为临床剂量设计提供参考。高剂量原则上应使动物产生明显的毒性反应，甚至出现个别动物死亡，目的是为发现毒性反应症状、寻找毒性靶器官提供依据，也为临床毒副作用检测及为抢救措施提供参考。预估毒性低的受试物高剂量可达到最大给药量或系统暴露量达到临床系统暴露量的 50 倍。为考察毒性反应的量效关系，应在高剂量与低剂量之间设立中剂量。较理想的组距以 2～4 倍为宜，最大不应超过 10 倍。剂量设计可参考 LD_{50} 或最大耐受剂量（maximum tolerated dose，MTD）。根据急性毒性 LD_{50} 值大鼠高、中、低三个剂量分别用 $1/10LD_{50}$、$1/100LD_{50}$、$1/1\,000LD_{50}$。根据 MTD 推算高、中、低三个剂量分别为 $1/2LD_0$、$1/4LD_0$、$1/8LD_0$。各剂量组一般采用等容量不等浓度给药。

重复给药毒性试验的剂量设计是试验是否成功的关键之一。在选择剂量时，不仅要参考急性毒性和药效学、药动学的研究结果和同类型药物临床推荐剂量，同时也要考虑受试物的理化性质和生物利用度等因素。在参考依据不充分时，通常可用少量动物进行相对短期的预试验，通过综合分析来确定正式试验的剂量，这对剂量设计的合理性和安全性更有帮助。

（五）毒作用观察和检测指标

在重复给药毒性试验染毒的过程和结束时，要全面、系统、深入地观察检测实验动物。内容包括：实验动物的外观体征、行为活动、粪便性状和给药局部反应等一般日常观察；每周一次摄食量和体重检查；如受试物经饮水给予，应记录每周饮水量；进行眼科检查；在试验中期检查和试验结束后对血液学指标和血液生化学指标、尿液相关指标进行测定；在试验中期检查和试验结束后、恢复期结束时分别对受试动物进行大体解剖观察和组织病理学检查。非啮齿类动物还应进行体温和心电图等检查。必要时增加特异性指标（免疫系统和神经系统）检测。

试验前动物至少要饲养观察 1～2 周，应对实验动物的外观体征、行为活动、体重和摄食量等进行日常观察和检查。非啮齿类动物至少应进行两次体温、心电图、血液学指标和血液生化指标的检测。

试验期间，应对实验动物的外观体征、行为活动、体重和摄食量、粪便性状、给药局部反应、尿液和血液学指标、血液生化学指标等进行日常观测。非啮齿类动物还应进行体温、心电图和眼科的检查。

试验结束后，应对除恢复期观察动物外所有实验动物（包括试验期间死亡和濒死的动物）进行全面的大体解剖，主要脏器应称重并计算脏器系数。组织病理学检查对判断动物的毒性靶器官或靶组织具有重要意义。非啮齿类动物的对照组和各剂量组主要脏器和组织均应进行组织病理学检查；啮齿类动物的对照组和高剂量组动物及尸检异常者要进行组织病理学详细检查，其他剂量组在高剂量有异常改变时才进行检查。

恢复期观察的目的是观察了解毒性反应的可逆程度和可能出现的迟发性毒性反应。应根据受试物的代谢动力学特点、靶器官或靶组织的毒性反应和恢复情况来确定恢复时间长短，恢复时间一般不少于 4 周。在此期间，除不给予受试物外，其他观察内容与给药期间相同。

（六）重复给药毒性试验评价

重复给药毒性试验结果的评价是建立在对所观察指标、试验结果的分析基础上。正确理解试验数据的意义，判断实验动物的毒性反应以及毒性反应对于临床试验具有的重要意义。靶器官的确定应结合症状观察、检测的血液和尿液指标和脏器的病理组织学改变等进行综合分析。评价应包括：明确受试物的毒性效应；确定毒性效应的敏感指标；确定亚慢性或慢性毒性的 NOAEL 或 LOAEL。同时还应结合受试物的药学特点、药理学、药代动力学和其他毒理学研究的结果以及已取得的临床研究结果，进行综合评价。

（夏　涛）

第五节　神经行为学动物实验

一、水迷宫实验

（一）水迷宫实验的应用意义

利用啮齿类动物（主要为大小鼠）对水环境的恐惧和厌恶，强迫实验动物游泳，通过多次训练，学会在水中寻找隐蔽逃生平台，从而形成稳定的空间位置认知能力。水迷宫实验可以检测动物的空间参考记忆、空间工作记忆和逆反学习记忆。学会逃避水环境的过程体现动物的学习能力；根据周围环境进行空间定位，有目的地游往水中安全的地方（平台），体现动物的空间记忆能力。

1. 空间参考记忆 空间参考记忆主要用于长时记忆的检测。实验内容主要包括定位航行实验（hidden platform test）、空间探索实验（probe trains）和可视平台实验（visible platform test）三个部分。定位航行实验，用于测量动物对水迷宫学习的获取能力。空间探索实验考察动物对原平台的记忆。可视平台实验是将平台露出水面以使动物能够看见平台，检测动物的上台情况，考察动物的游泳能力和视敏度。

2. 空间工作记忆 空间工作记忆实验反映动物对信息的短时存储能力和操作能力，即啮齿类动物在一次训练期间对所用到的物体、刺激或位置信息的短时记忆。每天随机更换平台位置，通过检测动物寻台潜伏期的变化，考察动物的空间工作记忆。与寻找固定平台相比较，寻找不固定的平台的认知过程更复杂，需要动物对时间和空间的信息进行判断和整理。这种空间工作记忆的现实意义是使实验动物适应不断变化的环境、接受不断输入的新信息并进行加工，以指导下一步的计划。

应用啮齿类动物研究空间工作记忆，对于阐明阿尔茨海默病、精神分裂症等认知功能障碍性疾病的发生机制并发现其有效干预手段具有重要意义。

3. 逆反学习记忆 逆反学习任务中，动物需要抑制已经掌握的策略以学习新的策略，该任务反映动物的反应抑制和行为灵活性，即随外界环境变化而转变策略的能力。空间参考记忆结束后，将平台移至对角象限，操作流程同定位航行实验和空间探索实验，考察动物的再学习记忆情况。

水迷宫实验在大小鼠空间学习记忆能力的研究中较为经典，三十多年来一直被广泛应用，实验方法也不断改进创新。

（二）实验方法

1. 实验设备的准备和调试

（1）Morris 水迷宫装置：大鼠水迷宫水池直径 1.5～2.0m（小鼠 1.0～1.5m），高 0.5m。平台直径 12cm（小鼠 6cm），可调整高度。平台可由铁制或有机玻璃制成。水迷宫底部不同部位安装平台底座，以方便移动平台位置。水迷宫底座安装自动加热系统，在实验过程中，维持水温。水迷宫装置上方安装遮光帘，用环形不锈钢架支撑，摄像头安装在水迷宫正上方。

（2）水迷宫图像自动采集和软件分析系统：该系统主要由软件分析系统、视频线、计算机和视频采集卡组成。视频录像由摄像头拍摄，经视频线输入视频采集卡，再经软件进行分析。

2. 实验前准备

（1）将水池注入水，高度 30～40cm。根据动物白色或黑色毛发的不同，注入奶粉或墨水，使水完全变为白色和黑色，以使软件更好识别动物。启动自动加热系统，使水温保持在 23～25℃。

（2）在遮光帘上，距离实验动物 1m 范围内，设置高对比度的空间参考标志物，如各种几何图形等。

（3）在水池的上缘等距离地设 4 个显著标记点，标记点必须在软件系统上可以识别。软件可根据标记点将水池均等分为 4 个象限。将平台置于其中一个象限区的中央，并在 1cm 的水面之下。

（4）调整摄像头高度，以刚好能拍摄全部水迷宫为最佳高度。

（5）拉上遮光帘，避免周围环境物体的变动对动物的空间定位产生影响。

（6）打开非直接照射光源。

（7）检查摄像头、视频线、视频采集卡连接是否正常。

（8）进行水迷宫实验软件设置，包括：设置游泳区域、四个象限及平台区域，并进行几何校准；设置实验操作流程；设置软件视频追踪的最佳模式及输入实验基本信息等。

（9）适应检测环境：实验准备工作完成后，将动物用推车由动物房运至测试房间，测试房间保持安静，适应 45～60min 后，进行实验。

3. 实验过程

（1）空间参考定位实验

1）定位航行实验（hidden platform test）：从池壁四个起始点的任一点将动物面向池壁放入水池，快速离开测试区域。启动软件，记录动物找到平台的时间和游泳路径。动物游泳总时间一般设为 60～120s。如果成功找到平台，动物可以在平台上休息 10～30s；如果未能成功找到平台，由实验人员将动物轻柔引导到平台上，同样休息 10～30s，确保每只动物有相等的时间来观察和获取空间信息。每只动物每天训练 3～4 次，两次训练之间间隔 15～20min，连续训练 4～6d。训练过程中，平台位置保持不动。每次实验结束，用干毛巾擦拭动物身体，并在电暖器旁烘干，放回原笼。动物通过不断重复的空间学习过程，最终缩短其上台潜伏期。通过动物行为分析系统记录动物上台潜伏期、上台前路程、游泳速度等。

2）空间探索实验（probe trails）：定位航行实验结束 24h 后，撤除平台。一般选择平台象限的对角象限作为入水点，将动物面向池壁轻柔放入水中，让动物在水迷宫中游泳 60～120s（与定位航行时间相同），测定其空间记忆能力。通过动物行为分析系统记录动物的游泳路径，记录动物在目标象限（原先放置平台的象限）的停留时间和穿越目标象限的次数，观察受试鼠的空间定位能力，及在空间探索过程中的变化规律，以此作为空间记忆的检测指标。空间探索实验也可在定位航行结束 7 天后进行，用于判断干预方式对动物长期记忆的影响。

3）可视平台实验（visible platform test）：将平台放在定位航行实验目标象限的对角象限，露出水面 1.5cm，上面可插上一面旗子，以使动物能够看见平台。动物放入泳池，不设实验时间，观察动物是否能正常上台。可以改变平台位置，重复以上实验过程。

（2）空间工作记忆实验：每天随机更换平台位置，使后一天的训练不依赖于前一天的记忆。每天做 2 个试次，连续训练 6 天。动物从某一位置入水，记录其逃避潜伏期。寻台成功后，允许其逗留 10s，作为工作记忆。此为实验 1（样本试次）。间隔一段时间，再让动物从同一位置面壁放入水池，动物会利用工作记忆中掌握的平台位置信息第二次找到平台，此过程为实验 2（匹配试次）。通常情况下，实验 2 逃避潜伏期比实验 1 缩短。

（3）对位训练实验（reveral phase）：空间探索实验结束后的第二天，开始为期 4 天的对位训练。将平台放在原先平台所在象限的对侧象限，方法与定位航行实验相同。每天训练 4 次。每次记录找到平台的时间和游泳距离以及游泳速度。

4. **实验指标及结果分析**　实验结束，通过软件，将数据以 Excel 表形式导出。统计数据以均值 ± 标准误差表示，采用单样本 K-S 检验进行正态性检验，正态分布数据采用单因素方差分析（one-way ANOVA），不满足正态分布的数据采用非参数检验。组间差异采用 Tukey's test 分析，$p<0.05$ 为有统计学意义。定位航行实验潜伏期的变化统计结果采用重复测量方差分析。

（1）定位航行实验主要研究指标包括：①寻台潜伏期，即从实验开始至动物上台的时间。②动物在平台所在象限的游泳时间、游泳路程、进入频次等。③动物游泳速度。

（2）空间探索实验主要研究指标包括：①动物穿台频次，即动物穿越平台的频次，反应动物记忆的精准性。②动物在平台所在象限的游泳路程、游泳时间。

（3）空间工作记忆主要研究指标包括：实验 1 和实验 2 两次逃避潜伏期之差，即是水迷宫实验工作记忆能力的评价指标。

（4）逆反学习主要研究指标同定位航行实验，动物寻台潜伏期及在平台所在象限的时间及路程。

二、条件性恐惧实验

条件性恐惧实验是基于条件反射原理而建立的实验方法。将一个中性的条件刺激（声音、光照）与一个引起强烈恐惧反应的非条件刺激（足底电击）反复关联，单纯中性条件刺激也可以使动物产生稳定的条件性恐惧记忆，动物表现为僵立不动时间延长。

（一）实验准备

1. 实验动物在测试房间适应 1h。

2. 校准 MED 条件恐惧测试箱背景，并锁定该背景。

3. 打开仪器开关，设置实验所需电流强度。

4. 校准声音刺激的强度。

5. 设置实验流程，包括声音的频率及强度（5 000Hz，70dB）、声音持续时间、电刺激时间、间隔时间等。

（二）实验过程

条件性恐惧实验包括适应、条件性训练、环境相关条件性恐惧测试和线索相关条件性恐惧测试共四个阶段。

1. 适应阶段 将小鼠放入测试箱，不给予电击和声音刺激，适应10min后取出。

2. 条件性训练阶段 给予动物一个条件刺激（声音信号）30s，并于最后1s给予非条件刺激（电击），即将条件性刺激和非条件性刺激进行关联。动物遭受电击后，产生恐惧，表现特有的僵立不动状态。一般进行3～5轮训练。

3. 环境相关条件性恐惧测试 条件性训练结束24h后，进行环境相关条件性恐惧测试。将动物放在与条件性训练相同的测试箱中，不给予声音信号和电击，测试5min内，在与条件性训练相同的环境下，动物的僵立不动时间，用于评价相同环境引起动物的条件性恐惧记忆。

4. 线索相关条件性恐惧测试 在测试箱内加入三角挡板，改变测试箱环境，在挡板蘸上柠檬汁，改变测试箱气味。将动物放入测试箱，给予5个循环的声音刺激，声音刺激时间为30s，间隔30～60s，不给予电击刺激，记录动物的僵立不动时间。声音刺激结束后，让动物在测试箱内停留30s后取出。

（三）实验指标及结果分析

统计学习训练阶段、环境相关测试阶段及线索性条件恐惧实验的小鼠僵直时间（freezing time）。僵直行为是一种普遍见于啮齿类动物的防御行为，表现为刻板式的蹲伏姿势，可以有一定程度的摇摆，动物外观除了呼吸运动以外其余的肌肉运动均消失，表明动物对条件恐惧刺激的记忆程度。统计方法见水迷宫实验。

（孙秀萍　张　玲）

参考文献

[1] 杨秀平. 动物生理学实验. 北京：高等教育出版社，2009.

[2] 李仁德，董守良，陈强. 人体及动物生理学实验指导. 兰州：兰州大学出版社，2003.

[3] 黄敏，李冬冬. 医学机能实验学. 北京：科学出版社，2002.

[4] 陆源，林国华，杨午鸣. 机能学实验教程. 2版. 北京：科学出版社，2010.

[5] 张志雄. 生理学. 上海：上海科学技术出版社，2006.

[6] 杨晓伟，宋振辉，程方俊，等. 动物免疫学综合设计性实验教学的实践. 中国免疫学杂志，2019，35(4)：489-491.

[7] 施新猷，王四旺，顾为望，等. 比较医学. 西安：陕西科学技术出版社，2003.

[8] 周光兴，高诚，徐平，等. 人类疾病动物模型复制方法学. 上海：上海科学技术文献出版社，2008.

[9] 朱彤波，李成文. 医学免疫学实验指导. 北京：人民卫生出版社，2016.

[10] 吕昌龙，李一，任欢. 医学免疫学常用实验技术. 北京：高等教育出版社，2011.

[11] 邹莉波. 药理学与毒理学实验. 北京：中国医药科技出版社，2019.

[12] 孙志伟. 毒理学实验方法. 北京：人民卫生出版社，2019.

[13] 楼宜嘉. 新药临床前评价教程. 杭州：浙江大学出版社，2018.

[14] 王心如. 毒理学基础. 北京：人民卫生出版社，2012.

[15] 徐淑云，卞如濂，陈修. 药理实验方法学. 北京：人民卫生出版社，2006.

思考题

1. 影响尿生成的调节因素有哪些？

2. 简述开展小鼠皮肤移植的比较医学意义。

3. 开展变态反应试验时，选择实验动物的原则是什么？

4. 机体变态反应的类型有哪些？如何区分？

5. 如何选择毒理学动物试验来确定药物的一般毒性？

6. 一般毒性研究对试验动物有何要求？

7. 急性、亚慢性和慢性毒性试验设计中需要关注哪些问题？

8. 水迷宫实验可以检测哪些学习记忆类型？

9. 试述条件性恐惧实验的测试过程。

第四篇　实验动物为医学研究提供更准确的结果

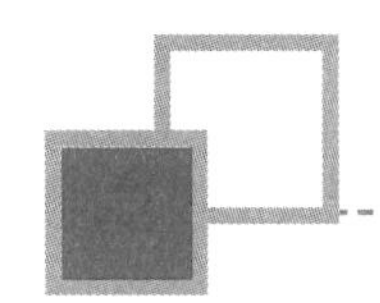

第十三章 动物模型与疾病模型总论

第一节 前 言

在生物医学研究领域内，进行实验研究所需要的基本条件可以总括为：实验动物、设备、信息和试剂。实验动物是生命科学研究的四大基本要素之首，尤其是医学研究，对人类的健康和福利研究离不开实验动物。长久以来人们发现，以人本身作为实验对象来推动医学的发展是困难的，临床所积累的经验不仅在时间和空间上存在着局限性，许多实验在伦理上和方法学上还受到种种限制。而动物模型的吸引力就在于它克服了这些不足，在生物医学研究中起到了独特的作用。因此，受到越来越多的科技工作者的重视。

动物模型的优越性主要表现在以下几个方面：

一、避免了人体实验的风险

任何实验都是损伤性或潜在损伤性的，从人道主义角度考虑试验不宜直接在人体上进行。古代医学由于动物实验不发达或受到限制，各种研究只能在人体上进行。如中国古籍记载“令二人同走，一含人参，一空口，度走三五里许，其不含者必大喘之”“神农尝百草，一日而遇七十毒”。而现代生物医学研究中则大量地使用了实验动物，据有关统计，从1901年至2018年诺贝尔生理学或医学奖获奖成果中涉及实验动物奖项共计88项，使用25种动物，大部分都是常用实验动物。*Nature*、*Science* 国际著名杂志中，使用实验动物研究成果发表的论文占其总数的35%～46%。在近30年内，研究实验动物模型的论文超过2 000万篇。

此外，临床上对外伤、中毒、肿瘤等研究有一定的困难，甚至是不可能的，如急性和慢性呼吸系统疾病研究进程中不能重复环境污染对人体的作用，辐射对机体的损伤也不可能在人身上反复实验。而动物可以作为人类的替难者，在人为设计的实验条件下可反复观察和研究。因此，应用动物模型，除了能克服在人类研究中经常会遇到的伦理和社会限制外，还允许采用某些不能应用于人类的方法学途径，甚至为了研究需要可以损伤动物组织、器官或处死动物。

二、临床上平时不易见到的疾病可用动物复制出来

临床上不常见放射病、毒气中毒、烈性传染病等患者，而实验室可以根据研究目的随时采用诱发的方法在动物身上复制出来。由于实验观察指标可以任意选取以及实验观察条件可以充分控制，动物实验比人体实验更能充分体现实验原则。巴甫洛夫说：“整个医学，只有经过实验，才能成为它所应当成为的东西……。而人类作为实验对象而言，是一种不满意的动物。”而实验动物模型正是比较满意的动物。

三、可以克服人类某些疾病潜伏期长、病程长和发病率低的缺点

某些疾病在临床上发病率很低，例如重症肌无力的发病率较低，研究人员可以有意识地提高其在动物种群中的发生频率，从而推进其研究。同样的途径已成功地应用于其他疾病的研究，如血友病、周期性中性粒细胞减少症和自身免疫介导性疾病等。临床上还有些疾病潜伏期、病程很长，很难进行研究，如肿瘤、慢性气管炎、肺心病、高血压病等疾病，这些疾病发生发展很缓慢，有的可能要几年、十几年甚至几十年。还有些致病因素需要隔代或者几代才能显示出来，而人类的寿命期相对来说是很长的。因此，一个科学家很难进行三代以上的观察，而许多动物由于生命周

期很短，在实验室观察几十代是容易的，如果使用微生物甚至可以观察几百代。

四、可以严格控制实验条件，增强实验材料的可比性

一般说来，临床上很多疾病是十分复杂的，各种因素均起作用，患有心脏病的患者，可能同时又患有肺脏或肾脏等其他疾病，即使疾病完全相同的患者，因患者的年龄、性别、体质、遗传等因素各不相同，对疾病的发生发展均有影响。采用动物来复制疾病模型，可以选择相同品种、品系、性别、年龄、体重、活动性、健康状态、甚至遗传和微生物等方面严加控制的各种等级的标准实验动物，用单一的病因作用复制成各种疾病模型。温度、湿度、光照、噪声、饲料等实验条件也可以严格控制。

在医学研究的许多方面，同一时期内很难在人身上取得一定数量的定性疾病材料。动物模型不仅在群体的数量上容易得到满足，而且可以通过投服一定剂量的药物或移植一定数量的肿瘤等方式，限定可变性，取得内在病变性质一致的模型材料。

五、可以简化实验操作和样品收集

动物疾病模型作为人类疾病的“缩影”，便于研究者按实验目的需要随时采集各种样品，甚至及时处死动物收集样本，这在临床是难以办到的。此外实验动物向小型化发展的趋势更有利于实验者的日常管理和实验操作。

六、有助于更全面地认识疾病的本质

临床研究未免带有一定的局限性。已知很多病原体除人以外也能引起多种动物感染，其表现可能各有特点。通过对人畜共患病的比较研究，可以充分认识同一病原体（或病因）对不同机体带来的各种损害。动物疾病模型的另一个用途，在于能够细致地观察环境或遗传因素对疾病发生、发展的影响，这在临床上是办不到的，对于全面地认识疾病本质有重要意义。利用动物疾病模型来研究人类疾病，可以用单一的病因，在短时间内复制出典型的人类疾病动物模型。因此，从某种意义上说，可以全方位的揭示某种疾病的本质，从而更有利于解释在人体上所发生的一切病理变化。

借助动物模型对人类生命现象、疾病开展间接研究，有目的、有意识地改变那些在自然条件下不可能或不易排除的影响因素，以便更准确地观察动物模型的实验结果，并与人类疾病进行比较研究分析，有助于更方便、更有效地认识人类生命的本质和疾病的发生发展规律，更有利于对人类生命奥秘的探索和疾病防治措施的研究。

第二节 动物模型概念与分类

动物模型指人们利用动物来模拟研究生命的系统与过程，并解释生命的系统与过程的动物。动物模型既有模拟生命系统与过程的正常模型，也有模拟生命系统与过程的异常模型 - 疾病模型。动物模型从产生原因分类通常可以认为分为四类：自发性动物模型、诱发性动物模型、基因修饰动物模型、生理对照性动物模型。

一、自发性动物模型

自发性动物模型（spontaneous animal model）指未经任何有意识的人工处理，在自然情况下自发产生或由于基因突变导致异常表现经过人工定向培育而稳定遗传的实验动物。自发性动物模型包括人工培育的突变系和近交系的各种疾病模型，以肿瘤疾病模型和遗传疾病模型居多。突变系的遗传疾病很多，可分为代谢性疾病、分子疾病和特种蛋白质合成异常性疾病。如无胸腺裸鼠、肌肉萎缩症小鼠、肥胖症小鼠、癫痫大鼠、高血压大鼠、无脾小鼠和青光眼兔等。它们为生物医学研究提供了许多有价值的动物模型。近交系的肿瘤模型随实验动物种属、品系的不同，其肿瘤的发生类型和发病率有很大差异。

由于自发性动物模型疾病是完全在自然条件下发生的疾病，而且有些人类的疾病至今很难用人工的方法在动物身上诱发出来。因此，近年来对自发性动物模型的研发备受重视。该类模型的优点是在一定程度上减少了人为的因素，疾病的发生、发展与人类相应的疾病非常相似，更接近自然的人类疾病；应用价值很高，特别是在遗传性疾病、免疫缺陷病、肿瘤等的研究上得到了广

泛应用。由于自发性动物模型是在长期的繁殖和育种过程中，遗传基因发生突变导致的，这种突变是随机的、不确定的，其缺点是这类动物种类有限，来源比较困难；疾病发生概率低，随机性大，可遇不可求，该类模型是一个被动获得过程，使其应用受到局限。品系培育周期长，饲养条件要求高，需要消耗较多的人力和财力。

二、诱发性动物模型

诱发性动物模型（induced animal model）指通过物理、生物、化学等致病因素作用于动物，造成动物的组织、器官或全身一定程度的损害，出现某些类似人类疾病时的功能、代谢或形态结构方面的病变或患上相应的传染病，即人为诱发出的具有类似人类疾病特征的动物模型。如用化学致癌剂、放射线、病毒等诱发动物的肿瘤等。

诱发性动物模型按照造模方式可分为物理因素诱发动物模型、化学因素诱发动物模型、生物因素诱发动物模型和复合因素诱发动物模型。主要是通过各种外界因素作用于动物机体或者某器官，致使用其发生病变而形成与人类疾病相似的症状，属于人工诱发的疾病表型，但其病程发展与人类疾病相似，有利于研究人员开展相关研究。其优点是模型制作方法比较简单，实验因素容易控制，实验条件相对较为简单，可以在短时间内根据需要复制实验所需模型。不足之处是常规诱发性动物模型与人类疾病在其疾病的发生、发展表现方面有很大出入，并不能全面反映人类疾病的本质，难以深入到分子水平进行研究，而且有些人类的疾病是不能用人工的方法诱发出来的，存在一定的局限性。移植性肿瘤动物模型是一类特殊的诱发性疾病动物模型。

三、基因修饰动物模型

基因修饰动物模型（genetically modified animals model），亦称为基因工程动物模型，是利用遗传操作技术对动物基因组进行修饰（如转入基因、基因敲除或敲入等），并且这种修饰可以稳定遗传给动物后代，由此而获得的动物模型。

根据基因修饰的方式可将基因修饰动物分为转基因（transgenic）、基因敲除（knockout）、基因敲入（knockin）和基因敲低（knockdown）动物。可采用随机插入和定点整合两种方式将外源基因插入动物基因组。转入细胞核的外源 DNA 通常以随机插入的方式整合入基因组，产生的基因修饰动物即为狭义的转基因动物（transgenic animal）；基因打靶技术以同源重组定点整合或其他方式（如，CRISPR/Cas9 基因编辑技术）修饰基因组，将部分基因序列敲除或者敲入外源基因，由此产生的动物为基因敲除动物或基因敲入动物。

利用 RNA 干扰等技术使动物细胞内特定基因表达水平下降而产生的类转基因动物为基因敲低动物模型。基因修饰动物模型是生命科学领域集成度最高的综合性研究体系之一，在认识基因功能、制作人类疾病动物模型、开展新药评估和生产药用蛋白等研发领域中具有重要支撑作用。

通过基因修饰技术可以建立各类基因工程动物模型，用以研究外源基因在整体动物中的表达调控规律，对人类疾病的病因、发病机制和治疗的研究起到极大的促进作用。但是，建立的疾病基因工程动物模型存在疾病动物模型品系过少（主要是小鼠），动物模型“失真”以及还存在有限的遗传嵌合体、意外的“乘客基因”突变等缺点。

四、生理对照性动物模型

生理对照性动物模型（physiological controlled animal model）指根据动物本身具有的某种特定生物学特性来研究人类疾病相似表现的模型。有些种类的动物，具备某种特定的生物学特性，其自身是健康的，但能再现人类某种疾病的特征，这类动物可以用于研究人类的这种疾病，如洞庭湖流域的东方田鼠是哺乳类动物，却不能感染血吸虫病，可用于血吸虫感染和抗感染的研究；兔甲状旁腺分布比较分散，位置不固定，有的附着在主动脉弓附近，摘除甲状腺不影响甲状旁腺功能，是摘除甲状腺实验较理想的动物模型；沙鼠缺乏完整的基底动脉环，左右大脑供血相对独立，是研究脑卒中的理想模型；长爪沙鼠是唯一能单独长期感染幽门螺杆菌（*Helicoptor peri*）会引起胃炎和胃癌的啮齿类动物，其感染幽门螺杆菌后的免疫病理变化包括胃酸过少、肠道菌群变化等，特征与人的非常相似，可进行幽门杆菌的相关研究；鹿的正常红细胞是镰刀形的，多年来被用作镰刀形红细胞贫血的研究。

这类动物模型是利用动物独特的生物学特性进行某一类人类疾病的研究，无任何的人为因素，人类疾病的相似表现是该类动物本身的生理特性，无需特殊的饲养和繁殖，是一类较好的动物模型。但是该类模型种类有限，而且只使用于某类疾病的研究，应用范围有一定的局限性，而且这类模型有些与人类疾病存在一定差异，研究者在使用时应加以分析比较，从中获得有价值的材料。

第三节 动物模型评估鉴定基本原则和内容

一、动物模型评估鉴定的基本原则

人类各种疾病的发生发展是十分复杂的，要深入探讨其疾病的发病机制及疗效机制不能也不应该以人为实验对象进行研究，而长期的临床过程中所积累的经验不仅在时间和空间上存在着局限性，许多实验和研究在伦理和方法学上受到重重约束。借助于动物模型进行间接研究，不但可以克服以上不足，还可以有意识地改变那些在自然条件下不可能或不易排除的因素，以便更准确地更直接地通过模型与人类疾病进行比较研究，有助于更方便、更有效地认识人类疾病的发生发展规律，所以动物模型是现代生物医学研究中的一个极为重要的实验方法和手段。

但是，我们应该清楚地认识到动物与人之间是有一定差异性的，动物模型研究只是一种间接的研究手段，动物模型不能完全复制人类疾病真实情况，只可能在一个局部或几个方面与人类疾病相似。因此，为了增加所复制动物模型与人类疾病的相似性，使研究结果能更好地推及到人类，在使用动物模型时要对所选择的模型进行评估和鉴定，动物模型评估和鉴定应遵循以下几个基本原则：

（一）相似性原则

使用动物模型的目的是通过对模型的研究进而能推演应用于人类，探索人类生命的奥秘，以预防和治疗人类疾病，减缓人类衰老，延长人类寿命。因此，一个有意义的动物模型应尽可能再现所要求的人类疾病，近似于人类疾病的情况。相对而言，与人类疾病相同的动物自发性疾病模型是最佳模型，如日本京都大学发现并培育的大鼠原发性高血压就是研究人类原发性高血压的理想模型，猪自发性冠状动脉粥样硬化是研究人类冠心病的理想模型；自发性狗类风湿性关节炎与人类幼年型类风湿性关节炎十分相似，也是一种理想模型。

与人类完全相同的自发性动物疾病模型毕竟有限，往往需要人工加以复制。为了尽量做到与人类疾病相似，在复制模型之前应明确研究目的，熟悉动物特性以及遗传背景、性别、年龄等对模型的复制的影响；清楚相应人类疾病的发生、发展、临床症状和发病机制，了解致病因素对动物所产生的临床症状和发病情况，以确保所复制的动物模型能达到预期的结果。例如以草食性动物兔复制动脉硬化模型需要胆固醇剂量远比人类高得多，而且病变部位主要出现在主动脉弓，病理表现为巨噬细胞和平滑肌增生为主，这些现象与人的情况就有一定差距，这就要求研究人员要全面了解致病因素与动物及方法的全部信息，掌握致病因素的剂量，分析能否达到预期结果。

（二）重复性原则

理想的动物模型应该是能重复再现的，标准化的。不能重复再现的动物模型是没有意义的，其得出的数据和论证也是不科学的，无法推广及应用。影响动物模型重复性的因素很多，如动物因素、环境因素、人为因素等，首先应选用标准化的实验动物并在标准的实验设施内完成动物模型的复制，其次对各影响因素严格控制，保证其一致性，如动物品种、品系、年龄、性别、体重、健康情况、营养情况、饲养管理；实验及环境的季节、昼夜节律、应激、室温、湿度、气压；实验设计的方法和步骤；所选药品生产厂家、批号、纯度规格、给药剂型、剂量、途径、方法；以及实验者操作技术熟练程度和规范操作等。

（三）可操作性原则

一个好的动物模型是被广泛推广应用的，应该具备容易复制，操作性强、可控性好的特点，能适于大多数研究者使用，容易复制、便于操作和采集各种标本。所以一般要考虑以下几个方面：①动物资源充足，容易获得，便于饲养管理，如灵长类动物与人最近似，复制的疾病模型相似性好，但稀少昂贵，即使猕猴也不可多得，猩猩、长臂猿就更加稀少了；②复制方法容易执行；③易于观察，样本容易收集。

（四）条件容易控制

理想的动物模型，是能推广到临床应用，并便于控制其疾病的发展，以利于研究的开展。如选用小鼠、大鼠作实验性腹膜炎就不适用，因为它们对革兰氏阴性菌具有较高的抵抗力，不容易造成腹膜炎。有的动物对某致病因子特别敏感，极易死亡，也不适用。如狗腹腔注射粪便滤液引起腹膜炎很快死亡（80%，24 小时内死亡），来不及做实验治疗观察，而且粪便剂量及细菌菌株不好控制，因此不能准确重复实验结果。

（五）符合动物福利伦理原则

实验动物作为人类的“替身”，有自由表达天性并且不受痛苦、恐惧和压力威胁等动物福利要求，动物模型也不例外，而且还要符合人类的道德伦理标准和国际惯例。

二、动物模型评估和鉴定的主要内容

动物模型是我国科学研究、生物医药和健康产品研发中不可替代的核心生物资源，客观规范、稳定可靠的实验动物模型，对提高我国自主创新能力、维系国家安全、发展医药卫生健康产业等方面具有重要的现实意义，因此对制备的动物模型进行鉴定和评估也是必要的。对动物模型进行鉴定和评估通常从以下几个方面进行：

（一）动物模型制备的条件和动物来源

用于动物模型制备的实验动物标准化、动物模型制备的操作规范化、所用仪器设备的标准化是动物模型成功与否的前提条件，故实验动物的标准化程度、饲养环境、实验环境、模型制备的操作规程、仪器设备的校准和操作程序、实验操作规程等都是模型评估和鉴定的内容。

（二）动物模型制备的方法

动物模型制备中采用的一系列方法包括人工定向培育、诱发、外科手术、机械刺激、基因编辑等方法，应该规范，有行业标准的应符合国际或国家行业标准。

（三）动物模型的指标体系

每一类动物模型均具有自身的特性如动物模型的生物学特性包括生理生化特性、解剖特性、行为学特性、遗传特性、基因特性等以及组织器官、细胞和分子等都属于动物模型的指标体系，中医药动物模型还包括相应的证候指标。

（四）动物模型的安全性

动物模型的应用对环境保护、生态影响、人文和伦理道德等都有直接影响，因此对动物模型的安全性评估是不能忽视的，其内容包括模型制备过程中的微生物菌株管理、细胞系使用、遗传分析、对环境和生态影响、是否符合动物的福利伦理原则等。

（五）动物模型稳定性和重复性评价

稳定性和可重复性是一切现代科学研究的基石，是评价科学命题正确与否的标准。动物模型的稳定性和可重复性是保证动物实验结果稳定、可靠最基本的条件，因此，所制备的动物模型是否稳定、重复性好也是动物模型鉴定和评价的一个内容。

第四节　模型评估基本方法

大部分动物模型实质上是在人为因素的干预下，使动物这一复杂的生命系统表现出类似人类的预期疾病，其过程本质上是一个不断优化和适应实验条件的过程。事实上，没有一种动物模型能完全复制人类疾病真实情况，动物毕竟不是人体的缩影。动物模型只是一种间接性研究，只可能在一个局部或几个方面与人类疾病相似。因此，要使对模型的研究能推理到人体，在人体身上得到验证，对动物模型进行正确分析评估很有必要的。动物模型评估一般采用以下方法：

一、表型分析

（一）外观表现分析

某些疾病在发生前先出现临床症状，外观表现是疾病发生的前期信号，动物的外观表现是动物健康反应不可忽略的重要指标。外观上一般从营养、精神状况、反应性、毛发、黏膜颜色、呼吸等方面进行分析。

1. 精神状态　健康的实验动物一般表现灵活，反应敏捷，眼睛有神，被毛应整洁，有光泽。精神异常可表现为抑制或兴奋。精神抑制时常表现为倦怠，眼睛无神、微睁，行动迟缓，对外界反应迟钝。精神兴奋表现为狂躁、惊恐不安、乱叫，严重的会有攻击性。

2. 营养状况 营养程度标志着机体物质代谢的总趋势，动物的营养状况，通常可根据肌肉的丰满度，特别是皮下脂肪的普积度而判断，被毛的状态和光泽，也可作为营养状况的参考。健康动物肌肉丰满，体格健壮，被毛有光泽。患病动物体躯消瘦、骨骼表露，被毛蓬乱无光泽。抚摸动物背、腰时，营养良好动物感觉背腰厚实、皮下脂肪充盈，皮肤弹性好；营养不良时表现腰脊椎突出刺手，肋骨明显。营养不良是许多动物疾病临床常见症状，高度的营养不良，称为恶病质，是表型分析中判断预后不良（特别是大动物）的一个重要指标。

3. 发育状态 健康动物体格发育与年龄、品种相称，动物发育状况一般可以根据骨骼与肌肉的发育程度来判定，一般通过测定动物体高、体长、体重等数值作为发育程度的参考，体格发育良好的动物，一般结构匀称，被毛整齐，肌肉结实，相反，发育不良的动物，多表现为躯体瘦小，结构不匀称，特别是幼年动物，常呈发育迟缓甚至发育停滞，这种情况一般可提示营养不良或患慢性和遗传性疾病。先天性畸形、代谢紊乱等使动物表现为发育不良。

4. 黏膜表现 许多疾病在发生时，黏膜的变化特别明显。黏膜检查，一般检查眼结膜、口腔黏膜、肛门与泄殖腔黏膜，临床上黏膜变化，主要表现为出血，苍白、灰、黄、发绀等，可视黏膜一般以眼结膜为主。眼结膜颜色变化主要是：①黏膜苍白，常见于各种类型的贫血、大失血或内出血。②黏膜潮红，一般是黏膜充血的表现。弥漫性潮红，常见于心、肺疾病及伴有障碍的各种疾病。单眼的潮红，常系局部炎症所致；双侧潮红，多为全身性发热性疾病。③黏膜发绀，常见于缺氧症、循环障碍及某些中毒症。④黏膜黄染，主要是由于胆红素沉着而呈现黄色。多见于胆汁排泄障碍的疾病（胆管狭窄、十二指肠炎等）、排泄胆红素能力降低（肝脏疾病）及因胆红素生成过剩而排出不全。

5. 体温、脉搏、呼吸与血压 体温、脉搏、呼吸与血压是生命维持的基本征候，是动物机体内在活动的客观，是衡量机体状况的重要生理指标。在正常情况下，除受外界气候及运动等环境条件的暂时性影响外，一般变动在一个较为恒定的范围之内，但是，在疾病过程中，受各种致病因素的影响，都要发生不同程度和形式的变化。

（二）比较行为学分析

人类和动物的行为与生存环境、种群间相互作用、种群内生存竞争以及进化地位等多种因素有关。均具遗传性、获得性、适应性、社会性、能动性的特征。比较行为学的研究范畴主要是建立反映人类生理行为和病理行为的动物模型，对动物模型的行为内涵进行研究，与人类行为内涵进行比较，进而深入研究人类行为。众所都知，基因能左右智力、自私、慷慨与健康等行为，但是要充分清楚和智力、自私、慷慨与健康等的表型分子生物学基础，不能仅通过人类自身的行为进行分析，还需要借助基因功能动物模型进行研究。而人类行为的基因控制和动物模型的行为基因控制有相似性，也有异质性。故对动物模型与人类行为进行比较分析，探讨人类异常行为的生理机制和基因对行为调控等，为人类疾病研究服务。

（三）比较病理学分析

疾病是一个极其复杂的过程。在致病因子和机体反应功能的相互作用下，患病机体有关部分的形态结构、代谢和功能都会发生种种改变，表现出特有的形态变化，这是研究和认识疾病的重要依据。疾病性质的认识、疾病的发生、发展以及病变程度、范围、病变是否可逆的判断和毒性靶器官的确定等都离不开病理诊断和分析。主要从以下几个方面分析：

1. 大体解剖观察分析 尸体解剖是动物实验分析的一个重要方法，对动物组织器官的大小、形状、色泽、重量、表面及切面状态、病灶特征及坚度、与周围组织的关系，以肉眼为主，或辅之以放大镜、量尺、各种衡器等辅助工具，对检材及其病变性状进行细致的观察和检测。有时还可选择心、肝、脑、脾、肾、肺、睾丸等主要器官或研究的靶器官进行称重，计算器官系数。这些方法简便易行，有经验研究的工作者能通过大体观察而确定或大致确定诊断或病变性质（如肿瘤的良恶性等）。

2. 组织学观察分析 为了研究分析器官、组织或细胞发生疾病的过程，将病变器官、组织或细胞经不同方法染色后，用显微镜观察其细微病变，从而分析、探讨疾病产生的原因、发病的机制、疾病发生发展的过程，是最常用的比较医学研究分析的手段之一。同时，由于各种疾病和病变往往本身具有一定程度的组织形态特征，也常可借助显微镜观察组织器官的形态改变，如活检，判断病理性改变，对疾病的诊断分析提供重要依据。

3. 细胞学技术分析 运用采集器采集病变部位脱落的细胞，或用空针穿刺吸取病变部位的组织、细胞，或由体腔积液中分离所含病变细胞，制成细胞学涂片，做显微镜检查，了解其病变特征。此法常用于某些肿瘤和其他疾病的早期诊断，但限于取材的局限性和准确性，有时使诊断难免受到一定的限制。近年来在影像技术及内镜等指引下进行细针穿刺吸取组织、细胞进行检查（穿刺活检），既提高了穿刺的安全性，也提高了诊断的准确性。

4. 免疫组织技术分析 免疫组织化学技术是利用抗原与抗体特异性结合的原理，通过化学反应使标记抗体的显色剂（荧光素、酶、金属离子、同位素）显色来确定组织细胞内抗原（多肽和蛋白质），对其进行定位、定性及定量的一项技术。它把组织化学的可见性与免疫反应的特异性巧妙地结合起来，通过借助显微镜（包括荧光显微镜、电子显微镜）的放大和显像作用，在细胞和亚细胞水平对各种抗原物质如蛋白质、多肽、酶、激素、病原体以及受体等进行检测。该技术广泛应用到许多生物医学研究领域，但是也有其局限性，例如，组织细胞内的待测物质要有抗原性，而且需要有一定浓度方可检出；检出的免疫反应阳性蛋白不能被确定是细胞新合成的蛋白还是通过细胞间运输而来的蛋白。所以，在实验设计中应充分考虑这些特点。如果实验需要证明已知蛋白为何种细胞合成，可采用分子原位杂交技术解决。

（四）影像学技术分析

影像技术研究是借助于某种介质与机体的相互作用，把内部组织器官结构、密度以影像方式表现出来。常用的方法包括可见光成像、核素成像（PET/SPECT）、MRI、CT、超声成像、血管造影和生物发光等。分子影像技术不仅能够反映细胞或基因表达的空间和时间分布，还可以对表型进行直接观测和定量分析，从而了解活体动物体内的相关生物学过程、特异性基因功能和相互作用。同时可以对同一个体进行长时间反复跟踪成像，既可以体现数据的可比性，又避免个体差异对试验结果的影响，且不需要处死动物，兼顾实验动物道德伦理。

随着分子生物学及相关技术的发展，各种成像技术应用更广泛，成像系统要求能绝对定量、分辨率高、标准化、数字化、综合性，在系统中对分子活动敏感并与其他分子检测方式互相补偿及整合，在动物模型中采用分子影像技术将更有助于深入了解模型的多维属性，为动物模型的分析提供了一种新工具。

总之，对动物表型分析应采用各种技术和方法，综合分析和判断。

二、遗传学分析

动物模型除采用表型分析的方法对其进行全面研究分析外，还应深入研究遗传基础，对动物模型进行遗传学分析除可以揭示其发病机制外，还可以在了解其遗传基础的条件下，进行人工培育自发性动物模型。

（一）表观遗传分析

表观遗传是细胞调控基因表达的众多方式之一，就是基因的遗传密码或 DNA 序列在没有发生改变的前提下，其功能却发生了可遗传的变化，最终导致了表型改变。表观遗传有三个特点，即可遗传性、可逆性的基因表达调节以及不涉及 DNA 序列的变化。经典的表观遗传学修饰调控主要包括组蛋白修饰、DNA 甲基化、RNA 调控、染色质重塑、遗传印迹、X 染色体失活等，对表观遗传学评估和干预的方法主要是 APOBEC 偶联表观遗传测序（ACE-seq）和 CRISPR 技术，通过这些技术确定某个特定的表观遗传标记是导致基因表达的变化，或仅与遗传活性的变化相关，或是相互协同作用。

（二）孟德尔式遗传学分析

受一对等位基因控制的自发遗传性动物疾病模型，称为单基因遗传又称为孟德尔式遗传。按致病基因所在染色体的不同，单基因遗传分为常染色体遗传和性连锁遗传两类；按致病基因在世代中传递的特点，单基因遗传又分为显性遗传和隐性遗传两种。

通常可根据单基因的传递方式，建立遗传系谱，分析系谱作出单基因传递规律，遗传系谱是记载遗传性疾病模型各成员发病情况的图解，通过系谱研究可以调查动物家族中全同胞、半同胞以及其他有亲缘关系的个体的发病的情况，进而为疾病机制研究与遗传性动物模型培育打下基础。

（三）比较基因组学分析

比较基因组学（comparative genomics）是利用某些基因组图谱和测序获得的信息推测其他生物基因组的基因数目、位置、功能、表达机制和物种进化的学科。为了顺利完成人类基因组特别是功能基因组计划，相继启动了模式生物基因组计划，把研究较多的一些低等生物和实验动物如小鼠作为模式生物与人类基因组之间编码顺序上和结构上的同源性，进行比较分析，克隆人类疾病基因，揭示基因功能和疾病分子机制，阐明物种进化关系及基因组的内在结构。基因组人类基因组测序计划完成后，利用已知的实验动物基因组序列的差异，运用基因工程技术构件出现了大量基于基因组改造的动物模型。

事实上，没有一种生物能够提供解读人类基因组的所有线索，运用比较基因组学分析方法，通过动物模型与人类的 DNA 或蛋白质序列、基因在染色体上的定位、功能、进化及染色体图等不同层次上进行比较分析，破译靶基因的功能，确定基因型和表型之间的联系，对揭示人类疾病有重要的参考价值。

（四）比较蛋白质组学分析

蛋白质组指细胞或基因组所表达的全部蛋白质，蛋白质组学研究具有观察由多基因事件引起的多蛋白质组分整体变化的独特优势，在人类所有疾病中，只有 2% 源于单基因缺陷（如基因替代或缺失），其余大部分是受遗传因素和环境因素综合作用的多基因事件，人类疾病动物模型与人类类似，也可以进行蛋白质组学各种比较分析。例如，肿瘤转移动物模型主要通过以下方式建立：①体内筛选实验可以从亲代的细胞中分离出具有不同转移能力的细胞株。例如，有人将亲代的肺腺癌细胞反复接种到裸鼠体内后，把转移至肺的肿瘤组织反复培养后以获得了具有高侵袭能力和不同黏附能力的高转移细胞株。②体外癌细胞培养筛选，获得具有不同转移能力的癌细胞株。对建立的转移性肿瘤细胞株，就可以进行比较蛋白质组学分析，建立肽质量指纹图谱，其他技术对差异候选蛋白的进一步确证，最后对候选蛋白的功能进行探讨。

（五）生物信息学分析

随着生物技术特别是分子生物学技术的发展，人们不但对许多实验动物的基因组进行了测序，而且对其中的许多基因也进行了功能学研究，而计算机数据库技术为大规模对各种数据进行分析提供了可能的方法。利用信息技术剖析生命现象的本质，是生物信息学关注的重要内容之一，生物信息学技术通过互联网和一系列计算机软件，对已知的各种生物信息（例如核酸和蛋白质序列）进行分析、比较和归纳，以揭示生命的特征。

因此，生物信息学的基础就是各类生物信息数据库。数据库主要分为两大类。一是基本数据库，主要包括原始数据库，如 DNA 序列、蛋白质序列结构等信息；二是二级数据库，其主要是对基本数据库进行分析，提炼加工后而形成，旨在使基本数据库更便于研究者使用。例如，真核生物启动子数据库，蛋白质序列的共同结构和功能基序数据库，不同的分析方法产生面向不同应用范围的二级数据库。一个典型的数据库记录通常包括两部分：原始（序列）数据和对这些数据进行的生物学意义的注释。这些注释和原始（序列）数据具有同等重要性，通过对动物和人类相关数据的生物学意义注释的比较，就可以分析两者之间的差异，但值得注意的是生物学功能的注释远远落后于测序，所以当进行序列同源性分析得到与这类缺乏注释的数据相关的信息时，其信息的可用性则受到一定的影响，同时，使用数据库时还必须注意到不同的数据库在原始数据和序列注释方面的侧重点不同，而序列注释方面的更新是个大问题，因为信息更新很快，而且有的注释信息还存在一些错误。

三、实用性分析

因为人类各种疾病的发生、发展十分复杂的，深入探讨疾病发生机制和疗效机制不能在人体上进行，而动物模型是用来模拟生命的系统与过程，并解释生命的系统与过程的研究材料，所以动物模型要有实用性。对动物模型的研究不仅仅是单纯的实验研究，最终是要能推广应用。毕竟动物和人类无论在机体还是生活习惯、环境等存在一定差别，有价值的动物模型是其研究结果在生命科学研究领域内有较高的研究和应用价值。

（周智君 王慷慨 刘恩岐 俞远京）

参考文献

[1] 刘恩岐. 人类疾病动物模型. 北京：人民卫生出版社，2014.

[2] 秦川. 实验动物学. 北京：中国协和医科大学出版社，2016.

[3] 秦川. 医学实验动物学. 2版. 北京：人民卫生出版社，2015.

[4] 师长宏. 影像技术在动物实验中的应用术. 实验动物科学，2016，33(2)：66-69.

[5] 樊林花，刘茂林，刘田福. 人类疾病基因工程动物模型的研究与应用. 医学综述，2009，15(7)：1009-1012.

[6] 张连峰，崔韶. 国内外实验动物模型概览. 科技导报，2017，35(24)：27-31.

思考题

1. 为了研究2型糖尿病的发病机制，我们可以选用哪几类动物模型？

2. 使用动物模型进行人类疾病研究有哪些优越性？

3. 结合自己的专业，说说在动物模型制备过程中要遵循哪些原则？

4. 对动物模型通常从哪几个方面进行鉴定和评估？

5. 动物模型可以分为哪几类，其特点有什么？

第十四章　人类疾病动物模型

第一节　感染性疾病动物模型

我国是多种重大传染病、感染性疾病以及新发和再发传染性疾病多发的国家之一。乙型肝炎、艾滋病、结核病、SARS、手足口病、禽流感和甲型H1N1流感等重大感染性疾病使我国面临重大挑战，也受到全球的高度关注。对这些感染性疾病的预防，可以通过切断传染源等综合措施发挥作用。

动物模型研究工作的突破对疾病的发病机制、病原体与宿主免疫系统互相作用、药物作用机制以及新型药物、疫苗的研发都有着重要的推动作用。德国细菌学家、杆菌之父罗伯特•科赫(Robert Koch，1843—1910)是世界病原细菌学的奠基人和开拓者。他采用牛、羊和其他动物做实验，发现了炭疽杆菌、结核杆菌，阐明了结核病的传染途径。科赫在牛的脾脏中找到引起炭疽病的细菌，将其移种到小鼠体内，结果小鼠也感染了炭疽病，最后再从小鼠体内重新得到了与从牛身上得到的相同的细菌，找到了引起炭疽病的细菌——炭疽杆菌。科赫为研究病原微生物制定了严格准则，被称为科赫法则(Koch's rule)，并获得了1905年的诺贝尔生理学或医学奖。

科赫法则成为确定感染性疾病病原体的“金标准”：①能从患者中分离到病毒；②能在某种宿主细胞中培养；③病原具有滤过性；④在同一宿主种类或相关动物种类中能复制疾病；⑤在感染的动物中能再分离到病毒；⑥能检测到针对此病毒产生的特异性免疫反应。这些要素也成为动物模型的重要参考指标，“在感染的动物中能再分离到病毒”和“能检测到针对此病毒产生的特异性免疫反应”是制备病原动物模型的关键。

感染性疾病的特性之一是病因明确的病原引起，包括病毒、细菌和寄生虫等生物体感染，导致疾病发生。因此，动物模型的研究关键是病原对动物的致病性问题，也就是说，动物能不能被病原感染、复制、模拟出全部或部分疾病特征的问题。一般来讲，病原进化伴随着宿主或寄生生物、相伴动物同时进化，形成了相互依存、共处、排斥等关系，这种关系表现为共生关系、机体损伤(疾病)、病原不能存活等情况。

病原依据种类和生物学特性不同，分为体外寄生感染、器官组织内感染(包括血液)和细胞内感染几种形式。因此，感染的机制明显不同，对感染动物宿主特异性选择要求也不同。一般依寄生虫、细菌和病毒的顺序特异性增强，特别是病毒性病原，其感染往往通过特异性受体进入细胞，而受体的进化在不同动物体内变化程度有时并不随动物种类近似而接近。因此，给动物模型的制备带来了不确定性和复杂性，这也是有些病原没有理想动物模型的原因之一。

但同时，由于各种动物的遗传构成和生物学特性既有相似的一面又有不同的一面，也使得遗传距离大的动物作为感染病模型成为可能。因而，感染性动物模型研究，特别是新发感染性疾病病原，面临的第一个问题是动物的感染性，或称为动物敏感性的问题，往往通过大量不同种类动物的测试、筛选，才能研制出较为理想的模型。

一、感染性疾病动物模型制备的一般原则

感染性疾病动物模型是以导致感染性疾病的病原感染动物，或人工导入病原遗传物质，使动物发生与人类相同疾病、类似疾病、部分疾病改变或机体对病原产生反应，为疾病系统研究、比较医学研究以及抗病原药物和疫苗等研制、筛选和评价提供的模式动物。病原性动物模型包括三个要素：

确切的病原、明确的动物和充分的实验室指标。根据以上内容，除了动物模型制备的一般原则，病原性动物模型的制备和建立重点要遵循以下原则。

（一）动物选择原则

动物选择原则即从动物的种类、遗传分类、生物学特性和对感染性疾病病原被感染程度（敏感性）等方面选择动物。由于感染性疾病病原非常复杂，有些实验动物感染性不强或不能被感染，或新发感染性疾病病原情况不明时，可供模型制备的动物可扩大到实验用动物，包括实验动物、经济动物和野生动物。三类动物选择的优缺点如下：①实验动物的优点是遗传背景、微生物和寄生虫等级标准清楚，环境条件可以完全控制，影响因素少，结果准确，标准化程度高；缺点是实验动物尤其是啮齿类动物多为遗传改良动物，与人遗传状态不同，环境条件完全不同，病原致病特性也会不同。②经济动物的环境条件类似人类生活环境，疾病发生模式非常相近；但是影响因素多，标准化程度不高。③野生动物最接近自然，接触的病原也最多，免疫系统较强，对实验影响的不确定因素非常多，往往带来生物安全等问题。所以，在病原敏感性相同或接近的情况下，应首选实验动物，其次为经济动物、野生动物。

（二）病原选择原则

病原选择原则即从感染性疾病病原标准株、代表株、强势病原、活化状态等方面选择病原。由于病原是活性生命体，尤其是病毒性病原体，非常容易失活，模型制备使用的病原应该是处于活化状态最好的病原。同时，导致相同感染性疾病的病原在不同地区存在差异，致病性也会不同。因此，应该选择生物学特性明确的、经过鉴定的标准株进行模型感染研究，以确保疾病模型保持最高真实性。

（三）疾病再现最大化原则

疾病再现最大化原则即制备的感染性疾病动物模型能最大限度地模拟疾病临床表现、疾病过程、病理生理学变化、免疫学反应等疾病特征。这种最大化原则可以是全部完整的拟似，也可以是部分体现。

（四）标准化、规范化原则

标准化、规范化原则即模型制备涉及的动物、病原、实验控制、操作程序、标本处理、数据采集、检测指标和结果分析应该达到统一、规范和标准化要求，实现模型重复性好，检测指标稳定，利于客观、公正和真实的应用。标准化强调制备模型中的各种技术、剂量和检测标准应该固定使用，利于模型的稳定重现，因此与病原试验性研究、探索性研究不同。

（五）生物安全原则

生物安全原则即在病原性动物模型制备过程中，避免经病源污染、动物接触、污物扩散、样本采集、意外事件等任何途径导致对实验室人员和环境的生物危害发生，严格按照国家关于病原微生物相关规定进行。病原微生物的实验室活动必须按照病原危害等级和防护要求进行。

二、感染性疾病动物模型的分类

国内外没有严格的感染性疾病模型的分类标准，但感染性病原动物模型的分类明显不同于一般动物模型的分类。因此，按照病原种类特性以及疾病表现程度应分为以下类型。

（一）完全疾病表现模型

人源性病原体在动物中导致的疾病能全部或基本上模拟人类疾病的临床表现、疾病过程、病理生理学变化、免疫学反应等疾病特征。在感染的动物中必须能检测到活性病原（病原体内复制）和诱导的特异性免疫抗体（机体改变），这是病原导致疾病的直接证据，也是模型评判的根本要素。如一些寄生虫、细菌病原，宿主特异性不高，或一些人畜共患性病毒性病原，能在动物身上制备模型。这类模型是最理想的疾病模型，能最大化实现疾病在动物身上的再现。

（二）部分疾病表现模型

人源性病原体在动物中导致的疾病能大部分或部分明显模拟人类疾病的临床表现、疾病过程、病理生理学变化、免疫学反应等疾病特征，必须能检测到活性病原和诱导的特异性免疫抗体。一些原虫性寄生虫、细菌病原，或一些病毒性病原，不能在动物身上表现出完全疾病表现，这类模型也是较理想的疾病模型。

（三）同类疾病模型或参比疾病模型

人源性病原体不能在动物中直接致病，但本动物或其他种类动物的相同科、属、种的病原，或人 - 动物重组病原导致的疾病能全部或部分明显模拟人类疾病的临床表现、疾病过程、病理生理学变化、免疫学反应等疾病特征，必须能检测到活性病原和诱导的特异性免疫抗体。如动物源性寄生虫、细菌病原、病毒性病原，在动物上表现出完全类似人类疾病的表现。这类模型是较理想的参比疾病模型。

（四）疾病病理模型

人源性病原体在动物中不能导致明显的模拟人类疾病的临床表现、疾病过程等疾病特征，但病理学变化非常具有特征性，能在动物体内检测到活性病原和诱导的特异性免疫抗体。如，一些寄生虫、细菌病原，有一定的宿主特异性，或一些病毒性病原，常能在动物身上引发明显的病理学改变。这类模型常常成为理想的比较医学用疾病模型，临床患者不可能动态取样了解组织、器官病理改变，而动物模型则能实现实时了解动态变化，为疾病治疗等提供依据。

（五）病原免疫模型

导入人源性或其他动物病原体不能在动物中致病，但能引起动物全部或部分明显模拟人类疾病免疫学反应等特征。一般检测不到活性病原，但能检测诱导的特异性免疫抗体。如一些宿主性强的寄生虫、细菌病原和病毒性病原，不能通过自然途径或体表途径接种感染而在体内复制，但可通过静脉、肌肉等免疫途径导入机体，机体通过处理免疫原的方式产生抗体或细胞免疫。这类模型严格意义上讲不属于疾病模型，但是考虑到失活病原体成分也可引起类似的疾病和免疫反应，在没有动物模型的情况下也是一种选择。

（六）基因工程疾病模型

将病原体的遗传物质（基因）经人工方法导入动物体基因组中，这些基因的表达引起动物性状的可遗传性修饰，同时可能导致动物出现病原致病的某些变化而成为模型。这类模型应该能检测到导入的病原成分和诱导的特异性免疫抗体。这类模型主要针对一些还不能有较理想动物模型的寄生虫、细菌和病毒病原。

（七）复合疾病模型

用不同感染性疾病病原感染动物，模拟人多重病原感染疾病的临床表现、疾病过程、病理生理学变化、免疫学反应等疾病特征，综合比较研究病原之间的相互作用，如疾病后期的复合感染等。

（八）群体动物模型

一群动物感染某种病原后，检测不到全部动物发病、病原体内复制和出现的免疫反应，或病原检测表现为在不同时间、不同部位，免疫检测结果不甚一致。此类模型可通过计算群体动物发病百分率来加以应用。

（九）特殊疾病模型

将病原导入免疫缺陷、疾病抵抗、胚胎动物、基因工程动物等特殊类型动物，制备特殊条件下的疾病表现动物模型，研究正常动物可能不会或不易检测到的疾病改变。

三、感染性疾病动物模型的研究与应用

感染性疾病动物模型的研究和应用领域非常广泛。如，病原的动物感染性实验对研究病原特性、致病机制、病理变化、免疫应答等方面的研究都起到至关重要的作用；稳定、特异的动物模型也在药物筛选、生物制剂、疫苗研发、效果评价中起到不可替代的作用。归纳起来，病原动物模型的研究与应用主要包括以下几个方面：感染性疾病发病过程研究；感染性疾病传播途径研究；病原感染剂量研究；动物模型的临床研究；感染性疾病病原学研究；感染性疾病免疫学研究；感染性疾病病理生理学研究；感染性疾病对发育影响的研究；感染性疾病对生殖系统影响的研究；不同动物对病原体敏感性研究分析；传播能力研究；比较医学研究；血液、生物化学研究；药物、疫苗研究等。

四、疾病动物模型研究应用的规范化要求

一种疾病模型的制备往往经过多次尝试和实验，模型稳定成熟后的各种要素，包括动物、病原、实验控制、操作程序、标本处理、数据采集、检测指标和结果分析等应该达到统一、规范和标准化。只有这样，模型才能起到活的“标尺、衡器”的作用。模型研究和应用中最常见的问题往往是动物个体间表现不一、检测指标数值范围过大、不同时期模型差异大等问题。因此，在模型制备和应用的各个环节中，应该重点进行以下几方面的规范化要求。

（一）疾病模型研制动物

模型制备的实验用动物种类大致包括实验动物、经济动物和野生动物。实验动物的遗传背景

和微生物、寄生虫等级标准清楚，环境条件可以完全控制，因而，对结果的影响因素少，检测数据比较恒定，结果准确，标准化程度可达到较高要求。实验用动物中的经济动物和野生动物由于没有近交系和封闭群动物，个体差别较大，病原自然感染的机会多，对实验影响的不确定因素非常多，尤其是感染病原后免疫反应的影响非常重要。因此，实验前必须检测所选各类动物有否同类病原的感染情况，尽量选择阴性结果的动物。动物的种类、性别、年龄、体重、营养状态、健康情况等必须尽量一致，这些检测数据应该规范化地确定下来，作为规范化模型的基础数据。

（二）病原

作为感染性模型制备使用的病原，应该是“标准株、模式株”或“代表株”，其生物学特性应该明确，来源清楚（如有权威机构的保存号、Genbank 序列号等）。模型制备使用病原的致病性与其活化状态密切相关，因此，应该制备大量的同批次病原，进行小包装储存，保证不同时间制备的模型动物具有致病性一致的特性。导致相同感染性疾病的病原在不同地区可能存在差异，致病性也会不同。因此，如使用这些“地方株”病原，也应该遵循上述原则。对病原可能产生影响的任何因素都应该进行有效控制，如病毒培养的细胞应使用同一来源、培养代数接近。

（三）传染病疾病过程

疾病观察和检测的指标必须客观，检测的时间点应该覆盖整个疾病过程，时间间隔不能过于稀疏。病原检测和免疫反应检测方法、对照等在整个实验过程中应保持不变。感染方式、病原剂量也应保持不变。尽量模拟自然感染方式感染动物，观察到完成发病过程，尽管有些动物感染后呈现出急性发病，如果可以采用多种动物进行实验研究可观察到同一种疾病的不同发病阶段，这需要围绕实验目的设计实验。

（四）感染性疾病传播途径

感染性疾病有不同的传播途径，有些是多种途径感染机体。因此，在研究传播途径时，原则上应该严格按单一途径感染，避免动物可能因混合途径交叉感染而导致结果错误。单一传播途径的设计应该满足感染动物的基本要求，不能避免交叉途径感染应该如实写明。如气溶胶感染途径的研究，需要应用特殊的气溶胶传播笼，只容许感染性气体由感染动物一侧传播向未感染动物，不仅控制动物间仅有气体流通，动物间不能直接接触，还要保障气体单向流动，气体流速等方面。

（五）病原感染剂量

病原感染剂量应该明确，用标准的计量方法测定，如病毒性病原常使用 $TCID_{50}$ 或 PFU/ 体积等，细菌计数常用菌数等，切忌使用笼统的多少毫升等体积单位。有些感染性疾病有剂量依赖感染特性，某些病原使用不同浓度感染动物，应该确定感染剂量的浓度跨度。例如，对倍稀释、10 倍稀释等方法，确定使半数动物死亡的剂量，为后续建立动物模型等研究获取基础数据。

（六）动物模型的临床症状

感染性疾病的临床诊断方法应该统一，包括表征观察、临床指数测定等。由于观察指标容易因人而异，因此应该设计评判标准。如动物精神状态观察，最好按程度设定为能较客观评判的分值（0～10 分），发热、体重下降等指标测定要考虑动物基础体温、动物基础体重以及人和动物间的差异。

（七）感染性疾病病原学检测

一般从两方面考虑：一方面病原的来源、状态应该明确，如来自患者、动物的哪些部位；另一方面，病原本身非常复杂，检测指标应该尽量全面，检测方法应该规范。值得注意的是，动物模型往往要求在感染的动物中必须能检测到活性病原。因此，通过解剖取材、咽拭子、肛拭子或血液等收集样本，通过培养等方法证实活性病原的存在。如体内血液、器官、分泌物等收集来源的病毒，必须经细胞、鸡胚等培养才能证实病毒在体内复制，而用 PCR 等方法仅能证实病毒核酸物质的存在，并不能说明病原一定是活的，“病原存在”可能包括病原体片段残留、污染等情况。另外，模型制备前，检测动物病原携带情况必须清楚，要排除对目标病原研究的干扰。

（八）感染性疾病免疫学检测

动物感染病原后最主要的检测指标之一是免疫学检测，动物模型要求在感染的动物中必须能检测到活性病原和诱导的特异性免疫抗体，能使动物机体产生免疫学反应的途径包括感染和免疫。因此，病原感染性疾病动物模型的制备是通过病原“感染过程”，即体内病毒复制实现机体产生免疫反应，而不是通过“免疫”途径。任何活性病原或失活病原成分都可能通过静脉注射、肌内注射、腹腔注射和皮下、皮内等“体内途径”促使机体产生抗体等免疫学改变。因此，检测到抗体并不能证明病原感染了机体，一定要排除可能的“抗原免疫”作用引起的免疫反应。感染途径的规范才能保证免疫指标的规范。免疫指标检测涉及的方法，如IEA、IFA、ELISA，CTL检测等，必须达到标准化要求，判断结果保持一致。

（九）感染性疾病病理生理学指标

模型动物中一般会出现特征性和共性病理生理学改变，如病原感染的器官和组织部位细胞变性、坏死的特点，炎性细胞、包涵体特性，病理、生理学动态变化等，是模型成立的关键指标，必须进行规范化描述和记录。缺乏特征性病理生理学改变，再丰富的共性体现，如一般性的出血，细胞变性、坏死，炎症细胞浸润等现象，都不能证明模型的成功。感染性动物模型的成功，一般会要求通过免疫组化、原位杂交等方法证实病原的组织定位。

（十）药物、疫苗评价

药物、疫苗等的有效性研究和评价在很大程度上依赖于成功的动物模型。模型研制最重要的目的之一是在药物、疫苗研发中的应用。如果说药物依靠细胞模型体系（即体外实验，*in vitro*）可以解决一部分问题。那么，疫苗评价依靠机体的免疫反应作为最重要的指标，必须通过动物模型体系（即体内实验，*in vivo*）解决问题。动物模型作为评价基础，涉及的动物、病原、检测方法、观察手段、测量标准、使用剂量、感染途径、给药途径、评价分析以及试验设计等方面必须达到规范化要求，尤其是实验设计中的动物分组，必须采用统一标准，达到客观、公正的目的。病原感染的模型动物在药物、疫苗评价中应该被设置为“感染对照”，即疾病对照动物，其他治疗组动物的感染（包括病原剂量、状态、处理、途径、次数等）必须以该组动物模型指标为标准。模型动物确定的病原、病理、免疫、生化、临床等检测和评价指标是药物、疫苗有效性判断的基准。药物、疫苗起到治疗、保护作用等结论的得出，是建立在动物感染病原后，动物模型的客观性、科学性所保证的比较医学研究的基础之上，模型的客观性、科学性不准确，评价结果将会出现差异，甚至错误。利用模型研究药物、疫苗效果的另一重要方面是，药物、疫苗通过什么机制发挥作用，机体和病原在药物、疫苗作用下，各自发生了哪些改变，这些变化对机体和病原产生了怎样的影响等，都需要有针对性地研究。

五、感染性疾病动物模型的局限性

感染性动物模型毕竟是利用动物，通过人工方式感染进行模拟研究，尤其是人源性病原体感染动物，往往不会得到与人非常类似的疾病过程，这也是感染性动物模型的局限性。只有认识到这种局限性，才能更好地理解动物模型，正确使用动物模型。另一方面，病原为什么在不同动物中表现出致病性的相同或不同，这也是病原性疾病致病机制研究的重点。概括起来，感染性动物模型的局限性包括以下几个方面。

（一）动物的局限

动物的种类和等级等因素影响动物模型。不同动物遗传和生物学特性不同，对病原的感染性会有不同表现，不同种属、品种、品系的动物也会不同，个体差异也会影响模型的一致性。例如，H5N1禽流感病毒可感染小鼠、大鼠、猕猴、雪貂等动物，但由于动物受体类型、解剖生理结构的不同，病毒的致病性存在差异。流感通用的动物模型是雪貂和小鼠，雪貂因受体分布和解剖结构特点与人最为接近，感染后表现也与患者非常类似，通常被作为疫苗评价的首选模型。饲养雪貂的环境要求较高，由于其反应迅速且容易咬伤操作者，对操作者的要求更高，以上因素限制多数研究机构开展雪貂的动物实验。动物的微生物和寄生虫携带情况，即微生物学等级也影响模型制备，一般推荐无特定病原体动物用于模型制备，影响因素较小。另外，动物也可能被感染后不会全部发病，一般利用整组动物感染情况（百分数）作为模型基数而使用。

（二）病原的局限

病原的活化程度、来源、培养、量化、标准病原株、地方株等生物学特性的差异等因素会影响模型的制备。有些病原不能被培养，其他微生物污染干扰等也影响模型制备。病原在动物体内受到免疫等阻力，也会相应通过变异等方式改变生物学特性。

（三）实验方法的局限

方法学不同或实验室不具备的方法条件会影

响模型指标的确定。很多病原存在不同途径感染问题，拟选择的感染途径可能不是理想途径。有些病原需要定量检测、病理活检等，实验室条件达不到要求，可影响模型的完整性。生物安全要求的实验室条件与普通实验室条件下的动物模型也会出现不同，如艾滋病灵长类模型动物（SIV/SAIDS）在生物安全三级实验室不会出现普通环境下的后期严重复合感染情况。

（四）动物和人体的局限

动物毕竟与人体不同，可能使得病原在不同机体表现不同。因此，理论上讲，与人类遗传、进化越接近的动物可能更会表现出疾病的类似性。但这不是绝对的，病原和不同动物长期相伴，形成了复杂的相互关系，具备了较稳固的抵抗模式，给模型的制备和疾病分析带来极大困难。

（五）应用的局限性

动物的质量和数量、病原在体内复制的不确定性、检测方法的特异性和敏感性，处死动物的频率和要求、药物和疫苗的特殊要求等方面都会影响、限制模型动物的应用。例如，灵长类动物不可能像小动物一样要求遗传均一性和足够数量，甚至达到统计学要求的组（只）数。

六、感染性疾病动物模型制备的准备和一般方法

（一）动物的准备

动物的选择准备是模型制备成功与否的关键。对于成熟的病原动物模型，动物的种类、微生物等级均已明确，应该严格按照模型要求制备。对于初次、新发病原、新动物的模型制备，首先应该进行动物的种类和等级选择、感染性确定（病原属性、剂量、途径等）等筛选性实验，即预实验。筛选出敏感、稳定的动物（种类、年龄、性别等）后，进行标准化模型制备。同时，实验动物的伦理和福利原则也应得到满足。

（二）病原的准备

病原的活化状态和特性是模型制备成功的首要条件。标准病原株、地方株等生物学特性的标准化确定等也需提前完成。

（三）方法的准备

病原感染途径、剂量、感染环境控制以及检测方法等应该是规范、成熟、稳定的。方法、技术达不到上述要求，会在不同程度上影响动物模型的一致性。

（四）检测指标的准备

动物模型的成功与否，关键体现在模型动物的疾病表现和指标检测，也就是说，对于一种感染性疾病模型，应该预先确定观察、检测哪些表现疾病关键的特征性指标，尤其是临床表现、病原学指标、病理生理指标和免疫学指标以及其他辅助性指标的确定。

（五）模型整体分析准备

通过上述疾病表现和指标检测，明确模型属于哪类模型，综合评价模型的应用程度和范围等。

（六）影响因素的排除

在感染性疾病动物模型制备过程中的每个环节，都会出现影响动物模型质量的因素，如动物因素、病原因素、技术方法因素、环境因素等。因此，力求控制这些影响因素显得非常重要。

感染性动物模型的制备方法通常是：选用标准化感染性病原，确定一定剂量，经不同途径感染候选动物，观察特征性临床表现，检测特异性病原学指标、病理生理指标和免疫学指标以及其他辅助性指标，评价、明确模型类型，综合评价模型的应用程度、范围和比较医学用途等。感染性动物模型具体制备方法请参阅比较医学丛书《常见和新发传染病动物模型》。

制备方法概括如图 14-1-1：

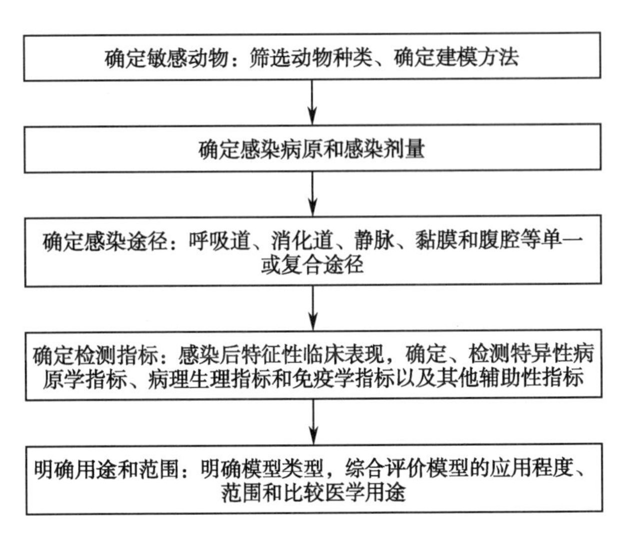

图 14-1-1 感染性动物模型制备技术路线

（鲍琳琳 魏 强）

第二节 外科实验动物模型

外科模型（surgical model）是利用外科手术的方法制备的实验动物模型，其目的是探索新的手术术式或通过手术模拟某些疾病的病理状态，进而研究疾病的发生机制及诊治方法等。

一般来说，外科实验动物模型作为实验医学的一个组成部分，内容包括与普通外科有关的基础研究和临床研究的各个领域。广义的外科动物模型可包括：①借助于日益先进或精密的手术器械和设备，开展手术操作而制备的动物模型，大大提高手术的质量和效果，如显微外科模型；②用常规外科手术方法制作的人类疾病动物模型，如外科基础和临床教学与研究中常用的局灶性脑缺血实验动物模型、冠状动脉结扎法所致的心肌梗死动物模型、卵巢切除所致的骨质疏松动物模型等；③为开展新的手术或其他技术而专门设计的新的手术方式的模型，如器官移植模型等；④用外科手术方法制作的研究机体生理、病理变化的动物模型，如采用胃造瘘术制备的胃瘘、空肠造瘘术制备的肠瘘；⑤用于观察手术后各种变化或药物临床前研究的手术模型，如胃大部切除动物模型、颈静脉血管导管埋置模型、胆总管导管埋置模型等。

一、显微外科模型

20 世纪 70 年代以来，显微外科技术迅猛发展，一些手术学科的专业先后采用显微外科技术进行本专业范围的精细手术，不断提高手术效果，但显微外科的发展除了借助于各个专业学科的发展以外，还必须有它自身的理论研究，而这个过程离不开光学放大设备、显微手术器械、显微外科技术和显微外科模型的研究。显微外科模型是借助于显微镜或其他光学放大镜把实验动物手术部位放大十几倍甚至几十倍，通过手术显微镜可非常清楚地看到常规肉眼看不见或看不清楚的微血管、神经、淋巴管及其他组织，并在此基础上进行组织器官的切割、分离、切除及缝合等。

显微外科模型中常用的基本手术技术包括微血管吻合术、神经缝接术、淋巴管缝接术以及组织移植术等。

（一）微血管吻合术

微血管吻合术指在光学放大设备下熟练地吻合直径 0.2～2mm 的小血管，且要保证血管吻合口的通畅及血流的顺利通过。要熟练掌握微血管吻合术手术技巧，必须经过严格的实验训练，即在动物模型上，通过放大镜或显微镜进行外科手术的精细操作，建立脑、手、眼相互协调的条件反射，以确保显微外科手术的成功。

常见的微血管吻合术分为如下几种：

1. 端端吻合法 端端吻合法是将两个微血管末端直接吻合，适用于利器切伤或经清创后血管缺损较小者，可直接做端端吻合。

（1）置放血管夹：缝合血管前，分别在距远、近断端 4～5mm 处，按与血管纵轴垂直的方向放置血管夹。

（2）修剪外膜旁膜：血管断端附近的外膜旁膜务必修剪去除，防止在缝合打结时将其带入管腔内而致血栓形成。操作时先将过长的外膜旁膜用剪刀整齐地环形剪去，然后用血管镊夹住血管断端外膜向外牵拉后剪去，或用小剪刀细致剥离、剪除血管断端的外膜，显露出断端的中层和内膜，切勿损伤血管壁，一般每侧断端剥离外膜各 0.5～1cm 长（图 14-2-1）。

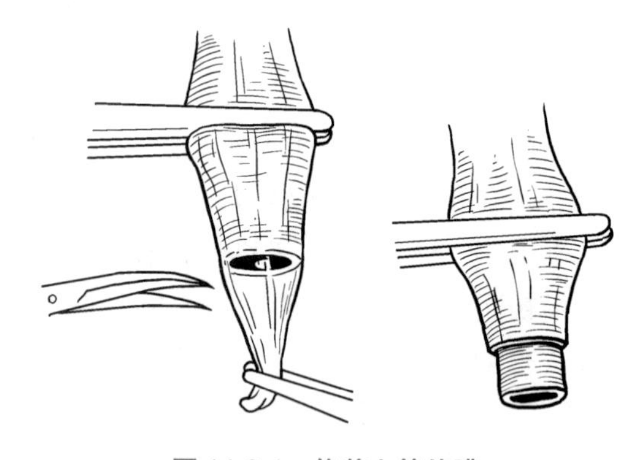

图 14-2-1 修剪血管外膜

（3）冲洗和扩张断口：如果血管断端的管腔内有血液或凝血块，可用注射器接平头针或细硅胶管装入 0.1% 肝素生理盐水（每 100ml 生理盐水内含肝素 12.5mg），也可用 0.5% 普鲁卡因或 3.8% 枸橼酸钠液来冲洗两个断端的管腔，冲出凝血块，以防止吻合口处血栓形成。静脉断端因其管壁菲薄，当没有血液充盈时，管壁常相互贴在一起。此时，可用肝素盐水冲洗断端，使管壁张开。

对于痉挛状态下的动脉断端，可用镊子小心插入其管腔内，轻轻扩张至原口径大小，避免损伤内膜，这样便于进针。

（4）进针：进针顺序一般是由右向左，即先从血管的右侧断端由外向管腔内进针—过吻合口—进左侧断端管腔由内向外出针。无论是进针还是出针，术者均可用镊子尖按进（出）针的相反方向轻轻垫压进（出）针处，使针尖顺利穿过血管壁。由外向内缝时，还可用镊子尖小心插入断口内垫压，使缝针从两镊尖之间出来（图 14-2-2）。

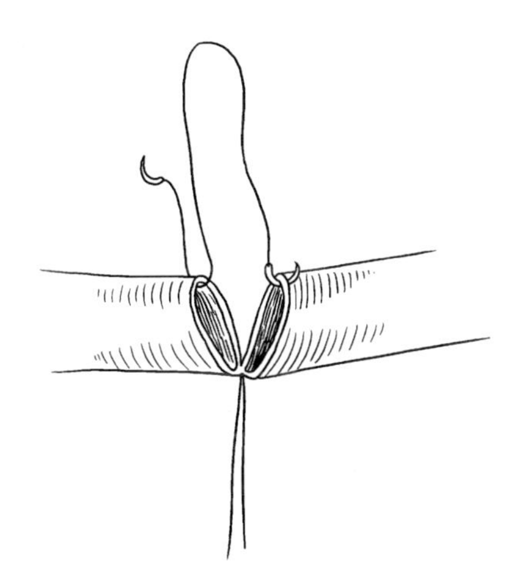

图 14-2-2　血管进针方法

（5）缝合：血管对端缝合一般先缝合前壁，再翻转血管夹（160°～180°）缝合后壁。以缝合 6 针及 8 针的小血管（直径约 1mm）为例，如果将血管横断口按钟（表）面的刻度来表示，则其缝合顺序见图 14-2-3。

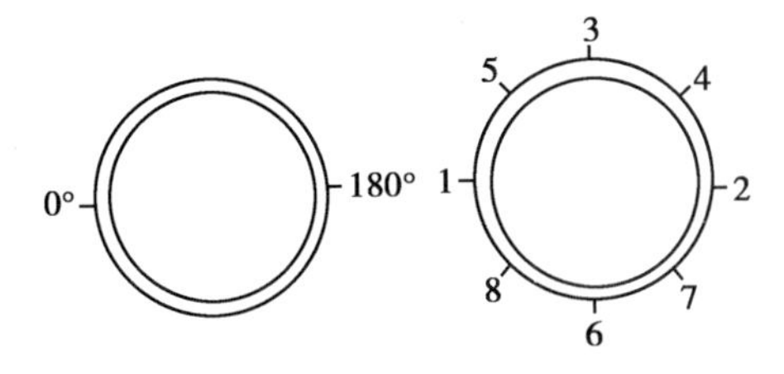

图 14-2-3　血管缝合顺序

（6）打结：当每一针缝合的缝针拔出后，术者捏住缝针顺着出针方向将缝线轻轻拉出，直至看见线尾端处，然后将缝针放回视野内，以便随时可找到缝针。术者用左手镊子夹住近端缝线，在右手持针器尖端由下而上绕一圈，再用持针器夹住线尾打结。打第二个单结时则应由上而下绕持针器一圈，如此打的结是外科结。但因缝线均为尼龙单丝，容易脱扣，故至少应在上述外科结上加一个单结。打结后的缝线应剪去，留下 0.1～0.2mm 的线头即可。

（7）渗漏的处理及通畅试验：血管吻合完毕后，放开血管夹试通血。若为动脉，则先放开远心端的血管夹，后放开近心端的血管夹。若为静脉则相反，先放开近心端血管夹。观察吻合口渗漏血的情况。少许渗血可用生理盐水棉球轻压局部 1～2 分钟即可止住。倘若手术者在缝合时针距安排不当，某些针距偏大，渗漏不止，则应暂阻断血流，在渗漏部位补缝一针。

随后进行通畅试验，观察吻合口是否通畅。以小动脉为例，方法如下：术者持两把镊子在动脉吻合口的远侧段把血管轻轻夹瘪，然后将离吻合口远的一把镊子向血管的远端滑动，把管腔内的血液挤走，再把离吻合口近的另一把镊子放开，此时，若见血液通过吻合口迅速充盈被挤瘪的血管，则说明吻合口是通畅的。如充盈缓慢则说明吻合口部分阻塞或有狭窄。如被挤瘪的一段血管较长时间不能充盈，则说明吻合口可能已阻塞，须切开重新缝合。如为静脉则相反，两把镊子应夹在其吻合口的近侧段，用一把镊子向近端滑动，把血管挤瘪，再放开靠近吻合口的另一把，观察血液由吻合口远端向近端充盈的情况并做相应的处理。

2. 端侧吻合法　端侧吻合是指血管的一端与另一血管的侧壁相吻合。常用于两血管断端的口径相差 1～3 倍以上，或尽管两条血管的口径相近，但是其中一条不允许切断行端端吻合法者。端侧吻合法的原则和操作技术与端端吻合法基本相同，其不同之处在于血管壁开侧孔。其操作要点如下：

（1）血管壁开侧孔

1）开孔的部位应选择在血管缝合后与血流方向呈锐角处，不宜行相互垂直的缝合，以尽量避免吻合口处涡流的形成。

2）倘若两断端口径不一，则应选择在口径大的血管壁开侧孔。首先将其断端结扎或缝合，再在距离结扎端稍远处开孔，避开结扎端附近管腔内形成的凝血块，以免影响吻合口通畅。

3）将已预定开侧孔的血管段的外膜旁膜按

其轴向仔细剥开并剪除，用镊子准确夹住拟开孔处的血管壁轻柔上提，注意勿夹住对侧血管壁，顺血管轴向剪去部分管壁。开孔大小应恰好与另一血管断端按45°斜切后的口径相等（图14-2-4）。

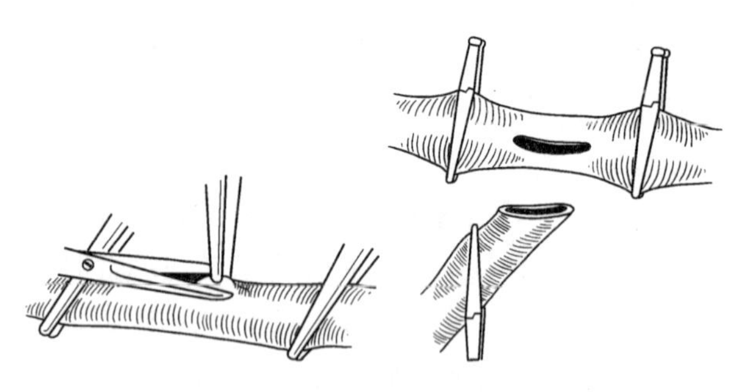

图14-2-4 端侧吻合法血管壁开侧孔

（2）缝合顺序：应视手术部位的深浅、术野大小及血管翻转有无困难等情况酌定。

如果血管翻转较容易，一般应先缝合吻合口最远心端和最近心端的两针（图14-2-5），然后依次缝合前壁中点处一针及与其两侧相邻的各一针，翻转血管，观察已缝好的5针无明显缺点后，缝合后壁中点处一针，打结后留稍长线尾并略向上牵引，再缝合与其相邻的两侧各一针。如果血管翻转有困难，则宜先从吻合口后壁缝合，再缝远心端、近心端，最后缝前壁。缝合完毕，放开血管夹通血，并常规行通畅试验。

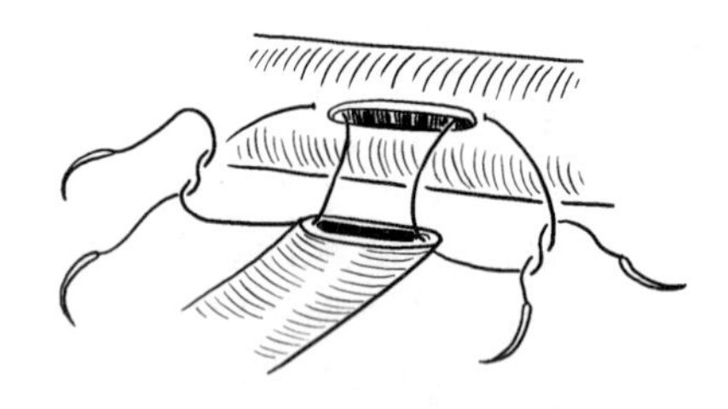

图14-2-5 端侧吻合缝合法

3. 镶嵌吻合法 镶嵌吻合法适用于两血管外径相差悬殊者。将与组织营养血管相连的粗血管切取1～2cm段，将此段血管嵌于另一口径相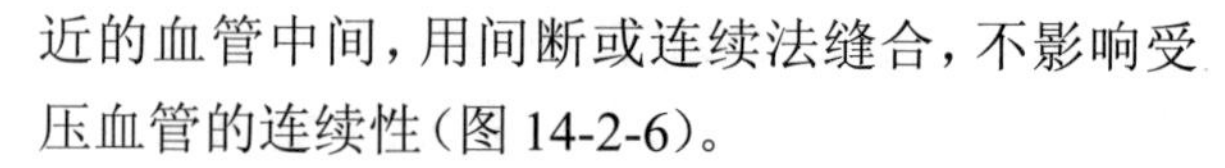近的血管中间，用间断或连续法缝合，不影响受压血管的连续性（图14-2-6）。

4. 盘侧吻合法 盘侧吻合法适用于两血管外径相差悬殊者。在组织移植中，供区组织的营养血管很细，而受区仅有很粗的血管时，两者也难以做端端或端侧吻合，此时，可围绕营养血管的根部，从与其相连的血管上剪下一片椭圆形的管壁，此片管壁称为盘，营养血管开口于盘中央，盘直径约5mm左右。取盘后的血管缺口，可用一层静脉壁予以修补。做盘的另一种方法是在发出营养血管的起源血管上剪下一段，剪开该血管形成一盘。若营养血管与另一不用的细小血管相连时，可利用此血管形成一盘，即分支成盘，在粗的受区血管上做一纵行切口，行端侧吻合，缝合方法与端侧吻合法相同。

5. 盘端吻合法 盘端吻合法适用于两血管外径相差悬殊又不能选用盘侧吻合时。取盘方法同盘侧吻合法，但盘要取成圆形，将盘与另一血管断端作吻合，可用四定点连续外翻或间断缝合。

（二）神经缝接术

神经的缝接技术与方法主要有神经外膜缝接法、神经束膜缝接法、神经外膜与束膜联合缝接法。

1. 神经外膜缝接法

（1）用保安刀片切断神经或逐渐切断断端神经瘤，直至断面呈现正常神经束为止。神经的损伤部分必须彻底清除，以免妨碍神经的再生。

（2）用单丝尼龙针线，在神经断端两侧各缝1针牵引线，使神经两断端对接准确，避免扭曲。

（3）在两牵引线之间，间断缝合神经外膜，避免缝到神经组织，针距和边距大小以使神经束不外露、外膜不内翻为限。

（4）前侧缝接完成后，利用牵引线，将神经翻转180°，依照上述方法缝合后侧，需注意打结勿过紧，以使神经束不外露、外膜不内翻为宜（图14-2-7）。

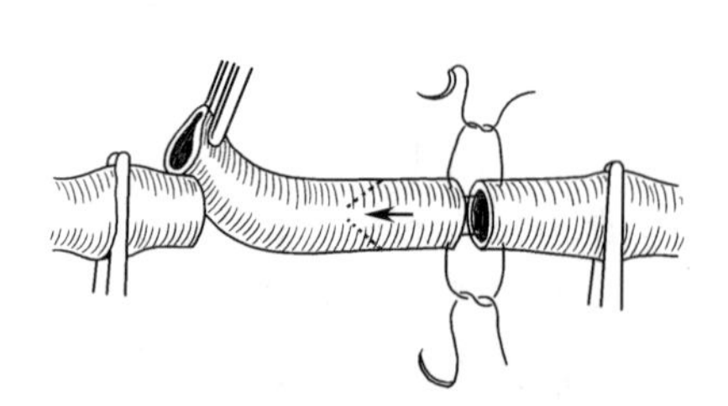

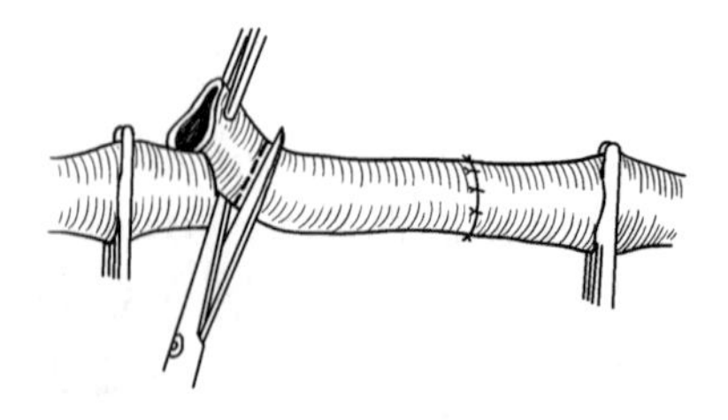

图14-2-6 镶嵌吻合法

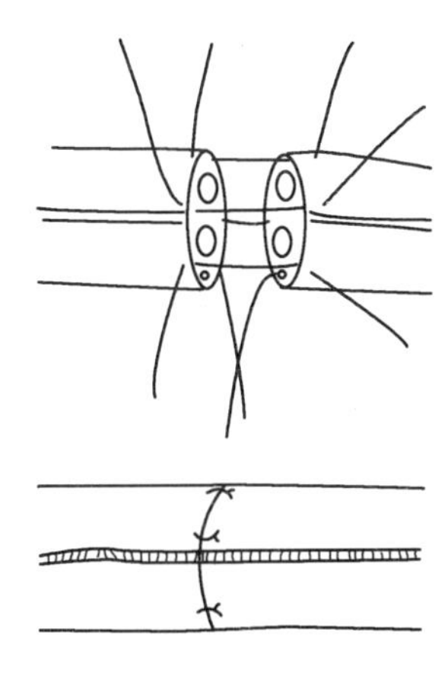

图 14-2-7 神经外膜缝接法

2. 神经束膜缝接法

（1）用保安刀片切断神经或逐渐切断断端神经瘤，直至断面呈现正常神经束为止。

（2）镜下检查神经束在断面上的分布及束组分布情况。

（3）剪去两神经断端约 5mm 范围内的外膜，以使神经束外露。

（4）搭配好位于两神经断端上的神经束和束组。

（5）每根神经束需缝合 1～2 针，神经束组约需缝合 2～3 针，由深入浅依次缝合。

（6）用单丝尼龙针线缝合，从一侧束膜外进针，从神经束膜下方出针，拔针拉线与缝合血管时相同。接着在另一侧，从束腹内进针，穿出束膜外，拔针拉线后，将两神经断端拉拢，注意针不可穿过神经组织（图 14-2-8）。

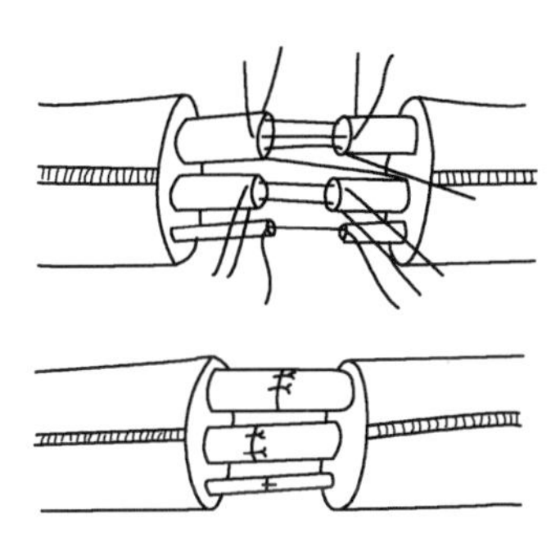

图 14-2-8 神经束膜缝接法

3. 神经外膜与束膜联合缝接法 神经外膜与束膜联合缝接法是将两神经断端的神经外膜与紧靠神经外膜的神经束膜缝合在一起，以便各种神经束对合良好。缝合方法与注意事项与上述神经外膜缝接法和神经束膜缝接法相同。

二、常规手术模型

常规手术模型属于诱发性或实验性动物模型，通常是人为地采用外科手术的方法造成动物组织、器官或全身一定的损害，出现某些类似人类疾病的功能、代谢或形态结构方面的病变，即通过外科手术方法人为地使动物产生类似人类疾病的模型，并应用于药理学、行为学、组织与器官功能学等方面的研究。虽然通过外科手术的方法在短时间内可以复制大量的动物模型，但其与自然产生的疾病模型在某些方面还是有所不同，有一定的局限性，研究者在使用时应进行比较分析，从而有助于更方便、更有效地认识人类疾病的发生、发展规律，制定防治措施。

（一）心血管系统疾病的常规手术模型

1. 小型猪心导管介入冠状动脉栓塞心肌梗死模型

（1）造模机制：小型猪心脏及冠状动脉系统的解剖生理特点与人类非常相似，优于犬及其他部分实验动物，其模型更符合临床特点。通过心导管介入的外科手术方法，将栓子送入并阻塞冠状动脉，阻断血流，造成心肌梗死。这一病理过程与临床发病过程相似，适用于临床研究。

（2）造模方法：广西巴马小型猪（体重 20～25kg），麻醉后做颈部切口，分离颈总动脉，动脉穿刺插入鞘管，给肝素 200U/kg 抗凝，通过静脉通道给利多卡因（5mg/kg）以预防心室纤颤。采用左前斜位（45°），在 X 线透视下经鞘管将右冠指引导管插入至主动脉升段，通过泛影葡胺造影定位使导管开口与冠状动脉开口同轴，将导丝小心插入冠状动脉左前降支，再通过球囊导管送入栓子至左前降支中下 1/3 处。造影确认阻断血流后，依次退出导丝、球囊、导管、鞘管，缝合颈部切口，术后护理，2 周后观察及测定心肌梗死面积、超声心动图等各项指标。

2. 犬冠状动脉结扎心律失常模型

（1）造模机制：冠状动脉结扎造成心肌缺血梗死诱发心律失常是由于传导障碍而产生单向传导阻滞和兴奋折返的结果，这与临床急性心肌梗死患者产生的心律失常极为相似。用此模型研究的抗心律失常药在临床防治急性心肌梗死引起的心律失常中有较高的临床价值。

（2）造模方法：体重10～15kg的Beagle犬，麻醉后行气管插管，氟烷吸入维持麻醉。将金属针电极插入犬四肢末端皮下，并连接心电图机记录。沿胸骨左缘第4或5肋间开胸暴露心脏，分离左冠状动脉前降支主干中、下1/3交界处，穿线以备结扎。绕前降支放第一条结扎线和一支21号针头。一条绕动脉和针头结扎，然后抽去针头。30min后第二条线绕动脉扎紧。缝合心包膜，逐层缝合胸壁，关闭胸腔，让其恢复自然呼吸。术犬在结扎20h后出现频繁的多源性反复交替的结性心律、室性期前收缩和室性心动过速。

3. 犬（或兔）肾动脉狭窄性高血压模型

（1）造模机制：狭窄肾动脉可造成肾脏缺血，引起肾小球旁器分泌肾素增多。肾素能使血浆中α_2-球蛋白（血管紧张素原）转变为血管紧张素Ⅰ，后者又经转换酶（主要存在于肺脏）的作用转变为能使血管收缩的血管紧张素Ⅱ，加重了全身小动脉的痉挛，血压也就更高而持续，形成较持久、恒定的高血压。肾性高血压晚期，高血压维持因素也包括神经血管机制。

（2）造模方法：将质量合格的犬或兔麻醉后，俯卧位固定。腹下垫一长枕使背部顶起，从脊柱旁1.5～2cm处开始，右侧顺肋内缘，左侧在离肋骨缘约两指宽的地方做4cm长的皮肤切口。切开皮下组织和腰背筋膜，并在内、外斜肌筋膜连接处旁边切开内斜肌筋膜，推开背长肌，暴露盖在肾周围间隙上的腹横肌肌腱、肌纤维，切开肌肉，并将肌肉分离开。用手指通过手术区摸到肾脏，并在肾切迹与主动脉之间找到强力搏动着的肾动脉。按所需要的长度，小心地钝性分离出一段肾动脉。选用一直的银夹或银环（6～8kg犬所用的环直径为0.8～1.2mm，家兔用的环直径为0.5～0.8mm）套在肾动脉上。制造肾性高血压可采取一肾一夹，即先夹住一侧肾动脉，终止手术，间隔10～12天后再进行第2次手术将对侧肾切除；或采取两肾一夹（two-kidney one clip，2KIC），即夹住一侧肾动脉，使其血量减少50%以上。还可以采用同时用银夹或银环缩窄两侧肾动脉的方式。若采取一肾一夹的方法，在肾切除手术后数天，血压开始升高，1～3个月后血压上升达高峰并可长期维持下去。例如，家兔手术前血压平均值为13.3kPa，手术后2周上升到16.4kPa，1个月后升到18kPa，2个月后可上升到18.7～25.9kPa。该模型血压升高明显、持久而恒定，较易反映出药物的降压作用；形成高血压所需时间较短，工作量较小；如果注意护理，高血压犬可存活几年，因此在同一犬身上可以反复观察各种药物的降压作用。

（二）脑血管系统疾病的常规手术模型

1. 沙鼠大脑局灶性脑缺血模型

（1）造模机制：沙鼠具有独特的脑血管解剖生理特性，Willis环前、后半环不连续，即其后交通动脉缺失。因此，通过结扎颈部一侧的颈总动脉可较易造成同侧脑半球缺血，并可随时通过解除结扎，使颈总动脉恢复血流。但由于沙鼠前交通动脉的存在，故其前脑缺血模型为不全性缺血模型。

（2）造模方法：选择质量合格的沙鼠先行麻醉，然后沿腹部中线于颈部切开，剥离出一侧颈总动脉，待麻醉时间过后，结扎或夹闭颈总动脉，根据实验设计决定扎紧时间（一般血流中断5min左右，脑组织即可发生不可逆损害），到达规定时间后，切断结扎线，使血流再通。用10倍放大镜观察确认血流中断，同时观察沙鼠的行为体征。

2. 大鼠急性大脑中动脉阻塞全脑缺血模型

（1）造模机制：根据大鼠脑血管系统解剖的特点，即大脑中动脉从Willis环发出后向外跨过嗅束蜿蜒走行于大脑的外侧面，供应大部分大脑半球。大脑中动脉在Willis环起始到嗅沟段发出许多穿支，供应前交通动脉复合体，所以电灼此段动脉能阻断这些穿支动脉的血流又能切断大脑中动脉的主干血流，复制脑卒中模型的成功率高。

（2）造模方法：选质量合格的成年大鼠，体重为250～300g。大鼠麻醉后，右侧卧位，放置在手术台上。在左眼外眦到左外耳道连线的中点，垂直于连线切开皮肤约2cm，沿颧弓和下颌骨用文氏钳将手术面撑大，暴露鳞状骨的大部分，用牙科钻在颧骨前联合前内2mm处钻孔开颅。在手术显微镜下切开硬脑膜，暴露大脑中动脉，分离血管周围的软脑膜和蛛网膜组织，使之游离；用双电极（电压12V）电灼损毁Willis环起始至嗅沟段的大脑中动脉，使其阻塞。为防止电极的电流对脑组织造成电损伤，在操作过程中不断向大脑中动脉周围滴加生理盐水并尽量减少双电极在大脑中动脉上的作用时间。创面覆盖一小块明胶海绵后，缝合肌肉、皮肤。术后24h可对大鼠进行神经功能进行评分，评分后取脑组织进行脑梗死范围的测定。

3. 大鼠穹隆-海马伞切断致阿尔茨海默病动物模型

（1）造模机制：海马穹隆伞切断后，破坏胆碱能及非胆碱能纤维传入，导致实验动物行为及神经化学方面的缺损，如代表胆碱能神经的标志酶——胆碱乙酰转移酶（choline acetyltransferase，ChAT）活性下降，隔区神经细胞体也发生胞体反应，造成动物空间定向和记忆障碍及胆碱能神经元丢失，ChAT免疫组化和胆碱酯酶组化染色可见胆碱能神经元细胞显著减少及细胞死亡。

（2）造模方法：选用质量合格的老年雌性SD大鼠（24月龄），麻醉后剃除头顶部毛发并固定于脑立体定位仪下。术区常规手术消毒，切开皮肤，暴露颅骨，参照大鼠脑立体定位图谱，在前囟后2mm、中线外1mm处，用牙科钻凿开颅骨，切开硬脑膜，用双刃刀切断单侧穹隆-海马伞。据文献报道，术后15天，损害同侧海马ChAT活性下降70%，隔区下降35%，损害对侧海马ChAT活性没有显著变化。乙酰胆碱酯酶组织化学染色显示，切口远端海马伞缺乏酶染色纤维。这些结果表明，隔区细胞（胆碱能）经海马伞到达海马的轴突被截断。阿尔茨海默病最突出的病理变化是基底前脑胆碱能细胞的大量丧失和胆碱能神经功能下降。本法所用一侧海马伞切断，造成隔-海马胆碱能通路损害，是一种较常用的阿尔茨海默病动物模型。

（三）骨骼系统疾病的常规手术动物模型

1. 大鼠卵巢切除骨质疏松模型

（1）模型机制：原发骨质疏松包括绝经后骨质疏松和老年性骨质疏松，主要表现为骨量减少，骨纤维结构退行性改变，脆性增加而易于发生骨折。随着社会的老龄化，它成为严重危害中老年人身体健康的顽疾。骨质疏松发病机制复杂，内分泌紊乱（如性激素分泌减少）是其发病的主要原因。但对其发病过程的诸多环节仍不清楚，因而在治疗方面也难以取得突破性进展。切除卵巢的动物（去势模型）雌激素分泌水平下降而引起的骨质疏松，其发病过程与人类女性绝经后骨丢失相近。

（2）造模方法：选用质量合格的3～10月龄的雌性大鼠，麻醉后术区剃毛。手术入路有两种：①背侧入路：在大鼠髂嵴顶部外上方1cm左右，腰椎骶棘肌两侧做纵行切口，长约0.5cm，打开后腹膜，可见乳白色脂肪团，其中包埋有红色颗粒状卵巢，提起后丝线结扎其周围相连组织，将其切除。②腹侧入路：取下腹部正中切口约2cm，打开腹腔，顺着子宫、输卵管即可暴露埋于乳白色脂肪中的两侧黄红色卵巢，将其切除。

2. 兔髌骨切除骨关节炎动物模型

（1）模型机制：骨关节炎的发生机制复杂，一般认为是多因素综合所致。继发性骨关节炎中，关节应力的改变及关节局部血供的异常是重要原因。因此，使关节失稳，或改变应力，或减少关节血供造成静脉回流不畅，均可造成与临床相似的骨关节炎模型。切除髌骨外缘的关节囊及滑膜等组织，可以造成关节应力改变和血供减少。

（2）造模方法：兔麻醉后，取膝关节前正中切口约3～4cm，从髌韧带内侧进入，切除髌骨外缘的关节囊及滑膜组织，缝合皮肤。术后待家兔苏醒后自由进食、活动。不同时间点于损伤处取材，大体及镜下观察关节软骨的形态学改变。

3. 猴（或犬、猫、兔、大鼠等）脊椎压迫性脊椎损伤动物模型

（1）模型机制：脊柱包绕脊髓，为其提供保护和结构支架，但当外力冲击或压迫脊髓时，也由于脊柱的限制而加重脊髓损伤。按照发生机制和损伤程度，脊髓损伤可分为四大类，即脊髓压迫伤、脊髓撞击伤、脊髓缺血性损伤及脊髓横断损伤。其中，对脊髓的压迫是致伤力的持续作用，时间可持续数分至数天不等，亦有压迫数月的报道。

（2）造模方法：选用健康成年的猴或犬、猫、兔、大鼠等。常规手术切除椎板，椎管的开口应位于压迫脊髓节段的上或下1～2个椎体处，将一个顶端连有小球囊的导管从椎管开口处塞入椎管，放置在压迫脊髓节段处的背侧或腹侧硬膜外，术后24小时动物完全恢复时，向球囊内充入气体或生理盐水。充气方式有两种，一是一次将设计充入量打足，造成脊髓的急性压迫；二是慢性充气，用1.5小时左右的时间缓慢充气，致使动物出现运动症状，此后4小时内将气充足。充足气后在，X线片可见球囊约占椎管一半。本模型可在脊髓任何部位致伤，球囊气体(液体)注入量或压迫时间可任意选择，操作方法简便，实验结果重复性好。放置小球囊时，务求准确使之居于脊髓正中，特别是在脊髓腹侧正中有一嵴，充气时可使气囊偏向一侧，必要时可向球囊内注入泛影葡胺，在X线透视下准确定位。

(四)药物研究中常用的导管埋置外科模型

在药物研发过程中，常常需要使用实验动物为研究对象，对药物的药效、安全性、质量和药代动力学进行研究。近年来，导管埋置动物模型的出现可实现药物的靶向给药、长期连续性给药等，减少实验动物使用数量，实验数据更接近人体临床试验的实验结果，已成为药物研发过程中重要的动物模型。常用的导管埋置动物模型包括颈动脉/颈静脉血管导管埋置模型、股动脉/颈静脉血管导管埋置模型、门静脉导管埋置模型、胆总管导管埋置模型等。

1. 颈动脉血管导管埋置模型

(1) 模型特点：颈动脉/颈静脉血管导管埋置模型广泛适用于临床前药代动力学等方面的科学研究，具有简便、易操作、可重复、给药及采血时无需麻醉、符合动物福利等优点，可以替代传统的眼眶采血以及穿刺采血。适用于人工连续采血、给药，长期机器自动给药及采血等实验操作。

(2) 造模方法：选取体重250～300g的成年大鼠，麻醉后仰卧位放置在手术台上。于颈部正中偏左0.2cm处平行于前正中线切口，长约1cm。寻找并暴露颈动脉，沿其走行方向剥离出一段血管。在血管上作一切口，将无菌动脉导管由切口处向近心端插入，并用两根丝线固定导管。于肩胛区备皮处作一切口，用止血钳牵引导管穿行至肩胛间区切口处。用注射器抽吸导管，确保其通畅，用肝素帽进行封管，缝合颈部及肩胛间区的切口。插管成功的大鼠模型可用于血压测定、采血、给药等后续实验。

2. 门静脉导管埋置模型

(1) 模型特点：门静脉插管术的建立已有较长的历史，尤其是近年来介入技术的进步，门静脉插管术引起了人们的关注。门静脉插管术可用于测定门静脉压力、管径大小、有无血栓形成等，进一步了解肝硬化和阻塞性病变引起的门脉高压症等。此外，门静脉插管模型还可用于胃底静脉曲张的诊断和栓塞治疗，了解肝内肿瘤侵犯门静脉的情况等。而在药物研究中，门静脉插管模型可用于肝脏的靶向性给药，提高药效、降低研究成本和药物的不良反应等。因此，肝门静脉插管外科模型具有重要的应用价值。

(2) 造模方法：①经腹门静脉插管术，大鼠麻醉后，腹正中切口暴露小肠系膜，在盲肠附近找出肠系膜上静脉最粗的分支，分支末端暴露长约20mm的血管，分离出静脉并结扎周围小分支，在近段用银夹阻断血流，待血管充盈后用银夹夹住远端，将特制导管头端剪成尖形，穿刺饱满的静脉，导管内回血后放开近端银夹，缓慢轻柔上行至门静脉主干，用丝线结扎固定导管。②经皮经肝穿刺门静脉插管术，大鼠麻醉后，仰卧位，左下肢外伸外展，在右侧肝区用12号15cm长的穿刺针刺入皮肤，针尖对准肝门位置，穿刺针外接套管和注射器，缓慢抽吸，当见到静脉血时注入少量造影剂，在X线下观察导管位置，调整导管方向直至门静脉主干，此时可进行测量血压、造影。

3. 胆总管导管埋置模型

(1) 模型特点：在药代动力学研究中，药物首先需要经过肝脏代谢，代谢后的产物一部分会经过胆汁排出。因此，在研究药物对肝脏的影响时，经常需要采集服药后不同时间点的胆汁，检测胆汁中药物的代谢情况。采用胆管插管的动物外科模型，可在动物的生理状态下进行胆汁的采集，操作方便且可确保实验结果的稳定性与一致性。

(2) 造模方法：大鼠麻醉后，仰卧位，在剑状软骨下方1cm处沿腹中线作切口2～3cm，剪开腹肌和腹膜，暴露肝脏和十二指肠，轻轻牵拉十二指肠，将肝脏推向膈肌，充分暴露并分离胆管。在胆管下方穿线结扎备用，距远心端0.5cm处剪开胆管，沿向心方向将导管插入胆管约1.5cm，当导管内有胆汁流出时说明已插入胆管，结扎固定导管。于肩胛区备皮处作一切口，用止血钳牵引导管穿行至肩胛间区切口处。用塞钉封闭导管，缝合腹部及肩胛间区的切口。插管成功的大鼠模型可用于胆汁的持续采集。

外科模型的特点是需要通过手术方法根据实验需要进行定制，即使使用标准化的实验动物，不同时间、不同术者制备的模型也会有很大差异，因此外科模型的标准化是模型制备及模型鉴定的重要考量，是影响实验结果的重要因素，手术操作的熟练程度、严格的SOP等都会影响外科模型的标准化质量，标准化外科模型在各领域，尤其是在药物研发领域得到越来越广泛的应用和重视。

（郑志红　崔淑芳）

第三节　诱导模型

诱导性动物模型，又称实验性动物模型，是指采用物理的、化学的、生物的和复合的致病因素，造成动物机体组织、器官或全身性损害，出现类似人类特定疾病出现的功能、代谢或形态结构方面的病变。诱导性动物模型具备相似性、重复性、可靠性、适用性、易行性、可控性和经济性等特点，应用范围极为广泛。本节就糖尿病、神经退行性疾病、诱发性自身免疫性疾病、高血压病、肥胖症、动脉硬化症及肿瘤为例，介绍在疾病研究领域中诱导性动物模型的制备原理及常用方法。

一、实验性糖尿病动物模型

糖尿病（diabetes mellitus）是一种由遗传和环境等多因素共同作用导致的相对或绝对缺乏胰岛素或胰岛素作用缺陷引发并以慢性高血糖伴多种物质代谢障碍为特征的代谢紊乱性疾病。2017年国际糖尿病联盟公布了一组数据，全球共有4.25亿成人糖尿病患者，中国成人糖尿病患者人数高达1.14亿，位居世界第一。糖尿病时长期存在高血糖，导致各种器官、组织，特别是眼、肾、心脏、血管、神经的慢性损害及功能障碍。根据发病机制不同，世界卫生组织将糖尿病主要分为1型糖尿病（type 1 diabetes，T1D）和2型糖尿病（type 2 diabetes，T2D）。糖尿病是涉及不同身体系统的相当复杂的疾病，根据疾病的研究方面选择不同的动物模型。

（一）1型糖尿病动物模型

T1D为体内胰岛细胞免疫性破坏导致胰岛素绝对缺乏的糖尿病，动物模型的制作采用各类方法均以有效减少动物体内胰岛细胞为目的。

1. 手术性T1D动物模型　Melting及Minkowski在1890年发现，切除犬全部胰腺后动物表现出多尿、多饮、多食和严重糖尿病症状等现象，此后经过国内外很多学者进行创新和开发，形成了一系列较为稳定的T1D动物模型。所用实验动物一般选用体型较大的动物，如犬和兔，其次为大鼠。手术可以全部切除胰腺制成无胰腺性糖尿病动物模型，但需补充外源性胰酶；也有部分研究行胰腺大部切除（一般80%～90%），之后受到高糖饮食刺激后残存的胰岛β细胞功能衰竭而形成永久性糖尿病；另外，还可通过结扎动物胰管加高糖饮食，使胰岛形成明显的退行性变形成糖尿病。该类模型稳定性较好，但选择性不好，可能引起胰腺其他内分泌激素如生长抑素、胰高血糖素等急性缺乏。此外，该类模型也无法开展病因方面的研究。

2. 化学药物损伤法T1D模型　四氧嘧啶（alloxan，ALX）是嘧啶的一种含氧衍生物，通过产生超氧自由基而引发胰岛β细胞的迅速坏死，导致胰岛素缺乏，引起高血糖。大剂量注射ALX后会出现持续约2h的血糖升高，随后因β细胞残存的胰岛素释放引起低血糖约6h，12h后会形成持久的高血糖。造模时注意选择合适的给药途径和给药剂量，并考虑动物的品种、品系、年龄、性别、体质等因素。研究发现动物禁食对ALX诱发高血糖较为敏感，且雌性比雄性动物的血糖升高更快，浓度更高。该类模型的优点在于形成的T1D模型血糖稳定，持续时间长，成本低，出现高血糖的同时伴有高血脂，后续模型出现包括神经病变、视网膜病变、心肌病变在内的多种糖尿病并发症；缺点在于大剂量的ALX可致肝、肾组织中毒性损伤，使动物因酮症酸中毒而死亡。

链脲佐菌素（streptozotocin，STZ）是一种强烷基化药剂，该药物通过产生自由基损伤β细胞，使其功能受损而致胰岛素合成减少，最终引发糖尿病。STZ价格较贵，但模型稳定，一般不表现自发性缓解。与ALX不同，STZ引起的高血糖反应及酮症均较缓和，不被葡萄糖或肾上腺素阻断，但烟酰胺等可阻断STZ引起的高血糖反应。同一种系中STZ致细胞损伤程度取决于其作用剂量，动物一次性STZ大剂量注射，可致动物β细胞坏死而无胰岛炎，形成无炎性T1D模型。此法降低了毒性，增加了造模成功率，同时，因STZ用量的减少而降低了成本。

3. 病毒引发 T1D 动物模型 柯萨奇病毒引发胰腺炎，导致淋巴细胞浸润，β 细胞坏死，使新生的小鼠、田鼠等致病，对成年鼠不致病；利用脑-心肌炎病毒 M 型变异株可引起动物胰岛 β 细胞脱颗粒、坏死，导致胰岛 β 细胞破坏，产生类似的 T1D。该类模型的特发性高血糖伴有明显低胰岛素血症，在某些小鼠可自然缓解，但糖耐量异常及高血糖在恢复期中仍将存在。

（二）2 型糖尿病动物模型

T2D 是最常见的类型，占糖尿病患者 90% 以上，该病最常见于中年人，近年来发病年龄随着肥胖程度的增加而出现降低的趋势。尽管该病显示出很高的遗传性，但病发的最高风险仍是体重，并与体重指数成正比增加。T2D 为 β 胰岛素细胞功能障碍或因胰岛素抵抗而导致患者体内胰岛素相对减少的糖尿病，β 细胞缺乏适当的补偿导致相对胰岛素缺乏。诱导性 T2D 动物模型制备方法包括药物和/或饮食诱导、手术切除部分胰腺等。

1. 饮食和/或化学药物诱导 T2D 动物模型

（1）高脂饮食与 STZ 联合建立糖尿病动物模型，因可在短期内诱导出病理、生理改变都类似人类 T2D 而成为应用最为广泛的动物模型制备方法之一。小剂量 STZ 可破坏部分胰岛 β 细胞功能，同时给予高能量饲料使动物胰岛 β 细胞负荷过重而发生萎缩。STZ 剂量和动物年龄是影响糖尿病动物模型成功率的最重要因素，模型可以出现血脂异常、高血糖和胰岛素抵抗。这种制备方法动物存活率高、组织毒性小。

（2）谷氨酸钠（monosodium glutamate，MSG）等药物可选择性破坏大下丘脑腹内侧核的饱食中枢，使动物过量饮食，继之发生肥胖、高血糖、高岛素血和胰岛素抵抗，与 T2D 患者病症非常相似。对新生鼠皮下注射 MSG 的研究始于 20 世纪 70 年代。同时，该方法模型动物患有白内障，这是一种常见的 T2D 并发症。该模型应用的局限性在于发展糖尿病需要相当长的时间，而且该模型尚未得到抗糖尿病药物的验证。同时，有研究时模型产生了小的肝脏肿瘤，可能会干扰对 T2D 模型的解释。

（3）特殊膳食（如高蛋白、高糖、高脂等）可使动物胰岛 β 细胞负荷过重而发生萎缩，从而引起糖尿病，建立胰岛素抵抗的动物模型。长期饲喂动物高能量膳食会引起糖耐量异常、胰岛素抵抗和早期 T2D。这类模型是研究 T2D 较为理想的模型，尤其是对病因病机的研究上，但这类模型诱导时间太长，成本较高，限制了其应用。

2. 手术性 T2D 动物模型 手术部分胰腺切除模型是 Pauls 和 Bancroft 利用小鼠建立的一种 T2D 模型方法。该模型的优点在于通过手术减少胰岛细胞，避免了任何化学诱导剂对其他器官细胞毒性作用。此模型的一个主要限制在于剩余胰腺细胞的适应机制即发生的胰腺残体的再生会对模型产生干扰。Kurup 和 Bhonde 通过局部胰切除术合并注射化学诱导剂（如 STZ），建立了一种比较稳定的糖尿病模型。该模型稳定可靠，最大问题是手术部位的不确定和手术的稳定性，另一个缺点是切除一部分胰腺后引起的消化外分泌问题，如可能导致淀粉酶缺乏。由于这些原因，这个模型近年来没有被研究人员广泛应用。

双侧子宫动脉结扎模型模拟宫内生长迟缓（intrauterine growth retardation，IUGR），导致新生儿胰腺 β 细胞质量显著下降，成年后无法恢复，导致糖耐量受损，并可能导致 T2D 的发展。研究表明，模型动物在发育过程中的氧化应激永久性的改变肝葡萄糖代谢，从而在肥胖和高血糖发生之前发生，这是一种早期缺陷，类似于人类所见的胰岛素抵抗。该模型的主要优点是成功诱导胰岛素抵抗、高血糖、高胰岛素血症、肥胖和减少 β 细胞质量。然而，模型的许多参数仍然未知，包括脂质分泌、肝和肾功能，以及对抗糖尿病药物的反应，从而限制其作为 T2D 整体模型的广泛应用。此外，子宫动脉的外科结扎需要先进的手术技能，且 T2D 的发展只在 3 个月后才能看到，需要一个较长的诱导期。

3. 激素诱导 T2D 动物模型 注射糖皮质激素、生长激素、甲状腺素、胰高血糖素等拮抗胰岛素的作用，可引发内分泌性糖尿病动物模型。糖皮质激素和胰高血糖素促进糖原异生，抑制外周组织葡萄糖的利用，即降低胰岛素的效能。生长激素使外周组织利用葡萄糖发生障碍，对胰岛素敏感性降低，刺激 β 细胞过度分泌终致衰竭产生糖尿病。另外，给尤卡坦小型猪一次性静脉注射水合阿脲（200mg/kg）可产生典型的急性糖尿病。

二、神经退行性变疾病模型

（一）化学诱导的阿尔茨海默病模型

阿尔茨海默病（Alzheimer's disease，AD）是最常见的神经退行性疾病之一，其主要特征表现为患者进行性痴呆。预计到2050年，AD的患病率将增加三倍。AD的病理学特征包括β淀粉样蛋白（amyloid β-protein，Aβ）沉积和神经原纤维缠结（NFT）。AD可以分类为早发性（家族性AD）和晚发性（散发性AD）。家族性AD主要发生在30～60岁，与淀粉样前体蛋白（amyloid precursor protein，APP）或早老素基因的突变相关。而散发性AD主要发生在65岁以后的老人，与载脂蛋白E4（apoE4）的突变相关。此外，AD与线粒体功能、钙稳态、激素平衡以及氧化应激和神经炎症的异常有关。AD动物模型对其相关机制与新治疗方法的研究发挥了重要作用。

1. 链脲佐菌素诱导AD模型 侧脑室注射链脲佐菌素（streptozotocin，STZ）会产生破坏胰腺β细胞的毒性产物。STZ烷基化代谢物会产生活性氧物质并最终导致氧化应激。在短期实验中，中低剂量STZ全身给药会降低大鼠中IRS-1的磷酸化而引起胰岛素抵抗。侧脑室注射STZ动物模型由Lannert和Hoyer于1998年报道。AD患者的大脑中葡萄糖利用率降低，因此认为AD患者的认知功能障碍与中枢葡萄糖代谢降低有关。脑中的胆碱能缺乏和淀粉样蛋白积聚是由AD患者大脑中葡萄糖代谢的显著降低引起的。脑室内注射（I.C.V.）注射亚致死剂量的STZ会减少大鼠中枢葡萄糖水平，非致糖尿病剂量的STZ会引起记忆障碍、海马中的胰岛素受体功能障碍并导致进行性胆碱能损伤、葡萄糖代谢降低、氧化应激和神经变性。STZ可以显著提高星形胶质细胞中BACE-1、p-p38 MAPK的表达和NF-kB（p65）易位，使β淀粉样蛋白的形成显著增加并最终引起各种有害途径的激活增加，导致神经元变性。

2. β淀粉样蛋白诱导的AD模型 Aβ寡聚体是β淀粉样蛋白的小集合体或聚集体，Aβ肽长度为39～43个氨基酸，它们是APP经过分泌酶切割产生的。α分泌酶是主要的酶，其次是γ分泌酶。当β分泌酶取代α分泌酶对APP进行剪切时，则会产生毒性Aβ，Aβ沉积的程度与神经元损伤，认知障碍和记忆丧失相关。研究发现，Aβ诱导的AD动物模型中胆碱能神经元的水平降低，Aβ（1-42）可以激活小胶质细胞和星形胶质细胞，引起趋化性炎症反应，并释放细胞因子，包括超氧化物、促炎症细胞因子和兴奋性氨基酸。这些炎症标志物与AD中的神经变性密切相关。Aβ1-42（Aβ42）会快速聚集形成寡聚体，最终形成淀粉样蛋白斑。在该模型中，大鼠I.C.V注射Aβ（1-42）寡聚体（3nmol/3μl），可以改变*Bcl*-2、*Bim*和*Bax*等基因的表达，引起神经细胞凋亡。此外，Aβ可以诱导NO的产生并破坏钙稳态及导致细胞内Ca^{2+}的增加，或与神经胶质细胞的相互作用。这些活性氧物质会产生多种神经毒性，包括DNA/蛋白质改变，多聚ADP-核糖聚合酶（PARP）过度激活，线粒体功能障碍，脂质过氧化，神经炎症和细胞凋亡；或激活应激相关激酶JNK（c-Jun N-terminal kinase）和p38，这与AD模型中的神经元死亡相关。β淀粉样蛋白本身可以在与金属离子相互作用并产生自由基，这会导致神经元死亡和AD。

3. 秋水仙碱诱导的AD模型 秋水仙碱是一种从百合科植物中提取的生物碱，一直用于治疗急性痛风性关节炎。秋水仙碱也是一种神经毒素，可以与微管蛋白二聚体不可逆地结合并诱导神经纤维变性，从而阻断有丝分裂和轴突运输，干扰微管聚合，并导致大脑颗粒细胞、嗅球神经元、脑室下区细胞、齿状回细胞和基底前脑胆碱能神经元的死亡，进而导致认知障碍。中枢给予秋水仙碱会增加自由基的产生和DNA氧化损伤，及胆碱能神经元丧失、乙酰胆碱酯酶和胆碱乙酰转移酶活性降低，进而导致学习能力下降和记忆受损。研究发现，秋水仙碱可以诱导自由基产生的显著增加和抗氧化防御系统衰竭，肌内注射秋水仙碱可以诱导记忆和氧化损伤。秋水仙碱对大脑颗粒细胞在内的各种神经元具有神经毒性，会导致DNA片段化和细胞核浓缩，并引起caspase-2介导的PARP、DNA修复酶和细胞骨架蛋白的水解。

4. 铝（Al）离子诱导的AD模型 1899年，Dollken首次报道了Al对实验动物的神经毒性。在兔、猫、小鼠、大鼠和猴中枢或外周给予Al盐可诱导神经原纤维缠结。Al是环境中普遍存在的元素，Al 主要来源是水、炊具、食品添加剂和谷物，以及奶酪、抗酸剂和除臭剂等。随着年龄的增长，大脑中 Al 含量会增加。实验表明，Wistar 大鼠每天口服 $AlCl_3$ 溶液（300mg/kg）并持续 9 周，可以损伤神经传递和认知行为。Al 神经变性作用取决于给药途径、铝盐类型、动物种类、给予剂量和时间。在大多数研究中，Al 暴露的持续时间为 8 周至 6 个月。蛋白磷酸酶 2A（PP2A）占脑中总磷酸酶活性的约 70%，Al 可以抑制 PP2A 活性，使 τ 蛋白高度磷酸化。此外，神经元中 Al 的积累，使细胞去极化和 Na^+/Ca^{2+} 交换泵的受损，最终导致线粒体内 Ca^{2+} 水平的过度积累、线粒体磷酸转运体（mitochondrial phosphate transporter，MPT）开放和随后细胞色素 c 的释放、半胱天冬酶的激活和细胞凋亡。线粒体内 Ca^{2+} 水平的增加也会导致有毒自由基的产生增加。总之，这些变化会导致大脑中淀粉样斑块和神经原纤维缠结的增加。

（二）化学诱导的帕金森病动物模型

帕金森病（Parkinson disease，PD）是一种晚发性、进行性的神经退行性疾病，主要表现为运动功能障碍，黑质纹状体多巴胺能神经元变性和胞质纤维化。PD 患者通常都伴有静息时震颤、运动迟缓、姿势不稳定及丧失运动能力。PD 是继 AD 后最常见的与年龄相关的神经退行性疾病。PD 患者的病理特征主要表现为黑质致密部（SNPc）区 70%～80% 的多巴胺能神经元死亡，特别是腹侧部分，如果不进行治疗，PD 会持续 5 到 10 年，最后丧失运动能力。SNPc 区多巴胺能神经元死亡会引起基底神经节的功能发生变化，进而导致严重的运动抑制。

1. 6- 羟基多巴胺（6-OHDA）诱导的 PD 模型 6-OHDA 诱导的 PD 模型是最经典模型之一，1960 年首次分离获得 6-OHDA 并用于诱导运动障碍的动物模型。无论是中枢还是外周，6-OHDA 都具有毒性。然而，6-OHDA 不能穿过血脑屏障，只有显微注射到脑（SNPc 或纹状体）内时才能产生中枢毒性。由于 6-OHDA 与内源性儿茶酚胺的结构相似性，其可通过 DAT 和 NAT 转运蛋白进入神经元，在胞质中会过氧化氢、超氧化物和羟基自由基，进而导致神经细胞死亡。单侧 6-OHDA 诱导模型会产生持续旋转运动，大脑左右侧多巴胺系统功能失衡造成的。

2. MPTP 诱导的 PD 模型 1- 甲基 -4- 苯基 -1,2,3,6- 四氢吡啶（MPTP）是神经毒素 MPP+ 的前体，可以破坏 SNPc 区的多巴胺能神经元而引起帕金森病。MPTP 是高度亲脂性的，全身给药后穿过血脑屏障，在星形胶质细胞内的单胺氧化酶 B 作用下生成 MPP+，并在阳离子转运蛋白 3 作用下从星形胶质细胞释放到细胞外，胞外 MPP+ 被多巴胺转运蛋白吸收。由于中脑神经元含有丰富的多巴胺转运蛋白，因此 MPP+ 会大量进入神经元内并进入线粒体，干扰电子传递链的复合物Ⅰ并抑制它的活性，导致细胞内 ATP 减少。抑制线粒体复合物Ⅰ不仅会干扰 ATP 的合成，还会使超氧阴离子自由基的产生增加。纹状体脑区注射 MPTP 会诱导出显著的 PD 综合征。

3. 鱼藤酮诱导的 PD 模型 鱼藤酮（rotenone）被广泛用作杀虫剂，可以诱导出 PD 的所有症状，包括行为变化、炎症、α-synuclein 聚集、路易体形成和氧化应激等。1985 年，鱼藤酮首次用来诱导 PD 模型，左中前脑束注射鱼藤酮导致黑质纹状体多巴胺能神经元退化。鱼藤酮本质上是高度亲脂性的，它很容易穿过血脑屏障。在大脑中，它会在线粒体中积累，特异性地抑制复合物Ⅰ，从而破坏线粒体呼吸，增加 ROS 的产生和氧化应激。鱼藤酮是线粒体复合物Ⅰ的有效抑制剂，在 PD 患者的 SNPc、额叶皮质、血小板和骨骼肌中，其活性水平显著降低。大鼠全身长期给药会使多巴胺能神经元选择性变性并诱导出 PD 样症状。

4. PD 的其他模型

（1）果蝇 PD 模型：在成年果蝇大脑中存在多巴胺能神经元，当用鱼藤酮喂食果蝇时，也会引发多巴胺能神经元变性。在家族性 PD 的基因中，只有 a-synuclein 在果蝇中没有同源物。

（2）斑马鱼 PD 模型：斑马鱼（Zebrafish）是新出现的 PD 动物模型之一。通过连续两次腹腔注射 50μg MPTP，间隔 24h，斑马鱼的运动显著减少，游泳模式和惊恐行为发生显著变化。在斑马鱼大脑中，与 PD 相关的蛋白 NEFL、MUNC13-1、NAV2 和 GAPVD1 的表达显著减少。

（三）化学诱导的亨廷顿病动物模型

亨廷顿病（Huntington’s disease，HD）是一种常染色体显性遗传的进行性神经退行性疾病，其特征有舞蹈样多动症、认知障碍和情绪障碍等。HD 主要病理生理学标志有纹状体 γ 氨基丁酸（GABA）能神经元和皮质神经元的退化，其中基底神经节 GABA 能神经元和脑啡肽神经元最容易变性。

谷氨酸神经传递过度活跃及引起线粒体钙水平持续升高会导致兴奋性毒性，NMDA 受体的过度活化引起氧化 - 亚硝化应激，线粒体通透性增加和神经炎症。在颅内注射兴奋毒素如喹啉酸和红藻氨酸会产生类似于 HD 中所见的中型棘突神经元（MSN）中 GABA 能神经元变性，在死后 HD 中小胶质细胞和巨噬细胞高度活化。在 HD 患者的纹状体、血浆以及 HD 的动物模型中，促炎症细胞因子（如 IL-6、IL-1β 和 TNF-α）的水平增加。尽管提出了许多理论，但确切的致病机制尚不清楚。HD 动物模型作为了解 HD 分子发病机制的替代方法，为 HD 的临床研究和开发新的治疗策略提供重要的动物模型保障。啮齿类动物和非人灵长类动物是最常用的动物模型，非哺乳动物 HD 模型也存在，如秀丽隐杆线虫（*Caenorhabditis elegans*）和黑腹果蝇（*Drosophila melanogaster*）。

1. 线粒体毒素模型 大量临床和临床前研究表明，HD 患者大脑中的葡萄糖消耗显著降低，特别是在基底神经节中。磁共振成像显示 HD 患者的纹状体和枕叶皮质中乳酸水平升高，线粒体功能受损引起了补偿性糖酵解反应。为了模拟 HD 患者中的代谢变化，设计了如下动物模型。

（1）3- 硝基丙酸模型：3- 硝基丙酸（3-NP）是真菌毒素，可永久性地导致纹状体尾状核和壳核中的神经元死亡，并导致严重的肌张力障碍。大鼠用 3-NP 慢性治疗可以模仿临床 HD 中出现的部分且稳定的线粒体缺陷，以及选择性的纹状体变性。

有多种动物可用来构建该模型，包括小鼠、大鼠和非人类灵长类动物，3-NP 在小鼠、大鼠和非人类灵长类动物上具有良好的结果。由于 3-NP 容易穿过血脑屏障，3-NP 可直接通过肌内注射或腹腔注射途径给药，皮下渗透泵和直接皮下注射对于大鼠的 3-NP 全身给药也都是有效的，但应根据动物的体重每日调节注射的剂量。

（2）丙二酸模型：丙二酸也是复合物Ⅱ酶选择性抑制剂，在啮齿动物的纹状体内给药可引起运动损伤和类似于 HD 的神经元病理学。与 3-NP 不同，丙二酸不会穿过血脑屏障。丙二酸可诱导线粒体潜在瓦解、线粒体肿胀和细胞色素 c 释放并减少谷胱甘肽（GSH）和还原型烟酰胺腺嘌呤二核苷酸磷酸（NADPH）的储存。通过抑制琥珀酸脱氢酶和消耗纹状体 ATP，导致神经元去极化和继发性兴奋性毒性。纹状体注射丙二酸可诱导出显著的 HD 证状。

2. 兴奋毒素模型 这是最原始的 HD 模型之一，通过大鼠和小鼠脑部注射兴奋性激动剂来建立。谷氨酸全身给药会引起兴奋性氨基酸受体的过度活化，进而产生兴奋性毒性，通过非 NMDA 和 NMDA 受体以及电压依赖性离子通道的过度激活，导致细胞内 Ca^{2+} 浓度增加，Ca^{2+} 会激活多种酶，引起细胞成分的大量降解，最终引起神经元死亡。此外，谷氨酸与其配体过度结合会导致细胞内离子浓度、pH、蛋白质磷酸化、线粒体功能和能量代谢发生变化，最终引起病理生理学改变。

（1）红藻氨酸模型：红藻氨酸（kainic acid，KA）最初从海藻中分离出来，是离子型谷氨酸受体的激动剂，KA 对纹状体神经元细胞体产生选择性损伤，而不影响传出或外部传入的轴突。KA 给药可以增加活性氧产生、线粒体功能障碍以及大脑许多区域神经元的细胞凋亡。KA 可以诱导癫痫发作，并引起多脑区（海马、皮质、丘脑和杏仁核）的进行性神经变性。

（2）喹啉酸模型：KA 诱导的 HD 模型具有里程碑式的意义，但研究人员发现，KA 会产生远端病变，并且在较高的浓度下破坏了通过的纤维。因此，出现了替代的兴奋毒素，如鹅膏蕈氨酸和喹啉酸（quinolinic acid，QA）。QA 是色氨酸代谢的内源性中间体，色氨酸在氨基酸转运蛋白的帮助下容易穿过血脑屏障，并被星形胶质细胞、小胶质细胞和巨噬细胞吸收，在大脑转化为犬尿氨酸，在 3- 羟基邻氨基苯甲酸加氧酶（3HAO）的帮助下，进一步转化为 QA。正常的 QA 水平不会对脑细胞产生任何毒性作用，但 QA 水平的微小增加便会引起毒性。在 HD 患者的大脑中，3HAO 的酶活性增加，纹状体脑区增加最多。QA 毒性主要与过度刺激 NMDA 受体和 Ca^{2+} 超载有关，其次是线粒体功能障碍、Cyt c 释放、ATP 耗竭和氧化损伤。与 KA 相比，QA 对纹状体神经元有不同的影响，QA 会破坏 GABA 能和含 P 物质的神经元，而不影响 NADPH- 心肌黄酶和胆碱能神经元。

QA 不能穿过血脑屏障，因此必须通过纹状体内注射直接作用于纹状体。通过给猴子使用 QA 可诱导出非人灵长类 HD 动物模型，该模型非常类似于 HD 的神经化学，神经病理学和临床特征。

3. 非人灵长类动物模型 非人灵长类动物具有与人类相似的中枢神经系统，与人类生理和行为特征的非常相似。使用不同剂量的神经毒素，已经诱导出了类似于 HD 症的状非人灵长类动物模型。通过对 7～10kg 体重的狒狒进行每天两次（上午 10 点和下午 4 点）肌内注射 3-NP（6mg/kg），共持续 20 周，可以诱导出自发的异常运动，纹状体损伤及认知功能障碍。

（四）肌萎缩侧索硬化的动物模型

肌萎缩侧索硬化（amyotrophic lateral sclerosis，ALS）是一种致命的神经退行性疾病，其特征是运动神经元的死亡。在 ALS 的发病过程中逐渐出现肌无力、肌萎缩、肌肉性能改变和瘫痪等症状，通常在症状出现后的 3～5 年死亡，这是由于大脑皮层中运动神经元以及脑干和脊髓中运动神经元的退化导致的。研究显示，除了运动神经元退化之外，脊髓小脑通路和黑质中神经元的退化也与 ALS 有关。

在运动神经元上具有丰富的 AMPA 受体，这使得运动神经元兴奋毒性更为敏感。含有 GluR1、GluR3 和 GluR4 亚基的 AMPA 受体可渗透 Ca^{2+}，而由 GluR2 一个亚基组成的 AMPA 受体 Ca^{2+} 不可渗透。与 NMDAR 相比，AMPA 受体只需要弱刺激便可使 Ca^{2+} 内流，在强刺激时，AMPA 受体介导神经元去极化会消除 NMDA 受体上的 Mg^{2+} 阻断作用，导致大量 Ca^{2+} 流入，引起线粒体功能障碍和 ROS 产生。EAAT2 谷氨酸转运蛋白的下调以及星形胶质细胞功能障碍所引起的促炎细胞因子（如 IL-1β、TNF-α 和 iNOS）的增加可能是 ALS 的诱导因素。

1. 铅诱导的 ALS 动物模型 人们普遍认为铅（Pb）会对神经系统产生毒副作用。

神经系统损伤是铅的主要破坏对象，Pb 主要破坏线粒体，减少钙摄取，增加线粒体钙和细胞色素 C 的释放，导致细胞凋亡。Pb 还会导致钙调蛋白和蛋白激酶 C 的活化，这会引起各种信号级联和蛋白质功能的激活并产生神经毒性作用。SD 大鼠饮用含醋酸铅的水，会导致复位反射减少，睁眼延迟和活动减退。

2. 汞诱导的 ALS 动物模型 研究表明，甲基汞（MeHg）直接损伤星形胶质细胞的谷氨酸转运蛋白，并对神经元造成兴奋性毒性损伤。甲基汞具有多种神经毒性机制，如活性氧和活性氮的形成。由甲基汞引起的自由基的形成会导致 DNA 损伤，增加脂质过氧化，并改变钙和巯基稳态。甲基汞也会时谷胱甘肽耗尽及与蛋白质的巯基结合。

甲基汞是环境中广为人知的神经毒素，容易在脑组织中积聚，引起烦躁、记忆力差、抑郁、焦虑、协调和平衡能力受损，以及与 ALS 类似的运动症状。SD 大鼠饮用含甲基汞的水可引起显著的 ALS 证状。

3. IDPN 诱导的 ALS 模型 研究表明，在给予 3,3′- 亚胺二丙腈（3,3′-iminodipropionitrile，IDPN）后，大鼠坐骨神经运动轴突中的慢轴突运输被中断。在 ^{3}H- 亮氨酸或 ^{35}S- 甲硫氨酸显微注射到脐带后服用 IDPN，会发现神经纤维蛋白保留在近端轴突中，这会导致神经元近端轴突肿胀，称为“球状体”，这种轴突肿胀也存在于许多人类疾病中。同样，在一些 ALS 患者中也发现了轴突肿胀。在 IDPN 诱导的啮齿类动物运动神经病模型中也发现肌无力和肌肉萎缩，这是 ALS 的症状。

4. 长春碱、鬼臼毒素和秋水仙碱诱导的 ALS 模型 兔子鞘内注射长春碱，鬼臼毒素和秋水仙碱可导致明显神经元变化，如在前角的核周体（perikarya）中发现正常神经管中少量的神经纤维。在兔中鞘内注射美登素，美他哌啶和依可昔唑也发现了类似的结果，并发现美登素中毒兔的轴突肿胀。所有这些药物都会刺激神经纤维的生长，并具有很高微管蛋白的亲和力。

5. L-BMAA 诱导的 ALS 模型 β-N- 甲氨基 -L- 丙氨酸（BMAA）是一种蓝细菌兴奋毒素。肌萎缩侧索硬化 - 帕金森痴呆综合征（ALS-PDC）的高患病率可能与 BMAA 有关。BMAA 可能导致蛋白质的错误折叠。其中一种假说认为 BMAA

通过激活 NMDA 和 mGluR5 受体引起神经元的兴奋性毒性损伤，但是在啮齿动物中需要更高的浓度（大于 100mg/kg）。

三、诱发性自身免疫病动物模型

自身免疫病（autoimmune disease）又称自身变态反应，指的是在长期病院微生物感染、物理或化学等因素刺激下机体的免疫系统针对自身抗原发生免疫应答，形成自身抗体或自身致敏性淋巴细胞所导致的免疫性病理过程。其特征为自身免疫耐受性的缺失，以及对体内特定组织进行免疫攻击的疾病。迄今为止，全世界范围内已发现 80 余种自身免疫病，影响世界 10% 以上的人口。

（一）诱发实验性自身免疫病动物模型的方法概述

1. 自身抗原免疫法

（1）利用组织提取物进行免疫：用组织提取物免疫动物的方法可应用于多种自身免疫病动物模型的制作，如多发性硬化症（multiple sclerosis，MS）、自身免疫性肝炎（autoimmune hepatitis）、自身免疫性甲状腺炎（autoimmune thyroiditis）、肾小球肾炎（glomerulonephritis）、重症肌无力（myasthenia gravis）以及自身免疫性心肌炎（autoimmune myocarditis）。上述所有的实验动物模型都可以用同源组织提取物进行诱导，这表明使用组织提取物作为免疫抗原具有突破机体免疫耐受的优势。

（2）利用细胞进行免疫：一些自身免疫病不会影响机体组织器官的功能，但会针对特定类型的细胞造成影响。例如，自身免疫性血小板减少症（autoimmune thrombocytopenia，AITP）是一种因血小板被自身抗体破坏导致血小板数量严重下降的疾病。为了模拟和研究人类 AITP 疾病，可通过对小鼠反复腹腔注射大鼠血小板来建立 AITP 动物模型。免疫注射后，小鼠会出现短暂的血小板减少症，自身抗体可以结合并破坏血小板，同时证明了该方法的可行性和有效性。

除了具有确定靶细胞的自身免疫病之外，对于不确定自身抗原靶标的自身免疫病，同样可以用细胞免疫的方法进行动物模型的建立。例如，利用人脐静脉内皮细胞（human umbilical vein endothelial cell）免疫大鼠产生抗内皮细胞的自身抗体，并发展为自身免疫性肺气肿。该动物模型不仅证明自身免疫可在肺气肿的发病机制中发挥作用，还为如何对不确定自身抗原标靶的情况下模拟自身免疫病提供了一种思路。

（3）利用特定蛋白免疫：用作免疫抗原的大多数蛋白质是异源蛋白质或经修饰的同源蛋白质。利用异源蛋白质免疫诱导的方法已广泛用于诱导多种自身免疫病的动物模型。例如，重症肌无力、类风湿性关节炎（rheumatoid arthritis，RA）、自身免疫性葡萄膜炎（autoimmune uveitis）、肾小球肾炎、寻常型天疱疮（pemphigus vulgaris）；一些自身免疫病则利用具有化学修饰的同源抗原进行免疫诱导，如具有 GST-tag 蛋白的重组同源抗原已被用于诱导建立实验性大疱性类天疱疮（bullous pemphigoid）动物模型。

2. 环境因素的诱导 自身免疫疾病是遗传和环境因素之间相互作用的结果。某些环境因素与自身免疫病的诱导有关，尤其是病毒或细菌感染、以及某些化学物质。由此，可以利用病原体感染或化学试剂诱导的方式建立自身免疫疾病模型。

（1）病原体感染：感染诱导的自身免疫病的第一个提示可追溯至 1937 年，当时一项研究显示，感染了 Theiler 鼠脑脊髓炎病毒（Theiler's murine encephalomyelitis virus，TMEV）的小鼠出现了自发性脑脊髓炎（MS）。然而，当时该疾病并未被认为是自身免疫疾病。而在二十年之后，Lipton 等人通过用 TMEV 接种瑞士小鼠建立了第一个以病毒诱导的 MS 动物模型。除 TMEV 诱导的脑脊髓炎外，小鼠 CMV 和 γ 疱疹病毒感染也分别用于建立进行性系统性硬化症（progressive systemic scleroderma）和急性免疫性血小板减少性紫癜（autoimmune idiopathic thrombocytopenic purpura）的动物模型。尽管病毒诱导动物自身免疫病模型的确切机制尚不清楚，但已证明 TMEV 感染可通过分子模拟和表位扩散引发自身免疫，表明该模型的自身免疫基础可模拟临床上的自身免疫病。

（2）药物或化学试剂诱导：某些药物会引起自身免疫病症状。DNA 甲基化抑制剂（DNA methylation inhibitors），如普鲁卡因胺（procainamide）和肼苯哒嗪（hydralazine）可引起狼疮样疾病。这些临床观察获得的信息为一种自身免疫病动物模型的诱导策略提供了重要的线索。Strickland 等人通过将氧化剂(H_2O_2或NO)处理过的$CD4^+$ T细胞转移到未经过辐射的同品系小鼠体内，抑制T细胞中ERK通路信号传递导致DNA去甲基化建立了系统性红斑狼疮(systemic lupus erythematosus，SLE)药物诱导小鼠模型。此外，通过在小鼠背部重复注射博来霉素诱导皮肤纤维化，可建立系统性硬化症(systemic sclerosis)小鼠模型。药物诱导性动物模型为研究药物介导的人类自身免疫疾病的发病机制提供了宝贵的实验材料与研究工具。

(3)佐剂诱导：佐剂是许多免疫方案中激发免疫反应的重要组成部分。佐剂可延长抗原的有效时长，增强抗原传递至抗原呈递细胞并激发固有免疫系统功能。然而，一些佐剂本身就可以引发某些动物的自身免疫病。例如，Pristane(2,6,10,14-四甲基十五烷)原本作为佐剂使用，但用Pristane注射可引起易感小鼠、大鼠和仓鼠的自身免疫性关节炎，同时还可诱导小鼠产生红斑狼疮样症状，造成SLE小鼠模型。

(二)常见自身免疫病的诱发性动物模型

1. 实验性变态反应性脑脊髓炎动物模型 实验性变态反应性脑脊髓炎(experimentally allergic encephalomyelitis，EAE)是导致中枢神经系统脱髓鞘的自身免疫病，是MS理想动物模型，也是器官特异性自身免疫病的典型代表。病理学上，EAE模型小鼠血脑屏障受损，巨噬细胞和T细胞进入中枢神经系统，少突胶质细胞和髓鞘被破坏，星形胶质细胞和小胶质细胞的神经胶质增生，轴突断裂。用髓鞘少突胶质细胞糖蛋白(myelin oligodendrocyte glycoprotein，MOG)可以建立多种品系小鼠(包括SJL/J、C57BL/6和NOD)EAE模型。MOG是中枢神经系统髓鞘的一种次要蛋白，被认为是MS和视神经脊髓炎的潜在靶点。诱发免疫反应的敏感抗原表位是35—55位氨基酸，所以多采用该段多肽来制作动物模型，$MOG_{35\text{-}55}$在乳化前用PBS稀释，乳化时将MOG溶液与等量含结核分枝杆菌的完全弗氏佐剂(complete Freund's adjuvant，CFA)混合并充分乳化，制成诱导EAE的抗原乳剂，注射位点在小鼠腹侧中线脊髓两侧皮下，首免7d后加强免疫一次。

该模型的发病率大约为85%。EAE模型小鼠自免疫后10d陆续开始发病可进行体重变化的临床观察和评分，主要表现为被毛粗乱、食欲下降、体重减轻、活动减少、精神沉郁，并相继出现中枢神经系统症状；多数在18～20d症状最严重，进入疾病高峰期，表现为尾部张力降低、尾巴脱垂、步履蹒跚、后肢瘫痪、行动困难；进而发展为双侧后肢无力、翻身困难或无法翻身、仅以前肢爬行，甚至四肢瘫痪。发病高峰过后，小鼠的体重逐渐恢复，症状有所缓解，但直至第50天仍有部分小鼠遗留有尾部拖垂的症状。通常在EAE临床症状开始前，体重已开始降低，此为非常客观病理指标，同时可对临床症状和病理性行为变化进行评分；EAE的组织病理学变化主要是血管周围$CD4^+$ T细胞和单核细胞浸润，以及随后的脊髓轴突的白质脱髓鞘。

2. 类风湿性关节炎动物模型 类风湿性关节炎(RA)是一种以关节滑膜炎和关节外病变为特征的自身免疫病，其临床表现主要为慢性炎症、多发性关节肿胀、疼痛及其引起的关节僵硬、甚至关节功能丧失。RA在女性和老年人中最为常见，其严重性及易感性与多基因、生殖年龄及周围环境因素有关。根据诱导方式的不同，RA动物模型可分为三类：①用不同的油基佐剂皮下注射诱导关节炎，其中最常用的是热杀灭的结核分枝杆菌；②用胶原Ⅱ抗原或软骨低聚体基质蛋白与RA在基因易感鼠品系中诱导产生；③用多种细菌细胞壁肽聚糖、多聚糖诱导的关节炎。

(1)佐剂性关节炎(adjuvant induced arthritis，AA)动物模型：佐剂性关节炎是建立免疫性关节炎动物模型的经典方法。虽然AA的发病机制尚不明确，但AA中一种主要的免疫原已被证明是来自结核分枝杆菌的HSP65衍生肽，会激发针对关节中蛋白质的自身免疫性T细胞反应。该模型在动物的选择常用反应敏感性较佳的Lewis、SD、Wistar品系大鼠，将含热杀灭结核分枝杆菌的CFA悬液皮下注入大鼠后肢足跖部。原发病变主要表现为注射局部的炎症反应，踝关节及足跖部红肿，随后累及足垫及全足。继发病变则一般表现为对侧踝关节和前足肿胀，并有不断加重的趋势，在耳及尾根部出现关节炎样结节；病理变化主要表现为关节周围及软组织炎症，滑膜增生，血管翳形成，软骨破坏；4周后关节红肿减退，骨质减少，新骨形成，关节间隙变窄，关节粘连，造成不可逆的关节改变。需要强调的是，佐剂和其他物质通过足垫接种将造成动物的不同程度的疼痛和不适，并影响动物的正常运动和采食摄水，因此，在一些动物福利标准较高的机构会要求限制该注射途径的使用，在使用该方法进行动物实验之前，应向机构动物福利伦理委员会说明该方法应用的必要性和无替代性，并获得伦理委员会的审查批准。AA 模型为一种典型的免异性炎症模型，存在明显的细胞免疫异常。该方法简单易操作，在临床表现、病理学及免疫学上与人 RA 有诸多相似之处，因此 AA 模型普遍应用于 RA 相关研究中。然而，AA 模型并非关节特异性疾病模型，其伴有严重的全身系统性病变，如脾肿大和肝肿大，且 AA 模型缺乏慢性病理过程，和 RA 的病程发展过程并非完全相似。

（2）胶原诱发关节炎（collagen-induced arthritis，CIA）动物模型：胶原诱发关节炎模型在临床症状和病理表现方面与类风湿性关节炎极为相同或相似，是一种类风湿性关节炎动物模型。CIA 模型主要表现为多发性末端关节炎，包括关节红肿、滑膜增生、炎性细胞浸润、血管翳形成、关节软骨和骨破坏等。在正常情况下，Ⅱ型胶原（collagen type Ⅱ，CⅡ）是软骨中的主要蛋白质，通常与免疫系统隔绝，但在某些病理条件下可作为一种自身抗原呈现出来。已有研究证实，类风湿性关节炎患者血清及滑液中存在抗 CⅡ的自身抗体，即 CⅡ可诱导体内产生关节炎性质的自身免疫反应。

常用于建立 CIA 推荐使用的小鼠品系为 DBA/1，而 C57BL/6、BALB/c 品系小鼠具有抵抗性，造模成功率较低；推荐的大鼠品系包括 SD、Wistar、BB/DR、Wistar Furth，Louvain，Osborne-Menda 和 Lewis。一般选择 7～8 周龄以上的大鼠，确保动物的免疫系统处于良好状态。将 CⅡ-醋酸溶液与 CFA 充分乳化制备 CⅡ乳剂，在近大鼠尾基部处皮下注射；7 天后将乳剂配方中 CFA 替代为不完全佐剂（incomplete Freund's adjuvant，IFA）进行加强免疫，注射位点与首免错开。背部皮下注射方法不予推荐，因为该方法导致的关节炎成功率较低。腹腔注射方法同样不予推荐，因为无论是 CFA 还是 IFA 都会给动物造成腹膜炎和严重的疼痛反应。

CIA 模型造模成功后呈典型多发性关节炎的病理过程，小鼠在免疫致炎后 24 天左右出现后足踝关节红肿，随后累及前足和尾部并持续加重，36 天左右病变最为严重，最终造成关节畸形。病理变化为滑膜增生并伴有严重、关节腔内有炎性细胞浸润，关节软骨及周围组织遭受不同程度的侵袭和破坏。造模后评价关节炎程度的方法包括临床症状的量化评分（qualitative clinical score，QCS）和血清检测分析。QCS 主要评价小鼠造模后的脚爪厚度、膝关节和腕关节的炎症反应程度和小鼠的运动状态等；血清检测主要针对抗 CII 的 IgG 自身抗体水平。

3. 系统性红斑狼疮动物模型 系统性红斑狼疮（SLE）是一种慢性多系统复发性自身免疫病，其主要病理特征为高水平自身抗体的产生和免疫复合物（immune complex）的沉积，临床症状表现为多器官系统衰竭，包括皮肤、肾脏、心脏、肺脏、关节以及中枢神经系统和血液循环系统等，其中肾炎的患病率较高。

根据诱因的不同，SLE 动物模型的建立方法可分为两类，即自发性红斑狼疮小鼠模型（遗传因素）和诱导性红斑狼疮小鼠模型（环境因素）。现常用的自发性红斑狼疮小鼠模型，例如 NZBxNZW F1 小鼠、MRL/lpr 小鼠和 BXSB 小鼠等，能较好地模拟人类系统性红斑狼疮的部分症状。而 Pristane 诱导 SLE 模型的方法也较为常用，选用 8～12 周龄 BALB/c 小鼠或 C57BL/10 小鼠作为造模对象，在 SLE 小鼠模型中雌性小鼠比雄性发病更严重，造模成功率更高，此与人类 SLE 具有一致的性别偏好性。Pristane 诱导的红斑狼疮小鼠模型可以模拟 SLE 患者体内干扰素过表达过程。该方法虽造模周期较长，但优势在于操作简单、成模率高，更重要的是其诱发的病变与人类 SLE 相似，包括滑膜增生、骨膜炎和边际侵蚀等 RA 症状，肾小球 IgG 复合物和补体 C3 复合物沉积、细胞增殖、蛋白尿等肾小球肾炎症状。

4. 溃疡性结肠炎动物模型 肠炎性疾病包括，细菌性肠炎、病毒性肠炎、抗生素相关性肠炎、炎症性肠病（inflammatory bowel disease，IBD）等，其中溃疡性结肠炎（ulcerative colitis，UC）是 IBD 主要亚型之一，其特征在于免疫反应和细胞因子失调，以及结直肠黏膜上经久不愈的慢性炎症。UC 的发生发展将导致腹膜炎，并增加结直肠癌的风险，UC 的致病机制尚不明确，也是现阶段治疗方法选择有限的主要原因，因此建立良好稳定 UC 疾病动物至关重要。应用较为广泛的方法是利用化学物质或细菌直接刺激动物肠道产生炎性病变制作 UC 模型。

（1）DSS 诱导肠炎模型：葡聚糖硫酸钠（dextran sodium sulfate，DSS）诱导产生 UC 模型被广泛应用。严格来说，DSS 本身不直接引起肠道炎症，而是对肠上皮造成化学损伤，导致固有层和黏膜下层暴露，在抗原和肠道细菌的作用下引起炎症。给大鼠持续 DSS 5～7d 后出现典型结肠炎症状，如便血、体重减轻、粒细胞浸润等；重复饮 DSS 4～7 次可诱导处类似人类慢性肠炎症状；停止使用 DSS 后第 14 天观察到的组织学变化、炎症的严重程度与动物品系相关。DSS 模型多用于 UC 发病机制的研究，及炎症性肠病和大肠癌等临床新药开发中，但不适用于 T 细胞介导的免疫反应研究中。

（2）TNBS- 乙醇诱导肠炎模型：三硝基苯磺酸（2,4,6-Trinitrobenzenesulfonic acid sol，TNBS）是一种半抗原有机物，常与乙醇联用诱导 UC 疾病模型。动物麻醉后将医用留置针套管经大鼠肛门插入结肠，连接注射器注入 TNBS- 乙醇溶液，拔出硅胶管后用手压迫肛门并抬高鼠尾防止漏液；次日可出现急性结肠炎症状，如腹泻、便血、体重减轻等。该模型制作简单，重复性高，同样广泛用于 UC 模型的建立中，对研究 T 细胞介导的免疫反应非常有效，但不适用于研究 UC 的免疫机制以及对疗程较长药物的药效评价。

5. 病毒性心肌炎动物模型 病毒性心肌炎（viral myocarditis，VM）是由多种病毒感染引发的局限性或弥漫性心肌炎性病变，包括柯萨奇病毒（Coxsackie virus）、埃可病毒、脊髓灰质炎病毒等，普遍认为病毒性心肌炎的致病机制是病毒直接损伤心肌，并激活机体自身免疫反应引起损伤。研究病毒性心肌炎最广泛使用的动物模型是利用柯萨奇病毒 B 组（Coxsackie virus B，CVB）感染的 BALB/c 小鼠或 DBA/2 小鼠，亦是国内外公认的制作病毒性心肌炎模型的方法，该方法造病毒性心肌炎模型的重复性较高，并且疾病发生发展及心肌组织病理改变与人类病毒性心肌炎模型的相似度高。

柯萨奇病毒属于小 RNA 病毒科肠道病毒属，为无包膜的单链 RNA 病毒，可在胃肠道复制，经粪口传播，也可通过呼吸道传播，具有直接的溶细胞作用，产生的溶细胞毒素可直接损害心肌。根据病毒对乳鼠的致病特点及对细胞敏感性的不同，将柯萨奇病毒分为 A、B 两组；依据病毒抗原性的差异，每组又分为不同的型，其中 CVB6 个血清型中，以 CVB3 致病力为最强，故建立病毒性心肌炎模型一般选用 CVB3。BALB/c 小鼠腹腔注射 CVB3 病毒 5 天后电镜下可见心肌病变与炎性细胞浸润；7～9 天病变达到高峰，电镜下可见心肌细胞呈凋亡样病变，出现凋亡小体；35 天时病变基本恢复。

四、高血压、肥胖症和动脉硬化模型

（一）高血压动物模型

高血压是一种以动脉血压持续升高为特征的最常见的心脑血管疾病。高血压是脑卒中、冠状动脉及外周动脉粥样硬化的最危险因素。因此，其病理病机及预防治疗的研究都有着极其重要的意义。许多高血压动物模型都是利用人类高血压病因开发出来的，如过量的盐摄入、肾素 - 血管紧张素 - 醛固酮系统（renin-angiotensin-aldosterone system，RAAS）的高活性和遗传易感性，形成实验性高血压的方法主要有神经源性、肾性、内分泌性、遗传性和转基因等高血压动物模型。一个理想的高血压动物模型，需要考虑动物的可行性和大小、模型的可重复性、预测药物潜在抗高血压特性的能力、与人类疾病的相似性以及经济、技术和动物福利等方面。

1. 手术性高血压动物模型 肾血管狭窄手术是根据肾素在交感神经活动增强时由肾脏分泌，血管紧张素原在肾素存在下转化为血管紧张素Ⅰ，血管紧张素转换酶通过将 Ang Ⅰ的非活性形式水解为血管紧张素Ⅱ的活性形式来调节血压。Ang Ⅱ是一种有效的血管收缩剂，影响心血管内环境平衡。除了血管收缩的作用外，Ang Ⅱ还刺激醛固酮的释放，由于水和盐的滞留进一步增加了血容量和血压。该模型最常用的实验动物是大鼠，通过对动物进行手术，激活 RAAS 和交感神经系统，诱导血压持续升高。该类模型动物一般术后血压便开始逐渐升高，至术后 4 周时血压达到高峰，并能持续较长时间。一般血压上升程度为二肾二夹法 > 一肾一夹 > 二肾一夹法。

另一种手术模型是通过手术阻断抑制性动物神经系统而诱发去抑制性高血压模型，如切断实验兔主动脉的减压神经，或切断实验犬颈动脉窦区神经均可引起的高血压。还有学者采用犬耳后带蒂的动静脉肌膜瓣的动脉形成袢状植入到延髓左侧Ⅸ、Ⅹ神经根入区及延髓外侧，建立慢性犬神经源性高血压动物模型。该法能在术后10天明显升高血压，解除压迫后10天血压能恢复到正常水平，适用于长期观察和研究，可最大程度地模拟临床原发性高血压的病因。

2. 化学药物诱导性高血压动物模型 醋酸去氧皮质酮（deoxycortone acetate，DOCA）为醛固酮的前体，其与醛固酮有相似的生理作用，反馈性抑制循环肾素 - 血管紧张素系统，导致血浆肾素活性低下，因此，是一种低肾素型高血压模型。大鼠麻醉后，腹部正中切口进行左肾切除，术后皮下注射DOCA，约70%大鼠形成持久性高血压，收缩压 > 160mmHg者供实验用。该法适用于原发性醛固酮增多所致高血压的研究。

一氧化氮（NO）被证明是一种有效的血管扩张剂，其从内皮释放可能是由乙酰胆碱等血管活性物质触发的。通过阻断NO合成可形成高血压模型。一氧化氮合酶（NOS）催化一氧化氮的生成，NOS的缺乏导致一氧化氮的合成减少。模型通过给与慢性给予NOS抑制剂左旋 - 硝基 - 精氨酸甲脂（L-NAME），4周后动物血压会升高，8周后形成稳定的高血压模型，大鼠SBP和DBP、肾脏和肝脏标志物以及炎症参数显著升高。

（二）实验性肥胖症动物模型

肥胖是指机体进食热量多于消耗量时，多余热量以脂肪形式储存于体内，导致体重超常，实测体重超过标准体重20%以上，并且脂肪百分率超过30%者称为肥胖。肥胖症是遗传因素与环境因素共同作用所导致的代谢障碍性疾病，是很多慢性疾病发生的高危因素，诸如糖尿病、心脑血管疾病、脂肪肝及乳腺癌等，控制体质量、预防肥胖已成为重要的公共卫生问题。肥胖模型的诱导方法很多，主要包括营养性肥胖、去抑制神经系统、激素紊乱形成等的肥胖模型。

1. 食源性肥胖动物模型 饮食性肥胖大鼠模型与人类肥胖最具有可比性。该类造模方法常用SD或Wistar大鼠给予高脂肪高营养饲料（配方如，猪油60%、蔗糖12%、奶粉5%、花生5%、鸡蛋10%、麻油1%、食盐2%），导致动物能量摄入过剩而发展成肥胖。需要注意的是动物对高脂饮食反应不一致，会表现出“肥胖型”和“肥胖抵抗型”两种趋势，且通常有30%的大鼠存在肥胖抵抗作用。因此，在造模过程中应注意筛选模型动物，使其反应一致。该类模型可应用于环境因素（膳食）对肥胖发生的作用机制研究。

2. 手术性肥胖模型 最早的啮齿类动物诱发肥胖模型之一是采用手术切除下丘脑腹中间核（VMH）的大鼠，该病变可导致食欲亢进、体重增加和肥胖。虽然VMH损伤导致肥胖的确切原因尚不清楚，推测交感神经系统（减少）和副交感神经系统（增加）功能的变化导致了该综合征。这与能量消耗减少有关，部分原因可能是活动中活动能力的降低和昼夜节律的紊乱。暴饮暴食可能是由于POMC神经元的破坏，也可能是下丘脑弓状核内产生脑源性神经营养因子神经元的破坏所致。VMH大鼠的循环胰岛素升高，胰高血糖素降低。基线和营养刺激的胰岛素分泌在VMH受损的大鼠中都较高。去除分泌胰岛素的胰腺的副交感神经输入，将使VMH受损动物不发展成肥胖。

广泛的下丘脑室旁核（PVN）损伤病变也可导致肥胖。肥胖主要是由于饮食增加。PVN损伤不影响能量消耗，尤其是步行活动，说明该模型大鼠肥胖表型的机制不同于VMH损伤。PVN损伤大鼠的肥胖也有胰岛素抵抗和高胰岛素血症。

双侧卵巢切除模型：利用手术方法将雌鼠的双侧卵巢切除，从而导致激素分泌的变化而引起肥胖。该模型的特点是模拟人体激素水平变化的过程，且造模方法简单，死亡率低。通过双侧卵巢切除，使大鼠体内激素水平迅速下降，较好地模拟了女性绝经后体内低激素水平。造模后雌激素水平下降同一性较好，致肥胖的成功率可达到50%。

3. 化学药物诱导模型 药物致下丘脑损伤性肥胖模型主要是对下丘脑的饱食中枢造成损坏，导致食欲亢进、摄食过量而形成肥胖。模型伴有高胰岛素血症、高甘油三酯血症和脂肪肝等。此类模型常用的药物有谷氨酸钠和金硫葡萄糖（gold thioglucose，GTG）。MSG 所致的肥胖模型与代谢异常有关，且伴有严重的内分泌失调现象，可用于研究内分泌失调在肥胖中的作用。金硫葡萄糖模型显著特点是肥胖和多食，动物体重增加，血中甘油三酯（triglyceride，TG）显著升高，肝中甘油三脂和总胆固醇（total cholesterol，TC）水平升高，脂肪细胞变大。GTG 小鼠产生肥胖的主要原因是甘油三酯的合成增加和脂解酶活性降低。GTG 动物产生肥胖还可能与脂蛋白酯酶的组织特异性表达有关，动物的血糖和血清胰岛素水平均升高，胰岛素分泌功能加强，显示其肌肉组织对胰岛素产生抵抗，而脂肪组织对胰岛素敏感性增加。

精神抑制药肥胖模型是根据多巴胺受体拮抗剂能增加食欲，从而增加体质量，用于制备动物肥胖模型的精神抑制药主要有氯丙嗪和奥氮平。氯丙嗪可通过调控脂肪组织上的多巴胺受体，调控脂肪细胞的数量和体积，造成肥胖，同时影响脂代谢、糖代谢相关通路，影响血脂、血糖的平衡。该模型出现腹型肥胖、糖脂代谢紊乱等，较好地了中年缓慢肥胖，腹部脂肪增加的过程，可作为中老年腹型肥胖相关药物的筛选模型。奥氮平属于非典型抗精神病药物，对 5- 羟色胺（5-HT）受体和多巴胺受体具有阻断作用，长期服用奥氮平出现体质量增加甚至肥胖。该模型脂肪湿重、脂肪系数、血清瘦素（leptin）含量与对照组相比均有明显升高。

给新生雄性 SD 大鼠，实验组一次性大剂量腹腔注射维生素 D 也可导致机体肥胖程度增加，血清瘦素含量代偿性增加，肾周局部脂肪组织堆积量增加，脂肪细胞体积变大，即局部脂肪蓄积增加。

（三）动脉粥样硬化动物模型

动脉粥样硬化（atherosclerosis，AS）是一种慢性炎症性疾病，其特征是内皮细胞功能障碍和内膜结构紊乱，其原因是弹性动脉和动脉内膜内脂质沉积、炎症细胞和细胞碎片的积累。它是大多数心血管疾病的潜在病因，严重地威胁着人类的生命与健康。高胆固醇血症和动脉血管血流动力学的变化是动脉粥样硬化形成的两个重要因素。AS 病变的一个显著特点是脂质浸润和沉积，以主动脉斑块病变程度为反映疗效的直接指标，测定病变组织或血清中脂质代谢水平可更全面反映病变程度。小鼠、小型猪、兔和非人类灵长类等作为实验动物，通过饮食、机械、化学或免疫等干预，已开发出多种实验动物模型。兔和小型猪是 AS 实验性动物模型的首选动物。

1. 饮食诱导 AS 模型 1908 年，伊格纳托夫斯基通过喂养兔子蛋黄创造了第一个动脉粥样硬化动物模型。兔对外源性胆固醇吸收率高，对血脂清除力低，易形成 AS。动物病变主要发生在主动脉弓和升主动脉，但最终病变发生在整个主动脉。内膜增厚区域自然发生在兔动脉，但这些区域不含脂质，除非在饮食中添加胆固醇或脂肪。家兔模型具有经济、诱导疾病时间短等优点。然而使用胆固醇喂养的兔子的一个重要缺点是，产生病变所需的极度高脂血症和随后的脂质超载将导致影响心脏、肾脏、肝脏和肺的胆固醇储存疾病，而这种疾病通常不会发生在人类动脉粥样硬化中。此外，兔子是食草动物，与人类相比，AS 发生部位差异。

猪与人类生理生化解剖学等方面有共同之处，血浆脂蛋白的生化性质、低密度脂蛋白结构以及载脂蛋白等也与人类相似。更重要的是小型猪 AS 病变分布和病理形态也与人类相似。它们的病变显示出与人类动脉粥样硬化的高度相似性，包括泡沫细胞形成，细胞外脂肪和平滑肌细胞增殖和迁移。小型猪随着年龄的增长可以自发发生动脉粥样硬化。戈特莱布（Gottleib）和拉利希（Lalich）首先报道了猪血管中的自发性动脉粥样硬化和冠状动脉的内膜增厚。动物在 6 月龄时出现早期脂肪条纹，并且在 1 岁以上的猪中发生晚期病变，但没有出现病变或血栓形成的出血。喂食高胆固醇和高脂肪饮食可以增强病变。故小型猪是非常适合动脉粥样硬化的模型。这个模型形成可能需要 2 年时间，成本较高。

2. 化学药物诱导 AS 模型 维生素 D 模型的开发是利用人类 AS 的血管壁中含有大量的钙，其含量与冠心病的病变程度呈正相关。维生素 D 诱发动脉粥样硬化是通过诱发破坏动脉管壁内皮的完整性，有利于血浆脂质对管壁侵入和损伤，从而形成动脉硬化，其病理变化与血钙的升高密切相关。模型早期内皮细胞有短突起凸向管腔，胞质内有大小不等的空泡，中期有平滑肌增生，内弹性膜断裂，胶原纤维增多，后期出现平滑肌细胞从内弹性膜断裂处伸入，有些平滑肌细胞成为泡沫细胞，整个病理变化过程与AS病理变化相似。

异体蛋白AS模型与免疫因素有关，免疫机制在AS发展的各个阶段中发挥着重要作用。炎症免疫损伤致AS已成为制备AS模型的理论依据。通过向动物注射异体蛋白激活免疫系统反应，辅以高脂饮食诱导动物形成AS模型。

3. 手术性AS模型 血管内皮细胞损伤是AS产生的始动环节。通过手术分离血管，继而采用机械性刺激使动脉内皮细胞的内皮屏障功能破坏，使其通透性增高，血浆脂蛋白过量地透入动脉壁，继发于内皮损伤的内皮通透性、黏附性、血液凝固改变等可导致血管壁产生AS发生的一系列连锁反应。辅助高脂饲料饲喂利于AS病变的形成。例如常见的球囊损伤术模型，利用球囊栓塞导管去除动脉内皮，损伤内侧平滑肌，形成薄壁血栓，血小板黏附和脱颗粒，平滑肌细胞向内膜迁移，细胞增殖和基质合成，最终形成增厚的内膜层。损伤模型应用的动物包括大鼠、兔子、豚鼠、仓鼠、犬和猪，通过在球囊损伤后的饮食中添加胆固醇来研究动脉粥样硬化的形成。球囊导管剥脱是迄今为止该方法较为广泛的模型。高脂饲料加球囊损伤法主要用于腹主动脉、髂动脉及颈动脉AS模型的建立，可造成严重的内弹力板及中膜损伤，故造模过程中要注意球囊和血管直径的比例及手法的操作得当。

五、肿瘤疾病动物模型

肿瘤或癌症是全球第二大威胁人类健康和生命的疾病，其具有发病率高、致死率高和复发率高的特点，是全球生物医药研究的重点关注对象。肿瘤疾病动物模型是肿瘤或癌症的基础与临床研究中必不可少的实验材料和工具，利用肿瘤疾病动物模型科可有效缩短研究周期，并对实验条件进行人为控制，从而为人类肿瘤的发生发展、生物学特性的研究以及肿瘤治疗药物研发提供良好的实验平台。

按照模型建立方法的不同，肿瘤疾病动物模型可分为四类：①自发性肿瘤动物模型：通过长期选育而建立肿瘤高发的动物品系，如C3H/He小鼠是良好的乳腺癌研究模型，因其在6月龄左右的雌性小鼠，乳腺癌发病率可高达100%；②基因工程动物肿瘤模型：通过对控制肿瘤或癌症的基因进行高表达修饰，或通过敲除抑癌基因导致动物形成肿瘤或癌症病理变化，如H-ras转基因小鼠或*p53*基因敲除小鼠可产生多器官癌症；③诱发性肿瘤动物模型：通过物理、化学或生物致癌剂单一或联合作用，诱导动物体产生肿瘤（包括良性肿瘤和恶性癌症）；④移植性肿瘤动物模型：通过将临床获得的肿瘤组织标本或体外培养获得的肿瘤细胞移植到实验动物皮下或体内相应部位定向建立肿瘤动物模型。

下面简要介绍诱发性肿瘤模型和移植性肿瘤模型制作方法。

（一）诱发性与移植性肿瘤模型的介绍

1. 诱发性肿瘤动物模型 诱发性肿瘤动物模型指的是使用化学性、物理性和生物性致癌因素单一或联合作用于动物机体，诱导动物一定部位的组织器官产生肿瘤或癌症，模拟人类特定肿瘤或癌症的疾病进程。诱发因素和诱导条件可人为控制，从而使肿瘤造模的诱发成功率远高于自然发病率，因此，诱发性肿瘤模型有一定应用价值。

（1）物理性致癌因素诱发肿瘤动物模型：物理性致癌因素包括放射线损伤或烟雾吸入等。放射线照射（如γ射线）可引起免疫功能抑制或诱发多种不同类型的肿瘤或癌症，如SD大鼠的乳腺癌。物理性致癌因素诱发的肿瘤动物模型，其病变比较直观，操作简便，是常用的造模方法。

（2）化学性致癌因素诱发肿瘤动物模型：化学性致癌因素包括化学致癌药物、化学毒物等，常见的化学性致癌物有烷化剂、芳香胺及偶氮染料类和亚硝胺类等。强化学致癌物如二甲基苯蒽（DMBA）和甲基胆蒽可诱发大鼠乳腺癌模型。化学性致癌因素诱发的肿瘤动物模型在病因学上与人体肿瘤的发生发展较为接近，故此模型常用于病理机制的研究，并且由于该模型肿瘤生长较慢，瘤细胞增殖比率低，倍增时间长，更类似于人肿瘤细胞动力学特征，常用于综合化疗或肿瘤预防方面的研究。但该模型也有一定的局限性，其诱癌周期相对较长，且诱癌成功率多数达不到

100%，肿瘤发生的潜伏期个体差异较大，不易同时获得病程或癌块大小较均一的动物供实验研究使用，加之肿瘤细胞的形态学特征常是多种多样，且某些致癌剂常诱发多部位肿瘤，无特异性，故不常用于药物筛选。

(3) 生物性致癌因素诱发肿瘤动物模型：生物性致癌因素包括细菌、病毒、寄生虫和生物毒素。例如，幽门螺杆菌可诱发大鼠胃癌和胃低度恶性B细胞性淋巴瘤。该模型的优势和局限性与化学性致癌因素诱发的肿瘤模型类似，在病因学上与人体肿瘤的发生发展较为接近，但诱导周期较长且诱癌成功率往往不高。

2. 移植性肿瘤动物模型 移植性肿瘤动物模型(transplantable tumor models)是将临床病理摘除的肿瘤标本或经体外培养获得的肿瘤细胞移植到动物体内进行肿瘤疾病动物模型的制作。根据移植部位和方法的不同，移植性肿瘤动物模型可分为两类，即同位移植(orthotopic transplantation)和异位移植(heterotopic transplantation)。前者是将肿瘤细胞或组织移植到肿瘤原本的解剖部位或组织器官中，如将肺肿瘤移植到小鼠肺部；后者是肿瘤细胞或组织移植到除原本位置以外的其他部位移植，移植部位常用皮下或腹腔内，而移植瘤常以腹水或皮下实体瘤的形式增值。该方法可更好地模拟人类癌症，更适用于肿瘤的组织病理学、血管分布、药物疗效评价等相关研究。

人源肿瘤细胞系异种移植(cell derived xenograft，CDX)是最为常用且重要的移植性肿瘤动物模型，其原因是CDX模型细胞系容易获得，建模成本低，并有大量关于其基因组学、细胞功能学及药效反应的数据可供参考。CDX模型的具体建立方法即将体外传代培养的人源肿瘤细胞经皮下、静脉或原位接种至免疫缺陷小鼠，如裸鼠、SCID小鼠或NSG小鼠等以达到更好的成瘤率，但CDX模型同样有自身的局限性。人源肿瘤细胞系经长期体外培养后，其肿瘤细胞生物学行为及基因图谱表达水平、肿瘤异质性都与原始肿瘤组织存在较大差异，从而在预测临床药效方面不甚理想，因此现如今，人源肿瘤异种移植(patient-derived tumor xenograft，PDX)模型被逐渐推广和应用，成为热门的研究方向。

免疫缺陷小鼠因该品系动物体内的T细胞、B细胞和NK细胞单一缺陷或联合缺陷，对异体组织不会发生免疫排斥反应，可以接受异种肿瘤组织的移植；而免疫功能正常的动物在经免疫功能抑制处理后也可以接受肿瘤移植，常规方法有两种，①放射药物照射法：以γ射线4.5Gy或137Cs 2.0～4.0Gy亚致死剂量进行全身照射，使小鼠的全身免疫功能受到抑制，预处理24小时后可接种肿瘤细胞或组织。②化疗药物腹腔注射法：通常用环磷酰胺腹腔注射进行预处理，24小时后注射肿瘤细胞。免疫缺陷动物利用免疫缺陷动物建立移植性肿瘤动物模型时，要注意实验动物的饲养条件、环境控制和饮水的清洁标准。

（二）常用的肿瘤动物模型

1. 食管癌动物模型 食管癌(esophageal carcinoma)是常见的恶性肿瘤疾病之一，是由食管鳞状上皮或腺上皮的异常增生所形成的恶性肿瘤病变，其发展过程经过食管鳞状上皮不典型增生(癌前病变)、原位癌、浸润癌的。食管癌具有明显的地域性，中国是食管癌高发国家，也是世界上食管癌病死率最高的国家之一。因此，利用食管癌动物模型对食管癌的病因、发病与转移机制、药物筛查和药物反应性等多方面进行研究面对食管癌的防治有重要的意义和价值。食管癌动物模型多以诱发性和移植性的方法建立。

(1) 诱发性食管癌动物模型：诱发性食管癌动物模型通过致癌因素与受体动物食管部位的直接或间接接触诱发产生肿瘤。该方法操作简单，靶器官与诱癌剂相对固定，诱癌成功率较高，与人类食管癌发病过程相似。用于诱发食管癌的致癌因素分为化学性、物理性、生物性致癌物，其中最理想的方法是化学性诱癌剂的使用。亚硝胺化合物是诱发性食管癌模型建立最有效的诱癌剂，其致病机制是亚硝胺在体内经过代谢产生重碳烷，促使DNA烷基化导致癌症。近年来用于诱发动物食管癌的亚硝胺化合物有甲基苄基亚硝胺(N-nitrosomethylbenzylamine，NMBA)、对甲基戊基亚硝胺(Methyl-N-amyl-nitrosamine，MNAN)以及一些亚硝胺化合物前体，其中NMBA是诱导大鼠产生食管鳞状细胞癌最常用的致癌剂。人类、大鼠(如F344、SD)和少量小鼠品系(C57BL/6)的食管对亚硝胺类化合物的诱变作用比较敏感，致癌率较高。

（2）移植性食管癌动物模型：该方法通过将来源于人或动物的食管癌肿瘤组织或细胞系移植到动物体内，从而建立食管癌动物模型。由于同种移植食管癌动物模型的研究不能对临床效果进行有效预测，并且鼠食管癌细胞系的获取较难，该模型已鲜有应用，而常用异种移植的方法，因其操作简单，便于观察和研究、成瘤率高、模型稳定，并且能有效反应肿瘤的侵袭性、生长情况和药物敏感性等。因为移植性食管癌动物模型有其固有的局限性，即所用的细胞系经过多次体外处理和体外传代，其组织特征和遗传学特征发生了一定程度的改变，不能充分代表食管癌临床特征的多样性，故近年来的研究对该模型作出了优化，直接将临床食管癌患者的癌细胞接种到免疫缺陷小鼠皮下，从而建立人源性食管癌小鼠皮下移植瘤模型，该模型更能准确反映食管癌患者的肿瘤特征，弥补原模型的局限性。

（3）大鼠回流模型：该方法主要适合食管腺癌的研究，也可研究鳞状细胞癌的发展。大鼠因其体型优势和与人类食管腺癌病变的相似性，比小鼠更适合该模型。食管十二指肠吻合术（esophagoduodenal anastomosis）是建立该模型的首选外科手术操作，结扎胃食管连接处和胃十二指肠连接处，在胃食管结扎线上方 2mm 处切断远端食管，在幽门远端 3mm 处切断近端十二指肠，然后进行全胃切除术并温和食管和十二指肠两端。

2. 胃癌动物模型 胃癌（gastric carcinogenesis）是全球人类癌症死亡的第二大原因，是一种高发性消化道恶性肿瘤疾病。根据组织学特征，胃癌可分为肠型和弥散型。肠型胃癌起源于胃壁表层的黏膜上皮细胞，表现出明确的腺体结构，并呈连续阶段式癌变发展，包括慢性胃炎、胃萎缩、肠上皮化生（intestinal metaplasia）、解痉多肽表达性化生（spasmolytic polypeptide-expressing metaplasia）以及黏膜下浸润等，此为典型的癌前上皮病变；而弥散型胃癌在组织学上是未分化的，具有弥散性浸润性生长模式，肿瘤发展时间更短，而胃上皮细胞病变顺序和模式不明确。从组织学分类而言，胃癌可分为胃腺癌、胃腺鳞癌、胃鳞状细胞癌、未分化癌和类癌，其中胃腺癌约占 90%，包括乳头状腺癌、管状腺癌、黏液腺癌、印戒细胞癌等。

（1）诱发性胃癌动物模型：诱导实验动物胃癌的发生通常使用生物性、化学性的致癌物质，或致癌物质的联合使用。

1）化学性诱癌剂：该方法相对简便、诱癌率高，诱导的胃癌模型与人胃癌的发病机制较为相似，多用于验证抗肿瘤药物的效果。但该方法诱导周期长，不适用于短期或批量性实验。亚硝基化合物是公认的诱发胃癌模型的化学方法，因为胃对亚硝基化合物的转化失活能力最差，经胃黏膜渗透至胃幽门部和胃底黏膜后会直接破坏胃组织细胞染色体，从而诱发胃癌，具有较强的特异性和致癌性。诱导胃癌常用的化学诱癌剂主要为亚硝基化合物，即甲基硝基亚硝基胍（N-methyl-N′-nitro-N-nitrosoguanidine，MNNG）及其衍生物乙基硝基亚硝基胍（N-ethyl-N′-nitro-N-nitrosoguanidine，ENNG）、甲基亚硝基脲（N-methyl-N-nitrosourea，MNU）等。

MNNG 为多环碳氢化合物，有强致癌作用，并导致组织产生氧化氮使细胞恶性转化程度加重。经相关研究表明，使用 MNNG 诱发 Wistar 大鼠产生胃癌，雄性的诱发率成功率（75%）高于雌性（38%），所以在胃癌动物模型构建中常用雄性 Wistar 大鼠，而 BALB/c 小鼠对 MNNG 诱导胃癌的发生具有显著抗性。使用单一诱导剂诱发胃癌的造模周期长，癌变成功率也较低，为了增强胃癌动物模型建立的有效性，在应用 MNNG 诱发大鼠胃癌过程中，加入其他因素以辅助诱发胃癌模型的建立。例如，在 MNNG 水剂中加入乙醇、硝酸、醋酸或胆汁灌服，胃癌前病变的诱发率明显高于单用 MNNG；或在大鼠幽门环处埋置金属弹簧造成十二指肠液和胆汁反流，再结合动物自由摄饮 MNNG 水剂，与单用 MNNG 相比，其胃癌前病变的诱发率明显较高，诱癌周期较短；还可通过部位胃切除术结合 MNNG 的灌服实验犬来提高胃癌诱发率。

2）生物性致癌物：幽门螺杆菌（*Helicobacter pylori*，Hp）是革兰氏阴性螺旋杆菌，被认为是慢性胃炎的主要原因。当动物感染 Hp 后，其胃黏膜屏障功能受损，来自上皮细胞的肿瘤相关基因出现 CpG 岛甲基化，从而诱导胃癌的发生。大部分小鼠，尤其是 C57BL/6 经证明对各种幽门螺杆菌菌株的定殖存在显著抗性；然而，猫螺杆菌

(*Helicobacter felis*)是一种与幽门螺杆菌同属的螺旋形细菌,可以很容易地在小鼠胃内大量定殖,引起小鼠胃部的炎症性组织学改变,进而诱导小鼠胃上皮化生和浸润癌,可模拟人类感染幽门螺杆菌的胃部病变;另外,已有专门用于感染小鼠建立胃癌模型的幽门螺杆菌,即Hp SS1菌株,在近交系C57BL/6小鼠胃内定植水平较高,感染15个月后可导致原位癌的发展。由于单用Hp诱导胃癌动物模型的成功率较低、周期相对较长,多以Hp联合化学性诱癌剂替代构建胃癌模型。

(2)移植性胃癌动物模型

1)胃癌异位种植模型:胃癌异位移植是将胃癌细胞移植到胃以外的其他部位,通常移植于皮下,因为该方法操作简单、潜伏周期较短、成瘤率较高、肿瘤位于浅表便于观察。该模型常用于研究各种抗肿瘤药物的效果、各种免疫细胞的免疫效应、分子靶向药物的疗效等方向,但异位移植模型不能反映肿瘤细胞所处真实环境对肿瘤的影响,其生物学变化与人胃癌不相符。

2)胃癌原位种植模型:相比于异位种植模型,原位种植模型更能模拟胃癌细胞在人体内的侵袭和转移等生物学行为和特征,与化学诱癌剂和HP诱导模型相比,种植模型的诱导周期更短,更有利于研究。有多用种植模型可用于研究胃癌生物学行为、对新型抗肿瘤药物进行筛选、评价分子靶向药物的治疗效果等。原位种植模型按照肿瘤细胞组织形态的不同,可分为细胞悬液模型和组织块模型。

①细胞悬液模型:常用于胃癌种植的细胞悬液有SGC-7901(人胃低分化腺癌细胞系)、MGC803(低分化黏液腺癌)、MKN45(胃低分化腺癌)、AZ521(人胃癌细胞系)、VX2(兔鳞状细胞乳头状癌)等。在3～5周龄裸鼠的近前胃处胃黏膜下接种人胃癌细胞SGC-7901悬液,1周后接种部位隆起结节并向周围浸润,3周后即可出现胃癌症状,即胃部肿块增大,质地较硬,与周围结肠和脾脏连接成团块状,其是癌细胞在黏膜与肌层中浸润生长并累及浆膜。

②组织块种植模型:此为主流的建立移植性胃癌动物模型方法,将胃癌细胞悬液(如SGC-7901)种植于裸鼠背部皮下。成瘤后皮下反复传代3～4次,待肿瘤在皮下稳定生长且直径增大至1～2cm时取出瘤体并剪碎;在待移植裸鼠的胃大弯侧切开浆膜层并除去移植区域,将肿瘤组织用吻合胶粘贴并固定。肿瘤在接种后第6周后开始快速生长,造成胃壁增厚、胃腔狭窄,胃周围出现淋巴转移及肝转移,8～12周,胃癌淋巴转移率为58%,肝转移率为78%;还可以用人胃癌新鲜组织块进行移植性胃癌动物模型的建立,但成瘤率相对较低(约为22%)。

3. 肝癌动物模型 原发性肝癌是世界范围内第三大癌症致死病因,其中95%为肝细胞癌(hepatocellular carcinoma,HCC)。HCC是由化学致癌物、病毒等多种因素引起的肝细胞生长失控,从而导致癌变,与多种基因的调控和表达相关。肝癌的治疗难度在于肝脏微环境的显著变化、异质性遗传改变以及对肝癌致病机制和生物学行为的理解不全面。因此肝癌动物模型有助于肝癌生物行为学特征的研究以及肝癌发生的机制和遗传改变,并有助于研究肿瘤的微环境,用于肝癌临床前研究。肝癌动物模型的建立方法已包括自发性、诱发性、种植性以及转基因动物肝癌模型,可良好地模拟人类肝癌病变。

(1)诱发肝癌动物模型:诱发性肝癌动物模型是指通过化学、物理或生物致癌因素诱导实验动物,模拟人类肝癌形成过程,即肝损伤、纤维化至肝肿瘤恶性转化的发病周期变化。该模型的缺点是发病隐匿、诱导周期较长、诱导过程中动物死亡率相对较高、肝癌发生部位和病灶特征等个体差异较大。该模型现多用于肝癌的病因学、遗传学及生物学等方面研究。

研究肝癌动物模型的方法以化学诱癌剂诱导为主,常用的致癌化合物可分为两种类型:①基因毒性化合物,特征在于其诱导DNA结构发生变化的能力;②肿瘤促进剂,无直接毒性但在肝毒性化合物作用后可以促进肿瘤的发展,使用肿瘤促进剂有助于肿瘤前体细胞的克隆扩增。常用于致肝癌的化合物有二乙基亚硝胺(diethylnitrosamine,DEN)、对二甲基氨基偶氮苯(dimethylaminoazobenzene,DBA)、2-乙酰氨基芴(2-acetylaminofluorene,2-AFF)、亚胺基偶氮甲苯(O-aminoazotolueue,OAT)以及黄曲霉素(aflatoxin,AF)。

动物常选用敏感性高的纯系大鼠,常用品系包括Wistar、SD和F344,一般选用3～4月龄的幼年大鼠，日龄越小的动物，肝细胞增殖发育更加活跃，肝细胞癌变程序启动所需的诱癌物剂量越小。多种诱癌剂均可诱发大鼠肝癌模型，致癌化合物可单用亦可联用。雄性小鼠通常对肝癌的诱发更加敏感，这一性别偏好性在人类肝癌疾病中同样存在。

通过给动物施加 DEN 可诱导肝脏癌变，其致癌原理是 DEN 具有使 DNA 结构烷基化的功能，DEN 在肝脏内的细胞色素 P450 作用下转化为 α- 羟基亚硝胺，然后 α- 羟基亚硝胺又自发性裂解产生乙基重氮离子（ethyldiazonium ion），从而导致在肝细胞活跃增殖的同时 DNA 受到损伤，DNA 突变的传递会导致肝脏肿瘤的发展。常用大鼠喂饮 DEN 水溶液持续 6 周，诱癌成功率可达到 80%；或单次注射 DEN 溶液后饲喂含 2-AFF 的饲料 2 周后进行 2/3 肝切除术，第 4 周大鼠肝内即可出现大量变异肝细胞灶。小鼠同样可以用 DEN 诱发肝癌，选择出生后 14 天左右的 C3H 小鼠，腹腔注射 DEN 溶液，因为处于哺乳期的幼崽，其肝细胞正高度发育增殖，使用高剂量的 DEN 进行诱癌其成功率更高，但同时诱癌后的死亡率也会相应提高。

（2）移植性肝癌动物模型：移植性肝癌动物模型是将来源于人或动物的肝癌组织、细胞株或其他恶性肿瘤移植到动物体内导致肝癌的产生。移植方式主要包括同种移植和异种移植，其优势是动物饲养简单、移植方法简便、移植成功率高、肿瘤生长快、患鼠生存期短、肿瘤生物学特性稳定而均一，且类似于人原发性肝癌的供血方式。

1）同种移植：该模型常用于肝癌的影像学实验和局部介入性治疗的研究。受体动物常用大鼠，为诱发性的 BERH-2 移植性大鼠或自发性肝肉瘤的 Walker-256 大鼠。模型建立方法有多种，可将肝肿瘤组织经包膜下移植、将肝癌细胞株经脾脏注射后经门静脉循环到达肝脏处定殖、或将肝癌细胞匀浆经肝内注射，注射位点为肝左外叶稍靠近肝缘 1～2cm。肝癌移植裸鼠模型可在很大程度上保留人类肝癌的特征、生物学行为，有分泌甲胎蛋白（α-fetoprotein）的过程。

2）异种移植模型：受体动物常用免疫缺陷小鼠，如裸鼠、SCID 小鼠或 NOD/SCID 小鼠等。模型建立方法是将人 HCC 细胞或肝癌组织直接接种到裸鼠体内，移植部位通常为皮下、肝内、或腹腔内。皮下移植的肿瘤在动物体浅表，呈局限性生长，有较高概率会自行消退；而肝内移植的肿瘤生长于肝脏内部，呈膨胀和浸润生长，发生腹水的概率很高；腹腔移植的肝癌组织主要在肝脏和胃之间生长，晚期会出现腹水。

4. 肺癌动物模型　肺癌（lung cancer）是呼吸系统主要的癌症之一，现居全世界癌症死因的首位，约占全部恶性肿瘤的 19%。多发生于支气管黏膜上皮，又称支气管肺癌。根据疾病发生机制不同，人类肺癌主要分为两大类，即非小细胞肺癌（non-small cell lung cencer，NSCLC）和小细胞肺癌（small cell lung cencer）。约 80% 的肺癌是 NSCLC，源于肺上皮细胞病变，其中包括三类亚型：肺腺癌（adenocarcinoma）、肺鳞状细胞癌（squamous cell carcinoma，SCC）、大细胞癌（large cell carcinoma）及其变种。肺腺癌占所有 NSCLC 的 40%，常在外周呼吸系统出现，是女性和非吸烟者最常见的肺癌类型，而 SCC 占 NSCLC 约 25%，常出现于中央气道，且与男性吸烟者有强烈相关性。

（1）诱发性肺癌动物模型：在肺癌相关的研究中，诱发肺癌动物模型是重要的实验工具。常用于诱发动物产生肺癌的方法主要包括诱癌剂吸入法与口服法、肺内或支气管黏膜下注射法、以及肺内或支气管灌注法，一般为长期多次接触诱导癌症的产生。

1）吸入致癌物诱发肺癌：经支气管造口术或将动物持续性的直接暴露于粉尘或烟雾中一段时间后可诱导出肺癌样病变，通过影像学检查可观察肿瘤的发生。烟草烟雾是人类肺癌的主要诱发剂，是一种复杂的化学混合物，主要含有多环芳烃（polycyclic aromatic hydrocarbon，PAH）和亚硝酸类致癌物，PAH 主要在烟草燃烧过程中产生的，而亚硝胺在烟草制作过程中就已存在。常见的致癌物包括 PAH、亚硝胺、苯并芘（Benzo-pyrene）、4- 甲基亚硝胺基 -1-3- 吡啶基 -1- 丁酮（4-methylnitrosamino-1-3-pyridyl-1-butanone）、烹饪油烟或汽车尾气等。通过让 A/J 小鼠暴露于烟草烟雾 5 个月，在置于正常空气中 4 个月后可诱发小鼠以肺腺癌为主的肺组织的癌变，同时导致小鼠淋巴细胞 DNA 链损伤，引起氧化损伤和血清 LDH、ALP 活性增加。该方法常用于职业病的防治以及吸烟、城市污染与肺癌关系的研究。但该模型应用不多，主要原因是其诱导肺癌发生的时间及部位不确定。

2）口服致癌物诱发肺癌：致癌物常用污染性真菌毒素，如黄曲霉毒素 G1（aflatoxin G1）、杂色曲霉菌素（sterigmatocystin）、脱氧雪腐镰孢霉烯醇（deoxynivalenol）可诱发 NIH 小鼠发生支气管上皮增生、肺泡上皮增生以及肺腺癌。该方法常用于饮食和环境污染与肺癌关系的研究。但与吸入法相同，口服致癌剂诱导的肺癌发生时间和部位同样有不确定性。

3）肺内或支气管致癌物灌注诱发肺癌：该造模方法常用 PAH 致癌剂对大鼠进行支气管灌注，可构建大鼠肺癌模型，模拟人类肺癌的发生发展过程，即支气管鳞状上皮化生、细胞非典型增生、原位癌的形成、癌细胞浸润、最终发展为肺鳞状细胞癌，通过建立大鼠肺癌模型，可研究人类肺癌发病机制、即诱发肺癌的致癌物剂量和疾病发展阶段，为人类肺鳞状细胞癌提供可靠的实验数据。

4）肺内或支气管黏膜下注射致癌物诱发肺癌：本造模方法常用大鼠，以 3-MC 诱癌剂诱发动物产生支气管恶性肿瘤。具体方法为，在 70～80℃水浴中将 3-MC 融入造影剂碘化油中配制成浓度为 100mg/ml 的混悬液，并在此混悬液中再加入 10% DEN，从而得到诱癌剂；将大鼠妥善麻醉后，一次性向左肺叶支气管内注入 0.1ml 诱癌剂；染毒诱癌进行 X 线片照射确定灌注效果，3 周后诱癌成功率可达到 100%，组织学病变过程包括支气管上皮细胞的脱落、支气管上皮复层化、支气管上皮鳞状化生、早期癌细胞浸润、晚期癌细胞高度角化。

（2）移植性肺癌动物模型

1）人肺癌原位移植模型：原位移植模型中，肿瘤细胞或组织块原位移植到免疫缺陷动物的呼吸系统器官内，产生肿瘤和自发性转移灶，依赖于肺部丰富的血管网，肺癌比其他实体瘤更容易转移，可模拟人肺癌病理生理环境，有助于肺肿瘤诊断与治疗研究，是较为理想的肺癌动物模型。根据接种部位不同可分为支气管内移植和肺内移植。在裸鼠颈部正中胸骨切迹上方纵切皮肤，分离气管并在气管环上穿刺，注入人肺癌细胞悬液，接种后 4～5 周动物即出现恶病质死亡，肺内肿瘤呈灰白色结节，数量不等，并广泛浸润至周围胸腔器官，部分伴有纵隔淋巴结转移；随着移植瘤进展，瘤体增大，瘤内微血管密度增加，当瘤体体积超过 1～2mm^3，瘤组织内低氧低糖状态可上调血管内皮生长因子（VEGF）的表达，促进肿瘤细胞的生长和血管新生。但有研究认为，该方法具有一定局限性，包括操作困难、成瘤率低、形成的瘤体大小、数目不稳定。另外，可通过微创胸腔穿刺肿瘤组织块植入法辅以 CT 引导建立原位移植肺癌模型，具有可行性，造模成功率高、动物损伤小、转移率低。

2）人肺癌异位移植模型：人肺癌异位移植模型可适用于抗癌药物疗效的检查，但不适合进行肿瘤发生发展机制的研究。其中常见的移植部位是裸鼠的皮下、腹腔和肌肉，其中皮下移植方法应用最为广泛。

移植部位的选择应考虑不影响动物的活动，包括运动和采食，常用部位在腋下和颈背部皮下，具体方法为，将对数生长期贴壁生长的人肺腺癌细胞经处护理后制备成 5×10^7 个 /ml 的细胞悬液，接种部位是裸鼠的腋下或颈背部皮下。肿瘤种植后潜伏期一般为 25～117d，成瘤率为 63.6%，皮下现出现单个瘤体，逐渐呈多结节状，与皮下无粘连，有活动性。

5. 结直肠癌动物模型 结直肠癌（colorectal cancer，CRC）是人类胃肠道常见的恶性肿瘤，早期症状不明显，但随着肿瘤的逐渐增大而表现排便习惯改变、便血、腹泻、腹泻与便秘交替、局部腹痛等症状，晚期则表现贫血、体重减轻等全身症状。其发病率和病死率在消化系统恶性肿瘤中仅次于胃癌、食管癌和原发性肝癌。

（1）诱发性结直肠癌动物模型：诱发性 CRC 模型的制作相对简单，重复性好，诱癌周期短，广泛应用于结直肠癌相关的实验研究中。二甲基肼（1,2-Dimethylhydrazine，DMH）及其代谢产物氧化偶氮甲烷（azoxymethane，AOM）是两种最常用于诱发和促进小鼠、大鼠结直肠癌的致癌物质。DMH 和 AOM 是烷化剂，其通常连续数周通过腹膜注射或皮下注射的方式持续给药，以诱导结肠中肿瘤的发展。其诱导的肿瘤中的大多数在 β- 连环蛋白（β-catenin）基因上有突变，这与遗传性非息肉病性结直肠癌的特征相似。这些突变影响β-连环蛋白基因产物的N-末端氨基酸促使蛋白质具有抵抗调节性降解的能力，从而使β-连环蛋白性状保持稳定，并增强WNT信号传导以驱动肿瘤的发生。相比DMH，AMO诱导动物CRC作用相对更稳定，诱发周期较短，已被许多CRC相关研究所采纳。此外，CRC发病率和造模成功率还受到遗传背景、饮食、肠道菌群、免疫状态等因素的影响。动物品系和遗传背景对致癌剂的敏感性不同，可影响AOM的致癌作用，经研究表明，BALB/c小鼠和ICR小鼠均对AOM很敏感，而C57BL/6小鼠对AOM致癌作用反应较弱。鉴于此，该模型还可用于研究基因之间、基因与环境之间的相互作用如何影响CRC发病机制。长期反复的IBD同样可以促进结直肠癌的发生，所以也有实验采用DSS联合AOM诱导炎症相关性CRC动物模型。

（2）移植性CRC动物模型：常用于建立移植性CRC的动物模型方法包括皮下移植、原位移植和结肠造口。皮下移植CRC模型的优点是操作简单、造模成瘤率高、诱导周期短，可实时监测肿瘤生长情况，并评估治疗效果；但缺点是无法模拟人CRC原位生长的微环境，难以表现恶性肿瘤侵袭和转移的特征，因此鲜用于CRC疾病发生发展机制的研究中。原位移植CRC动物模型能最大限度地模拟人类CRC的发生、发展和转移的病理过程，为研究人类CRC的发病和转移机制，以及和治疗方案的评价提供了良好的动物模型。与原位细胞移植模型相比，原位组织移植模型具有更好的造模效果，其恶性肿瘤组织细胞表面的结构完整，细胞间协同性较好，成瘤率较高，更好地体现原位生长和转移的能力，与人CRC临床相似度很高，是最常用的建立结直肠癌动物模型的方法之一。但是该模型的缺点是需要对裸鼠执行手术操作，过程较复杂，因裸鼠体积较小，手术的技术难度较高，耗时也较长，且麻醉和手术对裸鼠造成的创伤较大，术后可能发生肠梗阻导致造模失败；另外，该模型不易通过肉眼观察肿瘤生长情况，只有借助成像技术，或对动物实施安乐死并解剖后才能对肿瘤生长和药物干预的结果进行观察和数据采集。

（汪 洌 陈民利）

第四节 移植性肿瘤动物模型

移植性肿瘤模型（transplantation tumor model）是将肿瘤移植到同种或异种动物体内，经15～20次传代后，其组织学类型及表型较稳定；接种成活率、潜伏期、生长曲线、自动消退率、宿主寿命和宿主反应等生长特性已趋稳定；其侵袭和转移的生物学特性，以及对放射治疗及化学治疗的敏感性已被确定，并能在相应的动物身上连续传代，这样就成为一个可移植性肿瘤。良好的移植性肿瘤动物模型应该保持原发肿瘤生物学特性；可以对肿瘤生长和转移相关的细胞和分子现象进行研究；具有客观而量化的指标；具有可靠性、重复性、有效性和实用性。移植性肿瘤模型包括同种移植和异种移植。同种移植是将动物的肿瘤（自发或诱发）移植到同系或同种受体小鼠；异种移植主要是将人或其他动物的肿瘤移植到免疫缺陷动物体内。

一、移植性肿瘤动物模型的基本概况

（一）实验动物移植性肿瘤模型的研究进展

早期肿瘤模型制备是利用动物体内某些排异能力较弱的特殊部位进行移植，如家兔和豚鼠的眼房、地鼠的颊囊黏膜下、鸡胚尿囊膜以及动物脑组织中。1950年，Green在豚鼠的眼前房进行了人体肿瘤的异种移植，其成功率分别是：肺癌100%，肠癌80%，头颈癌60%。另一方式是破坏宿主的免疫力以减少对移植物的排斥反应，如给动物注射免疫抑制剂、新生幼鼠切除胸腺、给实验动物进行X线照射、或几种办法合用。Toolan在1950年采用注射激素、抗细胞分裂药和照射的方法进行了异位移植实验。上述方法由于移植空间太小以及降低免疫力对动物身体损害太大，移植虽取得了一些成功，但实际使用受到了许多限制。

同种移植，肿瘤与动物往往是一一对应的，即一种肿瘤只能移植在一种动物体上，而且结果往往不能推断到人。直到1966年英国格拉斯哥医院Grist发现了个别无毛小鼠，爱丁堡动物研究所Flanagan证实该无毛小鼠是由于染色体上等位基因突变引起T细胞免疫功能缺陷，并命名为裸

鼠（nude），自此以后，实验人员利用裸鼠建立了大量人体肿瘤异种移植模型。

免疫缺陷动物的出现使异种移植进入了一个崭新的时期，人类的各种肿瘤可以移植到裸鼠体内，不仅解决了异种移植问题，而且由于使用的是人类肿瘤组织，实验结果推到人时更可靠。在免疫缺陷动物体内建立起来的瘤株，有效地防止了由于传代而伴随的肿瘤形态学的退化，还能保留原代肿瘤细胞的许多功能，如胃癌细胞产生的黏液、黑色素瘤产生的黑色素、肝癌细胞产生的甲胎蛋白等。该模型瘤源来自于两部分，一是人体肿瘤组织直接接种于免疫缺陷动物，经过传代建成移植瘤模型；另一种是使用人体肿瘤细胞系直接接种于免疫缺陷动物。

人体肿瘤移植模型主要分为人源肿瘤细胞系异种移植（cell derived xenograft，CDX）模型和人源肿瘤异种移植（Patient-derived tumor xenograft，PDX）模型等。传统的人体肿瘤模型是将人类肿瘤细胞在体外筛选，经过传代培养建立稳定的细胞株，然后移植到免疫缺陷小鼠体内建立CDX模型。几乎所有类型人类肿瘤均可在免疫缺陷动物体内建立可移植性肿瘤模型，动物个体成瘤差异性较小，成瘤率高，实验周期短，能客观全面反应肿瘤的发展以及对药物作用的反应。

但是，CDX模型使用连续传代的肿瘤细胞系为了适应体外培养环境，丧失了肿瘤微环境，如非肿瘤基质细胞、细胞外基质、肿瘤微环境因子等，这些细胞系移植到免疫缺陷小鼠后形成的肿瘤是同质性的，丢失了原发肿瘤的特性，特别是不能准确反映肿瘤的异质性，往往导致许多化疗药物临床前治疗发现和临床试验中疗效间的相关性较差。使用患者来源的肿瘤组织建立的PDX模型较好地解决了上述问题。该模型是将肿瘤患者新鲜的手术标本移植到免疫缺陷小鼠上建立的异种荷瘤模型，这种模型较好地复制了患者肿瘤的异质性，保留了原发肿瘤的微环境和基本特性。

PDX模型与人原发肿瘤相似度高，保持了肿瘤组织中间质和干细胞的成分，有利于肿瘤组织中生物标志物的评估，可用于测试抗肿瘤药物的敏感性和预测患者的预后，为肿瘤研究提供了一个很好的体内模型。但PDX模型相对成本较高，制备时间长，影响因素多。未来发展应以免疫缺陷动物为工具，建立不同组织来源的人肿瘤PDX动物模型，为肿瘤发病机制、药物筛选提供良好的研究工具。

（二）移植性肿瘤的来源

移植性肿瘤的来源主要有：①诱发性肿瘤，包括用物理、化学和生物学方法诱发的肿瘤；②自发肿瘤，包括各种动物自然发生的肿瘤（含人体取出的进行异种移植的肿瘤），各种人和动物肿瘤组织培养的细胞系；③患者源性肿瘤标本，来源于肿瘤患者新鲜的瘤组织，移植于免疫缺陷小鼠建立异种移植模型。

（三）移植性肿瘤模型的常用实验动物

同种动物移植一般选用近交系，如小鼠、大鼠，远交系动物由于存在一定的基因异质性，建立模型时较近交系困难，但模型建成后，肿瘤的移植成功率与近交系相仿，如在KM、ICR、兔、地鼠等远交系动物已建立了许多肿瘤移植模型。

异种移植一般选用免疫缺陷动物，裸鼠最常使用，接种动物源性或人体肿瘤细胞较易成瘤。重症联合免疫缺陷动物SCID小鼠的发现为肿瘤研究提供了绝好的材料。SCID鼠缺少T、B淋巴细胞免疫功能，异种移植成功率高于裸鼠，同时异种移植后，SCID鼠的体内还能检出人源的Ig及淋巴细胞，是肿瘤研究较为理想的动物模型。人们在以往免疫缺陷动物基础上，相继研发出NOD（non-obese diabetes）、Prkdc^{scid}、IL2rgnull和Rag2−/−等重症联合免疫缺陷小鼠。根据基因缺失的不同，小鼠的T细胞、B细胞和NK细胞表现为不同组合的缺失，缺失程度越高，体内携带的人体组织或细胞就越多。敲除一些免疫相关基因可获得重症联合免疫缺陷小鼠，适合人源细胞移植，是良好的移植宿主，如敲除人IL-2受体γ链的小鼠IL2$r\gamma^{-/-}$-KO，其机体免疫功能严重降低，尤其是NK细胞生物活性几乎丧失；Rag2−/−小鼠缺乏成熟T、B细胞小鼠，也没有NK和NKT，经常被用来作人源化小鼠模型；将NOD/SCID小鼠的IL-2受体γ链敲除获得NOG、NSG小鼠等是免疫缺失程度最高的小鼠，均为NOD-Prkdc^{scid}Il2rg^{null}小鼠，最适合做人体肿瘤标本的移植，对人源细胞和组织几乎没有排斥反应；少量细胞即可成瘤，依赖于细胞系或细胞类型。

二、移植性肿瘤动物模型的建立途径

（一）诱发性肿瘤

1. 利用化学致癌剂诱发的肿瘤来建立瘤株 本方法也比较常见，且易成功。

（1）原位诱发：用致癌剂直接接触局部或用器官亲和性致癌剂诱发所需器官或部位的肿瘤，然后移植于同系动物并传代建立瘤株。

（2）异位诱发：将与致癌剂作用过的器官或组织植于自体或同系正常动物皮下而诱发出所需的肿瘤。皮下诱发便于观察肿瘤的生长情况，但应避免致癌剂外溢，以免引起移植部位宿主组织的肿瘤。本实验成功的关键是一次给予足够量的致癌剂，而被移植组织应能在皮下长期保留不被吸收或排出。

当诱发肿瘤生长旺盛时，取出新鲜组织移植于同种动物皮下，以小块接种法为佳。如果给受体动物注射泼尼松或适量射线照射降低动物的免疫排斥反应，会使实验更易成功。

2. 物理因素诱发建立的瘤株 此种肿瘤亦较常见，如小鼠粒细胞性白血病 L801 是来源于 ^{60}Co 照射 LACA 雄性小鼠后诱发出粒细胞白血病，然后取其脾悬液注入同系小鼠尾静脉后而建立的瘤株，移植率达 99.5%。此外，紫外线诱发小鼠皮肤癌、长期慢性炎症、创伤及异物刺激，会诱发恶性肿瘤，可用于建立移植性肿瘤。

（二）利用动物自发瘤建立瘤株

许多移植瘤模型来源于自发性肿瘤。可以将自发肿瘤移植于同系动物体内（人类组织可以移植到免疫缺陷动物），经连续传代后可获得移植性肿瘤模型。除小鼠、大鼠的移植瘤外，兔的乳头状瘤、肝癌，鸡的肉瘤、白血病，鸭的肝癌等均可以建立移植性肿瘤模型。

（三）腹水瘤动物模型

将动物实体瘤细胞注入受体动物的腹腔内，或将实体瘤移植于动物的腹壁内，待肿瘤生长后引起腹水，腹水内含有大量瘤细胞，可以移植传代，这样建立的模型即为腹水瘤模型。一般腹水瘤接种 5 天，核分裂象达到高峰，偶见三级或四级分裂。腹水瘤建立初期，往往是血性腹水，经多次传代后变成灰白色。若将腹水注入同系动物皮下，又可形成实体瘤。瘤细胞游离在腹水中，呈圆形，体积可有大、中、小之分。

（四）人或动物细胞系建立的模型

由于人及动物的肿瘤组织可以直接在体外培养成细胞系，而这些细胞接种于同系动物或免疫缺陷动物体内也可形成实体瘤或腹水瘤。先培养细胞系再建移植性实体瘤或先建移植性实体瘤再用实体瘤培养细胞系是建立可移植动物模型和相应细胞系的常用方法。

三、建立移植性肿瘤动物模型的基本方法

（一）建立的基本方法

经过实验获得瘤源后，在无菌条件下将瘤组织取出，用生理盐水冲洗表面的血液，放入加有适量抗生素的细胞培养液或生理盐水中。根据肿瘤体积大小，切下部分组织固定，以备做病理检查。清除余下标本周围的纤维组织及坏死部分，选择生长良好呈淡红色鱼肉状的瘤组织或处于对数生长期的组织备用。一般情况下，首次移植要采取瘤块接种的方式（如果是白血病也可用肿大的脾制成悬液传代）。将瘤块剪成长宽为 2～3mm 的小块，用套管针将瘤块植入同系动物的皮下，或者用眼科剪在接种部位的皮肤上剪一约 3mm 的小口，用眼科镊将肿瘤小块送入皮下。整个过程要无菌操作。为保证首次移植成功，要根据瘤源的多少，尽量多接种动物。移植完成后，每日观察肿瘤的生长情况。肿瘤长到 1cm^3 左右时按上述方法进行传代。传代 15～20 次时就可成为肿瘤模型。如果瘤源是来自细胞系，先将一定量的细胞接种于动物体内，等实体瘤长成后再按上述方法进行操作。

（二）移植性肿瘤模型建立成功的标准

1. 瘤源的背景要清楚，肿瘤的移植部位、受体动物的情况、移植的方法和时机等要固定。同种移植时，传代 15～20 次后，接种成活率为 100%，生长曲线稳定，自发消退率低，宿主寿命一定，宿主反应性低，肿瘤的组织学结构保持与原发瘤相似。

2. 移植瘤传代的过程是瘤组织自我筛选的过程，随着传代次数的增加，肿瘤的异质性逐渐减少，趋于同质，肿瘤的生物学特性逐渐稳定，15～20 代时生物学特性及重复实验结果相对稳

定。如果这时将瘤株液氮保存，模型的特点就可保持较长时间。

3. 异种移植的瘤源若是手术标本，也需要传代15～20次。如果是细胞系，移植10～15代即可稳定。

4. 在长时间的传代后肿瘤的生物学特性仍会发生变化，最常见的是癌可能变成癌肉瘤，从分化良好转化成分化差的肿瘤，从复杂结构转变为单纯结构，从无侵袭转移转变为可侵袭转移。如小鼠宫颈癌U27，由高分化鳞状上皮癌经传代变为低分化癌，并由不转移变为淋巴管合并血管双向转移的瘤株。这种变化的机制还不完全清楚，但可能与肿瘤在传代过程中的自身选择有关。因此，肿瘤传到一定代数，瘤株的生物学特性要重新确定。

四、侵袭、转移、复发、耐药肿瘤模型

侵袭及转移是恶性肿瘤的重要标志。癌的侵袭和转移动物模型是诊断治疗及基础研究的重要材料。在已建成的可移植模型中，有许多是不侵袭、不转移的；有的是有侵袭但不转移的；有些既侵袭又转移。

（一）侵袭模型

侵袭（invasion）是指癌细胞离开其原瘤灶组织而扩展到邻近组织，并在该处继续繁殖生长，这个过程称之为侵袭。

1. 瘤细胞皮下移植侵袭模型的建立 皮下移植操作简便、易观察、易测量，是侵袭模型的首选部位，可将肿瘤移植于背部、爪垫、耳郭、尾部等皮下。接种后不同时间处死动物，观察肿瘤的侵袭情况。肿瘤的侵袭与移植瘤的恶性程度、动物的敏感性、移植部位、移植方法等有关。

2. 不同内脏器官内移植侵袭模型 可以将肿瘤移植于肾包膜下、肝脏内及进行原位移植。由于以上部位血供丰富，易于肿瘤的生长、侵袭，是经常使用的模型。将瘤块接种于包膜下（培养细胞注入肝内或门静脉），不同时间处死动物，观察肿瘤的侵袭情况。

3. 肌肉内移植侵袭模型 将1mm肿瘤组织块用12号套管针接种于小鼠后肢肌肉内，不同时间处死动物观察侵袭程度。由于肌肉血管供应丰富，加之肌肉组织不断运动，易于肿瘤的生长和侵袭，所以该模型亦是常用的侵袭模型之一。

4. 腹腔内移植侵袭模型 将瘤细胞注射于腹腔内，观察肿瘤的广泛侵袭情况。多用于肿瘤不同部位移植的比较研究。

5. 其他的侵袭模型 瘤细胞脑内侵袭模型，瘤细胞眼内侵袭模型，鸡胚绒毛尿囊膜肿瘤模型。

（二）癌细胞的转移模型

转移是指癌细胞自原瘤灶脱离，侵袭周围组织，进入管腔，到达其他组织形成转移灶的过程。转移模型一般分为自发性转移模型和实验性转移模型。自发性转移模型是指肿瘤移植于局部组织后，瘤细胞不仅在局部生长，而且移行到别的器官形成转移灶。实验性转移模型是指将瘤细胞悬液直接接种于血管腔内或淋巴管腔内，瘤细胞在靶组织内形成转移灶，如小鼠尾静脉注射形成肺转移模型；脾内注射形成肝转移等。

（三）肿瘤复发模型

肿瘤复发模型最好在高转移模型的基础上建立。方法是给动物接种肿瘤后，在不同时间切除局部的肿瘤，观察肿瘤的复发及转移情况。复发及转移的效率以50%为最佳，这样有利于检测抑制及促进复发和转移机制的研究。

（四）肿瘤的耐药模型

肿瘤细胞与低剂量的药物长期接触，引起细胞本身生物化学过程的改变，细胞膜上出现P糖蛋白或P-170糖蛋白，使细胞逐渐对药物耐受，随着药物浓度的递增，其耐受程度逐渐加强。肿瘤化疗失败的重要原因之一是肿瘤细胞对药物产生耐药性。耐药模型的建立，可以研究细胞产生耐药的机制，也可以研究抑制和解除耐药的方法。

五、移植性肿瘤的传代、接种

根据实验的需要和瘤株的不同，移植性肿瘤的接种可以采用瘤块、悬液、组织匀浆、腹水及培养细胞等方法接种于受体动物。根据接种部位的不同，移植性肿瘤的接种又可分为皮下移植、肌内接种、静脉接种、包膜下移植、腔内移植和原位移植等。

（一）实体瘤接种法

实体瘤的移植多用于新模型的建立、各种实验研究和肿瘤药物的筛选。常用瘤小块、瘤悬液和瘤组织匀浆接种。

1. 小块接种法　适用于初建的瘤株、人类肿瘤初次在免疫缺陷动物的皮下移植、特殊部位的移植、小规模实验、实体瘤的保种传代及一些瘤悬液接种后不能成瘤的模型等。原代肿瘤移植一般采用小块接种法，这种方法比其他方法移植成功率高。特殊部位的移植（如肾包膜下移植）需要用小块接种。如果用组织匀浆等液态物移植，由于器官小，移植物易顺着注射孔溢出，而腹腔内环境是肿瘤的良好生活环境，溢出的细胞易造成肿瘤在腹腔内的广泛接种。瘤块接种操作简便快速，稳定性好，适合于小规模实验及肿瘤传代。

2. 组织匀浆接种法　从实体瘤中选择生长良好的组织，剪碎成浆后给受体动物肌内注射或器官内注射。此方法由于要使用较大的针头，所以一般用于兔、犬等大、中型动物的肿瘤移植。

（二）培养细胞移植法

将单层培养的肿瘤细胞常规消化脱壁后，稀释成需要的浓度。消化好的细胞要尽快接种到动物皮下。接种方法是将准备好的细胞摇匀后，用1ml注射器吸取0.2ml，将细胞注入皮下。有些肿瘤细胞接种后成瘤率不高或不成瘤，可以将肿瘤细胞与基质胶混合后注射，或用球体培养法得到球体细胞后再接种，可提高成瘤率。

（三）肿瘤的肾包膜下接种和原位接种

将肿瘤组织移植到动物器官的包膜下（如肾、脾、肝、睾丸等）使肿瘤组织生长称为包膜下移植，包膜由于血供丰富，组织相容性好是较常采用的移植方法。将肿瘤组织移植到同系动物的原发器官上或免疫缺陷动物的相同器官上称为原位移植。原位移植成功率高，易发生转移，但影响因素较多，技术要求高，建模难度大。肿瘤的包膜下接种和原位接种以瘤块为多，接种一般在器官的浆膜下或组织内。细胞或悬液接种时由于往往会溢出，造成动物腹腔的广泛接种，注射时要特别小心。也有研究者使用生物胶直接将瘤块粘在要接种的组织表面上，特别是结肠上，取得较理想的结果。

（四）腹水瘤移植法

用接种后5～6天的腹水作为瘤源，以乳白色腹水为佳，腹水原液中可以加适量抗凝剂，以防腹水凝固。如果是传代，用腹水原液即可。如果是移植实验，要对吸出的腹水进行活细胞计数，然后稀释到需要的浓度。选择同系动物，用1ml注射器将腹水瘤注入腹腔，每只动物注射0.1～0.3ml。

（五）瘤组织的冷冻保存和复苏

为了使不同代数的组织或细胞的特性长期保持，可以将肿瘤组织及细胞冷冻保存。这样由于各种原因造成实验失败时可提供备用瘤源。冻存一般采用液氮冷冻保存。将选好的瘤组织制成悬液，或将腹水瘤细胞和消化脱壁的细胞离心，弃上清液，用含有保护剂（如DMSO）的培养液稀释。将要冻存的悬液1.5～2ml置2ml塑料冻存管，用胶条密封防止悬液溢出或液氮进入。冻存管需注明悬液名称及冷冻时间。复苏时将冻存的癌细胞冻存管从液氮罐中取出后，立即置于38～40℃的温水中，使冷冻细胞在40～60s内全部融化后低速离心（1 000r/min，5min），弃上清液，再用新配制的培养液稀释至2ml。

瘤组织块的直接冷冻法是取生长良好的组织，切成1mm×2mm×3mm的小块，按比例加入培养液和冻存液，每一个冻存管中加入2～3个组织块，逐渐降温后放入液氮中。使用时要快速解冻，瘤块在生理盐水中清洗后直接移植于动物。

（六）常用的可移植性肿瘤动物模型

动物肿瘤在同种动物机体内连续传代移植而形成的肿瘤称同种可移植性肿瘤。它是肿瘤实验研究中最常用的一种模型。同种可移植性肿瘤分为实体瘤、腹水瘤、恶性淋巴瘤和白血病等可移植性肿瘤。常用的肿瘤模型有小鼠胃癌MFC、Lewis肺癌和B16黑色素瘤、结肠癌Colon26及MC38、Ehrlich腹水瘤、肉瘤S180、肝癌H22、T细胞白血病L615、肉瘤37、小鼠宫颈癌U14、Ridaway骨肉瘤、腺癌755以及Walker癌肉瘤W256、吉田肉瘤P388和L1210（宿主为DBA小鼠）等。

许多人类肿瘤细胞系接种于免疫缺陷动物体内能够成瘤。全世界最大的生物资源保藏组织——美国典型培养物保藏中心（American Type Culture Collection，ATCC）就拥有4 000多种人类、动物和植物细胞株，包括不同类型的人体肿瘤细胞系。例如，常用的鼻咽癌CNE-1、食管癌Eca-109、胃癌MGC-803、肠癌CL-187、肝癌BEL-7402、肺癌A-549、前列腺PC-3、成骨肉瘤OS-732、乳腺癌MCF-7、卵巢癌OVCAR-3、宫颈癌HeLa等。可按照实验需求选择相应的肿瘤细胞系移植免疫缺陷动物。

六、PDX 模型的基本特征

PDX 模型较好地保持了原发肿瘤的遗传特性和异质性，在肿瘤的个体化治疗研究中具有独特的优势，在这里特别予以介绍。

（一）PDX 模型的优点

移植所用标本直接来源于人体肿瘤组织，较好地保留了肿瘤间质和干细胞成分，使肿瘤生长的微环境更接近原发瘤。PDX 模型未经过体外培养，稳定地保留了原发瘤的遗传特性、组织学和表型特征，试验结果临床预见性更好。不同 PDX 模型反映不同患者来源的样本之间的差异，更接近于患者的实际情况，适用于抗肿瘤药物和生物标志物的研究。也可为肿瘤样本的保存和传代提供大量标本。

（二）PDX 模型的移植方法

将人体肿瘤标本接种至小鼠体内，生长出的肿瘤组织连续接种到新的小鼠体内，传至第三代肿瘤能够稳定生长且 80% 以上成瘤，表示 PDX 模型建立成功。体内成瘤时间不超过 12 周；将模型肿瘤组织冻存在液氮内，复苏后移植于小鼠体内可以稳定生长。为了保持原发肿瘤的组织形态，体内传代次数应不超过 10 代。PDX 模型常用的移植方法包括：①皮下移植，肿瘤一般局限于皮下成团生长，很少出现转移和扩散，移植成功率较低，只有约 25%；②肾包膜由于血供丰富，组织相容性好是较常采用的移植方法，其成功率能达到 70% 以上，在膀胱癌、结肠癌、肺癌的移植中成功率可达到 95% 以上；③原位移植是将肿瘤组织移植到小鼠体内与其同源的组织内，影响因素较多，成功率低，但建模难度大，特别是一些消化道肿瘤，因其原位处于消化道腔内，其移植的成功率进一步降低。

（三）PDX 模型的溯源方法

确认 PDX 模型与原发瘤的组织相似性至关重要，其溯源方法包括：

1. 组织形态学比较 通过组织学类型对移植瘤和原发瘤组织形态进行分析，判断一致性，同时关注 PDX 模型是否保留了原发瘤的微环境特征。

2. 肿瘤特异性标志物分析 人源性的特异性标志物检测能够确定移植瘤的来源，进而对比二者的一致性。特异性标志物的表达与某一类型肿瘤的发生密切相关，也是指导临床诊断和治疗策略的潜在分子靶点，如甲胎蛋白、癌胚抗原（carcinoembryonic antigen）、前列腺特异性抗原（prostate-specific antigen）和糖链抗原 19-9（carbohydrate antigen 19-9）等。

3. 短片段重复序列（short tandem repeat，STR）分型 STR 序列广泛存在于哺乳动物的基因组中，多态性程度高，通常由 2～6 个碱基构成一个核心序列，重复数目的变化决定多态性。对于特定个体，染色体上某一位置的重复序列和重复次数是固定的。通过检测就可以明确区分个体的不同，确定亲缘关系。

4. 测序分析 通过多个基因外显子和 RNA 测序，可以确定原发瘤的遗传特征是否在 PDX 模型异体生长和传代期间发生变化；也可通过测序分析 PDX 模型的碱基突变特征、等位基因频率和 RNA 表达水平方面是否与对应原发瘤具有相关性。

（四）PDX 模型存在的问题

1. 移植成功率 提高 PDX 模型成功率需要重点关注以下因素：①肿瘤自身因素。与其他肿瘤相比，乳腺癌和前列腺癌的发生与激素水平密切相关，相应的 PDX 模型建模更难。恶性程度高、分化程度低的肿瘤移植成功率较高。移植肿瘤细胞的数量越多成功率越高。②宿主因素。敲除一些免疫相关基因可获得重症联合免疫缺陷小鼠，适合人源细胞移植，特别是 NOD-Prkdc^{scid}Il2rg^{null} 小鼠，是迄今免疫缺陷程度最高的小鼠，保证了高的移植成功率。③技术因素。肿瘤标本的新鲜度及标本离体后到移植之间的时间是影响细胞活性的一个重要因素，需要外科医生、组织学家和研究者密切配合；饲养环境以及标本的污染程度也会影响移植成功率。

2. 人源化问题 人和鼠始终是两种不同的物种，无法完全消除物种间的差异。移植过程中小鼠基质会逐渐替代原发瘤基质。肿瘤组织在小鼠体内传代过程中，也可能导致个别基因的改变而无法准确地反映患者的病情；由于 PDX 模型使用免疫缺陷动物，导致无法筛选免疫调节药物或通过免疫功能激活的药物。

3. 药物评价中治疗策略的选择 由于PDX模型代表了不同患者的状况，在筛药过程中化疗药物剂量、治疗频次需要个体化的策略，通过预实验进行调整；同时PDX模型治疗前的分组、治疗时机、治疗周期，停药后观察时间等因素都会影响药物的评价效果。

4. 正确评估和应用PDX模型 虽然PDX模型广泛应用于新药评价和肿瘤新靶标的筛选，体现出良好的应用前景，但在个体化治疗方面不够理想的原因可能与以下因素有关：①适用于个体有限；②制模周期较长，成本过高；③肿瘤异质性，即同一个患者的肿瘤细胞有多个突变株，治好了一部分细胞，另一部分又长出来了；④一开始有效的药物，可能很快就产生了耐药性。因此，从临床数据来看，基于PDX模型的个体化治疗还没有显示出实质性疗效，仍处于临床验证阶段。

七、中大型动物移植性肿瘤模型

现有的移植性肿瘤模型主要是选择小鼠和大鼠，动物的体型、表皮的厚度和代谢的规律与人体均存在较大差别，已报道了一些中大型动物移植性肿瘤模型，在临床前研究方面体现出独特的优势。

（一）兔移植性肿瘤模型

与小鼠相比，兔体型适中，影像结构与人体较为接近，是进行影像学研究的适宜动物模型。已报道兔VX2肿瘤可接种在兔的肝、肺、肾和肌肉等处形成肿瘤，特别适合于肿瘤影像学研究。该肿瘤是一种来源于Shope病毒致兔乳头状瘤恶变形成的鳞状上皮细胞瘤，经过72次传代培养后仍可在兔体内种植的肿瘤细胞株。

（二）犬移植性肿瘤模型

适合临床研究的大动物模型始终难以建立，其主要原因在于难以找到适合在大动物体内生长的肿瘤细胞株。犬的肿瘤模型与人体肿瘤的相似程度远高于大小鼠和兔的移植模型，在影像学研究中具有独特优势，包括表皮的厚度，肿瘤信号发生的部位，体内代谢的规律等与人体基本相似。犬传染性性病肿瘤（canine transmission venereal tumor，CTVT）因其可靠的稳定性、异种移植性而成为动物模型研究的热点。CTVT是一种犬自发的水平传播性肿瘤，被称为传染性性病肉瘤和Sticker肉瘤。CTVT主要通过降低其主要组织相容性复合体分子在细胞表面的表达，从而逃避宿主的免疫反应，通过接种CTVT细胞已在犬的皮下和肺部形成了移植性肿瘤。

八、移植性肿瘤动物模型的应用

肿瘤移植模型作为研究的手段和实验材料的来源已广泛用于肿瘤的基础和临床应用研究。

（一）抗癌药物的研究

肿瘤的化学治疗已经成为治疗肿瘤的重要手段。新型抗癌药物的临床前研究需要各种类型的移植肿瘤模型进行体内疗效实验。为了使肿瘤药物的筛选合理，需要建立一些筛选系统。一般包括白血病肿瘤模型、间皮组织来源的肉瘤模型和上皮组织来源的癌移植模型。各种人癌组织的裸鼠异种移植模型已被广泛应用于新药筛选中，成为新药研究的重要手段。

1. 细胞毒型抗肿瘤药物的筛选 所谓的细胞毒型药物是对瘤细胞直接杀灭的药物（主要是抑制DNA的合成、修复和转录），临床上使用的化学治疗药大部分属于此类。药物的体内实验是观察药物对移植性肿瘤的抑制作用，即通过计算肿瘤的抑制率及动物生存时间等指标，观察药物的作用。

2. 癌细胞分化诱导剂的研究 几乎所有的肿瘤都有部分细胞表达其组织分化或原始器官的特性，包括在适当环境调节下失去增殖能力。化学诱导剂研究的体内实验是指利用移植性肿瘤模型（包括人体肿瘤的裸鼠移植模型、肾包膜下移植模型等），观察诱导剂对肿瘤的抑制作用及肿瘤是否分化，研究诱导剂的联合作用及抗肿瘤药物抑制细胞的分化诱导。

3. 抗癌侵袭、转移药物的研究 利用已有的转移模型观察和研究药物对侵袭和转移的抑制作用。

（二）化学治疗的研究

利用不同类型的肿瘤移植模型可进行化疗药物治疗方案的研究，包括给药剂量、给药次数、给药时间等；也可开展多种化疗药物联合作用的研究；测试化疗、放疗及其他治疗的联合作用；研究化疗药物的敏感性或耐药性等。

（三）在肿瘤放射生物学中的应用

1. 肿瘤放射敏感性的研究 通过对许多移植性肿瘤的研究，发现大多数实体瘤中存在着乏氧细胞。由于乏氧细胞对放射的敏感性比富氧细胞低3倍左右，即使乏氧细胞可以再氧合，但其肿瘤用常规放射是很难彻底消除的。肿瘤放射增敏的实验研究是给荷瘤动物施加物理、化学及生物学的方法，增加肿瘤对放射的敏感性。

2. 化学治疗与放射治疗的相互作用 化疗促进放疗的疗效，放疗促进化疗的疗效，二者同时使用的联合作用等都是移植性肿瘤动物模型研究的内容。

3. 治疗序贯等研究 用荷瘤动物进行放疗的时间、剂量和分次的研究及放疗和化疗的使用顺序等研究。

4. 对放疗敏感和不敏感肿瘤的分子机制研究。

（四）在肿瘤热生物学中的应用

高温对肿瘤的作用早就被人们所重视，移植性小鼠的肿瘤与人类肿瘤很相似，所以荷瘤动物常被用来做热疗的研究。包括热敏感性研究，主要观察热疗对移植性肿瘤的治疗作用；肿瘤热耐受性研究，通过对荷瘤动物的研究，找出耐受性产生的机制和发生、发展、消失的规律，以及对肿瘤治疗的影响；热疗贯序及热疗、放疗、化疗联合作用的研究等。

九、基因修饰动物在肿瘤研究中的应用

随着分子生物学发展，人们可以把在临床研究中发现的与肿瘤相关的基因突变，通过基因工程手段，如转基因、基因编辑等方法复现在小鼠基因组上，从而在特定的组织细胞内表达，产生特定的肿瘤，并可持续传代。如，*p53*基因敲除小鼠，纯合体一般在3、4个月内发生各类肿瘤，杂合体在6个月之后也多发肿瘤。它的优点在于：①可针对性地诱发特定组织及器官的肿瘤，进而发生肿瘤的远处转移；②诱发的肿瘤为宿主自身的肿瘤，排除了以往肿瘤移植操作过程中的系统误差及组织不相容导致的排斥反应；③该模型具有稳定性和可遗传特性。利用基因修饰技术已经对部分癌基因或抑癌基因、癌的病因及发病机制等进行了大量的研究，取得了重大进展。

十、影响动物肿瘤模型制作和使用的因素

影响肿瘤模型制作的因素很多，正确理解这些因素，可以减少实验误差，使实验更准确、可靠，主要的影响因素有动物因素、技术因素和环境因素等。

（一）动物因素

1. 遗传因素 不同种系动物肿瘤的自发率不同、对诱癌物的敏感性不同、对移植瘤的特异性不同。同一肿瘤模型在不同亚系动物上表现出不尽相同的生物学特性；免疫缺陷动物由于其细胞免疫的缺失可以接种人及其他动物的各种肿瘤。

2. 动物的年龄 自发性肿瘤往往发生于年龄较大的动物，幼年动物对诱癌物较成年动物敏感。使用免疫缺陷动物时，如果是新建模型，要选择年龄小的动物，因为年龄小的动物细胞免疫水平更低，更易成瘤。用成年动物制备的模型做实验时，耐受性强，稳定性好。

3. 动物性别 一般雄性很少发生乳腺癌，经产的动物更易发生；雌、雄动物对药物的敏感性也有差异。

（二）技术因素

1. 肿瘤移植 肿瘤移植的操作方法、瘤源质量、接种部位、接种量、操作时间、是否污染等因素都会影响肿瘤生长。

2. 自发瘤的获得 取决于对动物观察和取材的时机。

3. 良好的实验设计是肿瘤研究的关键 由于肿瘤模型在使用过程中易受各种因素的影响，每次的表现不是完全相同，所以一定要设定相应的对照。

（三）环境因素

1. 微生物环境 诱发肿瘤模型由于实验周期长、动物抵抗力可能会发生变化，易感染微生物造成死亡。肿瘤移植时，由于移植操作和肿瘤生长造成动物的抵抗力降低，动物也易感染微生物而死亡。免疫缺陷动物由于免疫细胞功能不全，一定要饲养在SPF环境中。

2. 气候因素的影响

（1）温度：肿瘤原位接种及其他一些实验需要对动物进行麻醉，在麻醉恢复时动物体温下

降，需要作保温处理，否则会造成恢复期延长甚至动物死亡；放疗、化疗及肿瘤接种后，动物的食欲下降，如果温度过低，能量消耗增多而得不到补充会影响身体的恢复，这种情况对裸鼠的影响更大。

（2）湿度：高湿度情况下易引起垫料中微生物数量的增加，对手术及肿瘤接种的创口愈合有影响，可能引起接种污染，导致模型破溃化脓。所以高湿度的条件下需要增加垫料的更换次数。低湿度环境对裸鼠的影响较大，极端条件下会引起动物皮肤干裂，影响实验结果。

3. 生态 动物生活空间小，不同种系动物一起饲养，可影响到动物的正常生理反应，影响实验结果。

（四）动物的营养因素

饲料中的营养成分对肿瘤的发生发展有一定的影响。如长期诱癌实验中，饲料成分必须稳定，否则重复实验很难进行。

十一、移植性肿瘤的优缺点

动物移植性肿瘤模型是肿瘤基础研究及治疗研究中难以替代的模型，其主要优点包括：①模型的生物学特性较稳定，实验的重复性好，实验结果可靠。②肿瘤模型能保存较长时间而特性不变，可供长期连续研究。③根据需要能同时提供足够均一的瘤源，大量接种动物时肿瘤的生长较一致。④实验周期短，可尽快获得实验结果。

但是移植性肿瘤也有它的缺点，与人体自发肿瘤相比，移植性肿瘤生长速度快、核型固定、增殖比率高、倍增时间短。同时，人体肿瘤的所有细胞亚群不能全部出现在移植瘤中。所以，实验结果不宜直接外推于人。

随着研究的深入以及各种技术的完善，人们将逐渐发现肿瘤的发病机制、肿瘤与宿主的关系、肿瘤与宿主的关系、肿瘤侵袭与转移的过程，从而建立起与人体肿瘤疾病更接近的动物模型。

（师长宏 陈民利）

第五节 基因工程动物模型

基因与疾病是现代生物医学研究的主题，解析基因与疾病的关系是现代生物医学研究的核心内容之一。准确阐明基因与疾病的关系及其在疾病发生、发展及转归中的作用机制，需要机体水平研究的模型，即基因工程动物模型。通过生物、化学或物理手段引起遗传物质和性状可遗传改变的动物为基因工程动物。如果这类动物呈现了与人体类似的疾病表型，即为基因工程动物模型。实现这一目标的一整套技术称为动物基因工程或遗传工程技术（genetically engineered technology）。转基因技术（transgenic technology）、基因敲除技术（gene knock-out technology）、基因组编辑（genome editing）、碱基编辑（base edition）、RNA 干扰（RNA interference）、基因组随机诱变等都属于该领域范畴。

随着生物医学研究的发展及基因操作技术的进步，基因工程动物已被广泛应用于医学研究、药物开发以及其他关系国计民生的领域中。首先，基于基因工程动物模型，科学家可以解析基因在疾病中的作用、基因突变的效应以及疾病发生发展的分子机制，并设计相应的治疗策略。例如，科学家在“贝多芬”小鼠模型（Beethoven mouse model）中，通过基因疗法成功实现了耳聋小鼠的听力恢复，为耳聋患者通过基因治疗恢复听力带来了希望。一种基于基因工程动物模型研发的针对遗传性视网膜萎缩症（retinal dystrophy）的腺相关病毒（AAV）载体基因疗法已于近期通过美国 FDA 审批，标志着首例 AAV 病毒疗法成功走向了临床。其次，运用动物遗传技术还能更经济的、更有效的产生有医学价值的蛋白。例如，利用人源化免疫球蛋白转基因小鼠可高效研发全人源化单克隆抗体，用于临床研发、疾病诊断和疾病治疗。基因工程羊或牛的乳腺可高效表达和生产抗人凝血因子、抗胰蛋白酶等医用蛋白。第三，基因工程技术可用于研发低免疫原性和高生物安全度的异种移植器官供体动物。例如，科学家通过基因工程技术敲除了引发异种移植超急性排斥反应的抗原、超表达人补体调控蛋白和人凝血调节蛋白（thrombomodulin）等多种策略，实现了猪心脏在非人灵长类动物体内异位移植后 945d、同位移植后 195d 的长期存活，为动物异种器官的临床应用带来了曙光。第四，基因工程技术可培育高产、抗病、优质的家畜品种。例如通过转基因技术可显著增加牛乳中酪蛋白的含量，提高奶酪的生产效率。敲除猪蓝耳病毒感染的受体基因（CD163），可实现猪对蓝耳病毒的有效抵抗。

本节就动物基因工程技术以及主要的基因工程动物模型进行简要的回顾和展望。

一、动物遗传工程技术

（一）转基因动物技术

1. 转基因载体 制备转基因动物模型时，转基因载体的设计与构建是首要和核心问题。一个适宜的转基因载体，可以实现转基因按照预设模式在动物体内稳定表达，是准确呈现目的基因功能或成功获得呈预期表型动物模型的前提条件。构建转基因载体往往涉及以下的核心要素：

（1）目的基因的选择与获取：目的基因的选择一般根据实验者的研究目的确定。由于转基因技术打破了遗传物质传递的种间生殖隔离，在基因的选择上已无种属限制。在生物医学实验研究中，人类基因的转基因应用最广泛。一般来说，目的基因的获取途径主要有人工合成目的基因、提取组织 RNA 使用 RT-PCR 以 cDNA 形式克隆目的基因、cDNA 文库中调取目的基因或直接从基因组上克隆染色体基因片段。随着长片段 DNA 合成技术的成熟和成本的降低，通过人工合成的方法获得目的基因日益被更多人采用。

（2）转基因载体的结构：转基因载体基本结构包括启动子、目的基因序列以及 poly（A）（图 14-5-1）。除基本结构外，还可包括许多表达调控元件。这些元件共同作用才使得目的基因在体内按照预设模式稳定表达。而且，还可将其整合到可调控系统中，控制基因的表达与否。现就构成转基因载体的主要结构做简要介绍。

图 14-5-1 转基因载体的基本构成

1）目的基因结构的设计：以 cDNA 为基础的表达载体，构建起来比较简单。但仅有 cDNA 序列的转基因常常表达水平较低，且比较容易被沉默。因此，在 cDNA 编码序列中保留部分内含子 / 外显子边界结构就比较重要。一般可在转基因载体中添加包含强剪切活性的通用内含子 / 外显子边界结构序列。也可直接选用目的基因的基因组形式，尤其是目的基因本身的表达调控方式较复杂或涉及基因组基因所具有的某些特殊功能的情况。如果目的基因的基因组 DNA 片段在经典的克隆技术中太大而对转基因载体的重组与组装造成障碍，则可考虑选用部分 cDNA 序列与小段的基因组内含子 - 外显子结构相连接，形成“嵌合”基因序列。除此以外，目的基因序列除了要保证具有正确的读框外，还要保证密码子对哺乳动物的适用性，必要时需要做密码子种属优化。另外，还必须保证起始密码子附近序列有比较强的起始翻译能力，一般要将起始密码子置于 Kozak 序列中。

2）表达调控元件的选择：控制转基因表达的调节元件种类较多，其选择主要是由模型的研究目的所决定。但无论如何，控制基因表达的基本元件是必需的，如启动子、polyA 等，否则不能实现基因的表达。下面我们简要介绍一些常见的表达调控元件。

启动子（promoter）：是指在基因 5′ 端上游结合转录因子和 RNA 的聚合转录酶以启动基因转录的 DNA 区域，是控制基因表达最为基础和重要的原件。真核生物的基因启动子分为Ⅰ、Ⅱ、Ⅲ三个类别。其中Ⅰ类启动子主要转录 18S、5.8S 和 28S 核糖体 RNA（ribosomal RNA，rRNA）。Ⅱ类启动子主要转录编码蛋白质的 mRNA、lncRNA、微 RNA（microRNA）以及核小 RNA（small nuclear RNA，snRNA）等。Ⅲ类启动子主要转录转运 RNA（transfer RNA，tRNA）、5S rRNA 以及其他的小 RNA 分子等。启动子种类的选择要根据目的基因的类型决定。

多腺苷酸化（polyadenylation）位点序列：是真核生物蛋白编码基因等Ⅱ类启动子驱动基因正常转录的必备原件，负责基因转录及时有效地终止，并在转录产物的 3′ 末端添加多聚腺苷酸尾（polyadenylation tail，PolyA），通常长度在 250bp 左右，其作用主要是保护 mRNA 免于被外切酶所降解、RNA 出核转运以及 mRNA 翻译等。

骨架 / 核基质结合区（scaffold/matrix association regions，S/MARs）：是染色质中与核骨架或基质结合的 DNA 序列，是染色质在细胞核中有序组织的重要结构元件。一般认为，在转基因载体中添加 S/MARs 序列，有利于转基因载体形成一个相对独立的转录区，减少整合位点附近的染色质环境对转基因表达的影响，降低转基因表达所谓的“位置效应”(position effect)。

基因座控制区(locus control region，LCR)：一种增强基因表达的顺式作用元件，相较于 S/MARs，LCR 序列在物种之间相对保守。LCR 通过招募转录激活因子、染色质修饰蛋白甚至转录复合物等方式促进基因表达，作用模式包括成环模型(looping model)、拉纤模型(tracking model)、连接模型(linking model)等多种，与 S/MARs 的效应相似，在转基因载体添加 LCR 可减少转基因表达的位置效应。

增强子(enhancer)：与特定转录调控分子结合以促进基因转录的顺式作用元件。增强子的作用依赖于与其结合的转录调控分子，其转录增强效应无方向性。

上述转基因表达调控元件的选择与使用，要根据转基因表达的预期目标合理选择。如果要实现转基因的全身性超表达，可选择启动活性强的人工合成启动子(如 CAG 启动子等)或广泛表达的看家基因启动子(如 Ubiquitin C 基因启动子等)，也可用病毒来源的启动子(如 CMV 启动子等)。在现代生物医学研究中，最常用的是实现位点特异性重组酶(如 Cre 酶等)的组织细胞特异性表达，以获得条件性基因敲除小鼠。因此，有效的组织细胞特异性启动子的获得就显得比较重要。

转基因载体构建的典型案例：

阿尔茨海默病是一种“功能获得性(gain of function)”疾病，是 APP 蛋白的生化处理产物 Aβ 在海马中形成淀粉样沉淀而导致的。将致病的突变蛋白表达于特定神经元中即可导致疾病发生。可以选择通过制备 APP 转基因小鼠获得阿尔茨海默病动物模型。在启动子选择方面，由于阿尔茨海默病是一种神经特异性退行性疾病，选择了在小鼠大脑皮质中有较强表达活性的 PDGFβ 启动子。APP 基因有 18 个外显子，其基因组序列比较长，克隆操作比较困难，为此可使用 cDNA 形式尽量减小操作片段大小。考虑到 APP 基因在体内会产生选择性剪切生成 695 和 791 两种 mRNA，为此设计时使用了一段基因组片段，保留了 6、7、8、9 外显子之间的外显子剪切位点及其内含子序列，从而尽可能地模拟了人体内正常基因剪切的状态。当然基因末尾的 polyA 也是设计中不可忽略的部分。而 APP 蛋白前体的生化加工位点一般在 17 号外显子上，已知有多种突变位点，如第 717 位缬氨酸(V)突变为亮氨酸(L)将增加海马产生淀粉样沉淀，使用 APP(V717L)突变制备阿尔茨海默病动物模型是一种有效的设计策略。这个载体能够达到有效的作用效果在于灵活运用上述设计原理(图 14-5-2)。

3) 转基因可控表达系统：在生物医学研究中，有时对转基因的表达不仅有组织细胞特异性的空间要求，还有对基因表达时间的要求。如果能准确控制转基因表达的时间，对于某些具备胚胎毒性的基因，可以有效绕过转基因表达可能产生的胚胎致死问题。常用的基因调控系统主要是四环素(tetracycline)诱导系统和他莫西芬(tamoxifen)诱导系统。

四环素诱导系统，需要构建两种转基因小鼠模型或转基因载体中包含两套基因表达系统。第一种转基因小鼠导入一个受四环素调控的转录激活蛋白，即 tTA(Tet-off 系统)或 rtTA(Tet-on 系统)。两者作用机制如图 14-5-3 所示，前者在没有四环素或其衍生物多西环素(doxycycline)的情况下，激活带有 TRE(四环素应答元件)DNA 序列下游的目的基因表达，后者刚好与前者相反。第二类转基因小鼠是将目的基因克隆在 TRE 启

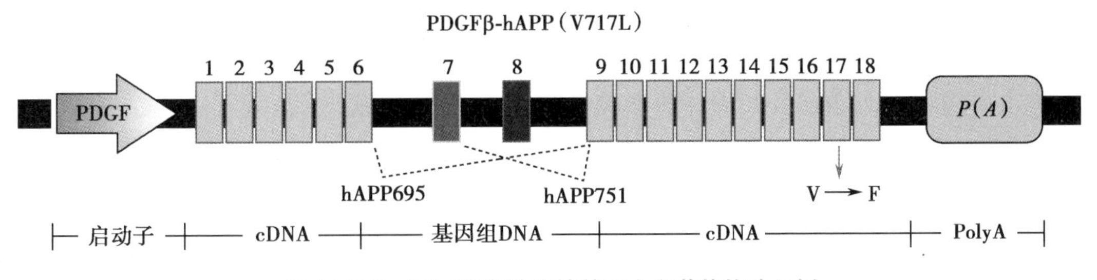

图 14-5-2 阿尔茨海默病转基因小鼠载体构建示例

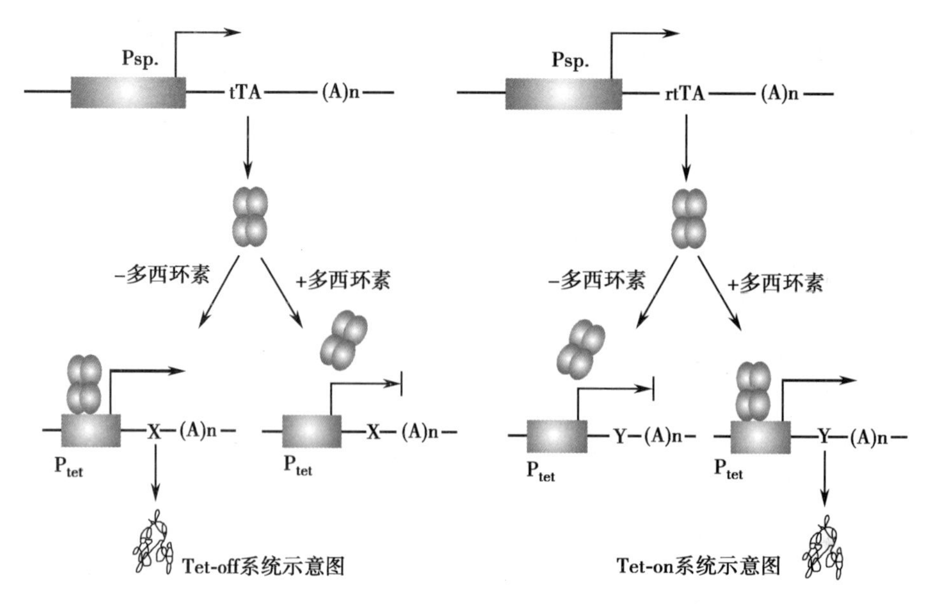

图 14-5-3 Tet-off/Tet-on 系统作用机制

Tet：tetracycline，四环素；Psp：噬菌体休克蛋白；tTA：Tet-off 系统；rtTA：Tet-on 系统；P_{tet}：四环素启动子。

动子的下游，当它和第一种小鼠交配后，产生双阳性转基因小鼠。在这种双阳性转基因小鼠中，目的基因的表达受到体内是否含有四环素或其衍生物 doxycycline 的调控。如果四环素调控的转录激活蛋白（tTA 或 rtTA）的表达受控于一个组织专一性的启动子，那么利用这个系统可以实现在转基因小鼠中特定时间、特定组织开放或关闭目的基因的表达。当然，在实际的实验操作中，可以考虑将上述两个转基因表达载体克隆在一个质粒上，由此可一次性实现两个载体的同步转移。

他莫西芬（tamoxifen）诱导系统需要一种位点特异性重组酶——Cre 酶。该酶可介导两个 LoxP 序列之间进行位点特异性重组（site-specific recombination），Cre 酶源自 P1 噬菌体。研究者为了实现可控的 DNA 重组，首先将雌激素受体（ER）的配体结合功能域和 Cre 基因融合形成一种嵌合分子（Cre-ERT）。该嵌合分子的雌激素受体配体结合功能域没有与配体结合时，嵌合分子不能穿过细胞核膜，滞留于细胞质，从而不能介导 DNA 重组。当雌激素配体结合该嵌合分子时，分子结构发生变构并穿过核膜，介导 DNA 重组。为了防止内源性的雌激素及其受体的影响，将 Cre 与突变的 ER 结构域融合构成 ERT-Cre 嵌合分子，该分子与内源性雌激素亲和力低，而与外源的人工合成的 tamoxifen 配体具备高亲和力，同时外源性的 tamoxifen 配体不能与内源激素受体结合，避免了 tamoxifen 的应用对动物生理功能的影响。在利用 Cre-LoxP 重组调控转基因表达时，与 Tet-on/off 系统一样，需要构建两个转基因载体：其中一个载体驱动 Cre-ERt 的表达，其启动子可选择组织细胞特异性启动子。另外一个载体驱动目的基因的表达，其启动子一般选用具有强启动活性的泛表达启动子（如人工合成的启动子 CAG 等）。为了实现目的基因的可控表达，一般是在泛表达启动子与目的基因起始密码子之间插入两端侧翼含有同向 LoxP 位点的转录终止序列（转基因载体结构见图 14-5-4），将上述两个转基因载体分别制备转基因动物，并通过杂交繁育获得双阳性转基因小鼠。在双阳性小鼠中，通过施加外源性 tamoxifen，启动 Cre-ERt 嵌合分子的活性，诱导 Cre-LoxP 位点特异性重组以敲除基因表达的终止序列，由此启动目的基因的表达，实现转基因表达的时间控制。

4）基因操作时载体的选择考量：一般的分子克隆基因操作只在质粒中操作便可。但在实际的操作中，当转基因对于经典的基于质粒的克隆过大的时候，我们有很多现代的克隆技术可以解决这个难题：一是重置克隆系统，采用小人工染色体 P1（PACs）、酵母人工染色体（YAC）或者是细菌人工染色体（BAC）。原则上，任何基因都能被克隆到这些系统中。过于庞大的 YAC（大于 500kb）片段一般采用将去除细胞壁的酵母与小鼠

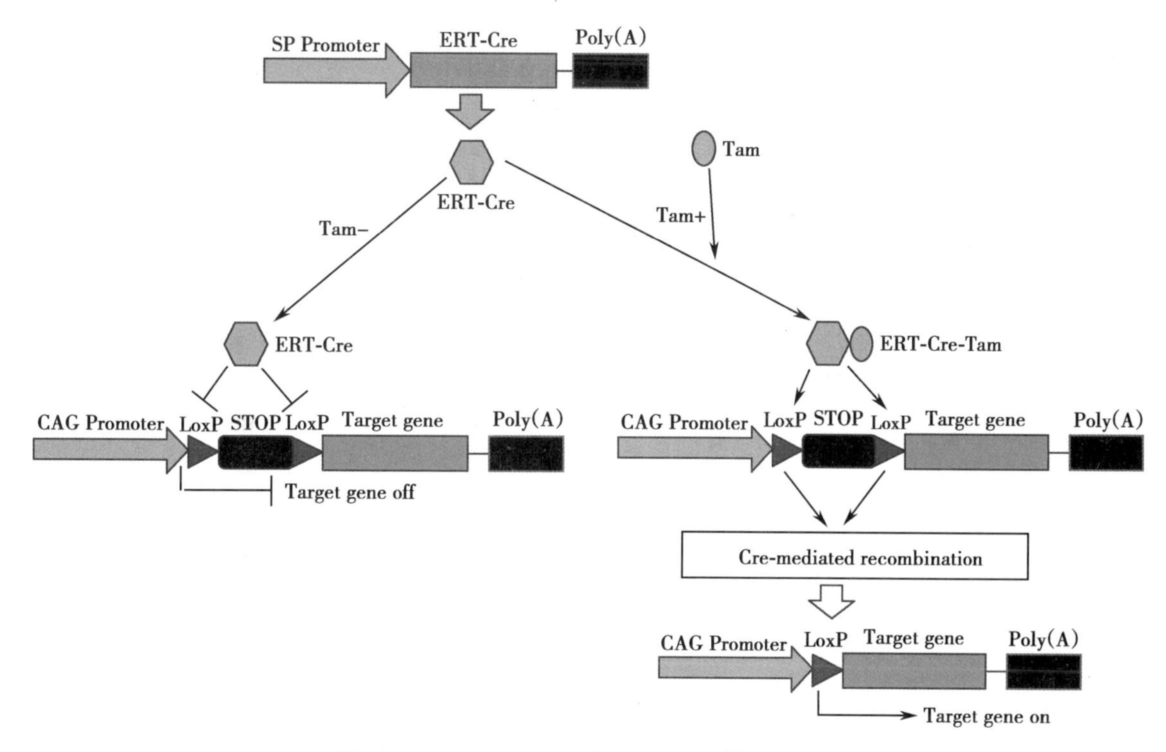

图 14-5-4 tamoxifen 诱导的转基因可控表达系统

Sp Promoter：组织特异性启动子；Poly（A）：多聚腺苷酸尾；Tam：他莫西芬（Tamoxifen）；LoxP：Cre 重组酶识别序列；STOP：转录终止序列；Target gene：靶基因；Target gene off：靶基因关闭；Target gene on：靶基因开启；Cre-mediated recombination：Cre 酶介导的 DNA 重组。

胚胎干细胞进行质膜融合的方式，实现超大片段转入小鼠胚胎干细胞基因组，并且通过制备嵌合体动物的途径获得转基因小鼠。使用这种带有大的基因组 DNA 片段的系统，可减少转基因表达的位置效应，更准确地在动物体内再现目的基因固有的生理性表达模式，更重要的是可实现复杂基因系统的人源化（如免疫球蛋白基因等）。

2. 转基因的导入 主要使用显微注射的方法将目的基因导入受精卵中，然后经过胚胎移植等技术，生产繁育转基因小鼠。除此之外，对于转基因载体的导入方法还包括逆转录病毒感染法、胚胎干细胞介导法、体细胞移植法、精子介导法等。下面将对各种方法做简要介绍。

（1）DNA 显微注射：DNA 显微注射法是最常用的转基因动物制备技术，也是最早成功研制转基因动物的经典技术。早在 1966 年就有报道显示，被细玻璃针刺入原核的小鼠合子可以存活，将大分子物质注射入合子，并移植到假孕小鼠受体内，可以生出活体小鼠。随着 70 年代分子生物学技术的迅猛发展，越来越多的功能基因被成功克隆。1980 年，通过显微注射将克隆的纯化DNA 片段导入小鼠受精卵原核，第一例转基因阳性小鼠研制成功。1982 年，基于相同的技术，首例呈现预期表型的转基因动物——生长速度比同窝野生型小鼠加快近 2 倍的转入大鼠生长激素基因的超级小鼠（supermice）问世。

时至今日，该技术已比较成熟并被科学家广泛接受和应用。DNA 显微注射的基本过程是将线性化的 DNA，利用显微注射仪通过微注射针注入小鼠受精卵的雄性原核中（文末彩图 14-5-5），然后将含有外源基因的受精卵移植到假孕母鼠的输卵管中，产生转基因小鼠。当转基因片段通过显微注射被导入受精卵的原核后，大部分转基因片段将被降解，残留的转基因片段由于双链断裂末端的存在，可激发细胞的 DNA 修复系统，进而实现转基因片段向基因组 DNA 的整合。由于转基因片段的末端往往为限制性内切酶酶切后的黏性末端，因此，通过显微注射导入的转基因往往会以首尾相连结的串联形式整合。这种整合具有一定的随机性，但一般会优先整合至受精卵原核基因组中染色质松散区域。随着胚胎的发育及细胞的分化，受精卵原核染色体中松散区域在成体

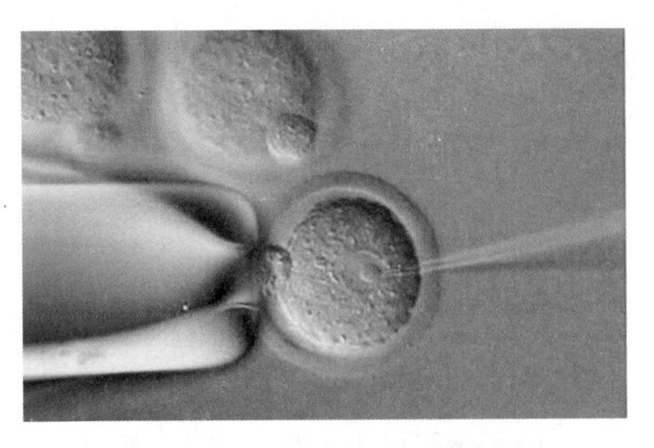

图 14-5-5　小鼠胚胎细胞原核显微注射

细胞中有可能会成为异染色质区域，由此影响转基因在动物成体细胞中的表达，形成转基因表达的位置效应（position-effect）。

（2）逆转录病毒感染法：逆转录病毒载体为单链 RNA 病毒，其感染宿主细胞后，基因组 RNA 将被逆转录为双链 DNA，该双链 DNA 含有完整的病毒基因组遗传信息，被称为前病毒（provirus）。病毒为了实现自身基因组的复制，会将前病毒 DNA 整合至宿主细胞基因组中。因此，可以利用逆转录病毒生命周期中前病毒基因组整合事件，实现转基因的导入。

逆转录病毒载体在 20 世纪 90 年代即已被用于转基因动物制备。早期所使用的逆转录病毒载体为致瘤逆转录病毒（如 moloney murine leukymia virus）。这类逆转录病毒载体结构简单，但其介导转基因存在两个问题：一是因其前病毒 DNA 的整合不能有核膜的存在，因此不能感染静息期的细胞；二是整合后的转基因表达往往会被甲基化抑制。

慢病毒（lentivirus，LV）载体为解决上述问题提供了良策：首先，慢病毒既能感染静止细胞，又可感染分裂期细胞，而且感染效率极高；其次，慢病毒载体经改构后，不含有任何病毒结构蛋白，且具备整合后的“自我灭活”（self-inactivation）能力，这既为实现转基因的组织器官特异性表达创造了条件，又提高了载体的安全性（图 14-5-6）。此外，重组慢病毒载体介导的转基因整合至宿主细胞后，一般不被甲基化，在细胞内具备长期的表达稳定性。2002 年，美国科学家罗伊斯（Lois）等首次利用重组慢病毒载体感染 1- 细胞受精卵高效制备了转基因小鼠，并实现了转基因的传代，证明了慢病毒载体在转基因动物研制中的有效性。由于重组慢病毒载体的感染具有广谱性，无种属限制，特别适合原核显微注射难于操作、成本高昂的转基因大动物（如猴）的制备。

重组慢病毒载体一般来自于对天然慢病毒基因组（如 HIV-1 基因组）的改造，其结构图谱如图 14-5-6 所示。常用的慢病毒载体已完全剔除了原慢病毒基因组中所有的结构蛋白基因，保留了可提高病毒整合率以及病毒滴度的 DNA 顺式作用元件 Flap-1，并加入了来自旱獭肝炎病毒（Wooduck hepatitis virus）基因组、可提高转基因表达水平的基因表达转录后调控元件 WRE。此外，还删除了病毒载体 3′LTR 中 U3 区域的部分序列（ΔU3），导致病毒基因组逆转录为 provirus、整合至宿主细胞基因组后其 LTR 序列自动失去启动子活性（self-inactivation），由此可插入外源性的组织或器官特异性启动子，实现目的基因的组织或器官特异性表达，并提高病毒载体的生物安全性。

（3）胚胎干细胞（embryonic stem cell，ESC）介导法：利用转基因技术将外源目的基因转移到 ESC 中，或通过同源重组或电转染的方法使外源基因整合到 ESC 的基因组中（详见后述），由此而产生出嵌合体小鼠，然后与正常的雌性小鼠交配筛选即可获得生殖系携带外源基因的转基因小鼠。利用 ESC 进行转基因的最大优点是通过同源重组，能够进行基因打靶，即可在预期的位点进行外源基因的置换或整合，克服了其他方法无法解决的随机整合问题。此外，通过 ESC 还方便实现超大基因组片段的转移，可用于人源化转基因小鼠的制备。超大基因组片段一般克隆在酵母人工染色体（yeast artificial chromosome，YAC）或

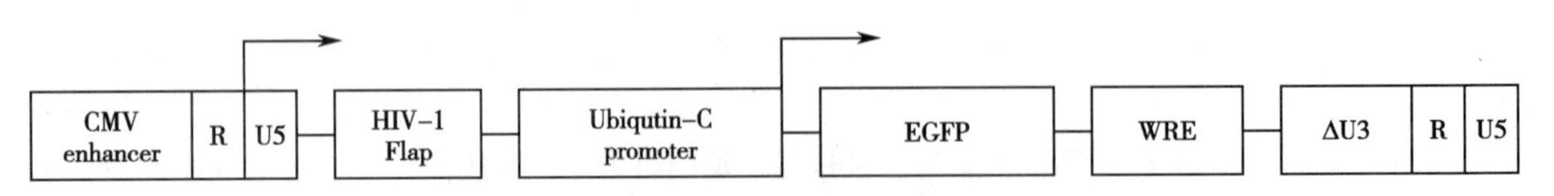

图 14-5-6　常用慢病毒载体结构

细菌人工染色体(bacterial artificial chromosome, BAC)中,实现其转移的基本流程是:先去除含有YAC片段的酵母或含有BAC片段的细菌的细胞壁;之后,将脱壁后的细菌或酵母与ESC进行质膜融合,获得融合细胞;在ESC培养基中培育融合细胞,并通过抗性筛选获得转入YAC或BAC片段的转基因阳性细胞;随后,通过遗传分析确证抗性细胞的转基因阳性及其完整性;最后,将含有完整YAC或BAC片段的转基因阳性细胞扩增,并导入小鼠早期胚胎(囊胚或桑葚胚)中,获得嵌合体动物,并通过嵌合体动物的配种实现转基因的传代和完全转基因动物的获得。技术路线图如文末彩图14-5-7所示。

(4)体细胞核移植(somatic cell nuclear transfer, SCNT)法:核移植是指将胚胎细胞或成体细胞细胞核利用显微外科手术的方法移入去核卵母细胞,构建重组胚胎,经过一段时间的培养,移植到代孕受体体内,产生与供体细胞相同基因型后代的技术过程,又称之为动物克隆技术。

1914年,德国胚胎学家汉斯•斯佩曼(Hans Spemann)首先提出了核移植动物的构想。1952年,美国科学家罗伯特•布里格(Robert Brigg)和托马斯•金(Thomas King)在对两栖类细胞发育潜能的研究中,率先应用了去核和核移植技术获得了克隆蛙。1981年,瑞士科学家卡尔•依勒门斯(Karl lllmensee)首次用细胞核移植技术构建小鼠核移胚并获幼仔。

1984年,美国维斯塔(Wistar)研究所的詹姆斯•麦格拉思(James McGrath)和达沃•索尔特(Davor Solter)采用细胞融合技术进行核移植获得产仔并提出了重复性很高的核移植技术路线。此后利用该技术先后获得了牛、兔、猪、山羊、猴、小鼠等胚胎细胞克隆后代。长期以来,人们普遍认为只有胚胎阶段的细胞才具有这种支持胚胎发育的全能性,分化的体细胞是不能被逆转回到全能性状态的。

1997年,英国罗斯林(Roslin)研究所的伊恩•威尔穆特(Ian Willmut)在*Nature*杂志上发表文章报道了用成年母羊乳腺上皮细胞克隆绵羊多莉(Dolly)成功。这一工作开创了哺乳动物体细胞克隆的新纪元,推翻了生物学界长期以来公认的动物体细胞不具备发育全能性的观点,掀起了体细胞核移植研究的热潮。1998年美国夏威夷大学瑞祖•亚纳吉马什(Ryuzo Yanagimachi)以小鼠卵丘细胞为核供体,在克隆Dolly的技术基础上,对一些技术环节进行改进成功获得克隆小鼠。他们的技术使克隆效率有所提高,其成功率达到2%,而Dolly制作的成功率仅为1/277,被称为檀香山技术。2000年,美国犹他州立大学的波列耶娃•伊琳娜(Polejaeva Irina A)等报道获得健康的体细胞克隆猪。2003年,中国科学家周琪等报道体细胞克隆大鼠获得成功。此后各国科学家陆续报道在多种哺乳动物中得到了体细胞克隆后代。2018年,中国科学家孙强成功制备了世界首

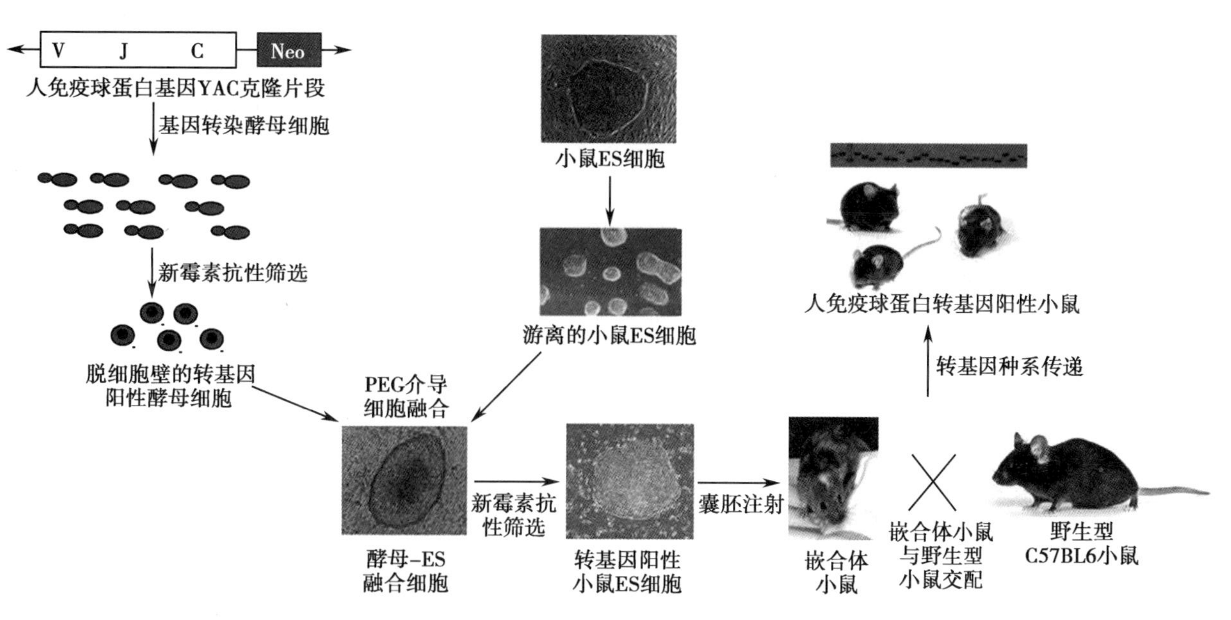

图14-5-7 ESC介导的大片段转基因小鼠制备

例克隆猴，为脑科学和神经生物学研究带来了新的契机。

通过 SCNT 制备转基因动物一般是先将转基因随机或定点整合至供核细胞基因组中，获得转基因阳性细胞；之后，将转基因阳性细胞核移植于去核的卵母细胞中，构建重构胚胎，实现卵母细胞对植入的分化细胞核的基因组重编程（reprogramming）；最后，通过胚胎移植获得转基因阳性个体。由于供核细胞在核移植之前已进行了转基因阳性检测，理论上获得克隆动物应都为转基因阳性。哺乳动物体细胞克隆的成功得益于发现处于第二次减数分裂中期（MⅡ）的卵母细胞（而不是 1- 细胞受精卵）是最佳核受体。

现已研究表明，在体细胞重编程中发挥关键作用的因子是位于细胞核的转录因子。当以 1- 细胞受精卵为核受体时，胞核中的转录因子会随着去核过程而移走，胞质失去了对体细胞核的重编程能力；而当以 MⅡ期卵母细胞为核受体时，由于卵母细胞处于减数分裂中期，核膜破裂，转录因子散布于胞质之中，故去核之后依然滞留于卵母细胞胞质，保持对体细胞核的重编程能力。随着研究的进一步深入，发现体细胞核中的组蛋白 3 第 9 位赖氨酸的 3 甲基修饰（H3K9me3）是重编程的高抵抗区，是哺乳动物克隆中体细胞重编程最大的表观遗传学障碍，通过导入脱甲基酶 Kdm4d 可显著提高克隆效率，该发现已有效应用于克隆猴的研制。

（5）精子介导法：以精子作为导入外源基因的载体进而产生的转基因动物是已知的最简易的一种技术。该法的基本原理是，将精子直接与外源 DNA 混合培养时，外源 DNA 可直接进入精子头部，通过受精将外源基因引入动物胚胎中。虽然外源基因的表达率高达 50%，但是外源基因的整合率较低。Rottman 对该方法进行了改进，即将外源 DNA 在与精子共孵育之前先用脂质体包埋，脂质体与 DNA 相互作用形成脂质体 -DNA 复合物。这种复合物比较容易和精子细胞膜融合，从而进入细胞内。该法获得转基因动物的最大优点是方法相对简单、易行，不需要昂贵的显微操作设施及复杂的操作技巧，但该技术的重复性与稳定性有待进一步验证，不同实验室或课题组报道的实验数据差异较大。

3. 转基因动物的鉴定和品系建立

（1）转基因动物遗传鉴定：常规的 DNA 受精卵核注射实验的转基因成功率在 5%～40%。在大多数的情况下，外源基因在染色体上的整合发生在 1 细胞时期，这时导入的外源基因将存在于小鼠的所有细胞中；转基因在染色体上的整合发生在受精卵分裂之后，这种情况下获得的小鼠是所谓的嵌合体，即只有部分构成小鼠的细胞含有导入的基因，这类小鼠在产生的后代中，转基因阳性的小鼠比例会有明显的下降，甚至得不到转基因阳性的小鼠。用 DNA 受精卵显微注射的方法建立的转基因小鼠，外源基因在小鼠染色体上的插入被认为是随机的，并且常呈现成串的头尾相连的多拷贝插入，拷贝数可以高达数百个。外源基因在染色体上的插入位点可以是一个，也可以是多个。通常采用 PCR 或 DNA 印迹杂交的方法来鉴定小鼠基因组中是否含有转入的外源基因，从而确定对小鼠的转基因是否成功。DNA 印迹（Southern blot）还可以检测插入位点的多少，估计插入的拷贝数等。小鼠 DNA 可以方便地从小鼠尾巴组织中提取，鉴定为转基因阳性的第一代小鼠，称为首建者（founder）。由于转基因的插入是随机的，因此虽然导入的是同样的基因，但是每个转基因阳性的小鼠因为转基因插入的位置不同，拷贝数不同，彼此之间都是独立的品系。

（2）转基因动物品系建立：对于首建者小鼠，转基因通常总是呈杂合子状态，通过和野生型小鼠交配，出生的第一代小鼠中转基因阳性的小鼠在理论上可占有 50% 的比例（多位点插入及嵌合小鼠除外），选择同胞的转基因阳性的小鼠进行交配，理论上在后代中有 25% 的比例获得转基因纯合的小鼠，纯合的转基因小鼠的品系就可以建立起来了，用同胞纯合小鼠进行配对，转基因在后代中就不会分离。对转基因纯合子和杂合子的鉴定可以根据分子杂交信号的强弱，或者通过实时 PCR 的方式定量测定导入基因的数量进行判断，纯合子小鼠的转基因数量是杂合子小鼠数量的一倍；也可以通过遗传鉴定确认小鼠转基因的遗传状态，将转基因小鼠和野生型小鼠进行交配，如果后代都是转基因阳性，那么该转基因小鼠是转基因纯合的，这一方法的结果可靠，但是这一方法周期长，工作量比较大。由于制备转基因小鼠所用的受精卵常采用杂交小鼠，因此对于那些对遗传背景要求苛刻的实验，转基因小鼠通常要和某种品系的小鼠连续交配7～8代，以使转基因小鼠获得该品系的遗传背景。

（3）转基因动物外源基因表达的鉴定：转基因小鼠导入外源基因的目的是要获得符合设计要求的外源基因的表达。导入的外源基因在小鼠中的表达受到许多影响，其中外源基因在小鼠染色体上的插入位置和插入拷贝数对基因的表达影响最为显著。PCR是检测导入的外源基因是否转录最快捷的方法之一，如果被检测的基因存在相同的内源性基因的表达，可以考虑通过引物设计来区别转基因和内源基因。在PCR的鉴定实验中要设置严格的对照，如没有经过逆转录的RNA序列。RNA印迹（northern blot）也是鉴定转基因表达的常用手段。

转入的基因是编码蛋白的，那么还需要检测转基因是否最终能翻译成蛋白质，可以采用蛋白质印迹（Western blot）、免疫组化分析等手段。如果转基因编码的蛋白质和内源性蛋白质相同，无法用抗体区分，那么在转基因时可以考虑用标签序列标记导入的外源基因，然后采用抗标签序列的抗体来检测导入的外源基因是否表达。转基因小鼠的表型研究是探索性很强的工作，对转基因在体外功能的研究是帮助了解转基因在体内功能的重要途径，但是体内的研究常会出现意想不到的情况，需要研究者具备非常敏锐的观察能力，这也是这类研究引人入胜的地方。为了确认转基因小鼠的表型是因为转基因表达产物引起的结果，而不是由于转基因事件恰好导致内源基因的破坏，需要研究至少两种以上的独立的首建者小鼠品系。

4. 转基因动物技术展望 转基因动物技术为创制疾病动物新模型、解析基因功能及疾病发病机制、培育动物新品种等发挥了重要作用。现有转基因技术往往形成转基因随机整合的事件，为转基因表达及其功能发挥以及动物表型带来了不确定性。因此，高效、精准地实现转基因的定点整合，将是转基因动物模型创制或新品质培育需要解决的关键问题和重要发展方向。位点特异性核酶介导的基因编辑技术（详见后述）可为转基因高效定点整合提供有力工具。

（二）基于胚胎干细胞同源重组的动物基因敲除技术

基于胚胎干细胞（embryonic stem cell，ESC）同源重组的基因敲除技术是指通过向具有发育全能性的ESC中导入外源DNA，外源DNA具有与目的位点两侧序列相似的同源臂，通过细胞自发产生的同源重组，目的位点将被外源DNA替代，从而导致内源基因的破坏。将相应发生同源重组后的ESC引入小鼠囊胚，产生嵌合体小鼠。如引入的ESC成功发育为生殖细胞，则嵌合体小鼠产生的后代有可能为携带基因剔除或基因插入的小鼠。通过对小鼠的鉴定和纯化，可获得纯合的敲除小鼠品系。以下分别介绍各个步骤。

1. ESC的选择性基因敲除 ESC的选择性基因敲除最早是在ESC中完成。小鼠的ESC可从囊胚中获得（胚胎植入3.5天），并在体外培养条件下长期保持分化潜力。当将ESC注射进早期胚胎时，外源ESC可与囊胚内的内细胞团混合，并有分化为多种组织细胞包括生殖细胞的能力。这是应用ESC进行基因敲除的重要基础。

最早用于构建敲除鼠的ESC多源于129小鼠，如E14、D3、J1、R1、AB2.1等细胞系。此类ESC在体外培养条件下具有更强的生存力及分化为生殖细胞的能力，而源于C57BL/6小鼠的ESC则易在培养过程中出现分化潜能的改变和多能性标志物的下降，在注射后也会由于向生殖细胞分化能力差导致种系传递的困难。然而，应用129小鼠ESC同样存在着许多缺点。一方面，129小鼠的繁殖较为困难。另一方面，129小鼠常在解剖、免疫及行为学等方面存在异常，不适用于多种研究。因此，嵌合体小鼠常需要与C57BL/6小鼠回交10代以上，以获得遗传背景较为一致、实验结果相对稳定的小鼠。应用129小鼠ESC进行基因敲除，往往需要2年或更长时间才能获得可靠的实验动物。即便如此，考虑到与同源重组位点距离越近，则基因片段在背景上与129小鼠越相似，一旦位点周围存在与129小鼠遗传缺陷相关基因，利用此种小鼠进行的实验就难以控制变量。相比之下，应用C57BL/6小鼠ESC的条件虽然略为苛刻，但可大大缩短构建周期，并排除遗传背景所带来的不可控因素。因此，也有许多C57BL/6源性ESC系被建立起来，如Bruce4、

BL/6-III、LK1 和 JM8 等。其中，JM8 已可应用标准的 ESC 培养体系实现培养。为了方便从视觉上区分嵌合鼠，JM8 细胞通过修复 *Agouti* 基因的突变，使 ESC 形成的皮肤表现为褐色。

2. **基因打靶载体的构建** 为了敲除目的基因，常针对目的基因的外显子或转录控制区设计替代载体，利用外源 DNA 与目的位点的同源重组，实现对靶基因的破坏。基本的载体包括三个部分：5′ 靶基因同源臂、用于筛选成功重组的耐药基因、3′ 靶基因同源臂。

5′ 及 3′ 同源臂为与靶基因两侧相同的内源基因序列，为了实现高效的同源重组，两侧同源臂的总长度建议大于 3kb。理论上讲，同源臂越长则靶向效率越高，有研究表明将同源臂总长度从 1.3kb 增加到 6.8kb 可使效率提升 250 倍，当同源臂总长度在 2～14kb 之间时，靶向效率与同源臂长度存在指数关系。为了方便后续对重组成功个体的鉴定，同源臂的设计通常一侧长而另一侧较短，短臂最短可为 500bp。但要注意，小于 1kb 的同源臂会降低同源重组的保真度。

耐药基因通常用于正筛选，最常用的是细菌氨基糖苷磷酸转移酶基因（*neo*），这一基因的表达产物可以赋予细胞抵抗抗生素 G418 的毒性。在有些打靶载体的设计中，同源臂的外侧还连接单纯疱疹病毒胸苷激酶基因（HSV-*tk*）作为负筛选基因。*tk* 基因常放在较长的同源臂一侧，如果打靶载体 DNA 和细胞染色体发生非同源重组的随机插入，那么 *tk* 基因常会伴随插入染色体 DNA 中，这一基因的表达产物可导致细胞对更昔洛韦胸苷类似物敏感，*tk* 酶通过激活这些类似物导致 DNA 延长停止，引起细胞死亡。类似的负筛选基因还有白喉杆菌的白喉毒素片段 A，通过抑制蛋白质合成导致细胞死亡。

一种同时可进行负筛选和正筛选的系统已经被构建出来——在同源臂的一侧，Cre 酶基因替换了 *tk* 基因，而作为正筛选的耐药基因两侧带有 loxp 序列，在出现随机整合的情况下，Cre 酶会切除两个 loxp 序列中间的基因片段，导致细胞失去耐药性，在仅加入一种抗生素的情况下同时完成正负筛选（图 14-5-8）。虽然负筛选系统从理论上讲有很大的应用价值，然而实际上负筛选并不能有效提高筛选敲除细胞的效率，却增加了载体构建的难度。因此，负筛选系统很少被真正用于载体构建。

要剔除一个基因的功能当然可以通过剔除整个基因序列来实现，但是通常并不需要对整个基因序列进行剔除，特别是对于一些序列很长的基因，同源重组臂相距太远，重组效率降低。在实际应用中，打靶载体的构建只需考虑剔除一个或几个关键的基因外显子序列就可以了，最常见的是剔除含有翻译起始密码子的那个外显子，这样在大多数情况下，由于打靶的结果造成原翻译起始密码子的缺失和筛选基因的插入，因此在打靶后，靶基因的转录产物就无法获得翻译或者进行正确的翻译。当然，对于任何设计，都需要对打靶后的靶基因进行假想的转录和翻译，推测会出现什么情况，应该尽量避免出现能翻译出一段原来不存在的蛋白，给表型分析带来不确定的影响。对于具有多个转录本的基因，或者多个 RNA 剪接形式的基因，在设计打靶载体的时候，要考虑清楚是否能剔除靶基因所有的转录本或者 RNA 剪接形式。

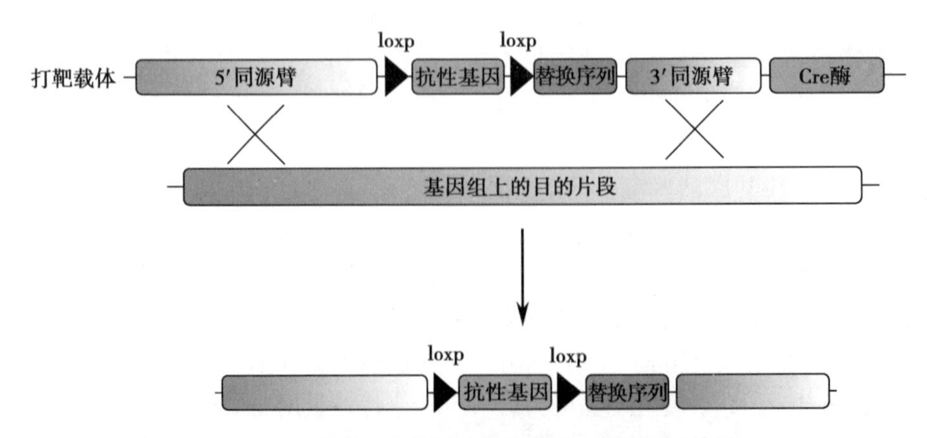

图 14-5-8 兼具正负筛选功能的基因打靶原理示意图

3. ESC的DNA转染和基因剔除阳性细胞克隆的筛选 载体质粒构建好后，按DNA转染的质量要求进行大规模质粒提取，并用合适的限制性内切核酸酶切成线状，如果载体构建中采用了*tk*基因，那么用于线性化的酶切点常选择在无*tk*基因的同源重组臂一侧。早期进行外源DNA导入的方法是显微注射法，这类方法的重组效率大概为5%～10%，但显微注射一次只能操作一个ESC，并且需要专门的设备和技术人员，因此被可大量提呈载体的电穿孔法所替代。由于DNA片段随机插入概率与载体导入量呈正相关，而发生靶位点同源重组与载体浓度无关，向每个细胞中导入较少的载体可以获得更好敲除效率。

电转后，ESC接种在细胞培养皿中，筛选抗性的细胞克隆。具有抗性的细胞克隆大多是打靶载体DNA随机插入的结果，只有少部分发生了同源重组，因此需要对所有的抗性细胞克隆进行基因组鉴定，以筛选打靶成功的细胞克隆。PCR和Southern blot是常规采用的鉴定方法，PCR的方法相对简单快速，但是由于常涉及需要扩增比较长的片段，同时往往缺乏好的阳性对照，因此发生假阴性的机会比较多。

在PCR筛选方案的设计中，两个引物的位置常常采用一个放在中间的筛选基因序列上，另一个放在靶基因的基因组序列上，同源重组臂的外侧，这样只有发生了正确的同源重组才会扩增出正确大小的条带，结合DNA测序分析就可以判断是否获得正确的细胞克隆。Southern blot的优点是有比较明确的质量指标，可以判断实验系统是否可行，避免PCR筛选方法中可能出现的假阴性情况。因为打靶载体和基因组发生同源重组的机会不高，而在细胞中与两条同源染色体都发生同源重组的机会就更少。因此，在Southern blot中未发生同源重组的那条染色体将提供杂交是否成功的标志，而如果发生了正确的同源重组，那么根据预测Southern blot将可以检测出另一条由于基因剔除后产生的杂交条带。选择Southern blot杂交探针的原则通常也是选择同源重组臂外侧的序列。在一些情况下，同源重组的发生会引起靶基因结构的其他变化，如基因的缺失、重排等，由于这些变化不是基因打靶的设计所要求的。因此，这样的细胞克隆如果用于后续实验可能会出现和原设计无关的其他表型。

4. ESC的囊胚注射和基因剔除杂合子小鼠的获得 获得敲除成功的ESC克隆后，ESC将被注射到小鼠囊胚中，注射后的囊胚移植入排卵周期同步化的假孕小鼠，由于ESC具有分化的全能性，这些注射入囊胚的ESC能够随小鼠的发育过程而增殖和分化成小鼠各种组织细胞，从而和囊胚供体小鼠的细胞共同组成嵌合体小鼠。嵌合体小鼠的组织细胞由两种来源的细胞构成，如果在嵌合体小鼠的生殖细胞中含有ESC来源的生殖细胞，那么嵌合小鼠就有可能通过有性生殖将ESC的遗传特征遗传到后代中，因此，选择具有生殖细胞分化潜能的ESC十分重要。129小鼠主要有灰色和白色皮毛两种，应用129品系来源的ESC时常采用黑色皮毛的C57BL/6小鼠囊胚，获得的嵌合小鼠根据所用的ESC来源不同，可以在表观上看到黑灰嵌合和黑白嵌合，毛色嵌合为识别嵌合小鼠提供了很方便的直观指标。由于C57BL/6小鼠ESC培养技术的进步，多种C57BL/6 ESC系也开始用于囊胚注射，为了直观的观察嵌合体表型，部分ESC被改造以重新获得失活的褐色皮毛基因，同时也有应用白化C57BL/6小鼠形成嵌合体的办法。

用于基因打靶的ESC都是雄性胚胎来源细胞，因此要选择雄性的嵌合小鼠进行繁殖，筛选基因剔除的杂合子小鼠。嵌合小鼠和C57BL/6雌性小鼠进行交配，根据ESC来源的不同，挑选出生小鼠中具有灰色皮毛或白色皮毛的个体，这些小鼠是由ESC来源的精子和C57BL/6小鼠的卵子结合发育而来，理论上在这些小鼠中有50%是带有基因剔除的杂合子小鼠（如果ESC是通常的基因杂合剔除的情况）。杂合子小鼠的鉴定可以参考鉴定ESC的方法，用PCR或者Southern blot。一般来说，如果嵌合小鼠连续6窝出生的小鼠毛色都是黑色，没有灰色或者白色小鼠出现，那么很可能ESC没有发育进入嵌合小鼠的生殖细胞系，此时需要重新制备嵌合小鼠。如果多次制备嵌合体小鼠始终不能获得基因剔除的杂合子小鼠，那么可能要考虑所用的ESC已失去分化的全能性，或者有其他的缺陷。

5. 基因剔出纯合子小鼠的获得和表型分析 获得靶基因剔除的杂合子小鼠后，可以通过常规的遗传育种方法获得同胞交配的纯合子小鼠。纯合子小鼠的鉴定可以用 Southern blot 和 PCR 的方法，在 Southern blot 的杂交结果中，内源性基因杂交的条带消失，只留下基因剔出后的杂交条带。如果用 PCR 方法鉴定，扩增的部分选在被剔除的基因片段内，纯合子小鼠将不能扩增出相应的片段。

基因剔除小鼠的表型分析和转基因小鼠一样，是一个涉及学科面很广的研究，有些表型在杂合子小鼠上就已经显现出来，这些结果说明靶基因的剂量效应对表型的影响；而有些基因剔除后，即使是纯合子小鼠也观测不到表型的变化，基因组的冗余和生物体的代谢可能掩盖了靶基因剔除后对个体的影响。如果被剔除的基因在小鼠发育过程中起重要作用，那么基因剔除的后果会导致纯合子胚胎致死，在这种情况下，两个杂合子小鼠交配后出生的后代中检测不到纯合子小鼠，通过获得不同时期的胚胎可以研究基因剔除后对胚胎发育的影响，这也是发育生物学重要的研究课题。但是如果希望在成体中研究这类基因剔除后对成体小鼠的影响，就要采用一些其他的研究方法，如条件性的基因剔除或者条件性的 RNA 干扰方法。

（三）核酶介导的动物基因编辑技术

对于高等真核生物来说，通过同源重组实现基因敲除，意味着外源性 DNA 片段需要取代原位点上的基因。而这一过程中，外源 DNA 与目的区域的自然重组率非常低，仅有 10^{-7}～10^{-6}，因此要求同时对大量 ESC 进行目的片段的导入。同时，为了得到稳定的遗传纯合体敲除模型，至少需要两代遗传。在动物敲除模型构建过程中，以小鼠为例，由于 C57BL/6 小鼠的 ESC 培养不成熟，以 129 品系小鼠 ESC 制作的敲除鼠甚至需要与 C57BL/6 小鼠进行十代及以上的回交来消除 129 小鼠遗传背景影响。若回交代数不足，带有 129 小鼠抗原的敲除鼠细胞如用于移植，往往由于免疫排斥，难以在其他近交系小鼠中存活；回交代数不足也会导致敲除鼠产生实验结果重复性差等严重后果。这些特点限制了同源重组在生产基因工程动物模型中的应用。

1. 核酶介导的基因编辑技术 鉴于同源重组技术存在的诸多难点，依赖于同源重组的敲除技术存在成本高、周期长等问题。而核酶介导的基因编辑技术的出现大大降低了构建动物模型的难度，促进了基因敲除、敲入动物的广泛应用。

核酶介导的基因编辑系统的基本原理是在特定位点诱发 DNA 双链断裂（DNA double strand break，DSB），进而通过真核细胞内存在的非同源末端连接（non-homologous end joining，NHEJ）或同源重组（homologous recombination，HR）通路对 DNA 断裂位点进行修复。在多种模式动物中，DSB 已被证明可以显著增强断裂位点的重组修复效率，即在引入了外源 DNA 片段的条件下，在 DNA 断裂区域，通过较为保守的 HR 通路，外源 DNA 可被定点整合入基因组，通过这一方法可实现目的片段的敲入。在不引入外源 DNA 片段、缺少同源 DNA 模板的情况下，NHEJ 通路主要介导了 DNA 的修复，而由于 NHEJ 通路存在易错性，修复过程常涉及 DNA 外切酶、内切酶、聚合酶等多种酶的作用，断裂位点两侧序列也因此有可能出现随机的核苷酸的替换、添加或缺失，若修复后原 DNA 片段出现了非 3 整数倍核苷酸的插入和缺失，或因核苷酸替换提前产生了终止密码子序列等情况，目的基因编码产物会出现较大的改变，最终达成敲除目的。

相比于同源重组技术，核酶介导的基因编辑具有更高的敲除、敲入效率，且在受精卵水平进行操作即可快速实现基因编辑目的，不再受到 ESC 培养技术的限制，大大缩短了获得统一背景的敲除、敲入动物的周期。介导动物基因编辑的主要工具包括锌指核酸酶（zinc finger nuclease，ZFN）、转录激活子样效应因子核酸酶（transcription activator-like effector nuclease，TALEN）及规律成簇的间隔短回文重复序列相关系统［Clustered regularly interspaced short palindromic repeats（CRISPR）and CRISPR-associated（Cas）systems，CRISPR-Cas9］等系统，此类核酶与传统的Ⅱ型限制性内切酶等核酸酶的区别在于其拥有足够长的 DNA 识别结构域——相比于常用Ⅱ型限制性内切酶小于 8bp 的识别序列，基因编辑工具核酶的识别序列常在 20bp 左右，可以从基因组中精确地识别出目的位点，并可通过人工修改 DNA 识别结构域使核酶靶向不同的 DNA 片段。以下将分别介绍几种不同的基因编辑系统及一些应用较少的核酶工具。

（1）ZFN：ZFN技术最早产生于1996年，在2002年前已在果蝇及多种哺乳动物细胞中用于基因编辑。ZFN是一种应用融合蛋白技术构建而成的工具，包含两个结构域，分别为锌指蛋白介导的DNA结合结构域与来自于内切酶*Fok*Ⅰ的核酸酶结构域，两结构域间由一肽段相连（文末彩图14-5-9）。其中，DNA结合结构域位于N端，包含3个Cys2His2锌指蛋白，每个锌指蛋白可识别3～4个连续的碱基；而位于C端的核酸酶结构域的切割功能是非特异性的——*Fok*Ⅰ属于ⅡS型限制性内切酶，其酶切位点不在识别序列中，而在识别区域的下游，不受识别序列限制，但由于*Fok*Ⅰ核酸酶结构域需要二聚化以产生活性，在基因编辑中，常需要针对目的位点两侧序列设计一对ZFN。通常情况下，每个ZFN被设计识别9个碱基，一对ZFN的18bp总识别序列长度可满足准确的识别基因组中的特定位点的需求。进而，ZFN会在识别序列下游数bp到数十bp处诱发DSB并产生5′悬垂末端。在实际应用中DSB位点与识别序列的距离也会受linker肽段长度以及两识别位点距离的共同影响。ZFN的应用受到目的序列的限制，往往需要多个锌指蛋白对应的目的序列为GNN形式才能保证ZFN的正确装配，而在缺少相应序列的目的位点，ZFN介导的酶切有效率极低。同时由于ZFN的DNA识别结构域为多个锌指蛋白串联形成，每个锌指蛋白独立识别3～4bp序列，ZFN对完整序列的要求并不严格，可能在目的位点外诱发DSB，这一现象称为脱靶。同时，由于目的序列可能存在如回文结构等特殊结果，将ZFN引入细胞后，可能出现单种ZFN在目的位点两侧结合并激活内切酶活性。为解决这些问题，已有研究尝试引入更多的锌指蛋白、增强靶向序列的长度或应用纯化的ZFN蛋白以降低脱靶效应，并采用异二聚体活化的*Fok*Ⅰ结构域。然而，由于锌指蛋白的设计成本高以及ZFN较低的编辑效率，这一系统的大规模应用受到了限制。

（2）TALEN：TALEN与ZFN有着相似的构造，均由DNA识别结构域与*Fok*Ⅰ的酶切结构域融合形成（文末彩图14-5-10）。不同的是，TALEN技术的DNA识别结构域，即TALE，是一种源于黄单胞杆菌的天然DNA识别工具。与锌指蛋白相似，TALE蛋白包含一系列重复33～34个氨基酸的高度保守序列，仅在第12、13位高度可变，可变区决定了每一重复片段所结合的碱基类型，多个重复序列按一定顺序排列连接便可靶向结合拟编辑的靶基因目的序列。相比于ZFN，TALEN技术有着更清晰的DNA识别规则，可以更简单的定制靶向目的序列的TALE蛋白，而避免了ZFN技术中不断优化识别效应以增强亲和力的过程。TALEN技术要求目的序列以T起始，序列的相似性也会导致TALEN技术靶向错误位点，但与ZFN不同的是，有研究显示，延长TALEN识别序列反而会降低识别特异性。

尽管相比于ZFN技术，TALEN技术具有更高的灵活性，但由于识别区域存在的大量重复序列，构建TALE序列的克隆要求更可靠的、更低成本的新技术。针对这一问题已经产生了部分解决方案，如“Golden Gate Assembly”等DNA片段组装方法已经应用在TALEN的构建中。另外，TALEN技术虽然有一定细胞毒性，表现为抑制细胞生长，但其毒性小于ZFN系统。编码TALEN全长的cDNA约3kb，而ZFN仅1kb，一对TALEN的大小将远超过ZFN，其递送可能存在困难。

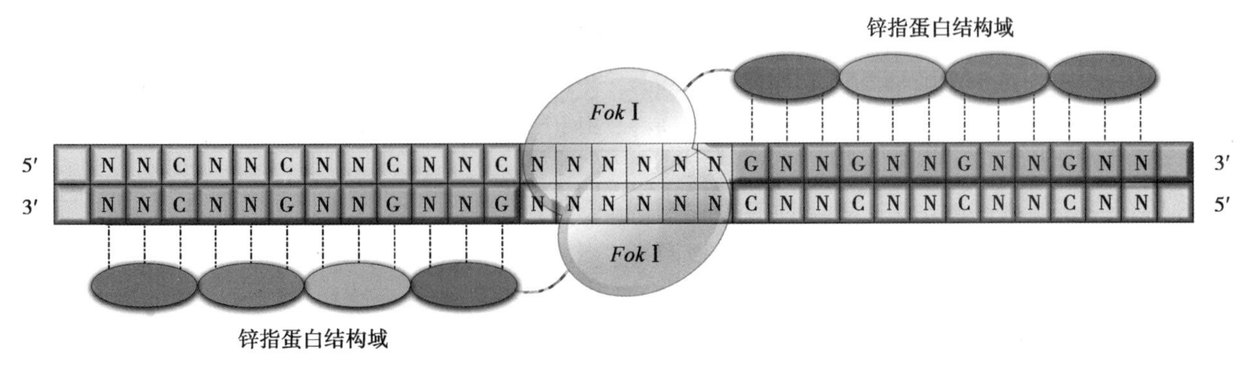

图14-5-9 ZFN技术原理示意图

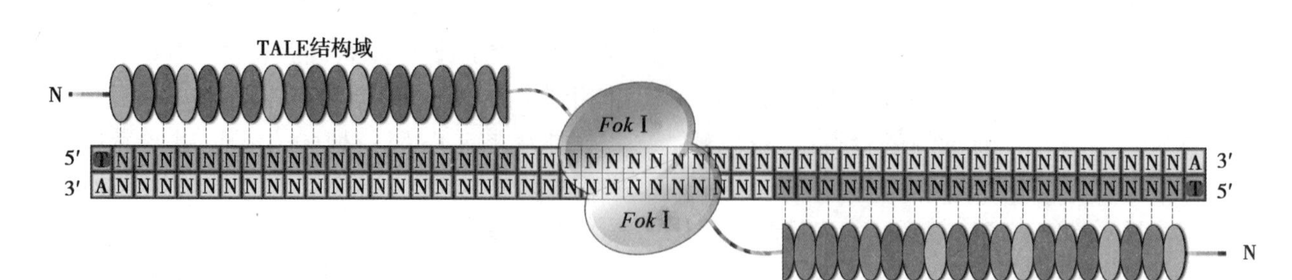

图 14-5-10　TALEN 技术原理示意图

（3）Crispr-Cas：Crispr-Cas 是一种源于原核生物防御机制的编辑工具，与 TALEN 及 ZFN 不同，完整的 Crispr-Cas 系统不依赖于人为引入的内切酶结构域，而具有天然的酶切活性。主要应用的系统为 CRISPR-Cas9，属于Ⅱ型 Crispr-Cas 系统。

Cas9 是一个多结构域多功能蛋白，由核酸酶叶和 α 螺旋识别叶两部分组成，核酸酶叶包括 HNH、RuvC、PI 和 Wed 结构域，HNH 和 RuvC 分别负责切割互补链和非互补链 DNA。CRISPR-Cas9 系统要求目的序列存在 PAM 序列，即存在于识别序列 3′ 端的数个碱基，不同原核生物的 Cas9 识别不同的 PAM 序列，如 spCas9 对应的 NGG，PI 结构域负责了与靶点 PAM 序列的相互作用。

为了减少 CRISPR-Cas9 系统的应用难度，将 crRNA 及 tracrRNA 融合，形成了一条 gRNA，被称为 sgRNA（single guide RNA），并且通过哺乳动物密码子对 Cas9 蛋白编码序列进行了优化（文末彩图 14-5-11）。当 Cas9 与 gRNA 结合后，复合物会迅速在 DNA 上寻找合适的序列。这种搜索是由随机碰撞介导的，在有合适 PAM 序列的位点，Cas9 会脱离得更慢，具体的脱离时间取决于 gRNA 与目的片段的互补程度。通过碱基互补配对，gRNA 的 DNA 识别区段将引导 Cas9 蛋白与目的区域结合。

相比于 ZFN 和 TALEN 技术，CRISPR-Cas9 系统进一步精简了 DNA 的识别规则，极大程度地减轻了靶向设计的工作量。同时，由于 Cas9 蛋白具有完整的内切酶活性，靶向目的序列不再需要设计并导入一对编辑工具，降低了技术难度。CRISPR-Cas9 系统已在敲除和敲入模式动物的构建中获得了广泛的应用。然而，由于 CRISPR-Cas9 源于天然免疫系统，其可能继承了识别序列特异性低的特点，导致 CRISPR-Cas9 的脱靶效应增多。针对这一缺点，已经产生许多优化的 CRISPR-Cas9 系统，如应用失活 Cas9 与 *Fok* Ⅰ融合，成对的 gRNA 使识别序列增长，可使 CRISPR-Cas9 导入 DSB 的特异性提高 140 倍；同时，也有应用一对单个酶切结构域失活的 Cas9，即 nCas9，同样可通过增加识别序列长度实现增加精确度。Cas9 也存在识别序列受限的问题，针对这一问题，研究者拓展了不同原核生物的 Cas9 蛋白的应用，扩展 PAM 序列范围。同时，应用定向进化产生的 xCas9 也表现出了优势，其不仅可识别四种 PAM 序列，还具有更优异的靶向性。

（4）归巢核酸内切酶（Meganuclease）：Meganuclease 是一种存在于多种生物体内的内切酶，如酵母、真菌和部分植物。Meganuclease 的识别序列通常大于 12bp，这使得此类内切酶在基因组上多仅识别一个到数个位点。通过改造识别位点的氨基酸序列，Meganuclease 也可识别其他目的序列。但 Meganuclease 诱发 DSB 的效率，以及精准度都相对较低，因此，Meganuclease 的应用多局限于对细胞 DNA 修复通路的研究，以及探索基因编辑工具的递送方案，很少用于构建敲敲除、敲入细胞系或动物。

（5）结构引导的核酸内切酶技术（structure-guided endonuclease，SGN）：SGN 是一类以特殊结构为识别基础构建的 DNA 导向的核酸内切酶，由 FEN-1 及 *Fok* Ⅰ酶切结构域融合而成（文末彩图 14-5-12）。自然条件下，FEN-1 识别并切割由于引物去除、DNA 合成导致新合成 DNA 与原有下游 DNA 竞争结合互补链时产生的 3′ 瓣结构。应用 FEN-1 的此种特性，通过引入靶向目的序列的一对 DNA 及 SGN，可通过 *Fok* Ⅰ酶切域诱发两条 DNA 链分别发生断裂，最终形成 DSB。

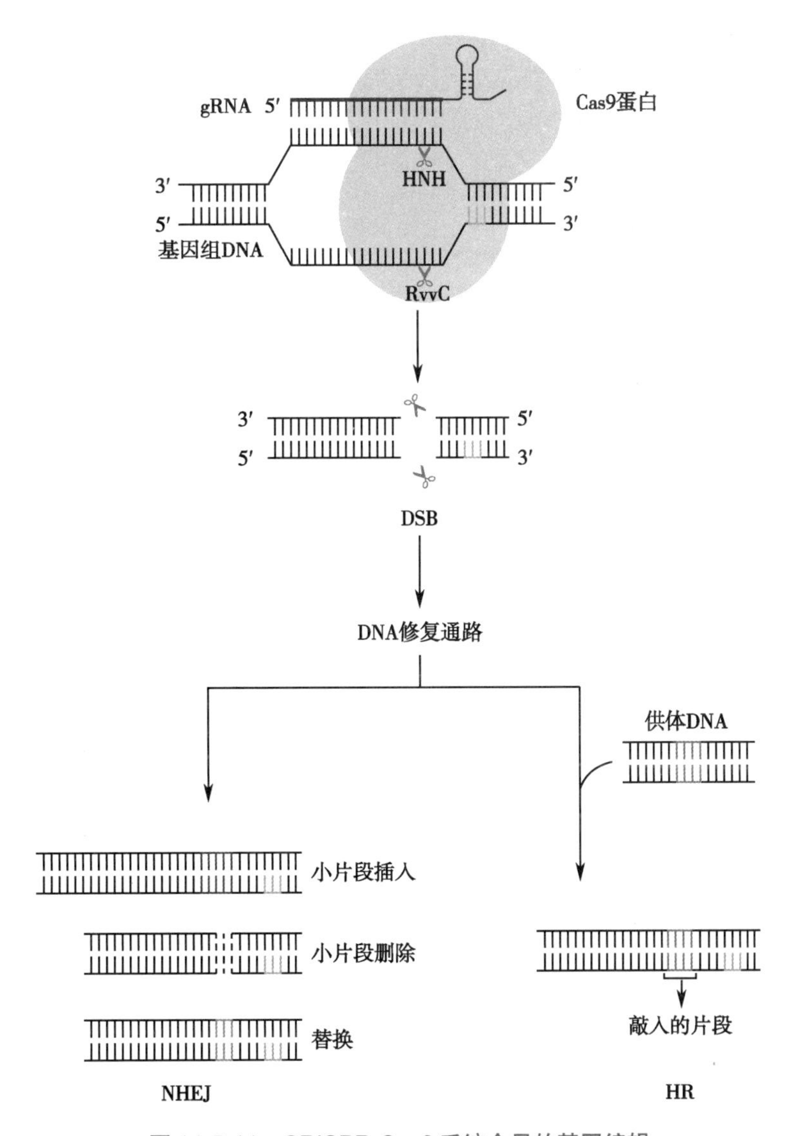

图 14-5-11　CRISPR-Cas9 系统介导的基因编辑

SGN 在斑马鱼胚胎中的应用显示其敲除效率仍然较低，仍有较大提升空间，尚未被广泛应用于敲除、敲入动物的制作。

（6）单碱基编辑技术：基础的基因编辑方法如 CRISPR-Cas9 系统通常通过诱发双链断裂的方法实现编辑，但实际上，大多数遗传疾病都是由点突变引起的，而应用 CRISPR-Cas9 等系统进行点突变的效率低，通常会在目的位点产生随机的插入或缺失。2016 年，两个研究团队同时描述了基于 CRISPR-Cas9 系统的单碱基编辑工具的构建——应用无酶切活性的 Cas9 蛋白与具有直接的 DNA 修饰活性的胞苷脱氨酶融合，在识别序列第 4～5 个核苷酸的窗口范围内诱导胞嘧啶突变为胸腺嘧啶。已有更多的 DNA 编辑酶被用于扩大单碱基编辑的应用范围，如实现腺嘌呤到鸟嘌呤的转变。为了增加突变效率，也有研究者应用具有单链切割活性的 nCas9 蛋白，在对目标链进行碱基编辑的同时，切割非编辑链以诱发以编辑链为模板的 DNA 修复（图 14-5-13）。单碱基编辑技术同样可通过替换碱基，实现终止密码子的提前出现。

2. 应用核酶介导的基因编辑技术制作基因工程动物模型　虽然 ZFN 技术最早用于小鼠单细胞胚胎，但实际上，CRISPR-Cas9 系统的出现才真正推动了核酶在制作基因工程动物中的广泛应用。接下来将以 CRISPR-Cas9 系统的应用为例，简要介绍敲入及敲除动物模型的构建过程。

（1）设计 sgRNA 靶点：根据不同的实验目的，可通过对目的基因设计单个 sgRNA 以诱导移码突变实现敲除，也可设计一对 sgRNA 实现对

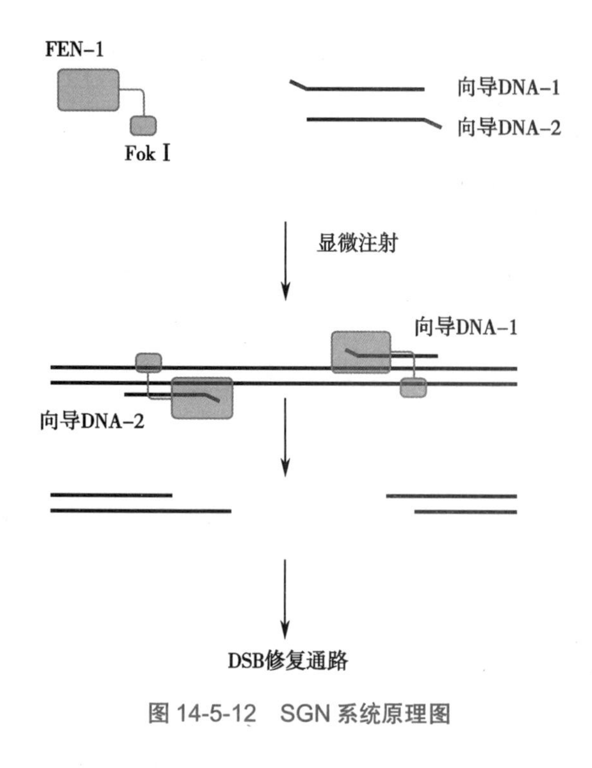

图 14-5-12 SGN 系统原理图

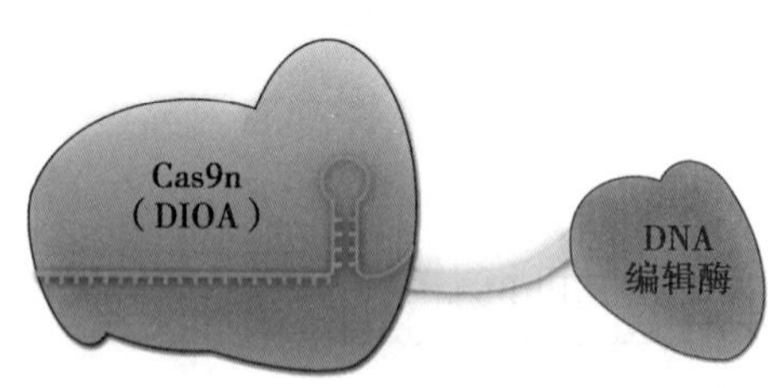

图 14-5-13 单碱基编辑工具的组成

大片段 DNA 序列的敲除；或在单 sgRNA 或一对 sgRNA 的基础上进一步引入外源 DNA 模板序列用于诱发同源重组实现敲入。已有多种用于针对不同动物基因组，在线进行 sgRNA 设计的工具，如 E-CRISPR（http://www.e-crisp.org/E-CRISP/）。应用不同原核生物来源的 Cas9 蛋白要选择具有对应 PAM 序列的靶序列。

（2）基因编辑工具的获取：可通过体外转录获得 sgRNA，同样，体外转录可用于获取编码 Cas9 的 mRNA，或者也可购买商业来源的纯化 Cas9 蛋白。对于显微注射，mRNA 可与 gRNA 共注射直接用于基因编辑，但当应用电穿孔技术时，通常推荐直接使用 Cas9 蛋白。完整地编码了 gRNA 及 Cas9 蛋白的质粒也可用于进行单细胞胚胎的编辑，但考虑到编辑过程中所有外源 DNA 都可能被整合到目的位点，因此这一手段并不作为优先选项。当基因编辑的目的是获得敲入鼠时，在注射或电穿孔的同时需要提供同源重组修复的模板，圆形质粒 DNA 作为模板的重组效率低，而双链 DNA 模板往往会存在随机整合，因此，使用单链 DNA 作为供体模板是推荐的选项，其中以 200bp 长度的寡核苷酸单链作为模板有着尤为优秀的应用效果。

（3）单细胞胚胎的获取：利用妊娠母马血清促性腺激素及人绒毛膜促性腺激素注射，对小鼠进行超排卵处理，并将处理后的雌鼠立刻与雄鼠合笼。次日上午通过手术收集胚胎。

（4）基因编辑系统的导入：利用显微注射法将 Cas9 mRNA 及 gRNA 同时导入单细胞胚胎的原核内或胞质内，如有供体 DNA 模板需要一同导入。或应用电穿孔实现编辑系统或供体模板的导入。导入后取 30 分钟内未死亡的胚胎继续进行操作。

（5）胚胎移植：通过将雌鼠与切除输精管的雄鼠合笼，为雌鼠创造假孕状态，以作为胚胎移植的受体。通过手术将编辑后的胚胎移植入受体雌鼠体内（详见本节前述内容）。

（6）小鼠鉴定及繁殖：通过 PCR 或 Southern blot 的方法鉴定 F0 代小鼠的敲入或敲除情况，利用 F0 代小鼠与野生型小鼠进行繁殖，产生 F1 代小鼠。鉴定 F1 代小鼠中的杂合鼠，进一步可应用于继续与野生型进行繁殖扩大种群，或杂合鼠间进行繁殖直接获得纯合子代。

二、常用基因工程动物模型

（一）基因工程小鼠模型

1. 基因工程小鼠作为人类疾病动物模型 如上所述，建立重大疾病基因修饰动物模型的技术越来越完善。转基因动物，尤其是基因工程小鼠模型已被广泛用于疾病的病理机制研究、药物筛选和评价等领域。大多数转基因小鼠模型的制作使用的是 DNA 受精卵显微注射的方法，基因剔除技术是第二种最普遍使用的方法。这两种方法已被广泛地应用在建立和完善人类疾病模型上。

（1）转基因小鼠品系杂交，为疾病研究或治疗提供更多信息

1）镰状红细胞病转基因小鼠模型：SAD 转基因小鼠是人类镰状红细胞病（sickle cell disease，SCD）的转基因动物模型。SAD 转基因

小鼠除含有小鼠的血红蛋白以外，红细胞中还含有 19% 的人血红蛋白 SAD。SAD 转基因小鼠已经被证明是一种很好的镰状红细胞病模型，红细胞具有异常特征以及显示出经脱氧作用后细胞镰状化。

另外一种是 γ 球蛋白转基因小鼠，可以使成年鼠表达人胎儿血红蛋白。两种转基因小鼠交配产生双转基因小鼠，既表达了人的 α-SAD 和 β-SAD 基因，又表达了 γ 球蛋白转基因，在人的血红蛋白中产生引起血红细胞成镰刀状血红蛋白（sickled hemoglobin）和一种胎儿血红蛋白（fetal hemoglobin）。结果这种双转基因小鼠模型的胎儿血红蛋白增加了 9%～16%，从而明显改善了镰状细胞疾病的症状。这种双转基因 SAD 小鼠的寿命比 SAD 转基因小鼠长，为人类镰状红细胞病治疗及机制研究提供了新的模型。

2）肌萎缩侧索硬化小鼠模型：利用转基因小鼠模型可研究参与这种进行性神经变性疾病的超氧化物歧化酶 1（SOD1）和神经丝（neurofilament，NF）。研究者把一种 SOD1（G93A）转基因小鼠品系和两种过度表达 NF 转基因的小鼠品系中的任何一种杂交，得到的结果是，双转基因小鼠（NF＋SOD1）存活时间比只含有单一 SOD1 的转基因小鼠长。这些结果在未来将有助于进一步研究 ALS，特别是研究 ALS 发病机制中 NF 的作用、两种基因共同作用或相互作用。

3）慢性高血压小鼠模型：过表达人肾素和血管紧张素的双转基因小鼠品系具有典型的慢性高血压病理生理特征，表现为选择性破坏乙酰胆碱受体诱导的颈动脉舒张。利用这种慢性高血压双转基因小鼠，使得人们对人类肾素基因的表达异常在慢性高血压病理机制中的重要作用有了新的认识。

4）视网膜退行性病变小鼠模型：细胞凋亡是遗传性视网膜退行性病变的重要病理机制。基于这一病理特点，将 *Rd* 基因突变小鼠和表达抗细胞凋亡基因 *Bcl-2* 转基因小鼠进行杂交，后代可筛选出具有抑制视网膜退行性病变的小鼠模型，为视网膜退行性病变的治疗提供新的思路。

（2）采用 Cre/LoxP 系统可以建立确定特定组织基因缺失或过表达的转基因小鼠

1）遗传性成骨不全症小鼠模型：Cre-LoxP 系统可以用于制备遗传性成骨不全症的基因敲入小鼠模型。修饰小鼠的胚胎干细胞的等位基因，在其外显子 22 和 23 之间插入一个 loxP-Stop-loxP 组件。该小鼠被修饰的等位基因不表达，直到这个嵌合体与组织或细胞特异性表达 Cre 重组酶的转基因小鼠交配，交配后产生的小鼠具有骨关节畸形、脆弱、骨质疏松以及骨结构不规则的典型成骨不全症症状。

2）应用于组织移植中无限增殖细胞的逆转和控制：无限增殖基因，如 *SV40T* 抗原基因，其关键外显子序列被 LoxP 框定后（flanked by lox sites，即靶基因片段上下游各有一个同向 loxP），可以被 Cre 剪切，条件性敲除无限增殖基因，细胞就不再永生化。另外一种治疗策略是让受体自身器官增殖到一定程度后停止，比如肝脏具有永生的肝细胞，让其经足够时间增殖后停止，那么可以做到控制细胞充分再增殖以后，用表达 Cre 蛋白的腺病毒载体对 LoxP 锚定的无限增殖化基因剪除。这项技术有望作为常用的治疗方法应用在组织或器官衰竭的患者身上。

（3）应用基因敲除技术制作隐性遗传疾病小鼠模型

1）囊性纤维化（cystic fibrosis，CF）：囊性纤维化是一种严重的隐性遗传性疾病，尤其是在高加索地区发病率较高。即使医学进步了，患者的平均预期寿命也只有 35～40 岁。这种疾病会影响离子和水的跨上皮细胞膜运转，从而导致脱水及黏液黏滞。受影响的器官包括胰腺、小肠和肺。临床出现的最严重病症主要在肺部。CF 的致病基因——囊性纤维化跨膜转导调节因子基因已经被定位、克隆出来。应用基因敲除技术已经制作出 CF 小鼠模型，遗憾的是这种模型不能模拟出 CF 患者的损害性肺部疾病，只能够很好地模拟 CF 疾病的小肠缺损。

2）线粒体心肌病：mtTFA（小鼠线粒体转录因子 A）基因靶位点先被 LoxP 锚定，然后通过与组织特异性 Cre 转基因小鼠杂交后，使 mtTFA 靶基因在特定组织或者细胞被切除。肌肉肌酸酐激酶是表达 Cre 重组酶的启动因子，胚胎发育到 13 天时具有活性。基因敲除的小鼠出生时具有正常的心脏功能，随后发育成线粒体心肌病。如果启动因子较早变得比较活跃，将导致胚胎心肌病。

2. 基因工程小鼠作为行为学研究的模型 神经性疾病通常表现为一套复杂的症状。多基因对主要的成因和易感因素都有较大的影响。症状通常是周期性的，可能会因年龄和神经退化的水平改变，生物与环境因素相互作用决定疾病的流行病学特征。定向的基因突变小鼠模型可以拆分疾病的每一个遗传组成部分。

100多个携带在神经系统表达的突变基因的转基因和基因敲除小鼠已经制作产生。突变基因在中枢神经系统表达的小鼠的异常行为表型已被定义描述。将精神病症的小鼠模型模拟相关的人类疾病的行为症状与定向基因突变联系起来已取得部分成功，如阿尔茨海默病、亨廷顿病、帕金森病、肌萎缩侧索硬化、共济失调、癫痫发作、广泛性焦虑症、精神分裂症和肥胖症。

3. 基因工程小鼠模型的局限性 基因工程小鼠作为模型用来研究许多人类代谢性疾病以及复杂起因的疾病已经成为热点。基因敲除小鼠可以复制出人类疾病的大多数重要特征，用于分析疾病的病理生理学以及被打乱的生化代谢途径。但在某些情况下，基因工程小鼠仅复制出人类疾病的部分症状，或复制出的症状比人类要严重，或根本没有临床表现。在这种模型与人类疾病临床症状吻合较差的情况下，用模型分析疾病病理学就变得比较复杂。小鼠与人类遗传背景、代谢途径不同、可能的基因相互作用方式不同，会在这时作为一个突出的问题，使得模型的研究价值受到怀疑。

（二）基因工程猴模型

1. 基因工程猴作为人类特殊疾病动物模型 小鼠、大鼠是最常用的疾病模型动物，但啮齿类动物作为动物模型依旧存在许多局限，尤其是在神经科学、认知研究、发育与代谢性疾病研究等领域，大小鼠很难有与人接近的高级认知能力以及相近的发育代谢表型。许多以靶向治疗人脑疾病相关的药物开发也在鼠模型上以失败告终。

非人灵长类动物在基础研究和生物医药研究领域有重要的地位。相比于大小鼠等啮齿类哺乳动物，非人灵长类与人类有着更多相似的生物学特征，被认为是研究高等认知以及脑疾病最理想的模式动物。非人灵长类动物模型主要包括食蟹猴、恒河猴及绒猴。慢病毒载体感染和分子靶向核酸酶（ZFN、TALEN及CRISPR/Cas9等）是非人灵长类基因修饰模型构建中最常用的两种方法，已经可以成功地对非人灵长类的基因组进行基因修饰，获得外源基因过表达的转基因猴和目的基因定点切割的基因编辑猴。下面的例子用以说明转基因猴是如何被用来研究人类高级认知相关疾病的。

（1）慢病毒载体介导的基因工程猴模型

1）亨廷顿病猴模型：HD由人类亨廷顿蛋白（HTT）基因的第一个外显子中CAG三核苷酸重复序列的扩增引起。带有扩增片段多聚谷氨酰胺的突变HTT广泛表达于脑和外周神经末梢组织，但选择性的神经元变性则在大脑的纹状体和大脑皮质中最为突出。2007年，亨廷顿病（HD）的转基因恒河猴模型构建成功。在猴子身上可观察到不同程度的运动功能障碍、运动协调和不自主运动，非自主运动的严重程度、发作频率似乎取决于CAG重复的长度和整合位点的数量。

2）雷特综合征（Rett syndrome）猴模型：雷特综合征是一种严重影响儿童精神运动发育的疾病，临床特征为女孩起病，呈进行性智力下降，自闭症行为，手的失用，刻板动作及共济失调。甲基CpG结合蛋白2（methyl CpG binding protein 2，MeCP2）基因的突变发生在90%的雷特综合征患者中，这是一种具有自闭症表型的严重发育障碍，包含*MeCP2*的基因片段的重复导致MeCP2重复综合征，这与自闭症具有类似的核心症状。MeCP2转基因猴在一定程度上揭示了雷特综合征与自闭症的脑生理发育缺陷机制。

（2）靶向核酸酶介导的基因工程猴模型

1）雷特综合征猴模型：使用上述慢病毒载体介导可构建雷特综合征模型猴。应用TALEN技术特异性诱变猴X染色体中*MeCP2*基因无义突变，也可构建携带MeCP2突变和嵌合体的恒河猴和食蟹猴。发育成熟的子代可观察到典型雷特综合征与自闭症的核心症状。

2）迪谢内肌营养不良（Duchenne muscular dystrophy，DMD）猴模型：是一种相当严重的性联遗传肌肉失养症，男性患者大约在4岁开始就会产生肌肉无力的症状，此后症状即会开始快速恶化。本病属于伴性遗传，尚无有效治疗方法。使用CRISPR/Cas9技术，基于猴DMD基因中靶外显子4与46序列设计特定Cas9载体，诱变DMD基因无义突变，可构建迪谢内肌营养不良猴模型。

3）重症联合免疫缺陷（SCID）猴模型：利用ZFN和TALEN技术，将白细胞介素2受体亚基-γ（IL2RG）基因诱变突变，待胚胎发育成熟后检测其脐带血淋巴细胞提示基因编辑猴存在先天性淋巴缺陷，可获得了*IL2RG*基因编辑的重症联合免疫缺陷狨猴。

2. 基因工程猴模型的局限性 基因工程猴模型用于构建人脑与高级认知疾病相关的动物模型，具有小鼠模型所没有的优越性，但有一些局限性。一是猴模型成模时间长，猴具有一定的交配、繁殖期，无法像大小鼠能够连续进入繁殖链；二是通过慢病毒或靶向核酸酶方式进行编辑的猴模型，第一代通常以嵌合体方式存在。表型并不能精确地与基因编辑突变联系起来，需要继续进行配种纯合；三是运用ZFN、TALEN和CRISPR/Cas9技术编辑的猴模型容易出现“脱靶现象”，并且由于检测位点的限制，难以确定脱靶现象是否发生，不能确定表型与靶基因之间是否有联系。

（三）基因工程猪模型

猪在分类学上属于哺乳纲、偶蹄目、不反刍亚目、野猪科、猪属，属于杂食性与昼行性动物。猪（尤其是体重与人类似的小型猪），在食性、器官大小、解剖结构、生理功能、发育代谢等方面与人具备较高的相似性。相对于小鼠等小型啮齿类动物，因其器官大小、解剖结构、生理功能与人更相似，猪模型研究可直接对接临床。例如，猪的听力阈值及其对声波频率的敏感性与人几乎一致，再加上其与人相似的内耳大小和解剖结构，使得临床上现有的听力检测、耳科手术等治疗技术可直接用于猪模型。

猪可作为优良的听力损伤模型用于人耳聋治疗的临床前研究，如人工电子耳蜗植入等。但是，猪的实验成本相对小鼠更高，实验周期也相比小鼠更长。相对于猴等非人灵长类动物，猪又具有性成熟早（猪4～6个月，而猴则要4～5年）、产仔数多、时代间隔短、成本低等诸多优势，但其与人的相似性低于非人灵长类动物。因此，猪是整合了小型啮齿类动物和非人灵长类动物各自优势、价值相对均衡的模式动物，可作为从小动物过渡到灵长类动物甚至临床研究的桥梁。

猪是最早用于基因工程动物制备的大动物。随着基因编辑、转基因、体细胞克隆等遗传工程技术的进步，遗传修饰技术在猪疾病模型研制中的应用日益广泛。已报道的遗传修饰猪疾病模型约25种左右，主要包括色素性视网膜炎、肺纤维囊性化、脂质代谢紊乱、阿尔兹海默症、结肠癌、骨肉瘤、肺肿瘤、糖尿病、迪谢内肌营养不良以及免疫缺陷等病症。

本节就已相对成熟的猪疾病模型，包括视网膜疾病、囊性纤维化、糖尿病、脂代谢紊乱、神经系统疾病等，进行简要概述。

1. 视网膜疾病猪模型 猪是适宜的眼科疾病模型，其眼球大小和解剖结构与人的相似度超过非人灵长类动物，临床的眼科检测及治疗技术可直接用于猪模型；更重要的是，猪感光细胞在视网膜中分布模式与人相似，具有富含视锥细胞类黄斑区域（macula-like area），而小鼠视网膜则缺失这一结构。

色素性视网膜炎（retinitis pigmentosa，RP）是人类最常见的遗传性视力缺陷疾病，也是最早建立的基因工程猪人类疾病模型。其病理生理特征为早期夜盲症状，伴随周边视野障碍，视杆细胞（rod cell）缺失；随着时间的推移，视锥细胞（cone cell）逐步坏死，中央视野也逐步消失。研究人员通过在家猪体内表达猪源性*P347L*突变的视紫红质，制备了首例RP猪模型。该模型与人类似，在发病早期视杆细胞即严重缺失，而视锥细胞保留；随着疾病的发展，视锥细胞逐渐坏死，到20月龄时仅剩下单层形状异常的视锥细胞，视网膜电流检测值也显著降低。利用NIH近交小型猪品系制备的RP猪模型将人临床最常见的*P23H*突变基因表达于小型猪体内，呈现出了与人类似的视网膜病变。该模型不但疾病表型与人相似，个体大小更适宜于开展实验研究，同时由于该模型所用品系为近交系小型猪，个体之间具有相似的MHC抗原，这也为后续进行同种异体间的细胞治疗研究奠定了基础。

2. 囊性纤维化猪模型 囊性纤维化猪模型是经典的基因工程猪疾病模型。CF是高加索人群中最常见的常染色体隐性遗传病，是由囊性纤维化穿膜传导调节蛋白（cystic fibrosis transmembrane conductance regulator，CFTR）基因突变引起的，其致病突变携带率在该人群中高达5%。

CFTR蛋白是表达于呼吸道、小肠、胰腺导管、汗腺、睾丸等器官腔（管）道上皮表面的氯离子通道蛋白，其功能缺失后可导致胰腺功能不全、局灶性胆管硬化、输精管异常、复发且慢性的呼吸道感染、梗阻性肺病等症状。此外，约20%的*CFTR*基因突变胎儿会出现胎粪性肠梗阻。

CFTR突变小鼠为CF研究提供了有价值的线索，但小鼠模型缺乏梗阻性肺病表型，在胰腺、胆管、睾丸等器官也无人类疾病的典型病变。*CTFR*基因敲除猪模型呈现了预期的氯离子转运障碍，新生猪即表现出了典型的人类CF症状，包括严重胰腺损伤、局灶性胆管硬化以及新生儿胎粪肠梗阻等，此外在肝脏、膀胱及输尿管、输精管等均呈现与人相似的病理性损伤。

与人一样，新生的CF猪肺部组织无可见病理改变，但随着月龄的增加，CFTR敲除猪肺部出现呼吸道炎症、黏液聚集、阻塞以及细菌感染等梗阻性肺病症状，并进一步发现尽管新生CFTR敲除猪肺部组织及功能无可见异常，但其呼吸道对细菌的清除能力显著降低，为阐明CF发病机制提供了线索。

3. 糖尿病猪模型 猪的胰岛素与人仅有一个氨基酸的差异，猪血糖调控的阈值与人体也基本一致，其糖尿病诊断标准可直接套用人的标准。因此，猪是非常适宜的糖尿病研究模型。诱导性糖尿病猪模型可通过注射破坏β细胞的药物（如STZ）制备，可有效呈现1型糖尿病的疾病表型，但不能模拟临床自发性糖尿病的病理生理机制。通过转基因技术在猪胰岛细胞中表达肠降糖激素glucose-dependent insulinotropic polypeptide（GIP）受体（GIPR）的显性失活（dominant-negative）突变体（$GIPR^{dn}$）可构建2型糖尿病猪模型。转基因猪呈年龄依赖的胰岛素分泌和胰岛细胞的减少，有效模拟了人2型糖尿病的病理生理特征。通过在转基因表达猪胰岛素INS^{C94Y}突变体（人胰岛素INS^{C96Y}同源突变体），转基因猪呈现类似人的新生儿糖尿病表型。在肝细胞核因子1-alpha（hepatocyte nuclear factor 1α，HNF-1α）基因中携带有人同源显性失活突变（$HNF\text{-}1\alpha^{P291fsinsC}$）的猪，有效模拟了人青少年发病糖尿病（maturity onset diabetes of the young）的疾病表型。

4. 脂质代谢紊乱模型 脂质代谢疾病是人类常见重大疾病。相对于小鼠，小型猪在解剖学上以及心血管系统、消化系统和代谢等多项生理生化指标方面与人类有极大的相似性，并且猪的血浆脂蛋白谱也与人类比较相似。小鼠高脂模型很难在冠状动脉发生粥样硬化，其动脉粥样硬化的病变部位往往在主动脉，不能引发冠心病等类似人的重要疾病临床症状；而通过高脂饮食诱导，小型猪发生动脉斑块的类型和位置均与人类相似，主要发生在冠状动脉，表明猪的脂质代谢紊乱疾病表型与人更接近。

由于食饵性诱导猪模型建模周期长、成本高，通过基因工程技术突变血液胆固醇代谢关键基因，可有效加快脂质代谢紊乱疾病的病程，缩短建模周期，提高建模效率并降低成本。如LDLR敲除猪在饲喂高脂高胆固醇饲料4个月后即出现与人类相似的冠状动脉斑块，并且斑块内出血的比例达11%，斑块钙化比例达22%；PCSK9功能获得型突变的Ossabaw猪，无论是否用饮食诱导，在6个月即出现弥漫性的有坏死核心的斑块，其中冠状动脉斑块钙化达10%。但是，还没有能准确模拟临床病理生理机制的冠心病动物模型。冠心病是多基因疾病，在未来的研究中，通过多基因突变的集成并结合进一步的食饵性诱导，有望在猪模型中完整呈现临床冠心病发生、发展及转归的动态过程，培育能准确模拟临床病理生理机制的冠心病动物模型。

5. 神经系统疾病猪模型 相对于小型啮齿类动物，猪大脑的结构与人更相似，且猪具有更长的寿命，更适合研究年龄依赖性神经系统退行性疾病的发生、发展、转归及预后的动态过程。遗传性亨廷顿病、阿尔茨海默病、肌萎缩侧索硬化、帕金森病等因蛋白异常折叠所致的神经系统疾病猪模型均有报道。

HD是由致病基因huntingtin（*HTT*）的N末端含有扩张的多聚谷氨酰胺（ployQ）区所致的。polyQ的扩张被认为会导致亨廷顿蛋白的异常聚集，进而产生细胞毒性导致神经细胞死亡。将致病性人HTT突变全长基因或含有扩张polyQ区的亨廷顿蛋白N末端表达于小鼠，尽管转基因小鼠模型出现了蛋白异常聚集并呈现了预期的神经行为学表型，但转基因小鼠模型大脑缺乏人HD类疾病典型的神经细胞凋亡和明显的神经退行性病变。

研究人员将含有105个谷氨酰胺重复的亨廷顿蛋白N末端（N208-105Q）表达于转基因猪，尽管转基因猪在出生后死亡，未能检测其成年后的神经行为学表型，但转基因猪大脑呈现了人类HD典型的神经细胞凋亡症状。为了进一步研究HD猪模型的年龄依赖性病变，研究人员通过同源重组将猪*Htt*基因的第一外显子置换为含有150个CAG重复的人*Htt*基因第一外显子，创制了基因敲入（KI）HD猪模型。

KI HD猪模型出生后可长期存活，并随着年龄的增长，呈现了可遗传的年龄依赖性神经行为学表型。更重要的是，KI HD猪模型在大脑中呈现了与人相似的神经退行性病变，包括大脑萎缩、皮质厚度下降、纹状体萎缩并伴随严重的神经细胞凋亡、神经胶质细胞增加、侧脑室增大等症状。进一步研究发现，KI HD猪模型呈现与人一致的选择性神经退行性病变，其凋亡的神经细胞主要是位于纹状体尾状核的中型多棘神经元（medium spiny neurons），而硬膜区（putman）则未见明显的神经细胞退变，这与临床HD患者神经病理表型高度一致。

AD是一种多因素的进行性疾病，主要症状为记忆力减退、方向感缺失和痴呆，占人类痴呆病例的50%～80%，其中约0.1%的病例为家族性遗传病，呈常染色体显性遗传，突变基因主要为淀粉样前体蛋白（amyloid precursor protein，APP）、早老素蛋白PSEN1和PSEN2，这为建立遗传性AD猪模型提供了靶点。导致家族性AD疾病的基因突变为功能获得型错义突变，其主要病理表现为神经细胞外Aβ异常聚集形成的老年性斑块（senile plaque）和细胞内主要由高度磷酸化τ蛋白构成的神经原纤维缠结（neurofibrillary tangle），其分子机制被认为与分泌酶复合体（secretase complex）对跨膜的APP蛋白处理与清除异常有关。表达人致病性突变（K670N，M671L，V717F等）APP蛋白的转基因小鼠，可形成老年斑块，但胞内无神经原纤维缠结和神经细胞死亡等症状。即使将突变的PSEN1和APP蛋白共表达于转基因小鼠，上述症状亦未发生，说明小鼠并非AD疾病的最适宜模型。尽管单独表达致病性突变的APP或PSEN1蛋白的转基因哥廷根小型猪都未出现预期症状，但共表达致病性突变的APP和PSEN1蛋白的复合转基因猪在8～10月龄即出现了神经细胞内Aβ聚集斑块的AD早期症状，但其AD症状的进一步发展有待观察。由于猪具有更长的生命周期，可深入解析疾病发生发展的动态过程，若能建立与人类疾病表型高度相似的AD疾病猪模型，将有效推动AD疾病的发病机制及治疗研究。

ALS是成年后发病的进行性运动神经元退行性疾病，主要病理表型为上（下）运动神经元损伤、肌肉萎缩并最终瘫痪。临床ALS病例中，约10%为家族性遗传病，其中过氧化物歧化酶1（superoxidate dismutase 1，SOD1）是最常见的致病突变基因。研究表明，临床发现的SOD1突变并未改变SOD1分子的酶活性，推测突变分子更容易错误折叠导致蛋白聚集、进而损伤神经元是该病发生的可能机制。至于ALS疾病损伤为何局限于运动神经元，其机制尚未明确。

研究人员将在小鼠模型中研究较多的人G34A-SOD1突变体表达于猪，发现转基因猪呈现了与超表达相同人SOD1突变体小鼠不同的病理表型：SOD1突变蛋白聚集于细胞核，而非胞质，与人类疾病表型相似。进一步分析发现，SOD1突变蛋白在转基因猪胞核中的聚集是通过其与核蛋白PCPB1的结合实现的，表明相同的突变分子在不同物种所呈现的疾病表型存在种属差异。ALS疾病是年龄与剂量依赖性退行性疾病，猪更长的生长发育周期为更精准地解析疾病的发生发展进程提供了时间窗。

研究人员在人G93A-SOD1转基因猪模型中发现，转基因猪不但疾病表型与人相似，还呈现与人ALS发病进程相似且较长的“无症状发展期”（pre-symptomatic phase）；在这一时期，ALS发病主要标志分子TDP-43在转基因猪外周血单核细胞中表达持续增加，提示基于该模型有望进一步发现ALS发病的早期标志分子。

帕金森病（PD）是继AD之后人类第二大进行性神经退行性疾病，每100 000人中30～190人发病，其病理机制为大脑黑质区多巴胺能神经元的选择性缺失和残存神经元中路易小体（Lewy body，LB）或 Lewy 突起（LN）的形成。利用神经毒剂（6-OHDA 或 MPTP）损伤黑质，可有效制备包括猪在内的 PD 动物模型，但是，还没有成熟的基因工程 PD 疾病猪模型的报道。人 PD 疾病与 SCNA 突变相关，其编码的突变蛋白 α-synuclein 会在 SN 区神经元中参与形成 LB 或 LN。研究人员报道了利用 CRISPR-Cas9 技术将三种致病突变（E46K，H50Q 和 G51D）同时导入猪内源性 *SCNA* 基因中，获得了突变猪。

6. 基因工程猪模型的展望 基因工程猪模型在囊性纤维化、眼科疾病、糖脂代谢紊乱、神经系统退行性疾病等领域已初步呈现了其作为大动物疾病模型的独特优势。猪的器官大小、解剖结构、食性等与人相似，同时由于猪具有更长的寿命，猪呈现与人更接近的发育代谢表型。人类疾病与器官、组织以及细胞的发育代谢密切相关。

长期以来，小鼠等小型啮齿类动物因其寿命过短、发育代谢过快导致不能精准解析人类疾病发生、发展、转归及预后等动态过程及机制。例如，小鼠性成熟过快，不适宜于做儿科疾病模型；小鼠放疗后肠道、骨髓等辐射敏感器官很快修复，不能呈现人类放疗后肠道及骨髓损伤和修复障碍、长期消瘦等表型。

猪相比小鼠等小型啮齿类动物与人更接近、相比非人灵长类动物性成熟和繁殖更快、世代周期更短，是价值均衡的模式动物，将来在人类疾病、尤其是器官发育代谢相关疾病模型、异种器官移植供体以及人类器官异种再生等领域具有广阔的应用前景。

（王　勇　蔡卫斌　周晓杨）

参 考 文 献

[1] 秦川. 医学实验动物学. 2 版. 北京：人民卫生出版社，2015.

[2] Yeung ML，Yao Y，Jia L，et al. MERS coronavirus induces apoptosis in kidney and lung by upregulating Smad7 and FGF2. Nat Microbiol，2016，1：16004.

[3] 姜静，吕琦，李枫棣，等. 应用季节性流感病毒 H3N2 鼠适应株建立小鼠模型. 中国比较医学杂志，2019，29（6）：22-26.

[4] 陈孝平. 外科常用实验方法及动物模型的建立. 北京：人民卫生出版社，2003.

[5] 李才，任立群. 人类疾病动物模型的复制. 北京：人民卫生出版社，2008.

[6] 刘恩岐. 人类疾病动物模型. 2 版. 北京：人民卫生出版社，2014.

[7] 中国科学技术协会. 实验动物学学科发展报告. 北京：中国科学技术出版社，2016.

[8] Gao X，Tao Y，Lamas V，et al. Treatment of autosomal dominant hearing loss byin vivo delivery of genome editing agents. Nature，2018，553：217-221.

[9] Liu Z，Cai Y，Wang Y，et al. Cloning of Macaque Monkeys by Somatic Cell Nuclear Transfer. Cell，2018，172（4）：881-887.

[10] Motoba S，Liu Y，Lu F，et al. Embryonic Development following Somatic Cell Nuclear Transfer Impeded by Persisting Histone Methylation. Cell，2014，159：884-895.

[11] 刘真，蔡毅君，孙强. 非人灵长类基因修饰模型研究进展. 生物工程学报，2017，33（10）：1665-1673.

[12] Yang SH，Cheng PH，Banta H，et al. Towards a transgenic model of Huntington's disease in a non-human primate. Nature，2008，453（7197）：921-924.

[13] Liu Z，Li X，Zhang JT，et al. Autism-like behaviors and germline transmission in transgenic monkeys overexpressing MeCP2. Nature，2016，530（7588）：98-102.

[14] Liu HL，Chen YC，Niu YY，et al. TALEN-mediated gene mutagenesis in rhesus and cynomolgus monkeys. Cell Stem Cell，2014，14（3）：323-328.

[15] Chen YY，Zheng YH，Kang Y，et al. Functional disruption of the dystrophin gene in rhesus monkey using CRISPR/Cas9. Hum Mol Genet，2015，24（13）：3764-3774.

[16] Sato K，OiwaR，Kumita W，et al. Generation of a non-human primate model of severe combined immunodeficiency using highly efficient genome editing. Cell Stem Cell，2016，19（1）：127-138.

[17] Summer JR，Estrade JL，Collins EB，et al. Production of ELOVL4 transgenic pigs：a large animal model for Stargardt-like macular degeneration. Br J Ophthalmol，2011，95：1749-1754.

[18] Yan S，Tu Z，Liu Z，et al. A Huntingtin Knockin Pig Model Recapitulates Features of Selective Neurodegeneration in Huntington's Disease. Cell，2018，173（4）：989-1002.

思考题

1. 如何以科赫法则作为标准，建立符合该原则的感染性动物模型？

2. 按照什么路线建立感染性动物模型，或者描述一般流程。

3. 如何保证外科实验动物模型的可重复性和模型的一致性？

4. 常用化学诱导的PD模型有哪些？请指出其优缺点。

5. 常用什么实验动物进行Pristane诱导系统性红斑狼疮模型的制作？该模型的优势具体有哪些？

6. 链脲佐菌素作为药物诱导糖尿病时，如何产生不同的分型？

7. 常用什么实验动物构建MNNG诱发性胃癌动物模型？单一使用MNNG诱导动物胃癌的局限性有哪些？可用于提高MNNG胃癌诱发率的辅助优化方案有哪些？

8. CDX模型和PDX模型各有什么特征？

9. 移植性肿瘤的传代、接种方法有哪些？

10. 一个良好的疾病动物模型应具备哪些特点？

11. 简述基因工程动物模型在转化医学研究中的重要意义。

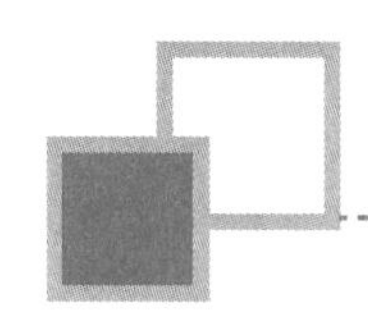

附录一　数据库及生物信息检索

实验动物在基础和应用科技领域展现强大支持作用的今天，国家和地方都越来越重视和加强该领域的数字化进程。一系列实验动物资源数据库和信息网站的建立标志着我国实验动物信息化发展到一个新的阶段。

一、实验动物数据库

实验动物学密切相关的数据库主要包括实验动物资源库、细胞库、基因库等。

（一）国内实验动物信息资源网站

1. 实验动物资源库

网址：http://www.lasdr.cn

依托单位：广东省实验动物监测所

简介：收录国家实验动物种质资源数据，包括小鼠、大鼠、兔、猴和犬等共22种动物195个品种/品系的常用实验动物种质资源。数据库包括资源数据和描述规范两个方面的内容：①实验动物资源数据，内容包括小鼠、大鼠、豚鼠、金黄地鼠、猴（非人灵长类）、犬、家兔、鸡、鱼、果蝇、猫、鸭、猪；②资源描述规范，包括基本信息、遗传数据、生理数据、生化数据、解剖数据。检索方式：实验动物资源分类、亚种或品系、省市、单位、地址、主要用途。

2. 中国实验动物信息网

网址：http://www.lascn.net

依托单位：广东省实验动物监测所

简介：国家科学技术部立项资助建立的面向全国的实验动物专业网站，中国自然科学数据库—实验动物资源库就挂在该网站栏目“应用平台”下的“国家实验动物资源库”下面。该网站的栏目有：新闻动态、法规与标准、电子期刊、科研动态、在线课堂、统计信息、检测中心、学会园地、种质资源和社区论坛等。

3. 实验动物品系库

网址：http://www.cnilas.org/Strains/index.html

依托单位：中国医学科学院医学实验动物研究所

简介：实验动物品系库致力于收集国内外所有实验动物品系资源信息，并注明每种资源的保种单位（或联系人），以方便使用者查询。已收录实验动物品系共计2.3万条，包括小鼠21 596条、大鼠2 062条、猴13条、犬5条、兔5条等。

4. 比较医学大数据平台

网址：http://com-med.org.cn

依托单位：中国医学科学院医学实验动物研究所

简介：基于国内外比较医学相关研究成果，以比较医学数据为主体内容建设的比较医学数据库系统。内容包括实验动物信息、人类疾病信息、比较医学信息、动物实验信息和相关产品信息五大模块，共计6 000多条数据。

（二）国外实验动物信息资源网站

1. MRC Harwell：An International Centre for Mouse Genetics

网址：http://www.har.mrc.ac.uk/

依托单位：美国哈佛大学小鼠资源中心（MRC）

简介：主要包括小鼠基因功能方面的数据，尤其是人类疾病小鼠模型的研究。MRC领先国际小鼠基因功能研究，拥有很多高端设施和小鼠遗传学、基因组学、表型学、信息学、计算生物学、病理学和其他领域的专家。

2. MMRRC（Mutant Mouse Regional Resource Centers）

网址：http://www.mmrrc.org

依托单位：美国国立研究资源中心（NCRR）

简介：MMRRC提供并冷冻保存具有科学价值的，经过基因工程改造的60 795个小鼠突变品系和15 000个ES细胞。MMRRC致力于坚持最高标准的实验设计和质量控制，以优化使用突变小鼠进行研究的可重复性。

3. EMMA（European Mouse Mutant Archive）

网址：https://www.infrafrontier.eu/

依托单位：欧洲小鼠突变资源联盟（EMMA）

简介：EMMA 提供 7 200 多种突变小鼠品系，包括靶向、转基因、核酸内切酶介导、诱导和其他类型的突变小鼠品系。EMMA 还保存了使用 EUCOMM/KOMP 靶向策略生成的 3 300 多种小鼠品系。

（三）模式生物基因组数据库

基因组数据库是分子生物信息数据库的重要组成部分，内容丰富、名目繁多、格式不一。基因组数据库的主体是模式生物基因组数据库，其中最主要的是各种人类基因组数据库，其次是小鼠、河豚、拟南芥、线虫、果蝇、酵母、大肠埃希菌等各种模式生物基因组数据库。此外，基因信息资源还包括染色体、基因突变、遗传疾病、分类学、比较基因组、基因调控和表达、放射杂交、基因图谱等。

1. Biosino

网址：http://www.biosino.org

依托单位：上海生命科学研究院生物信息中心

简介：含生物信息数据库，提供生物研究资源和信息服务。中国人核酸序列统计数据库（CDNAP）主要收集中国科研人员提交的核酸序列，可以从这个数据库中搜索序列，BLAST 序列比较，并可与 GenBank、EMBL、DDBJ 数据间进行格式转换。提供国际上各类生物数据库的本地下载服务。

2. NCBI（National Center for Biotechnology Information）

网址：http://www.ncbi.nlm.nih.gov

依托单位：美国国立生物技术信息中心

简介：NCBI 网站包含一系列的生物信息数据库资源和软件，数据库内容涉及核酸序列、蛋白序列、大分子结构、全基因组和通过 PubMed 检索的文献数据库 MEDLINE。主要的数据库包括：基因序列数据库（GenBank）、孟德尔人类遗传在线（OMIM）、完整基因组（UniGene）、NCBI 数据库参考序列（RefSeq）、表达序列标签数据库（dbEST）、基因组调查序列数据库（dbGSS）、序列标签位点数据库（dbSTS）、单核苷酸多态性数据（dbSNP）、人类基因组图谱、三维蛋白质分子模型数据库（MMDB）、分类数据库以及癌症基因组剖析计划（CGAP）等。涉及的物种包括：人，小鼠，大鼠，酵母，线虫，疟原虫，细菌，病毒，类病毒，质粒。NCBI 提供的软件包括 Entrez、BLAST、开放阅读框阅览器（ORF Finder）、电子 PCR、序列提交工具、Sequin 和 BankIt 等。

3. GenBank（NIH genetic sequence database）

网址：http://www.ncbi.nlm.nih.gov/Genbank

依托单位：美国国立生物技术信息中心

简介：GenBank 是 NIH 基因序列数据库，包含所有可以公开获得的 DNA 序列及注释信息。GenBank 同日本和欧洲分子生物学实验室的 DNA 数据库共同构成了国际基因序列数据库合作，每天交换数据。GenBank 拥有来自 47 000 个物种的 30 亿个碱基。GenBank 以指数形式增长，核酸碱基数目大概每 14 个月翻倍。

4. Genome database

网址：http://www.ncbi.nlm.nih.gov/genome

依托单位：美国国立生物技术信息中心

简介：基因组数据库包括各个物种的基因组、完整染色体、序列图谱、整合的遗传图谱和物理图谱。此数据库按内容不同分为 6 组：古生物，细菌，真菌，病毒，类病毒，质粒。

5. dbEST（Database of "Expressed Sequence Tags"）

网址：http://www.ncbi.nlm.nih.gov/dbEST

依托单位：美国国立生物技术信息中心

简介：dbEST 数据库专门收集 EST 数据，该数据库数据格式，包括识别符、代码、序列数据以及 dbEST 的注释摘要，也按 DNA 的种类分成了若干子数据库。

6. dbSTS（Database of "Sequence Tagged Sites"）

网址：https://www.ncbi.nlm.nih.gov/projects/dbSTS/

依托单位：美国国立生物技术信息中心

简介：dbSTS 是 NCBI 的一种数据库，主要收录基因标志序列或序列标志位点和图谱数据。dbSTS 中的注释包括有关实验者、实验条件和基因图谱定位等更为详细的信息。dbSTS 的检索方法和步骤与 dbEST 相同。

7. EMBL（European Molecular Biology Laboratory）

网址：http://www.embl.de/

依托单位：欧洲分子生物学实验室（EMBL）

简介：1982 年由欧洲分子生物学实验室建立，收录了所有已知的公共核酸与蛋白质序列数据，同时与 GenBank 和 DDBJ 同步更新。由欧洲生物信息研究所负责支持与维护，可进行核苷酸序列检索及序列相似性查询等。EMBL 数据库每天更新，同时每个季度以 CD-ROM 的形式进行公布和发行。EMBL 数据库包括核苷酸碱基排列顺序和注释两部分。

8. DDBJ（DNA Data Bank of Japan）

网址：http://www.ddbj.nig.ac.jp

依托单位：日本国立遗传学研究所的生物信息中心（CIB/DDBJ）

简介：日本核酸数据库创立于 1986 年，收录了所有已知的公共核酸与蛋白质序列数据，作为序列数据库国际合作组织（INSDC）成员，同时与 GenBank 和 EMBL 相互合作，同步更新。

9. HGMP（Human Genome Mapping Project，也叫 GenomeWeb）

网址：https://web.ornl.gov/sci/techresources/Human_Genome/redirect.shtml

依托单位：英国人类基因组图谱资源中心

简介：英国医学研究委员会所属人类基因组图谱资源中心（UK Human Genome Mapping Project Resource Center，HGMP-RC）提供基因组领域研究的领先工具，包含蛋白质序列、三维结构、基因序列、功能蛋白质与基因、基因组等数十种数据库。其主体研究分部和生物信息学分部设在 Hinxton 基因组研究院。Genome Web 所列网址最为详尽，搜集了世界各地基因组中心、基因组数据库、基因组图谱、基因组实验材料、基因突变、遗传疾病，以及生物技术公司、实验规程、网络教程、用户手册等。

10. GSDB（Genome Sequence Database）

网址：http://www.ncgr.org

依托单位：美国国家基因组资源中心

简介：GSDB 由美国新墨西哥州圣塔非的国家基因组资源中心创建。GSDB 收集、管理并且发布完整的 DNA 序列及其相关信息，以满足基因组测序中心需要。该数据库采用服务器 - 客户机关系数据库模式，大规模测序机构可以通过计算机网络向服务器提交数据，并在发送之前对数据进行检查，以确保数据的质量。GSDB 数据库中条目的格式与 GenBank 中的基本一致，主要区别是 GSDB 数据库中增加了 GSDBID 识别符。

11. GDB（Genome Database）

网址：http://www.gdb.org

依托单位：加拿大多伦多儿童医院生物信息中心

简介：美国约翰斯•霍普金斯大学于 1990 年建立的 GDB 是重要的人类基因组数据库。GDB 数据库用表格方式给出基因组结构数据，包括基因单位、PCR 位点、细胞遗传标记、EST、叠连体（Contig）、重复片段等；并可显示基因组图谱，其中包括细胞遗传图、连锁图、放射杂交图、叠连体图、转录图等；并给出等位基因等基因多态性数据库。1998 年底，GDB 主节点移至加拿大多伦多儿童医院生物信息中心。

12. KEGG（Kyoto Encyclopedia of Genes and Genomes）

网址：http://www.genome.ad.jp

依托单位：日本京都大学化学研究所生物信息中心

简介：京都基因和基因组百科全书（KEGG）是系统分析基因功能，联系基因组信息和功能信息的知识库。基因组信息存储在 GENES 数据库里，包括完整和部分测序的基因组序列；更高级的功能信息存储在 PATHWAY 数据库里，包括图解的细胞生化过程如代谢、膜转运、信号传递、细胞周期，还包括同系保守的子通路等信息；LIGAND 数据库包含关于化学物质、酶分子、酶反应等信息。

13. MGI（Mouse Genome Informatics）

网址：http://www.informatics.jax.org

维护机构：美国杰克逊研究所

简介：MGI 是小鼠基因组信息库，提供集成的小鼠遗传、基因组和生物学数据，以促进人类健康和疾病的研究。

14. RGD（Rat Genome Database）

网址：http://rgd.mcw.edu

依托单位：美国威斯康星医学院

简介：RGD旨在收集、巩固和整合大鼠基因及基因组的研究成果，并提供数量显著位点、突变和其他表型数据。数据包括基因序列、QTL、SSLP、EST、家系、图谱等。

15. UniGene（UniGene Resources）

网址：https://www.ncbi.nlm.nih.gov/unigene

依托单位：美国国立生物技术信息中心

简介：UniGene是NCBI维护的一个数据库，通过自动地对GenBank中EST、mRNA序列进行相似性分析，找到来自同一基因的序列拼接起来形成一个代表单一基因的UniGene Cluster，每一个UniGene Cluster包含代表单一基因的序列和相关信息，例如基因表达的组织类型和图谱定位信息。UniGene除了包括人的基因外，也包括小鼠、大鼠等其他模式生物的基因。

16. GOLD（Genomes OnLine Database）

网址：http://www.genomesonline.org

依托单位：美国西北大学

简介：最大、最全面的基因组计划数据库。共收录1 091个基因组计划，包括186个已公布的全基因组、490个原核生物正在进行的基因组计划和415个真核生物正在进行的基因组计划。数据覆盖3界、481个属、806个种、627个菌株、53个系统发生、9条染色体及其他各种数据、分析、索引的名称和链接，共10 596个数据、9 484个链接，被引用16 287次。186个已公布的全基因组中，古细菌18种、原核生物142种、真核生物26种；490个原核生物正在进行的基因组计划中，古细菌26种、原核生物461种。

17. TDB（TIGR Database）

网址：http://www.tigr.org/

依托单位：美国基因组研究所

简介：TDB数据库包括DNA及蛋白质序列、基因表达、细胞功能以及蛋白质家族信息等，并收录人、植物、微生物等的分类信息，是一套大型综合数据库。此外，该数据库还包括一个模式生物基因组信息库，收录了TIGR世界各地微生物、人、鼠等基因组信息。

18. ACeDB（A C. elegans DataBase）

网址：http://www.acedb.org

依托单位：英国桑格（Sanger）研究所

简介：AceDB是线虫（*Caenorhabditis elegans*）基因组数据库。Sanger中心已经将其用于线虫和人类基因组数据库的浏览和搜索。数据资源包括限制性图谱、基因结构信息、质粒图谱、序列数据、参考文献等。

19. AGP（Animal Genome Research Program）

网址：http://animal.dna.affrc.go.jp

依托单位：农业生物资源研究所、农林尖端技术研究所共同维护

简介：AGP是动物基因数据库，通过使用酵母人工染色体的标记来对基因进行检索存放，利用DNA标记也能够方便地从数据库中找到所需要的基因数据。

20. PANTHER（Protein ANalysis THrough Evolutionary Relationships）

网址：http://www.pantherdb.org

依托单位：美国斯坦福国际研究院（SRI International）

简介：通过研究基因功能来给基因分类，包含四个数据库，分别为基因库、蛋白质库、途径库、本体库。Genes库为人类、小鼠、大鼠和果蝇基因、转录本和蛋白质数据；Families and HMMs库为蛋白质家族分类信息，如系统发生树、多序列比对和HMMs数据；Pathways库为139个常规代谢途径相关的蛋白质序列信息；Ontologies库为蛋白质分子功能和生物学作用等数据。

21. SWISS-PROT

网址：https://web.expasy.org/docs/swiss-prot_guideline.html

依托单位：欧洲生物信息学研究所（EBI）

简介：SWISS-PROT是经过注释的蛋白质序列数据库，由欧洲生物信息学研究所维护。数据库由蛋白质序列条目构成，每个条目包含蛋白质序列、引用文献信息、分类学信息、注释等，注释中包括蛋白质的功能、转录后修饰、特殊位点和区域、二级结构、四级结构、与其他序列的相似性、序列残缺与疾病的关系、序列变异体和冲突等信息。

22. PDB（RCSB Protein Data Bank）

网址：http://www.rcsb.org

依托单位：结构生物信息学研究合作组织（RCSB）

简介：蛋白质数据库（PDB）是国际上唯一的生物大分子结构数据库，由美国Brookhaven国

家实验室建立。PDB 收集的数据来源于 X 线晶体衍射和磁共振数据，经过整理和确认后存档而成。PDB 数据库的维护由结构生物信息学研究合作组织（RCSB）负责。

（四）菌种细胞库

1. 国际菌种细胞库

网址：http://www.wdcm.org/

依托单位：国际菌种联盟

简介：国际微生物数据中心（World Data Centre for Microorganisms，WDCM）提供细胞培养物收藏目录、微生物菌株和细胞系数据库，以及生物多样性、细胞生物学和基因组学项目。

2. 美国 ATCC 菌种细胞库

网址：http://www.atcc.org

依托单位：美国典型培养物保藏中心

简介：ATCC 拥有世界上最大、品种最丰富的微生物、细胞系以及重组 DNA 资源。可以提供以下产品：细胞系（3 600 种，其中包括 950 种癌细胞系，1 000 种杂交瘤细胞）；细菌和噬菌体（18 000 种，其中常见种类 3 600 种，噬菌体 500 种）；真菌和酵母（27 000 种）；动植物病毒（3 592 种，其中动物病毒 2 000 种，植物病毒 1 592 种）；原生动物 1 200 种以及生物重组产品等。

3. 中国微生物菌种库

网址：http://www.im.ac.cn/database/aboutccccmc.html

依托单位：中国微生物菌种保藏管理委员会

简介：CCCCM 于 1979 年 7 月成立，与普通、农业、工业、医学、林业、抗生素和兽医等微生物学有关的七个菌种保藏管理中心。各保藏管理中心从事应用微生物各学科的微生物菌种的收集、保藏、管理、供应和交流。

4. 中国典型培养物保藏中心

网址：http://www.cctcc.org/

依托单位：中国科学院典型培养物保藏委员会

简介：中国科学院于 1996 年 4 月成立了中国科学院典型培养物保藏委员会。保藏的典型培养物包括细菌、放线菌、酵母菌、真菌、单细胞藻类、人和动物细胞系、转基因细胞、杂交瘤、原生动物，地衣，植物组织培养、植物种子、动植物病毒、噬菌体、质粒和基因文库等各类微生物（生物材料 / 菌种）。共保藏有来自 22 个国家或地区的各类培养物 19 000 株；其中专利培养物 3 800 多株，非专利培养物 15 000 多株；微生物模式菌株（type strain）1 000 多株，动物细胞系 1 000 多株，动植物病毒 300 多株。

5. 国家实验细胞资源共享平台

网址：http://www.cellresource.cn/ptjj.aspx

依托单位：中国医学科学院基础医学研究所

简介：实验细胞资源共享平台是国家自然科技资源平台的重要组成部分，主要任务包括：资源系统调查；规范制定及检验完善；实验细胞标准化整理整合；实验细胞资源数据库建设整合；实验细胞资源评价；实验细胞资源信息共享；实验细胞实物共享；珍贵新建资源的收集整理保藏。平台整合标准化整理、数字化表达实验细胞 2 400 余株系。

二、实验动物学专业期刊

（一）国内期刊

1.《中国实验动物学报》

出版周期：双月刊

主办单位：中国实验动物学会

地址：北京市朝阳区潘家园南里 5 号，100021

刊物简介：1993 年创刊，刊载有关实验动物和动物实验的理论专著、科研成果论文、科学实验新方法、新材料、实验动物新资源开发、新的动物品系的培育和应用以及与实验动物有关的其他学科的科学论述。

2.《中国比较医学杂志》

出版周期：月刊

主办单位：中国实验动物学会

地址：北京市朝阳区潘家园南里 5 号，100021

刊物简介：1991 年创刊，由中国实验动物学会主办的国家级学术期刊，主要刊载有关实验动物和动物实验的理论专著、科研成果论文、科学实验新方法、新材料、实验动物新资源开发、新的动物品系的培育和应用以及实验动物有关的其他学科的科学论述。

3. *Animal Models and Experimental Medicine*（*AMEM*）

出版周期：季刊

主办单位：中国实验动物学会

地址：北京市朝阳区潘家园南里 5 号，100021

刊物简介：*AMEM* 围绕实验动物科学基础和应用研究，聚焦实验动物物种资源、人类疾病动物模型资源、比较医学资源等，展示实验动物科学及实验医学的最新学术、理论、技术、应用成果，以及实验动物在生命科学、医学、生物学、药学、兽医学等交叉学科中的实验研究，拓展实验动物相关设备材料的研发、实验动物管理与法律标准、实验动物福利伦理等新思路，是一本注重学科交叉、注重成果转化、引领实验动物科学及实验医学发展的英文专业期刊。

4.《实验动物与比较医学》

出版周期：双月刊

主办单位：上海市实验动物学会，上海实验动物研究中心

刊物简介：1981 年创刊，国内实验动物科技领域第一本专业性学术刊物。兼顾普级与提高，刊登实验动物和动物实验两大领域的研究论文和文献综述、国内外动态等基础文章。

5.《实验动物科学》

出版周期：双月刊

主办单位：北京实验动物学学会，北京实验动物研究中心，北京实验动物管理委员会

地址：北京市朝阳区北苑路 28 号院 1 号楼 9 层（北科创业大厦），100012

刊物简介：1984 年创刊，1994 年改名为《实验动物科学与管理》，2007 年改为《实验动物科学》。所载栏目主要有研究报告、设施管理、综述进展、技术方法以及 3R 专栏等。

（二）国外期刊

1. *Laboratory Animals*（*Lab Anim-UK*）

出版周期：双月刊

主办单位：欧洲实验动物学会联合会（Federation of European Laboratory Animal Science Association，FELASA）和英国实验动物学会（Laboratory Animal Science Association，LASA）

刊物简介：该杂志为国际性杂志，发表生物医学研究中所有跟实验动物有关的文章，包括动物模型、实验动物微生物学、病例报告，技术革新，替代法，动物实验影响因素，动物模型的血液学、生物化学或病理学数据。

2. *ILAR Journal*（*ILAR J*）

出版周期：双月刊

主办单位：美国 NIH 实验动物研究所（Institute for Laboratory Animal Research，National Institutes for Health）

刊物简介：该杂志发表实验动物使用、管理和生物学研究材料应用方面的文章，一般为约稿。

3. *Comparative Medicine*（*Comp Med*）

出版周期：双月刊

主办单位：美国实验动物学会（American Association for Laboratory Animal Science，AALAS）

刊物简介：该杂志是比较和实验医学方面的国际杂志，发表比较医学和实验动物科学方面的文章。主要发表动物模型、动物生物学、实验动物医学、实验动物病理学、动物行为学、动物生物技术、动物福利以及相关主题文章。

4. *Journal of comparative pathology*（*J Comp Pathol*）

出版周期：4 期 / 半年

刊物简介：比较病理学杂志发表家畜及其他脊椎动物病理学比较方面的文章，包括组织病理学、超微结构、微生物学、免疫学、毒理学、寄生虫、功能、分子和临床病理等栏目。

5. *Animal Welfare*（*Anim Welfare*）

出版周期：双月刊

主办单位：英国动物福利大学联合会（Universities Federation for Animal Welfare，UFAW）

刊物简介：该杂志主要发表动物福利有关的科学研究和技术应用方面的文章，包括实验动物、农场动物、公园动物、伴侣动物和野生动物等。

6. *ATLA-alternatives to laboratory animals*（*ATLA-Altern Lab Anim*）

出版周期：双月刊

主办单位：英国医学实验动物替代法基金会（Fund for the Replacement of Animals in Medical Experiments，FRAME）

刊物简介：ATLA 发表所有与实验动物替代法有关的文章，包括论文、综述、快讯、新闻评论、会议报道和书讯等。

7. *Experimental Animals*（*Exp Anim Tokyo*）

出版周期：季刊

主办单位：日本实验动物学会（Japanese Association for Laboratory Animal Science，JALAS）

刊物简介：日本实验动物学会 1995 年主办的

杂志。内容涵盖以实验动物为主的生物医学基础和应用研究，也包括实验动物相关的技术、管理和动物福利。

8. *The Journal of the American Association for Laboratory Animal Science*(*J Am Assoc Lab Anim*)

出版周期：双月刊

主办单位：美国实验动物学会（American Association for Laboratory Animal Science，AALAS）

刊物简介：该杂志是美国实验动物学会官方杂志，主要面向AALAS成员，报道实验动物生物学、技术、设施管理和应用，以及AALAS活动方面的内容。

9. *Contemporary topics in laboratory animal science*(*CONTEMP TOP LAB ANIM*)

出版周期：双月刊

主办单位：美国实验动物学会（American Association for Laboratory Animal Science，AALAS）

刊物简介：美国实验动物学会官方杂志，2006年开始发行。内容包括评论性文章、书评、委员会报告、AALAS新闻等。面向实验动物相关技术人员、设施管理人员、实验动物医师、实验动物研究人员等发行。

10. *Lab Animal*(*Lab Anim*)

出版周期：月刊

刊物简介：该杂志出版实验动物科学各方面的文章，包括实验动物管理和饲养、疾病诊断和治疗、设施规划和管理、人员培训和教育及相关规章制度等。

三、国外实验动物社团组织

1. 国际实验动物科学联盟(International Council for Laboratory Animal Science, ICLAS)

网址：http://www.iclas.org

简介：ICLAS是国际性的非政府科学团体，在联合国教科文组织（UNESCO）和若干科学协会的主持下于1961年创立。ICLAS致力于在世界范围内促进和协调实验动物科学的发展，促进实验动物科学的国际合作，促进实验动物品质的确定和监测，收集和传播实验动物科学资料以及通过认定人道原则和科学职责促进在科研、测试和教学中按人道使用动物。

2. 亚洲实验动物学会联合会(The Asian Federation of Laboratory Animal Science Associations, AFLAS)

网址：http://www.aflas-office.org/

简介：AFLAS成立于2003年，是由亚洲各国家地区实验动物学会联合成立的科学组织，中国实验动物学会是创始国成员之一。其宗旨是推动亚洲各国实验动物学会或协会之间的国际合作，促进实验动物科学、技术和教育发展，支持实验动物科学相关活动，并致力于提高动物福利水平。

3. 欧洲实验动物学会联合会(Federation of European Laboratory Animal Science Associations, FELASA)

网址：http://www.felasa.eu

简介：由欧洲各国实验动物学会组成，开展学术交流、认证、教育培训工作，致力于欧洲实验动物科学水平的普及和提高。

4. 国际实验动物管理评估及认证协会(Association for Assessment and Accreditation of Laboratory Animal Care International, AAALAC)

网址：http://www.aaalac.org

简介：AAALAC成立于1965年，是一个非营利性的国际认证组织，主要职责是以认证的方式促进高品质的动物管理及应用，以推动生命科学的研究和教育。

5. 英国防止虐待动物协会(Royal Society for the Prevention of Cruelty to Animals, RSPCA)

网址：http://www.rspca.org.uk

简介：RSPCA是世界上历史最悠久且最著名的动物福利组织，从事防止虐待动物、促进动物善待的工作。在英国，执行动物保护法律的任务主要由RSPCA的动物保护检查员负责。

6. 动物福利大学联合会(Universities Federation for Animal Welfare, UFAW)

网址：http://www.ufaw.org.uk

简介：UFAW成立于1926年，于1938年改为现名。UFAW出版《UFAW实验动物饲养管理手册》及其他出版物，致力于动物福利问题研究和推广。

7. 英国实验动物学会(The Laboratory Animal Science Association of the United Kingdom, LASA)

网址：http://www.lasa.co.uk

简介：英国实验动物学会致力于提高实验动物使用、管理和福利科学研究，推动3R研究。

8. 加拿大实验动物管理委员会（Canadian Council on Animal Care，CCAC）

网址：http://www.ccac.ca

简介：CCAC成立于1968年，1982年改组为独立社团组织，是加拿大有关动物使用的主要咨询和评审机构。制定的《实验动物管理与使用指南》一直作为管理和使用实验动物的基本准则。

9. 澳大利亚和新西兰动物研究和教育事业协会（Australian and New Zealand Council for the Care of Animals in Research and Teaching，ANZCCART）

网址：https://anzccart.org.nz/

简介：ANZCCART成立于1987年，是一个由19个机构成员组成的独立团体，通过各成员组织，支持和宣传《澳大利亚动物饲养管理和为科学目的应用动物条例》，为动物实验伦理委员会、制定规章的机构、授权机构、政府部门、动物福利组织等提供指导和有关资料信息。

10. 美国实验动物福利办公室（Office of Laboratory Animal Welfare，OLAW）

网址：https://olaw.nih.gov

简介：美国NIH下属管理实验动物福利问题的机构，网站包括美国实验动物福利有关的政策法规、认证、发放资料及其他资源。

11. 美国实验动物资源研究所（The Institute for Laboratory Animal Research，ILAR）

网址：https://www.nationalacademies.org/ilar

简介：ILAR对在科研、测试和教学中科学、技术和人道地使用动物和有关的生物学资源制定工作手册和传播有关资料。ILAR促进高质量、人道地管理动物，以及合理使用动物和替代物。

（孔　琪　张焕铃）

附录二 实验动物常用数据

一、实验动物环境条件数据

附表 2-1-1 实验动物生产间的环境技术指标

项目	指标								
	小鼠、大鼠		豚鼠、地鼠			犬、猴、猫、兔、小型猪			鸡
	屏障环境	隔离环境	普通环境	屏障环境	隔离环境	普通环境	屏障环境	隔离环境	屏障环境
温度/℃	20～26		18～29	20～26		16～28	20～26		16～28
最大日温差/℃≤	4								
相对湿度/%	40～70								
最小换气次数/(次/h)≥	15[a]	20	8[b]	15[a]	20	8[b]	15[a]	20	—
动物笼具处气流速度/(m/s)≤	0.20								
相通区域的最小静压差/Pa≥	10	50[c]	—	10	50[c]	—	10	50[c]	10
空气洁净度/级	7	5或7[d]	—	7	5或7[d]	—	7	5或7[d]	5或7
沉降菌最大平均浓度/(CFU/0.5h·Φ90 mm平皿)≤	3	无检出	—	3	无检出	—	3	无检出	3
氨浓度/(mg/m^3)≤	14								
噪声/dB(A)≤	60								
照度/(lx) 最低工作照度≥	200								
照度/(lx) 动物照度	15～20					100～200			5～10
昼夜明暗交替时间/h	12/12或10/14								

注1：表中—表示不作要求。

注2：表中氨浓度指标为动态指标。

注3：普通环境的温度、湿度和换气次数指标为参考值，可在此范围内根据实际需要适当选用，但应控制日温差。

注4：温度、相对湿度、压差是日常性检测指标；日温差、噪声、气流速度、照度、氨气浓度为监督性检测指标；空气洁净度、换气次数、沉降菌最大平均速度、昼夜明暗交替时间为必要时检测指标。

注5：静态检测除氨浓度外的所有指标，动态检测日常性检测指标和监督性检测指标，设施设备调试和/或更换过滤器后检测必要检测指标。

[a] 为降低能耗，非工作时间可降低换气次数，但不应低于10次/h。

[b] 可根据动物种类和饲养密度适当增加。

[c] 指隔离设备内外静压差。

[d] 根据设备的要求选择参数。用于饲养无菌动物和免疫缺陷动物时，洁净度应达到5级。

资料来源：GB 14925—2010《实验动物 环境及设施》。

附表 2-1-2 动物实验间的环境技术指标

项目	指标								
	小鼠、大鼠		豚鼠、地鼠			犬、猴、猫、兔、小型猪			鸡
	屏障环境	隔离环境	普通环境	屏障环境	隔离环境	普通环境	屏障环境	隔离环境	屏障环境
温度/℃	20～26		18～29	20～26		16～26	20～26		16～26
最大日温差/℃≤	4								
相对湿度/%	40～70								
最小换气次数/(次/h)≥	15[a]	20	8[b]	15[a]	20	8[b]	15[a]	20	—
动物笼具处气流速度/(m/s)≤	0.2								
相通区域的最小静压差/Pa≥	10	50[c]	—	10	50[c]	—	10	50[c]	50[c]
空气洁净度/级	7	5 或 7[d]	—	7	5 或 7[d]	—	7	5 或 7[d]	5
沉降菌最大平均浓度/(CFU/0.5h•Φ90 mm 平皿)≤	3	无检出	—	3	无检出	—	3	无检出	无检出
氨浓度(mg/m³)≤	14								
噪声/dB(A)≤	60								
照度/(lx) 最低工作照度≥	200								
照度/(lx) 动物照度	15～20					100～200			5～10
昼夜明暗交替时间/h	12/12 或 10/14								

注 1：表中—表示不作要求。

注 2：表中氨浓度指标为动态指标。

注 3：普通环境的温度，湿度和换气次数指标为参考值，可在此范围内根据实际需要适当选用，但应控制日温差。

注 4：温度、相对湿度、压差是日常性检测指标；日温差、噪声、气流速度、照度、氨气浓度为监督性检测指标；空气洁净度、换气次数、沉降菌最大平均速度、昼夜明暗交替时间为必要时检测指标。

注 5：静态检测除氨浓度外的所有指标，动态检测日常性检测指标和监督性检测指标，设施设备调试和/或更换过滤器后检测必要检测指标。

[a] 为降低能耗，非工作时间可降低换气次数，但不应低于 10 次/小时。

[b] 可根据动物种类和饲养密度适当增加。

[c] 指隔离设备内外静压差。

[d] 根据设备的要求选择参数。用于饲养无菌动物和免疫缺陷动物时，洁净度应达到 5 级。

资料来源：GB 14925—2010《实验动物 环境及设施》。

附表 2-1-3　各类动物所需居所最小空间

项目	小鼠			大鼠			豚鼠		
	<20g 单养时	>20g 单养时	群养（窝）时	<150 g 单养时	>150 g 单养时	群养（窝）时	<350 g 单养时	>350 g 单养时	群养（窝）时
底板面积 /m²	0.006 7	0.009 2	0.042	0.04	0.06	0.09	0.03	0.065	0.76
笼内高度 /m	0.13	0.13	0.13	0.18	0.18	0.18	0.18	0.21	0.21
项目	地鼠			猫		猪		鸡	
	<100g 单养时	>100g 单养时	群养（窝）时	<2.5kg 单养时	>2.5kg 单养时	<20kg 单养时	>20kg 单养时	<2kg 单养时	>2kg 单养时
底板面积 /m²	0.01	0.012	0.08	0.28	0.37	0.96	1.2	0.12	0.15
笼内高度 /m	0.18			0.76（栖木）		0.6	0.8	0.4	0.6
项目	兔			犬			猴		
	<2.5kg 单养时	>2.5kg 单养时	群养（窝）时	<10kg 单养时	10～20kg 单养时	>20kg 单养时	<4kg 单养时	4～8kg 单养时	>8kg 单养时
底板面积 /m²	0.18	0.2	0.42	0.6	1	1.5	0.5	0.6	0.9
笼内高度 /m	0.35	0.4	0.4	0.8	0.9	1.1	0.8	0.85	1.1

资料来源：GB 14925—2010《实验动物　环境及设施》。

附表 2-1-4　各种实验动物的代谢量和换气量

动物	体重 /g	代谢量（与 1 人等价动物数）	保持良好空气状态所（只）	
			气流 /m³	换气量 /（m³·h⁻¹）
小鼠	21	672	0.085	0.85
大鼠	200	110	0.113	1.27
	400	73	—	—
金黄地鼠	—	—	0.226	2.54
豚鼠	410	70	0.170	1.70
家兔	2 600	21	0.283	3.20
犬	14 000	5	4.250	47.20
猫	3 000	16	1.000	17.00
猴	—	16	—	—

资料来源：施新猷. 现代医学实验动物学. 北京：人民军医出版社，2000.

注：表中—表示无数据。

附表 2-1-5　实验动物饮用水的纯化和处理

方法		效果比较
水纯化方法	粒子过滤法	过滤直径在 0.2～5.0μm 之间物质，能够有效地防御水生污染物。然而盛放过滤粒子的容器应定期检查和更换。
	活性炭过滤法	吸附来自水中的有机物，也可以去除动物饮用水系统中的氯和有机物质。
	反渗透法	可以除去矿物质、细菌、内毒素 / 热源质和病毒。
	去离子化	通过离子交换树脂，除去不溶性的离子化合物，但不能除去有机物质、细菌或是其他的微生物。
水处理方法	氯化作用	能有效地杀灭致病的细菌和病毒，pH 5～7 时，氯发挥作用最好。
	酸化作用	pH 2.5～3.0 时，60s 内可以有效地杀灭铜绿假单胞菌和其他革兰氏阴性菌。
	紫外线照射	紫外线能量可以穿透细胞膜，进入到细胞体内，破坏细胞 DNA，阻止细菌的复制，不能改变水的化学成分。

资料来源：北京市实验动物管理办公室. 屏障设施运行与管理. 北京：军事医学科学出版社，2002.

附表 2-1-6　不同种动物饲养室与排气口中恶臭物质

动物种别		小鼠	大鼠	家兔	犬	猫	猴	总排气口
面积 /m^2		9.6	21.6	86.4	21.6	21.6	14.4	n=7
收容只数		340	280	205	24	19	19	
恶臭物质	氨气 /($mg \cdot L^{-1}$)	19.0	1.8	26.7	24.7	15.0	23.7	2.5±0.7
	甲基硫醇 /($g \cdot L^{-1}$)	0.1	0.1	0.1	2.6	1.7	0.8	0.07
	硫化氢 /($g \cdot L^{-1}$)	0.1	0.5	0.4	3.7	7.5	3.4	0.45±0.19
	硫化甲基 /($g \cdot L^{-1}$)	0.2	0.2	0.6	1.6	0.8	0.3	0.06
	三甲胺 /($g \cdot L^{-1}$)	未检出	未检出	—	—	—	—	—
	苯乙烯 /($g \cdot L^{-1}$)	未检出	未检出	—	—	—	—	—
	乙醛 /($g \cdot L^{-1}$)	未检出	未检出	未检出	未检出	未检出	未检出	未检出
	二硫化甲基 /($g \cdot L^{-1}$)	未检出	未检出	未检出	0.6	0.4	未检出	未检出

资料来源：施新猷．现代医学实验动物学．北京：人民军医出版社，2000.

注：1. 星期一清扫前测定。各室温度均为 22℃±2℃，湿度均为 50%±10%，换气次数均为 10 次 /h，各数值取 3 次的平均值。

2. —表示未测定。

附表 2-1-7　动物实验室工作服式样和选择

工作服		选择
普通隔离衣		普通环境
屏障环境工作服	连衣裤的洁净工作服 分离型洁净工作服 大衣型洁净工作服	屏障环境

附表 2-1-8　国内外有关悬浮粒子的测定的标准

洁净度等级	中国国家卫生健康委员会 GMP（2010 年修订）		美国联邦标准 FS-209E		世界卫生组织及欧盟 GMP	
	尘粒数 /m^3		等级限值 /m^3		尘粒的最大允许数 /m^3	
	≥0.5μm	≥5μm	≥0.5μm	≥5μm	≥0.5μm	≥5μm
100	≤3 500	0	3 530	—	3 500	—
10 000	≤350 000	≤2 000	353 000	2 470	350 000	2 000
100 000	≤3500 000	≤20 000	3 530 000	24 700	3 500 000	20 000

资料来源：GB/T 16292—2010《医药工业洁净室（区）悬浮粒子的检测方法》。

二、实验动物生理解剖学数据

附表 2-2-1 人类与实验动物的临床观察指标

动物种类	血压 /kPa		呼吸频率 /（次 /min）	心率 /（次 /min）	体温 /℃
	收缩压	舒张压			
人	16.7 13.30～20.0	10.7 8.0～13.3	17.5 15～20	75 50～100	36.8 36.5～37
猴	21.10 18.60～23.4	13.35 12.2～14.5	40 31～52	150 120～180	38.5 37.0～40.0
犬	15.99 12.66～18.15	7.99 6.39～9.59	18.0 11～37	120 109～130	38.5 37.5～39.0
猫	12.12 11.11～14.14	7.57 6.57～10.10	26 20～30	125 110～140	39.0 38.0～39.5
猪	17.07 14.54～18.68	10.91 9.90～12.12	15 12～18	75 60～90	38.5 38.0～39.0
兔	14.66 12.66～17.33	10.66 8.00～12.0	51.0 38～60	205 123～304	39.0 38.5～39.5
豚鼠	11.60 10.67～12.53	7.53 7.33～7.73	90.0 69～104	280 260～400	38.5 38.2～38.9
金黄地鼠	15.15 12.12～17.77	11.11 7.99～12.12	74.0 33～127	375 250～500	37.0 36.0～38.0
大鼠	13.07 10.93～15.99	10.13 7.99～11.99	85.5 66～114	328 216～600	38.2 37.8～38.7
小鼠	14.79 12.67～18.40	10.80 8.93～11.99	128 84～163	600 323～730	38.0 37.2～38.8
牛	13.54 12.53～16.77	8.89 8.08～12.12	20 10～30	48 45～50	38.5 38.0～39.0
马	9.09 8.69～9.90	5.96 4.34～8.48	11.9 10.6～13.6	38 35～40	37.5 37.0～38.0
绵羊	11.52 9.09～14.14	8.48 7.67～9.09	16 12～20	—	39.1 38.3～39.9
鸡	20.0	16.0	10	300 250～350	41.0 40.5～41.5

资料来源：施新猷. 现代医学实验动物学. 北京：人民军医出版社，2000.

注：—表示无数据。

附表 2-2-2 人类与实验动物潮气量、通气量、耗氧量、肺泡面积、肺表面积比较

动物种类	潮气量 /ml	通气量 /（L/min）	耗氧量 /[ml/（g•h）]	肺泡面积 /m^2	肺表面积 /（m^2/kg）
人	500	6～8		50～100	
猴	21.0 9.80～29.0	0.86 0.31～1.41	0.76～0.83		
犬	320 251～432	5.21 3.30～7.40	0.38～0.65	6.80	2.30
猫	12.4	0.32	0.52～0.93	7.20	2.80
猪		3.70	0.15～0.26		
兔	21.0 19.30～24.60	1.07 0.80～1.14	0.47～0.85	5.21	2.50
豚鼠	1.80 1.00～3.20	0.16 0.10～0.38	0.76～0.83	1.47	3.20
金黄地鼠	0.80 0.42～1.20	0.060 0.033～0.083	0.60～1.40		
大鼠	0.86 0.60～1.25	0.073 0.050～0.101	0.68～1.10	0.56	3.30
小鼠	0.15 0.09～0.23	0.024 0.011～0.036	1.63～2.17	0.12	5.40
牛	3 050 2 700～3 400	93 82～104	0.12～0.20		
马	9 060 8 520～9 680	107	0.18～0.32		
绵羊	310	5.70	0.15～0.26		

资料来源：施新猷. 现代医学实验动物学. 北京：人民军医出版社，2000.

附表 2-2-3 常见实验动物的平均寿命及最长寿命参考值

单位：年

动物种类	最长寿命	平均寿命	动物种类	最长寿命	平均寿命
猩猩	37	20	豚鼠	7	5
狒狒	24	15	大鼠	5	4
马、驴	50	25	小鼠	3	2
猴	30	10	田鼠	3	2
犬	20	10	猪	27	16
猫	30	12	山羊	18	9
家兔	15	8			

资料来源：孔利佳，汤宏斌. 实验动物学. 武汉：湖北科学技术出版社，2002.

附表 2-2-4 实验动物常用繁殖生物学数据

动物种类	性成熟年龄（生后）	繁殖适龄期（生后）	成熟时体重	性周期/d	发情持续时间	发情性质	发情后排卵时间	妊娠期/d	哺乳期/d	产仔数/只	寿命/年
小鼠	♂ 37～60d ♀ 36～50d	65～90d	18g 以上	4～5	12h （8～20）h	全年、多发性	2～3h	18～21	18～23	6～15	1～4
大鼠	60d	80～110d	180～280g	4～5	13.3h （8～20）h	全年、多发性	8～10h	19～23	21	6～12	3～5
豚鼠	♂ 30d ♀ 30～45d	12～14 周	350～370g	16.5 （12～18）	8h （1～18）h	全年、多发性	10h	68 （62～72）	21	3.5 （1～6）	4～7
兔	小型：4 个月 中型：5 个月 大型：6 个月	小：6 个月 中：7 个月 大：8 个月	2.5kg 以上	8～15	3～5d	全年均有交配可能	交配后刺激排卵，交配后 10.5h	32 （29～36）	40～45	6 （1～10）	8～10
犬	♂ 6～8 个月 ♀ 5 个月	1～2 年	7～18kg	180 （120～240）	9d （4～13）d	单发情，每年春秋 2 次	1～3d	60 （58～65）	45～60	1～8	10～20
猫	6～10 个月	10～12 个月	2～3kg	14 （15～28）	4d （3～10）d	季节的多发性，每年 2 次	交配后 25～27h	63 （60～68）	60	1～5	12～30
猴	♂ 4 年 ♀ 2.5 年	♂ 5.5 年 ♀ 4.5 年	4kg 以上	28 （21～35）	4～6d	单发情，11 月～3 月	月经开始后 9～20d	164 （148～180）	6 个月	1	10～30
山羊	6 个月	1～2 年	♂ 75kg ♀ 45kg	21 （15～24）	2.5 （2～3）d	多发情，秋	9～19h	151 （140～160）	3 个月	1～3	
绵羊	7～8	8～10 个月	♂ 80kg ♀ 55kg	16 （14～20）	1.5 （1～2）d	多发情，秋	12～18h	150 （140～160）	4	1～2	10～14
马	1～2 年	3～5 年		21							
鸡	4～6 个月	4～6 个月	1.5～3kg								
蟾蜍						4 日～4 周	每年 2 月下旬至 3 月上旬			5 000 个	10
青蛙						排卵前数日间（交尾）	每年 1 次，4～7 月间			1 000～4 000	10

资料来源：孙以方. 医学实验动物学. 兰州：兰州大学出版社，2005.

附表 2-2-5 常用实验动物的体表面积

动物种类	体重/g	按公式计算出的动物体表面积/cm^2		成年动物的体表面积		
		lg 0.8762+0.698lgp*	S=$KW^{2/3}$/10 000*	体表面积/cm^2	体表/体重(cm^2/kg)	身体容积/L
小鼠	18.00	56.53	78.29	60.00	3 000	—
	30.00	80.76	110.06			
大鼠	180	282.00	291.05	300	1 500	0.264
	340	439.60	443.98			
豚鼠	200	303.50	290.69	480	1 200	0.527
	500	575.50	535.40			
兔	1 000	1 239	1 631.32	1 800	720	3.16
	3 500	2 187	2 866.08			
猫	2 000	1 515	1 571.52	2 000	660	—
	5 000	2 862	2 894.76			
犬	10 000	4 658	4 889.70	—	—	—
	15 000	6 181	6 538.36			

资料来源：朱愉，多秀瀛. 实验动物的疾病模型. 天津：天津科技翻译出版公司，1997.

*注：P=动物体重(g)，W=动物体重(g)，K=常数，S=体表面积。

附表 2-2-6 常见实验动物的血液学常规检测参考正常值

	小鼠	大鼠	兔	豚鼠	犬	猴
白细胞总数/(10^3/μl)	8.4 (5.1～11.6)	12.5 (8.7～18)	9.0 (5.5～12.5)	12.5 (8.7～18)	14.79 (11.31～18.27)	10.1 (5.5～12.0)
中性细胞/%	17.9 (6.7～37.2)	22 (9～34)	46 (38～54)	22 (9～34)	68 (62～80)	21～47
淋巴细胞/%	69 (63～75)	73 (65～84)	39 (28～50)	73 (65～84)	21 (10～28)	47～65
单核细胞/%	1.2 (0.7～2.6)	2.3 (0～5)	8.0 (2.5～7.5)	2.3 (0～5)	5.2 (3～9)	0.1～1.5
嗜碱性细胞/%	0.5 (0～1.5)	0.5 (0～1.5)	5.0 (2.5～7.5)	0.5 (0～1.5)	0.7 (0～2)	0～2
血小板/(10^3/ml)	100～1 000	787～967	480 (304～656)	787～967	280～402	295～481
血细胞比容/%	43 (42～44)	46 (39～53)	35.2 (28.6～41)	46 (39～53)	44 (35～54)	42 (32～52)
红细胞/(10^6/ml)	9.3 (7.7～12.5)	8.9 (7.2～9.6)	5.7 (4.5～7.0)	8.9 (7.2～9.6)	6.8 (5.5～8.5)	5.2 (3.6～6.8)
血红蛋白/(g/100ml)	13.4 (12.2～16.2)	14.8 (12～17.5)	11.9 (8～15)	14.8 (12～17.5)	14.8 (11～18)	32.0
一次性放血最大容积/(5ml/kg)	5	—	—	—	—	—
血液凝固时间/min	2～10	—	—	—	—	—
部分凝血激活酶时间/s	55～110	—	—	—	—	—
凝血酶原激活时间/s	7～19	—	—	—	—	—

资料来源：孔利佳，汤宏斌. 实验动物学. 武汉：湖北科学技术出版社，2002.

附表 2-2-7　常见实验动物心电图正常参考值

项目	人	猴	犬	猫	兔	豚鼠	大鼠	小鼠
P/s	<0.11	0.032 0.024～0.046	0.062 0.054～0.070	0.030 0.025～0.035	0.053	0.022 0.015～0.028	0.015 0.011～0.019	0.022 0.017～0.027
P/mV	<0.25	0.120	0.26 0.20～0.32	—	—	—	—	0.062 0.039～0.085
QRS/s	0.08 0.06～0.10	0.039 0.030～0.077	0.034 0.032～0.036	0.030 0.021～0.039	0.042	0.038 0.033～0.048	0.015 0.013～0.017	0.011 0.009～0.012
QRS/mV	—	0.317 0.21～0.91	—	—	—	—	—	—
T/s	—	0.037 0.023～0.051	0.128 0.108～0.148	—	0.065	0.044 0.035～0.060	0.064 0.050～0.076	—
T/mV	—	—	0.60 0.28～0.92	—	—	—	—	—
R/mV	—	—	3.66 3.00～4.32	—	—	—	—	0.527 0.379～0.675
S/mV	0.8	—	1.30 0.72～1.88	—	—	—	—	—
R-R/s	0.6～1.2	—	0.47 0.37～0.57	0.38 0.31～0.45	—	0.054 0.048～0.060	—	—
P-Q/s	—	0.07 0.060～0.080	0.10 0.09～0.11	—	—	0.055 0.044～0.068	—	0.041 0.036～0.046
Q-T/s	0.38 0.32～0.44	0.14 0.13～0.15	0.19 0.17～0.21	0.17 0.14～0.20	0.140	0.116 0.106～0.144	0.079 0.065～0.092	0.045 0.042～0.048
P-R/s	0.16 0.12～0.20	0.084 0.062～0.106	0.10 0.08～0.12	0.08 0.07～0.09	0.063	0.050 0.044～0.68	0.049 0.042～0.056	—

资料来源：施新猷．现代医学实验动物学．北京：人民军医出版社，2000.

注：—表示无数据。

附表 2-2-8　实验动物正常血压数值

动物种类	动物数与性别	麻醉情况	血压 /mmHg	
			收缩压	舒张压
猴	14	不麻醉	150（137～188）	127（112～152）
马	173 ♂	不麻醉	98（90～104）	64（45～86）
	43 ♀	不麻醉	90（86～98）	59（43～84）
	青年 5 ♂ 3 ♀	不麻醉	80	50
牛	—	不麻醉	134（124～166）	88（80～120）
	青年 4	—	157（133～177）	
山羊	—	不麻醉	120（112～126）	84（76～90）
绵羊	13	局麻	114（90～140）	
猪	—	不麻醉	169（144～185）	108（98～120）
犬	13	不麻醉	112（95～136）	56（43～66）
	22	戊巴比妥钠	149（108～189）	100（75～122）
	67 ♂	巴比妥钠	134（85～190）	
	80 ♀	巴比妥钠	125（60～170）	
猫	5	巴比妥钠或乙醚	120	75
	191 ♂	氨基甲酸乙酯	129（67～216）	
	208 ♀	氨基甲酸乙酯	121（62～200）	

续表

动物种类	动物数与性别	麻醉情况	血压/mmHg	
			收缩压	舒张压
兔	32	不麻醉	110（95～130）	80（60～90）
豚鼠	8	乙醚、戊巴比妥	77（28～140）	47（16～90）
大鼠	124	戊巴比妥	129（88～184）	91（58～145）
	100	不麻醉	98（82～120）	—
小鼠	9	氨基甲酸乙酯或乙醚	113（95～125）	81（67～90）
	青年 19	不麻醉	111（95～138）	—
金地鼠	—	戊巴比妥钠	（120～170）	

资料来源：朱愉，多秀瀛．实验动物的疾病模型．天津：天津科技翻译出版公司，1997.

注：1mmHg＝133.322Pa。

附表 2-2-9 人和实验动物红细胞总数、比容、体积、大小和血红蛋白浓度

实验动物	红细胞总数/（×10^6/mm^3）	血细胞比容/（ml/100ml）	红细胞体积/μm^3	红细胞大小/μm	血红蛋白浓度		单个红细胞 Hb 含量/μg
					g/100ml 血	g/100ml 红细胞	
人	4.75 4.0～5.5	47 40～54	85 80～90	7.2 6.7～7.7	14 12～16	34 32～36	21 19～23
牛	8.1 6.1～10.7	40 33～47	50 47～54	5.9	11.5 8.7～14.5	29.0	—
马	9.3 8.21～10.35	33.4 28～42	—	5.5	11.1 8～14	33.0	—
猕猴	5.2 3.6～6.8	42 32～52	—	—	12.6 10～16	30.0	—
犬	6.3 4.5～8.0	45.5 38～53	66 59～68	7.0 6.2～8	14.8 11～18	33 30～35	23 21～25
猫	8.0 6.5～9.5	40 28～52	57 51～63	6.0 5～7	11.2 7～15.5	28 23～31	14 12～16
兔	5.7 4.5～7.0	41.5 33～50	61 60～68	7.5 6.5～7.5	11.9 8～15	29 27～31	21 19～23
猪	6.4	39 38～40	61.1 59～63	—	13.7 13.2～14.2	35.0	21.5 21～22
山羊	16.0 13.3～17.9	33 27～34.6	19.3	4.0	105 8.8～11.4	3 33～36	6.7
绵羊	10.3 9.4～11.1	31.7 29.9～33.6	31 30～32	4.8	10.9 10～11.8	34.5 34～35	11.0
豚鼠	5.6 4.5～7.0	42 37～47	77 71～83	7.4 7.0～7.5	14.4 11～16.5	34 33～35	26 24.5～27.5
大鼠	8.9 7.2～9.6	46 39～53	55 52～58	7.0 7.2～9.6	14.8 12～17.5	32 30～35	17 15～19
小鼠	9.3 7.7～12.5	41.5	49 48～51	6.0	14.8 10～19	36 33～39	16 15.5～16.5
金黄地鼠	6.96 3.96～9.96	49 39～59	70.0	5.6 5.4～5.8	16.6 12～30	32	23
鸽	3.2	42.3	131.0	6.9～13.2	12.8	30.0	40.0
鸡	2.8 2.0～3.2	35.6 24～43.3	127 120～137	6.8～11.2	10.3 7.3～12.9	29 23～30	36.6 33～41
鸭	2.8	39.5	—	6.6～12.8	14.8 9～21	38.1	52.1 32～71

资料来源：施新猷．现代医学实验动物学．北京：人民军医出版社，2000.

注：—表示无数据。

附表 2-2-10　实验动物血容量、心率、心输出量

动物种类	全血容量/(ml/kg)	血容量/(ml/kg)		心率/(次/min)	心输出量	
		血浆容量	血细胞容量		L/min	L/(kg•min)
人	75.0 70.0～80.0	43.1 40.4～46.2	31.9 30.0～33.8	75(50～100)	4.0 3～5	0.07 0.05～0.08
猴	54.0 44.3～66.5	36.4 30～48.4	17.7 14.3～20.0	150　120～180		
犬	94.1 76.5～107.3	55.2 43.7～73	39 28～55	120(109～130)	2.3	0.12
猫	55.5 47.3～65.7	40.7 43.6～52	14.8 12.2～17.7	125(110～140)	0.33	0.11
猪	65 61～68	41.9 32.0～49.0	25.9 20.2～29	75(60～90)	3.1	
兔	55.6 44～70	38.8 27.8～51.4	16.8 13.7～25.5	205(123～304)	0.28	0.11
豚鼠	75.3 67～92.4	39.4 35.1～48.4	35.9 31.0～39.8	280(260～400)		
金黄地鼠	70.8	44.6	26.4	375(250～500)		
大鼠	64.1 57.5～69.9	40.4	23.7	328(216～600)	0.047	0.26
小鼠	77.8	48.8	29.0	600(323～730)		
牛	57.4 52.4～60.6	38.8 36.3～40.6		48(45～50)	44.0	0.11
马	109.6 94.3～136	61.9 45.5～79.1	47.1 39.6～57.5	38(35～40)	21.4	0.07
绵羊	66.4 59.7～73.8	46.7 43.4～52.9	19.7 16.3～23.8		3.1	0.13
山羊	70.5 56.8～89.4	55.9 42.6～75.1	14.7 9.7～19.3		3.1	0.13
鸡				300(250～350)		

资料来源：施新猷. 现代医学实验动物学. 北京：人民军医出版社，2000.

附表 2-2-11　人和实验动物肺和肝脏分叶数

动物种类	肺脏			肝脏			
	右肺	左肺	总分叶数	右叶	左叶	后叶	总分叶数
人	3	2	5	2	2	1	5
猴	4	2	6	2	2	2	6
犬	4	3	7	2	2	3	7
猫	4	3	7	2	2	1	5
猪	4	2	6	2	2	1	5
兔	4	2	6	2	2	2	6
豚鼠	4	3	7	2	3	2	7
金黄地鼠	4	1	5	2	2	2	6
大鼠	4	1	5	2	2	2	6
小鼠	4	1	5	2	2	1	5
马	2	2	4	2	2	1	5
牛	3	4	7	2	2	1	5

资料来源：施新猷. 现代医学实验动物学. 北京：人民军医出版社，2000.

附表 2-2-12 人类与实验动物的椎骨数目(个)及对应的神经数(对)构成

动物	颈椎	胸椎	腰椎	骶椎	尾椎	脊神经	颈神经	胸神经	腰神经	骶神经	尾神经
人	7	12	5	5	3～4						
猕猴	7	12～14	5～7	2～3	2～26						
犬	7	13	6～8	3	16～23	36	8	13	7	3	5～6
猫	7	13	7	1	21	38	8	13	7	3	5～6
猪	7	13～16	5～6	4	21～24						
兔	7	12	7	4～5	15～18	37	8	12	7	4	6
豚鼠	7	13	6	4	7	30	8	13	6	2	1
金黄地鼠	7	13	6	4	13～14						
大鼠	7	13	6	4	27～32	34	8	13	6	4	3
小鼠	7	13	5～6	4	27～30						
蒙古沙鼠	7	12～14	5～6	4	27～30						
马	7	13	6	4	9～13						
牛	7	13	6	5	18～20						
羊	7	13	6～7	4	9～14						
有袋类	7	13	6	2	23～24						
鸡	14	7	复合骶骨	7							

资料来源：施新猷．现代医学实验动物学．北京：人民军医出版社，2000.

附表 2-2-13 实验动物的胸骨节和肋骨数

类别	胸骨	肋骨	真肋	假肋	浮肋
犬	8 块	13 对	第 1～9 对	第 10～12 对	第 13 对
猫	8 块	13 对	第 1～9 对	第 10～12 对	第 13 对
豚鼠	6 节	13（14）对	第 1～6 对	第 7～9 对	第 10～12（13）对
大鼠	6 节	13 对	第 1～7 对	第 8～18 对	

资料来源：孔利佳，汤宏斌．实验动物学．武汉：湖北科学技术出版社，2002.

附表 2-2-14 实验动物消化器官的容积

动物种类	消化器官的容积 /L				总容积	各消化器官容积占总容积的百分比 /%			
	胃	小肠	盲肠	大肠		胃	小肠	盲肠	大肠
犬	4.33	1.62	0.09	0.91	6.95	62.3	23.3	1.3	13.1
猫	0.341	0.114	—	0.124	0.579	69.5	14.6	—	15.9
猪	8.00	9.20	1.55	8.70	27.45	29.2	33.5	5.6	31.7
羊	第一 23.4	9.0	1.0	4.6	44.2	第一 52.9	20.4	2.3	10.4
	第二 2.0					第二 4.5			
	第三 0.9					第三 2.0			
	第四 3.3					第四 7.5			

资料来源：朱愉，多秀瀛．实验动物的疾病模型．天津：天津科技翻译出版公司，1997.

附表 2-2-15 实验动物的营养需要量

	牛		绵羊		猪		犬	大鼠	鸭	鸡	
	生长期 45*	成年期 540*	生长期 27*	成年期 65*	生长期 11*	成年期 204*				0～8 周	产卵期
热量 kcal/（kg•d）	89	45	118	97	290	93	49～141	—	—	120～300	
蛋白质 /%	22	4.2	10.7	8.3	18	14	18	15～21	17	20	15
无机物											
Ca/%	0.77	0.12	0.21	0.28	0.8	0.6	1.0	0.6	—	1.0	2.25
P/%	0.66	0.12	0.19	0.20	0.6	0.4	0.8	0.4	—	0.6	0.6
Mn/mg	30	30	30	30	40	40	4.4	2.0	—	55	—
I/mg	7	7	7	7	0.22	0.22	1.1	0.02	—	1.0	0.4
Fe/mg	20	20	50	50	33	33	48	50	—	20	—
Cu/mg	—	—	—	—	4.4	4.4	5.5	20	—	—	—
维生素											
A/U	—	—	570	1 300	—	—	1 750	300	—	2 600	4 400
胡萝卜素 /mg	4.4	4.4	1.3	3.3	1.7	5.5	—	—	—	—	—
D/U	330	—	110	140	200	200	260	100	220	200	495
B_1/mg	—	—	—	—	1.1	1.1	0.7	0.2	—	1.8	—
B_2/mg	—	—	—	—	2.6	2.6	1.8	0.5	4.0	2.9	2.2
B_6/mg	—	—	—	—	1.3	—	9.9	0.2	2.6	2.9	2.9
烟酸 /mg	—	—	—	—	17.6	110	9.0	0.1	55	26.4	—
B_{12}/mg	—	—	—	—	15.4	—	22	3.0	—	8.8	—

资料来源：朱愉，多秀瀛．实验动物的疾病模型．天津：天津科技翻译出版公司，1997.

注：1. % 和毫克均为 1kg 饲料中的含量。

2. 1kcal＝4.186 8kJ。

*：单位为 kg。

附表 2-2-16 实验动物饲料、饮水要求量和排便排尿量

动物种类	饲料消耗量 g/（只•d）	饮水要求量 ml/（只•d）	排便量 g/d	排尿量 ml/d	发热量（cal）只 /h
猕猴	113～907（100～300）	200～950（450）	110～300	110～550	253.5～780
马	7 700～16 300	19 000～45 400	11 300～22 700	1 900～11 400	2 145～2 945
牛	7 300～12 700	38 000～53 000	27 200～40 800	11 400～19 000	3 120
猪	1 800～3 600	3 800～5 700	2 700～3 200	1 900～3 800	—
山羊	700～4 500	1 000～4 000	1 400～2 700	700～2 000	1 365～2 145
绵羊	900～2 000	500～1 400	1 400～2 700	900～1 900	3 120
犬（4.5kg）	226.8	25～35	113～340	65～400	312～585
猫（2～4kg）	113～227	100～200	56.7～227	20～30ml/kg	97.5～117
兔（1.36～2.26kg）	28.4～85.1	60～140	14.2～56.7	40～100ml/kg	132.6
豚鼠	14.2～28.4	85～150	21.2～85.0	15～75	21.84
大鼠（50g）	9.3～18.7	20～45	7.1～14.2	10～15	15.60
小鼠	2.8～7.0	4～7	1.4～2.8	1～3	2.34
鸽	28.4～85.1	—	170（含尿）	—	3.9～7.8
鸡	96.4	—	113～227（含尿）	—	117

资料来源：朱愉，多秀瀛．实验动物的疾病模型．天津：天津科技翻译出版公司，1997.

注：1cal＝4.186 8J。

—表示无数据。

三、实验动物生物化学数据

附表 2-3-1 兔、豚鼠器官与血中转氨酶活性

动物种类	体重 /g	动物数	测定单位	器官	丙氨酸氨基转移酶	天门冬氨酸氨基转移酶
兔	1 200	8	瑞氏单位 /g	肝	17.2±4.2	32.8±2.7
兔		20	相对单位伸延	肝	39.6±2.2	40.1±2.6
兔	1 500～2 000	15	mmol/g	肝	30.7±2.9	395±45.8
兔	2 000～3 000	9	mmol/mg 蛋白•10min	肝	0.18±0.01	1.75±0.07
兔	2 000～3 000	9	mmol/mg 蛋白•10min	脑	0.28±0.03	3.8±0.27
兔	2 000～3 000	8	mmol/mg 蛋白	脾	0.16±0.01	0.9±0.07
兔	2 000～2 500	8	mmol/g	肌肉	6.2±1.4	53±6.2
兔	2 000～2 500	8	mmol/ml	血	2.7±0.34	1.1±0.1
兔	1 500～2 000	15	相对单位	血	35.8±1.8	185±6.7
兔	3 000～3 500	15	10～20min 内相对单位	血	4.4±0.2	15.6±0.07
兔		40	相对单位延伸	血清	9.8±1.1	28.1±1.2
豚鼠	350～400	8	瑞氏单位 /g	肝	50.6±3.1	97±11.3
豚鼠	360	6	瑞氏单位 /g	肝		48±2.8
豚鼠	400～500	10	μg	肝	37.3±2.4	22.6±1.7
豚鼠	400～500	10	mmol/（g•h）	肝	48.4±5.2	369±25
豚鼠	400～500	10	mmol/（g•h）	脑	14.5±1.6	420±39
豚鼠	400～500	10	mmol/（g•h）	肺	2.2±0.4	85.5±6.4
豚鼠	450～500	10	μg	肺	4.0±0.4	9.6±1.0
豚鼠	360	6	瑞氏单位 /g	肾		16.5±2.4
豚鼠	350～400	8	瑞氏单位 /g	肾	7.9±0.8	39.5±3.6
豚鼠	400～500	10	μg/ml	血	33.5±4.2	

资料来源：施新猷．医用实验动物学．西安：陕西科学技术出版社，1989.

附表 2-3-2 大鼠及家兔部分组织及血清碱性及酸性磷酸酶含量参考值

动物种类	性别	体重 /g	动物数	测定单位	组织	碱性磷酸酶	酸性磷酸酶
大鼠	♂	180～230	15	mg%	肝	153±25	
大鼠	♂	180～230	38	μgP/mg	肝	0.80±0.30	2.20±0.50
大鼠	♂	180～230	38	μgP/mg	脾	1.50±0.20	2.30±0.30
大鼠	♂	180～230	38	μgP/mg	肾	1.70±0.40	1.30±0.10
大鼠	♂	180～230	15	mg%	血清	21.70±1.40	
大鼠	♂	180～230	38	mg%	血清	18.50±2.40	
大鼠	♂	180～200	20	MIE	血清	85.50±8.00	8.10±1.80
大鼠	♂	180～220	12	布氏单位	血清	15.90±1.10	
兔		3 000～3 500	15	mg%	血	6.54±0.20	2.86±0.14
兔		1 700～2 200	5	mg%	血清	2.15±0.50	
兔			15	mgP/g	肝	2.20±0.20	
兔	♂		24	μgP/mg	肝	1.40±0.40	1.20±0.10
兔	♂		24	μgP/mg	肾	2.70±0.70	2.10±0.60
兔	♂		24	μgP/mg	脾	2.60±0.50	2.50±0.30

资料来源：施新猷．医用实验动物学．西安：陕西科学技术出版社，1989.

附表 2-3-3　大鼠器官及血中转氨酶活性

体重 /g	性别	动物数	器官	测定单位	丙氨酸氨基转移酶	天门冬氨酸氨基转移酶
180～230	♂	15	肝	μg/g	10 044±552	7 228±343
120	♂	16	肝	相对单位 /g	12 740±384	35 000±3 030
100～120	♂	9	肝	μg/（mg 蛋白•20min）	132±13.4	79.60±4.60
150～300	♂	17	肝	mmol/g	342±28.70	330±15.70
150～300	♂	12	肝	mmol/（g•min）	11.00±0.90	
250～300	♂	60	肝	mmol/（g•h）	1 728±55	1 505±61
200～250	—	30	肝	单位活性	8.1±0.90	25.60±0.90
200～250	—	70	肝	相对单位伸延	37.8±1.60	52.00±1.60
160～220	—	10	肌	mmol/g	2 520±238	9 348±473
170～200	♂	11	肌	1g 单位•20min	1 636±414	5 772±1 224
150～300	—	17	肌	mmol/g	14.8±1.20	152±5.1
150～300	♂	17	心	mmol/g	12.4±0.76	784±15
180～200	♂	13	心	μg/g	2 693±84	8 266±126
160～220	♂	10	脑	单位 /g	1 172±26	5 731±505
170～200	♂	11	脑	g 单位 /30min	944±172	4 144±845
180～230	♂	15	血清	μg/ml	22.6±2.85	63.4±5.64
120～360	♂	16	血清	相对单位 /ml	7.60±0.19	14.90±0.74
150～200	♂	22	血清	mmol/ml	1.90±0.18	4.10±0.10
150～300	—	17	血清	mmol/ml	1.70±0.10	3.60±0.16
150	—	120	血清	相对单位延伸	11.90±1.10	28.10±1.20
150～200	♂	200	血清	mmol/（ml•min）	0.028±0.002 0	0.035±0.003 0
250～300	♀	60	血清	mmol/（ml•h）	0.24±0.030	0.74±0.080

资料来源：施新猷．医用实验动物学．西安：陕西科学技术出版社，1989.

附表 2-3-4　实验动物器官中 RNA 和 DNA 含量

动物种类	性别	体重 /g	动物数	测定单位	肝	肾	心	肌	脑	脾
				RNA 含量：						
大鼠		160～200	10	mg% 磷	142±16	96±6.6				
大鼠		180～200	10	干组织	249±3.7			30.5±0.18		
大鼠		250～300	8	mg/g 干组织	25.6±0.7					
大鼠	♂	200～280	12	磷 /100g	39.7±1.2			12.2±1.0		
大鼠	♀	160	8	mg/g	6.8±0.07	4.3±0.03				
大鼠	♂	120～150	10	mg/g	4.06±0.2					
大鼠	♂	120～160	20	mg%	569±29.7				106±7.2	
豚鼠	♂	400～500		mg%	27±0.2					
兔	♂	2 000～3 000	4	mg%	381±9.5					
兔	♂	2 000～2 500	9	mg/g	3.6±0.3				1.37±0.1	
兔		2 500	7	mg/g			1.55±0.05	0.94±0.04		
兔		500～600	10	mg/g			1.60±0.07	0.87±0.04		

续表

动物种类	性别	体重/g	动物数	测定单位	肝	肾	心	肌	脑	脾
				DNA 含量：						
大鼠		150～200	10	mg% 磷干组织	78±7.5	75±3.2				
大鼠		180～200	10	mg% 磷干组织	82±0.1					
大鼠	♂	120～180	10	mg% 磷干组织	99+3.1					
大鼠		250～300	9	mg/g 干组织	2.7±0.5					
大鼠	♀	160～180	8	mg/g	7.6±0.05	3.1±0.1				
大鼠		120～180	10	mg/g					0.98±0.03	
大鼠	♂	120～150	10	mg/g	2.2±0.8					12.3±0.5
		140～160	16	mg 磷/g	0.13±0.015	0.19±0.2	0.08±0.008		0.4±0.04	0.4±0.04
兔	♂	2 000～2 500	9	mg/g	0.74±0.04					
兔		2 500		mg/g			0.8±0.09		0.5±0.05	
豚鼠		400～500		mg% 磷	5.7±1.5					

资料来源：施新猷. 医用实验动物学. 西安：陕西科学技术出版社，1989.

四、比较生物学数据

附表 2-4-1　体外培养的人和动物细胞的寿命与他们个体寿命的关系

种类		成纤维细胞传代数	个体最长寿命/年
人	胚胎	40～60	110
	出生至 15 岁	20～40	—
	15 岁以上	10～30	—
	老病患者	2～10	10～20
龟		90～125	175
水貂		30～34	10
鸡		15～35	30
小鼠		14～28	3.5

附表 2-4-2　犬与人的年龄对应

单位：年

年龄对应																
犬	1	2	3	4	5	6	7	8	9	10	11	12	13	14	15	16
人	15	24	28	34	36	40	44	48	52	56	60	64	68	72	76	80

资料来源：孔利佳，汤宏斌. 实验动物学. 武汉：湖北科学技术出版社，2002.

附表 2-4-3　猫与人的年龄对应

单位：年

年龄对应										
猫	1	2	4	6	8	10	12	14	16	20
人	15	24	32	40	48	56	64	72	80	96

附表 2-4-4　人和实验动物在解剖学、生理学及代谢方面的比较

动物	相似点	相异点
小鼠	老龄肝变化	脾脏、肝脏
大鼠	脾脏、老龄胰变化、老龄脾变化	网膜循环、心脏循环、无胆囊、肝脏、汗腺
兔	脾脏血管、脾脏、免疫、神经分布、鼓膜张肌	肝脏、汗腺、呼吸细支气管
豚鼠	脾脏、免疫	汗腺
猫	脾脏血管，蝶骨窦，表皮，锁骨，硬膜外，脂肪分布，鼓膜张肌	脾脏，对异种蛋白的反应，汗腺，喉部，中隔，性索的发育，睡眠，热调节
犬	垂体血管，肾动脉，脾脏，脾脏血管，蝶骨窦，肾脏血管，肝脏，表皮，核酸代谢，肾上腺神经分布，精神变化	心丛，肠道循环，网膜循环，肾动脉，胰管，热调节，汗腺，膈，喉神经，睡眠，淋巴细胞显性
猪	心血管分支、红细胞成熟、视网膜血管，胃肠道，肝脏，牙齿，肾上腺，皮肤，雄性尿道	淋巴细胞显性，脾脏，肝脏，汗腺，丙种球蛋白（新生）
绵羊	脾脏血管、汗腺	动静脉吻合，消化，胃，呕吐，热调节，睡眠
山羊	静脉管	淋巴细胞显性，消化，胃，呕吐，热调节，睡眠，汗腺
灵长类	脑血管，肠循环（猩猩），胎盘循环，胰管，牙齿，肾上腺，神经分布，核酸代谢，坐骨区（新世界猴），脑（大猩猩），生殖行为，胎盘，精子	止血，腹股沟，坐骨区（旧世界猴）
牛	升结肠	淋巴细胞显性，消化，胃，呕吐，丙种球蛋白（新生），乳腺，热调节，汗腺，睡眠，缺胆囊
马	肺血管、胰管、肺脏	

资料来源：王彦平. 医学实验动物学. 长春：吉林大学出版社，2005.

附表 2-4-5　人和实验动物肠的长度

种类	单位	全长	小肠	盲肠	大肠
人	m	6.6	5.0	1.6	
犬	m	2.2 ～5.0	2.0～4.8	0.12～4.8	0.6～0.8
猫	m	1.2～1.7	0.9～1.2	0.3～0.45	
猪	m	18.2～25.0	15～21	0.2～0.4	3.0～3.5
兔	cm	98.2～101.0	60.1～61.7	10.8～11.4	27.3～28.7
豚鼠	cm	98.5～102.7	58.4～59.6	4.3～4.9	35.8～37.2
大鼠	cm	99.4～100.8	80.5～81.1	2.7～2.9	16.2～16.8
小鼠	cm	99.3～100.7	76.5～77.3	3.4～3.6	19.4～19.8
羊	m	22.5～39.5	18～35	0.3	4～5
牛	m	37.8～60.0	27～49	0.8	10
马	m	23.5～37.0	19.0～30.0	1.0～1.5	3.5～5.5
鸡	cm	204～216	180	12～25	12

资料来源：施新猷. 现代医学实验动物学. 北京：人民军医出版社，2000.

附表 2-4-6　人和其他动物胰岛素的氨基酸组成比较

种类	与人差异
猪	β 链第 30 位氨基酸与人不同
马	β 链第 30 位氨基酸和 α 链第 9 位氨基酸与人不同
牛	α 链第 8、10 位氨基酸与人不同
羊	α 链第 8、9、10 位氨基酸与人不同
豚鼠	α 链有 8 个氨基酸、β 链有 10 个氨基酸与人不同

附表 2-4-7 人与实验动物对药物的反应差异

刺激物	对人的作用	与人类反应不同的动物及反应情况
吗啡	中枢抑制	对小鼠和猫的主要作用为兴奋
安妥明	降血脂	可使犬下肢瘫痪
鹤草酚	驱绦虫及血吸虫	可损害家犬的视神经并引起失明
氯苯氧异丁酸乙酯	降胆固醇、毒性作用不大	对犬毒性作用大
阿托品	敏感	家兔极不敏感
雌激素	无终止妊娠作用	可终止大、小鼠的早期妊娠
苯	白细胞减少、造血器官发育不全	引起犬白细胞增多及脾和淋巴结增生
苯胺及其衍生物	产生变形血红蛋白	对家兔不易产生变性血红蛋白，小鼠则完全不产生血红蛋白

附表 2-4-8 哺乳动物和人的细胞更新速度

细胞种类	时间参数	小鼠	大鼠	家兔	犬	人
中性粒细胞：						
骨髓中成熟时间	d	—	2～4	—	4～6	8～13
红细胞：						
血中寿命	d	41～50	50～60	60～70	90～135	109～127
骨髓中成熟时间	d	—	—	—	2～3	4～7
血小板：		—				
血中寿命	d	—	4～5	3～4	—	8～9
骨髓中成熟时间	d	—	>2	5～6	—	4～10
消化道上皮细胞：						
胃	d	—	6	—	—	4～6
十二指肠	d	2	2	—	—	2
空肠	h	>50	>62	—	—	
回肠	h	>42	>74	—	—	～130
大肠	d	2	1	—	3	3
直肠	d	—	6	—	—	6～8
睾丸生精细胞	d	34	48	—	—	74
角膜上皮	d	4～7	3～7	—	—	7
毛发	d	—	34	—	—	120～150

资料来源：施新猷．现代医学实验动物学．北京：人民军医出版社，2000.

注：—表示无数据。

附表 2-4-9 常用实验动物及人的体表面积比例（剂量换算用）

	20g	20g	400g	1.5kg	2.0kg	4.0kg	12kg	70kg
	小鼠	大鼠	豚鼠	兔	猫	猴	犬	人
20g 小鼠	1.00	7.00	12.25	27.80	29.00	64.10	124.20	387.90
20g 大鼠	0.14	1.00	1.74	3.90	4.20	9.20	17.80	56.00
400g 豚鼠	0.080	0.57	1.00	2.25	2.40	5.20	10.20	31.50
1.5kg 兔	0.040	0.25	0.44	1.00	1.080	2.40	4.50	14.20
2.0kg 猫	0.030	0.23	0.41	0.92	1.00	2.20	4.10	13.00
4.0kg 猴	0.016	0.11	0.19	0.42	0.45	1.00	1.90	6.10
12kg 犬	0.008	0.060	0.10	0.22	0.24	0.52	1.00	3.10
70kg 人	0.0026	0.018	0.031	0.070	0.076	0.16	0.32	1.00

资料来源：朱愉，多秀瀛．实验动物的疾病模型．天津：天津科技翻译出版公司，1997.

注：查表方法，如犬剂量为 10mg/kg，12kg 的犬总剂量为 12×10mg＝120mg。查上表 70kg 人与 12kg 犬相交处为 3.1，所以人（70kg）的剂量＝120mg×3.1＝372mg。

附表 2-4-10 人类与实验动物染色体数目

动物	学名	英文名	染色体数（2n）
人	*homo sapiens*	human	46
黑猩猩	*Pan troglodytes*	pan satyrus	48
猕猴	*Macaca mulatta*	monkey	42
犬	*Canis familiaris*	dog	78
猫	*Felis catus*	cat	38
猪	*Sus scrofa*	swine	38
兔	*Oryctolagus cuniculus*	rabbit	44
豚鼠	*Cavia porcellus*	guinea pig	64
金黄地鼠	*Mesocricetus auratus*	golden hamster	44
中国地鼠	*Cricetulus barabensis*	Chinese hamter	20
大鼠	*Ruttus norvegicus*	rat	42
小鼠	*Mus muscles*	mouse	40
长爪沙鼠	*Meriones unguiculatus*	milne edwauds	44
牛	*Bos Taurus*	cattle	60
马	*Equus caballus*	horse	64
山羊	*Capra hircus*	goat	60
绵羊	*Ovis sp.*	sheep	54
鸽子	*Columba livia*	pigeon	80
鸡	*Gallus domesticus*	chicken	78
鸭	*Anas platyrhynchos*	duck	78
蟾蜍	*Bufo bufo*	toad	22
青蛙	*Rana nigromculata*	frog	26

资料来源：施新猷. 现代医学实验动物学. 北京：人民军医出版社，2000.

五、实验小鼠突变基因数据

附表 2-5-1 按字母顺序排列的小鼠突变基因表

基因符号	基因名称		表现型分类*	染色体序号
a	Non-agouti	非野生色	1	2
ab	Asebia	缺皮脂	2	19
Abl	Abelson leukaemia oncogene	艾培森白血病致癌基因	14	2
Acf-1	Albumin conformarion factor-1	白蛋白构象因子 -1	13	1
Aco-1	Aconitase-1	顺乌头酸酶 -1	12	4
（*Acp-1*）	Acid phosphatase-1	酸性磷酸酯酶 -1	12	12
Ad	Adult obesity and diabetes	成年肥胖和糖尿病	9	7
（*Ada*）	Adenosine desaminase	腺苷脱氨酶	12	2
Adh	Alcohol dehydrogenase-1	乙醇脱氢酶	12	3
Adk	Adenosine kinase	腺苷激酶	12	14
Afp	α-feto protein	甲种胎儿球蛋白	13	5
Ag	Agitans	恐惧	7，15	14

续表

基因符号	基因名称		表现型分类*	染色体序号
Ags	α-galactosidase	α- 半乳糖苷酶	12	X
Ahd-1	Aldehyde dehydrogenase-1	醛脱氢酶 -1	12	4
Ahd-2	Aldehyde dehydrogenase-2	醛脱氢酶 -2	12	19
ak	Aphakia	无晶状体	5	19
(*Ak-1*)	Adenylate kinase-1	腺苷酸激酶 -1	12	2
(*Ak-2*)	Adenylate kinase-2	腺苷酸激酶 -2	12	4
Akp-1	Alkaline phosphatase-1	碱性磷酸酶 -1	12	1
Akp-2	Alkaline phosphatase-2	碱性磷酸酶 -2	12	4
Akv-1	AKR leukaenia virus inducer-1	AKR 白血病病毒诱发因子 -1	14	7
Al	Alopecia	脱毛症基因	2	11
Alb-1	Serum albumin variant	血清白蛋白变异体	13	5
ald	Adrenocortical lipid depletion	肾上腺皮质脂肪缺失	9	1
Alp	Apolipoprotein A-1	阿朴脂蛋白 A-1	13	9
am	Amputated	切断基因	3，15	8
Amy-1	Salivary amylase	唾液淀粉酶 -1	12	3
Amy-2	Pancreatic amylase	唾液淀粉酶 -2	12	3
an	Anaemia	贫血基因	8	4
ank	Progressive ankylosis	渐进性关节硬化	3	15
Aax-1	Aldehyde oxidase-1	醛氧化酶 -1	12	1
Aax-2	Aldehyde oxidase-2	醛氧化酶 -2	12	1
Apk	Acid phosphatase-kidney（ex Acp-2）	酸性磷酸肾	12	10
Apl	Acid phosphatase-liver（ex Acp-1）	酸性磷酸肝	12	17
(*Aprt*)	Adenylate phosphoribosyl transferase	腺苷酸转磷酸核糖基酶	12	8
Arp	Arp lymphoproliferative disorder	Arp 淋巴增殖紊乱	14	5
ash	Ashen	灰白色	1	9
(*As-2*)	Aryl sulphatase A	芳香基硫酸酯酶 A	15	12
(*Asl-1*)	Argininosuccinate lyase	精氨基琥珀酸裂解酶	12	5
asp	Audiogenic seizure prone	听源癫痫发作而俯伏	7	4
at	Atrichosis	无毛	2，10	10
av	Ames waltzer	旋转	6	10
ax	Ataxia	共济失调	7	18
b	Brown	褐色	1	4
bc	Bouncy	弹跳	7	18
bf	Buff	浅黄色	1	5
bg	Beige	米黄色	1	13
Bgl-e	β-galactosidase electrophoresis	电泳 - 单乳糖苷酶	12	9
Bgl-s	β-D-galactosidase activity	β-D- 单乳糖苷酶活性	12	9
Bgl-t	β-galactosidase temporal	β- 单乳糖苷酶	12	9

续表

基因符号	基因名称		表现型分类*	染色体序号
Bhd	Broad-headed	宽头	3	X
bl	Blebbed	水疱	16	5
Bld	Blind	失明	5	15
Blvr	Bilirubin reductase	胆红素还原酶	12	15
bm	Brachymorphic	短矮型	3	19
Bn	Bent-tail	卷尾	4	X
bp	Brachypodism	短肢	3	2
Bpa	Bare patches	裸斑	2	X
bs	Blind-sterile	失明不育	5，10	2
bt	Belted	带状色	1	15
Bxv-1	Xenotopic leukaemia virus-inducing locus	X- 白血病诱发位点	14	1
c	Albino	白化	1，12	7
c-3	Murine complement-3	鼠补体成分 -3	13，14	17
Ca	Caracul	卷发	2	15
Car-1	Carbonic anhydrase-1（formerly Pro-1）	碳酸酐酶 -1	12	3
Car-2	Carbonic anhydrase-2	碳酸酐酶 -2	12	3
Cd	Crooked	弯曲畸形	3，4	6
cdm-2	Cadmium resistance	抗镉	16	3
Ce-2	Kidney catalase	肾过氧化氢酶	12	17
ch	Congenital hydrocephalus	先天性脑积水	7，15	13
Cm	Coloboma	眼组织缺损	5	2
cn	Achondroplasia	软骨发育不全	3	4
co	Cocked	头部倾斜	6	11
cog	Congenital goiter	先天性甲状腺肿	9	15
Coh	Coumarin hydroxylase activity	香豆素羟化酶活性	12	7
cr	Crinkled	皱皮	2	13
cri	Cribriform degeneration	筛形退化	4	7
Crl-1	Complement receptor lymphocyte-1	淋巴细胞补体接受子 -1	14	17
Crm	Cream	奶油色	1	X
Cs-1	Catalase-1（Cas-1）	过氧化氢酶 -1	12	2
Cis	Citrate synthetase-1	柠檬酸合成酶 -1	12	10
（*Ctrb*）	Chymotrypsinogen	胰凝乳蛋白酶原	13	8
cv	Endogenous ecotopic leukaemia virus-inducing locus	内源性白血病病毒位点	5	14
cw	Curly whiskers	卷须	2	9
cy	Crinkly-tail	卷尾	4	4
d	Dilute	淡色	1	9
da	Dark	暗色	1	7
db	Diabetes	糖尿病	9	4

续表

基因符号	基因名称		表现型分类*	染色体序号
Dc	Dancer	舞蹈症	7，15	19
de	Droopy-ear	垂耳	4	3
dep	Depilated	脱毛症	2	4
Dey	Dickie's small eye	Dickie 小眼症	5	2
df	Ames dwarf	爱莫斯侏儒症	9	11
Dh	Dominant bemimelia	显性半肢畸形	3，11，15	1
（*Dia-1*）	Diaphorase（NADH）	硫锌酰胺脱氢酶	12	15
dl	Downless	短绒毛缺乏症	2	10
dm	Diminutive	小型	9	2
Dom	Dominant megacolon	显性巨结肠	1，11	15
dp	Dilution-Peru	秘鲁稀毛症	1	15
dr	Dreher	旋转	6	1
Dre	Dominant reduced ear	显性退化耳	4	4
Ds	Disorganization	结构破坏	3，16	14
dsu	Dilute suppressor	稀毛抑制基因	1	1
dt	Dystonia musculorum	肌张力障碍	7	1
du	Ducky	屈身	7	9
dw	Dwarf	侏儒症	9	16
dy	Dystrophia-muscularis	肌肉萎缩	7，15	10
e	Recessive yellow	隐性黄色	1	8
Ea-1	Erythrocyte antigen-1	红细胞抗原 -1	14	8
Ea-6	Erythrocyte antigen-6（H-6）	红细胞抗原 -6	4	2
eb	Eye-blebs	水泡状眼	5	10
ecl	Epistatic circling of C57L/J	C57L/J 上位环状运动	6	4
Eg	Endoplasmic β-glucuronidase	肉质 β- 葡萄糖苷酶	12	8
Eh	Hairy ears	毛耳	2	15
Elo	Eye lens obsolescence	晶状体消退症	5	1
（*Eno-1*）	Enolase-1	烯醇化酶 -1	12	1
ep	Pale ears	灰耳	1，4	19
Eph-1	Epoxide hydratase-1	环氧化物水合酶 -1	12	1
Er	Repeated epilation	反复脱毛	2	4
（*Erba*）	Avian erythroblastosis oncogene	鸟类有核红细胞增多致癌	14	11
Erp-1	Erythrocytic protein-1	红细胞蛋白 -1	8，13	8
Es-1	Serum esterase-1	血清酯酶 -1	12	8
Es-2	Serum esterase-2	血清酯酶 -2	12	8
Es-3	Kidney esterase-3	肝酯酶 -3	12	11
Es-5	Esterase-5	酯酶 -5	12	8
Es-6	Esterase-6	酯酶 -6	12	8

续表

基因符号	基因名称		表现型分类*	染色体序号
Es-7	Esterase-7	酯酶 -7	12	8
Es-8	Esterase-8	酯酶 -8	12	7
Es-9	Esterase-9	酯酶 -9	12	8
Es-10	Esterase-10	酯酶 -10	12	14
Es-11	Esterase-11	酯酶 -11	12	8
Es-13	Esterase-13	酯酶 -13	12	9
Es-14	Esterase-14	酯酶 -14	12	9
Es-16	Esterase-16	酯酶 -16	12	3
Es-17	Esterase-17	酯酶 -17	12	9
Es-22	Esterase-22	酯酶 -22	12	8
Es-23	Esterase-23	酯酶 -23	12	8
Es-24	Esterase-24	酯酶 -24	12	8
Ex	Earlier X-zone degeneration	早期 X 染色体骨基因退化	9	7
Exa	Exploratory activity	探究活性	7	4
f	Flexed-tail	屈尾	1，4，8	13
fd	Fur deficient	缺毛症	2	9
（*Fes*）	Feline sarcoma ocogene	猫肉癌致癌基因	14	7
Fgv-1	Leukaemia virus gene	白血病毒基因	14	7
fi	Fidget	坐立不安症	3	2
Fkl	Freckled	雀斑皮	1	14
For-5	Formanidase-5	犬尿氨酸甲酰胺酶 -5	12	14
fr	Frizzy	卷毛	2	7
fs	Furless	无毛	2	13
ft	Flaky tail	片状尾	2，4	3
Fu	Fused	熔合状	4	17
Fuca	α-L-fucosidase	α-L- 岩藻糖苷酶	12	4
Fv-1	Friend virus susceptibility-1	血友病易感因子 -1	14	4
Fv-2	Friend virus susceptibility-2	血友病易感因子 -2	14	9
fz	Fuzzy	绒毛状毛皮	2	1
Galt	Galactose-1-phosphate-uridyl transferase	半乳糖 1 磷酸尿苷酰基转移酶	14	4
Gdc-l	NADa-glycerol phosphate dehydrogenase	NAD 甘油磷酸盐脱氢酶	12	15
（*Gk*）	Glucokinase activity	葡萄糖激酶	12	11
gl	Grey-lethal	灰色致死	1，3，15	10
Glk	Galactokinase	半乳糖激酶	12	11
Glo-1	Glyoxylase-1	乙二醛酶 -1	12	17
gm	Gunmetal	暗灰色	1	14
go	Angora	安哥拉色	2	5
Got-1	Glutamate oxaloacetate transaminase-1	天门冬氨酸氨基转移酶 -1	12	19

续表

基因符号	基因名称		表现型分类*	染色体序号
Got-2	Glutamate oxaloacetate transaminase-2	天门冬氨酸氨基转移酶 -2	12	8
Gpd-1	Glucose phosphate dehydrogenase	葡萄糖磷酸脱氢酶	12	4
(*G6 pd*)	Glucose-6-phosphate dehydrogenase	葡萄糖 -6- 磷酸脱氢酶	9	18
Gpi-1	Glucose phosphate isomerase-1	葡萄糖磷酸异构酶 -1	2	X
Gpt-1	Glutamic phyruvic transaminase	丙氨酸氨基转移酶	12	5
gr	Grizzled	灰白色	1	10
Gr-1	Gluthione reductase-1	麸氨酸硫还原酶 -1	6	X
Grl-1	Glucocorticoid receptor lymphocyte-1	糖皮质激素淋巴受体 -1	9	18
Gs	Greasy	油脂的	2	X
Gus	β-glucuronidase	β- 葡萄糖苷酸酶	12	5
Gv-2	Gross virus antigen-2	总病毒抗原 -2	14	7
Gy	Gyro	脑回	6	X
H-1	Histocompatibility-1	组织相容性抗原 -1	14	7
H-2	Histocompatibility-2	组织相容性抗原 -2	14	17
H-3	Histocompatibility-3	组织相容性抗原 -3	14	2
H-4	Histocompatibility-4	组织相容性抗原 -4	14	7
H-13	Histocompatibility-13	组织相容性抗原 -13	14	2
H-31	Histocompatibility-31	组织相容性抗原 -31	14	17
H-32	Histocompatibility-32	组织相容性抗原 -32	14	17
H-33	Histocompatibility-33	组织相容性抗原 -33	14	17
H-39	Histocompatibility-39	组织相容性抗原 -39	14	17
(*H-X*)	Histocompatibility-X	组织相容性抗原 -X	14	X
(*H-Y*)	Histocompatibility-Y	组织相容性抗原 -Y	14	Y
Hao-1	α-hydroxyacid oxidase-1	α 羟酸氧化酶 -1	12	2
Hao-2	α-hydroxyacid oxidase-2	α 羟酸氧化酶 -2	12	3
Hba	Haemoglobin α-chain	血红蛋白 α- 链	13	11
Hbb	Haemoglobin β-chain	血红蛋白 β- 链	13	7
Hc	Haemolytic complement	溶血补体	14	2
Hd	Hypodactyly	缺趾	14，15	6
heb	Head-bleb	头疱	16	4
hf	Hepatic fusion	肝融合	11	7
Hk	Hook	钩	4	8
Hk-1	Hexokinase-1	已糖激酶 -1	12	10
hl	Hair-loss	秃顶	2	15
Hm	Hammer-toe	锤骨趾	4	5
Hnl	Hypothalamic norepinephrine level	丘脑下部正肾上腺素浓度	9	3
Hom-1	Androgenic hormone-1	雄性激素 -1	9	17
Hprt	Hypoxanthine phosphoribosyl transferase	次黄嘌呤转磷酸核糖基酶	12	X

续表

基因符号	基因名称		表现型分类*	染色体序号
hpy	Hydrocephalic polydactyl	脑积水、多趾	4，7，10	6
Hq	Harlequin	斑蛇色	1	X
hr	Hairless	无毛	2	14
(*Hras*)	Harvey rat sarcoma oncogene	巨鼠肉瘤基因	14	7
Hsd	Histidase regulation	组氨酶调节	12	10
Hst-1	Hybrid sterility-1	杂种不育 -1	10	17
Ht	High-tail	高尾	4，15	15
Hx	Hemimelic extra toes	半肢畸形、额外趾	3，4	5
hy-1	Hydrocephalus-1	脑积水 -1	7，15	2
hy-3	Hydrocephalus-3	脑积水 -3	7，15	8
Hyp	Hypophospharaemia	血内磷酸盐过少	3，13	X
hyt	Hypothyroid	甲状腺功能减退	9	12
Ic	Ichthyosis	鱼鳞病	2	1
Idh-1	Isocitrate dehydrogenase-1	异柠檬酸脱氢酶 -1	12	1
Idh-2	Isocitrate dehydrogenase-2	异柠檬酸脱氢酶 -2	12	7
(*Ifg*)	Interferon-γ	γ- 干扰素	14	10
(*Ifrc*)	Interferon receptor	干扰素受体	14	16
Igh-1	Immunoglobulin-1	免疫球蛋白 -1	14	12
Igh-2	Immunoglobulin-2	免疫球蛋白 -2	14	12
Igh-3	Immunoglobulin-3	免疫球蛋白 -3	14	12
Igh-4	Immunoglobulin-4	免疫球蛋白 -4	14	12
Igh-5	Immunoglobulin-5	免疫球蛋白 -5	14	12
Igh-6	Immunoglobulin-6	免疫球蛋白 -6	14	12
Igh-v	Immunoglobulin-kappa chain	免疫球蛋白 κ 链	14	6
(*Ins-2*)	Insulin	胰岛素	13	7
Ir-1	Immune response-1（H-21）	免疫应答 -1	14	17
Ir-2	Immune response-2	免疫应答 -2	14	2
Ir-5	Immune response-5	免疫应答 -5	14	17
(*Itp*)	Inosine triphosphatase	次黄嘌呤核苷三磷酸	12	2
jc	Jackson circler	杰克逊转圈	6	10
je	Jerker	抽筋	6	4
jg	Jagged-tail	尖齿形尾	4，10	5
ji	Jittery	狂跳	7，15	10
jp	Jimpy	机敏	7，15	X
js	Jackson shaker	杰克逊氏摇尾	6	11
Kb	Knobbly	疣状的	3	17
kd	Kidney disease	肾病	11	10
kr	Kreisler	打转	6	2

续表

基因符号	基因名称		表现型分类*	染色体序号
(*Kras-2*)	Kirsten rat sarcoma oncogene	鼠肉瘤癌基因	14	6
Lap-1	Leucine arylamino-peptidase-1	亮氨酸芳胺基肽酶	12	9
Lc	Lurcher	旋动	7	6
ld	Limb-deformity	肢畸形	3，4	2
Ldh-1	Lactate dehydrogenase-1	乳酸盐脱氢酶 -1	12	7
Ldh-2	Lactate dehydrogenase-2	乳酸盐脱氢酶 -2	12	6
Ldr-1	Lactate dehydrogenase regulator	乳酸盐脱氢酶调节子	12	6
le	Light ears	浅色耳	1	5
Len-1	Lens proten-1	透明蛋白 -1	13	1
Lfo-1	Liver soluble protein variant-1	肝可溶性蛋白调节子 -1	13	7
lh	Lethargic	嗜睡	7	2
(*Lhb*)	Luteinising hormone	促黄体激素	13	7
(*Lip-1*)	Lysosomal acid lipase-1	溶酶体酸性酯酶	12	19
lit	Little	小	9	6
lm	Lethal milk	致死奶	16	2
ln	Leaden	铅灰	1	1
Lop	Lens opacity	透镜	5	10
Lp	Loop-tail	环形尾	8，14	1
Lpn-1	NZ lupus nephritis-1	狼疮性肾炎	14	17
Lps	Lipopolysaccharide responses	脂多糖反应	13	4
ls	Lethal spotting	致死斑点	1，11，15	2
Lsh	Leishmaniasis resistance	利什曼病	14	1
lst	Strong's luxoid	Strong 氏类脱位	3，4，10	2
Ltw-3	Liver soluble protein variant-3	肝可溶性蛋白调节子 -3	13	9
Ltw-4	Liver soluble protein variant-4	肝可溶性蛋白调节子 -4	13	1
lu	Luxoid	类脱位	3，4	9
Lv	δ-aminolevulinate dehydratase	δ 胺基乙酰丙酸脱氢酶	12	4
Lvp-1	Major liver protein-1	主要肝蛋白 -1	13	6
lx	Luxate	脱位	3，4，11	5
Ly-4	Lymphocyte antigen-4	淋巴细胞抗原 -4	14	2
Lyb-2	B-Lymphocyte alloantigen-2	B 淋巴细胞同种抗原 -2	14	4
Lyb-4	B-Lymphocyte alloantigen-4	B 淋巴细胞同种抗原 -4	14	4
Lyb-6	B-Lymphocyte alloantigen-6	B 淋巴细胞同种抗原 -6	14	4
Lyt-1	Lymphocyte antigen-1	淋巴细胞抗原 -1	14	19
Lyt-2	Lymphocyte antigen-2	淋巴细胞抗原 -2	14	6
Lyt-3	Lymphocyte antigen-3	淋巴细胞抗原 -3	14	6
lz	Lizard	蜥蜴	7	15
m	Misty	模糊	1	4

续表

基因符号	基因名称		表现型分类*	染色体序号
ma	Matted	缠结	3	2
Mal-1	Malaria resistance-1	无光泽的	14	1
Map-1	α-mannosidase processing-1	α- 甘露糖酶作用 -1	12	5
Map-2	α-mannosidase processing-2	α- 甘露糖酶作用 -2	—	17
mc	Marcd	波浪	2	5
md	Mahoganoid	红棕色	1	16
mdx	X-linked muscular dystrophy	X- 连锁肌营养不良	7，12	X
me	Motheaten	虫蛀	2，14	6
mea	Meander tail	弯弯曲曲尾	4	4
med	Motor end-plate disease	肌纤维运动神经末梢疾病	7，15	15
mg	Mahogany	赤褐色	1	2
mh	Mocha	咖啡色	1	10
mi	Microphthalmia	小眼畸形	1，3，5	6
mk	Microcytic anaemia	小红细胞贫血	8	15
Mls	Mouse minor MLC-stimulating（ex-M）	小鼠次要 MLC- 刺激	14	1
mn	Miniature	细小	9	15
Mo	Mottled	斑纹	1，15	X
Mod-1	Malic enzyme，supernatant	苹果酸酶，上清液	12	9
Mod-2	Malic enzyme，mitochondrial	苹果酸酶，线粒体	12	7
Mor-1	Mitochondrial malate dehydrogenase	线粒体苹果酸盐脱氢酶	12	5
Mov-1	Moloney leukaemia virus gene	莫洛尼氏白血病病毒基因	14	6
Mph-1	Macrophage antigen-1	巨噬细胞抗原 -1	14	7
Mpi-1	Mannose phosphate isomerase-1	甘露糖磷酸盐异构转化酶 -1	12	9
Mtv-1	Mammary tumour virus inducer-1	乳腺肿瘤病毒诱发体 -1	14	7
（*Mtr-1*）	Mammary tumour virus receptor-1	乳腺肿瘤病毒受体 -1	14	16
mu	Muted	致哑	1，6	13
Mup-1	Major urinary protein	严重尿蛋白质	13	4
my	Blebs	水泡	16	3
myd	Myodystrophy	肌营养不足	7	8
（*Myh*）	Skeletal myosine heavy chain	骨骼肌球蛋白重链	13	7
N	Naked	裸体	2	15
Neu-1	Neuramidase-1	神经胺酸酶 -1	12	17
（*Nfg*）	Nerve growth factor	神经生长因子	7	3
Nil	Neonatal intestinal lipidosis	新生儿肠道脂代谢障碍	11	7
Np-1	Nucleoside phosphorylase-1	核苷磷酸化酶 -1	12	14
nr	Nervous	神经质	7	8
nu	Nude	裸体	2，11，14	11
nv	Nijmegen waltzer	Nijmegen 旋转	6	7

续表

基因符号	基因名称		表现型分类*	染色体序号
ob	Obese	肥胖症	9	6
oc	Osteosclerotic	骨质硬化性的	3	19
Och	Ochre	赭色	1	4
oe	Open eyelids	眼睑翻开	5	11
oed	Oedematous	水肿	16	17
ol	Oligodactyly (hertwig)	趾不足	3，4，11	7
op	Osteopetrosis	骨质石化症	3	3
opt	Opisthotonus	头脚向后弯曲	7，15	6
Os	Oligosyndactylism	少并趾畸形	3，4	8
Oua-1	Ouabain resistance	毒毛旋花苷	14	3
p	Pink-eyed dilution	粉红眼、淡色毛	1	7
pa	Pallid	苍白	1，6	2
pcd	Purkinje cell degeneration	浦肯野细胞退化	7	13
pe	Pearl	珍珠色	1	13
(*Pep-1*)	Peptidase-1 (A)	肽酶 -1	12	18
(*Pep-2*)	Peptidase-2 (B)	肽酶 -2	12	10
Pep-3	Peptidase-3	肽酶 -3	12	1
(*Pep-4*)	Peptidase-4 (D)	肽酶 -4	12	7
(*Pep-7*)	Peptidase-7 (S)	肽酶 -7	12	5
pf	Pygmy	Pupoid 胎儿	9	10
Pgd	6-phosphogluconate dehydrogenase	6- 磷酸葡萄糖酸盐脱氢酶	12	4
Pgk-1	Phospoglycerate kinse-1	磷甘油催化酶 -1	12	X
Pgk-2	Phospoglycerate kinse-2	磷甘油催化酶 -2	12	17
Pgm-1	Phosphoglucomutase-1	磷葡萄糖变酶 -1	12	5
Pgm-2	Phosphoglucomutase-2	磷葡萄糖变酶 -2	12	4
Pgm-3	Phosphoglucomutase-3	磷葡萄糖变酶 -3	12	9
Ph	Patch	污色	1，15	5
Phk	Phosphorylase kinase	磷氧基酶催化酶	12	X
pi	Pirouette	趾尖旋转	6	5
pk-3	Pyruvate kinase-3 (M2)	丙酮酸激酶 -3	12	9
Plp	Plasma protein	血浆蛋白质	13	17
pn	Pugnose	狮子鼻	3	14
Pre-1	Prealbumin component-1 (ex Pre)	前蛋白成分 -1	13	12
Prt-2	Pancreatic proteinase-2	前蛋白成分 -2	12	8
Ps	Polysyndactyly	多并趾畸形	3，4，15	4
Psp	Parotid secreting protein	腮腺隐蛋白	13	2
Pt	Pintail	针尾	3，4	4
pu	Pudgy	矮胖	3	7

续表

基因符号	基因名称		表现型分类*	染色体序号
pv	Polydactyly	多趾	4	1
px	Postaxial hemimelaiai	旋转	3，4，10	6
（*Pyp*）	Pyrophosphatase	焦磷酸酶	12	10
Q	Quinky	摇动	4，6	8
Qa-1	Antigen system-1	抗原系统 -1	14	17
Qa-2	Antigen system-2	抗原系统 -2	14	17
Qa-3	Antigen system-3	抗原系统 -3	14	17
qv	Quivering	颤动	7	7
Ra	Ragged	粗糙	2，11	2
（*Ram-1*）	Replication of amphotropic virus-1	两性回归病毒复制 -1	14	8
rc	Rough coat	蓬松被毛	2	9
rd	Retinal degeneration	视网膜退化	5	5
rds	Retinal degeneration	视网膜退化	5	17
Re	Rex	短绒毛	2	11
（*Rec-1*）	Replication of ecortopic virus-1	嗜环境病毒复制 -1	14	5
Ren-1	Renin-1	血管紧张素肽原酶	13	1
Rgv-1	Resistance to gross virus -1	抵抗多种病毒 -1	14	17
rh	Rachiterata	佝偻病	3	2
Ri-1	Recognition of identity	认同识别	16	17
rl	Reeler	旋转	7	5
Rn	Roan	栗斑色	1	14
ro	Rough	蓬松	2	2
rs	Recessive spotting	隐性斑点	1	5
ru	Ruby-eye	红宝石眼	1	19
ru-2	Ruby-eye-2	红宝石眼 -2	1	7
Rw	Rump-white	尾病 - 白色	1，15	5
s	Piebald	黑白色	1	14
sa	Satin	光亮	2	13
Saa	Serum amyloid A	血清淀粉样蛋白 A	13	7
Sas-1	Antigenie serum substance	血清抗原性物质	14	7
sch	Scant hair	缺毛	2	9
Sd	Danforth's short tail	Danforth 氏短尾	3，11，15	2
Sdh-1	Sorbitol dehydrogenase	山梨醇脱氢酶	12	2
se	Short-eat	短耳	3，4，11	9
sea	Sepia	黑色	1	1
Sep-1	Serum protein-1	血清蛋白 -1	13	9
Sep-2	Serum protein-2	血清蛋白 -2	13	9
sf	Scurfy	鳞皮	2，15	X

续表

基因符号	基因名称		表现型分类*	染色体序号
sg	Staggerer	蹒跚	7	9
sh-1	Shaker-1	摇摆 -1	6	7
sh-2	Shaker-2	摇摆 -2	6	11
Sha	Shaven	剃发	2	15
shm	Shambling	踉跄	7	11
si	Silver	银色	1	10
Sig	Sightless	无视力	5，15	6
Sl	Steel	钢光泽	1，8，15	10
sla	Sex-linked anaemia	性连锁的贫血	8	X
Slf	Sex-linked tidget	性连锁的烦躁	7	X
slp	Sex limited protein	性限蛋白	13，14	17
slt	Slaty	板石状	1	14
sno	Snub-nose	仰鼻	3	4
soc	Soft coat	细软被毛	2	3
（*Sod-1*）	Superoxide dismutase	超氧化物歧化酶	12	16
spa	Spastic	痉挛	7	3
spc	Sparse coat	稀毛	2	14
spf	Sparse-fur	稀毛	2	X
sr	Spinner	旋转	6	9
（*Src*）	Rous sarcoma oncogene	劳斯肉瘤基因	14	2
Ss	Serum serological（H-2S）	血清血液学	13，14	17
stb	Stubby	短粗	3	2
Str	Striated	有条纹	2，15	X
（*Sts*）	Steroid sulphatase	胆固醇	12	X
sv	Snell's Waltzer	Snell 氏旋转	6	9
Svp-1	Seminal vesicle protein -1	精囊蛋白质 -1	13	2
sw	Swaying	摇动	7	15
sy	Shaker -with syndactylism	摇摆和并趾畸形	3，6，15	18
T	Brachyury	短尾	314，15	17
Ta	Tabby	虎斑	2	X
Tam-1	Tosyl arginine methylesterase -1	Tosyl 精氨酸甲基酯酶	12	7
tb	Tumbler	翻筋斗	7	1
tc	Truncate	截形	3	6
Tcn-2	Transcobalamin-2	运钴胺素蛋白	13	11
Tf	Tufted	簇状	2	17
Tfm	Testicular feminisation	睾丸雌性化	10	X
tg	Tottering	蹒跚	7	8
th	Tilted head	歪斜头	6	1

续表

基因符号	基因名称		表现型分类*	染色体序号
thf	Thin fur	薄毛	2	17
Thy-1	Thymus cell antigen-1（0）	胸腺细胞抗原 -1	14	9
ti	Tipsy	醉态	7	11
tk	Tail -kinks	尾扭结	3，4	9
（*TK*）	Thymidine kinase	胸苷激酶	12	11
Tla	Thymus leukaemia antigen	胸腺白血病抗原	14	17
tn	Teetering	跷跳	7，15	11
tp	Taupe	灰褐色	1	7
（*Tpi-1*）	Triose phosphate isomerase -1	丙糖磷酸异构酶	12	6
Tr	Trembler	颤震	7	11
Trf	Transferring	转铁蛋白	13	9
Ts	Tail -short	短尾	3，4，8	11
Tsk	Tight skin	皮紧	2	2
tub	Tubby adipose	桶状肥胖	9	7
Tw	Twirler	旋转	7，15	18
ty	Trembler	颤抖	7	X
un	Undulated	波状	3	2
Upg-1	Urinary pepsinogen-1	尿卟啉原合成酶 -1	13	17
Upg-2	Urinary pepsinogen-2	尿卟啉原合成酶 -2	13	1
Ups	Uroporphyrinogen synthase	六氢尿卟啉原合成酶	12	9
uw	Underwhite	下白	1	15
v	Waltzer	旋转	6	10
Va	Varitint -waddler	各种浅色 - 摇摆	1，6	3
vb	Vibrator	震动	7，15	11
vc	Vacillans	振荡	7	4
Ve	Velver coat	绒被毛	2	15
vl	Vacuolated lens	水晶体空泡	5	1
vt	Vestigial tail	尾痕迹	3，4	11
W	Dominant spotting	显性斑点	1，8，15	5
wa-1	Waved-1	波纹 -1	2	6
wa-2	Waved-2	波纹 -2	2	11
War	Warfar in resistance	新双香抑制素	14	7
Wc	Waved coat	波纹皮毛	2	14
wd	Waddler	摇摆者	7	4
we	Wellhaarig	粗糙的卷发	2	2
wi	Whirler	轮生	6	4
wl	Wabbler-lethal	不稳定致死	7，15	14
Xce	X-chromosomal controlling element	X- 染色体控制因素	16	X

续表

基因符号	基因名称		表现型分类*	染色体序号
xid	X-linked immune deficiency	X-连锁免疫缺陷	14	X
Xld	Xylose dehydrogenase	木糖脱氢酶	7	12
Xt	Extra-toes	多趾	4，15	13
Ym	Yellow mottled	黄色斑	1，15	X

资料来源：Ruitenbrg EJ. Laboratory animals. M. BV Oxford：Elsevier Science Publishers，1986.

注：* 表型分类用阿拉伯数字表示：1＝被毛颜色，2＝皮毛质地，3＝骨骼，4＝尾及其附属物，5＝眼，6＝内耳和转圈行为，7＝神经和肌肉，8＝血液性状，9＝内分泌失调和侏儒，10＝生殖器官和不育，11＝内脏的内部缺陷，12＝酶，13＝其他生物化学缺陷，14＝免疫学、疾病抵抗力，15＝纯合致死和亚致死，16＝混杂的。

—表示无数据。

（王纯耀）

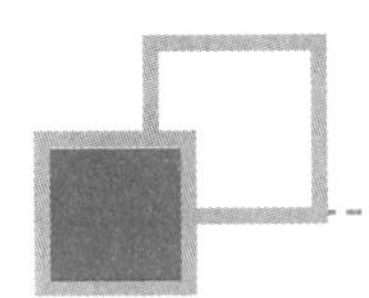

附录三　重要实验动物供应机构信息

一、国内部分实验动物机构

1. 国家实验动物资源库　主要开展实验动物种质资源的收集、整合、保存，并开展标准化研究，建立种质资源生物学特性数据库，以实现种质资源的共享。2019 年，科技部、财政部发布国家科技资源共享服务平台优化调整名单，原国家实验动物种子中心更名为实验动物资源库，例如“国家啮齿类实验动物种子中心（简称种子中心）”更名为“国家啮齿类实验动物资源库”。

（1）国家啮齿类实验动物资源库

网址：https://www.nifdc.org.cn/nifdc/

依托单位：中国食品药品检定研究院实验动物资源研究所

简介：保存有小鼠、大鼠、豚鼠、兔 4 个品种共计 79 个品系的实验动物，其中包括疾病模型、研究工具鼠等 38 个品系；冷冻保存 120 个品系，含委托保种 83 个品系。

（2）国家鼠和兔类实验动物资源库

网址：http://www.slaccas.com/

依托单位：中国科学院上海实验动物中心

简介：种子供应、资源保存、动物实验、实验动物质量检测、无菌工作服等。提供 SPF 级、清洁级实验动物及各种饲料产品 65 种。

（3）国家遗传工程小鼠资源库

网址：http://www.nicemice.cn

依托单位：南京大学模式动物研究所

简介：拥有小鼠品系 481 种，包括心血管病、肥胖、糖尿病、免疫缺陷、老年痴呆、肿瘤等多种小鼠模型。

（4）国家非人灵长类实验动物资源库

网址：http://www.kiz.ac.cn

依托单位：中国科学院昆明动物研究所

简介：国家非人灵长类实验动物资源库是国家科技资源共享服务平台，依托单位中国科学院昆明动物研究所。主要以猕猴、食蟹猴、平顶猴、熊猴、红面猴、滇金丝猴、狨猴等多种非人灵长类的种子、遗传资源、疾病动物模型的收集、保存、鉴定、共享服务等为主要内容，种质资源标准化整理、整合与共享服务体系。

（5）国家禽类实验动物资源库

网址：http://www.hvri.ac.cn

依托单位：中国农业科学院哈尔滨兽医研究所

简介：国家禽类实验动物资源库是国家科技资源共享服务平台，依托单位中国农业科学院哈尔滨兽医研究所。主要包括 SPF 鸡、鸭等禽类实验动物资源。可饲育 SPF 种禽 5 300 羽，年供应种卵约 100 万枚。

（6）国家犬类实验动物资源库

依托单位：广州医药研究总院有限公司

简介：主要任务是进行 Beagle 犬的保种、育种及种质资源的开发研究。

（7）国家人类疾病动物模型资源库

依托单位：中国医学科学院医学实验动物研究所

简介：为进一步推动人类疾病动物模型资源利用和开放共享，依据《国家科技资源共享服务平台管理办法》，科学技术部、财政部批准建设国家人类疾病动物模型资源库，纳入国家科技资源共享服务平台管理。主管部门为国家卫生健康委员会，依托单位为中国医学科学院实验动物研究所。

2. 中国医学科学院医学实验动物研究所

名称：中国医学科学院医学实验动物研究所、北京协和医学院比较医学中心

网址：http://www.cnilas.org

依托单位：中国医学科学院医学实验动物研究所

简介：中国医学科学院实验动物研究所始建于1980年，是以实验动物科研、教学、研发和生产四位一体的综合性研究机构，是我国实验动物科学领域建所较早、研究技术力量较强的研究单位。网站内有组织机构、科学研究、检测机构、合作交流、专家风采、文献出版、文化建设和学术论坛等信息。

二、国外部分实验动物机构

1. 美国杰克逊研究所（Jackson Laboratory）

Jackson Laboratory总部位于美国缅因州哈勃湾，是一家非营利性的科研用鼠提供者。成立于1929年，是美国国立癌症研究所指定的21个癌症研究中心之一。是世界上规模最大的小鼠遗传研究、品系开发保存机构。该实验室向社会公开小鼠基因组信息学资源。

该实验室面向全球提供3 000多个不同的小鼠品种/品系（含基因剔除动物），并备有动物的详细遗传、表型及疾病资料；提供血液、血浆、血清和组织等生物制品。同时还提供种群健康监测、动物疾病诊断（包括病理学和血清学诊断）、合同饲养、转基因技术、可移植肿瘤检测及特征记述等服务。Jackson Lab拥有世界最丰富的小鼠资源与冷冻胚胎库，每年为世界各地的研究机构提供2 700多种品系的JAX® Mice或者JAX®GEMM®mice，总数达200万只。

网址：http://www.jax.org

2. 美国查理士河公司（Charles River Laboratories，Inc.）

世界上主要的实验动物供应商之一，提供的实验动物种类包括小鼠、大鼠、豚鼠、地鼠、仓鼠、沙鼠、兔、沙土鼠、非人灵长类动物、鸡免疫缺陷动物模型、疾病模型、转基因动物模型。以及各种常规人类疾病模型动物。在基础研究方面，可提供开发新模型动物、啮齿类动物外科服务、动物健康监测及疾病诊断、遗传工程动物、遗传检测、抗体产品等服务。

网址：http://www.criver.com

3. 英国BK国际贸易公司（B&K Universal Ltd.）

B&K Universal Ltd.核心业务是实验动物的生产供应，包括小鼠、大鼠、转基因小鼠、仓鼠、豚鼠、沙土鼠、犬、非人灵长类等动物。同时，也从事一系列配套产品生产和服务：实验动物专业技术培训；实验动物进出口运输；转基因动物品系培育；胚胎的超低温保存、移植、孵育和遗传监控；粗制血清、血浆、新鲜血液制品、动物组织、器官和腺体、尿液、乳汁、羊水等生物制品。

网址：http://www.bku.com

4. 美国哈兰公司（Harlan Sprague Dawley，Inc.）

Harlan公司除提供200多种实验动物外，还提供实验动物的健康、遗传监测，临床前毒理学研究服务，小鼠胚胎低温保存，品系生成及维持，不同营养需求下的各种实验动物配合饲料及浓缩料，垫料和环境产品，常规抗体产品等。

网址：http://www.harlan.com

5. 泰康尼克生物科学公司（Taconic Farms，Inc.）

Taconic Farms是世界主要实验动物啮齿类供应商之一，主要供应转基因大、小鼠模型，自发突变模型，诱发大、小鼠模型，遗传修饰模型，外科修饰动物，饲料、垫料和笼具等。相关服务有合同育种、剖宫产和胚胎移植技术、动物外科处置技术、制订育种计划、转基因动物育种（包括提供胚胎干细胞、超数排卵和假孕小鼠、胚胎和精子冷冻保存、基因型分析）、动物健康检测和兽医咨询等服务。

网址：http://www.taconic.com

6. 奥兹金私立公司（Ozgene Pty，Ltd.）

Ozgene公司提供基因敲除小鼠、基因敲入小鼠、转基因大鼠和小鼠。开展慢病毒转基因大鼠和小鼠的制备及其整套载体设计和构建、遗传修饰小鼠的表型分析、从基因发现到基因功能的整套服务，以及动物育种、生物净化和生物低温保存等服务。

网址：http://www.ozgene.com

7. 西尔托普实验动物公司（Hilltop Lab Animals，Inc.）

该公司主要提供大鼠和小鼠，以及上述动物老龄鼠和孕鼠、同窝仔鼠、母子同窝鼠，同时还提供啮齿类外科手术、组织器官、冷冻胴体、血液及组分、生长曲线图（体重）、各种导管植入、不同动物血液生化指标比较等服务。

网址：http://hilltoplabs.com

8. 马歇尔生物资源公司(Marshall BioResources)

该公司的特色实验动物主要有比格犬、杂种犬、小型猪和白鼬，可提供生物制品、诊断评价、驯化设计等。Marshall犬在意大利和中国均有饲养。

网址：http://www.marshallbio.com

9. 西蒙森实验室公司(Simnonsen Laboratories，Inc.)

Simnonsen Laboratories主要提供小鼠、大鼠、仓鼠、饲料、垫料。相关服务有：剖宫产品系重建，实验动物疾病诊疗等。

网址：http://www.simlab.com

10. 艾斯动物公司(Ace Animals，Inc.)

Ace Animals主要提供啮齿类动物。

网址：http://aceanimals.com

11. 雪松河实验室(Cedar River Laboratories)

Cedar River Laboratories主要提供各种高质量的犬、猫笼具，如治疗或外科恢复笼具、住院或寄宿笼具、带视窗笼具、隔离器及其配套设备等。

网址：http://cedarriverlaboratories.com

三、中国部分省(直辖市)主要的实验动物生产机构

省级行政区	序号	单位名称	许可范围
北京市	1	中国医学科学院医学实验动物研究所	屏障环境：小鼠、大鼠、豚鼠
	2	中国科学院动物研究所	普通环境：小型猪
	3	北京大学医学部实验动物科学部	屏障环境：小鼠
	4	北京大学	屏障环境：小鼠、大鼠
	5	清华大学	屏障环境：小鼠
	6	中国食品药品检定研究院	屏障环境：小鼠、大鼠、SPF级豚鼠、兔
	7	首都医科大学实验动物部	屏障环境：小鼠、大鼠
	8	北京华阜康生物科技股份有限公司	屏障环境：小鼠、大鼠 隔离环境：小鼠、大鼠、饲料生产供应
天津市	1	中国医学科学院血液病医院(血液学研究所)	屏障环境：大鼠，小鼠
	2	中国医学科学院放射医学研究所实验动物中心	屏障环境：大鼠，小鼠
河北省	1	河北省实验动物中心	屏障环境：小鼠、大鼠、豚鼠； 普通环境：家兔实验动物颗粒饲料、垫料生产
	2	石药集团中诺药业(石家庄)有限公司	普通环境：家兔
	3	华北制药股份有限公司	普通环境：家兔、猫
山西省	1	山西医科大学	屏障环境：小鼠、大鼠、豚鼠
	2	山西康宝生物制品股份有限公司	屏障环境：小鼠、豚鼠； 普通环境：兔
	3	山西省中医药研究院	屏障环境：小鼠、大鼠
	4	亚宝药业集团股份有限公司	屏障环境：小鼠 普通环境：兔
	5	山西省肿瘤研究所	屏障环境：小鼠
辽宁省	1	大连医科大学	屏障环境：KM小鼠、ICR小鼠、BALB/c小鼠、Wistar大鼠、SD大鼠、新西兰兔
	2	锦州医科大学	普通环境：Dunkin Hartley豚鼠、日本大耳白兔
	3	沈阳药科大学	普通环境：Hartley豚鼠、日本大耳白兔
吉林省	1	长春国家生物产业基地科技发展有限公司	普通级：家兔、豚鼠、地鼠
	2	吉林大学实验动物中心	普通级：家兔、豚鼠 清洁级：小鼠、大鼠
	3	延边大学	普通级：家兔、豚鼠 清洁级：小鼠、大鼠

续表

省级行政区	序号	单位名称	许可范围
黑龙江省	1	哈尔滨医科大学附属第一医院	特殊实验用饲料
	2	中国农业科学院哈尔滨兽医研究所	SPF级：鸡、鸭 清洁级：小鼠、大鼠、巴马小型猪 普通级：豚鼠、实验兔 饲料（豚鼠、家兔、小鼠、大鼠、猪、犬、猴）
	3	哈尔滨医科大学附属肿瘤医院	清洁级：小鼠、小鼠饲料
上海市	1	复旦大学实验动物科学部	清洁级：小鼠、大鼠
	2	上海交通大学农业与生物学院教学实验实习场	普通级：犬
	3	上海市闵行区海科实验动物部	普通级：豚鼠、地鼠、兔
	4	中国科学院上海生命科学研究院（动物中心）上海斯莱克实验动物有限责任公司	SPF级：小鼠、兔、大鼠、地鼠、豚鼠 清洁级：小鼠、大鼠、地鼠、豚鼠、兔
	5	华东师范大学闵行校区实验动物中心	SPF级：小鼠
	6	海军军医大学实验动物中心	SPF级：小鼠、大鼠 清洁级：小鼠、大鼠
	7	上海交通大学医学院	SPF级：小鼠 清洁级：小鼠、大鼠
	8	中国科学院上海药物研究所	SPF级：小鼠、大鼠 普通级：猴
	9	上海市公共卫生临床中心	SPF级：小鼠、大鼠 清洁级：小鼠、大鼠
江苏省	1	扬州大学比较医学中心	SPF级：鸡 清洁级、SPF级：小鼠、大鼠
	2	南通大学	清洁级：小鼠、大鼠
	3	江苏大学	清洁级、SPF级：小鼠、大鼠
	4	南京大学模式动物研究所	SPF级：小鼠
	5	徐州医科大学	普通级：兔 清洁级：小鼠、大鼠
	6	苏州大学	清洁级：小鼠、大鼠
浙江省	1	浙江省医学科学院安全性评价研究中心	屏障环境：小鼠、大鼠、豚鼠 普通环境：犬、猴、兔、豚鼠
	2	浙江大学实验动物中心	屏障环境：小鼠、大鼠、豚鼠 普通环境：豚鼠、兔、犬、小型猪、猴
	3	浙江大学医学院附属第一医院	屏障环境：IVC小鼠、大鼠
安徽省	1	安徽省实验猕猴中心	普通级：猕猴
	2	阜阳市维光实验动物中心	普通级：毕格犬
	3	安徽医科大学	SPF级：小鼠、大鼠
福建省	1	福建医科大学	清洁级：小鼠、大鼠
	2	福州振和实验动物技术开发有限公司	普通级：比格犬
	3	福建省人口和计划生育科学技术研究所	普通级：猴
江西省	1	江西中医药大学	清洁级：小鼠、大鼠
山东省	1	山东大学实验动物中心	普通环境：普通级　豚鼠 屏障环境：SPF级Wistar大鼠、KM小鼠；SPF级BALB/c小鼠
	2	山东中医药大学	屏障环境：SPF级KM小鼠、Wistar大鼠、SD大鼠

续表

省级行政区	序号	单位名称	许可范围
河南省	1	河南省实验动物中心	SPF级SD大鼠、Wistar大鼠、KM小鼠、BALB/C小鼠；实验动物饲料：大鼠和小鼠普通饲料、辐照饲料； 普通饲料：兔、豚鼠
湖北省	1	湖北省实验动物研究中心	SPF级：BALB/c、BALB/c-nu、C57、KM小鼠、SD大鼠、Wistar大鼠 普通级：Dunkin Hartley豚鼠、日本大耳白兔、新西兰兔
	2	湖北医药学院	SPF级：SD大鼠、KM小鼠 普通级：日本大耳白兔、中国白兔
	3	华中科技大学实验动物中心	大鼠：SD 小鼠：BALB/c、C57BL/6、KM
	4	三峡大学	大鼠：SD 小鼠：BALB/c、C57BL/6、KM
	5	武汉大学动物实验中心	大鼠：SD 家兔：新西兰兔 小鼠：BALB/c、BALB/c-nu、BALB/c-scid、C3H/HeJ、C3H/HeN、C57BL/6、KM
	6	武汉生物制品研究所有限责任公司	地鼠：金黄地鼠 家兔：日本大耳白兔 小鼠：BALB/c、KM、NIH 豚鼠：Hartley
湖南省	1	南华大学	SPF级：小鼠、大鼠 普通级：兔
	2	湖南斯莱克景达实验动物有限公司	清洁级：小鼠、大鼠 SPF级：小鼠、大鼠 小鼠、大鼠饲料(繁殖料)
	3	中南大学实验动物学部	鼠饲料、兔饲料、豚鼠饲料
广东省	1	广东省医学实验动物中心	SPF级：SD大鼠、KM小鼠、NIH小鼠、BALB/c小鼠、BALB/c-nu小鼠、C57BL/小鼠、Hartley豚鼠、新西兰兔) 普通级：Hartley豚鼠、新西兰兔 配合饲料：大鼠和小鼠生长繁殖、维持饲料，豚鼠生长繁殖饲料，兔维持饲料
	2	广州医药研究总院	普通级：Beagle犬
	3	广东医科大学	SPF级：BALB/c-nu/nu小鼠、BALB/c小鼠、KM小鼠、SD大鼠
	4	南方医科大学实验动物中心	SPF级：KM小鼠、NIH小鼠、BALB/C小鼠、BALB/裸小鼠、C57BL/6J小鼠、SD大鼠、Wistar大鼠、新西兰兔、FMMU豚鼠 普通级：FMMU豚鼠、新西兰兔、西藏小型猪
	5	汕头大学医学院	SPF级：KM小鼠、SD大鼠
	6	广州中医药大学(大学城校区)实验动物中心	SPF级：KM小鼠、SD大鼠 普通级：新西兰兔、白色豚鼠
	7	中山大学生命科学学院	大鼠和小鼠配合维持饲料
	8	中山大学(大学城)实验动物中心	SPF级：KM小鼠、BALB/C小鼠、BALB/c裸小鼠、C57BL/6J小鼠、Wistar近交系大鼠、Wistar大鼠、SD大鼠

续表

省级行政区	序号	单位名称	许可范围
广西壮族自治区	1	广西医科大学	普通级：兔、豚鼠， SPF级：SD、Wistar大鼠、KM/BALB/C小鼠、BALB/C裸小鼠
	2	广西壮族自治区食品药品检验所	普通级：兔、豚鼠，SPF级：小鼠、大鼠
	3	右江民族医学院	普通级：兔 SP级：SD大鼠、Wistar大鼠、KM小鼠、BALB/C裸小鼠
	4	桂林医学院	SPF级：SD大鼠、Wistar大鼠、KM小鼠、BALB/C裸小鼠
	5	广西大学	普通级：巴马小型猪
海南省	1	海南省疾病预防控制中心	SPF级：小鼠、大鼠 普通级：豚鼠、兔
	2	海南省药品检验所	SPF级：小鼠、大鼠 清洁级：豚鼠、兔
	3	海南省药物安全性评价研究中心	SPF级：小鼠、大鼠、豚鼠 普通级：豚鼠、兔、犬、猴、猫、小型猪
云南省	1	昆明医科大学实验动物学部	屏障环境：SPF级SD大鼠、ICR、BALB/c小鼠、KM小鼠 普通环境：普通级兔、豚鼠
	2	中国科学院昆明动物研究所	普通环境：普通级恒猴、食蟹猴 7个饲料生产 树鼩生产
	3	中国医学科学院医学生物学研究所	屏障环境：清洁级ICR小鼠、豚鼠 实验动物饲料（大白鼠、兔、豚鼠、犬） 普通环境：普通级实验猴
四川省	1	成都生物制品研究所有限责任公司	屏障环境：SPF级KM小鼠、NIH小鼠、金黄地鼠
	2	四川省医学科学院四川省人民医院实验动物研究所	普通环境：Beagle犬、Hartley豚鼠 屏障环境：KM小鼠、SD大鼠、Wistar大鼠、NIH小鼠、ICR小鼠、BALB/c小鼠、C57BL/6小鼠、SHR大鼠
重庆市	1	重庆医科大学实验动物中心	普通级：家兔、豚鼠 SPF级：小鼠、大鼠 饲料生产、供应
	2	陆军军医大学实验动物中心	普通级：家兔、豚鼠、小型猪 SPF级：小鼠、大鼠 饲料生产、供应
	3	陆军军医大学第三附属医院&野战外科研究所实验动物中心	SPF级：大鼠
	4	重庆市中药研究院实验动物研究所	普通级：豚鼠、家兔、比格犬、饲料 SPF级：小鼠、大鼠 饲料生产、供应
陕西省	1	西安交通大学医学部	屏障环境：小鼠、大鼠 普通环境：豚鼠、兔
	2	空军军医大学	屏障环境：小鼠、大鼠 普通环境：兔、豚鼠

续表

省级行政区	序号	单位名称	许可范围
甘肃省	1	甘肃中医药大学	SPF级：小鼠、大鼠
	2	中国农业科学院兰州兽医研究所	SPF级：小鼠 普通级：豚鼠、实验兔
	3	兰州大学基础医学院医学实验中心	SPF级：小鼠、大鼠 普通级：实验兔

（孔 琪 陈朝阳 刘田福）

中英文名词对照索引

D

E

F

G

H

J

K

S

X

Y

Z

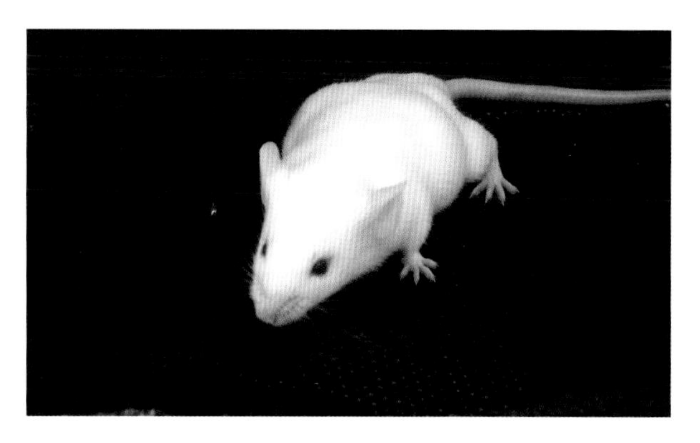

图 5-2-1　小鼠

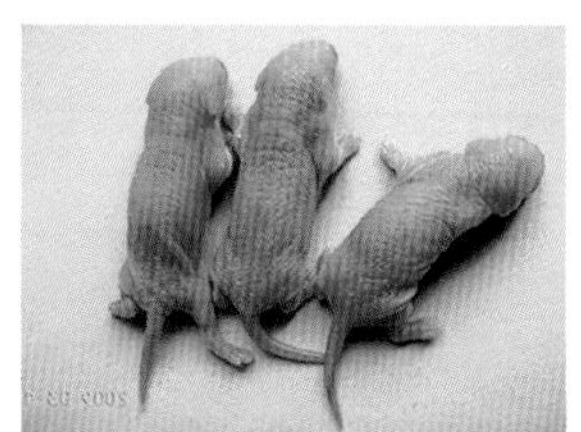

1d 出生

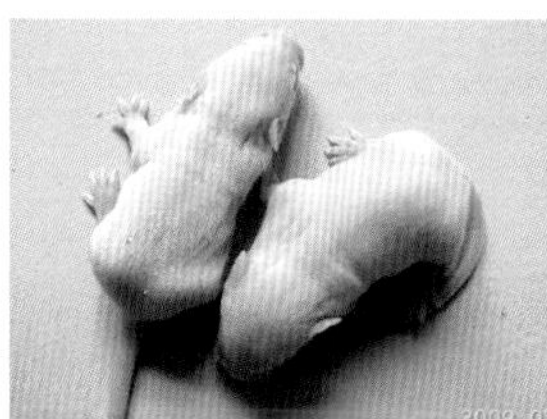

7d 长出小绒毛

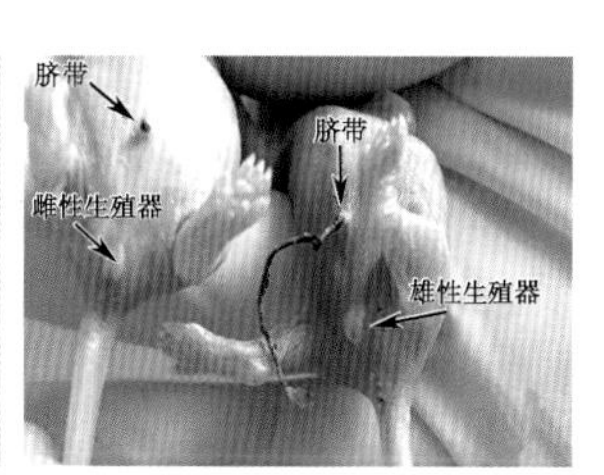

新生鼠辨认性别

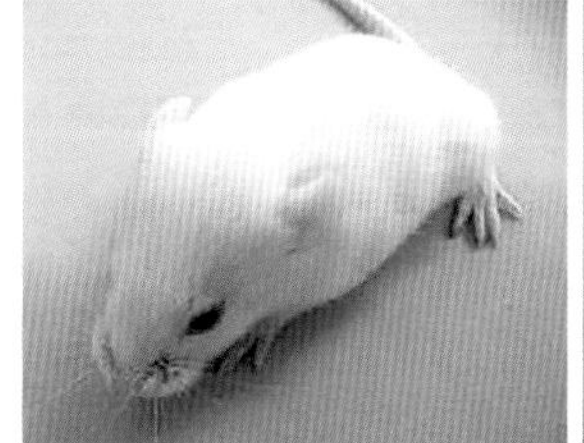

14d 睁眼

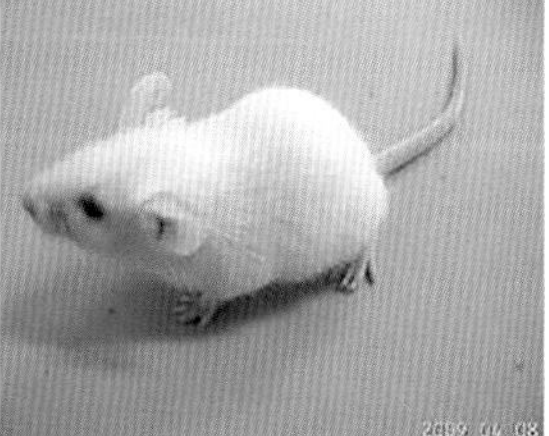

21d 离乳

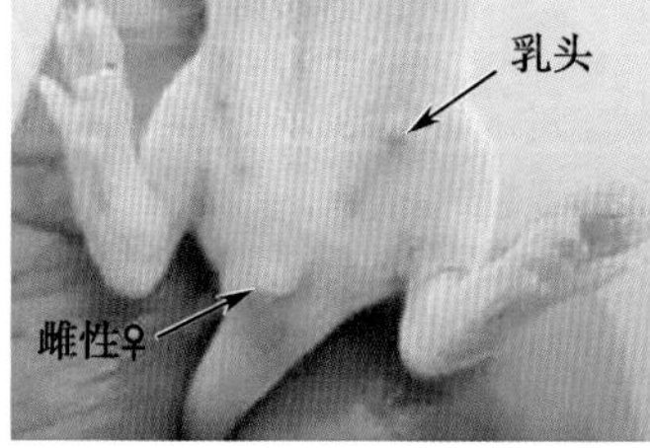

10d性别辨认（雌性）

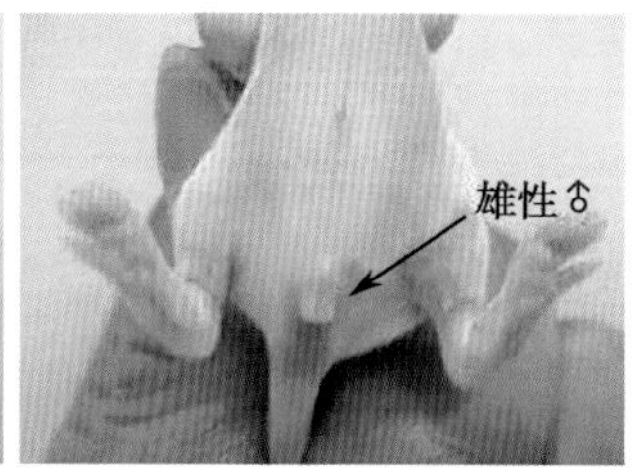

10d性别辨认（雄性）

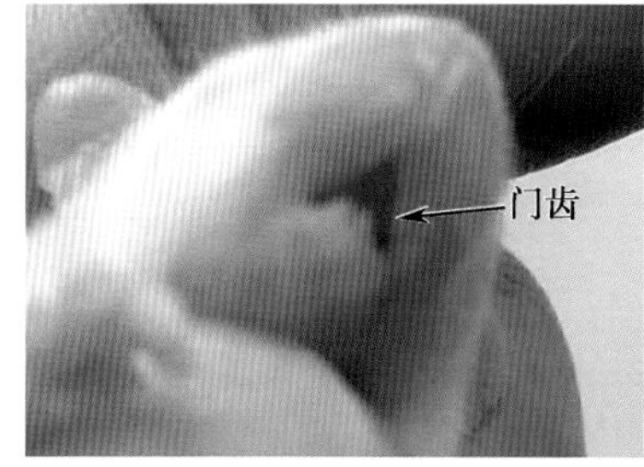

8d长出下门齿

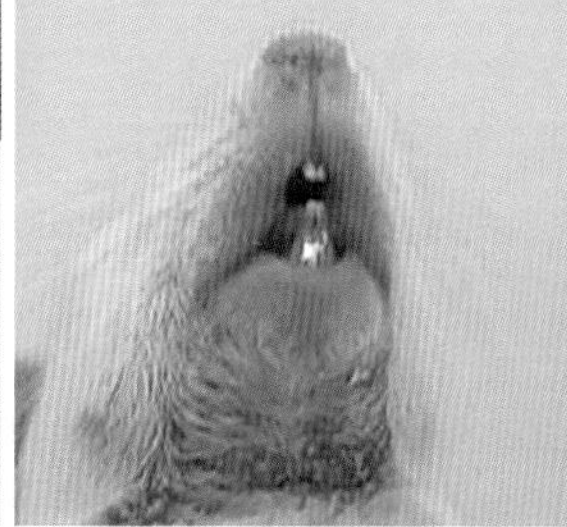

15d上下门齿长全

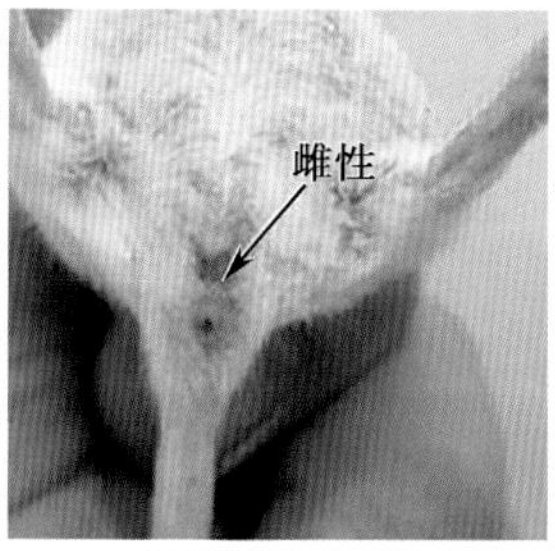

20d性别辨认（雌性）

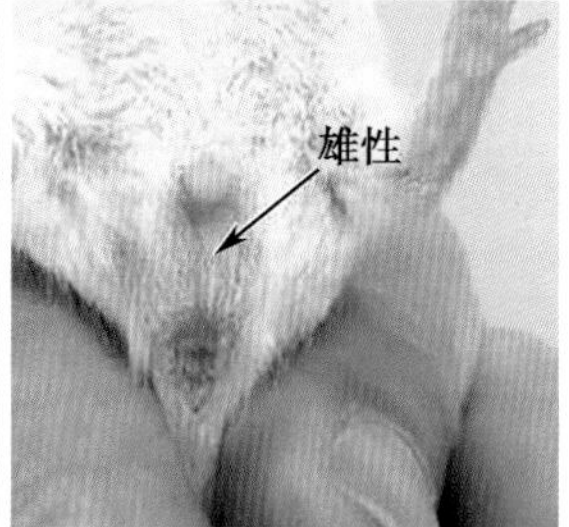

20d性别辨认（雄性）

图 5-2-2　昆明小鼠发育

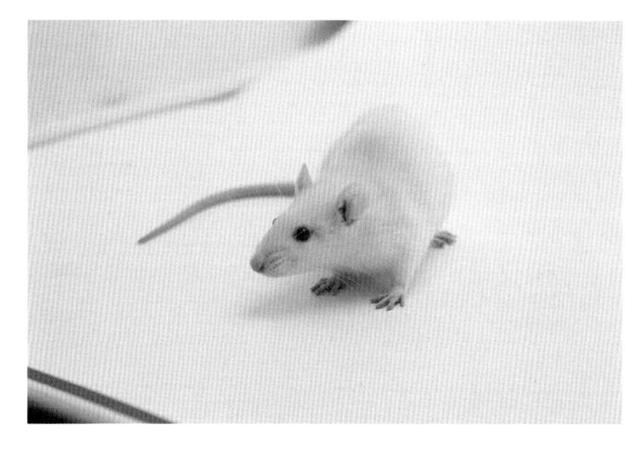

图 5-2-3　大鼠

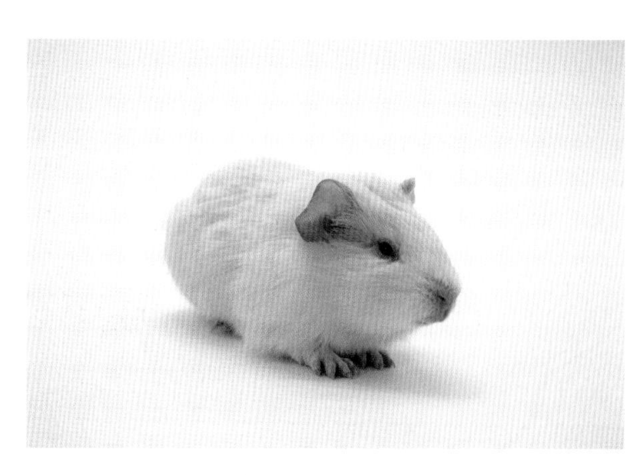

图 5-2-4　豚鼠

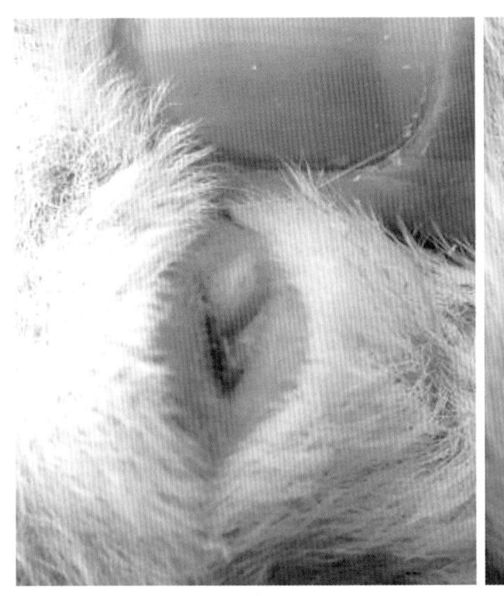

雌性

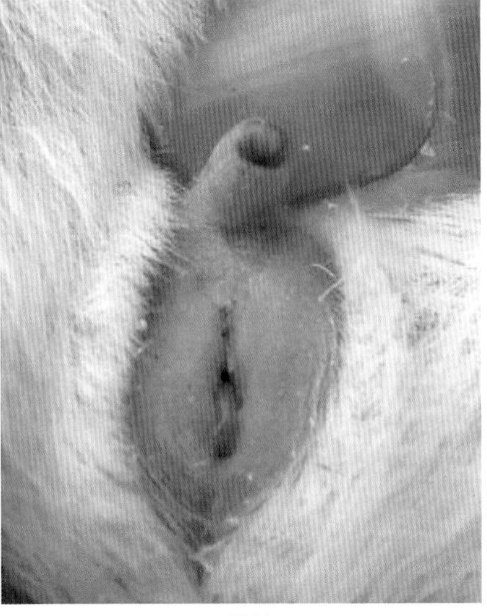

雄性

图 5-2-5 豚鼠雌雄对比

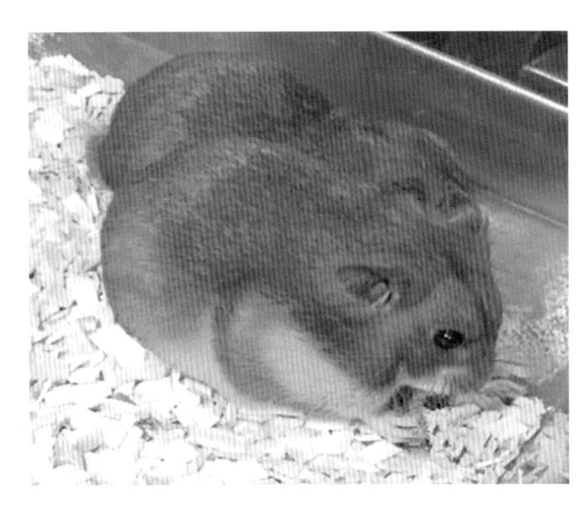

图 5-2-6 地鼠

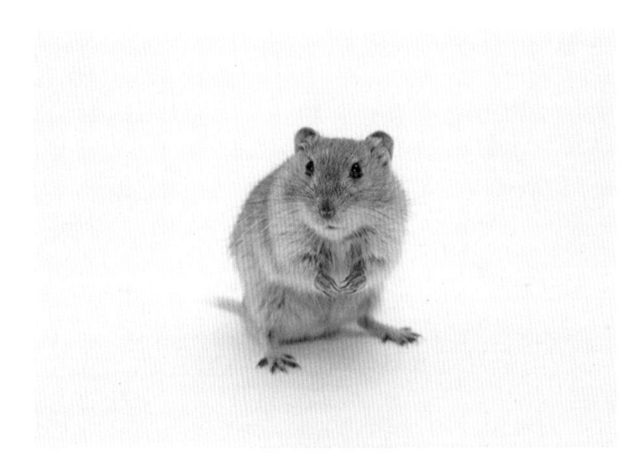

图 5-2-7 长爪沙鼠

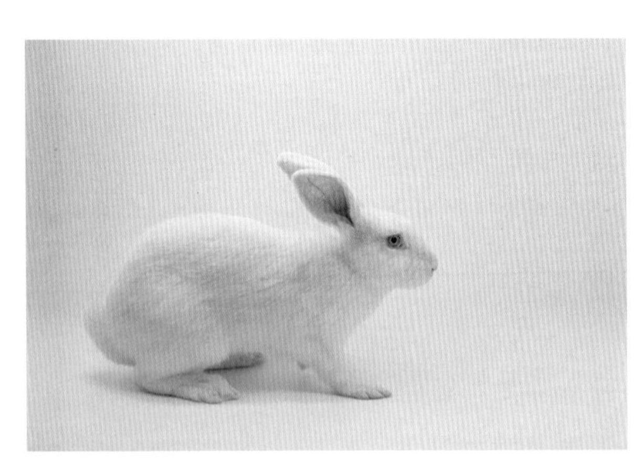

图 5-3-1 兔

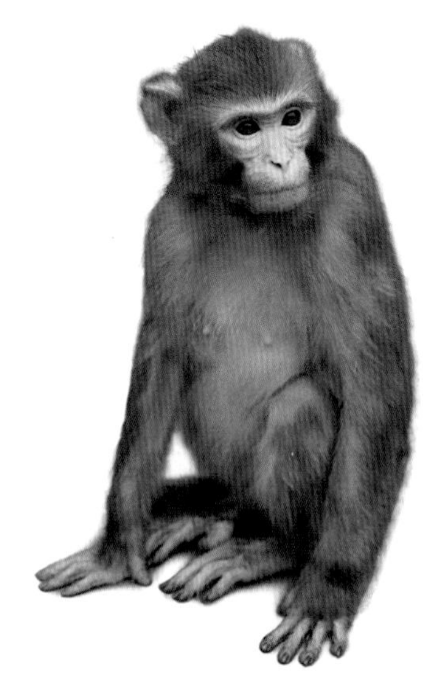

图 5-7-1 猕猴

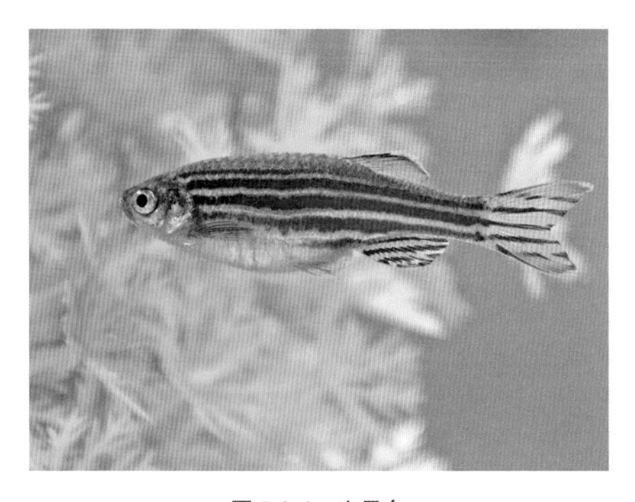

图 5-9-1　斑马鱼

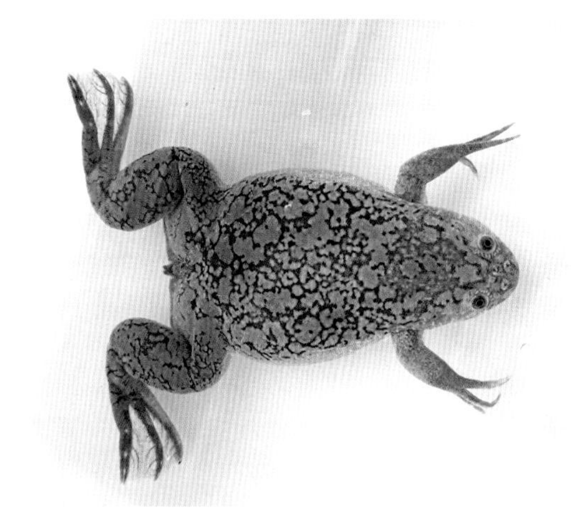

图 5-9-2　非洲爪蟾

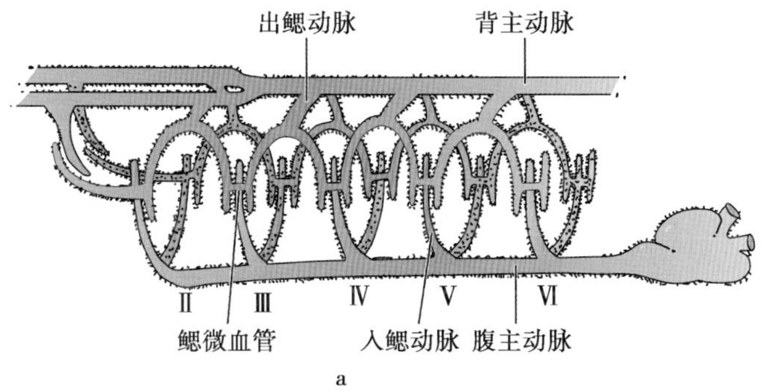

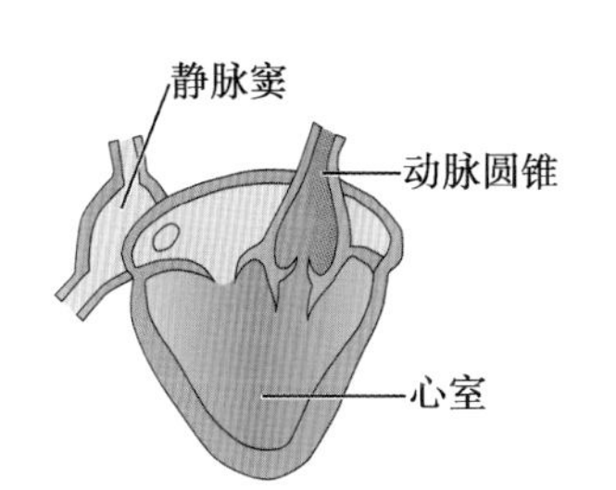

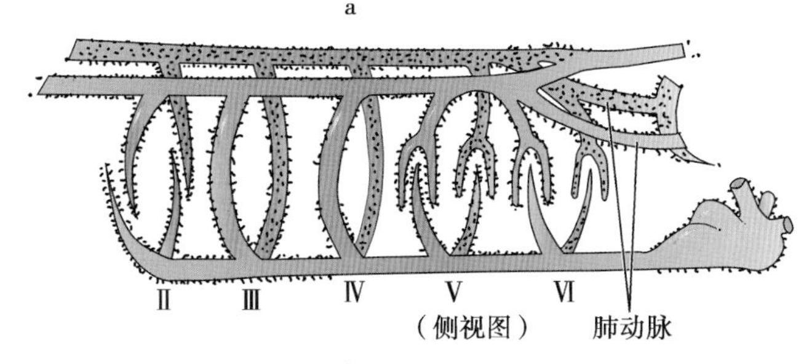

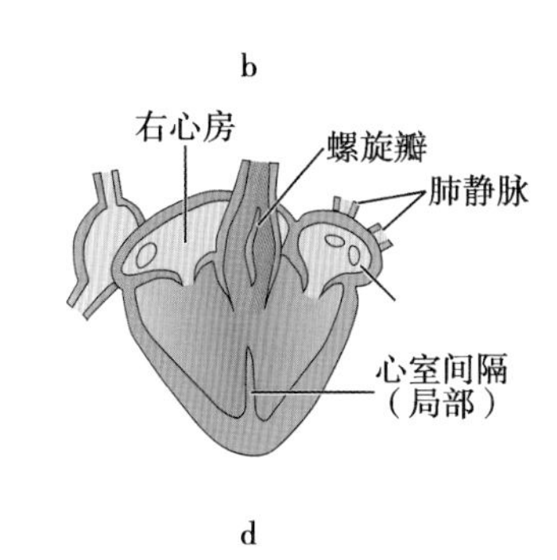

图 6-6-1　鱼类循环系统示意图

（a，b）硬骨鱼和（c，d）肺呼吸鱼类循环系统图解（心脏腹侧图解）。将血液运输至鳃部循环回心脏的主要动脉分支为鳃动脉（胚胎学亦可称为主动脉弓），由于第一条主动脉弓在胚胎发育过程中退化，所以图中由罗马数字从“Ⅱ”开始标记

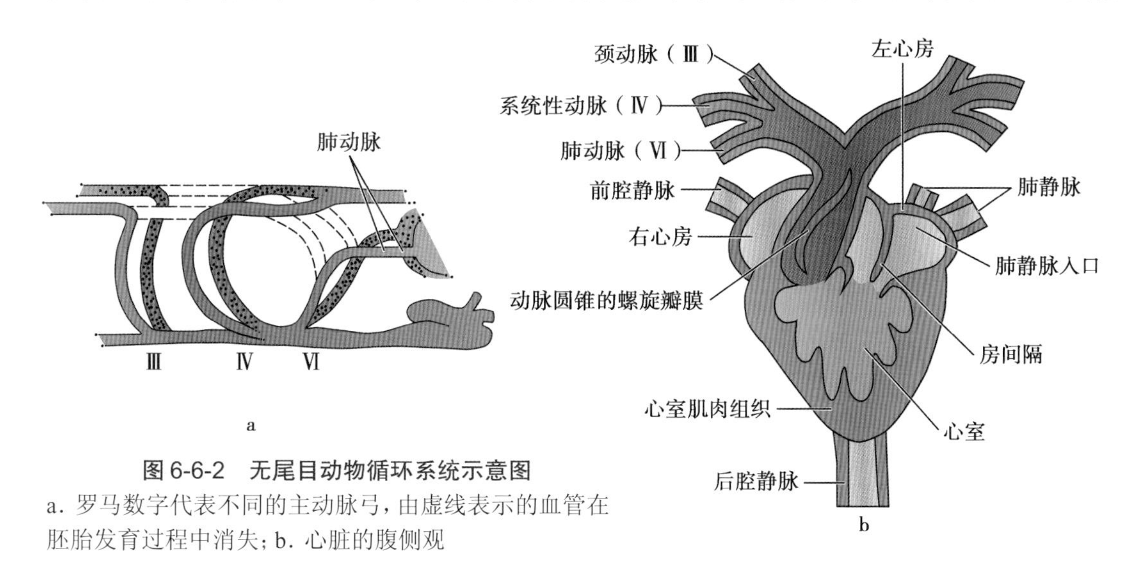

图 6-6-2　无尾目动物循环系统示意图

a. 罗马数字代表不同的主动脉弓，由虚线表示的血管在胚胎发育过程中消失；b. 心脏的腹侧观

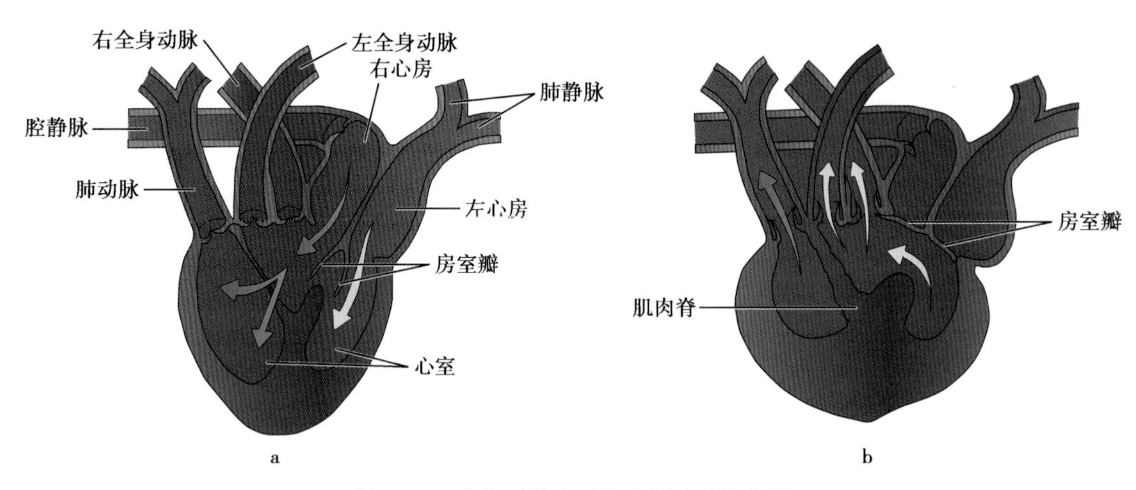

图 6-6-3　爬行动物心脏与主要动脉示意图

a. 当心房收缩，血液进入心室。不完全分隔的心室内有房室瓣，可以防止富氧血液与低氧血液混合；b. 当心室收缩，氧饱和的血液被肌肉脊附近的心室肌泵入体循环，低氧饱和的血液被泵入肺循环

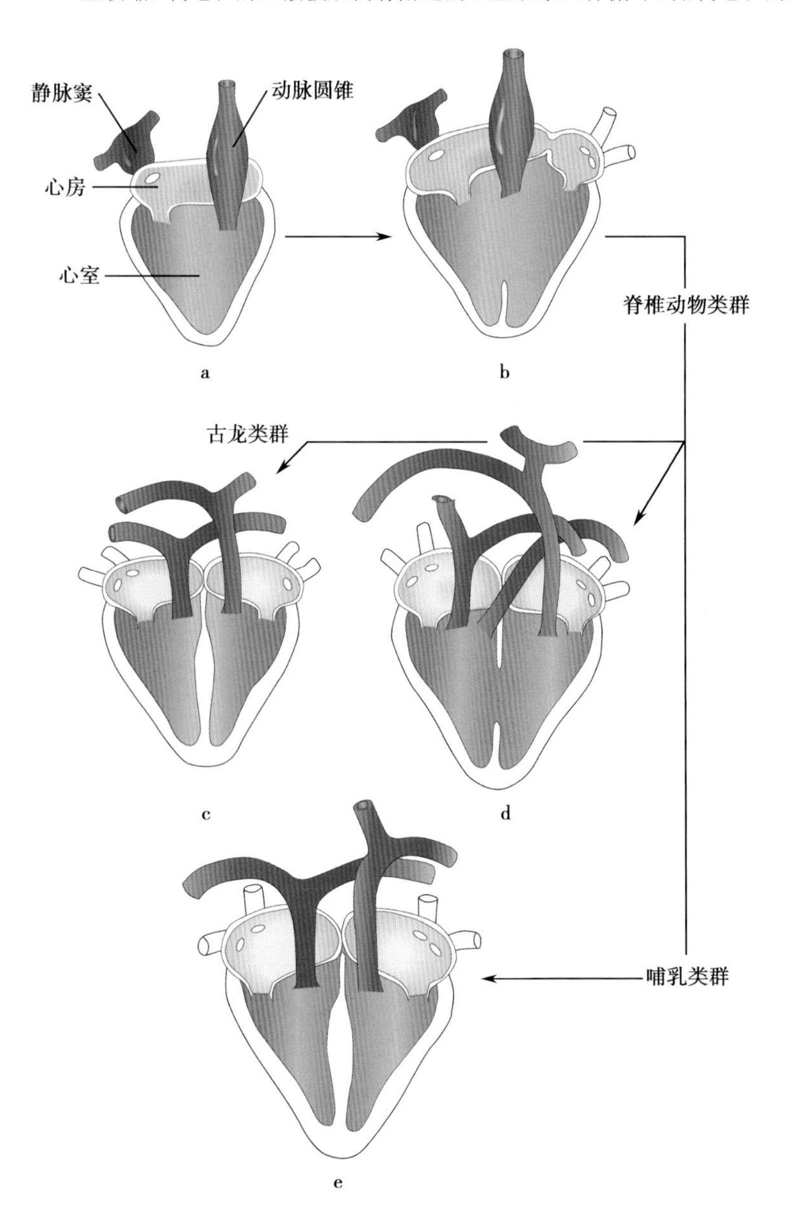

图 6-6-4　哺乳动物心脏进化过程的假设说明图

a. 硬骨鱼心脏图示；b. 肺鱼类的不完全分开的心房与心室将循环分为体循环与肺循环。这种心脏更加接近原始的两栖动物和早期脊椎动物的心脏结构；c. 爬行动物的心脏由肺鱼类心脏模式分化而来；(d、e) 祖龙与合弓纲血统动物进化出完全分离的四腔室心脏。

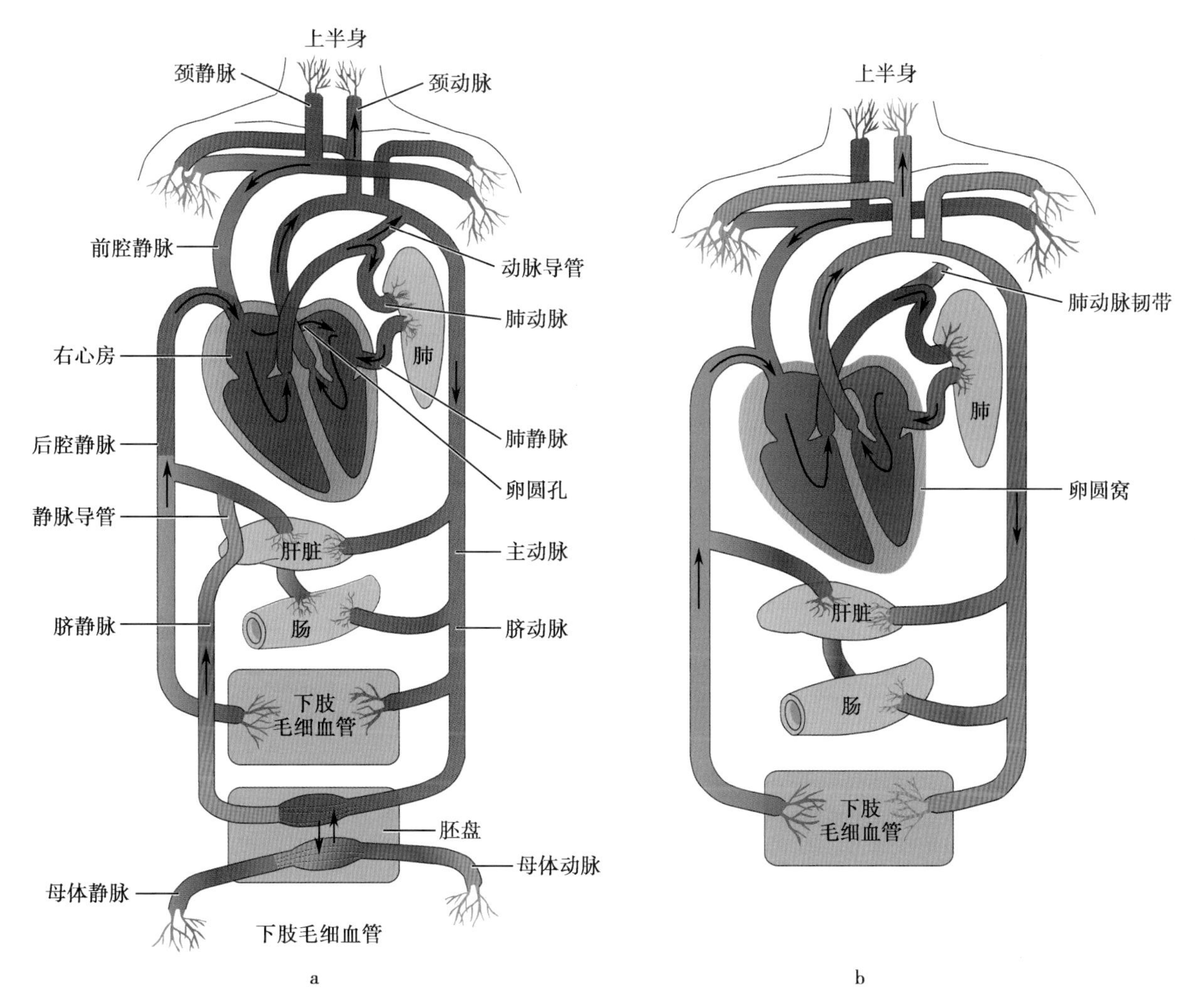

图 6-6-5　哺乳动物循环系统示意图

a. 胎儿哺乳动物循环系统；b. 成人哺乳动物循环系统。血氧饱和度高的血管以红色显示，血氧饱和度低的血管以蓝色显示。在胎儿的循环系统中，高氧饱和度的血液在胎盘处与低血氧饱和度血液混合，然后流入右心室。因此多数胎儿动脉的血液都含有适量的氧气。其中 a 图中血管的紫色就象征这种血液的含氧特征

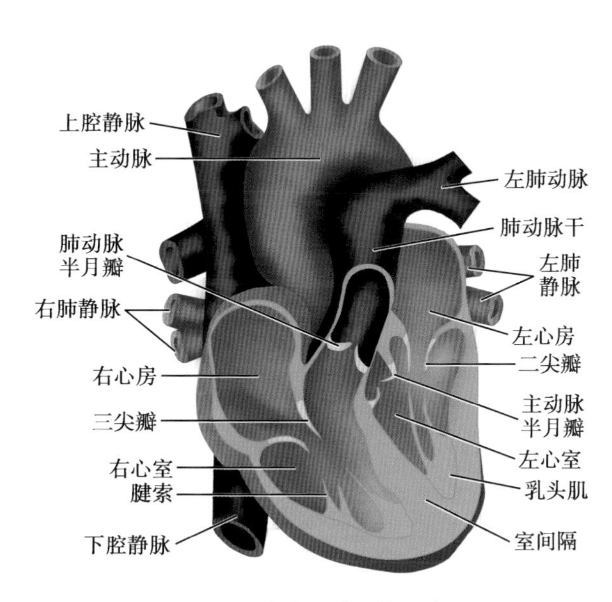

图 6-6-6　人类心脏结构示意图

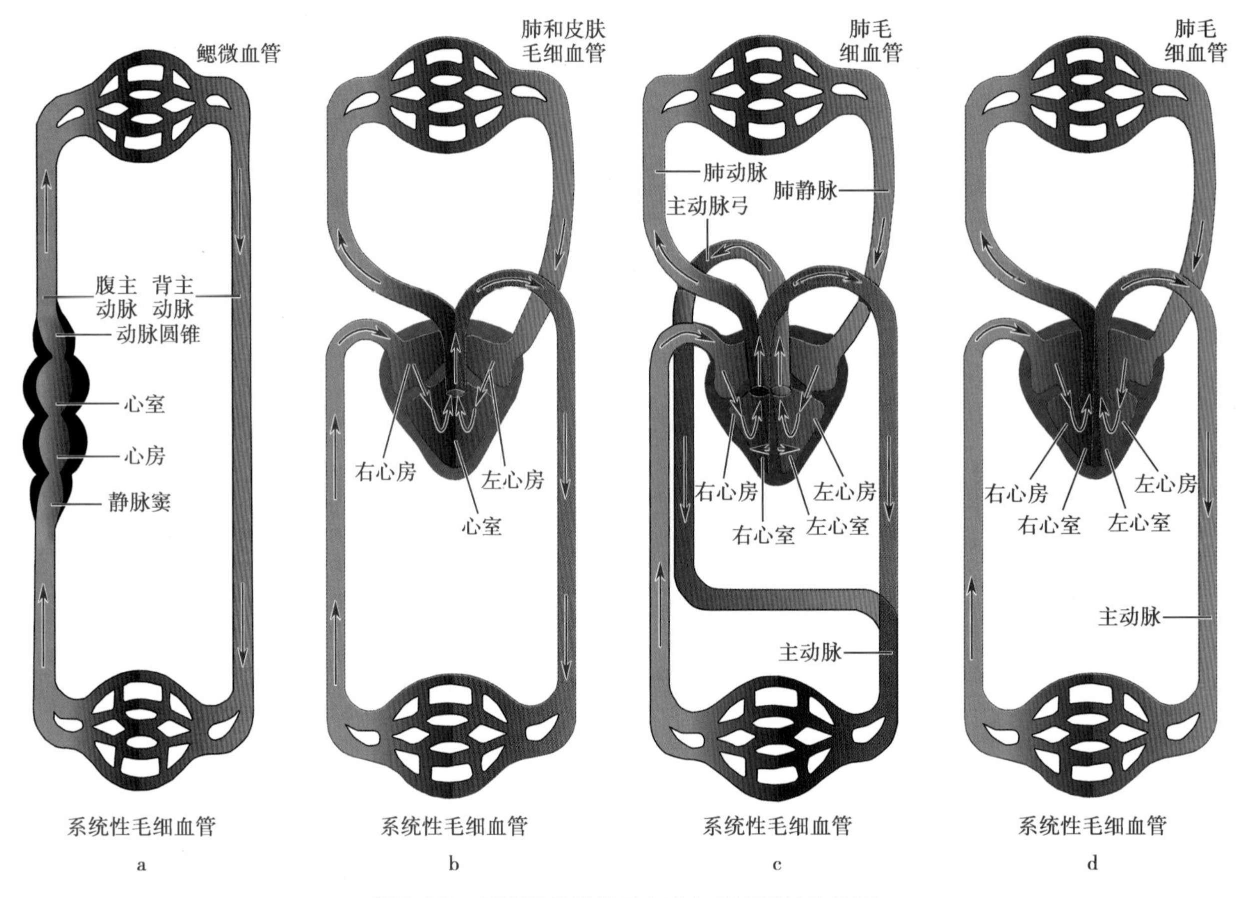

图6-6-7 不同脊椎动物的心脏与循环系统比较图

氧饱和血液以红色标识，低氧饱和的血液以蓝色标识，富氧血液与低氧血液混合以紫色标识。a. 硬骨鱼的心脏由两腔室组成（心房，心室），体循环与肺循环没有分开；b. 两栖动物心脏由两心房与一心室构成。肺内血液流入左心房，来自身体的血液流入右心房。两心房的血液都流入一个心室，随后由心室将血液泵入肺循环与体循环当中；c. 多数爬行动物的心室在解剖学上更为彻底的分为二心室结构；d. 鳄鱼目，鸟类和哺乳动物的心室完全分隔，心脏表现为四腔室结构，所以肺循环的血液与体循环血液完全分隔开。图中箭表示血流方向。

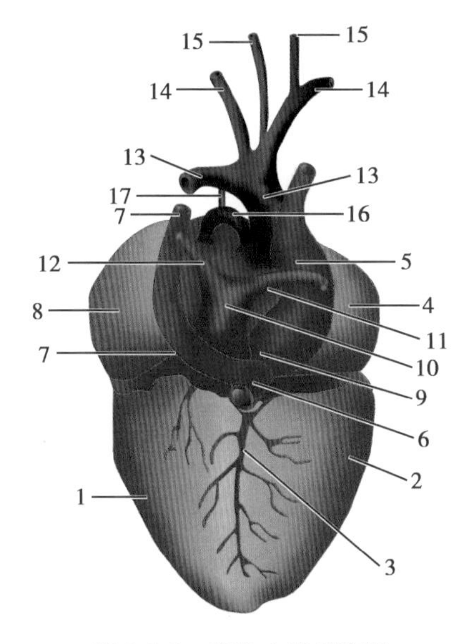

图6-6-8 家兔心脏示意图

1. 左心室；2. 右心室；3. 后纵沟；4. 右心房；5. 右心房静脉窦部分；6. 后腔静脉；7. 左前腔静脉；8. 左心房；9. 左心房前庭；10. 肺静脉；11. 肺静脉右前支；12. 肺静脉左前支；13. 主动脉；14. 左、右锁骨下动脉；15. 左、右颈总动脉；16. 肺动脉；17. 动脉韧带

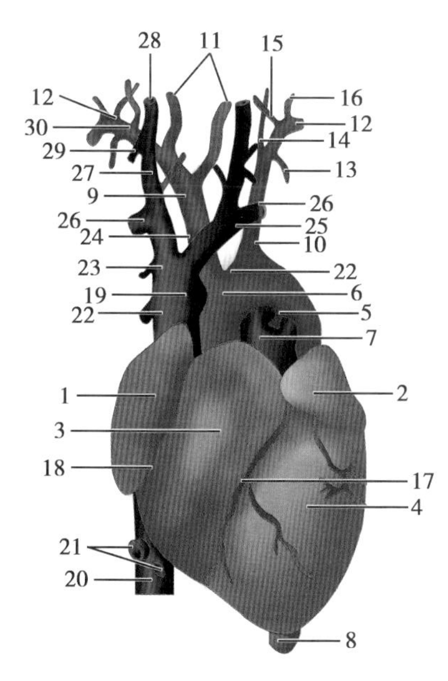

图6-6-9 犬的心脏及大血管示意图

1. 右心耳；2. 左心耳；3. 右心室；4. 左心室；5. 动脉导管索；6. 主动脉弓；7. 肺动脉；8. 胸主动脉；9. 臂头动脉；10. 左锁骨下动脉；11. 左、右颈总动脉；12. 腋动脉；13. 胸廓内动脉；14. 椎动脉；15. 肋颈干；16. 左肩颈干；17. 左冠状动脉；18. 右冠状动脉；19. 前腔静脉；20. 后腔静脉；21. 肝静脉；22. 肋颈脊椎干；23. 胸廓内静脉；24. 甲状腺最下静脉；25. 左臂头静脉；26. 腋静脉；27. 颈内静脉；28. 右颈外静脉；29. 远端交通支；30. 右肩颈静脉

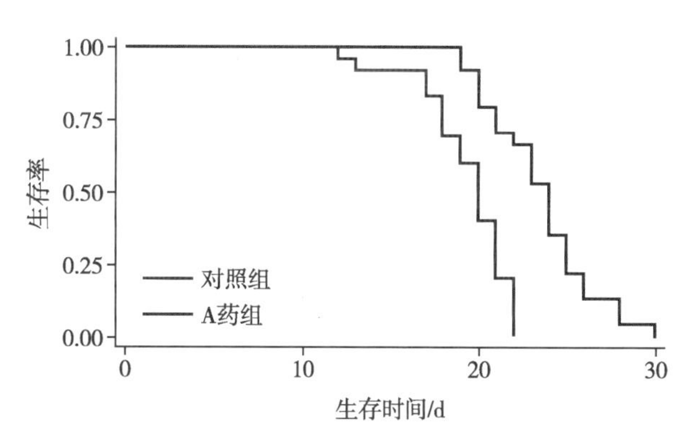

图 10-4-1 两种处理组 Kaplan-Meier 曲线图

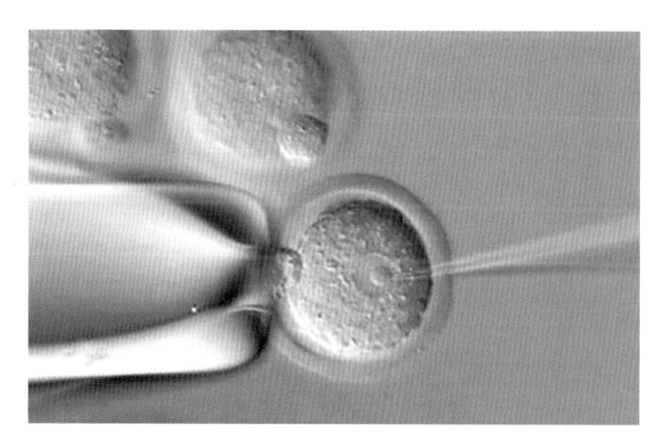

图 14-5-5 小鼠胚胎细胞原核显微注射

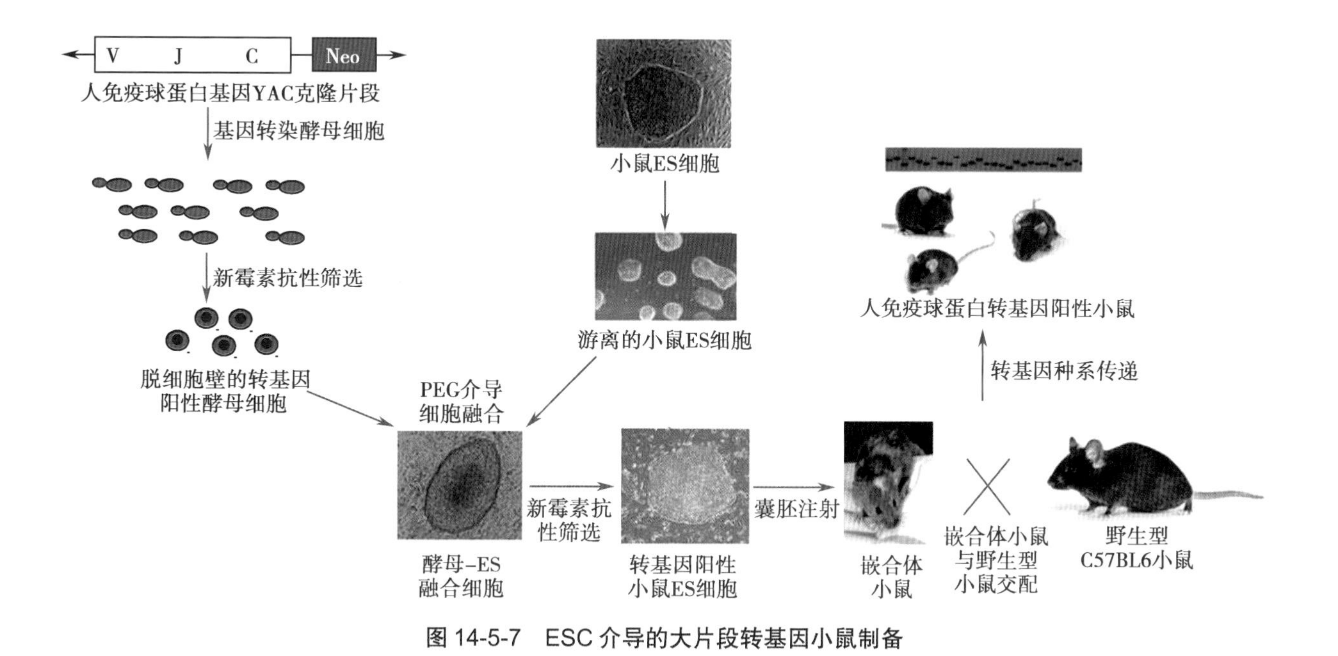

图 14-5-7 ESC 介导的大片段转基因小鼠制备

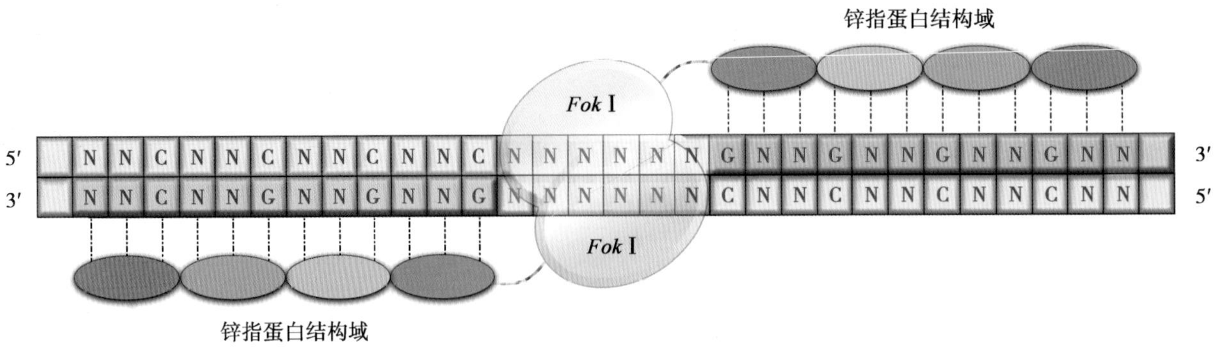

锌指蛋白结构域
Fok I
5′
3′
N N C N N C N N C N N C N N N N N N G N N G N N G N N G N N
N N C N N G N N G N N G N N N N N N C N N C N N C N N C N N
3′
5′
Fok I
锌指蛋白结构域

图 14-5-9 ZFN 技术原理示意图

TALE结构域
N
Fok I
5′
3′
3′
5′
Fok I
N
TALE结构域

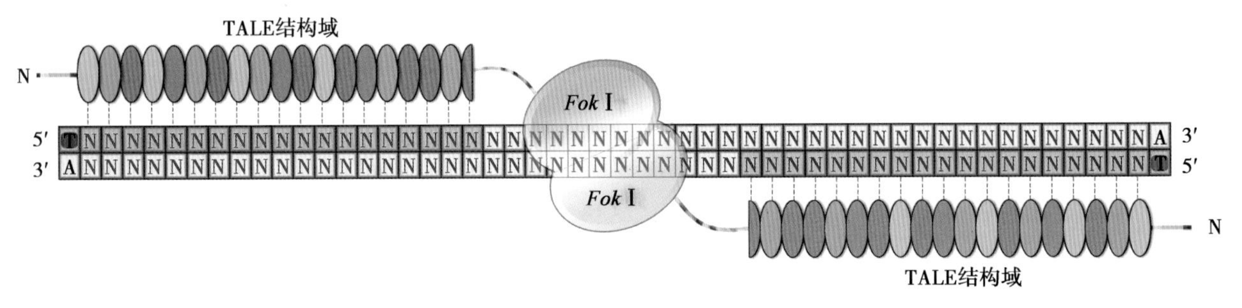

图 14-5-10 TALEN 技术原理示意图

gRNA 5′
Cas9蛋白
3′
5′
HNH
5′
3′
基因组DNA
RvvC
3′
5′
5′
3′
DSB
DNA修复通路
供体DNA
小片段插入
小片段删除
替换
NHEJ
敲入的片段
HR

图 14-5-11 CRISPR-Cas9 系统介导的基因编辑

FEN-1
Fok I
向导DNA-1
向导DNA-2
显微注射
向导DNA-1
向导DNA-2
DSB修复通路

图 14-5-12 SGN 系统原理图

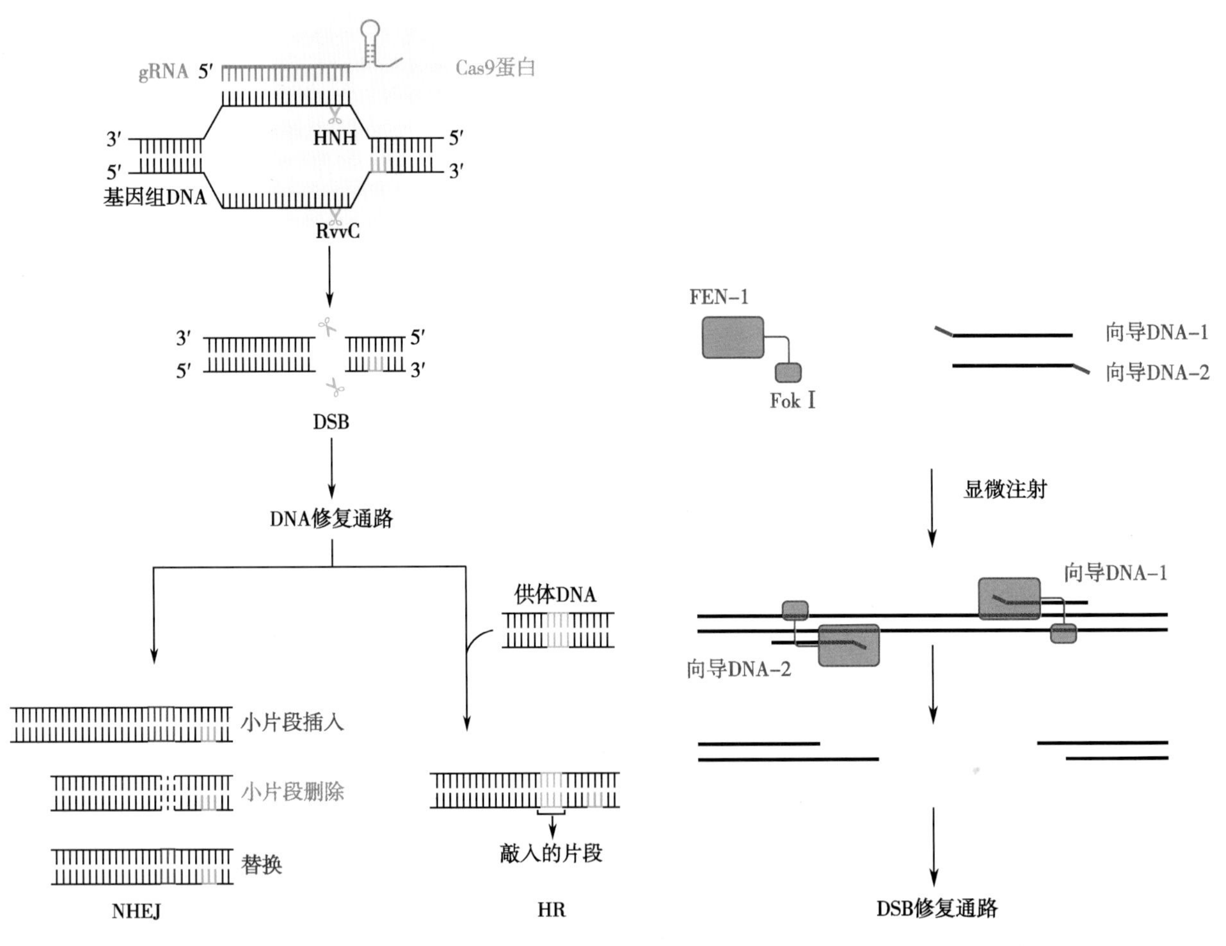